国家级名老中医临证必选方剂 系列丛书

# 内科国医圣手时方

总主编：彭清华

主　编：胡国恒

副主编：盛　望　袁　华　谢　映　王芊芊　刘　侃
　　　　张　强

编　委：丁小燕　文　枝　王小菊　王芊芊　王瑾茜
　　　　艾　民　邓　颖　乐金海　刘　侃　刘莹莹
　　　　刘梦琳　刘婷婷　李旭敏　李丹阳　肖　莉
　　　　张　强　汪辛强　余文运　陈　亚　邹　婷
　　　　邹联琼　胡　哲　胡国恒　胡淑娟　赵四林
　　　　袁　华　秦　甜　龚　纯　盛　望　谢　映

 湖南科学技术出版社

国家一级出版社　全国百佳图书出版单位

·长沙·

# 《国家级名老中医临证必选方剂系列丛书》
## 编委会名单

总 主 编：彭清华

副总主编：李凡成　唐乾利　周　慎　胡国恒　雷　磊

　　　　　杨维华　杨　柳　蒋益兰　彭　俊

编　　委：刘朝圣　王孟清　欧阳云　陈孟溪　贾立群

　　　　　盛　望　袁　华　谢　映　王芊芊　刘　侃

　　　　　张　强　王万春　刘佃温　杨素清　成秀梅

　　　　　王清坚　李慧芳　李伟莉　马惠荣　洪丽君

　　　　　洪　虹　肖燕芳　谢学军　李志英　张　健

　　　　　魏歆然　忻耀杰　刘建华　谭　劲　朱镇华

　　　　　朱明芳　周耀湘　张志芳　田　鑫　仇湘中

　　　　　赵瑞成　卜献春　刘　芳　邓　颖　胡淑娟

学术秘书：欧阳云　周亚莎

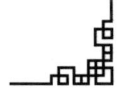

# 编写说明

　　为了传承近现代全国中医各科名家的临床治疗经验，整理其临床有代表性的经验方，由湖南中医药大学牵头，组织 20 余所中医药院校及附属医院的专家，编写了《国家级名老中医临证必选方剂系列丛书》，包括《内科国医圣手时方》《外科国医圣手时方》《妇科国医圣手时方》《儿科国医圣手时方》《皮肤科国医圣手时方》《眼科国医圣手时方》《耳鼻咽喉口腔科国医圣手时方》《肿瘤科国医圣手时方》《疑难杂症国医圣手时方》共 9 个分册，力争编写成为继《方剂大辞典》和高等中医药院校教材《方剂学》之外的经典、权威的方剂工具书。本丛书由湖南中医药大学副校长彭清华教授担任总主编，欧阳云博士、周亚莎博士担任学术秘书。

　　本丛书国医圣手的遴选标准为：国医大师，近代著名老中医（已去世，如岳美中、蒲辅周、李聪甫、陈达夫等），经原国家人事部、原国家卫生部、国家中医药管理局认可的全国老中医药专家学术经验继承工作指导老师，并在国内有较大影响的临床一线专家。时方遴选标准为：选择出自以上名家的有代表性的经验方，配方科学、安全性高；所收录的经验方要有系统的研究论证，并在业内正规刊物上公开报道、发表论文或正式出版的；本丛书编者在临床上有过验证。文献引用期刊标准为：具有正规刊号的学术期刊（统计源期刊、核心期刊）或正式出版的著作。

　　为确保本丛书质量，各分册主编、副主编遴选标准为：相应专科临床一线专家；具有高级职称，本单位本科室学科带头人；各个分册主编、副主编，每个单位原则上只有一位专家；每个分册参编专家在 10 所本科院校以上。因此，9 个分册的主编、副主编遍布全国各大本科及以上层次的中医药院校及其附属医院，体现了本丛书的权威性、公允性和代表性。

　　本丛书的编写，得到了湖南中医药大学、湖南科学技术出版社及各分册主编、副主编和编委所在单位的大力支持，在此一并致以衷心的感谢！

彭清华

于长沙

# 前　言

　　《内科国医圣手时方》系《国家级名老中医临证必选方剂系列丛书》之一种。本书系统性地回顾了国医大师、近代著名老中医、全国老中医药专家学术经验继承指导老师、国务院政府特殊津贴专家等近现代国医圣手的经验性论文及著作，收集、整理其临床经验效方，旨在为临床中医师、中医学者提供经典、权威的近现代方剂检索工具。

　　为了便于读者查阅、检索，本书参照疾病的系统性分类方法，共分为循环系统、神经系统、消化系统、呼吸系统、风湿系统、泌尿系统、内分泌系统、血液系统、精神病等9章，每章根据所含疾病设置若干节，并将选入时方在所治疾病一节中逐一列出。为了更好地指导时方的临床应用，编者对每一个方剂从药物组成、功效、主治、加减应用、方解、使用注意事项等方面进行归纳总结，使读者能够清晰地认识到该方的特点。同时，选入时方的论述包含现代研究和用方经验两个部分：现代研究一方面从药理学角度分析了该方组成药物的现代药效特点，另一方面从动物实验或临床研究角度探究该方的效应靶点及疗效情况，进一步证实了方剂的有效性；用方经验则阐述了各位近现代国医圣手在该方使用中的独到临床经验和体会。本书主编胡国恒教授为博士生导师，治学严谨，学术造诣颇丰，为本书提供了高层次的学术指导。各章节入选方剂则均由临床相关学科一线医生筛选、整理，使本书的临床实用性得到有力保证。

　　本书是基于中医药研究现状编撰而成的，难免存在时代的局限性，随着中医药宝库的不断挖掘，本书内容也应得到定期整理、更新。本书在编撰之时难免有纰漏之处，请各位同道见谅、指正。

《内科国医圣手时方》编委会

# 目　　录

内科国医圣手时方

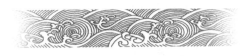

# 第一章 循环系统疾病

# 第一节　心力衰竭

心力衰竭（简称心衰）是各种心脏结构或功能性疾病导致心室充盈和/或射血功能受损，心排血量不能满足机体组织代谢需要，以肺循环和/或体循环淤血，器官、组织血液灌注不足为临床表现的一组综合征。主要表现为呼吸困难、体力活动受限和体液潴留。常由于心肌病变和心肌代谢障碍导致。按起病及病程发展速度可分为急性心力衰竭和慢性心力衰竭两类。因心衰是多种心脏病的最终末阶段，预后不佳。本病可归属于中医学"心悸""怔仲""惊悸""胸痹""水肿"等病范畴。

## 温阳益心饮（张琪经验方）

【组成】茯苓 20 g，泽泻 20 g，丹参 20 g，白芍 20 g，葶苈子 20 g，人参 15 g，附子 15 g，白术 15 g，桂枝 15 g，生姜 15 g，红花 15 g，甘草 15 g。

【功效】温补心肾，活血利水。

【主治】心衰，证属心肾阳虚，水气凌心，血络瘀阻者。症见心悸气短、手足厥冷，自汗乏力，小便不利，双下肢水肿，呼吸困难不能平卧，舌紫滑润，口唇青紫，脉沉细涩。

【加减】若利尿效果不明显者，可加猪苓、车前子等，也可与西药利尿药合用。

【方解】本方为真武汤加味而成。真武汤为温肾助阳、健脾利水之剂。水之所制在脾，水之所主在肾，肾阳虚不能化气行水，脾阳虚不能运化水湿，则水湿内停；心阳不振则鼓动无力，血脉瘀阻，导致水气凌心故发为心衰。方中以大辛大热的附子为君药，温肾助阳、化气行水、兼暖脾土，以温运水湿。茯苓、白术健脾利湿，淡渗利水，使水湿从小便而出，共为臣药。白芍养血柔肝兼利小便；泽泻利湿降浊，助茯苓、白术利水渗湿之功；人参健脾益气；桂枝温经通阳化气；

生姜温阳散寒，与附子合用则温肾壮阳、益气养心之力越强；丹参、红花活血化瘀改善血液循环；葶苈子平喘利尿，共为佐药。甘草调和诸药为使药。诸药共用，共奏温补心肾，活血利水之功。

【注意事项】方中人参为生晒参。

【现代研究】方中茯苓具有利尿、镇静、抗肿瘤、增加心肌收缩力等作用；泽泻有利尿、降压、降血糖、抗脂肪肝的作用，对金黄色葡萄球菌、肺炎链球菌、结核分枝杆菌等有抑制作用；丹参具有抗心律失常、扩张冠状动脉（简称冠脉）、增加冠脉血流量，调节血脂，抗动脉粥样硬化等作用；白芍具有较好的解痉、保肝、增强应激能力、抑菌、抑制胰淀粉酶活性等作用；葶苈子强心、增加心排血量、降低静脉压、降血脂、抗抑郁、抗血小板聚集、抗肿瘤及抗菌等作用；人参具有增强消化、增强学习记忆力、抗疲劳、抗衰老、抗心肌缺血、抗脑缺血、抗心律失常等作用；附子具有增加股动脉血流量，降低血管压力，对冠脉血管有轻度扩大等作用；白术有保肝、利胆、降血糖、抗菌、抗肿瘤、镇静、镇咳、祛痰等作用；桂枝有解热、降温、镇痛、抗炎、抗过敏、增加冠脉血流量、改善心功能、镇静、抗惊厥、抗肿瘤等作用；生姜具有抗溃疡、保肝、利胆、抗炎、解热、抗菌、镇痛、镇吐等作用；红花具有扩张血管、降低血压、对抗心律失常、能抑制血小板聚集、增强纤维蛋白溶解、降低全血黏度、镇痛、镇静和抗惊厥等作用；甘草具有镇咳、祛痰、平喘、抗利尿、降血脂、保肝和类似肾上腺皮质激素样等作用。

【用方经验】张琪认为，心衰的病机主要为心肾阳虚为本，血瘀水停为标。在治疗上根据心衰病机特点，提出温阳化瘀法，专方专治，使用验方温阳益心饮和调心饮子治疗充血性心衰，并取得良好效果。辨证为心阳虚衰、血络瘀阻者，治以益气温阳，活血通络，方用调心饮子加减；辨证为心肾阳衰，水气凌心，血络瘀阻者，治以温补心肾，活血利水，方用温阳益心饮加减。

## 暖心方（邓铁涛经验方）

【组成】红参 9 g，熟附子 12 g，薏苡仁 15 g，橘红 6 g。

【功效】温补心阳。

【主治】充血性心衰，证属心阳虚衰者。症见气短，喘咳倚息，劳动则甚；重者张口抬肩，汗出肢冷，舌淡胖，脉沉细，甚者浮大无根。

【加减】血瘀者，加用桃红饮（桃仁、红花、当归尾、川芎、威灵仙）或失笑散，或选用丹参、三七、鸡血藤等；水肿甚者，加用五苓散、五皮饮；兼外感咳嗽者，加豨莶草、北杏仁、紫菀、百部；喘咳痰多者，加紫苏子、白芥子、莱菔子、胆南星、海浮石；湿重苔厚者，重用薏苡仁；喘咳欲脱之危症者，则用高丽参合真武汤浓煎频服，配合静脉滴注参附注射液或参麦注射液，以补气固脱。

【方解】方中红参益气养心为君药。熟附子温补心阳为臣药。薏苡仁健脾利水；橘红通阳化痰，共为佐药。诸药共用，共奏温补心阳之功。本方药简力专，使心气充，心阳得温，心脉得复。

【现代研究】

1. 方中人参具有增强消化、增强学习记忆力、抗疲劳、抗衰老、抗心肌缺血、抗脑缺血、抗心律失常等作用；附子具有增加股动脉血流量，降低血管压力，对冠状血管有轻度扩大等作用；薏苡仁具有使血清钙、血糖量下降、解热、镇静、镇痛等作用；橘红具有平喘、镇咳、升高血压、抗血小板聚集、抗氧化、抗衰老、强心、抗休克、抗过敏、抗肿瘤、抑菌等作用。

2. 实验研究：广东省中医院邹旭应用暖心方研制"暖心胶囊"。共纳入 150 例慢性充血性心衰患者，治疗组和对照组各 75 例，两组均采用最佳西医治疗方案，并在此基础上分别加用暖心胶囊和对照胶囊，疗程 24 周。

结果表明：两组在治疗后随访 24 周，两者积分前后比较差异有统计学意义（$P<0.05$）；在心功能疗效方面，治疗组与对照组总有效率分别为 78.87% 和 64.38%，两者相比差异有统计学意义（$P<0.05$）。两组心衰复发率分别为 22.54% 和 42.47%，差异有统计学意义（$P<0.05$）。结论：暖心胶囊通过心脾同治，改善慢性充血性心衰患者的临床症状，降低中医证候积分，提高心功能，降低心衰再次住院率，不良反应少。

【用方经验】邓铁涛认为辨治心衰，当分阴阳，在辨明阴阳的基础上，可视脏腑虚实的具体情况，灵活变通，随证加减。而在阴阳分治之中，邓铁涛又主张以温补阳气为上。心属火，为阳中之阳，人体生命活动有赖于心阳的温煦。心衰就是因为心阳气虚，功能不全，血脉运行不畅，以致脏腑经脉失养，功能失调。所以《素问·脏气法时论》曰："心病者，日中慧，夜半甚，平旦静。"日中阳气盛，心脏活动增强，故患者一般情况尚好。而夜半，阴气盛，阳气衰，故心衰更为加重。故本方治疗重在温补阳气。

## 慢衰灵口服液（路志正经验方）

【组成】生黄芪 30 g，太子参 15 g，炮附子 12 g，川芎 12 g，黄精 15 g，葶苈子 12 g。

【功效】温阳利水，交通心肾。

【主治】充血性心衰，证属心肾阳虚者。症见心悸，喘促不能平卧，尿少，双下肢水肿，心神恍惚，夜不能寐，口渴喜热饮，四肢冷，面色苍白，舌淡胖，脉沉细无力。

【加减】若肿甚者，可用本方合五苓散；若近感风寒，无汗恶寒，喘咳痰多，则应发表温里，宣肺化饮，用本方合真武汤去太子参加麻黄 9 g、细辛 3 g、甘草 9 g、半夏 12 g。

【方解】本方以温心肾之阳为主，兼能活血利水。方中太子参、黄芪补益心气，共为君药。附子益心气、温肾阳，合太子参、黄芪以治其本，为臣药。川芎活血化瘀以畅血行；葶苈子利尿以治其标；黄精益气养阴且性柔，可缓附子刚烈之燥及葶苈子利尿伤阴之弊，共为佐药。诸药共用，共奏温阳利水，交通心肾之功。

【注意事项】实证及阴虚者禁用。

【现代研究】方中生黄芪、太子参、黄精可增强心肌收缩力及免疫功能；附子所含去甲乌头碱有明显的强心作用；川芎具有增加冠脉流量的作用；葶苈子能增强心肌收缩力且有利尿作用，故应用于临床可取得较好疗效。

【用方经验】路志正认为充血性心衰患者多属心肾阳虚的范畴。即心属火为统血之官，肾属水为藏精之脏，肾脉上络于心，心肾相交，水火共济，方能维持正常之功能活动。心衰的基本病理在于心肾阳虚，心肾阳虚为本，血瘀水泛，上凌心肺，外溢肌肤为标，系标本同病。故创慢衰灵口服液以温阳利水，交通心肾。

## 益气通阳方（郭子光经验方）

【组成】黄芪 30 g，制附子（先煎 1 小时）20 g，人参 10 g，桂枝 15 g，茯苓 30 g，猪苓 20 g，白术 20 g，泽泻 15 g，汉防己 15 g，益母草 20 g，丹参 20 g，黄精 15 g，麦冬 15 g。

【功效】益气通阳，活血利水，养阴生津。

【主治】顽固性心衰，证属少阴格阳者。症见为四肢厥逆，但欲寐，小便不利，脉微欲绝，或呈现出雀啄脉、鱼翔脉、虾游脉等。或症见面颊潮红，唇舌红赤，心烦，汗出，或背胸腹灼热难当（格阳于上证）；或症见下肢热甚难受（格阳于下证）；或症见全身反不恶寒而恶热（格阳于外证）；或少数症见口唇赤如涂朱，口干，手足心热等（因使用大量利尿药，过度通利损伤气阴）。

【加减】病情危重者，必用重剂治疗，用经验方加五味子、干姜、当归、大腹皮。干姜助附子温阳，当归配丹参增强活血力量，大腹皮协同方中利尿之品利小便通阳气，少佐五味子，寓有生脉散的养阴生津之效，以免过度通利耗伤气阴，重用黄芪 80 g，取其补气行水，利尿消肿之意，随着水肿的消减，

黄芪用量可逐渐减少为 60 g。

【方解】方中黄芪、人参益气，共为君药。制附子、桂枝温通阳气，共为臣药。茯苓、白术健脾利水；猪苓、泽泻、汉防己利小便、通阳气；益母草、丹参活血化瘀；黄精、麦冬养阴生津，共为佐药。诸药共用，共奏益气通阳，活血利水，少佐养阴生津之功。全方益气通阳而不燥浮火，通利小便而不伤气阴，用以治疗多例顽固性心力衰竭，效果颇佳。

【注意事项】肾虚有热，小便赤涩者不宜用。

【现代研究】方中黄芪具有促进 RNA 和蛋白质合成、抗疲劳、耐低温、抗流行性感冒病毒、对造血功能有保护和促进等作用；附子具有增加股动脉血流量、降低血管压力、对冠状血管有轻度扩大等作用；人参具有增强消化、增强学习记忆力、抗疲劳、抗衰老、抗心肌缺血、抗脑缺血、抗心律失常等作用；桂枝具有解热、降温、镇痛、抗炎、抗过敏、增加冠脉血流量、改善心功能、镇静、抗惊厥、抗肿瘤等作用；茯苓具有利尿、镇静、抗肿瘤、增加心肌收缩力等作用；猪苓具有利尿、抗肿瘤、防治肝炎等作用；白术具有保肝、利胆、降血糖、抗菌、抗肿瘤、镇静、镇咳、祛痰等作用；泽泻有利尿、降压、降血糖、抗脂肪肝的作用，对金黄色葡萄球菌、肺炎球菌、结核分枝杆菌有抑制作用；防己具有抗炎作用、保护心肌细胞、扩张冠状血管、增加冠脉流量、降压等作用；益母草具有保护心肌缺血再灌注损伤、抗血小板聚集、降低血液黏度、扩张血管等作用；丹参具有抗心律失常、扩张冠脉、增加冠脉血流量、调节血脂、抗动脉粥样硬化等作用；黄精具有提高淋巴细胞的转化率、增加蛋白激酶活性、提高心肌细胞 cAMP 的水平、提高学习记忆能力等作用；麦冬具有抗肿瘤、抗缺氧保护、增强垂体肾上腺皮质系统作用、提高机体适应性等作用。

【用方经验】郭子光治本病始终抓住 3 个基本环节，即基本病机、基本证候和基本治法，疗效颇为显著。郭子光认为，气虚阳微是本病的基本病机。本病本虚标实，气虚阳

微为本，血瘀水停为标。基本证候为少阴格阳证，并认为本病多并有格阳证，单纯用西药强心药治疗，收效不佳，加用利尿药又易伤气阴，而中药单纯使用辛温通阳法，效果也不好。因此，郭子光提出益气通阳的治疗本病的基本方。

## 郭维琴经验方

【组成】党参 15 g，生黄芪 20 g，泽兰 15 g，葶苈子 15 g 丹参 20 g，红花 10 g，香加皮 4～6 g，制半夏 10 g。

【功效】益气活血，温阳利水。

【主治】心衰，证属气虚血瘀，阳虚水泛者。症见心悸，喘息动则尤甚，脘腹冷痛，四末不温，下肢水肿，尿少。口舌、爪甲紫暗。苔薄白腻，舌胖，脉沉弱。

【加减】如咳嗽喘息不得卧者，加炙麻黄、紫苏子、葶苈子、桑白皮、白果等；水肿明显伴咳吐稀白痰涎者，加白术、茯苓、猪苓、车前子、白芥子等健脾利水、燥湿祛痰之品；若阳虚畏寒肢冷明显者，加附子、仙茅、补骨脂等温补肾阳；久服桂枝者易出现咽干口燥之象，可加麦冬以免温燥；有阴虚表现者，去桂枝，加麦冬、五味子；顽固性心衰、心脏扩大者，香加皮用量宜少；有呕吐者，加竹茹、生姜；若见阳脱，可用生脉饮、四逆汤合方以益气回阳救逆，并配合相应的急救药。

【方解】方中党参、生黄芪补益心气，共为君药。泽兰活血利水为臣药。香加皮温阳利水；葶苈子泻肺行水；制半夏化痰止呕；丹参、红花活血化瘀，共为佐药。诸药共用，共奏益气活血，温阳利水之功。

【现代研究】方中党参具有调节胃肠运动、抗溃疡、保护胃黏膜、增强免疫、益智抗痴呆等作用；黄芪具有促进 RNA 和蛋白质合成、抗疲劳、耐低温、抗流感病毒、对造血功能有保护和促进等作用；泽兰具有降低血液黏度、纤维蛋白原含量、血细胞比容及缩短、红细胞电泳时间、减少红细胞聚集、抑制血小板聚集、抗凝血和血栓形成、改善微循环、调节血脂代谢等作用；葶苈子具有

强心、增加心排血量、降低静脉压、降血脂、抗抑郁、抗血小板聚集、抗肿瘤及抗菌等作用；丹参具有抗心律失常、扩张冠脉、增加冠脉血流量、调节血脂、抗动脉粥样硬化等作用；红花具有扩张血管、降低血压、对抗心律失常、能抑制血小板聚集、增强纤维蛋白溶解、降低全血黏度、镇痛、镇静和抗惊厥等作用；五加皮具有抗炎、镇痛、镇静、提高血清抗体的浓度、促进单核吞噬细胞系统的吞噬功能等作用；制半夏具有止咳、祛痰、镇吐、抑制胃液分泌、镇静催眠、降血脂等作用；益母草具有兴奋子宫、保护心肌缺血再灌注损伤、抗血小板聚集、降低血液黏度等作用。

【用方经验】郭维琴认为在心衰的治疗中，强调应重用益气药，同时注重温阳药、活血药、利水药、理气药、养心阴敛心气药的应用。因心主血脉，气为血之帅，气行则血行，气滞则血瘀，故宜重用益气药。心气虚、心阳衰微是心衰的主要病因病机，日久可致脾肾亦虚，用温补肾阳、温通心阳的药可化气行水。心气虚、心阳虚衰导致血行不利、血脉瘀阻，在整个治疗过程中均应注重应用活血药。心阳虚，肺脾肾亦虚，可见水液运化不利、气化不能，最终水液代谢失调出现水肿、咳喘等症，利水药的应用对于消退水肿、改善症状至关重要。心气虚者，多有气滞血瘀，宜应用理气药，且理气药有助于提高活血利水药的疗效。

## 心衰Ⅲ号方（黄丽娟经验方）

【组成】生黄芪 30 g，太子参 30 g，附子 10 g，桂枝 15 g，仙茅 15 g，益母草 30 g，泽泻 30 g，葶苈子 20 g，茯苓 20 g，水红花子 30 g，枳壳 10 g，炒酸枣仁 30 g。

【功效】益气温阳，化瘀利水。

【主治】慢性充血性心衰，证属心气（阳）亏虚，瘀血阻滞，水饮内停者。症见胸痛、气促、乏力、喘息、腿肿。

【加减】心阴不足者，加用麦冬、百合、五味子等以滋阴安神；心律失常者，可用磁石、生龙骨、生牡蛎、珍珠母等，重镇潜阳，

宁心安神；伴有胸痹心痛者，加芳香温通的娑罗子、郁金；血瘀甚者，加三七粉、水红花子等活血利水；肾阳虚甚者，加肉桂，温补肾阳。如食少腹胀者，加厚朴、砂仁、鸡内金；如乏力、口干者，加麦冬、五味子；下肢无力沉重者，可加桑寄生、生杜仲、续断等。

【方解】方中附子上振心阳，中温脾阳，下益肾阳；太子参益气健脾，养阴生津，共为君药。桂枝通阳利水，活血通脉；生黄芪固表利水；仙茅温补肾阳，共为臣药。葶苈子泻肺平喘，利水化饮；泽泻利水消肿；茯苓健脾利水渗湿；益母草、水红花子养血活血，利水化瘀，改善心脉血供，缓解脏腑瘀血；炒酸枣仁养阴益肝，养血安神，共为佐药。枳壳行气，使全方补而不腻，为使药。诸药共用，共奏益气温阳，化瘀利水之功。

【注意事项】本病证复杂多变，在临床上要注意随证加减，在扶正的基础上，兼祛邪，且不宜用峻烈之品，以防伤正。

【现代研究】方中黄芪具有促进 RNA 和蛋白质合成、抗疲劳、耐低温、抗流感病毒、对造血功能有保护和促进等作用；太子参具有增强免疫功能、抗应激、抗疲劳、降血糖、降血脂、止咳、祛痰、抗菌、抗病毒、抗炎等作用；附子具有增加股动脉血流量、降低血管压力、对冠状血管有轻度扩大等作用；桂枝具有解热、降温、镇痛、抗炎、抗过敏、增加冠脉血流量、改善心功能、镇静、抗惊厥、抗肿瘤等作用；仙茅具有镇定、抗惊厥等作用；益母草具有兴奋子宫、保护心肌缺血再灌注损伤、抗血小板聚集、降低血液黏度等作用；泽泻具有利尿、降压、降血糖、抗脂肪肝的作用，对金黄色葡萄球菌、肺炎链球菌、结核分枝杆菌有抑制等作用；葶苈子具有强心、增加心输出量、降低静脉压、降血脂、抗抑郁、抗血小板聚集、抗肿瘤及抗菌等作用；茯苓具有利尿、镇静、抗肿瘤、增加心肌收缩力等作用；水红花子有利尿、抗菌、抗肿瘤等作用；枳壳具有调节胃肠运动、抗溃疡、利胆、升高血压、强心、抗氧化、抗菌、镇痛、护肝、抗过敏等作用；酸枣仁具有催眠、镇静、降体温、改善心肌缺

血、提高耐缺氧能力、降血压、降血脂、增强免疫功能、抗血小板聚集、抗肿瘤等作用。

【用方经验】黄丽娟认为临床上各种心脏病患者，发展为心功能减低与心气虚乃至阳虚有密切关系。对于难治性慢性充血性心力衰竭，其病性是心气（阳）虚为本，水饮血瘀为标，从而确立了益气活血、温阳利水、标本同治的原则。心阳不足，脾阳不足，则不能鼓动营血，造成瘀血内停，血流不畅；"心本于肾"，心阳不足与肾阳不足相关，肾阳虚，水液不能蒸化，聚而为痰为水，上逆射肺，见气逆喘促咳痰；脾肾两虚，水邪内停，凌心射肺，则见心悸气短，阳气不能达于四末而见肢冷，水湿外溢肌肤，可见肢肿面浮，稽留于胸腹，则成胸腔积液（腹水），肾气化失司则尿少。阳虚血脉瘀滞而见心痛，面暗唇紫，促或结代脉，瘀积肝脾，则肝脾大。说明瘀因虚致。所以本病以五脏同病，虚实夹杂，以心气（阳）虚为本，水饮及血瘀为标的本虚标实证，治疗当以益气温阳为主，化瘀利水为辅，标本兼治，以治心为主，兼顾他脏。

## 芪红汤（沈宝藩经验方）

【组成】黄芪 12 g，红景天 10 g，桂枝 6 g，丹参 10 g，葶苈子（包煎）12 g，泽泻 12 g。

【功效】益气活血，化瘀通络，温阳利水。

【主治】心衰早期或轻度心衰，证属阳虚水停，心脉瘀阻者。症见心悸怔忡，气短乏力，活动后尤甚，心烦少寐，口干欲饮，自汗盗汗，舌质红苔少或舌尖干赤，脉细数。

【加减】痰浊壅肺症见喘憋不能平卧，咳嗽，咳白色泡沫样痰者，用紫苏子降气汤加减；若咳吐黄痰，酌加清化热痰、健脾益气之品如贝母、竹茹等。

【方解】方中黄芪功擅补气升阳，益卫固表，利水消肿，为补气利水之要药，善补胸中大气，大气壮旺，气行方能行血祛瘀，化痰降浊，为君药。桂枝取其温通经脉，助阳化气，通表里而温阳利水，宁心通络之功效，

内科国医圣手时方

为臣药。黄芪得桂枝，补气温阳，则气行血运；桂枝配黄芪，则加强温通经络及行水之功。红景天补心、肺、脾、肾之气；丹参入心、心包及肝经，《本草纲目》谓其"能破宿血，补新血"，故有"一味丹参，功同四物"之说，丹参与红景天相伍，气能生血，血能养气，气血双补，气血互生，以补心肺脾肾精元之气，补心肝之血，活血化瘀，补而不滞；葶苈子功效苦降辛散，性寒清热，专泻肺中水饮及痰火而平喘咳，泄肺气而通调水道，利水消肿；泽泻治疗小便不利、热淋涩痛、水肿胀满、泄泻、痰饮眩晕、遗精等证，共为佐药。诸药共用，共奏益气活血，化瘀通络，温阳利水之功。

【注意事项】实证、热证不宜用。

【现代研究】方中黄芪具有促进 RNA 和蛋白质合成、抗疲劳、耐低温、抗流感病毒、对造血功能有保护和促进等作用；红景天所含红景天苷具有抗缺氧、抗疲劳、降低肺动脉高压等作用；桂枝具有解热、降温、镇痛、抗炎、抗过敏、增加冠脉血流量、改善心功能、镇静、抗惊厥、抗肿瘤等作用；丹参具有抗心律失常、扩张冠脉、增加冠脉血流量、调节血脂、抗动脉粥样硬化等作用；葶苈子具有强心、增加心输出量、降低静脉压、降血脂、抗抑郁、抗血小板聚集、抗肿瘤及抗菌等作用；泽泻具有利尿、降压、降血糖、抗脂肪肝的作用，对金黄色葡萄球菌、肺炎链球菌、结核分枝杆菌有抑制作用。

【用方经验】沈宝藩认为在对心衰患者进行中医辨证治疗时，应注意以下几点：一是注重轻重缓急的不同分期辨证。一般来说，早期或轻度心衰患者病位在心肺两脏，以气阴两虚或气虚为主，兼夹证少，病机单纯，是治疗心衰的最佳时期，治疗上应注重培补，基本治法为以芪红汤加活血通络之品。中期或中度心衰患者累及脾、肾、肺等脏器，除阴阳两虚外，大多兼有痰浊、血瘀、水饮，治疗上以补虚为主的同时，取芪红汤须佐以化痰、利水、化瘀之品。晚期或重度心衰患者进一步累及脾、肾，以阳气虚衰为主，多痰、瘀、水饮兼见，病理变化复杂，随着心衰加重，最终导致阳气竭脱，血脉瘀阻，肾

水泛溢，阴阳离决的危重状态。当急取回阳固脱法，以芪红汤中黄芪、葶苈子稍加量，更需加用人参、附子益气扶阳救脱之药。二是扶正固本是本病的基本治则。由于痰、瘀、水肿等实邪只是因脏腑的功能活动虚衰而导致的病理产物，是因虚致实，因而在治疗上扶正固本是其基本原则，需配伍除血瘀、祛痰浊、利水化饮之品，选用这些祛邪之品应掌握祛邪而不伤正的原则，慎用耗气破气之品。

## 破格救心汤（李可经验方）

【组成】附子 30～300 g，干姜 60 g，炙甘草 60 g，高丽参（另煎浓汁对服）10～30 g，山茱萸净肉 60～120 g，生龙骨粉、生牡蛎粉、活磁石粉各 30 g，麝香（分次冲服）0.5 g。

【功效】回阳救逆，扶正固脱，活血化瘀，开窍醒脑。

【主治】心衰并发频发室性早搏、心房纤颤等，证属心阳暴脱者。症见冷汗淋漓，四肢冰冷，面色㿠白或萎黄、灰白、唇、舌、指甲青紫。口鼻气冷，喘息抬肩，口开目闭，二便失禁，神识昏糊，气息奄奄。脉象沉微迟弱。

【加减】若寒象明显，加干姜、花椒、高良姜；若阴竭阳亡加五味子，并可急用独参汤灌服或鼻饲，或参附注射液静脉用药。

【方解】本方脱胎于《伤寒论》四逆汤类方，四逆汤合参附龙牡救逆汤及张锡纯来复汤，破格重用附子、山茱萸加麝香而成。方中以四逆汤中附子、干姜、炙甘草为君药，破阴回阳而无耗散之虞。人参为臣药，与君药合用，取四逆加人参汤之意，大补元气，滋阴和阳，益气生津，使本方更臻完善。山茱萸"能收敛元气，固涩滑脱收涩之中，兼具条畅之性，故又通利九窍，流通血脉，敛正气而不敛邪气"，可助附子固守已复之阳，挽五脏气血之脱失；龙骨牡蛎二药，为固肾摄精、收敛元气之要药；活磁石吸纳上下，维系阴阳；麝香急救醒神要药，开中有补，共为佐药。诸药共用，共奏回阳救逆，扶正

固脱，活血化瘀，开窍醒脑之功。

【注意事项】本方附子用量极大，运用不当可能中毒，故须在专业医生的指导下应用，且附子多采用黑顺片，并须同大量干姜和炙甘草先煎久煎。

【现代研究】方中附子具有增加股动脉血流量，降低血管压力，对冠脉血管有轻度扩大等作用；干姜具有镇静、镇痛、抗炎、止呕及短暂升高血压等作用；甘草具有镇咳、祛痰、平喘、抗利尿、降血脂、保肝和类似肾上腺皮质激素样等作用；人参具有增强消化、增强学习记忆力、抗疲劳、抗衰老、抗心肌缺血、抗脑缺血、抗心律失常等作用；山茱萸具有抗实验性肝损害、抗氧化、强心、升压、抑制血小板聚集、抗血栓形成、抑菌、抗流感病毒、降血糖、利尿等作用；龙骨具有中枢抑制和骨骼肌松弛作用、能调节机体免疫功能、镇静、催眠、抗痉厥、促进血液凝固、降低血管通透性等作用；牡蛎具有镇静、抗惊厥、抗癫痫、镇痛、抗肝损伤、增强免疫、抗肿瘤、抗氧化、抗衰老、抗胃溃疡等作用；磁石具有抑制中枢神经、镇静、催眠及抗惊厥、抗炎、镇痛、促凝血等作用；麝香具有改变血脑屏障的通透性、增强中枢神经系统的耐缺氧能力、改善脑循环，具有兴奋中枢、抗脑损伤、改善学习记忆等作用。

【用方经验】李可认为应用本方，要严格遵循中医学辨证论治法则，胆大心细，谨守病机，准确判断病势。脉证合参，诸症若见一端，即宜急服。凡亡阳竭阴之端倪初露，隐性心衰的典型症状出现（如动则喘急，胸闷、常于睡中憋醒，畏寒肢冷，时时思睡，夜尿频多，及无痛性心肌梗死之倦怠乏力，胸憋自汗等），急投本方平剂；亡阳竭阴之格局已成，急投本方中剂；垂死状态，急投本方大剂。服药方法，急症急治，不分昼夜，按时连服，以保证血液浓度，有效挽救患者生命。重症要24小时连服3剂。内外妇儿各科危重急症，或大吐大泻，或吐衄便血，妇女血崩，或外感寒温，大汗不止，或久病气血耗伤殆尽等导致阴竭阳亡，元气暴脱，心气暴脱，心衰休克，生命垂危（一切心源性、中毒性、失血性休克及急症导致循环衰竭），均可使用本方。

# 第二节　冠心病

冠心病是冠状动脉粥样硬化性心脏病的简称，指冠脉发生粥样硬化引起管腔狭窄或闭塞，导致心肌缺血缺氧或坏死而引起的心脏病，又称缺血性心脏病。临床特征轻者胸闷气憋，重者则胸痛，或胸痛彻背，或突然剧痛，面色苍白，四肢厥冷，大汗淋漓，脉微欲绝。病因包括：年龄与性别、高脂血症、高血压、吸烟、糖尿病、肥胖症和久坐生活方式等。本病主要分为：隐匿型或无症状型冠心病、心绞痛、心肌梗死、缺血性心肌病和猝死五类。预后视分类不同而各异，猝死较难预防，其余可以通过外科手术和/或药物治疗，以及改变不良生活方式等方式干预，预后一般。本病属中医学"胸痹"的范畴。

## 邓氏冠心方（邓铁涛经验方）

【组成】党参15 g，五爪龙15～30 g，白术9 g，法半夏9 g，云苓12 g，橘红5 g，竹茹9 g，枳壳9 g，甘草5 g，三七5 g，川芎9 g（或丹参18 g）。

【功效】益气祛瘀，化痰通脉。

【主治】冠心病心绞痛（稳定型），证属气虚痰瘀者。症见胸闷、心痛、心悸、气短、肢麻、眩晕，舌苔腻或有瘀斑瘀点，脉沉迟或结代。

【加减】若兼见左胸刺痛，舌质晦暗有瘀点属心脉瘀阻者，加失笑散、丹参、桃仁、红花；寒痛者，加良姜、荜茇；痰黄，舌苔黄腻，脉滑数者，乃痰浊化热之象，酌加竹

内科国医圣手时方

茹、胆南星、黄芩、黄连、天竺黄；若胸闷甚者，加柴胡、旦松，以行气解郁；若胸满明显者，加木香、香附，以行气宽胸；若瘀阻明显者，加桃仁、川芎，以活血化瘀；若胸痛明显者，加丹参、延胡索，以行气活血止痛。

【方解】冠心病者，多见气虚夹瘀，痰瘀互结。本方以四君子汤、温胆汤为主，加入五爪龙益气、三七和川芎活血。方中党参补益元气，温通心阳，为君药。五爪龙补气而不助火伤阴，五爪龙即五指毛桃根，又名南芪，相比北芪而言，补气力稍逊，但大剂量应用亦较安全，更适于两广地区使用；三七活血化瘀而不伤正；川芎宽胸活血止痛，共为臣药。白术、云茯健脾燥湿；竹茹、法半夏、枳壳、橘红除痰理气，升清降浊，攻补兼施，共为佐药。甘草调和诸药为使药。诸药共用，共奏益气祛瘀，化痰通脉之功，使心脉通畅，而达到防治冠心病的目的。

【注意事项】本方阴虚内热者慎用。

【现代研究】

1. 方中党参具有调节胃肠运动、抗溃疡、保护胃黏膜、增强免疫、益智抗痴呆等作用；五爪龙具有抑菌作用；竹茹对白色葡萄球菌、枯草杆菌、大肠埃希菌等均有较强的抑制作用；白术具有保肝、利胆、降血糖、抗菌、抗肿瘤、镇静、镇咳、祛痰等作用；法半夏具有止咳、祛痰、镇吐、抑制胃液分泌、镇静催眠、降血脂等作用；云苓具有利尿、镇静、抗肿瘤、增加心肌收缩力等作用；橘红有平喘、镇咳、升高血压、抗血小板聚集、抗氧化、抗衰老、强心、抗休克、抗过敏、抗肿瘤、抑菌等作用；竹茹所含多糖、氨基酸等成分对心肌有营养支持作用；枳壳具有调节胃肠运动、抗溃疡、利胆、升高血压、强心、抗氧化、抗菌、镇痛、护肝、抗过敏等作用；甘草具有镇咳、祛痰、平喘、抗利尿、降血脂、保肝和类似肾上腺皮质激素样等作用；三七具有能缩短出血和凝血时间、抗血小板聚集及溶栓、促进多功能造血干细胞的增殖、降低血压、减慢心率等作用；川芎具有扩张冠脉、扩张脑血管、改善微循环、能降低血小板表面活性、抑制血小板凝集、

预防血栓的形成等作用。

2. 实验研究：该方在临床运用 30 余年，通过多年的临床观察，证明对冠心病患者疗效确切，总有效率达 90.25% 以上。后开发成冠心胶囊，批准文号：粤药制字 Z03020968。药效学研究表明本品具有调节血脂代谢，改善血液流变，纠正自由基代谢紊乱，增强机体抗氧化能力，减轻自由基对心肌细胞的损伤作用；降低血小板聚集率，抑制血小板功能亢进，防止血栓形成；改善血管内皮功能，提高血中的 NO 含量，改善冠脉血流量，抑制心脏组织过多的产生 NO，减轻 NO 的细胞毒性作用；抑制血浆 ET 的过度产生，缓解冠脉收缩；对模型动物的心肌组织形态结构及超微结构具有显著保护作用。毒理学研究表明本药有良好的安全性。

【用方经验】邓铁涛从中医的整体观出发，提出了"五脏相关学说"，认为疾病非独一脏之病，乃与五脏失调有关，是整体平衡失调的反映。具体到心系疾病的治疗，邓铁涛强调"心脾相关""痰瘀相关"，善于从脾论治冠心病。临床上，邓铁涛多以益气化痰，活血通络法治疗胸痹之气虚痰瘀证患者，本方即为气虚血瘀而立。

## 益心汤（颜德馨经验方）

【组成】黄芪 15 g，党参 15 g，葛根 9 g，川芎 9 g，丹参 15 g，赤芍 9 g，山楂 9 g，菖蒲 4.5 g，决明子 30 g，降香 3 g。

【功效】益气养心，活血化瘀。

【主治】冠心病心绞痛，证属气虚血瘀者。症见胸闷心痛，怔忡，气短乏力，形寒肢冷汗出，面色苍白，舌淡脉微。

【加减】胸痹心痛轻症：①可用益心汤调和气血，并加生脉饮，以麦冬、五味子甘寒生津，养心安神。②若为血瘀气滞，心痛如刺、如绞，痛处固定，舌质紫暗，有瘀点或瘀斑，脉沉涩或结代者，应加强益气活血之力，予益心汤选加水蛭、桃仁、红花、三七粉。③若兼见形体肥胖、多唾痰涎，阴天易作，苔腻，脉滑者，多属痰浊为患，可予基础方加瓜蒌、薤白、二陈汤、温胆汤加减。

④胸痹之气滞者，表现为闷重而痛轻，痛无定处，时发时止，兼见胁肋胀痛，善太息，尤以妇女多见。以益心汤为基础，并用四逆散、逍遥散加减，而妇女以理气药用量稍大。

⑤心胸隐痛而闷，伴心悸气短者，多属心气不足。可加大党参、黄芪用量，并加强益气养心之力，如加用五爪龙（南芪）60～90 g。

胸痹心痛重症或真心痛症见阳微阴弦，胸痛剧烈，气短乏力，形寒肢冷汗出，面色苍白，舌淡脉微。须重用益心汤中黄芪量至 30～60 g，改党参为人参（炖）15 g，降香为 9～12 g，以加强行气止痛之功，并重用附子温通心阳祛寒解凝，临床用量为 15～20 g，且先煎。附子大辛大热为补命门真火第一要药，其性剽悍，力宏效捷，走窜十二经脉，既行气分，又入血分，既能通阳，又能温阳，还可祛寒燥湿、回阳救逆，上温心阳以通脉，中助脾阳以健运，下补命火以复阳，外固卫阳以止汗，内驱寒凝以止痛，辨证使用常可应手起效。若伴有低血压者，可用药对黄芪与升麻，以加强升发清阳之功。胸痹重且急、四肢逆冷、血压低者，可先予参附注射液静脉推注以回阳救逆，再予益心汤按上法加减服用。

【方解】方中重用党参、黄芪益气养心为君药，以培补中气及宗气，黄芪为补气虚之要药，与党参配伍，则补气升阳之效增强。丹参、山楂、赤芍活血通脉为臣药，山楂兼能消食导滞，且有降脂化痰之力。葛根、川芎升发清阳，降香、决明子降浊止痛，升降相因；菖蒲引药入心经，兼有化痰开窍之力，共为佐药。其中川芎为血中之气药，既可活血祛瘀，又可行气通滞。诸药共用，共益气养心、活血化瘀之功。此方一药多效，选药精当，以调气和血为法，"调和"与"通阳"为特点，充分体现了颜德馨治疗冠心病的学术观点。

【注意事项】实证、孕妇不宜用。

【现代研究】方中黄芪具有促进 RNA 和蛋白质合成、抗疲劳、耐低温、抗流感病毒、对造血功能有保护和促进等作用；党参具有调节胃肠运动、抗溃疡、保护胃黏膜、增强免疫、益智抗痴呆等作用；葛根具有扩张冠脉血管和脑血管、增加冠脉血流量和脑血流量、降低心肌耗氧量、增加氧供应、降压等作用；川芎具有扩张冠脉、扩张脑血管、改善微循环、能降低血小板表面活性、抑制血小板凝集、预防血栓的形成等作用；丹参具有抗心律失常、扩张冠脉，增加冠脉血流量，调节血脂，抗动脉粥样硬化等作用；赤芍具有解热镇痛、镇静、抗血小板聚集、抗血栓形成、抗心肌缺血、改善微循环等作用；山楂具有促进脂肪消化、扩张冠脉、增加冠脉血流量、保护缺血缺氧的心肌，并可强心、降血压及抗心律失常等作用；石菖蒲具有镇静、抗惊厥、抗抑郁、改善学习记忆和抗脑损伤、改善血液流变性、抗血栓、抗心肌缺血损伤等作用；决明子具有降血脂和抗动脉粥样硬化、抑制动脉粥样硬化斑块、降血压、保肝、抑制营养性肥胖等作用；降香具有抗血栓、抗惊厥、镇痛、抗氧化、抗肿瘤、抗炎、镇痛和松弛血管等作用。

【用方经验】颜德馨认为冠心病心绞痛属"胸痹""真心痛"等范畴，临床以胸部闷痛，短气，喘息不得卧，甚至胸痛彻背、背痛彻胸为主症，其病机仲景用"阳微阴弦"概括之。此病之本为心气不足，胸阳不振；病之标为痰瘀交阻，气血逆乱。临床治疗用药要诀有三：一为益气培本，气行血行，宗气贯于心脉而行气血，气虚则血滞，气盛则血行，习用黄芪、党参培补宗气，使心脉充实而血液畅行；二为宣畅气机，升清降浊，每用葛根、川芎升散清气，用降香、决明子降泄浊气，一升一降，使清旷之区舒展；三为温通心阳，祛寒解凝，胸痹之根本乃阳气衰微、阴邪弥漫，须用附子温通心阳取"离照当空，阴霾自散"之意。拟益心汤，取补气与活血同用，通补兼施。固本清源，用于冠心病心绞痛，颇有效验。

## 填精补血化瘀方（颜正华经验方）

【组成】熟地黄 15 g，制何首乌 15 g，黄精 10 g，枸杞子 10 g，当归 10 g，川芎 10 g，丹参 10 g，蜂蜜 20 g。

【功效】补肾精，养心血，化瘀滞，通

内科国医圣手时方

脉络。

【主治】冠心病，证属精血亏虚，瘀血阻络者。症见心悸或心痛，胸闷，神疲乏力，腰膝酸软，头晕眼花，眠差梦多，舌暗淡，脉沉迟或结代。

【加减】如兼食欲不振者，去熟地黄，加陈皮 10 g，炒麦芽 10 g；兼耳鸣者，加磁石 30 g；兼腰痛者，加杜仲 10 g，桑寄生 30 g；兼盗汗者，加五味子 6 g，浮小麦 30 g；兼大便黏滞不爽者，加决明子 30 g，瓜蒌 30 g；偏于阴虚火旺者，去熟地黄，加生地黄 15 g，麦冬 15 g；肝火偏旺，症见急躁易怒、目赤者，加龙胆 6 g，夏枯草 15 g；头痛者，加白蒺藜 12 g，蔓荆子 12 g，川芎 10 g；眩晕者，加天麻 6～10 g，钩藤 15 g；失眠较重者，加炒酸枣仁 30 g，生龙骨 30 g，生牡蛎 30 g，首乌藤 30 g。

【方解】方中以甘温、走肝入肾、填精补血的熟地黄为君药，培固下元，生精补髓。《本草从新》称可"滋肾水、填骨髓、利血脉、补益真阴"，用治一切精亏血少之证。制何首乌既可补肾精，益血气，又可止痛，协助君药补肝肾、利血脉；黄精、枸杞子味甘、性平，前者气阴双补，入脾经补脾气而益脾阴，入肺经滋肺阴，入肾经填肾精，李时珍称之"补诸虚，止寒热，填精髓"；枸杞子为填补下元精气、明目之要药，《新修本草》曰"补益精气，强盛阴道"，三药共助君药补肝肾、益精血，兼能通血脉，为臣药。当归味甘、性温，入肝脾，补血活血，和血止痛，为治血虚血滞证之常用药物；川芎味辛、性温，入肝胆心包络，具有辛散、温通之性，功可活血化瘀、行气止痛、疏通痹阻之心脉；丹参味苦微寒，入心肝血分，既可活血养血，通行脉滞，又可清心除烦，善疗瘀血阻络、心腹刺痛，共为佐药，既助君臣药以养精血，又能活血通脉。蜂蜜甘平，安五脏而和百药，为使药。诸药共用，共奏补肾精，养心血，化瘀滞，通脉络之功。使补精血而无滞邪之弊，行瘀血而无伤正之虞，达填精养血，祛瘀止痛，上下同治，标本兼顾之效。

【注意事项】实证患者和孕妇禁用；饮食忌生冷、油腻、腥膻之物。

【现代研究】方中地黄所含地黄醇提取物可增加动物心肌血流量，改善心肌血氧供给；何首乌具有促进机体脂质代谢、降低血脂，并阻止脂质向血管壁的渗透，降低动脉硬化指数，减少机体过氧化脂质的作用；黄精能降低甘油三酯、低密度脂蛋白及胆固醇，增加冠脉血流量，抗实验性动脉粥样硬化；枸杞子水提取物甜菜碱，可升高血及肝中磷脂水平，防止脂质在肝中沉积，抗脂肪肝，抗四氯化碳引起的肝损害，能增强机体免疫系统功能，促进骨髓造血干细胞增殖，提高造血功能；川芎、当归均可扩张冠脉、增加心肌血流、降低血脂和血液黏度，对实验性的动脉粥样硬化症有一定的防治作用；丹参具有增加冠脉血流量、抗凝血、促纤溶、抗血栓形成；蜂蜜具有降低血清总胆固醇水平，抑制动脉粥样硬化斑块形成等多方面效应。

【用方经验】颜正华认为临床用药注重整体调整，在治疗心胸疼痛的同时，恢复脏腑功能，才能发挥中医临床防治冠心病优势。根据"治病求本"的原则，从补益精血、活血通脉入手，通过补肾固本，调理气血，改善老年机体虚瘀互致的病理过程，以提高防治冠心病的临床疗效。填精补血化瘀口服液以熟地黄、何首乌、枸杞子、黄精、当归为主补益精血，良好地改善肾精亏、阴血不足所致的一系列临床表现；当归、丹参、川芎等和血通脉、标本兼顾、上下同治、有效地缓解心痛等症。颜教授还发现，该方对属精血亏、瘀血阻络所致的心悸、怔忡、心律失常亦有较好治疗效果，体现了中医药异病同治的辨证思想。

## 芪葛基本方（郭子光经验方）

【组成】黄芪 40～50 g，川芎 15～20 g，葛根 20～30 g，丹参 20～30 g，制何首乌 20～30 g。

【功效】益气养血，行血活血，通脉止痛。

【主治】冠心病，证属气虚血瘀者。症见心悸、胸闷或胸痛，由于素体禀赋不同及生活方式的差别，气虚或兼阳虚、阴虚，或夹痰湿、气郁等，形成不同的证候。兼阳虚者，多为心阳不振，见畏寒，肢冷，舌淡白，脉沉微涩；兼阴虚者多为心阴不足，见心烦易怒，口苦咽干，手足心热，舌体瘦红，少津；夹痰湿者，常表现为胸闷塞，体胖，舌淡胖，苔白润，若痰湿郁久化热则苔黄滑腻；夹气郁者多胸脘闷塞，时时嗳气，嗳气后稍觉舒展。

【加减】若兼阳虚者，加桂枝、良姜，甚则附子以温通心阳；兼阴虚者，酌加牡丹皮、麦冬、生地黄之类；夹痰湿气郁者，酌加瓜蒌、薤白、法半夏、郁金、香橼、枳壳之类；若疼痛较剧或以刺痛为主者，是血瘀重症，酌加三七粉、延胡索、桃仁、红花、蒲黄、五灵脂之类以加重活血化瘀力量；若腑气不通，大便秘结，务必使大便通畅，腑气通行则血脉畅利，酌加瓜蒌子、决明子、鸡血藤等以润肠通便；有心绞痛反复发作，经久不愈者，此为气血久不行，瘀血入络也，当配合应用虫类通络药物如全蝎、蜈蚣、僵蚕、水蛭等以搜剔络脉，或用通心络、活血通脉胶囊等含有虫类药物的中成药。

【方解】方中黄芪为君药，且用量较大以益气行血。《本草纲目》记载：黄芪"逐五脏恶血"，即是益气以行血的功效。"血为气之母"，制何首乌养血，使生气有源，为臣药。丹参、川芎活血化瘀，与黄芪益气相伍则行血活血之力更彰；葛根辛甘和散，升散灵动，以解心脉阴血之凝聚，达到活血化瘀目的，共为佐药。诸药共用，共奏益气养血，行血活血，通脉止痛之功。

【注意事项】实证患者和孕妇禁用。

【现代研究】方中黄芪具有促进 RNA 和蛋白质合成、抗疲劳、耐低温、抗流感病毒、对造血功能有保护和促进等作用；川芎具有扩张冠脉、扩张脑血管、改善微循环、能降低血小板表面活性、抑制血小板凝集、预防血栓的形成等作用；葛根具有扩张冠脉血管和脑血管、增加冠脉血流量和脑血流量、降低心肌耗氧量、增加氧供应、降压等作用；丹参具有增加冠脉血流量、抗凝血、促纤溶、抗血栓形成，降低血清总胆固醇水平，抑制动脉粥样硬化斑块形成等多方面效应；何首乌具有促进机体脂质代谢、降低血脂，并阻止脂质向血管壁的渗透，降低动脉硬化指数，减少机体过氧化脂质的作用。

【用方经验】郭子光通过大量的临床观察认为气虚血瘀、虚实夹杂是本病的基本病机。心主血，若气虚运血无力，血行瘀滞，心脉痹阻不通，遂发生心绞痛。患者常常有心累、气短、稍活动则心悸、气急、自汗，甚则诱发心绞痛等气虚见症，以及胸痛而有定处，舌紫暗或有瘀点，血液检查可见高凝状态和血黏度升高等血瘀表现，气虚和血瘀常合而为病，单纯的气虚或血瘀少见，这是因为气虚多能致运血无力，血行瘀滞而生血瘀。故治疗上主要以益气活血为法遣方用药。同时，郭子光认为冠心病心绞痛的发生、发展和预后受多种因素的影响，恣食肥甘、食逸少劳、烟酒嗜好、情绪激动、环境污染、社会压力等皆可增加本病的易患性。所以郭子光认为冠心病的治疗是医生、患者、患者家属共同的责任，需三方紧密合作才能取得良好的判效，并总结出了冠心病心绞痛治疗的 7 个宜忌：①绝对禁止吸烟。因烟毒能使血脉凝滞，易诱发、加重心绞痛。②心情放松，避免紧张激动。中医学认为忧思郁怒，可使肝失条达，肝气郁结，致心血运行滞涩，从而引起心绞痛发作。这需要患者积极进行自我调节和其家属的谅解与配合。③饮食宜清淡。过食肥甘，损伤脾胃，痰浊内生；饮食偏咸，咸入于心，损伤心气，皆可加重气虚血瘀。饮食亦不可过饱，因食入于胃，血流于肠，心血不足，可诱发心绞痛。④坚持适度运动。除不稳定型心绞痛或心功能不全者外，一般都要鼓励运动，但运动的方式以轻柔为宜，如散步、太极拳等，运动量不宜过大，以不感觉心累、气喘为度，长期坚持可促进血液循环，减轻瘀血留滞。⑤血压、血脂要保持在正常范围内。⑥保持血黏度在正常范围内。因为高血黏度是血瘀的一个客观指标，若偏高可于方药中酌加水蛭、桃仁、红花之类。⑦中药汤剂结合中成药治疗不稳定型冠心病心绞痛的疗效是肯定的，对不稳定型心绞痛配中药治疗也比单纯应用西药的疗效好，在心绞痛缓解期积极运用上述"杂合以治"可达到治愈的目的。郭教授用这种综合治疗的

内科国医圣手时方

方法治疗了大量冠心病心绞痛的患者,实践证明只要辨证正确,守法守方治疗均可收到良好的效果,并能有效减少复发,提高患者生活质量。

## 养阴清心汤(周仲瑛经验方)

【组成】太子参12 g,麦冬10 g,罗布麻叶15 g,苦参10 g,丹参10 g,炙甘草5 g,桑寄生15 g,炒酸枣仁10 g,牡蛎(先煎)30 g,珍珠母30 g,黄连3 g,生地黄12 g,合欢皮10 g。

【功效】益气养阴,清心安神。

【主治】冠心病,证属气阴两虚者。症见胸闷,心悸,面部潮红,脉细参伍不齐,舌质红,苔薄黄,脉细数。

【加减】若表证不解,高热不退者,选加金银花、野菊花、败酱草以解表祛风热,消炎抗病毒;出现明显气短乏力,动则汗出,不耐疲劳等心气不足现象者,选加黄芩、党参、五味子补益心气;出现心神不宁,悸动不安,脉疾数者,酌加琥珀粉、炒酸枣仁、珍珠母以养心安神;舌绛少苔,潮热盗汗者可加龟甲、黄精以滋补肾阴。

【方解】冠心病的病变主脏在心,但与脾、肝、肾密切相关。故方中用牡蛎、珍珠母镇心安神,共为君药。太子参、炙甘草补益心气;炒酸枣仁养心安神,共为臣药。桑寄生补益肝肾;麦冬、生地黄滋心阴;罗布麻叶、苦参、黄连、丹参清心火,安心神;合欢皮解郁安神,共为佐药。诸药共用,共奏益气养阴,清心安神之功。

【注意事项】实证、脾虚便溏者不宜用。

【现代研究】方中太子参具有增强免疫功能、抗应激、抗疲劳、降血糖、降血脂、止咳、祛痰、抗菌、抗病毒、抗炎等作用;麦冬具有抗肿瘤、抗缺氧保护、增强垂体肾上腺皮质系统作用、提高机体适应性等作用;罗布麻叶具有降压、减慢心律、减弱心肌收缩力、镇静、抗惊厥作用,并有较强的利尿、降低血脂、调节免疫、抗衰老及抑制流感病毒等作用;苦参具有抗炎、抗过敏作用、抗心律失常、抗肿瘤、升高白细胞、保肝、抑

制免疫、镇静、平喘等作用;丹参具有抗心律失常、扩张冠脉、增加冠脉血流量、调节血脂、抗动脉粥样硬化等作用;甘草具有镇咳、祛痰、平喘、抗利尿、降血脂、保肝和类似肾上腺皮质激素样等作用;桑寄生具有降压、扩张冠状血管、减慢心率、利尿等作用;酸枣仁具有催眠、镇静、降体温、改善心肌缺血、提高耐缺氧能力、降血压、降血脂、增强免疫功能、抗血小板聚集、抗肿瘤等作用;牡蛎具有镇静、抗惊厥、抗癫痫、镇痛、抗肝损伤、增强免疫、抗肿瘤、抗氧化、抗衰老、抗胃溃疡等作用;珍珠母具有延缓衰老、抗氧化、抗肿瘤、抗肝损伤、镇静、抗惊厥、抗过敏、抗溃疡、提高免疫功能等作用;黄连对多种细菌有一定的抑制作用,还具有强心、抗心肌缺血、抗心律失常、降压、抗血小板聚集、抗肿瘤、降血脂等作用;地黄所含地黄醇提取物可增加动物心肌血流量,改善心肌血氧供给;合欢皮具有抗肿瘤、镇静安神、免疫增强等作用。

【用方经验】周仲瑛认为冠心病的形成,与任何事物一样,有一个由量变到质变的过程,不要光看到血管壁硬化这一点,它的形成,必定与心肌的劳损、缺血有关,与心脏神经紊乱有关。心肌推动无力,血流也就缓慢,从而导致瘀滞。也就是中医所言之气为血之帅,气行则血行。心气不足,行血无力,则心脉瘀阻,气阴亏虚,则宣降失司,痰浊内生,故拟养阴清心汤益气养阴,清心安神治疗冠心病,颇有疗效。

## 养心定志汤(高辉远经验方)

【组成】太子参15 g,茯神或茯苓10 g,石菖蒲10 g,远志10 g,丹参10 g,桂枝8 g,炙甘草5 g,麦冬10 g,川芎10 g。

【功效】益心气,补心阳,养心阴,定心志。

【主治】冠心病心绞痛,证属心阳不振,心气、心阴不足者。症见胸痹心痛,四肢不温,神疲乏力,气短懒言,舌红少苔脉虚。

【加减】若症见胸痛彻背或彻肩、面色苍白、舌淡、苔白者,属心阳痹阻,原方合瓜

萎薤白半夏汤化裁；胸痹刺痛、部位位固定、唇及舌质紫暗甚至有瘀斑，脉细涩，属心气不足、血脉瘀滞者，轻则加葛根、三七等活血化瘀药，重则仿血府逐瘀汤之义加味；若心慌气短、神疲懒言、面色不华、舌淡、脉弱，属气血不调所致者，合人参养荣汤化裁；若烦躁易怒、坐卧不宁、不寐多梦，属心肝失调、心神失养者，轻则则加首乌藤、佛手等药，重则合酸枣仁汤化裁；若心悸怔忡、脉律不齐，属心阳不振、营卫失和者，轻则与炙甘草汤合之，重则仿炙甘草汤或苓桂术甘汤之义加味；若血压偏高、头晕目眩，属肝阳上亢、清阳不升者，轻则加杭菊花、白蒺藜、荷叶，重则加牡蛎或牛膝、泽泻，以平肝潜阳、引血下行；血脂高者，加荷叶、决明子。

【方解】冠心病属胸痹、心悸、真心痛范畴。多见于老年患者，临床常呈现心动悸、脉结代、心绞痛、疲倦乏力、胸闷气短或烦躁汗出等证候，乃本虚标实之为病。本虚则心气不足，心阳虚损，心脉失养，心志不宁；标实则气滞血瘀，痰浊阻滞。故治疗宜标本兼顾，以治本为要。养心定志汤系以定志丸、桂枝甘草汤、生脉散加丹参、川芎、延胡索而成，是治疗冠心病的通用方剂。方中太子参益心气，为君药。茯神辅太子参调心脾；石菖蒲、远志通心窍以定志，共为臣药。桂枝、甘草辛甘以补心之阳；麦冬酸甘化阴以养心阴；丹参、川芎活血理气止痛，共为佐药。诸药共用，共奏益心气，补心阳，养心阴，定心志之功。

【注意事项】实证患者和孕妇禁用。

【现代研究】方中太子参具有增强免疫功能、抗应激、抗疲劳、降血糖、降血脂、止咳、祛痰、抗菌、抗病毒、抗炎等作用；茯神具有利尿、镇静、抗肿瘤、增加心肌收缩力等作用；石菖蒲有镇静、抗惊厥、抗抑郁、改善学习记忆和抗脑损伤、改善血液流变性、抗血栓、抗心肌缺血损伤等作用；远志具有镇静、催眠及抗惊厥、增强免疫、降低心肌收缩力、减慢心率、抗菌、抗病毒、溶血等作用；丹参具有抗心律失常、扩张冠脉、增加冠脉血流量、调节血脂、抗动脉粥样硬化

等作用；桂枝具有解热、降温、镇痛、抗炎、抗过敏、增加冠脉血流量、改善心功能、镇静、抗惊厥、抗肿瘤等作用；甘草具有镇咳、祛痰、平喘、抗利尿、降血脂、保肝和类似肾上腺皮质激素样作用；麦冬具有抗肿瘤、抗缺氧保护、增强垂体肾上腺皮质系统作用、提高机体适应性等作用；川芎具有扩张冠脉、扩张脑血管、改善微循环、降低血小板表面活性、抑制血小板凝集、预防血栓的形成等作用。

【用方经验】高辉远融古贯今，对冠心病的论治有独特的见解，认为冠心病治疗应从整体出发，反对"病变局限定位论"，治疗上不主张单纯或长期应用"活血化瘀"法。他认为冠心病是一种老年性由"损"所致的"虚证"，临床上常表现为心阳不足，心气虚弱，心阴失养，心神不宁。故治疗冠心病的基本观点是以治本为要，按照辨证论治的原则着重以"补心阳"，"益心气"，"养心阴"，"定心志"为主。通过长期的临床实践，创拟了治疗冠心病的经效新方"养心定志汤"，经临床验证，较近些年来流行的"活血化瘀"法功殊效佳。

## 心痛宁方（沈宝藩经验方）

【组成】当归15 g，丹参15 g，红花10 g，川芎10 g，瓜蒌15 g，薤白10 g，延胡索10 g，厚朴10 g，桔梗10 g。

【功效】活血祛痰，宁心止痛。

【主治】冠心病心绞痛，证属气血瘀滞，痰瘀交阻者。症见心胸刺痛或闷痛，入夜尤甚，时或心悸不宁，形体肥胖，痰多而黏，纳呆恶心，或面色黧黑不华，舌苔薄白，舌质暗红或有瘀斑，或舌下血脉紫暗，脉弦或涩或结代。

【加减】瘀血偏重，症见疼痛发作剧烈而频繁，舌暗，脉涩者，加生蒲黄、五灵脂、乳香、延胡索等；痰湿偏重，症见胸闷，肢体困重，苔厚腻，舌暗淡，脉弦滑者，加桂枝、法半夏、菖蒲、远志、茯苓等；痰热偏重，症见心烦口苦、胸闷，苔黄腻，舌暗红，脉弦数者，重用瓜蒌，加竹茹、郁金、炒栀

15

子。心痛闷诸症缓解后当兼顾本虚之证，气虚者，加黄芪、黄精、炒白术、茯苓；阴血虚者，加生地黄、沙参、玄参、牡丹皮、赤芍、郁金，去厚朴、川芎。

【方解】方中当归辛甘温，养血活络止痛，为君药。丹参苦微寒，活血祛瘀通脉；川芎辛温，活血行气止痛，红花辛温，活血祛瘀通脉；延胡索辛温，理气通络止痛，共为臣药。以上五味同用，其活血祛瘀、通络止痛之力颇著。瓜蒌甘寒，利气化痰，散结宽胸；薤白辛苦温，辛开行，苦泄痰浊，温通心阳；厚朴苦辛温，行气祛瘀，宽胸消结共为佐药。桔梗苦辛平，祛痰，并能载药上行，为佐使药。诸药共用，共奏活血祛痰，宁心止痛之功，使瘀祛痰消，脉络通畅，疼痛自止。

【注意事项】忌食生冷。

【现代研究】方中当归、川芎均可扩张冠脉、增加心肌血流、降低血脂和血液黏度，对实验性的动脉粥样硬化症有一定的防治作用；丹参具有抗心律失常，扩张冠脉，增加冠脉血流量，调节血脂，抗动脉粥样硬化等作用；红花具有扩张血管、降低血压、对抗心律失常、能抑制血小板聚集、增强纤维蛋白溶解、降低全血黏度、镇痛、镇静和抗惊厥等作用；瓜蒌具有祛痰、减轻炎症、减少分泌物、抑制心脏、降低心肌收缩力减慢心率、提高动物耐缺氧能力等作用；薤白具有一定抗泻下作用，还有抗血小板凝集、降低血脂、抗动脉粥样硬化、抗氧化及镇痛、抑菌、抗炎等作用；延胡索具有镇痛、催眠、镇静、扩张冠脉、降低冠脉阻力、增加冠脉血流量，提高耐缺氧能力，抗菌、抗炎、抗肿瘤作用和提高抗应激能力等作用；厚朴具有降压、中枢性肌肉松弛作用，对肺炎球菌及若干皮肤真菌等均有抑制作用；桔梗具有祛痰、平喘、抗菌、抗炎、免疫增强、抑制胃液分泌、抗溃疡、降低血压、镇静、镇痛、解热、抗过敏等作用。

【用方经验】沈宝藩依据"百病兼瘀""百病兼痰""痰瘀同源"之说而创立本方，认为冠心病心绞痛不论虚实，均有不同程度的夹痰或夹瘀。痰阻气滞，血行不畅则致瘀血阻滞，水津敷布运行不利，又可聚而为痰，互为因果。因此痰瘀交阻是冠心病心绞痛共同的发病机制。沈宝藩还强调临床治疗冠心病心绞痛，应按标本缓急、痰瘀孰轻孰重及病情的寒热虚实进行加减。

## 归芎参芪麦味汤（李济仁经验方）

【组成】当归 15 g，党参 15 g，紫丹参 15 g，川芎 10 g，五味子 10 g，黄芪 20 g，麦冬 12 g。

【功效】益气养阴，活血通脉。

【主治】冠心病，证属气阴两虚者。症见胸闷不适，或有心前疼痛，心悸，气憋等。

【加减】若气虚甚者，加大黄芪用量，党参易为红参；阳虚征象明显者，则加肉桂、附子；气滞者加金铃子散、广郁金、枳实调治；痰凝者，以本方合瓜蒌薤白半夏汤加枳实调治；肝肾阴虚者，早晚分服柏子养心丸；瘀血阻滞，以本方加失笑散及红花、甘松；脉结代加苦参、甘松调治。

【方解】方中当归补血，又能行血，养血中实寓活血之力，与川芎配伍，增益活血化瘀、养血和血之功，共为君药。党参、黄芪益气补中为臣药。丹参长于治瘀治血；麦冬养阴益肾、润肺清心；五味子酸收以益气生津，共为佐药。诸药共用，共奏益气养阴，活血通脉之功。

【注意事项】本方是治疗胸痹的基本方，临床以胸闷不适，或有胸前疼痛，心悸等为辨证要点，用于治疗缺血性心肌病等属于气阴两虚的胸痛，使用时注意加减。

【现代研究】方中当归、川芎均可扩张冠脉、增加心肌血流、降低血脂和血液黏度，对实验性的动脉粥样硬化症有一定的防治作用；党参具有调节胃肠运动、抗溃疡、保护胃黏膜、增强免疫、益智抗痴呆等作用；丹参具有抗心律失常，扩张冠脉，增加冠脉血流量，调节血脂，抗动脉粥样硬化等作用；五味子对神经系统各级中枢均有兴奋作用，还有镇咳、祛痰、增强机体对非特异性刺激的防御能力、增加细胞免疫功能、利胆保肝、抑菌、降低血压等作用；黄芪具有促进 RNA

和蛋白质合成、抗疲劳、耐低温、抗流感病毒、对造血功能有保护和促进等作用；麦冬具有抗肿瘤、抗缺氧保护、增强垂体肾上腺皮质系统作用、提高机体适应性等作用。

【用方经验】根据李济仁临床经验，若阳虚甚重，或寒邪复袭，则易致气机痹阻而引发心肌梗死，并急性循环衰竭、急性左心功能不全。症见：心前区或胸骨后卒然疼痛而剧烈，伴冷汗烦躁，面色苍白，胸闷闷气短，四肢逆冷，甚则昏厥，舌暗紫、苔微黄，脉细数或弦滑或结代。当先急服苏合香丸以温通开窍，再以本方加失笑散、四逆汤化裁。厥证之治稍有延迟，则厥甚汗出而心阳暴脱即心源性休克。症见：心前区持续剧烈疼痛，伴有喘闷气短，心悸冷汗，面色苍白，四肢厥冷，唇指发绀，恐惧不安，舌质紫暗而干，苔少或无，脉沉细或结代或脉微欲绝。治当速以固脱救逆，以四逆汤、独参汤应其急，病缓阳回则用本方合四逆散调治固本。

## 养心通络汤（张崇泉经验方）

【组成】黄芪 20 g，人参 6 g，丹参 15 g，红花 6 g，麦冬 15 g，生地黄 15 g，炒酸枣仁 15 g，瓜蒌 15 g，炙甘草 5 g。

【功效】益气养阴，活血化瘀。

【主治】冠心病，证属气阴两虚，心脉瘀阻者。症见胸闷隐痛，遇劳发作，气短乏力，心悸怔忡，口咽干燥，或大便干结，舌质红或有齿印，苔少，脉沉细少力。

【加减】胸痛甚者，酌加三七 6 g、水蛭 8 g、葛根 20 g、郁金 10 g；心悸脉结代（早搏），加苦参 15 g、北细辛 3 g；偏心阳不足，痰湿停留者，加薤白 10 g、桂枝 10 g、法半夏 10 g、茯苓 15 g；兼胃虚气滞，加广木香 10 g、砂仁 6 g、白术 10 g 等；头痛眩晕，血压升高者，去人参，加天麻 10 g、白蒺藜 20 g、生白芍 20 g；大便干结者，加大黄 6 g 或草决明 15 g。

【方解】方中人参、麦冬益气养阴为君药。黄芪补气；生地黄滋阴；丹参活血，共为臣药，助君药益气养阴、活血养血。红花活血化瘀；炒酸枣仁养心定悸；瓜蒌宽胸理

气，共为佐药。炙甘草调和诸药为使药。诸药共用，共奏益气养阴、活血化瘀之功。

【注意事项】①胸痹病为中老年人最常见的心系疾病，《黄帝内经》曰"人年四十，而阴气自半矣"，胸痹患者多气阴两虚，心脉瘀滞之证，故本方采用益气养阴以治其本，活血通脉以治其标，标本同治，阴阳气血兼顾。临床应用时，根据病情变化随症加减，可取得满意的疗效。②胸痹病属慢性疾病，常易复发，平时宜注意生活饮食调养。故在服药治疗的同时嘱患者平时应注意调养情志，戒烟限酒，少肥甘油腻，莫劳累、避风寒，保持大便通畅，坚持适度运动，避免引发胸痹的各种危险因素，以获调养之效。

【现代研究】方中黄芪具有促进 RNA 和蛋白质合成、抗疲劳、耐低温、抗流感病毒、对造血功能有保护和促进等作用；人参具有增强免疫功能、抗应激、抗疲劳、降血糖、降血脂、止咳、祛痰、抗菌、抗病毒、抗炎等作用；丹参具有抗心律失常，扩张冠脉，增加冠脉血流量，调节血脂，抗动脉粥样硬化等作用；红花具有扩张血管、降低血压、对抗心律失常、能抑制血小板聚集、增强纤维蛋白溶解、降低全血黏度、镇痛、镇静和抗惊厥等作用；麦冬具有抗肿瘤、抗缺氧保护、增强垂体肾上腺皮质系统作用、提高机体适应性等作用；地黄所含地黄醇提取物可增加动物心肌血流量，改善心肌血氧供给；酸枣仁具有催眠、镇静、降体温、改善心肌缺血、提高耐缺氧能力、降血压、降血脂、增强免疫功能、抗血小板聚集、抗肿瘤等作用；瓜蒌具有祛痰、减轻炎症、减少分泌物、抑制心脏、降低心肌收缩力减慢心率、提高动物耐缺氧能力等作用；甘草具有镇咳、祛痰、平喘、抗利尿、降血脂、保肝和类似肾上腺皮质激素样等作用。

【用方经验】张崇泉运用本方多用治胸痹病证属气阴两虚、心脉瘀阻者。由于心主血脉，而气为血之帅，若心气虚弱，运血无力，或气阴两亏，不荣不运心脉，以致心血不畅，血行瘀滞，痹阻心脉，导致胸痹病，症见胸闷、胸痛、心悸、气短等症。临床上冠心病心绞痛等属气阴两虚、心脉瘀阻者可用本方

加减治疗。

# 第三节　急性心肌梗死

急性心肌梗死指急性心肌缺血性坏死，大多是在冠脉病变的基础上，发生冠脉血供急剧减少或中断，使相应的心肌严重而持久地急性缺血所致。通常原因为在冠脉不稳定斑块破裂、糜烂基础上继发血栓形成导致冠脉血管持续、完全闭塞。临床特征以突然剧烈而持久的胸骨后或心前区压榨性疼痛为主。预后视年龄、梗死面积、抢救成效等而定。本病与中医学的"真心痛"相类似，可归属于"胸痹""心痛""心悸""喘证""脱证"等范畴。

## 滋阴生脉散（任继学经验方）

【组成】大麦冬 10 g，生地黄 20 g，当归 10 g，生甘草 5 g，赤芍 10 g，五味子 5 g，生晒参 10 g，阿胶 10 g。

【功效】益气养阴，活络和营。

【主治】心肌梗死中期，证属气阴两虚，血虚营滞者，病程多在发病 15 日许。症见心胸隐痛，时作时止，或胸中灼热，心悸烦热，气息短促，语声低短，乏力汗出，夜间显著，手足心热，口舌少津、干而不润，小便色黄，舌红，苔薄黄，脉多虚数或结、代、促。

【加减】症见心烦少寐者，于滋阴生脉散内加酒黄连、肉桂、莲子心；心胸隐痛者，加延胡索、生蒲黄、没药治之；胸中热痛，痛有定处，头痛，失眠，心悸烦闷，舌红赤有瘀斑，脉弦涩或沉弦者，合血府逐瘀汤治之。

【方解】方中大麦冬、生地黄、阿胶滋阴润燥、清心除烦，共为君药。生晒参大补元气、益肺生津，为臣药。五味子益气生津、敛阴止汗；全当归、赤芍活血化瘀，共为佐药。生甘草调和诸药为使药。诸药共用，共奏益气养阴，活络和营之功。

【注意事项】若属外邪未解，或暑病热盛，气阴未伤者，均不宜用。

【现代研究】方中麦冬具有抗肿瘤、抗缺氧保护、增强垂体肾上腺皮质系统作用、提高机体适应性等作用；地黄所含地黄醇提取物可增加动物心肌血流量，改善心肌血氧供给；当归可扩张冠脉、增加心肌血流、降低血脂和血液黏度，对实验性的动脉粥样硬化症有一定的防治作用；甘草具有镇咳、祛痰、平喘、抗利尿、降血脂、保肝和类似肾上腺皮质激素样等作用；赤芍具有解热镇痛、镇静、抗血小板聚集、抗血栓形成、抗心肌缺血、改善微循环等作用；五味子对神经系统各级中枢均有兴奋作用，还有镇咳、祛痰、增强机体对非特异性刺激的防御能力、增加细胞免疫功能、利胆保肝、抑菌、降低血压等作用；人参具有增强消化、增强学习记忆力、抗疲劳、抗衰老、抗心肌缺血、抗脑缺血、抗心律失常等作用；阿胶具有有补血、强壮、提高耐缺氧、耐寒冷、耐疲劳和抗辐射能力、提高体液免疫功能、抗血栓、抗炎、抗肿瘤、抗休克等作用。

【用方经验】任继学认为真心痛的形成与发展，是内、外病因相互作用，长期不解，引起机体生化功能和气化机能阻滞，经络循行不畅，新陈代谢失常而致。自然界六淫邪毒、时行疫毒、雾露毒气等，乘虚侵入，作用于营，损伤血脉之膜络，引起血脉经络功能障碍；饮食、劳逸失度，脾胃有伤，中轴升降功能失常，尤其是久食膏脂肥腻之品，腐化为脂液，久则蓄毒自生，脉道瘀窄，气血通畅不利；情志失调，以喜怒为多，过喜伤阳，心阳不振，心气缓弱无力，血行不畅易瘀为病；过怒动肝，使肝之疏泄机能不达，藏血之血窦不放，调血功能失司，引发凝血之机，浸淫血脉，流注于心，则心脉必凝滞痹阻而发病。任继学创制本方，临证兼阴脱者，用当归、金银花、玄参、甘草、炒土鳖虫、三七粉煎服；兼阳脱者，用红参、麦冬、五味子、附子、山茱萸水煎鼻饲，或可配合丹参、参麦点滴；兼痰浊痹阻者，合用瓜蒌薤白半夏汤；兼气滞血瘀者，合用血府逐瘀汤；兼气虚血瘀者，合用补阳还五汤等。

## 生脉建中汤（任继学经验方）

【组成】生晒参10 g，麦冬10 g，五味子5 g，赤芍15 g，桂枝10 g，生甘草5 g。

【功效】益气养阴，温经通脉。

【主治】心肌梗死恢复期，证属气阴两虚，心脉痹阻者，多在发病第35日以后。症见全身倦怠，动则气短胸闷，心动悸，纳呆，心胸时有隐痛，自汗，颜面有黄、红、白三色外现，舌淡红而隐见青色，苔薄白，脉多见虚弦或沉虚、结、代之象。

【加减】四肢乏力，言语无力，动则气短身热，自汗，纳呆，头痛，起则头晕，舌淡红，苔薄白，脉多沉虚无力者，加炙黄芪、白术、陈皮、当归、五味子、升麻、柴胡、炙甘草、生姜、大枣；呕吐者，加清半夏、生姜、枇杷叶、竹茹、芦根。

【方解】方中麦冬滋阴润燥；生晒参大补元气、益肺生津，共为君药。五味子益气生津、敛阴止汗为臣药。赤芍活血化瘀；桂枝温经通脉，共为佐药。生甘草调和诸药为使药。诸药共用，共奏益气养阴，温经通脉之功。

【注意事项】此期应随证施治，并嘱患者防过劳、调情志、节饮食、避风寒，继续服药，定期复查。

【现代研究】方中生晒参具有增强消化、增强学习记忆力、抗疲劳、抗衰老、抗心肌缺血、抗脑缺血、抗心律失常等作用；麦冬具有抗肿瘤、抗缺氧保护、增强垂体肾上腺皮质系统作用、提高机体适应性等作用；五味子对神经系统各级中枢均有兴奋作用，还有镇咳、祛痰、增强机体对非特异性刺激的防御能力、增加细胞免疫功能、利胆保肝、抑菌、降低血压等作用；赤芍具有解热镇痛、镇静、抗血小板聚集、抗血栓形成、抗心肌缺血、改善微循环等作用；桂枝具有解热、

降温、镇痛、抗炎、抗过敏、增加冠脉血流量、改善心功能、镇静、抗惊厥、抗肿瘤等作用；甘草具有镇咳、祛痰、平喘、抗利尿、降血脂、保肝和类似肾上腺皮质激素样等作用。

【用方经验】任继学在生脉散的基础上加入赤芍、桂枝、生甘草，组成生脉建中汤，治疗症见四肢乏力，言语无力，动则气短身热，自汗，纳呆，头痛，起则头晕，舌淡红，苔薄白，脉多沉虚无力者。方中生晒参性味甘温，若属阴虚有热者，可用西洋参代替；病情急重者全方用量宜加重。

## 冠通汤（张镜人经验方）

【组成】丹参9 g，炒赤芍9 g，桃仁4.5～9 g，降香3 g，生香附9～15 g，广郁金15 g，瓜蒌15 g，延胡索9 g，远志3 g，清炙甘草3 g。

【功效】行气化瘀，活血止痛。

【主治】心肌梗死，证属痰瘀痹阻心脉者。症见胸闷窒痛，或轻或重，如刺如绞，痛有定处，形体肥胖，身重乏力，脘痞呕恶，舌质暗红，苔腻或垢浊，脉涩或弦滑。

【加减】气虚加党参9 g，兼脉结代者，再加川桂枝3 g；阴虚加生地黄12 g，兼脉结代者，再加党参9 g，麦冬9 g，五味子3 g；痰湿加制半夏6 g，炒陈皮6 g；痰热加川贝母粉（冲）3 g，炒竹茹6 g；胸膺窒闷较甚加砂仁（后下）3 g，佛手片6 g或檀香1.5 g，薤白头9 g；心前区疼痛较甚加川楝子9 g，炙乳香、没药各4.5 g；刺痛或绞痛加红花1.5 g，失笑散（包）4.5 g～9 g；胸膺窒闷及心前区疼痛者，还可加服三七粉1.5 g或冠心苏合香丸每日2～3次，每次半粒至1粒，含化或温开水化服；心悸加炒酸枣仁9 g，茯苓12 g，茶树根15 g；血脂高属湿热瘀滞加茵陈15 g，泽泻15 g，或生山楂9 g，麦芽12 g；属肝肾阴虚加桑寄生15 g，制何首乌9 g，制黄精9 g；血压高加罗布麻叶30 g，决明子9 g，或莲子心3 g。

【方解】方中丹参为理血之专品，走心经，活血化瘀，为君药。赤芍能行散，破瘀

内科国医圣手时方

活血；桃仁性平而润，治血闭血瘀，共为臣药。郁金辛香、延胡素辛温，均为血中气药，郁金宣气化痰，入上焦，能祛心窍中之痰涎恶血；降香、香附行血中之气滞，使气顺而血调；瓜蒌、远志用以涤垢腻之痰，共为佐药。甘草调和诸药为使药。诸药共用，共奏行气化痰，活血止痛之功，使瘀血得散，痰浊得化，胸痹可解。

【注意事项】实证患者、孕妇禁用。

【现代研究】方中丹参具有抗心律失常、扩张冠脉，增加冠脉血流量，调节血脂，抗动脉粥样硬化等作用；赤芍具有解热镇痛、镇静、抗血小板聚集、抗血栓形成、抗心肌缺血、改善微循环等作用；桃仁能增加脑血流量、降低血管阻力、抑制血小板聚集、镇痛、抗炎、抗菌、抗过敏等作用；降香具有抗血栓、抗惊厥、镇痛、抗氧化、抗肿瘤、抗炎、镇痛和松弛血管等作用；香附具有强心、减慢心律及降低血压、镇痛、抗菌、抗炎、抗肿瘤等作用；郁金具有降低全血黏度、抑制血小板聚集、抗心律失常、抗炎止痛等作用；瓜蒌具有祛痰、减轻炎症、减少分泌物、抑制心脏、降低心肌收缩力减慢心率、提高动物耐缺氧能力等作用；延胡素具有镇痛、催眠、镇静、扩张冠脉、降低冠脉阻力、增加冠脉血流量、提高耐缺氧能力、抗菌、抗炎、抗肿瘤作用和提高抗应激能力等作用；远志具有镇静、催眠及抗惊厥、增强免疫、降低心肌收缩力、减慢心率、抗菌、抗病毒、溶血等作用；甘草具有镇咳、祛痰、平喘、抗利尿、降血脂、保肝和类似肾上腺皮质激素样等作用。

【用方经验】张镜人基于气血在生理与病理上的辨证关系，对心肌梗死的治疗应综合采取宣理气，活血化瘀的方法，以促使气滞血瘀这一矛盾的迅速转化。根据以上治疗原则，制定了"冠通汤"。临床以冠通汤为基础辨证加减，取得了较满意的疗效。

## 愈梗通瘀汤（陈可冀经验方）

【组成】生晒参 10～15 g，生黄芪 15 g，紫丹参 15 g，当归 10 g，延胡素 10 g，川芎 10 g，广藿香 12 g，佩兰 10 g，陈皮 10 g，法半夏 10 g，生大黄 6～10 g。

【功效】益气活血，化瘀抗栓，利湿降浊。

【主治】心肌梗死，证属气虚血瘀，痰浊痹阻者。症见胸闷心痛，胀痛或痛有定处，纳呆呕恶，大便干结，舌质暗，苔厚腻，或出现黑燥苔。

【加减】舌红口干、五心烦热者，可加石斛、玄参、麦冬、沙参、生地黄；汗出较多者，可加山茱萸、五味子；七情不畅、胸闷胁胀者，可以四逆散或柴胡疏肝散进退应用；心痛剧时，可含服苏合香丸，或于方中加细辛、三七粉冲服。

【方解】方中生晒参、黄芪并用，具扶正益气生肌之功，为君药。当归、丹参并用，具调气养血之力，使气血各有所归；延胡素为行气止痛之要药，延胡素、川芎并用，进一步增强理气定痛、化瘀抗栓之效，共为臣药。藿香、佩兰、陈皮、法半夏、大黄共为佐药，是该方标本并治、通补兼施的体现，藿香辛微温无毒，芳香辟秽，化湿祛浊，且具醒脾和胃之功；佩兰苦辛温无毒，有化湿祛浊而定痛之效；陈皮理气和中，治疗痰浊瘀阻尤好；半夏取其降逆止呕之力；大黄既可以通瘀化浊又可推陈出新，即取其"祛瘀生新"之效。诸药共用，共奏益气活血，化瘀抗栓，利湿降浊之功。

【注意事项】孕妇禁用。

【现代研究】方中生晒参具有增强消化、增强学习记忆力、抗疲劳、抗衰老、抗心肌缺血、抗脑缺血、抗心律失常等作用；黄芪具有促进 RNA 和蛋白质合成、抗疲劳、耐低温、抗流感病毒、对造血功能有保护和促进等作用；丹参具有抗心律失常、扩张冠脉，增加冠脉血流量，调节血脂，抗动脉粥样硬化等作用；川芎、当归均可扩张冠脉、增加心肌血流、降低血脂和血液黏度，对实验性的动脉粥样硬化症有一定的防治作用；延胡素具有镇痛、催眠、镇静、扩张冠脉、降低冠脉阻力、增加冠脉血流量、提高耐缺氧能力、抗菌、抗炎、抗肿瘤作用和提高抗应激能力等作用；藿香具有促进胃液分泌、增强消化力、胃肠解痉、防腐、抗菌、收敛止泻、扩张微血管等作用；佩兰对白喉棒状杆菌、金黄色葡萄球菌、八叠球菌、变形杆菌、伤寒沙门菌有抑制作用，能直接抑制流感病毒，还有明显祛痰作用；陈皮具有平喘、镇咳、升高血压、抗血小板聚集、抗氧化、抗衰老、强心、抗休克、抗过敏、抗肿瘤、抑菌等作用；法半夏具有止咳、祛痰、镇吐、抑制胃液分泌、镇静催眠、降血脂等作用；大黄具有增加肠蠕动、抑制肠内水分吸收，促进排便、抗感染、止血、保肝、降压、降低血清胆固醇等作用。

【用方经验】陈可冀常用本方治疗心肌梗死急性期及恢复期患者，以促进梗死组织愈合，保证心功能，改善生活质量。方中人参以生晒参或红参为好，津液亏损者可用西洋参、党参。若见低血压状态甚而休克阳脱者，可同时服用生脉四逆汤加肉桂；舌暗瘀血重者，可加莪术、水蛭、赤芍；心功能不全者，可温阳利水，加香加皮。

## 心梗救逆汤（张伯臾经验方）

【组成】红参（另煎代茶饮）15 g，熟附片（先煎）15 g，山茱萸18 g，当归18 g，瓜蒌12 g，薤白6 g，红花6 g，煅龙骨30 g，煅牡蛎30 g，降香6 g。

【功效】回阳救逆，散结通痹。

【主治】心肌梗死，证属痰瘀痹阻，心阳暴脱之厥脱重症者。症见胸痛欲死，大汗淋漓，四肢湿冷，烦躁不安，面色苍白，舌淡苔白腻，脉微欲绝。

【加减】若兼见苔腻而干或黄腻苔等痰浊化热征象者，可选用黄连温胆汤、小陷胸汤，药可选用胆南星、石菖蒲、天竺黄等。痰浊较盛者，可加用半夏、胆南星、石菖蒲、白芥子、川厚朴等。

【方解】本方证适用于痰瘀痹阻，心阳暴脱之厥脱重症，宜急用。方中红参具有火大、劲足、效强之特点，大补元气，复脉固脱；熟附片回阳救逆，补火助阳；二味救逆回阳，共为君药。龙骨、牡蛎潜阳补阴，收敛固涩；山茱萸补益肝肾，收敛固涩，共为臣药。瓜

蒌、薤白、降香、当归、红花行气宽胸、活血化瘀，共为佐药。诸药共用，共奏回阳救逆，散结通痹之功。

【注意事项】孕妇禁用。

【现代研究】红参具有抗休克及强心等作用；熟附片具有强心、抗炎、镇痛、抗氧化、抗衰老、降血脂、调节免疫等作用；山茱萸具有抑制血小板聚集、抗血栓形成、降血糖、护肝、抗氧化、增强免疫等作用；当归具有扩张血管、增加血流量、抗血栓等作用；瓜蒌具有扩张冠脉、降血脂、保护急性缺血心肌等作用；薤白具有降低血清过氧化脂质、抗血小板聚集、降低动脉脂质斑块的作用，且对心肌缺氧、缺血及缺血再灌注心肌损伤有保护作用；红花具有轻度兴奋心脏、降低冠脉阻力、增加冠脉血流量和心肌营养性血流量、保护和改善心肌缺血、缩小心肌梗死范围、抗心律失常、抗血小板聚集、扩张周围血管降低血压等作用；煅龙骨具有镇静、镇痛、抗惊厥等作用；煅牡蛎具有镇静、抗惊厥、镇痛、抗溃疡、降血脂、抗凝血、抗血栓等作用；降香具有抗血栓、抗凝、显著增加冠脉血流量、减慢心率、轻度增加心跳振幅的作用。

【用方经验】心、肾之阳气俱不足者，可导致心阳暴脱的厥逆之证，属急重症。此时宜选用红参、附子、龙骨、山茱萸等以回阳救逆固脱，与此同时，再配以化痰散结、活血通经之药，效力更增。因红参为治虚劳内伤第一要药，故方中需重用，以补气固脱。

## 通心汤（张伯臾经验方）

【组成】苦参片15 g，制半夏12 g，瓜蒌12 g，厚朴9 g，枳实12 g，制军9 g，当归18 g，炒川芎6 g，石菖蒲9 g，失笑散（包煎）9 g。

【功效】燥湿化浊，活血化瘀，通腑泄热。

【主治】急性心肌梗死伴心律失常，证属湿热瘀阻者。症见左胸阵发性刺痛，心悸，口臭且干，大便秘结，舌边红带紫，苔黄腻，脉弦小不均。西医诊断为急性前壁心肌梗死

伴心律失常。

【加减】凡心功能不全兼心火者，用附子合大黄（或木通）；有肝火者，附子合龙胆；有胃肠积热，或瘀热互阻者，用附子合大黄；兼虚阳上扰者，用附子合磁石、珍珠母；兼阳亢者，用附子合羚羊角；属心肾阴亏或心阴心阳两亏者，用附子合生地黄、熟地黄、麦冬、制何首乌；有心律失常者，用地黄、附子合卷柏根（或苦参）。

【方解】方中苦参清热燥湿，为君药。痰湿凝阻，其血必滞，故用当归、川芎、失笑散（五灵脂、蒲黄）活血化瘀，共为臣药。瓜蒌、法半夏、石菖蒲宽胸化浊；大黄、厚朴、枳实通腑泄热，而能使清者升、浊者降，共为佐药。诸药共用，共奏燥湿化浊，活血化瘀，通腑泄热之功。

【注意事项】孕妇禁用。

【现代研究】苦参具有减慢心率、减弱心肌收缩力、降低心输出量、抗心律失常、降压、抑菌、利尿、抗炎、抗过敏、镇静、平喘、祛痰、升白细胞、抗肿瘤等作用；法半夏具有镇咳、止呕、降低血液黏度、抑制红细胞聚集、抗心律失常、镇静催眠等作用；瓜蒌具有扩张冠脉、降血脂、保护急性缺血心肌等作用；厚朴具有降压、呼吸兴奋、增加心率等作用；枳实具有强心、增加冠脉、脑、肾血流量等作用；大黄具有促进排便、抗感染、止血、保肝、降压、降低血清胆固醇等作用；当归具有扩张血管、增加血流量、抗血栓等作用；川芎具有扩张血管、增加血流量、改善微循环、抗血小板聚集、预防血栓、镇静、降血压、抗炎、利胆等作用；石菖蒲具有镇静、抗惊厥、抗心律失常等作用；蒲黄具有降低血压、减轻心脏负荷、增加冠脉血流量、改善微循环、减轻心肌缺血性病变等作用；五灵脂具有抗血小板聚集、降低全血黏度、降低心肌细胞耗氧量等作用；

【用方经验】本方证属劳伤心脏，湿滞热瘀交阻，气血运行不畅，若方证对应，用之效如桴鼓，待症状减轻之后，便宜重用生脉散合清化之品以善后。附子虽为辛热燥烈之品，但只要配伍得当，则无刚燥之弊。用热药于补水之中，阴得阳助，热得寒制，则温而不燥，刚而不烈。

# 养心汤（张伯臾经验方）

【组成】朝鲜白参（另煎冲）12 g，山茱萸12 g，瓜蒌12 g，熟附子（先煎）6 g，薤白6 g，红花6 g，麦冬18 g，当归18 g，法半夏9 g，黄连3 g，生大黄（后下）9 g。

【功效】益气温阳，养阴活血，化痰降浊。

【主治】心肌梗死，证属阴阳两虚，痰热瘀阻者。症见胸闷神倦，动则汗出，畏寒便秘，舌淡，苔白腻微黄，脉弱而数滑。

【加减】若兼见心烦者，加莲子心。痰热明显者，可加天竺黄、竹茹等。

【方解】方中白参、熟附子益气温阳，使心阳得复，共为君药。麦冬益气养阴，山茱萸收流散之气血阴阳，二味共为臣药。瓜蒌、薤白、法半夏化痰散结，当归、红花、大黄活血祛瘀，黄连清热以消郁热，共为佐药。诸药共用，共奏益气温阳，养阴活血，化痰降浊之功。

【注意事项】孕妇禁用。

【现代研究】白参具有抗休克及强心等作用；山茱萸具有抑制血小板聚集、抗血栓形成、降血糖、护肝、抗氧化、增强免疫等作用；瓜蒌具有扩张冠脉、降血脂、保护急性缺血心肌等作用；熟附子具有强心、抗炎、镇痛、抗氧化、抗衰老、降血脂、调节免疫等作用；薤白具有降低血清过氧化脂质、抗血小板聚集、降低动脉脂质斑块的作用，且对心肌缺氧、缺血及缺血再灌注心肌损伤有保护作用；红花具有轻度兴奋心脏、降低冠脉阻力、增加冠脉血流量和心肌营养性血流量、保护和改善心肌缺血、缩小心肌梗死范围、抗心律失常、抗血小板聚集、扩张周围血管降低血压等作用；麦冬具有调节血糖、提高免疫力、提高耐缺氧能力、改善心肌缺血、抗心律失常、改善心肌收缩、改善左心功能、抗休克、镇静、抗菌的作用；当归具有扩张血管、增加血流量、抗血栓等作用；法半夏具有镇咳、止呕、降低血液黏度、抑制红细胞聚集、抗心律失常、镇静催眠等作用；黄连具有较强的抗菌作用，能抗心律失常、抗炎、抗肿瘤、抑制组织代谢等作用；大黄具有促进排便、抗感染、止血、保肝、降压、降低血清胆固醇等作用。

【用方经验】本方证属阴阳两虚，痰热瘀阻。通过益气养阴温阳以强人之本"阳气者，若天与日，失其所，则折寿而不彰"，心阳鼓动气血，再去痰瘀之弊，自然气血通顺，罹患当除。

## 升陷活血汤（史载祥经验方）

【组成】黄芪30 g，人参10 g，知母8 g，柴胡6 g，桔梗6 g，升麻6 g，丹参15 g，桃仁20 g，红花20 g，川芎15 g，水蛭10 g，薤白15 g，山楂15 g，麦芽15 g，甘草6 g。

【功效】升补宗气，活血祛瘀。

【主治】心肌梗死恢复期，证属宗气下陷，血脉瘀滞者。症见胸闷如窒，胸内蚁走感，甚则胸痛彻背，背痛彻心，呼吸气短或喘促，不能外达，语颤声低，肢体乏力，倦怠。舌象多表现为舌苔薄白，质多淡（嫩）红或见紫暗，或舌质胖大，紫暗、瘀斑，舌下瘀结。脉象多表现为沉迟微弱，关前尤甚，其陷巨者，六脉不全，另可见细、弱、涩、短、结、促、代，乍有乍无。

【加减】若四肢厥冷者，加附子、干姜；若有痰瘀互结者，加瓜蒌、薤白、法半夏。

【方解】升陷活血汤以升陷汤（黄芪、知母、柴胡、桔梗、升麻）加人参、丹参、桃仁、红花、川芎、水蛭、薤白、山楂、麦芽、甘草等组成。方中黄芪既善补气，又善升气，为君药。人参为臣药，加强益气作用。惟黄芪、人参性稍热，故用知母之凉润者济之；丹参、桃仁、红花、川芎、水蛭活血化瘀；山楂、麦芽消食和胃；薤白通阳散结，共为佐药。柴胡为少阳之药，能引大气之陷者自左上升；升麻为阳明之药，能引大气之陷者自右上升；桔梗为药中之舟楫，能载诸药之力上述胸中，又用之为向导也；甘草调和诸药，共为使药。诸药共用，共奏升补宗气、活血祛瘀之功。

【注意事项】若属感受寒邪或暑热太过致病当慎用。

【现代研究】现代医学研究普遍认为黄芪、人参具有增强心肌收缩力，有益气强心的作用，能明显增加心肌营养血流量，使心肌供血增加，直接发挥其行血功效；知母具有抑制血小板聚集、降低血糖、抗炎、利尿、祛痰、抗菌、抗肿瘤、抗溃疡作用；柴胡具有镇静、安定、镇痛、镇咳、降血脂、保肝、利胆、兴奋肠平滑肌作用；桔梗具有降低血压和胆固镇静、镇痛、解热、抗过敏等作用；升麻具有抑制心脏、减慢心率、降低血压等作用；丹参、桃仁、红花、川芎、水蛭等具有明显扩张冠脉，增加心肌营养流量，在不影响耗氧情况下，能改善心肌收缩力，使心脏功能明显改善，同时能够降低血小板表面活性，对已经积聚的血小板有解聚的功能；薤白具有降压降脂、促进血液循环、抗血栓等作用；山楂具有助消化、降血脂、抗动脉粥样硬化、抗心肌缺血、强心、降压、抗氧化等作用；麦芽煎剂能轻度促进胃酸及胃蛋白酶的分泌，水煎提取的胰淀粉酶可助消化；甘草所含甘草次酸和黄酮类成分具有抗心律失常作用，能减少室颤率。

【用方经验】大气下陷理论由张锡纯详细阐发并应用于临床实践，他创制了升陷汤等一系列方剂，临床可应用于治疗由于大气下陷所致的多种疾病。史载祥根据张锡纯的大气下陷理论，在长期临床实践中认识到各种病因导致胸中大气下陷，由于气虚血瘀，瘀阻冠脉，引发胸痹心痛，以升陷祛瘀法以治心梗，以升陷活血汤为主加减，运用得法，疗效确切，值得借鉴和学习。

## 温胆汤加减（邓铁涛经验方）

【组成】橘红6 g，法半夏10 g，云苓12 g，甘草5 g，枳壳6 g，竹茹10 g，党参15 g，丹参12 g，豨莶草10 g。

【功效】理气化痰，和胃利胆，通脉止痛。

【主治】心肌梗死急性期，证属痰瘀互结，气虚血瘀者。症见乏力，频繁的恶心、呕吐；胸闷，呼吸困难，胸骨后出现明显的

内科国医圣手时方

压榨性疼痛，休息后不能缓解，痰浊明显，病情较重；紫暗苔、瘀斑舌为血瘀、反映瘀血与高凝、高黏、缺氧等有关；淡暗舌或兼舌体胖有齿印者，多为气虚血瘀。

【加减】痛甚者，加三七末或云南白药；兼阴虚者，可合生脉散，另以西洋参10～18 g炖服；兼高血压者，加珍珠母、草决明等；兼脾虚者，合四君子汤；兼高脂血症者，加山楂、何首乌、麦芽；兼肾阳虚者，加淫羊藿；兼血虚者，加黄精、桑寄生、鸡血藤。随证加减，灵活运用。

【方解】方中法半夏辛温，燥湿化痰，和胃止呕，为君药。竹茹取其甘而微寒，清热化痰，除烦止呕，为臣药。治痰先理气，气顺则痰消，故方中运用枳壳加强行气，破气消痰，使痰随气下，以通痹塞；橘红燥湿化痰而不伤阴，云苓健脾渗湿，以杜绝生痰之源，并且有宁心安神的效果；党参益气健脾；丹参活血化瘀；豨莶草通络止痛，共为佐药。甘草调和诸药为使药。诸药共用，共奏理气化痰，和胃利胆，通脉止痛之功。

【注意事项】外感寒邪实证或脾胃虚寒者、孕妇慎用。

【现代研究】现代药理学研究普遍认为橘红具有抑制炎症，促进炎症的消退改善对呼吸系统炎症疾病的恢复能力，止咳，抗纤维化及抗氧化作用；法半夏所含生物碱能抑制咳嗽中枢产生镇咳作用，且可以明显抑制毛果芸香碱对唾液的分泌作用起到祛痰之功效；云苓具有渗湿利尿、和胃健脾、宁心安神、抑菌、增强机体抗病能力；甘草具有镇咳、祛痰、平喘、抗利尿、降血脂、保肝和类似肾上腺皮质激素样等作用；枳壳具有调节胃肠运动、抗溃疡、利胆、升高血压、强心、抗氧化、抗菌、镇痛、护肝、抗过敏等作用；竹茹对白色葡萄球菌、枯草杆菌、大肠埃希菌均有较强的抑制作用；党参具有调节胃肠运动、抗溃疡、保护胃黏膜、增强免疫、益智抗痴呆等作用；丹参具有抗心律失常、扩张冠脉、增加冠脉血流量、调节血脂、抗动脉粥样硬化等作用；豨莶草具有抗血栓形成、抗炎镇痛、抗病原微生物等作用。

【用方经验】邓铁涛主张以调脾护心法治疗急性心梗。本病为本虚标实之证，而以标实为主，虽为心病，但五脏相关，心气不足，心火受挫，火不生土，脾土受损，脾不养心，反而加重心气虚。脾主升运，能升腾清阳，从根本上起到益气养心之效，故邓铁涛强调补益心气重在健脾。此外，脾胃健运则湿不聚、痰难成，亦为除痰打下基础。除痰法在治急性心肌梗死的过程中是一种通法，是针对标实而设的，通过除痰可以通阳，有利于心阳的恢复，这又有寓补于通之意。

# 第四节　风湿性心脏病

风湿性心脏病简称风心病，是风湿性心脏炎后遗留的慢性心脏瓣膜损害，可产生不同程度的瓣膜狭窄或关闭不全，或二者同时存在，并可导致心脏血流动力学改变，从而出现一系列临床症候群。临床主要有心悸、胸闷、气促、心脏杂音，或颧颊紫红、咯血，或心绞痛、晕厥，后期可出现心力衰竭、心律失常、血栓栓塞等表现。常见分类有：风湿性心肌炎、风湿性心内膜炎和风湿性心外膜炎等。预后视疾病分期和治疗效果而定。本病可归属于中医学"心痹"范畴。

## 心痹汤（朱良春经验方）

【组成】生黄芪20 g，潞党参20 g，炒白术20 g，茯苓20 g，当归尾10 g，丹参10 g，桃仁10 g，红花10 g，水蛭粉（分吞）2 g，虻虫1.5 g，炙甘草5 g。

【功效】活血化瘀，温阳利水，益气宁心。

【主治】风湿性心脏病出现心衰，证属心气不足，心脉瘀阻者。症见心下痞坚，心悸气短，唇绀足肿，舌有瘀斑，脉细结代者。

【加减】气短乏力，头晕目眩，动则为甚，重用人参、黄芪以加强益气之功；兼见心阳不振者，加附子、肉桂以温通心阳；瘀血较重，胸部窒闷者，加沉香、檀香、降香；兼夹痰浊者，加瓜蒌、法半夏、陈皮。

【方解】方中黄芪、党参补益心气，为君药。白术、炙甘草补益中气，为臣药。茯苓利水渗湿，健脾，安神；当归、丹参、桃仁、红花活血化瘀；水蛭粉、虻虫破血通经，逐瘀消癥，共为佐药。本方治此证效著，盖化瘀即所以利水也，配合益气扶正之品，遂无耗伤气血之弊。诸药共用，共奏活血化瘀，温阳利水，益气宁心之功。

【注意事项】实证、孕妇不宜用。

【现代研究】方中黄芪具有促进 RNA 和蛋白质合成、抗疲劳、耐低温、抗流感病毒、对造血功能有保护和促进等作用；党参具有调节胃肠运动、抗溃疡、保护胃黏膜、增强免疫、益智抗痴呆等作用；白术具有保肝、利胆、降血糖、抗菌、抗肿瘤、镇静、镇咳、祛痰等作用；茯苓具有利尿、镇静、抗肿瘤、增加心肌收缩力等作用；当归可扩张冠脉、增加心肌血流、降低血脂和血液黏度，对实验性的动脉粥样硬化症有一定的防治作用；丹参具有抗心律失常、扩张冠脉、增加冠脉血流量、调节血脂、抗动脉粥样硬化等作用；桃仁具有增加脑血流量、降低血管阻力、抑制血小板聚集、镇痛、抗炎、抗菌、抗过敏等作用；红花具有扩张血管、降低血压、对抗心律失常、能抑制血小板聚集、增强纤维蛋白溶解、降低全血黏度、镇痛、镇静和抗惊厥等作用；水蛭具有加强抗凝血作用、对肾缺血有明显保护作用、对血小板聚集有明显的抑制作用、能改善血液流变学、降血脂、消退动脉粥样硬化斑块、增加心肌营养性血流量等；虻虫具有抗凝、活化纤溶系统、改善血液流变学、抗炎镇痛等作用；甘草具有镇咳、祛痰、平喘、抗利尿、降血脂、保肝和类似肾上腺皮质激素样等作用。

【用方经验】朱良春认为，风心病类似于"心痹"之候，多因风、寒、湿之邪侵入经络，搏于血脉，以致心体残损，气血亏虚，血脉瘀滞，久则脾肾亦虚，症见心悸气短，唇绀足肿，舌有瘀斑，脉细结代。凡瘀血征象明显而正气不太亏虚者，应侧重活血化瘀，佐以温阳利水、益气宁心之品。另临床还常用此方加减治疗冠心病、心绞痛、心律失常等。

## 邓铁涛经验方

【组成】太子参 30 g，茯苓 15 g，白术 15 g，桃仁 12 g，红花 6 g，麦冬 12 g，五味子 10 g，炙甘草 6 g，千斤拔 30 g，威灵仙 15 g，大枣 3 枚。

【功效】益气养阴，化痰通络。

【主治】风湿性心脏病，证属痰瘀阻心，气阴两虚者。症见反复胸前闷痛，倦怠乏力，头昏，二便正常，舌嫩苔浊，脉缓滑或涩。

【加减】痰浊明显时，合温胆汤加减（竹茹、枳壳、橘红、法半夏、丹参、茯苓、瓜蒌皮、胆南星、五爪龙等）；眠差者，加首乌藤、炒酸枣仁；血瘀明显者，则加丹参、三七末；关节疼痛，加用豨莶草、鸡血藤等。后期加用生晒参 10 g，另炖兑服以增强益气。

【方解】方中太子参益气养阴，为君药。茯苓、白术燥湿健脾益气，使气生有源，以助心气，子气旺则母气可盛，为臣药。千斤拔祛风除湿，以通心络；桃仁、红花活血化瘀，使气血不滞；麦冬、五味子滋养心肺之阴，使心肺得养，两脏一主行血，二辅行血；威灵仙祛风除湿，通经活络，共为佐药。大枣补益心、脾，配合甘草调和诸药，共为使药。诸药共用，共奏益气养阴，化痰通络之功。

【注意事项】本方需坚持长期服用，方能渐取疗效；患者应尽量避风寒，规律起居，积极防治外感，不能服用寒凉伤阳耗气之品或过于辛燥刺激之物。

【现代研究】太子参具有降血糖、降血脂、止咳、祛痰、抗菌、抗病毒、抗炎等作用；茯苓具有利尿、镇静、抗肿瘤、增加心肌收缩力的作用；白术能增强细胞免疫功能；桃仁能明显改善血流量，降低血管阻力，其水提物、苦杏仁苷、桃仁脂肪能抑制血小

内科国医圣手时方

聚集，同时具有镇痛、抗炎、抗菌、抗过敏作用；红花能扩张血管、降低血压，同时能对抗心律失常，抑制血小板聚集，增强纤维蛋白溶解，降低全血黏度，对中枢神经系统有镇痛、镇静和抗惊厥的作用；麦冬所含麦冬总皂苷具有抗心律失常的作用，并能改善心肌收缩力，改善左心室功能与抗休克作用；五味子具有利胆保肝、抑菌、降低血压等作用；甘草具有抗利尿、降血脂、保肝和类似肾上腺皮质激素样作用；千斤拔、威灵仙具有镇痛、抗炎，免疫增强作用、抗疲劳、抗缺氧等作用；大枣具有增加白细胞内的cAMP含量，延缓衰老、抗氧化、保肝、抗突变、抗肿瘤、降血压、抗过敏、抗炎和降血脂等作用。

【用方经验】本病的主要病机是本虚标实，以心之阳气（或兼心阴）亏虚为本，痰瘀为标；以心病为本，他脏（肾、脾、肺、肝）之病为标。中医学认为心为阳中之阳，靠心气推动血脉，使一身气血流利。本病由于心脏瓣膜病变，使心之泵血功能减弱，先是心脏尽力代偿，耗竭自损，继而诸脏失养，五脏皆虚。在虚的基础上，形成痰、瘀。治疗上，益气扶阳是治本病的基本大法，其基本方是四君子汤加黄芪或五爪龙，以增强益气之功。有时稍佐桂枝，取其有温阳之功，以少火生气，且与原方中炙甘草合成桂枝甘草汤，《伤寒论》用以治心阳虚，"其人叉手自冒心"者。如出现肢冷畏寒，面暗汗泄，脉微细或虚迟、细涩等，为气损及阳，在原方上加桂枝、熟附子，或用四逆汤加入参，以温阳固脱。由于体质、病情的不同，临床上也常见阳损及阴，气阴两虚或阴阳两虚之证，如见心悸怔忡，头目晕眩，颧红烦热，夜卧不安，或见咳痰咯血，此时则当以生脉散加味，如加沙参、玉竹、生地黄、女贞子、墨旱莲、西洋参等，而虚热一清，仍当复用益气扶阳之品。在以上把握病本的基础上，其他各种标实病变，依瘀或饮邪的不同表现，可随证加减。如心痛怔忡，面色晦黯，唇甲紫绀，或咯血，或肝大，舌青紫，脉结代或散涩，为瘀阻心脉或肺肝之象，邓铁涛喜合《类证治裁》之桃红饮（桃仁、红花、当归、

川芎、威灵仙）。如心衰水肿，以双下肢为甚者，若症状不重，可在益气扶正的基础上加用五苓散、五皮饮以健脾利水消肿。若病情重，气急喘促，怔忡烦躁，此乃心肾阳气大虚，水气凌心射肺，当急用独参汤合真武汤浓煎频灌，温阳利水以解危。在补益处方中往往还可稍加枳壳、陈皮等行气之品，使补而不滞。

## 颜德馨经验方

【组成】淡附片 12 g，炙甘草 6 g，桂枝 5 g，煅龙骨（先煎）30 g，煅牡蛎（先煎）30 g，茯苓 9 g，党参 9 g，淮小麦 30 g，远志 9 g，百合 9 g，白术 9 g，丹参 15 g，木香 24 g，琥珀粉（吞服）1.5 g。

【功效】温阳益气，养心安神。

【主治】风湿性心脏病，证属心阳不振，气阴两虚，心神失养者。症见心悸不宁，胸闷喘促，咳嗽，咯白色泡沫样痰，面浮肢肿，小便量少，腹鸣便溏，完谷不化，唇绀，舌紫，苔白，脉沉细结代。

【加减】倘若心阳虚甚者，重用附子，加入干姜、肉桂等味；风湿痹阻络脉者，可合用威灵仙、海风藤、木通、路路通等；久病阴血不足者，可加用当归、五味子、麦冬、阿胶等。

【方解】方中淡附片振奋元阳为君药，使君火得旺，血运有力，阳生则气旺，故可使水饮得化。桂枝温经通脉，通阳化气；党参益气健脾；白术、茯苓燥湿健脾，以利水宁心，共为臣药。煅龙骨、煅牡蛎收敛固涩心气，以养心神；百合、淮小麦、远志养心安神；琥珀重镇宁心，活血利水；木香行气健脾，兼有醒脾之用；丹参入心散血化瘀，共为佐药。炙甘草调和诸药为使药。诸药共用，共奏温阳益气，养心安神之功。

【注意事项】患者远寒凉，不可过劳。

【现代研究】附子煎剂可减弱动物血压降低、心率减慢、心收缩力减弱等变化，而显著延长休克生存时间；甘草具有抗利尿、降血脂、保肝和类似肾上腺皮质激素样作用；桂枝具有镇痛、抗炎、抗过敏、增加冠脉血

流量、改善心功能、镇静、抗惊厥、抗肿瘤等作用；龙骨能调节机体免疫功能有利于消除溃疡和促进伤口的恢复，有镇静、催眠、抗痉厥、促进血液凝固、降低血管通透性等作用；牡蛎多糖具有降血脂、抗凝血、抗血栓等作用；茯苓具有利尿、镇静抗肿瘤、增加心肌收缩力的作用；党参具有延缓衰老、抗缺氧、抗辐射、降低血糖、调节血脂；淮小麦主要含淀粉及酶类、蛋白质、脂肪、钙、磷、铁、维生素等，提供人体热量和多种维生素；远志所含远志皂苷具有增强免疫、降低心肌收缩力、减慢心率、抗菌、抗病毒、溶血作用；百合多糖具有抗氧化，提高免疫功能作用，能降低四氧嘧啶致高血糖模型小鼠的血糖；白术多糖具有增强细胞免疫功能，具有抗衰老作用；丹参能改善微循环，提高耐缺氧能力，保护心肌，扩张血管，降低血压，降低血液黏度，抑制血小板聚集，对抗血栓形成；木香具有抗肿瘤、扩张血管、抑制血小板聚集等作用；琥珀具有镇痛、抗炎、利尿等作用。

【用方经验】风湿性心脏病出现水肿，可归入"水气病"范畴。《金匮要略》有风水、皮水、正水、石水、里水、黄汗、心水、肝水、肺水、脾水、肾水之分，其治各异，本病治疗抓住"心主血，合脉"，以久病与舌紫为凭，决其水肿乃"血不利则为水"所致，以活血化瘀为主，取"化血为水"，水从水道而去。参入葶苈子、桂枝强心利尿，通阳化气，温中行血，既利肺气，又降逆气，所以能有一方而症平之效。风湿性心脏病心脏瓣膜受损，治疗自非易事，心阳不振，瘀血内停是其主要病机。治疗上应以附桂、四逆之制，加减增损，可合用附子配麦冬、五味、百合、小麦，有阴阳互生之理；气虚湿盛，络脉不通，则用黄芪引领海风藤、海桐皮、木瓜、土鳖虫有益气通络之用；此外，还可加威灵仙通利关节百骸，苏木畅胸中积滞之瘀。

## 疏风安神汤（李振华经验方）

【组成】当归9g，赤芍9g，忍冬藤30g，防己12g，牡丹皮9g，地骨皮、龙骨、牡蛎各15g，五味子9g，柏子仁15g，威灵仙、松节各12g，生薏苡仁30g。

【功效】疏风清热，活血化瘀，养阴安神。

【主治】风湿性心脏病初期，证属风湿化热，心阴灼伤，心血瘀阻者。症见低热盗汗，心悸失眠，关节肿痛，心悸气短，舌苔薄白、质红，脉细数无力。

【加减】本方可随证加减，假若气虚者，可加党参、白术等；气阴虚者，可加入西洋参、太子参、百合等；有瘀滞者，可加入桃仁、红花、丹参等。

【方解】方中忍冬藤疏风祛湿，通经活络，为君药。当归活血补血；赤芍凉血散瘀，取"治风先治血"之意；防己疏风利湿，清经络之热，共为臣药。牡丹皮、地骨皮清热凉血；柏子仁、五味子养阴安神；龙骨、牡蛎重镇安神定悸；威灵仙、松节、生薏苡仁祛风除湿、通络止痛，共为佐药。

【注意事项】患者注意避风寒，远湿盛之地，慎服温燥伤阴耗血之品。

【现代研究】当归具有增强机体免疫、抑制炎症后期肉芽组织增生、抗脂质过氧化、抗肿瘤、抗菌、抗辐射等作用；赤芍有抗血小板聚集、抗血栓形成、抗心肌缺血、改善微循环等作用；防己能扩张冠脉血管，增加冠脉血流量，有显著降压作用，能对抗心律失常；牡丹皮具有镇痛、抗过敏、抗心脑缺血、抗动脉粥样硬化、抗心律失常、降压、调节免疫、保肝等作用；地骨皮对多种细菌、真菌及病毒有抑制作用；龙骨能调节机体免疫功能有利于消除溃疡和促进伤口的恢复，有镇静、催眠、抗惊厥、促进血液凝固、降低血管通透性等作用；牡蛎有镇静、抗惊厥、抗癫痫、镇痛、抗肝损伤、增强免疫、抗肿瘤、抗氧化、抗衰老、抗胃溃疡等作用；五味子能增加细胞免疫功能，使脑、肝、脾脏SOD活性明显增强，故具有提高免疫，抗氧化、抗衰老作用；柏子仁对神经根及神经核团有修复作用；忍冬藤、威灵仙、松节具有一定的镇痛、抗炎作用；薏苡仁具有使血清钙、血糖量下降、解热、镇静、镇痛等作用。

【用方经验】本方可加减化裁为不同的方剂。若症见心悸，咳嗽气喘，甚不能卧，面色暗黄，面浮肢肿，下肢尤甚，形寒畏冷，四肢欠温，口唇紫绀，胁下痞块刺痛，舌苔薄白、质紫暗，脉细涩无力或见结代。可予通阳安神汤：党参15 g，制附子、干姜各9 g，桂枝6 g，白术9 g，茯苓15 g，泽泻12 g，丹参、酸枣仁各15 g，石菖蒲9 g，琥珀（分2次冲服）3 g，炙甘草9 g。倘若症见面色萎黄，睡眠欠佳，四肢稍有水肿，食欲差，时腹胀，舌苔薄白，舌体稍胖大，舌质淡，脉沉细无力。可予益气安神汤：黄芪30 g，党参15 g，白术10 g，茯苓15 g，当归12 g，川芎10 g，熟地黄15 g，桂枝6 g，石菖蒲10 g，炒酸枣仁15 g，远志10 g，丹参15 g，泽泻12 g，砂仁10 g，炙甘草6 g。

## 圣愈联珠汤（王行宽经验方）

【组成】人参10 g，黄芪20 g，当归10 g，白芍10 g，熟地黄15 g，川芎10 g，桂枝10 g，白术10 g，茯苓10 g，炙甘草5 g，柴胡10 g，郁金10 g，丹参10 g，鸡血藤15 g。

【功效】益气补血，疏肝健脾，化瘀通络。

【主治】风湿性心脏病，证属气血亏虚，肝郁脾虚者。症见胸闷不适，心悸，气短，动则益甚，头晕，神疲乏力，唇暗，面色萎黄或颧红，或下肢水肿，舌淡暗，苔薄白，脉沉弱涩滞或参伍不调。

【加减】心动悸者，加龙骨10 g，生牡蛎20 g，紫石英15 g；咳嗽吐痰者，加炒葶苈子10 g，杏仁10 g；水肿明显者，加炙水蛭3 g；夜寐不谧，梦扰者，加五味子5 g，柏子仁10 g。

【方解】该方由圣愈汤合联珠饮加减而成。"圣愈汤"为《兰室秘藏》治诸恶疮出血多，心烦不安，不得睡眠而设。由熟地黄、生地黄、川芎、当归、人参、黄芪组成。本方易生地黄为白芍即参芪四物汤，以益气健脾补血。"联珠饮"为已故名医夏度衡教授治疗心衰创制的验方，由四物汤合苓桂术甘汤

组成，取益气补血与健脾利水，寓联珠合璧之意。方中人参、黄芪补益心气，共为君药。当归、熟地黄、白芍补血滋阴，共为臣药。川芎行气活血；柴胡、郁金疏肝理气，取"肝气通则心气和"之意；茯苓、白术补气健脾；桂枝温阳化气利水；丹参、鸡血藤化瘀通络，共为佐药。炙甘草调和诸药为使药。诸药共用，共奏益气补血，疏肝健脾，化瘀通络之功。

【注意事项】实证、热证、孕妇慎用。

【现代研究】方中人参具有增强消化、增强学习记忆力、抗疲劳、抗衰老、抗心肌缺血、抗脑缺血、抗心律失常等作用；川芎、当归均可扩张冠脉、增加心肌血流、降低血脂和血液黏度，对实验性的动脉粥样硬化症有一定的防治作用；黄芪具有促进RNA和蛋白质合成、抗疲劳、耐低温、抗流感病毒、对造血功能有保护和促进等作用；甘草具有镇咳、祛痰、平喘、抗利尿、降血脂、保肝和类似肾上腺皮质激素样等作用；地黄醇提取物可增加动物心肌血流量，改善心肌血氧供给；茯苓具有利尿、镇静、降低血糖、护肝、增强免疫力等作用；桂枝有解热、降温、镇痛、抗炎、抗过敏、增加冠脉血流量、改善心功能、镇静、抗惊厥、抗肿瘤等作用；丹参具有抗心律失常、扩张冠脉、增加冠脉血流量、调节血脂、抗动脉粥样硬化等作用；郁金具有降低全血黏度、抑制血小板聚集、抗心律失常、消炎止痛等作用；白术有保肝、利胆、降血糖、抗菌、抗肿瘤、镇静、镇咳、祛痰等作用；白芍具有较好的解痉、保肝、增强应激能力、抑菌、抑制胰淀粉酶活性等作用；柴胡具有镇静、安定、镇痛、镇咳、降血脂、保肝、利胆、兴奋肠平滑肌、抑制胃酸分泌、抗溃疡、抑制胰蛋白酶、抗病原微生物、兴奋子宫、影响物质代谢、抗肿瘤、抗癫痫、抗辐射及促进免疫功能等作用；鸡血藤具有抑心、降压、抗肿瘤、调节脂质代谢、抗血小板聚集等作用。

【用方经验】王行宽认为风湿性心脏病乃风寒湿痹阻，久治不愈，形成"脉痹不已"，复感于邪，内舍于心而成。病延已久，风湿虽去，而心之户牖受损，使其畸变，启闭失

常，甚则心体胀大。心痹既成，一则暗耗气血，使心之气营越发不足，血不养心，心失所养，此为其虚；二则痹阻于心之户牖，畸变后启闭失常，心体胀大，此为其实。其中，心、脾、肝三脏参与了该病之发生。心脾两虚，木不生火，脾气虚弱，气血生化不足，故神疲乏力；气血亏虚，心之络脉失于濡养，胸中气机不宣，故胸闷、心悸；肝为藏血之脏，脑为元神之府，血虚不能上荣于脑，故头晕，不能上荣于面，故面色萎黄；肝虚疏泄不力，加之心之气营不足，使血行不畅而出现瘀象，故舌淡暗，唇暗，脉沉弱涩滞或参伍不调，面色萎黄或颧红；瘀阻津渗入饮为水，故见下肢水肿。心痹总的治则，当遵从《难经》所训"损其心者，调其营卫"。王行宽用圣愈联珠汤治疗心痹，其意一为益气补血，二为疏肝健脾，三为化瘀通络。

# 第五节　心律失常

心律失常是指心脏激动的频率、节律、起源部位、传导速度或激动次序的异常。按其发生时心率的快慢可分为快速性和缓慢性两类。引起心律失常的病因有冠状动脉粥样硬化性心脏病、心肌病、心肌炎和风湿性心脏病等。另外还包括植物神经功能失调、电解质紊乱、内分泌失调、麻醉、低温、药物及中枢神经疾病等。快速性心律失常发作时患者突感心中急剧跳动，惕惕不安，脉来急数，属中医学"心悸""胸痹"等病范畴。缓慢性心律失常主要表现为心悸、疲劳虚弱、体力活动后气短、胸闷等，严重者可引起昏厥、抽搐，甚至危及生命。缓慢性心律失常属中医学"心悸""眩晕""胸痹""厥证"等范畴。心悸的预后转归主要取决于本虚标实的程度、治疗是否及时、恰当。心悸仅为偶发、短暂、阵发者，一般易治，或不药而解；反复发作或长时间持续发作者，较为难治。

## 周仲瑛经验方

【组成】黄连6g，肉桂（后下）2g，法半夏10g，茯苓10g，陈皮6g，竹茹6g，炒枳壳10g，炒酸枣仁30g，牡丹皮、丹参各10g，地骨皮12g，大生地黄12g，白薇15g，天冬、麦冬各12g，苦参10g，苦丁茶10g，川芎10g，煅龙骨（先煎）20g，煅牡蛎（先煎）25g，知母10g，炙甘草3g。

【功效】交通心肾，清热化痰，活血通络。

【主治】心律失常，证属心肾不交，痰热瘀阻者。症见患者心胸烦热，夜寐难安，常伴胸满心悸，作卧难安，动则心中躁扰悸甚，常见自汗、盗汗，寐中多梦易醒，舌尖红，舌底络脉可见紫暗结节，脉结代。

【加减】若心火亢盛者，加用黄连至10g，或可加用莲子心、朱砂等；痰湿不盛者，可去除法半夏、茯苓、陈皮等；元阴亏损，阴不敛阳，可酌加鳖甲、龟甲滋阴以重镇潜阳；相火妄动不守，可加黄柏。

【方解】方中炒酸枣仁养心安神，敛汗生津，定悸，为君药。茯苓渗湿健脾，湿去脾阳升则心神安；天冬、麦冬、生地黄养阴清心、兼以培补肺肝之阴，肝藏血，舍魂，肝之阴血旺魂得养则梦寐自安，肺阴旺则使火不刑金；龙骨、牡蛎重镇潜阳定悸，共为臣药。法半夏、竹茹、枳壳、陈皮导痰化滞，顺气宽中，使心脉得通；知母、地骨皮，清解心肺阴虚之热；苦参、苦丁茶、白薇清热泻火，利尿清心，以少阴心火通于小肠为佐药之用；牡丹皮与丹参合用，凉血活血散瘀，配合川芎行气活血止痛，使心脉之瘀阻可通，共为佐药。少量肉桂引火归元，配合黄连清中有降使亢火下行以使君相安位；炙甘草调和诸药，共为使药。诸药共用，共奏交通心肾，清热化痰，活血通络之功。

【注意事项】本方运用了大量苦寒或甘寒之药，脾胃阳虚患者应当配伍加减温脾益胃

内科国医圣手时方

药物使用，服用本方饮食忌生冷、油腻等食物。

【现代研究】方中黄连具有有强心、抗心肌缺血、抗心律失常、降压、抗血小板聚集、抗肿瘤、降血脂等作用；肉桂具有增强冠脉及脑血流量的作用，其甲醇提取物及桂皮醛有抗血小板凝集、抗凝血酶作用；法半夏水浸剂对实验性室性心律失常和室性早搏有明显的对抗作用；茯苓煎剂、糖浆剂、醇提取物、乙醚提取物，分别具有利尿、镇静、抗肿瘤、增加心肌收缩力的作用；陈皮具有升高血压、抗血小板聚集、抗氧化、抗衰老、强心、抗休克等作用；竹茹所含多糖、氨基酸等成分对心肌有营养支持作用；枳壳具有升高血压、强心、抗氧化、抗菌、镇痛、护肝、降血糖、降血脂、抗血栓、抗休克、利尿、抗过敏等作用；酸枣仁具有改善心肌缺血、提高耐缺氧能力、降血压、降血脂、增强免疫功能、抗血小板聚集、抗肿瘤等作用；牡丹皮具有镇痛、抗过敏、抗心脑缺血、抗动脉粥样硬化、抗心律失常、降压、调节免疫、保肝等作用；丹参具有抗心律失常、扩张冠脉、增加冠脉血流量、调节血脂、抗动脉粥样硬化等作用；地骨皮煎剂、浸膏具有降压、降血糖、降血脂作用；生地黄具有抗胃溃疡、促进造血、止血、降压等作用；白薇所含白薇苷有明显抗肿瘤作用，增强心肌收缩，减慢心率；天冬水煎液、乙醇提取物和多糖成分均能延缓衰老，抑制脂质过氧化，提高自由基代谢相关酶的活性；麦冬所含麦冬总皂苷有抗心律失常的作用，并能改善心肌收缩力，改善左心室功能；苦参具有抗心律失常、抗肿瘤、升高白细胞、保肝、抑制免疫、镇静、平喘等作用；苦丁茶具有降血脂、增加冠脉血流量、增加心肌供血、抗动脉粥样硬化等作用；川芎所含川芎嗪能扩张冠脉、增加冠脉血流量；龙骨主要成分为碳酸钙、磷酸钙、氧化镁，另含有铁、钾、钠、氯、铜、锰等多种无机元素、氨基酸等，其水煎剂有中枢抑制和骨骼肌松弛作用；牡蛎所含牡蛎多糖具有降血脂、抗凝血、抗血栓等作用；知母浸膏有解热作用；甘草所含甘草次酸和黄酮类成分具有抗心律失常作用，

能减少室颤率。

【用方经验】心肾不交者，心火亢于上，元阴亏损于下，重在养心清火，引肾水上济心火，不使君火过亢而妄动。本方适用于心肾不交，夜寐难安，心悸不安患者，可见患者惊悸多汗，心神不宁，情绪不稳；倘若热象过甚者可合清营汤等类，阴血不足加入滋阴养血如阿胶、麦冬、天冬之类，可用合欢花、远志等安神助眠。本方清心通心肾，坎离可合，镇摄心肾元阳使其不妄动，因此清上助下，痰瘀可去，结代、动悸自除。

## 圣愈汤加味（施今墨经验方）

【组成】党参10 g，当归身6 g，杭白芍10 g，炙黄芪15 g，生地黄、熟地黄各10 g，炒远志10 g，酒川芎5 g，醋柴胡5 g，酸枣仁（生、熟各半12 g），柏子仁10 g，桑螵蛸10 g，益智5 g，阿胶珠10 g，炙甘草3 g。

【功效】升阳健脾，益气养血，宁心定悸。

【主治】心律失常，证属脾阳不升，气血两虚，心神妄动者。症见时发心慌心跳，尤以睡前为重，甚至不能入睡，头晕、起立时两眼发黑，势将晕倒。妇女平素白带多，余无他症。舌苔正常，脉濡、代。心电图检查可见房颤。

【加减】气虚甚者，加人参或西洋参、白术等；脾阳不升，宗气下陷者，加升麻、葛根、柴胡、桔梗等；精血亏虚便秘者，可加肉苁蓉、牛膝；阴血不足，血虚烦热者，可加玄参、赤芍、丹参等；心悸妄动不安者，酌加生龙骨、牡蛎、鳖甲或加石菖蒲等重镇平潜之品。

【方解】方中党参、黄芪培补先后天阳气，益气健脾为君药。当归身补血活血；杭白芍补肝养心；生地黄养阴生津；熟地黄填精益髓；阿胶珠养血补心；川芎行气活血；酸枣仁、柏子仁养心安神，滋阴生血；益智温脾肾阳以安神；远志交通心肾，共为臣药。柴胡升阳举陷；桑螵蛸补肾助阳，共为佐助药。炙甘草调和诸药为使药。诸药共用，共奏升阳健脾，益气养血，宁心定悸之功。

【注意事项】饮食忌生冷、油腻等食物，避免熬夜及过服辛温燥烈之品。

【现代研究】方中党参具有延缓衰老、抗缺氧、抗辐射、降低血糖、调节血脂作用；当归浸膏有扩张离体豚鼠冠脉，增加冠脉血流量作用，其中性油对实验性心肌缺血亦有明显保护作用；白芍具有保肝、增强应激能力、抑菌、抑制胰淀粉酶活性等作用；黄芪所含黄芪总皂苷具有正性肌力作用，黄芪总黄酮和总皂苷能保护缺血缺氧心肌；生地黄具有抗胃溃疡、促进造血、止血、降压等作用；熟地黄醇提物能增强免疫功能，促进血凝和强心的作用；远志所含远志皂苷有增强免疫、降低心肌收缩力、减慢心率、抗菌、抗病毒、溶血作用；川芎所含川芎嗪能扩张冠脉、增加冠脉血流量；扩张脑血管，降低血管阻力，显著增加脑及肢体血流量，改善微循环；柴胡具有镇静、安定、镇痛、镇咳、降血脂、保肝、利胆、兴奋肠平滑肌作用；酸枣仁具有改善心肌缺血、提高耐缺氧能力、降血压、降血脂、增强免疫功能、抗血小板聚集、抗肿瘤等作用；柏子仁醇法提取物有延长慢波睡眠期作用；桑螵蛸具有促进消化液分泌，降低血糖、血脂及抑制癌症作用；益智的甲醇提取物有增强左心房收缩力的活性，水提液有较强的抗疲劳能力和耐高温能力；阿胶具有补血、强壮的作用，能提高耐缺氧、耐寒冷、耐疲劳和抗辐射能力；甘草所含甘草次酸和黄酮类成分具有抗心律失常作用，能减少室颤率。

【用方经验】此方主治属心脾两虚，脾阳亦虚。心主一身之血脉，脾为后天之本，为气血化生之源。心脾两虚化源不足，则气血两亏。气血不能濡养于心，则心悸气短，健忘神疲，气血不能上荣于头面，则头晕目眩。脾主四肢与肌肉，脾虚则周身乏力。脾阳虚，水失转输，故白带多，脉濡数。治法以人参、黄芪健脾益气，当归身、杭白芍、熟地黄、阿胶珠补心养血，砂仁、桑螵蛸化湿止带，酸枣仁、柏子仁、益智、远志、五味子安神定悸，柴胡、升麻升脾阳。

## 程门雪经验方

【组成】野百合 25 g，煅牡蛎（先煎）20 g，益元散（包煎）20 g，茯神 30 g，黑栀子 20 g，莲子心 10 g，淮小麦 15 g，首乌藤 15 g。

【功效】养心除烦，安神定悸。

【主治】心律失常，证属心阴不足，虚火内扰者。症见烦躁心乱，躁扰不寐，情绪易激，舌红少苔或苔黄而薄。

【加减】若心火亢盛者，加青翘、炒栀子、朱砂；心肺阴虚火旺者，可加知母、黄柏、生地黄、玄参、丹参、五味子、川贝母；若心神失养者，酌情加炒酸枣仁、柏子仁；肝经火旺者，加川楝子等。

【方解】方中野百合清心除烦，安神解郁为君药。茯神养心安神；首乌藤养血安神兼有通络之用，共为臣药。黑栀子配伍莲子心利三焦而烦热除，使君相安位，为臣佐药。滑石甘寒，利水除烦；朱砂镇心安神；牡蛎固涩虚阳，共为佐药。甘草、淮小麦益气安神除热，清心除烦，共为使药。诸药共用，共奏养心除烦，安神定悸之功。

【注意事项】脾胃阳虚患者服药期间避免生冷、油腻食物。

【现代研究】方中百合水提液有镇静、抗缺氧和抗疲劳作用，百合多糖还能抗氧化，提高免疫功能；牡蛎所含牡蛎多糖具有降血脂、抗凝血、抗血栓等作用；滑石具有吸附和收敛作用；朱砂能降低中枢神经的兴奋性，有镇静、催眠及抗惊厥作用，并有抗心率失常、抑制或杀灭皮肤细菌和寄生虫等作用；茯苓煎剂、糖浆剂、醇提取物、乙醚提取物，分别具有利尿、镇静抗肿瘤、增加心肌收缩力的作用；栀子具有解热、镇痛、抗菌、抗炎、镇静催眠、降血压作用；莲子心具有降压作用，从莲子心提出莲心碱结晶，有短暂降压之效，改变为季铵盐，则出现速而持久的降压作用；淮小麦主要含淀粉及酶类、蛋白质、脂肪、钙、磷、铁、维生素等，提供人体热量和多种维生素；首乌藤具有抗慢性炎症及抗菌作用，有镇静催眠作用，能促进免疫功能；甘草所含甘草次酸和黄酮类成分具有抗心律失常作用，能减少室颤率。

【用方经验】本方化裁于仲景百合病诸方，以滋阴清热为主用，治百合病，心阴不足，阴虚内热而见心中动悸，伴神志恍惚，沉默寡言者。本方养心阴而安心神，以养心安神为主，同时配伍黑栀子及莲子心等药清热凉血，配伍滑石、甘草诸药又利水通淋。妙在于养阴之中而清心通淋，使心火去而正不伤。

## 黄文东经验方

【组成】党参 15 g，炙甘草 12 g，桂枝 10 g，赤芍 15 g，当归 15 g，淮小麦 15 g，佛手 12 g，郁金 12 g，香橼皮 10 g，茶树根 10 g，大枣 5 枚。

【功效】益气温阳，理气养血。

【主治】心律失常，证属心阳痹阻者。症见心阳不振，心悸时作时休，胸闷善太息，气短，大便干结。舌质淡红，苔薄。脉小弦结代。心电图示：频发早搏。

【加减】心气亏虚可配用人参或洋参、黄芪、白术等，可配用薤白、枳实或者枳壳宽中行气导滞，血虚甚者，可加用麦冬、生地黄、当归、阿胶、大枣；阴虚可加用玄参、丹参、百合等。

【方解】方中党参、炙甘草补益心气，共为君药。当归、赤芍调养心血，补血行血而化瘀；桂枝温通心阳，共为臣药。淮小麦、大枣养心润燥而安神；佛手、郁金、香橼皮理气开郁而宣痹；茶树根以治脉代，共为佐药。诸药共用，共奏益气温阳，理气养血之功。

【注意事项】忌用温燥、辛香太过之品，以防心气心血的耗伤。

【现代研究】方中党参具有延缓衰老、抗缺氧、抗辐射、降血糖、调节血脂作用；甘草所含甘草次酸和黄酮类成分具有抗心律失常作用，能减少室颤率；桂枝具有镇痛、抗炎、抗过敏、增加冠脉血流量、改善心功能、镇静、抗惊厥、抗肿瘤等作用；赤芍所含芍药苷有解热镇痛、镇静作用，牡丹皮所含

丹皮酚等多元酚类具有抗血小板聚集、抗血栓形成、抗心肌缺血、改善微循环等作用；当归浸膏有扩张离体豚鼠冠脉、增加冠脉血流量作用，其挥发油对实验性心肌缺血亦有明显保护作用；淮小麦主要含淀粉及酶类、蛋白质、脂肪、钙、磷、铁、维生素等，提供人体热量和多种维生素；佛手醇提取物对肠道平滑肌有明显的抑制作用，有扩张冠状血管、增加冠脉血流量的作用，高浓度时抑制心肌收缩力、减缓心率、降血压、保护实验性心肌缺血；郁金提取物能抗心律失常；香橼具有促进胃肠蠕动、健胃及祛痰作用，还有抗炎、抗病毒作用；茶树根为抗心律失常的要药，目前机制不明确；大枣水煎液、大枣多糖能增强肌力、增加体重、增强耐力、抗疲劳能促进骨髓造血，增强免疫，改善气血双虚模型的能量代谢，促进钙吸收。

【用方经验】心悸多属虚证，由于气血亏耗，心失所养，导致心阳不振，气机不调，故见心悸气短，胸闷太息，脉来结代等症。故用炙甘草汤合甘麦大枣汤，除去生地黄、阿胶等滋腻药，并佐以理气行血之品。"气为血之帅"，依据"阴血赖阳气以推动"之原理，重点在于补心气和通心阳。心阳通，心气复，则脉结代可以消失，合补养心血药以充盈血脉，使阳气有所依附而不致浮越，则心悸自止。患者胸闷太息，乃心气不足之象，非属湿阻气滞一类，虚实悬殊，必须加以鉴别。

## 蒲辅周经验方

【组成】法半夏 12 g，茯苓 12 g，化橘红 10 g，炙甘草 12 g，炒酸枣仁 10 g，远志 12 g，石菖蒲 8 g，党参 10 g，枳实 14 g，松节 12 g。

【功效】健脾化痰，宁神定悸。

【主治】心律失常（心房颤动），证属脾虚痰阻，心神失养者。症见心悸，病重时则发生"心房纤颤"，往往因疲劳或情绪、饮食激动时诱发，伴有头晕、出汗多，下肢有轻度浮肿。晨起吐少量痰，大便溏，日行两次。舌淡红，苔薄白，脉右关沉滑，左沉弱，均

有结代。检查心脏有"心房颤动"。

【加减】心脾阳虚甚者，加白术、猪苓、炮附子温阳利水渗湿；气滞甚者，加枳实或枳壳、薤白、檀香、砂仁行气散结导滞。

【方解】方中法半夏、枳实二药相合，燥湿化痰，顺气导滞，共为君药。化橘红理气化痰，使气顺则痰降，气行则痰化；痰由湿生，故以茯苓健脾渗湿；炙甘草和中益脾，同时护心定悸；酸枣仁养心安神；远志、石菖蒲开心豁痰，醒神益智，共为臣药。党参益气健脾，配伍松节化湿醒脾，共为佐药。诸药共用，共奏健脾化痰、宁神定悸之功。

【注意事项】本方辛燥之性较强，饮食宜忌辛香之品，食宜清淡，配合生津益气食材。

【现代研究】方中法半夏水浸剂对实验性室性心律失常和室性早搏有明显的对抗作用；茯苓煎剂、糖浆剂、醇提取物、乙醚提取物，分别具有利尿、镇静抗肿瘤、增加心肌收缩力的作用；化橘红具有平喘、镇咳、升高血压、抗血小板聚集、抗氧化、抗衰老、强心、抗休克、抗过敏、抗肿瘤、抑菌等作用；甘草所含甘草次酸和黄酮类成分具有抗心律失常作用，能减少室颤率；酸枣仁具有改善心肌缺血、提高耐缺氧能力、降血压、降血脂、增强免疫功能、抗血小板聚集、抗肿瘤等作用；远志所含远志皂苷有增强免疫、降低心肌收缩力、减慢心率、抗菌、抗病毒、溶血作用，远志的甲醇提取物有降血糖、降血脂作用；石菖蒲具有改善血液流变性、抗血栓、抗心肌缺血损伤等作用；党参具有延缓衰老、抗缺氧、抗辐射、降低血糖、调节血脂作用；枳实具有升高血压、强心、抗氧化、抗菌、镇痛、护肝、降血糖、降血脂、抗血栓、抗休克、利尿、抗过敏等作用；松节具有一定的镇痛、抗炎作用，从其提取的酸性多糖显示抗肿瘤作用，提取的多糖类物质、热水提取物、酸性提取物都具有免疫活性。

【用方经验】本方由温胆汤化裁而成，随症加减，有标本轻重缓急之分。主要用于心悸偏于虚寒症状，患者常伴心房纤颤，故用党参而不用竹茹。凡是痰湿心悸为患，均可用本方增损治之。

## 林沛湘经验方

【组成】红参（另炖）10 g，黄芪25 g，熟地黄15 g，鲜葱白（后下）30 g，五味子7 g，桑白皮15 g，蛤蚧末（冲服）10 g，当归10 g，红花7 g，檀香（后下）5 g，三七粉（冲服）1.5 g。

【功效】益气养血，活血利水。

【主治】心律失常，证属气血亏虚，血瘀水停者。症见头晕，出汗多，下肢有轻度水肿，或咳喘气促，痰饮停滞，脉常沉弱。

【加减】若瘀滞重者，加桃仁、赤芍、丹参等；气不通利者，可加枳壳、厚朴、桔梗、砂仁等；痰湿较甚者，可加法半夏、茯苓、陈皮、橘红等；阴血不足者，可加生地黄、麦冬、五味子等；心阳不振者，酌加附子、薤白等。

【方解】方中黄芪、红参合用，益气养心，发元气而上济心肺，使心肺之气得振，共为君药。桑白皮泻肺利湿；葱白通阳散结；蛤蚧益肾中元气，补肾益肺；熟地黄滋肾养阴，填精益髓，既可反制诸药温燥之性，使痰瘀去而阴不伤，又可伍黄芪、红参、蛤蚧以取阴中求阳之意，资先天，振宗气，共为臣药。五味子养阴益肺，佐制诸药之燥；当归、红花、三七功在行血补血；檀香畅心气，导瘀滞，通络，共为佐药。诸药共用，共奏益气养血，活血利水之功。

【注意事项】期间忌用辛烈温燥之品，配合益气养阴之品，清淡饮食。

【现代研究】方中红参所含人参皂苷抗疲劳、抗衰老、抗心肌缺血、抗脑缺血、抗心律失常；黄芪所含黄芪总皂苷具有正性肌力作用，黄芪总黄酮和总皂苷能保护缺血缺氧心肌；熟地黄的醇提物能增强免疫功能，促进血凝和强心的作用；葱白对白喉棒状杆菌、结核分枝杆菌、志贺菌属、链球菌有抑制作用，对皮肤真菌也有抑制作用，此外还有发汗解热、利尿、健胃、祛痰作用；五味子能增加细胞免疫功能，使脑、肝、脾脏SOD活性明显增强，故具有提高免疫、抗氧化、抗衰老作用；桑白皮具有降血压、免疫调节、抗病毒、抗肿瘤、抗氧化、抗缺氧、延缓衰老等作用；蛤蚧具有平喘、抗炎、降低血糖、抗肿瘤及延缓衰老等作用；当归浸膏有扩张离体豚鼠冠脉、增加冠脉血流量作用，其中性油对实验性心肌缺血亦有明显保护作用；红花所含红花黄色素能扩张冠脉、改善心肌缺血；檀香木中的α-檀香醇、β-檀香醇具有与氯丙嗪类似的神经药理活性，对中枢有镇静作用；三七能缩短出血和凝血时间，具有抗血小板聚集及溶栓作用，促进多功能造血干细胞的增殖，具有造血作用，降低血压，减慢心率，对各种药物诱发的心律失常均有保护作用，降低心肌耗氧量和氧利用率，扩张脑血管，增强脑血管流量，提高体液免疫功能。

【用方经验】方中红参补益心肺确有良效，但需久服，不可急于求功。故对心肺疾病属气虚者，每需长期服用。当归、熟地黄，与蛤蚧共益精血，而为养气之源，鲜葱白、桑白皮宣肺气，通阳行水，与调肺气、宽胸之檀香配伍，能助补气药物之功，而利于血脉之运行。桃仁、三七活血，以消其瘀滞，用红参、蛤蚧、三七长期服用，意在巩固疗效。

## 温阳复脉汤（张崇泉经验方）

【组成】人参10 g，黄芪30 g，麦冬15 g，制附片6 g，丹参15 g，北细辛3 g，炙麻黄10 g，桂枝6 g，五味子8 g，红花6 g，葛根20 g，淫羊藿15 g，炙甘草5 g。

【功效】温阳益气，祛寒复脉。

【主治】病窦综合征、冠心病窦性心动过缓，证属阳气亏虚，寒凝心脉者。症见心跳缓慢，脉象迟缓，胸闷胸痛，头晕目眩，心悸怔忡，神疲气短，舌质淡紫或暗红，苔白。

【加减】胸痛明显者，加郁金10 g、川芎10 g；胸憋闷明显者，加瓜蒌15 g、薤白10 g；脉结代，心悸者，去麻黄、附子，加生龙齿20 g、炒酸枣仁20 g、生地黄20 g；胃脘饱胀者，加广木香10 g、砂仁6 g。

【方解】方中人参补益心气；麻黄温阳散寒，共为君药，益气温阳以行血脉。黄芪、桂枝、细辛、附子、淫羊藿、丹参、红花共为臣药；黄芪、桂枝补益心气心阳；细辛辛温走窜，温经散寒，敷布阳气于心脉；附子、淫羊藿温通心肾阳气，附子合麻黄、细辛为麻黄附子细辛汤，乃温经助阳散寒之经典名方，张氏临床常用于冠心病心动过缓诸症，能提高心率，改善症状，有明显疗效；丹参、红花活血通脉，以上诸药共助君药补气温阳、祛寒活血以通心脉。葛根、麦冬、五味子共为佐药，有养阴生津，敛气生脉的功效，且可防诸药温燥伤阴之弊，麦冬、五味子合人参为生脉散，有益气养阴，协调阴阳之功效。炙甘草调和诸药为使药，又甘草合参、芪、桂为保元汤，具有温补心阳的作用。诸药共用，共奏温阳益气，祛寒复脉之功。

【注意事项】①本方之功用，一是温补心气心阳以治其本，二是祛寒活血以治其标，适宜于心胸阳气亏虚，阴寒内生，寒凝心脉所致胸痹心悸脉迟诸证候。临床应用时，应根据病情变化随证加减。但患者若属阴虚火旺证候，则不宜使用本方。②胸痹怔忡脉迟诸证候常易复发，平时应注意调养，做到避风寒、戒烟酒、调情志、莫劳累，少辛辣油腻，适当运动以避免复发。

【现代研究】方中人参具有调节中枢神经兴奋与抑制过程的平衡、增强免疫功能、抗肿瘤、抗辐射、抗应激、降血脂、降血糖和抗利尿作用；黄芪具有抗衰老、抗辐射、抗炎、降血脂、降血糖、增强免疫、抗肿瘤和保肝等作用；麦冬所含麦冬总皂苷有抗心律失常的作用，并能改善心肌收缩力，改善左心室功能与抗休克作用；附子能增强机体抗氧化能力，可提高小鼠体液免疫功能及豚鼠血清补体含量，具有抗衰老作用；丹参能改善微循环，提高耐缺氧能力，保护心肌，可扩张血管，降低血压，能降低血液黏度，抑制血小板聚集，对抗血栓形成；细辛具有解热、镇静、镇痛、抗炎、表面麻醉及浸润麻醉、强心、扩张血管、松弛平滑肌、增强脂质代谢、升高血糖等作用；麻黄的多种成分均有抗炎作用；桂枝具有镇痛、抗炎、抗过敏、增加冠脉血流量、改善心功能、镇静、抗惊厥、抗肿瘤等作用；桂枝具有解热、降温、镇痛、抗炎、抗过敏、增加冠脉血流量、改善心功能、镇静、抗惊厥、抗肿瘤等作用；五味子具有提高免疫，抗氧化、抗衰老作用，还能利胆保肝、抑菌、降低血压等作用；红花所含红花黄色素能扩张冠脉、改善心肌缺血，能扩张血管、降低血压能对抗心律失常；葛根所含不同成分分别具有收缩与舒张内脏平滑肌的作用，并有降血糖、降血脂、抗氧化等作用；淫羊藿具有影响心血管系统、骨髓和造血系统功能，抗骨质疏松，改善学习记忆等作用；甘草具有抗利尿、降血脂、保肝和类似肾上腺皮质激素样作用。

【用方经验】本方主要用于心阳亏虚，寒凝心脉所致之胸痹脉迟证候者。《黄帝内经》曰"心痹者，脉不通"。心脏以阴血为本，以阳气为用。临床常见之病窦综合征、冠心病心动过缓等属于阳虚寒凝，心脉痹阻者均可用本方加减治疗。

# 第六节　病毒性心肌炎

病毒性心肌炎是指病毒感染引起的以心肌非特异性炎症为主要病变的心肌疾病，有时可累及心包和心内膜。多种病毒可引起心肌炎，以柯萨奇B组病毒、孤儿病毒、脊髓灰质炎病毒等为常见病毒。其临床表现取决于病变的广泛程度与部位，轻者可完全没有症状，重者甚可出现心源性休克及猝死。初期临床表现有发热、全身倦怠和肌肉酸痛，或恶心呕吐等消化道症状。随后可出现心悸、胸痛、呼吸困难、水肿，甚至晕厥、猝死。本病大部分患者预后较好，暴发性心肌炎和重症心肌炎进展快、死亡率高。本病与中医学"心瘅"相似，部分可归属于中医学"心悸""胸痹"等范畴。

## 保元汤合苓桂甘枣汤加味
### （丁光迪经验方）

【组成】党参12 g，炙黄芪12 g，炙甘草5 g，桂枝5 g，茯苓10 g，大枣5枚，当归10 g，川芎6 g，丹参12 g，炒麦冬10 g，首乌藤15 g，佛手片10 g。

【功效】益气养营，宁心安神。

【主治】病毒性心肌炎，证属气营两虚，心神失养者。症见心悸，气短，胸闷憋气，面色萎黄，精神不振，语言无力，气怯怕动。伴有头晕，不能转动，睡眠差，疲乏身重，动则气短。畏寒，纳谷不香，大便艰行，七八日一解。咽中作干，但不欲饮。舌嫩而淡，苔薄腻，脉细而迟，间有歇止。西医诊断为病毒性心肌炎。

【加减】气阴虚甚者，可酌将党参改为西洋参或白参，酌加五味子、天冬、知母、贝母；气滞血瘀者，可加香橼、陈皮、枳壳、桃仁、红花等；倘若阳虚痰饮盛者，可加附子、白术、猪苓、法半夏、紫苏子、车前草等。

【方解】方中党参、炙黄芪合用益气养心，为君药。麦冬养阴敛营；首乌藤养血安神通络；茯苓桂枝甘草大枣汤温痰化饮，培土厚脾，共为臣药。当归、川芎、丹参、佛手行气活血化瘀，共为佐药。大枣调和诸药为使药。诸药共用，共奏益气养营，宁心安神之功。

【注意事项】积极防治感冒，不过服温燥之品，养阴益营，注意适当运动，避免过劳。

【现代研究】方中党参具有延缓衰老、抗缺氧、抗辐射、降低血糖、调节血脂作用；黄芪所含黄芪总皂苷具有正性肌力作用，黄芪总黄酮和总皂苷能保护缺血缺氧心肌；甘草所含甘草次酸和黄酮类成分具有抗心律失常作用，能减少室颤率；桂枝具有镇痛、抗炎、抗过敏、增加冠脉血流量、改善心功能、镇静、抗惊厥、抗肿瘤等作用；茯苓具有利尿、镇静、抗肿瘤、增加心肌收缩力的作用；大枣水煎液、大枣多糖能增强肌力、增加体重、增强耐力、抗疲劳，能促进骨髓造血，增强免疫，改善气血双虚者的能量代谢，促

内科国医圣手时方

进钙吸收；当归浸膏有扩张离体豚鼠冠脉、增加冠脉血流量的作用，其中性油对实验性心肌缺血亦有明显保护作用；川芎所含川芎嗪能扩张冠脉、增加冠脉血流量、扩张脑血管、降低血管阻力、显著增加脑及肢体血流量、改善微循环；丹参能抗心律失常、扩张冠脉、增加冠脉血流量、调节血脂、抗动脉粥样硬化；麦冬所含麦冬总皂苷有抗心律失常的作用，并能改善心肌收缩力，改善左心室功能与抗休克作用；首乌藤黄酮粗提物及其不同极性的黄酮组分、首乌藤多糖具有抗氧化作用；佛手具有扩张冠脉血管、增加冠脉血流量的作用，高浓度时抑制心肌收缩力、减缓心率、降低血压、保护实验性心肌缺血。

【用方经验】病毒性心肌炎伴发心动过缓，见心悸气短，大多属于中医学"心悸病"范畴。此病初起，为外感时邪引发，常以客邪为主，未能及时疏解，其邪由表入里，侵犯于心，耗气伤阴，形成久虚不复之候。心气不足，所以心悸；气机不展，又致胸闷气短。舌嫩而淡，脉细而迟，显然已非邪实气痹为患。只宜益气养营，宁心安神，补其不足，甘守津还，才能合拍。至于大便艰行，亦是由于气阴不足，脾胃失于煦濡，宗气不能下及之变。治宜遵守《黄帝内经》之旨，"实则治腑，虚则治脏"，"虚者补之"，益气养营，煦濡脾胃，不用通下，而大便自然能解。

## 血府逐瘀汤合生脉饮加减（张琪经验方）

【组成】柴胡 15 g，生地黄 20 g，当归 20 g，桃仁 15 g，红花 15 g，枳壳 15 g，赤芍 15 g，桔梗 15 g，川芎 15 g，党参 20 g，麦冬 15 g，五味子 15 g，玉竹 15 g，丹参 30 g，黄芪 30 g，甘草 15 g。

【功效】益气养阴，活血祛瘀。

【主治】病毒性心肌炎，证属气阴不足，瘀血阻滞者。症见心悸，气短胸痛，时有刺痛，平素多闷痛，伴气短乏力，自汗，手心热。面色萎黄，形体消瘦，舌质紫暗，舌苔薄白，脉结代。西医诊断为病毒性心肌炎。

【加减】阳虚凝滞者，可加薤白、干姜、炮附子；痰湿壅盛者，加瓜蒌皮、法半夏、陈皮等；气阴不足者，可加西洋参、天冬等。

【方解】方中黄芪、党参益气养血生津，共为君药。生地黄、麦冬、五味子、玉竹养阴生津，复脉定悸，共为臣药。桃仁、红花、当归、赤芍、丹参行血活血化瘀；枳壳行气宽中；川芎行气活血；桔梗、柴胡升举调畅气机，共为佐药。甘草清热解毒，兼调和诸药为使药。诸药共用，共奏益气养阴，活血祛瘀之功。

【注意事项】避免外感，合理调畅情志，合理运动锻炼，注意休息，不过服辛温燥热伤耗阴血之品。

【现代研究】方中柴胡具有镇静、安定、镇痛、镇咳、降血脂、保肝、利胆、兴奋肠平滑肌、抑制胃酸分泌；生地黄所含地黄苷、地黄低聚糖可增强体液免疫和细胞免疫功能；当归具有增加冠脉血流量作用，其中性油对实验性心肌缺血亦有明显保护作用；桃仁提取液能明显增加脑血流量，降低血管阻力，桃仁水提物、苦杏仁苷、桃仁脂肪能抑制血小板聚集；红花所含红花黄色素能扩张冠脉、改善心肌缺血；枳壳具有升高血压、强心、抗氧化、抗菌、镇痛、护肝、降血糖、降血脂、抗血栓、抗休克、利尿、抗过敏等作用；赤芍所含丹皮酚等多元酚类具有抗血小板聚集、抗血栓形成、抗心肌缺血、改善微循环等作用；桔梗具有降低血压和胆固镇静、镇痛、解热、抗过敏等作用；川芎所含川芎嗪能扩张冠脉、增加冠脉血流量、扩张脑血管、降低血管阻力、显著增加脑及肢体血流量、改善微循环；党参具有延缓衰老、抗缺氧、抗辐射、降血糖、调节血脂作用；麦冬所含麦冬总皂苷有抗心律失常的作用，并能改善心肌收缩力，改善左心室功能与抗休克作用；五味子具有利胆保肝、抑菌、降低血压等作用；玉竹缓解动脉粥样斑块形成，使外周血管和冠脉扩张，延长耐缺氧时间，并有类似肾上腺皮质激素样作用；丹参能抗心律失常、扩张冠脉，增加冠脉血流量，调节血脂，抗动脉粥样硬化；黄芪所含黄芪总皂苷具有正性肌力作用，黄芪总黄酮和总皂苷能保护缺血缺氧心肌；甘草所含甘草次酸和黄酮类成分具有抗心律失常作用，能减少室颤率。

【用方经验】血府逐瘀汤出自清代王清任《医林改错》，方中取桃红四物汤与四逆散之主要配伍，加下行之牛膝和上行之桔梗而成，主治胸中血瘀证，为治疗胸中血瘀证之代表方。生脉散出自金元四大家之一张元素《医学启源》，方中以人参、麦冬、五味子相配伍，共奏益气生津，敛阴止汗之功，主治气阴两虚证。本方主要用于病毒性心肌炎，证属气阴不足，瘀血阻滞者，故取活血化瘀之血府逐瘀汤合益气养阴之生脉饮加减，加用黄芪、甘草、玉竹、丹参等药增强益气养阴、活血通络之力，使瘀血渐除。方中本虚为主要矛盾，故法取益气养阴为主，活血通络为辅，坚持服用可获佳效。

## 张镜人经验方

【组成】丹参12 g，太子参12 g，苦参9 g，南沙参9 g，炙远志3 g，淮小麦30 g，制黄精9 g，紫石英15 g，炒酸枣仁9 g，生香附9 g，广郁金9 g，炙延胡索9 g，赤芍、白芍各9 g，炙甘草3 g，香谷芽12 g。

【功效】调营养心，理气和络，宁心安神。

【主治】病毒性心肌炎恢复期，证属营血不足，心气失宣者。症见初起畏寒，头痛，全身酸楚，咽痛不适，继则发热。经治疗后热退，但感胸闷，心悸，症情反复，劳后可诱发，头晕纳差，夜寐少安。舌苔薄腻，脉细促。

【加减】气阴不足者，可加西洋参、麦冬、天冬等；气虚者，可加黄芪、党参等；心神不宁者，可加酸枣仁、柏子仁等；阴血不足者，可加当归、牛膝等。

【方解】方中太子参补养气阴为君药。丹参凉血行血，散瘀安神；南沙参、白芍、黄精养心肺之阴生津；苦参清泻心经之火，以安神定悸，共为臣药。紫石英安神定悸；炒酸枣仁养心安神；淮小麦益气安神；远志安神益智交通心肾；香附、延胡索理气止痛；郁金及赤芍凉血散瘀；香谷芽消食和胃，共

为佐药。炙甘草调和诸药为使药。诸药共用，共奏调营养心，理气和络，宁心安神之功。

【注意事项】积极防治感冒，调畅情志，不过服温燥之品，养阴益营，注意适当运动，避免过劳。

【现代研究】方中丹参能抗心律失常，扩张冠脉，增加冠脉血流量，调节血脂，抗动脉粥样硬化；太子参具有降血糖、降血脂、止咳、祛痰、抗菌、抗病毒、抗炎等作用；苦参具有抗心律失常、抗肿瘤、升高白细胞、保肝、抑制免疫、镇静、平喘等作用；南沙参水提物和多糖具有免疫调节作用，并有一定的抗肿瘤作用；远志所含远志皂苷有增强免疫、降低心肌收缩力、减慢心率、抗菌、抗病毒、溶血作用；淮小麦主要含淀粉及酶类、蛋白质、脂肪、钙、磷、铁、维生素等，提供人体热量和多种维生素；黄精所含黄精多糖能提高淋巴细胞的转化率，增加蛋白激酶活性，提高心肌细胞cAMP的水平，提高学习记忆能力，改善脑功能以延缓衰老，防治动脉粥样硬化（AS）和肝脂肪浸润；紫石英具有兴奋中枢神经等作用；酸枣仁具有改善心肌缺血、提高耐缺氧能力、降血压、降血脂、增强免疫功能、抗血小板聚集、抗肿瘤等作用；香附所含香附总生物碱、苷类、黄酮类及酚类化合物的水溶液有强心、减慢心律及降低血压的作用；郁金煎剂能刺激胃酸及十二指肠液分泌，能降低全血黏度，抑制血小板聚集；延胡索醇提物能扩张冠脉、降低冠脉阻力、增加冠脉血流量、提高耐缺氧能力；赤芍所含丹皮酚等多元酚类具有抗血小板聚集、抗血栓形成、抗心肌缺血、改善微循环等作用；白芍具有保肝、增强应激能力、抑菌、抑制胰淀粉酶活性等作用；甘草所含甘草次酸和黄酮类成分具有抗心律失常作用，能减少室颤率；香谷芽煎剂能轻度促进胃酸及胃蛋白酶的分泌，水煎提取的胰淀粉酶可助消化。

【用方经验】病毒性心肌炎的恢复期、慢性期及后遗症期患者，以心律失常为主要表现。张镜人长期临床实践后认为本病以气阴亏虚、瘀热夹杂为主要病机，病机进一步发展可表现为营血亏虚或痰凝气滞。治疗应以

内
科
国
医
圣
手
时
方

调营养心，理气和络，宁心安神为主要治则。该方既协调阴阳，改善内环境，调整免疫功能；又改善心肌代谢，抗心律紊乱，从几方面综合发挥作用。本病病程已长，营亏气滞，故在基本治则指导下，又佐以和营理气之品，取得较好疗效。

## 张伯臾经验方

【组成】黄连 4.5 g，黄芩 9 g，板蓝根 18 g，生甘草 6 g，瓜蒌 12 g，薤白 9 g，广郁金 9 g，炒牡丹皮 9 g，鲜竹叶 6 g，通草 4.5 g，灵磁石（先煎）30 g。

【功效】清热化痰，活血通络，镇心安神。

【主治】病毒性心肌炎，证属痰热瘀阻，心神不宁者。症见感冒并发持续低热，胸闷气短，心悸且慌，咽燥口干，头晕乏力，脉滑略数，舌质红，苔薄。

【加减】气虚甚者，加西洋参或者人参；痰饮阻滞者，加半夏、厚朴、茯苓、石菖蒲等；热盛昏迷者，可加水牛角、郁金、竹沥、朱砂。

【方解】方中黄连、黄芩、板蓝根为君药，黄芩、黄连入气分意在清热泻火解毒；板蓝根入血分，意在清热凉血解毒。灵磁石重镇定悸，配合瓜蒌、薤白可宽胸散结、行气导滞，共为臣药。郁金、牡丹皮凉血活血，安神行瘀，配合鲜竹叶、通草利水以泻火，养阴除烦，共为佐药。生甘草调和诸药，清热解毒，为使药。诸药共用，共奏清热化痰，活血通络，镇心安神之功。

【注意事项】积极防治外感，不服温燥之品，注意适当运动，避免过劳。

【现代研究】方中黄连所含小檗碱对各型流感病毒均有明显抑制作用；黄芩所含黄芩苷、黄芩苷元对急、慢性炎症均有抑制作用，并能降低毛细血管的通透性，减少过敏介质的释放，具有显著抗过敏作用；板蓝根所含吲哚类化合物有抗菌作用；有抗流感病毒、肝炎病毒等作用；甘草所含甘草次酸和黄酮类成分具有抗心律失常作用，能减少室颤率；瓜蒌能扩张冠脉，增加冠脉血流量，较大剂量时，能抑制心脏，降低心肌收缩力，减慢心率；薤白具有抗血小板凝集、降低血脂、抗动脉粥样硬化、抗氧化及镇痛、抑菌、抗炎等作用；郁金能降低全血黏度，抑制血小板聚集；牡丹皮具有镇痛、抗过敏、抗心脑缺血、抗动脉粥样硬化、抗心律失常、降压、调节免疫、保肝等作用；竹叶含黄酮类、多糖、茶多酚、矿质元素、氨基酸等成分，对心肌细胞损伤有营养支持作用；通草所含通草多糖具有调节免疫和抗氧化的作用；磁石具有抑制中枢神经，有镇静、催眠及抗惊厥作用，且炮制后作用显著增强。

【用方经验】张伯臾结合现代医学的病因，认为本病初起皆因外感时邪由表入里，热伤心肌，故治疗应以清热解毒泻火为主，随证加减，同时又应顾及热毒伤阴一面，纵然无明显伤阴的症状，也可于方中参入适量的滋阴养心之品。对于病毒性心肌炎迁延日久者，热毒已非主要，当按心悸、怔忡辨证施治，此症以气阴两伤者居多，热毒伤阴耗气故也，治疗多用滋阴益气养心法；病毒性心肌炎多见胸闷，胸部痹痛，早搏、传导阻滞等病症，治疗时除上述方法外，更可参入调气活血之品；期前收缩频繁者，当以重镇定悸为主。总之，本方适用于心肌炎伴有发热患者，运用黄芩及黄连清解气分，板蓝根清热凉血，配以重镇养心安神之法，使邪去而心神安，热退而动悸止。

## 裘沛然经验方

【组成】生黄芪 35 g，党参 20 g，生白芍 30 g，麻仁泥 15 g，红花 9 g，白茯苓 15 g，芦荟 6 g，炒蒲黄（包）12 g，淡竹叶 18 g，丹参 18 g，生甘草 20 g，生地黄 30 g，制半夏 15 g。

【功效】益气养血，化瘀通络，清热通窍。

【主治】病毒性心肌炎后遗症，证属气阴两虚，心脉瘀阻。症见劳累诱发胸闷气短，动后加剧，口干咽燥，腹部胀闷不适，大便干结不畅，胃纳不佳，神疲乏力。舌质淡红，舌苔微黄而薄，脉细数。有"病毒性心肌炎"

病史。

【加减】气阴两虚重者，加西洋参、麦冬、五味子、天冬、百合；血虚者，可加熟地黄、当归、川芎等。

【方解】方中重用生黄芪、党参益气复脉，共为君药。白芍养阴柔肝，培补肝之阴津；生地黄清热凉血，养阴生津，合白芍共奏益阴之功，共为臣药。茯苓渗湿安神，合法半夏可燥湿化痰又可制滋腻诸药困扼脾胃；麻仁润肠通便，兼有养阴之用；红花、丹参、蒲黄重在活血化瘀；芦荟清泻心肝之热；淡竹叶清热利尿除烦，共为佐药。甘草调合诸药为使药。诸药共用，共奏益气养血，化瘀通络，清热通窍之功。

【注意事项】注意防治外感，调畅情志，饮食清淡，养阴益营，注意适当运动，避免过劳。

【现代研究】方中黄芪所含黄芪总皂苷具有正性肌力作用，黄芪总黄酮和总皂苷能保护缺血缺氧心肌；党参具有延缓衰老、抗缺氧、抗辐射、降低血糖、调节血脂作用；白芍所含芍药苷有较好的解痉作用；火麻仁有润滑肠通的作用，同时在肠中遇碱性肠液后产生脂肪酸，刺激肠壁，使蠕动增强，从而达到通便作用；红花所含红花黄色素能扩张冠脉、改善心肌缺血，能扩张血管、降低血压能对抗心律失常；茯苓具有利尿、镇静抗肿瘤、增加心肌收缩力的作用；芦荟对心脏有抑制作用；蒲黄具有抗血栓形成、止血、抗心肌缺血、抗脑缺血等作用；淡竹叶煎剂有利尿作用，能增加尿中氯化物的排泄，水浸膏有解热作用；丹参能抗心律失常，扩张冠脉，增加冠脉血流量，调节血脂，抗动脉粥样硬化；甘草所含甘草次酸和黄酮类成分具有抗心律失常作用，能减少室颤率；生地黄煎剂能抑制大剂量甲状腺素所致的肾上腺素受体兴奋，增强 M-胆碱受体-cCMP 系统功能；法半夏水浸剂对实验性室性心律失常和室性早搏有明显的对抗作用。

【用方经验】病毒性心肌炎后遗症，是临床上较为常见的病证，裘沛然认为该病以脾虚气血生化不足为发病之因，气虚则卫外不固，邪气乘虚而入，遂成病毒性心肌炎；血属阴，血虚日久常见阴亏，同时气虚导致血行无力而成瘀血；阴虚和瘀血均可产生内热，而致津液枯燥，便秘益甚。方中裘老重用黄芪、党参、甘草以补心脾之气，气旺则血生，气畅则血行；白芍、生地黄可滋阴养血，裘沛然又用以治阴血瘀阻；丹参、红花、蒲黄活血化瘀；配以芦荟、黄芩、麻仁泄热通便；茯苓、法半夏健脾化痰。证情虽复杂，但组方严密，配合有致，常能应手取效。

## 四参安心汤（张学文经验方）

【组成】苦参 10～12 g，西洋参或太子参 10 g，玄参 10 g，丹参 15 g，炒酸枣仁 10 g，炙甘草 10 g。

【功效】益气养阴，清心通脉。

【主治】病毒性心肌炎，证属气阴两虚，心经瘀热者。症见患者心中烦热悸动，不欲饮食，夜寐不安，或高热神昏，脉促或数者。

【加减】气阴两虚者，加麦冬、五味子；心神不安者，加柏子仁、丹参、玄参、郁金等；心火妄动者，加连翘、莲子心、黄连、淡竹叶、竹沥等。

【方解】方中西洋参益气养阴为君药。玄参味苦性寒，归肾经，有滋阴降火之功；丹参味苦入血归心经，祛瘀生新；苦参味苦归心经，具有清热燥湿，祛风杀虫，通利小便之功，使心经邪热从小便而解，共为臣药。因心主血脉与心主神志的功能密切相关，故加炒酸枣仁养心安神为佐药。炙甘草益气复脉为使药。诸药共用，共奏益气养阴，清心通脉之功。

【注意事项】防治外感，忌服温燥之品，适当运动，避免过劳。

【现代研究】方中苦参具有很好的抗心律失常作用，对各种快速型心律失常均有一定的疗效；西洋参含片、胶囊、水煎液及皂苷均具有抗缺氧、抗疲劳、改善和增强记忆的作用；丹参具有抗心律失常作用，可能与其扩张血管，增加血流量及降低心肌耗氧量有关；玄参具有扩张冠脉、降压、保肝、增强免疫、抗氧化等作用；酸枣仁具有改善心肌缺血、提高耐缺氧能力、降血压、降血脂、

内科国医圣手时方

增强免疫功能、抗血小板聚集、抗肿瘤等作用；甘草所含甘草次酸和黄酮类成分具有抗心律失常作用，能减少室颤率。

【用方经验】张学文认为本病的基本病理改变为心之气阴两虚，日久阴损及阳，阴阳俱虚，心阳不振，津液不能输布，饮聚为痰，常可导致痰阻气机，胸阳痹阻，而加重胸闷等症状，故方中常可加入瓜蒌、薤白、桂枝等药物，以振奋心阳，通阳散结，标本同治，而有利于心脏功能的恢复。

## 复方四参饮（张镜人经验方）

【组成】丹参12 g，太子参12 g，南沙参9 g，苦参9 g，炙甘草12 g，广郁金9 g，炒酸枣仁9 g，莲子心2 g。

【功效】益气养阴，活血清热。

【主治】病毒性心肌炎，证属气阴两虚，心经瘀热者。症见心悸烦躁、坐卧难安，动则胸闷心悸加重，夜寐不安，多梦，且易醒。伴有发热烦躁多盗汗，大便难，纳尚可。舌红，苔少而干，脉弦细，结代不定。

【加减】烦热甚者，可加淡竹叶、竹沥、生地黄、玄参、生石膏等；阴虚者，可加麦冬、五味子等。

【方解】方中太子参益气养阴而不峻猛温燥，为君药。丹参凉血行血，散瘀安神；南沙参养心肺之阴而生津；苦参清泻心经之火，以安神定悸，三参共为臣药。郁金凉血化瘀，开郁安神；酸枣仁养心营安神；莲子心清心泻火，交通心肾，共为佐药。炙甘草可益气复脉，同时兼以调合诸药，为使药。诸药共用，共奏益气养阴，活血清热之功。

【注意事项】注意休息，调畅情志，防治外感，不过服温燥之品，注意适当运动，避免过劳。

【现代研究】方中丹参具有抗心律失常作用，可能与其扩张血管，增加血流量及降低心肌耗氧量有关；太子参水提物、75％乙醇提物、多糖及皂苷具有抗应激、抗疲劳的作用，太子参多糖具有改善记忆，延长寿命作用；南沙参所含多糖成分具有抗辐射、延缓衰老、提高记忆、抗肝损伤及清除自由基的作用；苦参具有很好的抗心律失常作用，对各种快速型心律失常均有一定的疗效；甘草所含甘草次酸和黄酮类成分具有抗心律失常作用，能减少室颤率；郁金能降低全血黏度，抑制血小板聚集；酸枣仁有改善心肌缺血、提高耐缺氧能力、降血压、降血脂、增强免疫功能、抗血小板聚集、抗肿瘤等作用；莲子心具有清热、抗炎、镇静等作用。

【用方经验】张镜人认为方中太子参为补气药中轻补之品，功同人参而力薄，对气虚兼阴亏者尤宜。丹参有“一味丹参散，功同四物汤”之说，故取其调心血之功，且苦能降泄，微寒清肝，入肝心两经，有除烦安神之效，此处用之对有瘀血内阻、虚热心烦、失眠心悸者尤宜。南沙参有滋润上焦阴分的作用，兼有清热消痰之力，苦参有“专治心经之火，与黄连功用相近”之说，近代药理也证实其具有抗心律失常之作用。对湿热郁火明显之心悸甚宜。莲子心长于清心除烦。广郁金为血中气药，擅入心经，活血通滞，取其辛开苦降，芳香宣达，对瘀热所致的胸闷、心悸有较好疗效。酸枣仁养心宁神调肝，是治虚烦惊悸不眠之良药。甘草可上可下，可内可外，有骤有缓，有补有泄，此处取其和中养心缓脉。八药相合，益心气，养心阴，调心血，清心热，通心滞，除心烦，安心神，稳心脉，攻补兼施，升降通调，相辅相成，其效益彰。

## 第七节　扩张型心肌病

扩张型心肌病是一类以左心室或双心室扩大伴收缩功能障碍为特征的心肌病。病因多样，约半数病因不详，可能的病因包括感染、非感染的炎症、中毒、内分泌和代谢紊乱、遗传、精神创伤。临床表现为心脏扩大、心力衰竭、心律失常、血栓栓塞及猝死。本病预后差，确诊后 5 年生存率约 50%，10 年生存率约 25%。根据本病的临床表现，可归属于中医学"心悸""胸痹""水肿""喘证""厥证"等范畴。

## 裘沛然经验方

【组成】生黄芪 30 g，川桂枝 15 g，白茯苓 12 g，生白术 12 g，生甘草 12 g，泽泻 12 g，干地黄 24 g，煅龙骨、煅牡蛎各 30 g，淫羊藿 15 g，巴戟肉 12 g，麦冬 12 g，补骨脂 15 g。

【功效】温阳化饮，补益肝肾。

【主治】扩张型心肌病，证属脾肾阳虚，水气凌心者。症见心悸胸闷频作，头晕不显，胸闷心悸较甚，两下肢水肿时轻时重，口渴引饮，腰酸膝软，夜尿频，夜寐尚安，大便通畅。舌苔薄腻，脉弦。常伴高血压病史，X 线影像检查示主动脉弓增宽。

【加减】气阴虚甚者，加西洋参、麦冬、五味子、石斛；痰饮内停较甚者，加干姜、细辛、半夏、厚朴；瘀滞较重者，酌加桃仁、红花、延胡索等。

【方解】方中生黄芪补益中气，为君药。生白术、白茯苓燥湿健脾，使气机生化有源；川桂枝温经通脉以化痰饮；干地黄滋阴养精益髓；麦冬补益心肺之阴，制约诸药温燥之性，使痰饮去而正不伤；煅龙骨、煅牡蛎重镇潜阳；泽泻利水渗湿泻热，共为臣药。淫羊藿、补骨脂、巴戟肉补肾壮阳，以固下焦，共为佐药。甘草调合诸药，益气复脉，为佐使药。诸药共用，共奏温阳化饮，补益肝肾之功。本方温阳以补脾肾，而化痰饮，使水饮之邪由中、下二焦而去；兼佐养阴之药，使气温而不燥，虚浮于上之亢阳得制则心悸自复。

【注意事项】避免外感，尽量休息，少量运动，严格限制饮水。

【现代研究】方中黄芪所含总皂苷具有正性肌力作用，黄芪总黄酮和总皂苷能保护缺血缺氧心肌；桂枝所含桂皮油能扩张血管，改善血液循环，促使血液流向体表从而有利于发汗和散热；茯苓煎剂、糖浆剂、醇提取物、乙醚提取物，分别具有利尿、镇静、抗肿瘤、增加心肌收缩力的作用；白术水煎液具有抗衰老作用；甘草次酸和黄酮类成分具有抗心律失常作用，能减少室颤率；泽泻具有降压、降血糖、抗脂肪肝的作用；地黄醇提物能增强免疫功能，促进血凝和强心的作用；龙骨水煎剂有中枢抑制和骨骼肌松弛作用，能调节机体免疫功能有利于消除溃疡和促进伤口的恢复，有镇静、催眠、抗痉厥、促进血液凝固、降低血管通透性等作用；牡蛎所含牡蛎多糖具有降血脂、抗凝血、抗血栓等作用；巴戟天主要成分为糖类、黄酮、氨基酸，另外尚含有小量的蒽醌类及维生素 C，对人体有营养支持作用；麦冬所含麦冬总皂苷有抗心律失常的作用，并能改善心肌收缩力，改善左心室功能与抗休克作用；补骨脂具有增加冠脉及末梢血管的血流量增加心肌收缩力等药理作用，可以改善胸闷、心悸等临床症状。

【用方经验】中医治病有是证用是药，无须人为设立条条框框。如本方证，裘沛然抓住胸闷心悸、下肢水肿、苔腻脉弦等主症，径投苓桂术甘汤化饮健脾利湿，佐以黄芪、泽泻益气利水消肿。其中桂枝一味，对高血压一般忌用，但此处取其温化痰湿、振奋胸阳之功，有一石二鸟之效。另，地黄虽一向被认为是滋阴养血药，但古代文献多载其有通利血脉之功效，因此裘沛然常用于治疗各种心脏病、高血压等心血管疾病，每能应手取效。

## 张琪经验方

【组成】红参 15 g，麦冬 20 g，五味子 15，生地黄 20 g，干姜 10 g，桂枝 15 g，黄芪 30 g，桃仁 15 g，丹参 20 g，赤芍 15 g，红花 15 g，柴胡 20 g，龙骨 20 g，牡蛎 20 g，甘草 20 g。

【功效】益气养阴，温阳活血。

【主治】扩张型心肌病，证属阴阳两虚，心脉瘀阻者。症见胸闷、心悸，寐差多梦，纳可，二便调。舌淡红，苔白，脉象结代。频发室性早搏，二联律、三联律。

【加减】偏气阴虚者，将红参改为西洋参；血虚者，加天冬、阿胶、熟地黄、白芍等养阴血之品。

【方解】方中红参、黄芪大补人身阳气，使君火得旺，配伍麦冬、生地黄滋阴养血，共为君药。桂枝、干姜温阳通络；龙骨、牡蛎重镇潜阳定悸，使心火旺而不亢动；五味子收敛固涩，共为臣药。桃仁、红花活血行瘀；丹参、赤芍凉血散血；柴胡舒畅气机，共为佐药。甘草益气复脉，调和诸药，为佐使药。诸药共用，共奏益气养阴，温阳活血之功。

【注意事项】避免外感，尽量休息，少量运动，严格限制饮水。

【现代研究】方中红参所含皂苷可抗疲劳、抗衰老、抗心肌缺血、抗脑缺血、抗心律失常；麦冬所含总皂苷有抗心律失常的作用，并能改善心肌收缩力，改善左心室功能与抗休克作用；五味子具有利胆保肝、抑菌、降低血压等作用；生地黄煎剂能抑制大剂量甲状腺素所致的肾上腺素受体兴奋，增强 M-胆碱受体- cGMP 系统功能；干姜甲醇或醚提取物有镇静，镇痛，抗炎，止呕及短暂升高血压的作用；桂枝所含桂皮油能扩张血管，改善血液循环，促使血流流向体表从而有利于发汗和散热；黄芪所含黄芪总皂苷具有正性肌力作用，黄芪总黄酮和总皂苷能保护缺血缺氧心肌；桃仁提取液能明显增加脑血流量，降低血管阻力；丹参能抗心律失常，扩张冠脉，增加冠脉血流量，调节血脂，抗动脉粥样硬化；赤芍所含丹皮酚等多元酚类具有抗血小板聚集、抗血栓形成、抗心肌缺血、改善微循环等作用；红花所含红花黄色素能扩张冠脉、改善心肌缺血；柴胡具有镇静、安定、镇痛、镇咳、降血脂、保肝、利胆、兴奋肠平滑肌、抑制胃酸分泌、抗溃疡、抑制胰蛋白酶、抗病原微生物、兴奋子宫、影响物质代谢、抗肿瘤、抗癫痫、抗辐射及促进免疫功能等作用；龙骨水煎剂有中枢抑制和骨骼肌松弛作用，能调节机体免疫功能有利于消除溃疡和促进伤口的恢复，有镇静、

催眠、抗痉厥、促进血液凝固、降低血管通透性等作用；牡蛎具有镇静、抗惊厥、抗癫痫、镇痛、抗肝损伤、增强免疫、抗肿瘤、抗氧化、抗衰老、抗胃溃疡等作用；甘草所含甘草次酸和黄酮类成分具有抗心律失常作用，能减少室颤率。

【用方经验】扩张型心肌病是由于一侧或双侧心腔扩大并伴有心肌肥厚，造成心肌收缩期泵血功能障碍，常可致心衰，临证多见心悸、胸闷气短、喘促等症，辨证属中医学"心悸""喘证""胸痹""肺胀"等范畴。从病证思维分析，此属心气阴两虚兼心阳不振以致血运行受阻，当用益气阴，振心阳，活血化瘀之品，辅以安神，如龙骨、牡蛎、茯神、石菖蒲等。麦冬、生地黄、五味子滋心阴，干姜、桂枝温振心阳，人参、黄芪补益心气，桃仁、赤芍、红花、丹参活血，组方从益气养阴，温阳活血促使血液之运行，使气旺血行通畅则结代自除。方中柴胡为疏气之品，气行则血行，可使补而勿壅；龙骨、牡蛎、石菖蒲、茯神则为安神养心之品。

## 慢性心衰方（邓铁涛经验方）

【组成】西洋参（另煎）10 g，麦冬10 g，炙甘草6 g，大枣4枚，太子参30 g。

【功效】益气养阴。

【主治】扩张型心肌病（慢性心衰），证属气阴两虚者。症见心悸、胸闷，常由劳累、激动后诱发，面色萎黄或惨淡，虚羸少气，虚烦失眠，大便干结，舌质淡红少苔，脉结代。

【加减】血瘀者，加桃红饮（桃仁、红花、当归尾、川芎、威灵仙）或失笑散；水肿甚者，加五苓散，五皮饮；外感咳嗽者，加紫菀、百部；痰湿多者，加紫苏子、白芥子、天南星、海浮石；湿重苔厚者，加薏苡仁、白扁豆；若气脱之危症，则用红参合真武汤频服，配合静脉注射参注射液，或参麦注射液以补气固脱。

【方解】方中西洋参配伍太子参为君药，重在益气养阴生津，西洋参补气阴之力较强，可益气阴兼以清虚热；太子参补气阴之力较

缓，为清补之品，二者相伍使益气养阴速而和缓。麦冬养心肺、益阴津，配合炙甘草益气复脉，共为臣药。大枣养脾益胃，生津养血，为佐药。炙甘草调和诸药，功兼使药之用。诸药共用，共奏益气养阴之功。

【注意事项】注意预防外感，合理运动，合理运用辛温之品，不伤津耗血。

【现代研究】方中西洋参所含西洋参皂苷具有中枢抑制、抗心律失常、抗应激、降血脂、降血糖和镇静等作用；麦冬所含麦冬总皂苷有抗心律失常的作用，并能改善心肌收缩力，改善左心室功能与抗休克作用；甘草所含甘草次酸和黄酮类成分具有抗心律失常作用，能减少室颤率；大枣水煎液、大枣多糖能增强肌力、增加体重、增强耐力、抗疲劳能促进骨髓造血，增强免疫，改善气血双虚者的能量代谢，促进钙吸收；太子参具有降血糖、降血脂、止咳、祛痰、抗菌、抗病毒、抗炎等作用。

【用方经验】邓铁涛认为对于心衰的辨治，虽然强调辨证论治，但也不能忽视西医辨病对治疗的参考意义，必须病证结合，灵活变通，方能取得良效。以上方为基本方，基础病为冠心病者，多见气虚夹痰，痰瘀互结，可合用"温胆加参汤"，益气祛痰，滋阴通脉。基础病为风湿性心脏病者，每有风寒湿邪伏留，反复发作，治疗则在原方基础上加用威灵仙、桑寄生、豨莶草、防己、鸡血藤、桃仁、红花以祛风除湿，并嘱患者注意防寒避湿，预防感冒，防止风寒湿邪再次侵入为害。基础病为肺源性心脏病者，可配合三子养亲汤、猴枣散，以及鹅管石、海浮石等以化痰平喘。基础病为高血压性心脏病者，大多数肝阳偏亢，则需配合平肝潜阳法，常用药物有草决明、石决明、赭石、龟甲、牡蛎、钩藤、牛膝等。原有糖尿病或甲状腺功能亢进症（简称甲亢）的患者，证候多属气阴两虚，糖尿病患者可加山茱萸、桑螵蛸、玉米须、仙鹤草、山药等，山药用量要大，一般用60～90 g；甲亢者则加用浙贝母、生牡蛎、山慈菇、玄参等，以化痰、软坚、散结。

## 暖心方（邓铁涛经验方）

【组成】红参9 g，附子12 g，薏苡仁15 g，橘红6 g。

【功效】温补心阳，理气利水。

【主治】扩张型心肌病，证属心阳亏虚、气滞水停者。症见胸闷心悸时发，动或遇冷则尤甚，不能行立，咳喘气促，伴见双下肢浮肿，纳差，便溏，小便清长，夜寐可。舌淡胖，舌边齿痕，苔厚滑腻，底部络脉曲张，脉代。

【加减】血瘀者，加桃红饮（桃仁、红花、当归尾、川芎、威灵仙）或失笑散；水肿甚者，加五苓散、五皮饮；外感咳嗽者，加紫菀、百部；痰湿多者，加紫苏子、白芥子、天南星、海浮石；湿重苔厚者，加薏苡仁、白扁豆；若气脱之危症，则用红参合真武汤频服，配合静脉注射参注射液，或参麦注射液以补气固脱。

【方解】方中红参配伍附子温补元阳，以上济君火，使君火得复明，心阳可复，共为君药。薏苡仁利水渗湿，健脾益气，蠲痹通心络，为臣药。橘红行气化痰，导滞宽中，为佐使药。诸药共用，共奏温补心阳，理气利水之功。

【注意事项】合理运用温阳药物，配伍益气养营之品，不使补而过于温燥，以防伤津耗血。

【现代研究】方中红参具有提高免疫、抗氧化、抗衰老作用；附子水溶液有强心、减慢心律及降低血压的作用；薏苡仁脂肪油能使血清钙、血糖量下降，并有解热、镇静、镇痛作用；橘红具有升高血压、抗血小板聚集、抗氧化、抗衰老、强心、抗休克、抗过敏、抗肿瘤、抑菌、避孕、抗紫外线辐射、杀虫等作用。

【用方经验】邓铁涛治疗慢性心衰，可根据阳虚与阴虚之不同，而化裁为暖心方和养心方二方。心阳虚者用暖心方（红参、熟附子、薏苡仁、橘红等），心阴虚者用养心方（生晒参、麦冬、法半夏、茯苓、三七等），除二方外，阳虚亦可用四君子汤合桂枝甘草汤或参附汤，加五爪龙、北黄芪、酸枣仁、柏子仁等；阴虚用生脉散加沙参、玉竹、女贞子、墨旱莲、桑椹等。

## 慢衰灵口服液（路志正经验方）

【组成】生黄芪30 g，太子参15 g，炮附子12 g，川芎12 g，黄精15 g，葶苈子12 g。

【功效】温阳利水，交通心肾。

【主治】扩张型心肌病充血性心力衰竭，证属心肾阳虚者。症见胸闷心悸时发，动或遇冷则尤甚，久卧于床，神疲乏力或神识不清，嗜睡，无汗畏寒或冷汗淋漓，双下肢及全身弥漫性浮肿，纳差或伴呕恶，小便不利，大便溏或失禁。舌淡胖，苔白厚腻，脉弱微涩。

【加减】瘀滞甚者，可加桃仁、红花、枳壳；气虚甚者，可加人参、白术、炙甘草；阴虚者，可酌加麦冬、五味子。

【方解】方中黄芪合附子益心气、温肾阳以治其本，共为君药。太子参、葶苈子益气行水以治其标，共为臣药。川芎活血化瘀以畅血行，黄精益气养阴且性柔，可缓附子刚烈之燥性及葶苈子利尿伤阴之弊，共为佐药。诸药共用，共奏温阳利水，交通心肾之功。

【注意事项】合理顾护心阳，温而不燥，不使伤津耗血。

【现代研究】方中黄芪所含黄芪总皂苷具有正性肌力作用，黄芪总黄酮和总皂苷能保护缺血缺氧心肌；太子参具有降血糖、降血脂、止咳、祛痰、抗菌、抗病毒、抗炎等作用；附子煎剂可减弱动物血压降低、心率减慢、心收缩力减弱等变化，而显著延长休克动物生存时间；川芎所含川芎嗪能扩张冠脉，增加冠脉血流量；扩张脑血管，降低血管阻力，显著增加脑及肢体血流量，改善微循环；黄精可增强心肌收缩力及免疫功能，黄精多糖能提高淋巴细胞的转化率，增加蛋白激酶活性，提高心肌细胞cAMP的水平，提高学习记忆能力，改善脑功能以延缓衰老，防治动脉粥样硬化；葶苈子所含葶苈苷、葶苈子水提液均有不同程度的强心作用，能使心肌收缩力增强，心率减慢，对衰弱的心脏可以增加心输出量，降低静脉压。

【用方经验】心属火为统血之官，肾属水为藏精之脏，肾脉上络于心，心肾相交水火共济，方能维持正常之功能活动。心衰的基本病理在于心肾阳虚，心肾阳虚为本，血瘀水泛，上凌心肺，外溢肌肤为标，系标本同病。慢衰灵口服液温心肾之阳，兼以活血利水，为标本兼治之方。

## 郭子光经验方

【组成】黄芪20 g，制附子10 g，人参12 g，桂枝10 g，茯苓15 g，猪苓15 g，白术10 g，泽泻10 g，汉防己10 g，益母草15 g，丹参12 g，黄精15 g，麦冬15 g。

【功效】益气通阳，活血利水，养阴生津。

【主治】扩张型心肌病，证属阴阳两虚，血瘀水停者。症见畏寒甚而胸闷心悸，自感心下动气上冲，精神萎靡，面色晦暗少华，全身散在水肿，喘息侧卧，纳差，渴而不欲饮，大便溏泄，小便不利。舌淡胖，苔白滑厚腻，脉沉弱而代。

【加减】气阴虚者，以西洋参易人参，增入天冬、五味子、生地黄、丹参；痰饮苔厚者，可加法半夏、厚朴、葶苈子等。

【方解】方中黄芪、人参培元固本，共为君药。附子助元阳；桂枝温通经脉阳气，以使君火得旺，共为臣药。茯苓、猪苓、泽泻、汉防己利水渗湿，通利小便而通阳；白术健脾燥湿，以使脾胃升降之机枢得复；益母草、丹参活血化瘀；黄精、麦冬养阴生津，共为佐药。诸药共用，共奏益气通阳，活血利水，养阴生津之功。全方益气通阳而不助燥火，通利小便而不伤气阴。

【注意事项】饮食宜清淡，避免外感及熬夜；平素阴虚者应用此方时，避免过于温燥，可配合大量补养阴血之药物。

【现代研究】方中黄芪所含黄芪总皂苷具有正性肌力作用，黄芪总黄酮和总皂苷能保护缺血缺氧心肌；附子煎剂可减弱动物血压降低、心率减慢、心收缩力减弱等变化，而显著延长休克动物生存时间；人参能抗疲劳、抗衰老、抗心肌缺血、抗脑缺血、抗心律失常；桂枝能扩张血管，改善血液循环，促使血液流向体表从而有利于发汗和散热；茯苓煎剂、糖浆剂、醇提取物、乙醚提取物，分别具有利尿、镇静、抗肿瘤、增加心肌收缩力的作用；猪苓能抑制肾小管对水及电解质的重吸收进而发挥利尿作用，猪苓多糖有抗肿瘤、防治肝炎的作用；白术所含白术内酯Ⅰ具有增强唾液淀粉酶活性、促进营养物质吸收、调节胃肠道功能的作用，白术水煎液和流浸膏均有明显而持久的利尿作用；泽泻具有降压、降血糖、抗脂肪肝的作用；汉防己对心肌有保护作用，能扩张冠脉血管，增加冠脉流量，有显著降压作用，能对抗心律失常，能明显抑制血小板聚集，还能促进纤维蛋白溶解，抑制凝血酶引起的血液凝固过程；益母草注射液能保护心肌缺血再灌注损伤、抗血小板聚集降低血液黏度，益母草粗提物能扩张血管，有短暂的降压作用；丹参能抗心律失常，扩张冠脉，增加冠脉血流量，调节血脂，抗动脉粥样硬化，能改善微循环，提高耐缺氧能力，保护心肌，可扩张血管，降低血压，能降低血液黏度，抑制血小板聚集，对抗血栓形成；黄精所含黄精多糖能提高淋巴细胞的转化率，增加蛋白激酶活性，提高心肌细胞 cAMP 的水平；麦冬所含麦冬总皂苷有抗心律失常的作用，并能改善心肌收缩力，改善左心室功能与抗休克作用。

【用方经验】辨治本病当始终抓住 3 个基本环节，即基本病机、基本证候、基本治法，疗效颇为显著。郭子光认为，气虚阳微是本病的基本病机。本病本虚标实，气虚阳微、阴液不足为本，血瘀水停为标。单纯用西药强心药治疗，收效不佳，加用利尿药又易伤气阴，而中药单纯使用辛温通阳法，效果也不好。因此，郭老提出益气通阳的基本治法，综合辛温通阳和利小便通阳二法，自拟本方。全方益气通阳而不升浮火，通利小便而不伤气阴。

## 固肺养心汤（李振华经验方）

【组成】党参、麦冬各 15 g，五味子 9 g，炙百合 15 g，山药 30 g，炒远志 9 g，炒酸枣仁 15 g，石菖蒲、陈皮、贝母、杏仁各 9 g，甘草 6 g。

【功效】补肺养心，滋阴安神。

【主治】扩张型心肌病心衰，证属心肺阴虚者。症见咳嗽喘息，动则心悸，呼气困难，咯痰不利，心烦少寐，口干面红。舌苔薄白，质红，脉沉细数。

【加减】方中阴虚甚者，可加黄精、天冬、白芍；痰饮内停者，可加法半夏、厚朴、细辛、瓜蒌皮、枳壳；咳喘不显者，可去杏仁、陈皮、贝母。

【方解】方中党参、麦冬益气生津养血，充盈生脉，共为君药。炙百合养心肺之阴，清虚热，以宁心安神；五味子养肺肾之阴，敛汗生津；山药补脾益肾，培补先后天之本，共为臣药。炒酸枣仁宁心安神，养阴充营；炒远志安神，交通心肾配伍；石菖蒲安神之力尤强，兼以豁痰祛湿；陈皮理气健脾，燥湿化痰；贝母、杏仁润肺而降肺气，共为佐药。甘草调合诸药为使药。诸药共用，共奏补肺养心，滋阴安神之功。

【注意事项】饮食宜清淡，避免外感及熬夜；平素阴虚者应用此方时，避免过于温燥，配合大量补养阴血之药物。

【现代研究】方中党参具有延缓衰老、抗缺氧、抗辐射、降低血糖、调节血脂；麦冬所含麦冬总皂苷有抗心律失常的作用，并能改善心肌收缩力，改善左心室功能与抗休克作用；五味子具有提高免疫、抗氧化、抗衰老作用；百合水提液有镇静、抗缺氧和抗疲劳作用，百合多糖还能抗氧化，提高免疫功能；山药水煎液、山药多糖能降血糖，山药多糖能提高非特异性免疫功能、特异性细胞免疫和体液免疫功能；远志所含远志皂苷有增强免疫、降低心肌收缩力、减慢心率、抗菌、抗病毒、溶血作用；酸枣仁具有改善心肌缺血、提高耐缺氧能力、降血压、降血脂、增强免疫功能、抗血小板聚集、抗肿瘤等作用；石菖蒲具有改善血液流变性、抗血栓、抗心肌缺血损伤等作用；陈皮具有升高血压、抗血小板聚集、抗氧化、抗衰老、强心、抗休克、抗过敏、抗肿瘤、抑菌、避孕、抗紫外线辐射、杀虫等作用；贝母生物碱能兴奋子宫，对离体动物心脏有抑制作用，并有降压作用；苦杏仁具有抗炎、镇痛、增强机体细胞免疫、抗消化性溃疡、抗肿瘤、抗脑缺血等作用；甘草所含甘草次酸和黄酮类成分具有抗心律失常作用，能减少室颤率。

【用方经验】本方所治病证系心肺阴虚为主。方中党参、山药、百合、五味子、麦冬补肺养心、清心祛烦；远志、酸枣仁、石菖蒲配麦冬、五味子，养阴安神；陈皮、贝母、杏仁，利痰止咳。共奏补肺养心，利痰止喘之作用。如症见语言无力、动则汗出、肺部气阴俱虚者，上方加黄芪30 g。

## 益气养心汤（李振华经验方）

【组成】党参15 g，白术9 g，茯苓15 g，桂枝6 g，法半夏9 g，炒远志9 g，酸枣仁15 g，石菖蒲9 g，紫苏子9 g，桔梗9 g，白果9 g，麻黄5 g，炙甘草9 g。

【功效】温阳健脾，化痰平喘，养心安神。

【主治】扩张型心肌病心衰，证属中阳不足，痰浊扰心者。症见咳嗽喘息，心悸气短，劳则尤甚，痰涎壅盛，恶风易汗，神疲乏力，面色㿠白。舌苔白腻，质暗淡，脉细弱。

【加减】如语音无力、气短汗出重者，可去麻黄，加款冬花15～30 g；如脘腹胀满者，加砂仁、厚朴各6 g。

【方解】本方总体可见以四君子汤益气健脾，苓桂术甘汤温化心下痰饮。方中党参、白术合用益气健脾，脾为气血生化之源，亦为心之子脏，使心气得充，共为君药。茯苓利水渗湿以健脾；法半夏燥湿化痰健脾，合桂枝则有温化痰饮之功；石菖蒲化痰宁心安神；炒远志可安神益智，交通心肾；酸枣仁养心充营安神；紫苏子降气化痰，痰饮从小便而解；桔梗、麻黄、白果宣降肺气以提壶揭盖，共为佐药。炙甘草调合诸药，亦有益气健脾之功用，为使药。诸药共用，共奏温阳健脾，化痰平喘，养心安神之功。

【注意事项】慎避风寒、风热，合理饮食，忌服辛温燥烈之品，以防温燥太过而伤津耗气。

【现代研究】方中党参所含党参皂苷能兴奋呼吸中枢，党参水、醇提液和党参多糖均能改善学习记忆能力具有益智抗痴呆作用；白术水煎液具有抗衰老作用；茯苓煎剂、糖浆剂、醇提取物、乙醚提取物，分别具有利尿、镇静、抗肿瘤、增加心肌收缩力的作用；桂枝所含桂皮油能扩张血管，改善血液循环，促使血液流向体表从而有利于发汗和散热，桂枝煎剂、桂皮醛有解热、降温作用；法半夏水浸剂对实验性室性心律失常和室性早搏有明显的对抗作用，煎剂可降低眼内压；远志所含远志皂苷有增强免疫、降低心肌收缩力、减慢心率、抗菌、抗病毒、溶血作用；酸枣仁具有改善心肌缺血、提高耐缺氧能力、降血压、降血脂、增强免疫功能、抗血小板聚集、抗肿瘤等作用；石菖蒲具有改善血液流变性、抗血栓、抗心肌缺血损伤等作用；紫苏子具有降血脂、止咳、平喘等作用；桔梗能抑制胃液分泌和抗溃疡，还有降低血压和胆固镇静、镇痛、解热、抗过敏等作用；白果注射液有平喘作用，白果乙醇提取物有祛痰作用；麻黄水煎剂、麻黄水溶性提取物、麻黄挥发油、麻黄碱、甲基麻黄碱等均有发汗作用；甘草所含甘草次酸和黄酮类成分具有抗心律失常作用，能减少室颤率。

【用方经验】四君子汤取自《太平惠民和剂局方》，方中以人参、白术、茯苓、炙甘草相配伍，共奏益气健脾之功，为补气之基础方。苓桂术甘汤取自《金匮要略》，方中以茯苓、桂枝、白术、炙甘草相配伍，共奏温阳化饮，健脾利水之功，为治疗中阳不足痰饮病之代表方。本方主要用于扩张型心肌病心衰，证属中阳不足，痰浊扰心者，系肺脾气虚，痰涎壅滞，肺失肃降，气机不畅，久而累及心脏。故以四君子汤合苓桂术甘汤为主，配合燥湿化痰，宣降肺气，宁心安神等药物，补中益气，化痰宁心，从而发挥疗效。脾为生痰之源，肺为贮痰之器，故本证以痰涎过多为典型特征。

# 第八节　原发性高血压

原发性高血压是以体循环动脉压升高为主要临床表现的心血管综合征。原发性高血压的病因为多因素，发病是遗传和环境因素交互作用的结果。本病大多数起病缓慢，仅在测量血压时或发生心、脑、肾等并发症时才被发现。常见症状有头晕、头痛、颈项板紧、疲劳、心悸等。高血压常与其他心血管危险因素共存，是重要的心脑血管疾病危险因素，可损伤重要脏器，如心、脑、肾的结构和功能，最终导致这些器官的功能衰竭。原发性高血压与中医学"风眩"相似，根据相关临床症状亦可归属于"眩晕""头痛""中风"等范畴。

## 周仲瑛经验方

【组成】牡丹皮10 g，丹参15 g，川芎10 g，玄参10 g，西洋参12 g，淫羊藿10 g，野菊花12 g，炒牡蛎15 g，桑寄生15 g，夏枯草10 g，生地黄12 g，天冬10 g，木香（后下）15 g，牛膝10 g。

【功效】滋水涵木，益阴潜阳。

【主治】原发性高血压，证属肝肾阴虚，虚阳上亢者。症见头晕目眩，腰膝酸软，烦热多汗，或脉洪面赤等。

【加减】阴虚不摄者，可加白芍、龟甲、鳖甲、枸杞子等；虚阳上亢者，可加龙骨、生石决明、磁石；肝郁化火者，可加川楝子；脾胃不和者，加入焦三仙。

【方解】方中生地黄、天冬养阴益营；西洋参益气养阴为本，共为君药。玄参清热凉血；桑寄生、淫羊藿补益肝肾；牡蛎镇肝息风；野菊花、夏枯草清肝泻火，共为臣药。丹参、牡丹皮凉血活血散瘀；川芎行气活血；木香性辛调气；牛膝补肝并引血下行，共为佐药。诸药共用，共奏滋水涵木，益阴潜阳之功。

【注意事项】保持充足睡眠，饮食清淡，忌用辛温燥热，伤津耗血之品。

【现代研究】方中牡丹皮具有镇痛、抗过敏、抗心脑缺血、抗动脉粥样硬化、抗心律失常、降压、调节免疫、保肝等作用；丹参能抗心律失常，扩张冠脉，增加冠脉血流量，调节血脂，抗动脉粥样硬化，能改善微循环，提高耐缺氧能力，保护心肌，可扩张血管，降低血压；川芎所含川芎嗪能扩张冠脉，增加冠脉血流量；扩张脑血管，降低血管阻力，显著增加脑及肢体血流量，改善微循环；玄参具有扩张冠脉、降压、保肝、增强免疫、抗氧化等作用；西洋参所含西洋参皂苷具有中枢抑制、抗心律失常、抗应激、降血脂、降血糖和镇静等作用；淫羊藿具有影响心血管系统、骨髓和造血系统功能，抗骨质疏松，改善学习记等作用；野菊花具有明显的降血压作用；牡蛎所含牡蛎多糖具有降血脂、抗凝血、抗血栓等作用；桑寄生具有降压作用，注射液对冠状血管有扩张作用，并能减慢心率；夏枯草水煎、醇提等不同的夏枯草提取物对多种肿瘤细胞株有显著的抑瘤作用；生地黄煎剂能抑制大剂量甲状腺素所致的肾上腺素受体兴奋，增强M-胆碱受体-cGMP系统功能；天冬提取物具有降血糖作用，天冬水煎液、乙醇提取物和多糖成分均能延缓衰老，抑制脂质过氧化，提高自由基代谢相关酶的活性；木香具有抗肿瘤、扩张血管、抑制血小板聚集等作用；牛膝所含牛膝总皂苷可降低大鼠血压，改善大鼠脑卒中后的神经症状。

【用方经验】本方重用平肝潜阳之药，配合柔肝养阴之品，重在收摄肝之亢阳，以达到滋阴降火的目的。此外，周仲瑛在临证时还非常注重气机的升降出入，常通过升降相伍，使气机趋于正常，如本方中用川芎合丹参、牛膝等，升降相伍，同时配合木香行气，共同调畅气机，改善脏腑功能。

内科国医圣手时方

## 平潜降压汤（李济仁经验方）

【组成】磁石（先煎）30 g，珍珠母（先煎）30 g，炒决明子 30 g，天麻 12 g，钩藤（后下）12 g，牛膝、夏枯草、白芍各 12 g，干地龙 9 g，青木香 9 g。

【功效】平肝潜阳，重镇降逆。

【主治】原发性高血压，证属肝阳上亢者。症见眩晕头胀，如立舟车，旋转不定，烦躁易怒，肢体作麻。舌红，苔薄黄，脉弦细数。

【加减】平肝潜阳者，可酌加蒺藜、龙骨、赭石、牡蛎、石决明；滋阴潜阳者，可酌加龟甲、鳖甲；需要活血化瘀者，加丹参、当归、川芎等；养阴升阳者，可酌加何首乌、葛根等；利尿祛湿者，可酌加车前子、泽泻、防己、豨莶草等。

【方解】方中磁石、珍珠母重镇潜阳为君药。天麻、钩藤平肝潜阳；决明子清肝泻火，共为臣药。白芍酸甘养阴，收敛肝阳；牛膝补肝肾而引血下行；夏枯草清热泻火；木香疏肝理气，共为佐药。地龙可清热止痉，不使肝阳妄动，同时引诸药入肝经，为佐使药。诸药共用，共奏平肝潜阳，重镇降逆之功。

【注意事项】饮食清淡，调畅情志，忌服辛温燥热刚劲之品。

【现代研究】方中磁石具有抑制中枢神经，有镇静、催眠及抗惊厥作用，且炮制后作用显著增强；珍珠母具有镇静、抗惊厥作用，并可增加动物常压耐缺氧能力；决明子水浸出液、醇浸出液有降血压作用；天麻能改善学习记忆、改善微循环、扩血管、降血压、抗凝血、抗血栓、抗血小板聚集，能抗炎、抗衰老、抗氧化、抗缺氧、抗辐射、兴奋肠管；钩藤具有降血压、镇静、制止癫痫发作、抗惊厥、抗精神依赖性、抗脑缺血、扩张血管、抑制血小板聚集、抗血栓、降血脂、抗内毒素血症、平喘等作用；牛膝所含牛膝总皂苷可降低血压，改善脑卒中后的神经症状；夏枯草所含夏枯草总皂苷可降低急性心肌梗死的范围，降低早期死亡率及抗凝血作用；白芍具有保肝、增强应激能力、抑菌、抑制胰淀粉酶活性等作用；地龙具有解热、镇静、抗惊厥、抗血栓、抗凝血、降血压、抗炎、镇痛、平喘、增强免疫、抗肿瘤、利尿、抗菌、兴奋子宫及肠平滑肌作用；木香具有抗肿瘤、扩张血管、抑制血小板聚集等作用。

【用方经验】肝肾之间的阴阳失调或肝血、肾精的亏损导致肾阴不足，不能涵养肝木，则易引起肝阴不足，导致肝阳上亢，症状如眩晕目赤、急躁易怒等；肝阳妄动，又可下动肾阴，形成肾阴不足，症状如头晕耳鸣、腰膝酸软、阳痿遗精。因此，收摄、平潜肝阳，是治疗此病的关键，本方中以重镇平潜，合用滋阴酸收，贯彻此治疗思想。

## 滋养降压汤（李济仁经验方）

【组成】山茱萸 15 g，杜仲 15 g，桑寄生 15 g，牛膝 15 g，泽泻 15 g，淫羊藿 15 g，巴戟天 15 g，牡丹皮 9 g，玄参 9 g，栀子 9 g，青葙子 9 g。

【功效】滋阴潜阳，重镇降逆。

【主治】原发性高血压，证属元阳不敛，龙火上亢者。症见眼冒金星，耳鸣如蝉声，头额及后脑胀痛，不能左右顾盼，坐立不宁，精神萎靡，腰膝酸软，多梦遗精。舌质绛，苔黄腻，脉细数。

【加减】阴虚不守者，加白芍、天冬、麦冬、鳖甲、龟甲、鸡子黄等；阳亢难平者，加龙骨、牡蛎、石膏、赭石、黄柏、茵陈、知母等；下元不固，大便难解者，加肉苁蓉、锁阳；脾胃不和者，加入焦三仙等。

【方解】方中山茱萸滋阴填精益髓；牛膝引血下行；桑寄生、杜仲补肝肾，固下焦，使亢阳得收，共为君药。淫羊藿配合巴戟天培补肝肾精血，共为臣药。泽泻利湿泻热；青葙子、栀子清泻肝经之火；牡丹皮凉血化瘀；玄参清热凉血，共为佐药。诸药共用，共奏滋阴潜阳，重镇降逆之功。

【注意事项】饮食清淡，保持睡眠，合理运动，调畅情志。

【现代研究】方中山茱萸注射液能强心、升压，并能抑制血小板聚集，抗血栓形成；

杜仲具有保肝、延缓衰老、抗应激、抗肿瘤、抗病毒、抗紫外线损伤等作用；桑寄生具有降压作用，注射液对冠脉血管有扩张作用，并能减慢心率；牛膝所含牛膝总皂苷可降低血压，改善脑卒中后的神经症状；泽泻具有降压、降血糖、抗脂肪肝的作用；淫羊藿具有影响心血管系统、骨髓和造血系统功能，抗骨质疏松，改善学习记忆等作用；巴戟天具有延缓衰老、抗肿瘤等作用；牡丹皮所含丹皮酚等多元酚类具有抗血小板聚集、抗血栓形成、抗心肌缺血、改善微循环等作用；玄参具有扩张冠脉、降压、保肝、增强免疫、抗氧化等作用；栀子具有解热、镇痛、抗菌、抗炎、镇静催眠、降血压作用；青葙子提取物有降眼压、降低血压作用，其所含油脂有扩瞳作用。

【用方经验】五脏属阴，六腑属阳，阴阳之中又分阴阳。就肝肾而言，肝为阳，肾为阴。《素问·金匮真言论》曰："腹为阴，阴中之阴，肾也；腹为阴，阴中之阳，肝也。"《灵枢·顺气一日分为四时》曰："肝为牡脏……，肾为牝脏。"牝牡本指鸟兽的雌雄，古人用以比喻肾肝，因肝以阳为主，肾以阴为主。故叶天士又称"肝为风木之脏，因有相火内寄，体阴用阳，其性刚，主动主升，全赖肾水以涵之"。故临床常有"滋肾水以涵肝木"之说。因此根据其病机在肝、在肾，本方加减选药多用抗高血压药中的入肝肾二经者，如磁石、珍珠母、天麻、钩藤、干地龙、制何首乌、牛膝、青木香、蒺藜、野菊花、牡丹皮、山茱萸、杜仲、桑寄生、泽泻、淫羊藿、巴戟天、玄参、栀子、青葙子、豨莶草、臭梧桐等。

## 重镇潜逆降压汤（李济仁经验方）

【组成】生龙骨（先煎）20 g，生牡蛎（先煎）20 g，当归15 g，石决明（先煎）20 g，川芎15 g，生白芍15 g，炒白芍15 g，竹茹12 g，延胡索15 g，栀子10 g，钩藤（后下）15 g，首乌藤15 g。

【功效】重镇潜阳，行气降逆。

【主治】原发性高血压，证属肝阳上亢者。症见头痛，作辍无常。痛甚欲呕，心烦少寐，纳呆，便结。舌质淡红，苔薄黄，脉弦细。

【加减】阴虚阳亢重者，加龟甲或鳖甲、鸡子黄、赭石、磁石；肝经有热者，可加川楝子、茵陈、黄芩等；脾胃不和者，酌加神曲。

【方解】方中生龙骨、牡蛎、石决明重镇潜阳为君药。当归活血补血；川芎、延胡索行气活血，使肝经络脉通畅；白芍柔肝养血，收敛过亢之肝阳；钩藤可平肝潜逆；首乌藤养血通络，共为臣药。竹茹、栀子清热除烦，清泻心、肝二经之火，共为佐药。诸药共用，共奏重镇潜阳，行气降逆之功。

【注意事项】调畅情志，避免服用辛温燥热制品，定量进行运动锻炼。

【现代研究】方中龙骨具有镇静、催眠、抗痉厥、促进血液凝固、降低血管通透性等作用；牡蛎所含牡蛎多糖具有降血脂、抗凝血、抗血栓等作用；当归具有增强机体免疫、抑制炎症后期肉芽组织增生、抗脂质过氧化、抗肿瘤、抗菌、抗辐射等作用；石决明具有镇静、解痉、降血压、止痛、止血、解热、消炎、抗菌、抗凝血、保肝、降血脂等作用；川芎所含川芎嗪能扩张冠脉，增加冠脉血流量，扩张脑血管，降低血管阻力，显著增加脑及肢体血流量，改善微循环；白芍具有保肝、增强应激能力、抑菌、抑制胰淀粉酶活性等作用；竹茹含有多糖、氨基酸等成分，对心肌有营养支持作用；延胡索醇提物能扩张冠脉，降低冠脉阻力，增加冠脉血流量，提高耐缺氧能力；栀子具有解热、镇痛、抗菌、抗炎、镇静催眠、降血压作用；钩藤具有降血压、镇静、制止癫痫发作、抗惊厥、抗精神依赖性、抗脑缺血、扩张血管、抑制血小板聚集、抗血栓、降血脂、抗内毒素血症、平喘等作用；首乌藤具有抗慢性炎症及抗菌作用，有镇静催眠作用，能促进免疫功能。

【用方经验】李济仁认为高血压疾病应重视从气血辨治。高血压初期多气分病变，以气盛阳旺为主；中期则气病及血，气血同病，出现气病致痰，血病郁滞，初具痰瘀内生趋向，出现某些并发症；晚期则气虚血衰，阴阳俱损，痰瘀阻络，血压顽固难降或升降幅度剧烈，并发症较多。据此，防治高血压并发症应不忘"疏其血气"。高血压病程日久，络脉瘀阻，伴有肢体麻木，甚或活动失灵等症，根据其轻重程度不同，一是善用藤类药，如养血通络的鸡血藤，清热通络的忍冬藤，祛风通络的青风藤、海风藤和络石藤等，此类药物通络化瘀，且性质平和，可长期配用；二是选用秦艽、豨莶草、桑枝等辛寒或甘寒的祛风湿、通经脉之品，可避辛温化燥之弊端；三是择用乌梢蛇、桃仁、红花等活血通经之品，以畅血行，但此类药多为暂用，不宜久服。

## 石决牡蛎汤（邓铁涛经验方）

【组成】石决明（先煎）30 g，生牡蛎（先煎）30 g，白芍 15 g，牛膝 15 g，钩藤（后下）12 g，莲子心 3 g，莲须 10 g。

【功效】平肝潜阳。

【主治】原发性高血压，证属肝阳上亢者。症见头痛，头晕，易怒，夜睡不宁，口苦或干，舌边尖红（或如常），苔白或黄，脉弦有力者。多见于原发性高血压早期。

【加减】苔黄、脉数有力者，加黄芩；兼阳明实热便秘者，加大黄；若舌苔厚腻者，去莲须，加茯苓、泽泻；头痛甚者，加菊花或龙胆；头目眩晕甚者，加天麻；失眠者，加首乌藤或酸枣仁。

【方解】方中介类之石决明、牡蛎平肝潜阳，共为君药。钩藤平肝息风；白芍养阴柔肝，共为臣药。莲子心清心平肝；莲须益肾固精，共为佐药。牛膝引血下行为使药。诸药共用，共奏平肝潜阳之功。

【注意事项】调畅情志，清淡饮食，避免烟、酒、熬夜等不良生活习惯，必要时配合西药使用。

【现代研究】方中石决明具有镇静、解痉、降血压、止痛、止血、解热、消炎、抗菌、抗凝、保肝、降血脂等作用；牡蛎所含牡蛎多糖具有降血脂、抗凝血、抗血栓等作用；白芍具有保肝、增强应激能力、抑菌、

抑制胰淀粉酶活性等作用；牛膝所含牛膝总皂苷可降低血压，改善脑卒中后的神经症状，齐墩果酸具有保肝、护肝、强心等作用；钩藤具有降血压、镇静、制止癫痫发作、抗惊厥、抗精神依赖性、抗脑缺血、扩张血管、抑制血小板聚集、抗血栓、降血脂、抗内毒素血症、平喘等作用；莲子心具有降压作用，从莲子心提出莲心碱结晶，有短暂降压之效，改变为季铵盐，则出现强而持久的降压作用；莲须具有抗血栓形成，抗溃疡及镇痛作用。

【用方经验】邓铁涛认为引起原发性高血压的原因有很多，或情志失节，或过嗜烟酒辛辣、肥甘厚腻，从而引起肝失疏泄、肝阳过亢、痰浊上扰、肝肾阴虚等病理变化，进而导致原发性高血压的发生。但是，不管何种原因所致原发性高血压，最终均会导致肝风肝阳上亢，因此，本方中以介类之石决明、牡蛎为君药，重在平肝潜阳，同时配合少量柔肝养阴之品，收摄肝之亢阳。

## 莲椹汤（邓铁涛经验方）

【组成】莲须 10 g，桑椹 12 g，女贞子 12 g，墨旱莲 12 g，山药 10 g，龟甲（先煎）30 g，生牡蛎 30 g，怀牛膝 15 g。

【功效】滋阴潜阳。

【主治】原发性高血压，证属肝肾阴虚者。症见眩晕，精神不振，记忆力减退，耳鸣，失眠，心悸，腰膝无力，或盗汗，舌质嫩红，苔少，脉弦细或细数者。

【加减】气虚者，加太子参；舌光无苔者，加麦冬、生地黄；失眠者，加酸枣仁、柏子仁；血虚者，加何首乌、黄精。

【方解】方中龟甲滋阴潜阳为君药。桑椹填精益髓；女贞子、墨旱莲滋养肝肾；山药补脾固肾，共为臣药。莲须固肾涩精；生牡蛎重镇潜阳，滋阴之力稍弱，共为佐药。牛膝引血下行，引诸药之力归于下焦，兼补肝肾，为佐使药。诸药共用，共奏滋阴潜阳之功。全方填阴精而制亢阳，使龙阳归本。

【注意事项】调畅情志，清淡饮食，避免烟酒、熬夜等不良生活习惯，必要时配合西药使用。

【现代研究】方中莲须具有抗血栓形成、抗溃疡及镇痛作用；桑椹能延缓衰老，提高全血和肝谷胱甘肽过氧化物酶、过氧化氢酶活性，增强超氧化物歧化酶活性，减少心肌脂褐素、过氧化脂质，提高皮肤中羟脯氨酸；女贞子煎剂、女贞子素、齐墩果酸均有良好的降血糖、降血脂、抗血小板聚集、抗血栓形成作用；墨旱莲具有止血、增加冠脉血流量等作用；山药具有降血脂、抗肿瘤等作用；龟甲能抗凝血、增加冠脉血流量和提高耐缺氧能力，并有解热、补血、镇静作用；牡蛎所含牡蛎多糖具有降血脂、抗凝血、抗血栓等作用；牛膝所含牛膝总皂苷可降低血压，改善脑卒中后的神经症状。

【用方经验】邓铁涛认为凡原发性高血压均应加重镇之品，审其阴、阳、虚、实、痰浊等不同，或用生牡蛎潜阳，或用龟甲、鳖甲滋阴，或用赭石平肝降逆兼下痰浊，或用磁石潜阳纳气。例如本方中便重用生牡蛎平肝潜阳为君药，龟甲滋阴潜阳为辅，主要适用于肝肾阴虚所致阴不潜阳，龙雷之火上僭越而成的高血压疾病。本方组方特点在于滋阴潜阳，培本以固先天，从而使亢阳得摄，而阴阳和合。

## 双降汤（朱良春经验方）

【组成】水蛭（粉碎装胶囊吞）0.5～5 g，生黄芪 30 g，丹参 30 g，生山楂 30 g，豨莶草 30 g，广地龙 10 g，当归 10 g，赤芍 10 g，川芎 10 g，泽泻 18 g，甘草 6 g。

【功效】益气活血，逐瘀通脉。

【主治】高血压患者伴高血黏、高血脂者，证属气虚血瘀，血脉痹阻者。症见面色晦暗，形体肥胖，时有头晕、头痛，平素多自汗，不喜劳作，嗜卧或肥甘厚味，纳可，二便调。舌暗，苔厚腻，脉涩。

【加减】水湿盛者，酌加防己、茯苓、猪苓、薏苡仁、白术等；瘀阻甚者，加桃仁、红花、大黄、牡丹皮；气虚者，可加党参或人参，气阴不足者，可用西洋参或太子参代。

【方解】方中重用黄芪，意在补气降压，取其双相调节之妙，补气则血行畅达，免除破瘀伤正之弊；水蛭、地龙破血逐瘀，疏通经脉，共为君药。丹参、当归、赤芍、川芎活血通脉，共为臣药。生山楂、泽泻、豨莶草，除降脂泄浊之外，还有祛瘀降压之效，共为佐药。甘草调合诸药为使药。诸药共用，共奏益气活血，逐瘀通脉之功。

【注意事项】清淡饮食，避免油腻食物，增加体育锻炼，调畅情志。

【现代研究】方中水蛭煎剂能改善血液流变学，降血脂，消退动脉粥样硬化斑块，增加心肌营养性血流量；黄芪具有抗衰老、抗辐射、抗炎、降血脂、降血糖、增强免疫、抗肿瘤和保肝等作用；丹参可扩张血管，降低血压，能降低血液黏度，抑制血小板聚集，对抗血栓形成；山楂所含解脂酶可促进脂肪分解；豨莶草有降压作用；地龙具有解热、镇静、抗惊厥、抗血栓、抗凝血、降血压、抗炎、镇痛、平喘、增强免疫、抗肿瘤、利尿、抗菌、兴奋子宫及肠平滑肌作用；当归具有增强机体免疫、抑制炎症后期肉芽组织增生、抗脂质过氧化、抗肿瘤、抗菌、抗辐射等作用；赤芍所含丹皮酚等多元酚类具有抗血小板聚集、抗血栓形成、抗心肌缺血、改善微循环等作用；川芎所含川芎嗪能扩张冠脉，增加冠脉血流量，扩张脑血管，降低血管、阻力，显著增加脑及肢体血流量，改善微循环；泽泻具有降压、降血糖、抗脂肪肝的作用；甘草所含甘草次酸和黄酮类成分具有抗心律失常作用，能减少室颤率。

【用方经验】朱良春按气虚兼夹痰瘀是高血压病的重要病机之一，盖气虚则血运无力，血流不畅久而成瘀；气虚则运化无能，膏粱厚味变生痰浊，乃致气虚痰瘀互为因果。如脂浊黏附脉络血管，络道狭窄遂成高血压，脂浊溶于营血遂成高血脂，故变生诸症。更要提及的是黄芪降压和升陷之理，此乃"双相作用"，临床研究证明，本方具有改善微循环、增加血流量、改变血液黏度、改善脂质代谢等作用，服后既可降压降黏，降脂通脉，防止心脑血栓梗阻，又能减肥轻身。

## 潜降汤（颜正华经验方）

【组成】何首乌 12 g，枸杞子 10 g，白芍

15 g，磁石 30 g，珍珠母 30 g，酸枣仁 15 g，茯苓 15 g，远志 15 g，首乌藤 15 g，益母草 15 g，牛膝 10 g，木香 6 g。

【功效】滋养肝肾，潜降虚阳。

【主治】原发性高血压，证属肝肾阴虚、虚阳上亢者。症见头晕眼花，或头晕痛，耳鸣耳聋，盗汗遗精，腰酸腿软，心悸失眠，面红目赤。舌红少苔，脉弦细数，或寸脉摇摇者。

【加减】眩晕重者，加白蒺藜、钩藤、天麻、石决明平潜肝阳；便干者，加黑芝麻润肠通便；虚风内动、四肢麻木者，加桑枝、桑寄生、益母草、红花、鸡血藤祛风活血通络。

【方解】方中磁石、珍珠母为君药，意在重镇潜阳。何首乌、枸杞子、首乌藤滋阴填精以安神；白芍养肝敛营，柔肝制阳；酸枣仁养心安神，共为臣药。远志安神益智，交通心肾；茯苓利水渗湿，宁心安神；益母草活血行瘀；牛膝引血下行；木香辛香理气，共为佐药。牛膝引诸药入下焦，功兼使药之用。诸药共用，共奏滋养肝肾，潜降虚阳之功。

【注意事项】舒畅情志，避免辛温燥烈伤阴之品，保持睡眠，避免烟酒等不良生活习惯。

【现代研究】方中何首乌具有抗氧化、抗炎、抗菌、抗病毒、抗肿瘤、抗诱变、保肝、调节血脂、抑制平滑肌增生、血小板聚集和舒张血管等作用；枸杞子具有抗氧化、抗衰老、降血脂、降血糖、抗肿瘤、抗诱变、抗辐射、降血压作用；白芍具有保肝、增强应激能力、抑菌、抑制胰淀粉酶活性等作用；磁石有抗炎、镇痛、促凝血等作用；珍珠母具有延缓衰老、抗氧化、抗肿瘤、抗肝损伤、镇静、抗惊厥、抗过敏、抗溃疡、提高免疫功能等作用；酸枣仁具有改善心肌缺血、提高耐缺氧能力、降血压、降血脂、增强免疫功能、抗血小板聚集、抗肿瘤等作用；茯苓具有护肝、降血糖、延缓衰老、对胃溃疡有抑制作用；远志具有降低血压和胆固镇静、镇痛、解热、抗过敏等作用；首乌藤具有降脂及镇静催眠等作用；益母草粗提物能扩张

血管，有短暂的降压作用；牛膝所含牛膝总皂苷可降低血压，改善脑卒中后的神经症状，齐墩果酸具有保肝、护肝、强心等作用；木香具有抗肿瘤、扩张血管、抑制血小板聚集等作用。

【用方经验】颜正华认为眩晕病的病因、病机、病位及病势虽多变，但总以虚实为纲。一般而言，病程久者多偏于虚，虚者以精气虚者居多，精虚者宜填精益髓、滋补肾阴；气血虚者宜补气养血、滋养肝肾；病程短者多偏于实，实证以痰火者多见，痰湿中阻者，宜燥湿化痰；肝火亢盛者，宜清肝泻火；肝阳上亢者，宜平肝降逆。而从病位而言，眩晕病的发生与肝、脾、肾三脏的功能失常皆密切相关，而其中又与肝肾的关系最为密切。总体而言，本病的发生以阴虚阳亢者居多，病位在肝肾，故治当以滋阴潜阳为要。此外，颜正华强调，因"心为五脏六腑之大主"，神安则脏安，脏安则诸病自已。因此治疗这类患者，除滋养肝肾、潜降虚阳外，用药不可忽略安神之重要性。本方名"潜降"者，意寓不独潜降虚阳，亦指安定神志也。

## 肝肾双补汤（邓铁涛经验方）

【组成】桑寄生 30 g，何首乌 24 g，玉米须 30 g，磁石（先煎）30 g，生龙骨（先煎）30 g，川芎 9 g，淫羊藿 9 g，杜仲 9 g。

【功效】滋补肝肾，平肝潜阳。

【主治】原发性高血压，证属阴阳两虚者。症见头晕，眼花，耳鸣，腰酸，腰痛，阳痿，遗精，夜尿，或自汗盗汗，舌淡嫩或嫩红，苔白厚或薄白，脉虚弦或紧，或沉细尺弱者。

【加减】气虚者，加黄芪 30 g；肾阳虚为主者，可用附桂十味汤（肉桂 3 g，熟附子 10 g，黄精 20 g，桑椹 10 g，牡丹皮 9 g，茯苓 10 g，泽泻 10 g，莲须 12 g，玉米须 30 g，牛膝 9 g）；肾阳虚甚兼水肿者，用真武汤加杜仲 12 g，黄芪 30 g。

【方解】方中桑寄生补肝肾，何首乌填精益髓，共为君药。磁石、龙骨重镇平肝，潜阳降逆；杜仲、淫羊藿补肝助肾，共为臣药。

玉米须利湿泻热；川芎行气活血化瘀，共为佐药。诸药共用，共奏滋补肝肾，平肝潜阳之功。

【注意事项】调畅情志，清淡饮食，避免烟、酒、熬夜等不良生活习惯，必要时配合西药使用。

【现代研究】方中桑寄生具有降压作用，注射液对冠脉血管有扩张作用，并能减慢心率；何首乌具有抗氧化、抗炎、抗菌、抗病毒、抗肿瘤、抗诱变、保肝、调节血脂、抑制平滑肌增生、血小板聚集和舒张血管等作用；玉米须具有利尿、降血糖、抗菌、抗肿瘤等作用，其水煎剂对循环系统、免疫系统等疾病也有一定影响；磁石具有抑制中枢神经，有镇静、催眠及抗惊厥作用；龙骨具有镇静、催眠、抗痉厥、促进血液凝固、降低血管通透性等作用；川芎所含川芎嗪能扩张冠脉，增加冠脉血流量，并扩张脑血管，降低血管阻力，显著增加脑及肢体血流量，改善微循环；淫羊藿具有影响心血管系统、骨髓和造血系统功能，抗骨质疏松，改善学习记等作用；杜仲具有保肝、延缓衰老、抗应激、抗肿瘤、抗病毒、抗紫外线损伤等作用。

【用方经验】邓铁涛认为，原发性高血压与肝的关系至为密切，调肝为治疗原发性高血压的重要一环，但治肝不一定限于肝经之药。本方所治病症为原发性高血压证属阴阳两虚者，属本虚标实，以原发性高血压中期多见。肝于五行中属木，肾属水，二者为相生关系，故治肝的同时，兼补益肾精，更有助于疗效。方中以桑寄生、何首乌、淫羊藿、玉米须、杜仲双补肝肾，予磁石、生龙骨以平肝潜阳，标本兼治。此外，邓铁涛治疗原发性高血压时还十分重视体育锻炼、患者的生活、精神状态对疾病的影响。他认为患者应妥善安排其生活的环境与工作，注意劳逸结合和饮食的调节等，并适当进行如气功、太极拳等锻炼。

## 赭决九味汤（邓铁涛经验方）

【组成】黄芪 30 g，赭石（先煎）30 g，决明子 30 g，党参 15 g，茯苓 15 g，白术 15 g，法半夏 10 g，陈皮 3 g，甘草 3 g。

【功效】益气祛痰，重镇降逆。

【主治】原发性高血压后期，证属脾气亏虚，痰浊上扰者。症见眩晕、胸闷，食少，倦怠乏力，或恶心、吐痰，舌胖嫩，舌边齿印，苔白厚浊，脉弦滑，或虚大而滑者。

【加减】兼肝肾阴虚者，加何首乌、桑椹、女贞子；兼肾阳虚者，加肉桂心、仙茅、淫羊藿；兼血瘀者，加川芎、丹参。

【方解】方中党参、黄芪益气健脾，共为君药。茯苓渗湿健脾；白术健脾益气；法半夏燥湿化痰，共为臣药。赭石重镇降逆；决明子平肝降逆；陈皮理气健脾，共为佐药。甘草调合诸药，为使药。诸药共用，共奏益气祛痰，重镇降逆之功。

【注意事项】调畅情志，清淡饮食，避免烟、酒、熬夜等不良生活习惯，必要时配合西药使用。

【现代研究】方中黄芪具有抗衰老、抗辐射、抗炎、降血脂、降血糖、增强免疫、抗肿瘤和保肝等作用；赭石对中枢神经系统有镇静作用，所含铁质能促进红细胞及血红蛋白的新生；决明子水浸出液、醇浸出具有降血压作用；党参有延缓衰老、抗缺氧、抗辐射、降低血糖、调节血脂；茯苓煎剂、糖浆剂、醇提取物、乙醚提取物，分别具有利尿、镇静、抗肿瘤、增加心肌收缩力的作用；白术具有保肝、利胆、降血糖、抗菌、抗肿瘤、镇静、镇咳、祛痰等作用；法半夏煎剂可降低眼内压，还有镇静催眠、降血脂作用；陈皮具有升高血压、抗血小板聚集、抗氧化、抗衰老、强心、抗休克、抗过敏、抗肿瘤、抑菌、避孕、抗紫外线辐射、杀虫等作用；甘草所含甘草次酸和黄酮类成分具有抗心律失常作用，能减少室颤率。

【用方经验】本方重用黄芪合六君子汤补气以除痰浊，配以赭石、草决明以降逆平肝。意在治疗原发性高血压后期，气机不畅，疏泄无力，导致痰瘀凝滞者。此种状态下肝脾气虚与痰浊上扰并存，因此要益气健脾与重镇降逆并用。

第一章 循环系统疾病

内科国医圣手时方

53

## 钩芍平肝降压汤（张崇泉经验方）

【组成】钩藤（后下）30 g，生白芍 20 g，干地龙 6 g，生地黄 20 g，葛根 20 g，川牛膝 10 g，泽泻 10 g，甘草 5 g。

【功效】滋阴平肝，通络潜阳。

【主治】中老年轻中度原发性高血压，证属阴虚阳亢，脉络瘀滞者。症见头晕目眩，面部烘热，颈项强痛，小便黄，舌质暗红或紫暗，苔薄，脉细弦。

【加减】眩晕较重，或头痛，面红目赤者，加夏枯草 15 g、天麻 10 g、杭菊（后下）10 g；胸闷胸痛者，加丹参 20 g、瓜蒌 15 g、郁金 10 g；心悸失眠者，加炒酸枣仁 15 g、首乌藤 20 g；肢体麻木者，加豨莶草 15 g、秦艽 15 g；腰膝酸痛者，加杜仲 15 g、桑寄生 15 g；血脂升高者，加制何首乌 15 g、山楂 15 g；大便干结者，加草决明 10 g、大黄 6 g；气虚疲乏者，加黄芪 30 g。

【方解】方中钩藤味甘性微寒，功善清热平肝，息风潜阳，为君药。生白芍滋阴平肝柔肝，与钩藤合用以增强平肝潜阳之力；生地黄、葛根养阴舒筋；川牛膝引血下行，共为臣药。干地龙清热息风，通络化瘀；泽泻利湿降浊，导热下行，共为佐药。甘草调和诸药为使药。诸药共用，共奏滋阴平肝，通络潜阳之功。

【注意事项】①本方适用于中老年轻、中度原发性高血压患者，若属重度或顽固高血压患者，应配合西药降压，采取中西医结合治疗。并应坚持长期服药，以维持血压平稳正常。②原发性高血压属中老年最常见的心脑血管疾病，除药物治疗外，还应注意坚持适度的运动锻炼，调畅情志，养成良好的饮食生活习惯，按时作息，避免劳累，戒烟酒，饮食应少盐，少肥甘油腻和辛辣，以减少心脑血管疾病发病和加重的各种危险因素。

【现代研究】方中钩藤具有降血压、镇静、制止癫痫发作、抗惊厥、抗精神依赖性、抗脑缺血、扩张血管、抑制血小板聚集、抗血栓、降血脂、抗内毒素血症、平喘等作用；白芍所含芍药苷具有较好的解痉、保肝、增强应激能力、抑菌、抑制胰淀粉酶活性等作用；地龙具有解热、镇静、抗惊厥、抗血栓、抗凝血、降血压、抗炎、镇痛、平喘、增强免疫、抗肿瘤、利尿、抗菌、兴奋子宫及肠平滑肌作用；生地黄所含地黄苷、地黄低聚糖可增强体液免疫和细胞免疫功能；葛根所含不同成分分别具有收缩与舒张内脏平滑肌的作用，并有降血糖、降血脂、抗氧化等作用；牛膝所含牛膝多糖能增强免疫、抑制肿瘤转移、升高白细胞和保护肝脏，并能提高记忆力和耐力；泽泻具有利尿作用，能增加尿量，增加尿素与氯化物的排泄，对肾炎患者利尿作用更为明显，有降压、降血糖作用；甘草具有抗利尿、降血脂、保肝和类似肾上腺皮质激素样作用。

【用方经验】本方可作为中老年轻中度高血压的基本方，临床可以此为基础随证加减。主要应用于原发性高血压引起的眩晕、头痛属阴虚阳亢、兼脉络瘀滞者。临床亦用于脑动脉硬化、椎-基底动脉供血不足所致阴虚阳亢之眩晕者。

第二章 神经系统疾病

# 第一节 脑血管意外

脑血管意外相当于中医学之"中风"，是以猝然昏倒，不省人事，半身不遂，口眼㖞斜，言语不利为主症的一类疾病，病轻者可无昏仆而仅见口舌㖞斜或伴及半身不遂等症状。本病多因气血亏虚，心、肝、肾三脏失调，复因劳逸失度、内伤积损、情志不遂、饮酒饱食或外邪侵袭等触发，导致机体阴阳失调，气血逆乱。风、火、痰、瘀是其发病之标。由于病位浅深、病情轻重的不同，又分为中经络和中脏腑，有神志障碍者为中脏腑。近代中医学者总结前人经验，概括中风病因病机为虚、瘀、火、痰，本虚标实。根据病因、病理，现代医学将中风病分为缺血性与出血性两大类。前者主要包括局限性脑梗死（脑血栓、脑栓塞、腔隙梗死）；后者主要包括脑出血和蛛网膜下腔出血。

## 羚羊角骨汤（邓铁涛经验方）

【组成】羚羊角骨 25 g，钩藤 15 g，白芍 12 g，地龙 12 g，石决明 30 g，天竺黄 10 g，杜仲 12 g，牛膝 15 g。

【功效】平肝息风。

【主治】缺血性中风病中经络之肝阳亢盛证。症见神清，或神情默默，善悲而哭，半身不遂或但臂（腿）不遂，失语或语言不利，口眼㖞斜，或大小便失禁，关格。舌质红绛或艳红，舌体颤苔黄或腻腐，脉必弦而有力或兼数。

【加减】兼热盛者，可加黄芩、莲子心、石膏；兼痰者，可加胆南星、全蝎、僵蚕；兼失语者，加全蝎、石菖蒲或合至宝丹。

【方解】方中羚羊角骨咸寒入肝，清热凉肝熄风；钩藤甘寒入肝，清热平肝，息风解痉。两者合用，相得益彰，清热平肝、息风止痉之功益甚。地龙清热息风，石决明清肝平肝。天竺黄清热凉心定惊。肝阳亢甚，易伤肝阴，以白芍养阴柔肝。杜仲、牛膝补益肝肾以治本。全方合而为功，共达平肝息风之效。

【现代研究】方中羚羊角骨抑制中枢神经系统、解热、镇痛等作用；钩藤具有镇静、降压等作用；白芍具有中枢抑制、解痉、抗炎、抗溃疡、调节免疫、抗菌、保肝、解毒、抗诱变和抗肿瘤等作用；地龙有降压、舒张平滑肌、解热、镇静、抗惊厥等作用；石决明具有降压、抗菌、抗氧化、影响血清钙离子浓度和钙通道和中和胃酸等作用；天竺黄具有保护心脑血管、保护神经、改善记忆、镇咳祛痰、解热、抗炎、镇静、抗惊厥等作用；杜仲具有降压、调节血脂、保护心脏、预防肥胖、改善糖代谢、抗炎、抗病毒、抗菌、抗肿瘤、补肝肾、强筋健骨、安胎、抗氧化和镇痛等作用；牛膝具有抗骨质疏松、调节血压、扩张下肢血管、强心、兴奋免疫、抗炎、保护神经、降血糖、降血脂、抗衰老、收缩子宫平滑肌和抑制子宫细胞等作用。

【用方经验】清代医家华岫云在《临证指南·中风》案后曰"今叶氏（天士）发明内风，乃身中阳气之变动，肝为风脏，因精血衰耗，水不涵木，木少滋荣，故肝阳偏亢，内风时起"，邓老结合自己多年的临证体会，提出中风的病因病机应该以内因为主，内虚为本，加以七情、饮食、劳倦等因素，以致肝风、肝火内动，或湿痰、瘀血内阻，或虚阳浮越而发病，本证为中风中经络之肝阳亢盛证，故拟羚羊角骨汤，以羚羊角骨、钩藤清热凉肝息风，地龙清热息风，石决明清肝平肝，天竺黄清热凉心定惊，以白芍养阴柔肝，杜仲、牛膝补益肝肾以治本，既平肝阳，又补肝肾，标本兼治。

## 秦艽牵正汤（邓铁涛经验方）

【组成】秦艽 18 g，川芎 10 g，当归 10 g，白芍 15 g，生地黄 20 g，茯苓 15 g，白

内科国医圣手时方

附子 10 g，僵蚕 10 g，全蝎 10 g，羌活 10 g，防风 6 g，白术 12 g。

【功效】养血祛风通络。

【主治】中风中脏腑之风痰阻络证。症见神情默默或神志逐渐转清，口眼㖞斜，语言不利，肌肤不仁，手足麻木，或见恶寒发热，肢体拘急，舌苔白或兼滑腻，脉浮滑或弦数。

【加减】兼热者，加石膏、黄芩；痰多者，去生地黄，加胆星；血虚者，加熟地黄、鸡血藤。

【方解】方中秦艽祛风通络；川芎活血通络；当归养血活血；白芍养血；脾为气血生化之源，以茯苓、白术健脾养血；羌活、防风解表散寒，防风尚能内外之风；白附子辛温燥烈，入阳明走头面，祛风化痰，尤善治头面之风；僵蚕、全蝎均能祛风止痉，其中全蝎长于通络，僵蚕并能化痰；痰郁易化热，以生地黄清热，又可防辛燥之品伤阴；全方合而为功，共达养血祛风通络之效。

【现代研究】方中秦艽具有镇静、镇痛、解热、抗炎、降血压、升血糖、抗肝炎等作用，对病毒、细菌、真菌皆有一定的抑制作用；川芎具有抗血小板和血栓形成、扩张血管、清除氧自由基、抗缺血损伤、抗肿瘤、调节免疫等作用；当归具有抗血栓形成、改善微循环、抗心律失常、扩张血管、抑制平滑肌痉挛、抗炎、镇痛、降血糖、保护肝胆与肾脏、补血、降血脂、抑制血小板聚集、抗血栓、抗炎、抑制中枢神经系统、抗菌、平喘、抗氧化等作用；白芍具有中枢抑制、解痉、抗炎、抗溃疡、调节免疫、抗菌、保肝、解毒、抗诱变和抗肿瘤等作用；生地黄具有调节免疫、增强造血功能、调节血压、护心、镇静、抗衰老、抗肿瘤、降血糖、抗胃溃疡等作用；茯苓具有利尿、抗菌、降低胃酸、降血糖等作用；白附子具有镇咳祛痰、镇静催眠、抗惊厥、抗破伤风、抑制结核分枝杆菌、抗炎等作用；僵蚕具有抗凝、抗血栓、抗惊厥、镇静催眠、抗肿瘤、降血糖、降血脂、抗菌、神经营养等作用；全蝎具有抗惊厥、降压等作用；羌活具有抗炎、抑菌、镇痛、解热、抑制迟发性过敏等作用，能对抗垂体后叶素引起的心肌缺血和增加心肌营

养性血流量，羌活水溶部分有对抗心律失常作用；防风具有解热、镇痛及抗菌等作用；白术具有利尿、降血糖、强壮、抗凝血、扩张血管、抗肿瘤、抗菌、促进造血合成、促进蛋白合成及镇静等作用。

【用方经验】对于中脏腑之风痰阻络证患者，邓老在祛风通络的基础上加上养血，源于李中梓《医宗必读·卷十·痹》"治风先治血，血行风自灭"。因血在风证的发生、发展和转归的整个病程中都起着至关重要的作用。外风都有从血治这一思路，通过补血、养血活血促使气血流通。凡气虚、气滞、阴虚、血寒、血热、出血、七情过激、跌打损伤等所导致的瘀血，在加重到阻塞经络、影响筋脉功能时，均可产生内风。故邓老在治疗风证时，亦使用了大量养血活血之品，如川芎、当归、白芍、茯苓、白术等。

## 健脑片（邓铁涛经验方）

【组成】黄芪，川芎，当归，赤芍，桃仁，红花，胆南星，九节菖蒲，生地黄，豨莶草，竹茹。

【功效】补气养血，生精充髓，活血通络，除痰醒脑。

【主治】老人精血亏耗，气虚神疲，脑髓空虚，痰瘀阻滞清窍之呆病虚眩，中风后遗症，半身不遂等，亦适用于现代医学之老年性痴呆、脑动脉供血不足、脑萎缩及脑血管意外后遗症属上述中医辨证患者。

【方解】方中黄芪大补元气为君药，且黄芪伍用芎、归、地、芍四物能增大生精血、充脑髓之药效，取张景岳"阳中求阴，阴得阳升而泉源不竭"之义，而黄芪伍用活血除痰之品则能增加通经络之功，故重用而为君药；川芎、当归、赤芍、生地黄大补阴血，因精血互生，故还有生精充脑髓之效而为臣药；其中芍药用"赤"，地黄用"生"，乃取其甘寒清润以制约芎、归之温燥，使阴阳得以协调；桃仁、红花活血化瘀，配合芎、归、芍能活血通络，祛瘀生新；九节菖蒲、胆星、竹茹豁痰开窍醒脑，共为佐药；豨莶草祛风湿，利筋骨，通血脉而为使药；诸药合用，

共奏补气血，生精充脑髓，活血通络，除痰醒脑之效，善疗脑疾。

【现代研究】方中黄芪具有强心、降压、利尿、镇静、降血糖、兴奋收缩子宫及抑菌等作用；川芎具有抗血小板和血栓形成、扩血管、清除氧自由基、保护脏器缺血损伤、抗肿瘤和调节免疫系统等作用；当归具有抗血栓形成、改善血液循环、抗缺血再灌注后心律失常、改善冠脉循环、扩张血管、抑制平滑肌痉挛、抗炎、镇痛、降血糖、保护脏器、补血、降血脂、抑制血小板聚集、抗氧化和清除自由基等作用；赤芍具有抗血栓形成、抗血小板聚集、降血脂、抗动脉硬化、抗肿瘤和保肝等作用；桃仁具有增加脑血流量、降低血管阻力、抑制血小板聚集、镇痛、抗炎、抗菌、抗过敏、抗肺纤维化、抗肝纤维化及镇咳平喘等作用；红花具有抑制心脏、降压、兴奋子宫、镇痛镇静、抗炎、免疫活性等作用；胆南星具有抑制神经系统、催眠等作用；九节菖蒲具有镇静、抗惊厥、抗抑郁、改善学习记忆、抗脑损伤、调节胃肠运动、解痉、改善血液流变性、抗血栓和抗心肌缺血损伤等作用；生地黄具有调节免疫、增强造血功能、调节血压、护心、镇静、抗衰老、抗肿瘤、降血糖、抗胃溃疡等作用；豨莶草具有抑制免疫功能、抗炎、降血压、血管扩张、抗血栓形成、抗早孕、抗单纯疱疹病毒、抑制血管紧张素转化酶活性等作用；竹茹对白色葡萄球菌、枯草杆菌、大肠埃希菌均有较强的抑制作用。

【用方经验】对于精血亏耗，气虚神疲，脑髓空虚，痰瘀阻滞清窍而出现上述症状的老年患者，邓老以补气养血为主，气虚运血无力易致瘀血，故配伍活血祛瘀之品，且气虚运化无力，聚湿生痰，故配伍化痰开窍之品。又精血同源，故养血亦能生精化髓。全方共奏补气养血，生精充髓，活血通络，除痰醒脑之功。常规用药剂量：黄芪 9～30 g，川芎 3～9 g，当归 5～15 g，赤芍 6～12 g，桃仁 5～10 g，红花 3～10 g，胆南星 1.5～6 g，九节菖蒲 3～9 g，生地黄 10～15 g，豨莶草 9～12 g，竹茹 6～10 g。

## 自拟益气活血通络汤
### （张崇泉经验方）

【组成】黄芪 30 g，当归 10 g，赤芍 15 g，川芎 10 g，红花 6 g，全蝎 5 g，葛根 20 g，丹参 20 g，生地黄 20 g，干地龙 6 g，天麻 10 g，钩藤（后下）30 g，山楂 15 g，黄柏 8 g，三七粉（冲）6 g，生牡蛎 30 g，甘草 5 g。

【功效】益气活血，祛瘀通络。

【主治】缺血性中风（脑梗死）恢复期，属气虚血瘀证候者。症见半身不遂，口眼㖞斜，语言蹇涩，疲倦乏力，舌质暗红或淡紫，苔薄白，脉沉细。部分出血性中风（脑出血）恢复期，属中经络气虚血瘀证的患者，亦可用本方治疗。

【加减】头晕头痛，血压升高者，去川芎、当归，加夏枯草 15 g、钩藤（后下）30 g、生白芍 20 g；痰浊交结者，酌加法半夏 10 g、胆南星 10 g、石菖蒲 15 g、炙远志 6 g、瓜蒌 15 g、陈皮 10 g；气虚明显者，酌加人参 6 g、白术 15 g；瘀血偏重者，酌加三七粉（冲）6 g、桃仁 10 g、全蝎 5 g；兼阴虚者，加生地黄 20 g、麦冬 15 g；肢体关节痹痛者，酌加威灵仙 15 g、青风藤 15 g；心悸、失眠者，加炒酸枣仁 20 g、首乌藤 20 g；小便频多或失禁者，加益智 10 g、金樱子 15 g；大便干结者，加草决明 15 g 或大黄 10 g。

【方解】药用黄芪补气健脾，使气旺则血行；川芎、当归、赤芍、生地黄大补阴血，因精血互生，故还有生精充脑髓之效，且黄芪伍用活血之品则能增加通经络之功；其中芍药用"赤"，地黄用"生"，乃取其甘寒清润以制约芎、归之温燥，使阴阳得以协调；丹参、红花、地龙、全蝎、三七、山楂活血祛瘀，配合芎、归、芍能活血通络，祛瘀生新；葛根舒筋活络；天麻、钩藤、生牡蛎平肝息风；黄柏清血中瘀热；甘草调和诸药。全方合而为功，共达益气活血通络之效。

【现代研究】方中黄芪具有加强正常心脏收缩、强心、降压、利尿、镇静、降血糖、兴奋收缩子宫及抑菌等作用；红花具有抑制

内科国医圣手时方

心脏、降压、兴奋子宫、镇痛镇静、抗炎、免疫活性等作用；川芎具有抗血小板和血栓形成、扩血管、清除氧自由基、保护脏器缺血损伤、抗肿瘤和调节免疫系统等作用；赤芍具有抗血栓形成、抗血小板聚集、降血脂和抗动脉硬化、抗肿瘤和保肝等作用；当归具有抗血栓形成、改善血液循环、抗缺血再灌注后心律失常、改善冠脉循环、扩张血管、抑制平滑肌痉挛、抗炎、镇痛、降血糖、保护脏器、补血、降血脂、抑制血小板聚集、抗氧化和清除自由基等作用；全蝎具有抗惊厥、降压等作用；蜈蚣具有抗肿瘤、止痉、抗真菌等作用；葛根具有增加脑及冠脉血管血流量、兴奋和抑制心脏、解痉、降血糖、解热及雌激素样作用；丹参具有保护心肌、扩展血管、抗动脉粥样硬化、抗血栓、改善微循环、促进血管新生、抗肿瘤、抗肝纤维化、调节免疫、抗菌消炎等作用；生地黄具有调节免疫、增强造血功能、调节血压、护心、镇静、抗衰老、抗肿瘤、降血糖、抗胃溃疡等作用；地龙具有降压、舒张平滑肌、解热、镇静、抗惊厥等作用；天麻具有镇静、抗缺氧、抗惊厥、抗炎、增强机体非特异性免疫和细胞免疫等作用；钩藤具有镇静、降压等作用；胆南星具有抑制神经系统、催眠等作用；山楂具有促消化、降压、降血脂、抗氧化、增强免疫、抗菌、防肿瘤、收缩子宫、促进子宫复原及止痛等作用；黄柏具有抗菌、抗真菌、镇咳、降压、抗滴虫、抗肝炎及抗溃疡等作用；三七具有负性肌力、抗休克、抗心律失常、降压、抑制中枢神经系统、调节凝血、止血、镇痛、改善记忆、抗炎、抗衰老等作用；生牡蛎具有收敛、镇静、解毒、镇痛等作用；甘草具有镇咳平喘、抗心律失常、抗炎、镇痛、调节免疫等作用。

【用方经验】中风一病，其病机概而论之有虚（气虚、阴虚）、火（肝火、心火）、风（肝风、外风）、痰（风痰、湿痰）、气（气逆）、血（血瘀）六端，其病位在脑，与心、肾、肝、脾密切相关。本证为气虚，气虚则运血无力，血行不畅，而致脑脉瘀滞不通。气血瘀滞，脉络闭阻，而致肢体废不能用。诸症皆为气虚血滞，脉络瘀阻所致。气为血

之帅，张老以大剂量黄芪补气健脾，使气旺则血行；血为气之母，以当归、赤芍、川芎、生地黄养血活血，以丹参、红花、地龙、全蝎、三七、山楂活血祛瘀，血在脉管中正常运行，血才能生气、载气，补气虚，载气行；葛根舒筋活络；天麻、钩藤、生牡蛎平肝息风；黄柏清血中瘀热；甘草调和诸药。全方益气活血通络而使病愈。

## 健脑通络方（王行宽经验方）

【组成】黄芪30 g，生地黄15 g，山茱萸10 g，山药20 g，丹参10 g，茯苓10 g，泽泻5 g，天麻10 g，法半夏10 g，白术10 g，豨莶草10 g，地龙10 g，益智10 g，钩藤15 g，胆南星5 g，石菖蒲5 g，炙甘草5 g。

【功效】补肾健脑，祛风豁痰，活血通络。

【主治】缺血性中风后遗症期，证属脑络瘀阻、风痰凝结。症见口中流涎，语言謇塞，双下肢乏力，无头晕，纳食可，二便尚调。舌淡暗红，苔薄，脉弦细。

【加减】若偏于喑哑，吞咽作呛者，伍以炙远志、炒酸枣仁、郁金、木蝴蝶、蝉蜕之类；偏于足痹者，伍以鸡血藤、丹参、牛膝、木瓜、伸筋草之类；口舌偏喎者，伍以白花蛇、白僵蚕、全蝎、水蛭、蜈蚣之类；口角流涎者，加益智。

【方解】方中山茱萸补养肝肾，并能涩精；山药双补脾肾，即所谓"三阴并补"；益智补肾健脾；生地黄补血养阴；黄芪补气健脾；丹参活血祛瘀；茯苓健脾渗湿，配山药补脾而助健运；泽泻利湿泻浊；法半夏、白术燥湿化痰；豨莶草祛风湿，通经络；天麻、钩藤、地龙息风止痉；胆南星清热化痰、息风止痉；石菖蒲开窍豁痰；炙甘草调和诸药。全方合而为功，以补肝肾为本，佐以消痰化瘀、宣通经遂。

【现代研究】方中黄芪具有加强正常心脏收缩、强心、降压、利尿、镇静、降血糖、兴奋收缩子宫及抑菌的作用；生地黄对免疫系统具有双向调节作用、增强造血功能、调节血压、保护心血管系统、镇静、抗衰老、

抗肿瘤、降血糖、抗胃溃疡等作用；山茱萸具有利尿降压、抗肠痉挛、抑菌、升高白细胞等作用；山药具有降血糖、调节机体对非特异刺激反应性、促消化、止咳、祛痰等作用；丹参具有保护心肌、扩张血管、抗动脉粥样硬化、抗血栓、改善微循环、促进血管新生、抗肿瘤、抗肝纤维化、调节免疫、抗菌消炎等作用；茯苓具有利尿、抗菌、降低胃酸、降血糖等作用；泽泻具有降血脂、保护肝脏、轻度降压及利尿等作用；天麻具有镇静、抗缺氧、抗惊厥、抗炎、增强机体非特异性免疫和细胞免疫等作用；钩藤具有镇静、降压等作用；法半夏具有止咳、祛痰等作用；白术具有利尿、降血糖、强壮、抗凝血、扩张血管、抗肿瘤、抗菌、促进造血、促进蛋白合成、镇静等作用；豨莶草具有抑制免疫、抗炎、降血压、扩张血管、抗血栓形成、抗早孕、抗单纯疱疹病毒、抑制血管紧张素转化酶活性等作用；地龙有降压、舒张平滑肌、解热、镇静、抗惊厥等作用；益智具有拮抗钙活性、具有强心、抗肿瘤、控制回肠收缩、抑制前列腺素、抑制胃溃疡、升高外周血液白细胞等作用；胆南星具有抑制神经系统、催眠等作用；石菖蒲有抗惊厥、安神镇静、降温、解痉及抗肿瘤等作用；炙甘草具有镇咳平喘、抗心律失常、抗炎、镇痛、调节免疫等作用。

【用方经验】缺血性中风遗留语言謇涩为主，脑络瘀阻、风痰凝结于廉泉，口不能言，王老拟补肾健脑，祛风豁痰，活血通络之健脑通络方治之。

## 涤痰汤去参合天麻四虫饮加减（熊继柏经验方）

【组成】陈皮 10 g，法半夏 10 g，枳实 10 g，茯苓 20 g，竹茹 10 g，炙远志 10 g，石菖蒲 30 g，胆南星 6 g，甘草 6 g，天麻 20 g，全蝎 5 g，僵蚕 20 g，地龙 10 g，蜈蚣（去头足）1 条，桑螵蛸 20 g，益智 20 g。

【功效】化痰息风，活血开窍。

【主治】中风病中脏腑之后遗症期，证属痰浊闭阻。症见神识欠清，行动不便，舌謇语涩，口角流涎，小便失禁。舌苔黄腻，脉弦细滑。

【加减】若小便失禁好转而大便干结者，加生大黄；若精神疲乏，纳少者，加山楂、炒麦芽。

【方解】药用陈皮、胆南星、法半夏利热燥而祛痰；枳实破痰利膈；炙远志益智安神，祛痰开窍；全蝎、蜈蚣、天麻、僵蚕、地龙息风止痉，天麻、全蝎、蜈蚣还能通络；竹茹清燥解郁；石菖蒲开窍通心；益智补肾健脾，固护先后天之本；桑螵蛸补肾助阳；茯苓、甘草宁心健脾而泻火。全方合而为功，共达化痰息风，活络开窍之效。

【现代研究】方中陈皮具有护肝、抗肿瘤、抗呼吸系统疾病、抗肺纤维化、抗肺炎及降血脂等作用；法半夏具有止咳、祛痰等作用；枳实具有收缩子宫、抑制肠管、升压、收缩心肌、抗血栓及抗变态反应等作用；茯苓具有利尿、抗菌、降低胃酸、降血糖等作用；竹茹具有增加尿中氯化物量、增高血糖、抗菌等作用；远志具有祛痰、兴奋子宫和溶血等作用；石菖蒲有抗惊厥、安神镇静、降温、解痉及抗肿瘤等作用；胆南星具有抑制神经系统、催眠等作用；甘草具有镇咳平喘、抗心律失常、抗炎、镇痛、调节免疫等作用；天麻具有镇静、抗缺氧、抗惊厥、抗炎、增强机体非特异性免疫和细胞免疫等作用；全蝎具有抗惊厥、降压等作用；蜈蚣具有抗肿瘤、止痉、抗真菌等作用；僵蚕具有抗凝、抗血栓、抗惊厥、镇静催眠、抗肿瘤、降血糖、降血脂、抗菌、神经营养和保护等作用；地龙有降压、舒张平滑肌、解热、镇静、抗惊厥等作用；桑螵蛸具有常压耐缺氧、抗利尿、抗过氧化脂质、促进食物消化、治疗神经衰弱、促进代谢和红细胞发育等作用；益智具有拮抗钙活性、强心、抗肿瘤、控制回肠收缩、抑制前列腺素、抑制胃溃疡、升高外周血液白细胞等作用。

【用方经验】所谓"东南之人，多是湿土生痰，痰生热，热生风也"，痰热风阳上扰，蒙蔽神窍，瘀阻脑络，致神志昏昧，言语不利，口角流涎；瘀阻肢体经络，致活动不便。熊老故选涤痰汤去人参以涤痰开窍为先，寓

内科国医圣手时方

喻嘉言《医门法律》："挟痰者，非豁痰则风不出""挟痰者，豁痰而风去"之意，再和天麻四虫饮活络祛风化痰，增强豁痰解语醒神之效。

## 天麻四虫饮（熊继柏经验方）

【组成】野天麻30 g，全蝎5 g，僵蚕30 g，地龙10 g，蜈蚣（去头足）1条，葛根20 g，黄芩10 g，钩藤20 g，防风10 g，甘草6 g。

【功效】搜风通络。

【主治】中风病中经络之风阻经络证。症见口眼㖞斜，鼻唇沟消失，泪溢，伴头晕，口渴，咽痛，颈胀，便秘，舌红，苔薄黄，脉细数。

【加减】若伴口干、便秘、手心发热，合增液承气汤。

【方解】方中天麻、全蝎、僵蚕、蜈蚣、地龙、钩藤息风止痉，天麻、全蝎、蜈蚣还能通络；防风祛风止痉；葛根通经活络、生津止渴；黄芩清热燥湿；甘草调和诸药。全方合而为功，共达搜风通络之效。

【现代研究】方中天麻具有镇静、抗缺氧、抗惊厥、抗炎、增强机体非特异性免疫和细胞免疫等作用；全蝎具有抗惊厥、降压等作用；蜈蚣具有抗肿瘤、止痉、抗真菌等作用；僵蚕具有抗凝、抗血栓、抗惊厥、镇静催眠、抗肿瘤、降血糖、降血脂、抗菌、神经营养和保护等作用；地龙有降压、舒张平滑肌、解热、镇静、抗惊厥等作用；葛根具有增加脑及冠脉血管血流量、兴奋和抑制心脏、解痉、降血糖、解热及雌激素样作用；黄芩具有抗炎、抗变态反应、抗微生物、解热、降压、利尿、轻度升血糖、和胆、解痉及镇静等作用；钩藤具有镇静、降压等作用；防风具有解热、镇痛及抗菌等作用；甘草具有镇咳平喘、抗心律失常、抗炎、镇痛、调节免疫等作用。

【用方经验】《素问·阴阳应象大论》曰"风伤筋"，气血不足，腠理不固，风邪乘虚人中，致使颜面筋脉弛缓。熊老用天麻四虫饮祛风通络，搜除风邪。更有便秘、口干等症，则合增液承气汤，滋阴润燥。风邪清除，经络通畅，则病获痊愈。

## 导痰汤合黄芪虫藤饮加味（熊继柏经验方）

【组成】黄芪30 g，天麻20 g，僵蚕30 g，全蝎5 g，地龙10 g，蜈蚣（去头足）1条，鸡血藤15 g，海风藤15 g，钩藤15 g，黄芩10 g，酒大黄3 g，陈皮10 g，法半夏10 g，茯苓10 g，胆南星6 g，枳实10 g，甘草6 g。

【功效】化痰通络，活血祛瘀。

【主治】中风病中经络之痰热瘀阻证。症见半身不遂，肢体麻木，食纳正常，大便秘，小便调，舌苔白厚腻微黄，脉弦滑数。

【加减】若大便已畅，舌苔黄白厚腻，脉弦滑，去大黄，加防风；若喉中多痰，头晕，颈胀，舌苔转薄腻，脉滑，加葛根、片姜黄；若见咳嗽痰黄、小溲短赤，加黄芩、杏仁、瓜蒌子等；若伴恶心、呕吐，加竹茹；若头痛眩晕较甚，加白术、川芎、石菖蒲等。

【方解】本方中胆南星燥湿化痰、祛风散结，枳实、陈皮下气化痰，法半夏燥湿祛痰，茯苓渗湿，甘草调和，共奏燥湿化痰之功；黄芪为补气第一要药，以黄芪补气，气足则无肢麻；鸡血藤补血活血通络，与祛风通络的海风藤同用，通络活血止血之功加强，配伍虫类搜剔之品僵蚕、全蝎、地龙、蜈蚣，可熄风通络止痛，以天麻、钩藤息风止痉，天麻还能祛风通络；大黄能泻下治便秘，还能清瘀热，黄柏尚能清热燥湿。全方合而为功，共达化痰通络，活血祛瘀之效。

【现代研究】方中黄芪具有加强正常心脏收缩、强心、降压、利尿、镇静、降血糖、兴奋收缩子宫及抑菌等作用；天麻具有镇静、抗缺氧、抗惊厥、抗炎、增强机体非特异性免疫和细胞免疫等作用；僵蚕具有抗凝血、抗血栓、抗惊厥、镇静催眠、抗肿瘤、降血糖、降血脂、抗菌、神经营养和保护等作用；全蝎具有抗惊厥、降压等作用；地龙具有降压、舒张平滑肌、解热、镇静、抗惊厥等作用；蜈蚣具有抗肿瘤、止痉、抗真菌等作用；

鸡血藤具有补血活血、抗病毒、抗肿瘤、抗氧化、保护肝损伤、镇静和催眠等作用；海风藤具有抑制血小板活化因子、抗炎、镇痛、减轻缺血再灌注损伤、抗氧化等作用；钩藤具有镇静、降压等作用；防风具有解热、镇痛及抗菌等作用；黄芩具有抗炎、抗变态反应、抗微生物、解热、降压、利尿、轻度升血糖、和胆、解痉及镇静等作用；大黄具有致泻、免疫调控、抑菌、抗炎、抗病毒、止血、抗凝血、降血脂、利尿、保肝利胆等作用；陈皮具有肝保护、抗肿瘤、抗肺纤维化、抗肺炎及降血脂等作用；法半夏具有止咳、祛痰等作用；茯苓具有利尿、抗菌、降低胃酸、降血糖等作用；胆南星具有抑制神经系统、催眠等作用；枳实具有收缩子宫、抑制肠管、升压、收缩心肌、抗血栓及抗变态反应等作用；甘草具有镇咳平喘、抗心律失常、抗炎、镇痛、调节免疫等作用。

【用方经验】熊老治疗中风偏瘫证属痰热瘀阻，常以化痰通络，活血祛瘀为治疗原则，以导痰汤为基础方理气化痰，气顺则痰自下降。对于肢体麻木，《黄帝内经》曰："营气虚则不仁，卫气虚则不用，营卫俱虚则不仁不用。"熊老以大剂量黄芪补气，藤类药物通经活络，正所谓"风邪深入骨，如油入面，非用虫类搜剔不克为功"，以四虫搜风活络止痛；此外，以大黄泻下、清瘀热，黄柏清热燥湿。

## 培补肾阳汤（朱良春经验方）

【组成】淫羊藿 15 g，仙茅 10 g，山药 15 g，枸杞子 10 g，紫河车 6 g，甘草 5 g。

【功效】培补肾阳。

【主治】中风后遗症肾阳亏虚证。症见中风偏瘫，兼见腰膝酸冷、畏寒肢凉，下肢尤甚，夜尿频多。舌淡，苔白，脉沉细无力，尺脉尤甚。

【加减】肾阴不足者，加生地黄 15 g，熟地黄 15 g，女贞子 10 g，百合 12 g；肝肾阴虚者，加生白芍 10 g，沙苑子 10 g；脾肾阳虚而大便泄泻者，加补骨脂 10 g，益智 10 g，鹿角霜 10 g，炒白术 10 g。

【方解】其中含三大药对：淫羊藿、仙茅为对，山药、枸杞子为对，紫河车、甘草为对。淫羊藿，味辛甘，性温，入肝、肾二经，功擅补肾壮阳，祛风除湿，朱老常说"此药温而不燥，为燮理阴阳之佳品"；仙茅，味辛，性温，入肝、肾二经，温肾阳，壮筋骨，治阳痿精冷、小便失禁；山药色白入肺，味甘归脾，液浓益督，能滋润血脉，固摄气化，宁嗽定喘，强志育神；枸杞子，味甘微辛，气温，可升可降，阴中有阳，故能补气，所以进阴而不致阴衰，助阳而能使阳旺，而且朱老认为山药、枸杞子二者同用，有育阴以涵阳之妙，故毋需虑二仙温壮助阳之峻；紫河车，甘而温，入心、脾、肾三经，是古方补天丸、大造丸主药，《本草经疏》称其"乃补阴阳两虚之药，有返本还元之功"；甘草，性味甘平，入脾、胃、肺经，和中缓急，润肺，解毒，调和诸药。综合各药，皆护及五脏，尤注重后天脾及先天肾，立方之理论体现中医之本，而补脾肾乃中医学之主旨。脾脏运化功能，必须依赖肾阳的温煦、蒸化来维持。《医门棒喝》中曰"脾胃之能生化者，实由肾中元阳之鼓舞"。藉由先天之督，温养后天之脾胃，运化功能得以充分发挥，使胃能受纳和腐熟食物，脾能输布水谷精微，起到供养全身的作用。朱老根据"命门"学说，并注重调补脾肾的指导思想下而创立此方。

【现代研究】

1. 方中淫羊藿具有增加内分泌系统的分泌功能、调节细胞代谢、增强体能和耐冻时间、降压等作用；仙茅对巨噬细胞吞噬功能有影响，在中枢神经系统中有镇静镇痛、抗炎抗厥作用，对下丘脑-垂体-性腺轴功能有积极作用；山药具有增强免疫、降血糖、抗氧化等作用；枸杞子具有增强免疫、降血压、降血脂、降血糖、保护肝肾功能、抗应激等作用，紫河车具有促进乳腺和女性生殖器发育、免疫及抗过敏等作用，甘草具有镇痛、抗炎、类肾上腺皮质激素样作用、降血脂、保肝等作用。

2. 实验研究：温肾阳类中药能增加脑内乙酰胆碱及单胺类神经递质的含量，增加神经递质受体的数量，从而促进神经功能的恢

内科国医圣手时方

复。另有研究表明，温肾阳药主要作用于下丘脑时，影响 nNOS 的转录环节，抑制 NOS/cGMP 系统，从而改善阳虚症状。谢磊等研究发现，肉桂、巴戟天具有调节单胺类中枢神经递质紊乱的作用和抗抑郁作用，因而可以用来改善中风后遗症期的抑郁状态。这些研究说明温肾阳药具有改善中枢神经系统功能的作用，为培补肾阳法可用来治疗中风后遗症提供了实验依据。

【用方经验】中风后遗症期，病机具有本虚标实的特点，且以本虚为主。本虚以气虚为最常见，其次可见肝肾阴虚、或气阳两虚并见，或见肾阳虚。标实以血瘀常见。故治疗中风后遗症应当以补益为主。补虚之时，始终顾护肾阳之气，是朱良春治疗中风的经验之一。他在补气、滋水涵木的同时，常少佐培补肾阳之品。其中，常用紫河车、仙茅、淫羊藿。紫河车，甘咸温，入心、脾、肾经，《本草经疏》称其"乃补阴阳两虚之药，有返本还元之功"，朱良春认为该药虽温但不燥，对各种虚损均显效。二仙之品均助肾阳。朱良春常说"淫羊藿温而不燥，为燮理阴阳之佳品"，"仙茅温，而无发扬之气，长于闭精，而短于动火"。所以，朱良春认为此三药均能温补肾阳。但都不燥烈动火助邪。在后遗症期，适当配伍温助肾阳之品，可激发助推经络之气，此正所谓《黄帝内经》中"少火之气壮""少火生气"之论也。阴虚阳亢证，在滋阴清热、平肝潜阳之时，考虑适当增加寒凉药物如龟甲、鳖甲、生地黄、天冬、玄参、知母等剂量的同时，可配伍温补肾阳之品；对于阳亢不明显者，或气虚证、气阳两虚或肾阳虚证者，可直接适当配伍温补肾阳之品，而无需佐制其药性。或对于肾阳虚者，朱良春或常用益肾蠲痹丸治疗，亦获佳效。该方中除淫羊藿之外，蜂房亦有温肾助阳之功。朱良春认为：治疗中风后遗症，助阳宜缓忌峻，以免动火之弊。总之，治疗中风后遗症，培补肾阳虽不是主要的方法，但适当运用，可助一臂之力而大获显效。

## 任继学经验方

【组成】羚羊角（单煎）5 g，玳瑁 15 g，炒水蛭 5 g，虻虫 3 g，豨莶草 30 g，白薇 15 g，石菖蒲 15 g，川芎 10 g，地龙 10 g，胆南星 5 g，珍珠母 50 g。

【功效】平肝潜阳，开窍醒神。

【主治】急性出血性中风之风阳上亢证。症见忽然头部剧痛，继而呕吐、眩晕，渐而右侧肢体欠灵活，随后嗜睡、鼾声，但呼之能应，面色潮红，形体丰盛，舌红，苔薄黄，左侧鼻唇沟变浅，肢体轻瘫，左侧巴宾斯基征阳性，脉弦滑有力。

【加减】腑气不通，急用至宝丹、紫雪散、醒脑健神丹等清热开窍、化浊解毒药配合破血化瘀通腑之品；神志即有渐清之势，则以破血化瘀、豁痰开窍为主导，佐以通腑泄热养阴而收功。

【方解】本方在急性期以平肝潜阳和开窍化痰并重，兼化瘀血醒神。羚角、玳瑁、豨莶草、白薇、珍珠母相配伍，共奏潜阳息风之功，平气机之逆乱；水蛭、虻虫逐瘀血；石菖蒲、胆南星开窍化痰；川芎、地龙通达经络。度过急性期之后，以补养肝肾之法，滋养少阴之不足，兼健胃化痰而收全功。

【现代研究】方中羚羊角有抑制中枢神经系统、解热、镇痛的作用；玳瑁有调节免疫功能的作用，其乙醇提取液，在体外对鼻咽癌患者 T 调节细胞亚群的 $T_4$ 和 $T_8$ 阳性细胞，有微弱诱导作用；炒水蛭具有抗凝血、降血压、降血脂、消退动脉粥样硬化斑块、增加心肌营养性血流量、促进脑血肿吸收等作用，虻虫在体外有较弱的抗凝血酶作用，体外和体内均有活化纤溶系统的作用，还具有抗炎、镇痛及对内毒素所致肝出血性坏死病灶的形成有显著的抑制作用；豨莶草具有抗炎、较好的镇痛、降压、免疫抑制等作用，白薇加强心肌收缩，同时有解毒、利尿作用；石菖蒲具有镇静、抗惊厥、解痉平喘、抗心律失常等作用，川芎具有扩张血管、增加血流量、改善微循环、抗血小板聚集、预防血栓、镇静、降血压、抗炎、利胆等作用；地龙具有解热、镇静、抗惊厥、舒张支气管、降压等作用；胆南星具有祛痰、镇静、镇痛等作用；珍珠母能增大离体蟾蜍心跳振幅，降低离体兔肠张力，对兔有短暂的利尿作用。

【用方经验】任老认为，出血性中风的急性期应以通为主，新暴之病，必宜"猛峻之药急去之"。邪去则通，故治法以以"破血化瘀、泄热醒神、豁痰开窍"，为指导临床急教用药准绳。腑气不通，致使风热痰毒内聚上扰加剧，故以至宝丹、紫雪散、醒脑健神丹等清热开窍、化浊解毒药配合破血化瘀通腑之品治之。"见痰休治痰，见血休治血……明得其中趣，方为医中杰。"对于出血性中风的诊治，任老首次提出"破血化瘀、泄热醒神、豁痰开窍"的治法，对此进行了验证，其有效性、安全性得到了证实，为出血性中风的治疗提供了新的治疗思路。

## 周仲瑛经验方

【组成】制白附子10 g，炙僵蚕10 g，桃仁10 g，地龙10 g，法半夏10 g，石斛10 g，制南星12 g，炙全蝎6 g，炮穿山甲6 g，钩藤15 g，白薇15 g，豨莶草15 g，制大黄5 g，炙水蛭3 g。

【功效】祛风涤痰，化瘀通络。

【主治】缺血中风中经络，证属风痰瘀阻。症见半身不遂，口角㖞斜、流涎，有痰不能咯吐，舌僵语謇，或伴吞咽困难，饮水呛咳，烦躁，舌暗，苔薄，脉弦滑。

【加减】伴见汗多者，加浮小麦30 g；呛咳甚者，加知母10 g，鲜竹沥水（兑入药汁）1支。

【方解】本方以牵正散为主药，重在祛风涤痰通络；配以制南星、法半夏、炮穿山甲、豨莶草加强祛风、涤痰、通络利关节力度；以钩藤平肝息风通络；腑气不通，则痰浊、瘀血之邪无排泄之途，使实邪肆虐更甚；以制大黄通腑泄浊兼能化瘀使邪毒外排；中风患者，病情一般较长，久病多瘀，故佐用炙水蛭、桃仁活血化瘀，桃仁兼能通便；配地龙血肉有情之品，清热通络兼能化痰；白薇清虚热；石斛益气养阴。全方协同，共奏祛风涤痰通络，兼以通腑泄浊之效。

【现代研究】方中制白附子具有祛痰、抗炎、镇静、抗心律失常等作用；炙僵蚕具有抗凝血、抗血栓、抗惊厥、镇静催眠、抗肿瘤、降血糖、降血脂、抗菌、神经营养和保护等作用；桃仁具有扩张血管、改善组织血流量、抗炎、抗过敏、镇咳、润肠缓泻、驱肠虫等作用；地龙有降压、舒张平滑肌、解热、镇静、抗惊厥等作用；法半夏具有止咳、祛痰作用；石斛具有助消化、解热镇痛、调节免疫等作用；胆南星具有抑制神经系统、催眠等作用；全蝎具有抗惊厥、降压等作用；炮穿山甲具有延长凝血时间、降低血液黏度、扩张血管、降低外周阻力、增加血流量、抗炎、抗缺氧等作用；钩藤具有镇静、降压等作用；白薇具有退热、抗炎、祛痰、强心等作用；豨莶草具有抗炎、抗病原微生物、抗疟、镇痛、降压、改善微循环、抗血栓形成等作用；大黄具有致泻、免疫调控、抑菌、抗炎、抗病毒、止血、抗凝血、降血脂、利尿、保肝利胆等作用；水蛭具有抗凝血、抗血栓形成、降血脂、抗肿瘤等作用。

【用方经验】周老认为，缺血性中风风痰瘀阻证乃因平素肝肾阴亏于下，阳亢于上，引动肝风，痰随风动，痰浊阻碍经脉，气血运行不畅，气血瘀滞，脉络痹阻，而致肢体萎废不用，故见半身不遂；痰浊阻于面络，可见口角㖞斜；痰浊阻于舌络，可见舌强语謇，吞咽不能，饮水呛咳，咯痰不出。痰瘀闭阻脑络为主要病机，且贯穿于本病始终。正如《丹溪治法心要》曰："半身不遂，大率多痰，痰壅盛者，口眼歪斜也，不能言也"。本证者平素肝肾阴亏，虚阳偏亢，复加风痰上扰，致面舌络脉不和。故治以祛风涤痰、化瘀通络为法。

# 第二节　头　痛

头痛是常见的临床症状，一般指头颅上半部（眉弓、耳廓上部和枕外隆突连线以上）的疼痛，普通人群的头痛终身罹患率达90%以上。头痛可分为三大类：原发性头痛，继发性头痛，脑神经痛、中枢性和原发性面痛以及其他头痛。我国人群头痛的年患病率为23.8%，其中以偏头痛（9.3%）与紧张型头痛（10.8%）为主。中医学认为头痛是由于感受外邪、情志失调、饮食不节、内伤不足等因素，致使脉络拘急或失养，清窍不利所引起。头痛治疗"须分内外虚实"（《医碥·头痛》），外感所致属实，治疗当以祛邪活络为主，视其邪气性质之不同，分别采用祛风、散寒、化湿、清热等法，外感以风为主，故强调风药的使用；内伤所致多虚，治疗以补虚为要，视其所虚，分别采用益气升清、滋阴养血、益肾填精，若因风阳上亢则治以熄风潜阳，因痰瘀阻络又当化痰活血为法；虚实夹杂，则应扶正祛邪并举。

## 新加杞菊地黄汤（张学文经验方）

【组成】枸杞子10 g，菊花10 g，生地黄12 g，山茱萸12 g，山药15 g，泽泻10 g，牡丹皮6 g，茯苓10 g，磁石（先煎）30 g，川牛膝12 g，决明子20 g，川芎12 g，山楂15 g。

【功效】益肾潜阳，清脑通络。

【主治】肝肾阴虚，肝阳上越之头痛头昏。症见目眩眼干涩，视物昏花，头麻头摇，反应迟钝，记忆力减退，腰膝酸软，兼血脂高，动脉硬化，血压高，舌质红，舌下静脉色紫而胀，脉弦硬者。

【加减】肾虚甚者，可加杜仲、桑寄生；肝阳上亢重者，加石决明、龙骨、牡蛎；大便干者，加决明子至30 g，并加大黄6～10 g；血压高明显者，加豨莶草，川牛膝增至15～30 g；失眠者，加炒酸枣仁20～30 g，首

乌藤20～30 g；头震摇者，加天麻10 g；记忆力下降者，加远志10 g，石菖蒲10 g。

【方解】此方以杞菊地黄丸为主化裁改造而成，方用生地黄、山茱萸、山药、泽泻、牡丹皮、茯苓，即六味地黄丸补益肝肾之阴以治本；枸杞子、菊花补肝肾兼明目，清肝热兼清脑；磁石滋肾水以潜阳；决明子、山楂清肝降血脂；川牛膝、川芎益肾兼活血通络。全方合用，益肾潜阳，清脑通络之力较强，对肝肾阴亏阳亢，兼有肝热、血瘀之证颇为适宜。

【注意事项】脾虚湿滞、腹满便溏者不宜使用。

【现代研究】方中枸杞子具有增强免疫、降血压、降血脂、降血糖、保护肝肾功能、抗应激等作用；菊花具有扩张血管、增加血流量、降压、缩短凝血时间、抗炎、镇静等作用；生地黄具有降压、镇静、抗炎等作用；山茱萸具有抑制血小板聚集、抗血栓形成、降血糖、护肝、抗氧化、增强免疫等作用；山药具有增强免疫、降血糖、抗氧化等作用；泽泻具有降血压、降血糖、护肝、抗炎等作用；牡丹皮具有抗炎、抗血小板聚集、镇静、镇痛、解痉、抗动脉粥样硬化、增加血流量等作用；茯苓具有利尿、镇静、降低血糖、护肝、增强免疫等作用；磁石具有抑制中枢神经系统、镇静、抗惊厥等作用；川牛膝具有降低血压、利尿、抗凝、降低血糖、抗炎、镇静等作用；决明子具有降血压、降血脂、增强免疫、抗炎等作用；川芎具有扩张血管、增加血流量、改善微循环、抗血小板聚集、预防血栓、镇静、降血压、抗炎、利胆等作用；山楂具有调整胃肠功能、扩张血管、增加血流量、降血压、降血脂、抗动脉粥样硬化、抗血小板聚集、抗氧化、增强免疫、利尿、镇静等作用。

【用方经验】经多年临床发现，肝肾阴虚、肝阳上亢、肝热血瘀一证，十分常见，

而苦于无一对症方药。杞菊地黄丸虽为良方，然清肝活血之力不足；天麻钩藤饮清肝平肝虽善，然补肾之力较弱。于是宗二方之义，取两方之长而成为"新加杞菊地黄汤"，此方即融会补肾潜阳、清脑通络之功，又具降脂降压之用，是脑病科常用之方。方中特别是磁石，既滋肾水而明目，又潜降肝阳而安神，诚为良药。川牛膝、川芎相配化脑中瘀阻而又引血下行，决明子降血脂润通大便，山楂活血扩张冠脉而消食，对心、脑、血管三方面均兼顾到，对老年性心脑血管病变，经多年临床实践，用后效果均较理想。

## 温阳通络饮（路志正经验方）

【组成】太子参15 g，炙黄芪15 g，熟地黄15 g，炒白术12 g，菟丝子12 g，山药12 g，当归12 g，川芎9 g，川附片（先煎）6 g，细辛3 g，蜈蚣3条。

【功效】温阳通络，温肾健脾。

【主治】巅顶头痛，证属脾肾阳虚者。症见每日晨起发作，自颈项上行过巅顶至前额发胀疼痛，颈项活动受限，至夜间不服药痛亦自止，平素喜静，伴视物不清，神疲体倦，纳差，舌质淡，脉虚弱无力。

【加减】火不暖土，食少便溏者，可去当归，加干姜，配合白术以温中健脾助运。

【方解】本方选用太子参、炙黄芪、炒白术三味药以健脾益气，甘温助阳；配川附片、菟丝子、细辛温壮肾阳，温经通络；当归、熟地黄、山药养血和营，阴中求阳；蜈蚣、川芎搜逐血络，宣通阳气。全方温阳之中寓存阴之意，滋阴之际含求阳之功，静补之中有通经之能，走窜之中现动补之风，正邪兼顾，阴阳相济，疗效肯定。

【注意事项】孕妇及阴虚阳亢者忌用。

【现代研究】方中太子参具有增强免疫、抗氧化、降血糖、抗应激、抗疲劳、心肌保护等作用；黄芪具有促进机体代谢、抗疲劳、调节血糖、增强免疫、抗病毒、抗菌、扩血管、降低血压、降低血小板黏附力、减少血栓形成、降血脂、抗衰老、抗缺氧、保肝等作用；熟地黄具有降低血压、改善肾功能、增强免疫、抗氧化等作用；白术具有调节胃肠道、抗溃疡、增强免疫、保肝、利胆、利尿、降血糖、抗凝血、抗菌、镇静等作用；菟丝子具有性激素样作用、抗肝损伤、调节免疫、清除氧自由基、抗衰老、抗脑缺血、降血糖、降血脂等作用；山药具有增强免疫、降血糖、抗氧化等作用；当归具有扩张血管、增加血流量、抗血栓等作用；川芎具有扩张血管、增加血流量、改善微循环、抗血小板聚集、预防血栓、镇静、降血压、抗炎、利胆等作用；川附片具有强心、抗炎、镇痛、抗氧化、抗衰老、降血脂、调节免疫等作用；细辛具有解热、抗炎、镇静、抗惊厥、抗菌、强心、扩张血管、松弛平滑肌、增强脂代谢、调节血糖等作用；蜈蚣具有抗惊厥、抗菌、改善微循环、延长凝血时间、降低血黏度、镇痛、抗炎等作用。

【用方经验】肾寓元阳，有温煦五脏六腑，四肢百骸之能。肾阳不足，脾失温煦，以致脾肾阳虚，阳气不能上达清窍，脑络气血不畅，因而头痛绵绵。《灵枢·卫气行》有："平旦阴尽，阳气处于目，目张则气上行于头。"由于脾肾阳虚，阳气虽能应时运行，而浊阴蒙蔽，上注无力，故晨起头痛较重。而阳气白昼行于外而夜间入于阴，至夜阳入于阴，阳能制阴故至夜间九时虽不服药痛亦自止。治宜温肾壮阳，通络止痛。故路老在方中配用了附片、菟丝子、细辛三味药物，附片味辛甘火热归经心、脾、肾，本品气味俱厚，其性善走，即可回阳退阴，彻内彻外，内温脏腑骨髓，外暖筋肉肌肤，上益心脾阳气，下补命门真火，能追复散失之亡阳，峻补不足之元阳，又可补命门益先天之火以暖脾土，壮元阳助五脏阳气以散寒凝，通阳散结，祛寒止痛。《本草正义》："附子，本是辛温大热，其性善走，故为通行十二经纯阳之要药，外则达皮毛而除表寒，里则达下元而温痼冷，彻内彻外，凡三焦经络，诸脏诸腑，果有真寒，无不可治。"菟丝子味甘辛微温归经肝、肾，本品能补肝肾、助阳道、益精髓，为平补肝肾之要药。《本草汇言》："菟丝子，补肾养肝，温脾助胃之药也。但补而不峻，温而不燥，故入肾经，虚可以补，实可以利，

内科国医圣手时方

内科国医圣手时方

寒可以温，热可以凉，湿可以燥，燥可以润。"《本草正义》："菟丝子为养阳通络上品，其味微辛，则阴中有阳，守而能走，与其他滋阴诸药之偏于腻滞者绝异。"细辛味辛性温归经肺、肝、肾，本品辛香浓烈，可上行，亦可横走，善开通结气，宣散郁滞，既可祛风邪、泄肺气、散寒邪、通鼻窍，又可上透巅顶，旁达百骸，散风邪、祛寒凝无处不到，宣络脉、通百节无微不至，临证常为治头痛要药，如《普济方》细辛散（麻黄、川芎、附子、细辛），可治疗肾阳不足之偏正头痛；《圣济总录》至灵散，常与雄黄为末纳入鼻中以治疗偏头痛。《本草经百种类》："细辛，以气为治也。凡药香者，皆能疏散风邪，细辛气盛而味烈，其疏散之力更大。且风必夹寒以来，而又本热而标寒，细辛性温，又能驱逐寒气，故其疏散上下之风邪，能无微不入，无处不到也。"三味相伍，共奏温壮肾阳，煦脉散寒，通络止痛之功，肾阳复，寒邪去，络脉通，气血畅，其痛自消。

## 头痛宁方（王行宽经验方）

【组成】熟地黄 15 g，山茱萸 10 g，女贞子 10 g，枸杞子 10 g，白芍 15 g，当归 10 g，川芎 10 g，延胡索 10 g，天麻 10 g，防风 10 g，白芷 20 g，蔓荆子 10 g，全蝎 3 g，甘草 5 g。

【功效】补肝肾，祛风痰，通脑络。

【主治】头痛，属肝肾亏虚，髓海不足，脑络瘀阻，风痰内生，上扰清窍者。症见头痛而空，眩晕耳鸣，腰膝酸软，遗精、带下，少寐健忘，舌红少苔，舌下静脉色紫而胀，脉沉细或细涩。

【加减】如肝阳上亢者，加石决明、钩藤、磁石；风热上犯者，加黄芩、桑叶、菊花；气虚乏力者，加党参、黄芪；湿热偏重者，去白芍，加薏苡仁、滑石；大便秘结者，加大黄。如见腰痛、耳鸣、健忘、腰膝酸软等症状，可加滋补肝肾之品；若风、痰、瘀等标实症状突出而本虚不明显者，可酌减熟地黄、山茱萸，增加僵蚕、全蝎、羌活、郁金、丹参、蒺藜等祛风化痰通络之品。

【方解】方中熟地黄、山茱萸、女贞子、枸杞子补肝肾，养精血，充髓海；白芍、当归养血柔肝，缓急止痛；川芎、延胡索行气活血止痛；天麻平肝息风，散邪通经；防风、白芷、蔓荆子芳香辛散，祛风止痛，善达头面，引药直达病所；全蝎搜风通络；甘草既可调和诸药，又能伍白芍柔络止痛。全方协同，共奏补肾、祛风、化痰、通络、止痛之功。

【注意事项】脾虚湿滞、腹满便溏者不宜使用。

【现代研究】方中熟地黄具有降低血压、改善肾功能、增强免疫、抗氧化等作用；山茱萸具有抑制血小板聚集、抗血栓形成、降血糖、护肝、抗氧化、增强免疫等作用；女贞子具有增强免疫、降血脂、抗动脉粥样硬化、抗衰老、利尿、强心、降血糖、保肝、抗炎等作用；枸杞子具有增强免疫、降血压、降血脂、降血糖、保护肝肾功能、抗应激等作用；白芍具有增强免疫、抗炎、镇痛、解痉等作用；当归具有扩张血管、增加血流量、抗血栓等作用；川芎具有扩张血管、增加血流量、改善微循环、抗血小板聚集、预防血栓、镇静、降血压、抗炎、利胆等作用；延胡索具有镇痛、催眠、镇静、安定、扩张血管、增加血流量、松弛肌肉等作用；天麻具有降低外周血管与脑血管阻力、降压、减慢心率、镇痛、抗炎、增强免疫等作用；防风具有解热、抗炎、镇静、镇痛、抗惊厥、抗过敏、增强免疫等作用；白芷具有解热、抗炎、镇痛、解痉、降低血压等作用；蔓荆子具有镇静、止痛、退热、抗炎、改善微循环等作用；全蝎具有抗癫痫、抗惊厥、抑制血栓形成、抗凝血、镇痛等作用；甘草具有镇痛、抗炎、类肾上腺皮质激素样作用、降血脂、保肝等作用。

【用方经验】王老认为，头为诸阳之会，脑为清灵，五脏六腑之精气，皆上注于此；巅顶之上，唯风可到，肝为风木之脏，其经上循巅顶，故本病必兼风邪；又肾藏精、生髓，脑为髓海，肝肾同源，肝体阴而用阳，肝体之柔和，全赖肾精肝血滋养。若火盛伤阴，或肾水亏耗，水不涵木，则肝阳上亢，上扰清空而头痛；或痰浊内盛，与瘀血互结，阻滞经络，经气不畅，气血逆乱，脑络失养，发为头痛。《素问·五脏生成》记载："头痛巅疾，下虚上实，过在足少阴、巨阳，甚则入肾。"王老认为本病发生的主要病因是肝肾亏虚，所以在治疗上注重滋补肝肾，而辅以祛风、化瘀、通络、止痛。

## 赭决九味汤（邓铁涛经验方）

【组成】黄芪 30 g，赭石 30 g，党参 15 g，茯苓 15 g，陈皮 6 g，法半夏 12 g，炒草决明 24 g，白术 10，甘草 3 g。

【功效】健脾益气。

【主治】头痛，证属气虚痰浊者。症见头痛昏蒙，或胀坠感，伴胸脘痞闷，纳呆呕恶，眩晕，倦怠乏力，神疲气短，自汗，面色少华，舌淡胖苔白腻，脉弦滑或沉。

【加减】若伴明显头晕，可加天麻。

【方解】方中重用黄芪合六君子汤补气以除痰浊，其中黄芪、党参甘温益气，健脾养胃；白术甘温而兼苦燥之性，与前药相协，益气补脾之力益著；茯苓甘淡，健脾渗湿；法半夏、陈皮燥湿化痰和胃；甘草可加强益气补中之力，又能调和方中诸药；配以代赭石、草决明以降逆平肝。

【注意事项】孕妇慎用。

【现代研究】方中黄芪具有促进机体代谢、抗疲劳、调节血糖、增强免疫、抗病毒、抗菌、扩血管、降低血压、降低血小板黏附力、减少血栓形成、降血脂、抗衰老、抗缺氧、保肝等作用；赭石具有促进肠蠕动、促进红细胞新生、镇静等作用；党参具有调节胃肠运动、抗溃疡、增强免疫、调节血压、调节血糖、抗衰老、抗缺氧等作用；茯苓具有利尿、镇静、降低血糖、护肝、增强免疫等作用；陈皮具有扩张血管、增加血流量、调节血压、清除氧自由基、抗脂质过氧化、祛痰、利胆、降血脂等作用；法半夏具有镇咳、止呕、降低血液黏度、抑制红细胞聚集、抗心律失常、镇静催眠等作用；炒草决明具有降血压、降血脂、增强免疫、抗炎等作用；白术具有调节胃肠道、抗溃疡、增强免疫、

保肝、利胆、利尿、降血糖、抗凝、抗菌、镇静等作用；甘草具有镇痛、抗炎、类肾上腺皮质激素样作用、降血脂、保肝等作用。

【用方经验】邓铁涛根据其"五脏相关"、"痰瘀相关"的学术思想，认为原发性高血压属于中医的眩晕、头痛、肝风等病症，为本虚标实之证，本虚表现为气虚为主，标实则主要为痰和湿，病机关键点为气虚痰湿，气虚痰湿贯穿疾病的整个病理过程，兼因岭南地处湿地，因此证型以气虚痰湿型多见，因而制益气化痰之赭决九味汤为治疗原发性高血压临床经验方，在长期临床应用中取得良好效果。邓老认为治疗原发性高血压着重于调节内脏阴阳平衡。调理脾胃可调四脏，五脏整体平衡，机体阴阳亦趋平衡，病变自除。故以健脾益气化痰法治疗气虚痰湿型头痛。

## 土苓蔓菊汤（朱良春经验方）

【组成】土茯苓 30～120 g，蔓荆子 10 g，川芎 10 g，菊花 10 g，甘草 5 g。

【功效】利湿泄热，祛风通络。

【主治】头痛，证属湿热者。临床多见于顽固性头痛。症见病程日久，痛无定时，疼痛剧烈，舌苔黄腻，脉弦滑。

【加减】可配合六神丸（中成药，由麝香、牛黄、雄黄、珍珠、蟾酥、冰片等药物组成，有攻毒消肿、辟恶通窍、清热化瘀、强心定痛之功）研细面，瓜蒂散 6 g（甜瓜蒂，别名苦丁香），合二药面放有盖小瓶，用塑料鲜奶吸管，每次取少许吹入鼻孔内，日数次轮吹，内外合治。

【方解】本方重用土茯苓，甘淡健脾益胃，清利湿浊，分化湿热；菊花、蔓荆子清散上焦风热，清利头目；川芎活血行气，上行头目，祛风止痛；甘草调和诸药。

【注意事项】肝肾阴虚者慎用。

【现代研究】方中土茯苓具有利尿、镇痛、抗菌、抗炎、调节免疫等作用；蔓荆子具有镇静、止痛、退热、抗菌、抗病毒、改善微循环等作用；川芎具有扩张血管、增加血流量、改善微循环、抗血小板聚集、预防血栓、镇静、降血压、抗炎、利胆等作用；

菊花具有扩张血管、增加血流量、降压、缩短凝血时间、抗炎、镇静等作用；甘草具有镇痛、抗炎、类肾上腺皮质激素样作用、降血脂、保肝等作用。

【用方经验】朱老认为，本病多由湿热蕴结、浊邪害清、清窍不利所致，如误治延之日久，久病入络，脉络痹阻，则痛势甚烈，彼时祛风通络之剂难缓其苦，唯有利湿泄热为主，合祛风通络始能奏功。土茯苓甘淡性平，入肝、胃二经，朱师突破常规，使用大剂量治疗湿热蕴结头痛，乃取其甘淡健脾、益胃，甘淡清利湿浊，分化湿热之效，盖湿浊得清，热无所附，毒随浊泄，三焦气化复常，头部清窍自利，经络闭阻自通。顽固头痛自愈，然甘淡之品如用常规量，毕竟力薄效微，缓不济急，朱师深明药理，效法仲圣，以中医学理论为依据，重其所重，轻其所轻，抓住疾病的本质，针对主证而重用主药，且以不损正气为标准，选标本同治之品。

## 通窍止痛汤（李振华经验方）

【组成】赤芍 15 g，川芎 10 g，桃仁 10 g，红花 5 g，大枣 5 枚，老葱 10 cm，鲜姜 5 g，麝香 0.1 g，细辛 10 g，白芷 10 g，天麻 10 g，九节菖蒲 10 g，土鳖虫 10 g，穿山甲 10 g。

【功效】辛温通络，活血通窍。

【主治】头痛，证属血瘀者。症见头痛如针刺，经久不愈，固定不移，有外伤史，舌质紫或有瘀斑，苔薄，脉涩。

【加减】如记忆力减退、失眠者，加何首乌 20 g，枸杞子 15 g。若服药数剂症状大减，可去麝香后续服。

【方解】本方在通窍活血汤原方基础上加强辛温通络之品及虫类药组成。方中以桃仁、红花、川芎、赤芍活血化瘀，其中川芎辛温升散，为血中气药，能上行头目，下达血海，通行诸经气血，为治头痛要药；麝香、生姜、葱白温通脉络，且头为诸阳之会，口眼耳鼻诸窍之所，麝香芳香走窜，活血散瘀，醒脑，同时能通诸窍，开经络；黄酒能升能散，活血通脉；老葱宣通上下阳气，三味共同作用，

能宣导药势直达头面病所，达到活血祛瘀且不伤正的目的；细辛、白芷、天麻、九节菖蒲加强辛温通络；土鳖虫、穿山甲搜逐血络，宣通阳气。

【注意事项】孕妇忌用。

【现代研究】方中赤芍具有扩张血管、增加血流量、抗血小板聚集、抗血栓、镇静、抗炎止痛、抗惊厥、解痉、抗菌、保肝等作用；川芎具有扩张血管、增加血流量、改善微循环、抗血小板聚集、预防血栓、镇静、降血压、抗炎、利胆等作用；桃仁具有增加脑血流量、改善血流动力学、改善微循环、促进胆汁分泌、延长凝血时间、抗血栓、镇痛、抗炎、抗菌、抗过敏等作用；红花具有增加血流量、扩张血管、降低血压、抗血小板聚集、降低全血黏度、抗缺氧、镇痛、镇静、抗惊厥、抗炎、调节免疫等作用；大枣具有增强肌力、增加体重、纠正胃肠病损、保护肝脏、抗变态反应、镇静催眠、镇痛等作用；老葱具有抗菌、发汗解热、利尿、健胃、祛痰等作用；鲜姜具有抗溃疡、保肝、利胆、抗炎、解热、抗菌、镇痛、镇吐、调节血压等作用；麝香具有双向调节中枢神经系统、强心、抗炎、抗脑缺血、调节免疫等作用；细辛具有解热、抗炎、镇静、抗惊厥、抗菌、强心、扩张血管、松弛平滑肌、增强脂代谢、调节血糖等作用；白芷具有解热、抗炎、镇痛、解痉、降低血压等作用；天麻具有降低脑血管阻力、降压、减慢心率、镇痛抗炎、调节免疫等作用；九节菖蒲具有镇静、抗惊厥、解痉、平喘、促进消化液分泌、抗菌等作用；土鳖虫具有抗血栓、抗血小板聚集、抗缺氧、提高脑缺血耐受力、调脂、抗动脉粥样硬化、保肝等作用；穿山甲具有延长凝血时间、降低血压黏度、扩张血管、增加血流量、抗炎、抗缺氧等作用。

【用方经验】李老辨治瘀血头痛，善用辛温通络、活血通窍，后期以滋补肝肾、健脑生髓为主。他擅长从调理气血治疗各种疑难杂病，主张治血瘀证不能单纯用活血化瘀之品，对各种原因导致的血瘀，必须随因而施治。用药上，活血化瘀为标，求因用药为本，体现了他治病必求其本的学术思想。通窍活

血汤是治疗瘀血头痛的代表方，该方针对头部血瘀的病机选用活血化瘀药，使瘀血得去，新血得生，头部血脉经气通畅；合理配伍行气药，以助行血活血；恰当配伍引经药，使活血化瘀药上行头部；共奏活血通脉，辛温通络，通窍止痛之效。李老在通窍活血汤原方基础上加强辛温通络之品及虫类药组成"通窍止痛汤"，认为瘀血为有形之阴邪，而脑为诸阳之会，三阳经气聚于头面，若阳虚浊邪阻塞脑络，气血瘀痹而为瘀血头痛者，必加重辛温通络，以直中瘀血阻络，阴邪凝滞而头痛的病机。故原方在已用川芎、麝香、生姜、葱白温通脉络，李老在家传经验上除再加入细辛、白芷、天麻、九节菖蒲以加强辛温通络之外，同时又用虫类药搜逐血络，宣通阳气，常用土鳖虫、穿山甲等。待瘀血渐消，头痛症状缓解后，久病及肾，肝肾亏虚，脑髓失养，"厥阴风木上触"，应以息肝风滋肾液为主，他主张后期要注意用熟地黄、蒸何首乌、山茱萸、枸杞子等滋补肝肾，健脑生髓。自拟"补脑汤"（当归、川芎、赤芍、熟地黄、蒸何首乌、山茱萸、枸杞子、九节菖蒲、酸枣仁、丹参、菊花、细辛、甘草）以养血活血，滋补肝肾，宁神恢复脑功能。

## 逍遥散加减（段富津经验方）

【组成】柴胡 15 g，酒白芍 15 g，当归 15 g，清半夏 15 g，茯苓 20 g，陈皮 15 g，吴茱萸 10 g，炙甘草 15 g，川芎 10 g，蔓荆子 15 g，砂仁 15 g。

【功效】调和肝脾。

【主治】经行前头目胀痛，证属肝郁血虚脾弱证。症见两胁作痛，恶心欲吐，神疲乏力，胃脘胀满，脉弦而虚。

【加减】肝郁气滞较重者，可加香附、郁金以疏肝解郁；肝郁化火者，可加牡丹皮、栀子以清热泄火；肝血瘀滞者，可加丹参、桃仁活血祛瘀；脾虚甚者，可加党参；脾胃气滞者，可加枳壳；血虚甚者，可加何首乌、生地黄以养血。

【方解】方中柴胡苦辛，入肝胆经，条达肝气，疏肝解郁，为君药。酒白芍苦酸，入肝经，养阴血，调肝气，柔肝缓急，为臣药。二药配伍，白芍得柴胡敛阴养血，柔肝而止痛，柴胡得白芍，疏肝解郁而不伤阴血，既养肝之体，又利肝之用。因此，柴胡、白芍是疏肝解郁的常用对药。当归甘辛苦温，养血和血，为血中之气药，使血足则肝和。"头痛不离川芎"，川芎辛温，入肝胆经，活血行气止痛。《本草汇言》曰"芎䓖，上行头目，下调经水，中开郁结，血中气药"，吴茱萸入肝胃经，能下肝气，降胃气，既止头痛目胀，更止呕吐恶逆，同为臣药。佐以法半夏入脾胃经，降逆止呕。茯苓甘淡平，健脾利水渗湿，《本草衍义》曰"此物行水之功多，益心脾不可阙也。"陈皮行气止痛，健脾和中。炙甘草健脾益气，兼使药以调和诸药，苓、陈、草三者合用，实土以御木乘。砂仁辛温，入脾胃经，化湿醒脾，行气温中。蔓荆子辛苦，清利头目，而止头痛。

【注意事项】阴虚阳亢者慎用。

【现代研究】方中柴胡具有镇静、安定、镇痛、解热、镇咳、抗炎、降血脂、抗脂肪肝、抗肝损伤、利胆、降低氨基转移酶、兴奋肠平滑肌、抗溃疡、抗菌、抗病毒、增强免疫等作用；白芍具有增强免疫、抗炎、镇痛、解痉等作用；当归具有扩张血管、增加血流量、抗血栓等作用；半夏具有镇咳、止呕、降低血液粘度、抑制红细胞聚集、抗心律失常、镇静催眠等作用；茯苓具有利尿、镇静、降低血糖、护肝、增强免疫等作用；陈皮具有扩张血管、增加血流量、调节血压、清除氧自由基、抗脂质过氧化、祛痰、利胆、降血脂等作用；吴茱萸具有抗溃疡、镇痛、调节血压、抗血小板聚集、抗血栓、保护心肌缺血等作用；炙甘草具有镇痛、抗炎、类肾上腺皮质激素样作用、降血脂、保肝等作用；川芎具有扩张血管、增加血流量、改善微循环、抗血小板聚集、预防血栓、镇静、降血压、抗炎、利胆等作用；蔓荆子具有镇静、止痛、退热、抗菌、抗病毒、改善微循环等作用；砂仁具有增进肠道运动、抗溃疡、抗腹泻、抗血小板聚集、延长凝血时间、镇痛、抗炎、利胆等作用。

内科国医圣手时方

71

内科国医圣手时方

【用方经验】叶天士在《临证指南医案》中曰："女子以肝为先天。"肝喜条达，失于条达疏泄，肝气郁结，经气不利，循经上行，发于上则头目胀痛。《傅青主女科》曰："经欲行而肝不应，则拂其气而痛生。"又足厥阴肝经"连目系，上出额，与督脉会与巅"。木郁则土衰，肝病易传于脾，脾与胃为表里关系，脾运化失职，则胃气失和；脾主肌肉，脾气受损，则清阳不升；肝气不得疏泄，则阳气内郁，不能达于四末。调和肝脾属"和法"，亦属中医外科"消法"范畴。段富津教授在治疗此类肝经疾病善于应用逍遥散随证加减。逍遥散具有疏肝健脾、调和气血、养血调经的功效。方中柴胡疏肝解郁，条达肝气，"一以厥阴报使"，用于肝郁气滞，月经不调，胸胁疼痛。白芍酒炒以减其酸收寒凝之性，以利其柔肝疏解之用。《本草备要》曰："补血，泻肝，益脾，敛肝阴。"《景岳全书·本草正》曰："（当归）补中有动，行中有补，诚血中之气药，亦血中之圣药也。"归、芍合用"益荣血以养肝也"。二者与柴胡配伍养肝体以利肝之用，疏肝郁而不伤阴血。方用白术、茯苓健脾利湿，"助土德以升木也"。段老认为，逍遥散有疏肝、养血、健脾三方面的作用，三者相互影响、相互联系，临床上应根据三者的轻重缓急，酌情确定君药。

## 当归饮（张琪经验方）

【组成】当归20 g，川芎20 g，白芍15 g，生地黄15 g，细辛5 g，白芷10 g，苍耳子15 g，荆芥穗10 g，菊花15 g，蒺藜10 g。

【功效】养血祛风。

【主治】血虚夹风头痛。症见头痛，春节加重，发作时不欲睁眼，神疲倦怠，失眠多梦，舌淡，苔薄白，脉沉细无力。

【加减】服药后见口苦、唇干者，乃因祛风药，性燥耗伤阴液，按"风淫于内，治以甘寒"之法，遂加麦冬15 g、沙参15 g、知母15 g。

【方解】方中当归味辛性温，主入血分，

力能补血，又补中有行，《本草纲目》谓其"和血"；白芍，味酸性寒，养血敛阴，柔肝和营；生地黄清热兼滋阴养血；川芎辛温，如肝胆经，与生地黄、白芍、当归等滋补之品相配伍，可使补而不滞，且有"头痛不离川芎"之说。上述四药合为四物汤，补肝养血以上荣。配伍风药细辛、白芷、苍耳子、荆芥穗、白蒺藜、菊花祛风止痛，白芷、细辛分别为阳明经、少阳经引经药，使诸药直达前额，两侧及巅顶，且菊花、白蒺藜还具有平肝潜阳之功效，诸祛风药与补肝养血药合用，内外相召。

【注意事项】阳热亢盛者慎用。

【现代研究】方中当归具有扩张血管、增加血流量、抗血栓等作用；川芎具有扩张血管、增加血流量、改善微循环、抗血小板聚集、预防血栓、镇静、降血压、抗炎、利胆等作用；白芍具有增强免疫、抗炎、镇痛、解痉等作用；生地具有降压、镇静、抗炎等作用；细辛具有解热、抗炎、镇静、抗惊厥、抗菌、强心、扩张血管、松弛平滑肌、增强脂代谢、调节血糖等作用；白芷具有解热、抗炎、镇痛、解痉、降低血压等作用；苍耳子具有抗菌消炎、降压、降血糖、止咳、抗氧化、抗病毒等作用；荆芥穗抗炎、抗病毒、镇痛等作用；菊花具有扩冠强心、降压、解热消炎、镇痛、抗病原微生物、抗疟、抗衰老、抗氧化、稳定红细胞膜等作用；蒺藜具有降压、利尿、强心、增强免疫、强壮、抗衰老、降血糖、抗过敏等作用。

【用方经验】血虚头痛为头痛常见证型，临床表现为头晕痛，连珠目干涩作痛，不能阅书看报，面色青暗，终日昏眩或兼少寐多梦，心烦易怒，舌淡脉弦细。《黄帝内经》曰"久视伤血""目受血而能视""诸风掉眩，皆属于肝""肝藏血"。肝血虚则头昏痛目眩，然此病又多兼外风，肝虚则风邪外犯，缘风气通肝，多内外相兼致患，张老常以自拟方当归饮治疗此病疗效颇佳。春季发作频繁，乃春三月为肝木主气，肝为风脏，肝风与血虚相夹所致。张老认为因此类头痛与气象密切相关，凡遇气象多风则加重，结合时令气候观察，有助于辩证，《黄帝内经》风气通于肝，天人相应学说十分重要，是中医独特理论体系的重要组成部分，信不诬也。

## 头痛组方（任继学经验方）

【组成】辛夷（包煎）15 g，川芎 15 g，蔓荆子 5 g，藁本 15 g，白芷 10 g。

【功效】疏通经络，缓急止痛。

【主治】本方为各种头痛的基础方，以缓急止痛及引诸药入头部为目的。

【加减】对于中气虚所致的头痛，症见头痛、眩晕，乏力，倦怠嗜卧，气短懒言，颜面淡黄微红，舌淡红，苔薄白，脉沉虚无力，治疗应补中益气，升阳止痛，方药在祖方的基础上，加用荷叶 15 g，升麻 5 g，柴胡 5 g，黄芪 30 g，党参 15 g 等，水煎服，取补中益气汤和枳术丸之意。对于肝阳上亢所导致的头痛，症见头晕胀痛，心烦易怒，口中干燥苦涩，寐中多梦，面红目赤，胸闷，小便黄赤，舌红，苔黄少津，脉弦滑，治疗应平肝潜阳，通络止痛，方药在祖方的基础上，加用羚羊角（先煎）5 g，玳瑁（先煎）15 g，生地黄 15 g，白芍 15 g，沉香 15 g，刺蒺藜 15 g 等，取咸寒镇逆的羚羊角、玳瑁以平肝潜阳。对于痰浊上逆所导致的头痛，症见头部昏重而痛，胸闷、呕恶，四肢酸沉而软，纳呆，口中黏滞，颜面淡黄、两颧隐红，舌体胖大，舌色红而隐青，苔白腻，脉缓滑，治疗应化痰降逆，通络止痛，方药在祖方的基础上，加用清半夏 15 g，茯苓 15 g，枳实 5 g，白芥子 5 g，有热痰之象，加青黛（包煎）15 g，海蛤粉（包煎）15 g，酒黄芩 15 g 等，分别取义于二陈汤、黛蛤散而化痰。对于血虚所导致的头痛，症见头中空痛，心悸，气短，五心烦热，卧则头痛减轻，口干，少食，颜面萎黄，口唇色淡，舌质淡、少苔，脉虚数，治疗应补气养血，通络止痛，方药在祖方的基础上，加用黄芪 30 g，当归 15 g，熟地黄 15 g，砂仁 15 g，龙眼肉 15 g，丹参 15 g 等，以补气养血而通络止痛。另外，还可以根据头痛特点治疗，例如：症见午后或夜间头痛连及目珠（眼球）疼痛难忍者，祖方加香附 15 g，夏枯草 25 g，为治疗目珠痛的香枯汤。症见后头痛，颈项不舒，或上肢麻木，两耳内堵塞感，或胸闷隐痛，脘腹胀满，颜面色红隐青，舌赤，苔白厚，脉沉弦涩，此种头痛多见于颈椎证，为脉络阻滞之候，治疗宜着重化瘀通络，予祖方加葛根 15 g，骨碎补 15 g，土鳖虫 10 g，豨莶草 25 g，生蒲黄（包煎）15 g 等。

【方解】方中辛夷味辛性温，能散风寒、通鼻窍，为治疗鼻渊头痛的要药。川芎辛温，活血行气，祛风止痛，为血中气药，能上行头目，下行血海，入太阳经、少阳经治疗头痛，历有"头痛不离川芎"之说。蔓荆子辛、苦、微寒，能疏散风热、清利头目、祛风止痛，是太阳经头痛的引经药。藁本辛温，能祛风散寒，胜湿止痛，为治疗厥阴经巅顶头痛的引经药。白芷辛温，能祛风散寒胜湿，通窍止痛，善于治疗阳明经前头部、眉棱骨疼痛。诸药合用，针对头部主要经络用药，可以引诸药直达病所，使药效集中迅速地显现出来，疏通头部经脉，通则不痛。

【注意事项】辛夷包煎，脾胃虚弱者少量频服。

【现代研究】方中辛夷具有抗病原微生物、抗炎、镇痛、降压、抗过敏、增加鼻黏膜血流量等作用；川芎具有扩张血管、增加血流量、改善微循环、抗血小板聚集、预防血栓、镇静、降血压、抗炎、利胆等作用；蔓荆子具有镇静、止痛、退热、抗炎、改善微循环等作用；白芷具有解热、抗炎、镇痛、解痉、降低血压等作用；藁本具有解热镇痛、镇静、抗炎、抗菌、平喘等作用。

【用方经验】任老认为头痛发病虽然有急有缓，但发作时患者较为痛苦，故均应标本兼治，以达到快速起效、缓解症状的目的。"通则不痛"，所以快速疏通头部经络，缓急止痛是治疗之首，其他治疗都可在此基础上进行。故任老创设了头痛祖方来辨治该病，同时针对外感内伤配合祛邪或补虚。

## 夏栀泻肝汤（张崇泉经验方）

【组成】夏枯草 15 g，炒栀子 6 g，白蒺藜 20 g，黄芩 6 g，生白芍 20 g，生地黄

内科国医圣手时方

内科国医圣手时方

15 g，泽泻 10 g，生石决明 20 g，甘草 5 g。

【功效】清肝泻火，平肝潜阳。

【主治】肝阳上亢、肝火上炎引起的头痛。症见头痛头胀，面红目赤，急躁易怒，小便短黄，舌质红苔黄，脉弦数。

【加减】头痛较重者，加羚羊角粉（冲兑）2 g；颈项胀痛或强硬者，加葛根 20 g；痰多呕恶者，加法半夏 10 g、陈皮 10 g、竹茹 10 g；胸闷胸痛者，加丹参 15 g、瓜蒌皮 15 g；大便秘结者，加大黄 6 g、草决明 12 g。

【方解】方中夏枯草性味苦寒，功能清泻肝火，清肝散郁，是为君药。黄芩、栀子清肝泻火、清热除烦；白蒺藜、生石决明疏肝泻火，平肝潜阳，以上四味共助君药以增强清泻肝火，平肝潜阳之功，故为臣药。泽泻利水泻热，导热下行，使邪有出路；而肝为藏血之脏，肝经火热，易伤阴动风，故用生地黄、白芍养阴清热，柔肝平肝，以上三味均为佐药。甘草为使调和诸药。全方泻中有补，祛邪而不伤正，配合恰当，是为清肝泻火之良方。尤其是方中白蒺藜、生白芍、夏枯草三药配伍，功效清肝平肝柔肝，缓急止痛，专治肝火、肝阳头痛，且白蒺藜、白芍用量宜大，白芍宜生用以增加柔肝泻火之功效。

【注意事项】该方适用于肝火或肝阳亢盛的实证患者，若辨证属阳虚有寒者不宜使用。临床应用本方时，应嘱患者同时注意调节情志，戒除恼怒，饮食宜清淡，慎食辛辣油腻，戒烟酒为宜。

【现代研究】方中夏枯草具有降压、抗炎、抑菌等作用；栀子具有利胆、利胰、降压、抗动脉粥样硬化、镇静、抑菌等作用；白蒺藜具有调节血压、利尿、强心、增强免疫、强壮、抗衰老、降血糖、抗过敏等作用；黄芩具有抑菌、缓解支气管痉挛、降低血管通透性、解热、降压、镇静、保肝、利胆、抑制肠管蠕动、降血脂、抗氧化、抗肿瘤等作用；白芍具有调节免疫、抗炎、镇痛、解痉等作用；生地黄具有降压、镇静、抗炎等作用；泽泻具有利尿、降血压、降血糖、抗脂肪肝、抑菌等作用；石决明具有抑菌、保肝、抗凝血等作用；甘草具有镇痛、抗炎、类肾上腺皮质激素样作用、降血脂、保肝等作用。

【用方经验】本方治疗肝阳上亢、肝火上炎引起的各种头痛，如高血压头痛、血管神经性头痛、偏头痛等，临床表现以头胀头痛，面红目赤，烦躁易怒，小便黄，舌质红苔黄，脉弦数为特征。

# 祛瘀平肝化痰方（胡国恒经验方）

【组成】天麻 20 g，钩藤 20 g，白蒺藜 20 g，全蝎 10 g，葛根 40 g，茯苓 30 g，泽泻 20 g，石菖蒲 20 g，丹参 20 g，当归 20 g，白芍 20 g，甘草 12 g。

【功效】祛瘀化痰，平肝理气，泻浊通络。

【主治】痰浊阻络，肝风内动引起的头痛。症见头胀痛，情志因素可诱发，可伴有头晕，视物旋转，恶心欲呕，纳食减退，舌暗，苔薄白，脉弦滑。

【加减】食欲减退者，加炒麦芽、神曲等；肝阳偏亢化火者，加龙胆、黄芩、夏枯草等；肾气亏虚者，加远志、杜仲、怀牛膝、狗脊等。

【方解】方中以天麻、钩藤为君药，功在平肝息风，为历代医家所重的治疗眩晕头痛之要药。白蒺藜，《本草便读》谓其"行瘀破滞，搜肝风有走散之功"，配合全蝎息风止痛，解毒散结，共为臣药，取其祛瘀行滞、平肝活络之用。葛根，《神农本草经》载"诸痹，起阴气，解诸毒"，《本草拾遗》载"生者破血……解酒毒"，《中药大辞典》中明确其降压作用，重用葛根可收醒脾畅中、升清降浊、解毒通络之功，为臣药。茯苓，《用药心法》曰"淡能利窍，甘以助阳，除湿之圣药也。味甘平补阳，益脾逐水，生津导气"。泽泻在《金匮要略》泽泻汤中为治疗"支饮冒眩"之君药，《日华子本草》曰"治五劳七伤，主头旋、耳虚鸣"，二者相伍有利湿化浊、醒脾理气之功；在茯苓、泽泻的基础上配伍石菖蒲则豁痰逐瘀之力增，三者共为臣药。丹参，《本草纲目》曰"能破宿血，补新血"，性微寒，功擅祛瘀止痛，活血通经；当归活血补血，《长沙药解》曰"养血滋肝，清风润木"；白芍能养血和营，敛阴平肝，《滇南本草》曰"调养心肝脾经血，舒肝降气"，三者共为佐药，意在养血活血，滋肝降气。甘草调和诸药，为使药。诸药合用共奏祛瘀化痰、平肝理气、泻浊通络之功。

【注意事项】该方适用于痰瘀阻络，肝风扰动患者，若气血亏虚证患者，不宜使用。临床应用本方时，应嘱患者同时注意调畅情志，饮食宜清淡，慎食辛辣油腻，戒烟酒为宜。

【现代研究】天麻具有降低外周血管与脑血管阻力、降压、减慢心率、镇痛、抗炎、增强免疫等作用；钩藤具有镇静、降压等作用；白蒺藜具有调节血压、利尿、强心、增强免疫、强壮、抗衰老、降血糖、抗过敏等作用；全蝎具有抗癫痫、抗惊厥、抗血栓、抗凝血、镇痛、抗肿瘤等作用；葛根具有对抗垂体后叶素引起的急性心肌缺血、增加冠脉血流量和脑血流量、降低心肌耗氧量、抑制血小板聚集、解痉、解热等作用；茯苓具有利尿、镇静、降血糖、护肝、增强免疫等作用；泽泻具有降血脂、保护肝脏、轻度降压及利尿等作用；石菖蒲有抗惊厥、安神镇静、降温、解痉及抗肿瘤等作用；当归具有扩张血管、增加血流量、抗血栓等作用；白芍具有增强免疫、抗炎、镇痛、解痉等作用；甘草具有镇痛、抗炎、类肾上腺皮质激素样作用、降脂、保肝等作用。

【用方经验】本方为胡国恒治疗中青年原发性高血压的经验用方，治疗痰瘀阻络，肝风扰动引起的头痛。多因喜食肥甘厚味，痰湿内生，阻滞血行，肝失所养，生风内扰，舌暗，苔薄白，脉弦滑。

## 滋肾养血方（胡国恒经验方）

【组成】熟地黄 10 g，山茱萸 10 g，山药 15 g，黄芪 30 g，红景天 20 g，牡丹皮 10 g，当归尾 10 g，白芍 10 g，白芷 10 g，蔓荆子 10 g，地龙 10 g。

【功效】补益肝肾，养血生精。

【主治】肝肾精血不足引起的头痛。症见反复头痛，空痛、隐痛为主，可伴有头晕，耳鸣，神疲乏力，腰膝酸软，面色少华，舌淡，苔薄白，脉沉细。

【加减】肝肾不足，视物模糊者，加枸杞子、决明子等；不寐者，加酸枣仁、煅龙骨、煅牡蛎等；血瘀者，加蜈蚣、鸡血藤、川芎等。

【方解】严用和在《济生方》中曰："产后失血过多，气无所主，皆头头痛……凡头痛者，血气具虚。"患者既往曾行人流手术，致肝肾精血亏虚，加之产后不养，精血亏虚日益加重，脑窍失养，故致头痛。胡国恒治以自拟方，方中熟地黄养血滋阴、补精益髓，为补血之要药；黄芪重用补气行血；山茱萸酸温，主入肝经，滋补肝肾，秘涩精气；山药甘平，主入脾经，健脾补虚，涩精固肾；当归能和血补血，当归尾则独善破血下流；牡丹皮辛行苦泄，有活血祛瘀之功；白芍柔肝止痛；红景天补虚活血；蔓荆子辛苦微寒，轻浮上行，助清阳升达头目，白芷辛散温通，长于止痛，二者同为头痛的引经药，相须为用，可引药性上达脑窍之厥阴及阳明。地龙性走窜，善通经络，与上药配伍共收补气活血之效。全方以补肾之品配合益气活血化瘀之药，补而不腻，祛瘀而不伤正，标本兼顾，配伍精当，理法方药明确。

【注意事项】该方适用于肝肾亏虚，精血不足患者，若痰热内盛证患者，不宜使用。临床应用本方时，应嘱患者同时注意劳逸适度，饮食宜清淡，慎食辛辣油腻，戒烟酒为宜。

【现代研究】熟地黄具有降低血压、改善肾功能、增强免疫、抗氧化等作用；山茱萸具有抑制血小板聚集、抗血栓形成、降血糖、护肝、抗氧化、增强免疫等作用；山药具有增强免疫、降血糖、抗氧化等作用；泽泻具有降血压、降血糖、护肝、抗炎等作用；黄芪具有促进机体代谢、抗疲劳、调节血糖、增强免疫、抗病毒、抗菌、扩张血管、降低血压、降低血小板黏附力、减少血栓形成、降血脂、抗衰老、抗缺氧、保肝等作用；牡丹皮具有抗炎、抑菌、镇静、解热、镇痛、解痉、抗血小板聚集、抗动脉粥样硬化、利尿、抗溃疡、增加冠脉血流量、降血压等作用；当归的挥发油中含量最高的有效成分藁苯内酯，其对中枢神经系统有明显的抑制作用，具有安定相似的镇静作用；白芍具有护肝、护心、保护内皮细胞、抗血栓形成、促进造血等作用；白芷具有兴奋中枢神经系统、解热镇痛、抗炎、抗菌、降血压、降血脂、止血、平喘等作用；蔓荆子具有镇静、止痛、退热、抗炎、改善微循环等作用；地龙具有解热、镇静、抗惊厥、舒张支气管、降压等作用。

【用方经验】本方治疗肝肾亏虚，精血不足引起的头痛，特别是反复头痛，隐隐作痛，病程较长，病势缠绵，《景岳全书·头痛》中曰："凡诊头痛者，当先审久暂，次辨表里，盖暂痛者必因邪气，久病者必兼元气……暂痛者，当重邪气；久病者，当重元气，此固其大纲也。"故诊治头痛病之时，需先详询患者头痛的特点，即时间的长短、疼痛的部位及性质，对疾病进行初步的判断。同时，结合患者病史及刻下症见，辨其表里、虚实，对证处方。

# 第三节　帕金森病

帕金森病是一种隐匿起病、缓慢进展的神经变性病，临床表现为进行性加重的运动迟缓、肌强直、静止性震颤和姿势步态平衡障碍。目前帕金森病的治疗原则是综合治疗、药物为主、改善症状、延缓病程、提高生活质量。帕金森病生存期为 10~30 年，病初若能得到及时诊断和正确治疗，多数患者发病数年内仍能继续工作或生活质量较好，疾病晚期由于严重的肌强直、全身僵硬终至卧床不动，多死于肺炎、骨折等各种并发症。帕金森病属于中医学"颤证"范畴，又称"振掉""颤振""震颤"。颤证病在筋脉，与肝、肾、脾等脏关系密切。基本病机为肝风内动，筋脉失养；病理性质总属本虚标实。本病初期，本虚之象并不明显，常见风火相煽、痰热壅阻之标实证，治疗当以清热、化痰，熄风为主；病程较长，年老体弱，其肝肾亏虚、气血不足等本虚之象逐渐突出，治疗当滋补肝肾，益气养血，调补阴阳为主，兼以熄风通络。

## 熄风定颤方（周仲瑛经验方）

【组成】熟地黄 12 g，石斛 15 g，白芍 15 g，肉苁蓉 15 g，续断 15 g，白蒺藜 15 g，海藻 12 g，僵蚕 10 g，炙鳖甲（先煎）12 g，煅龙骨（先煎）20 g，煅牡蛎（先煎）12 g，石决明（先煎）30 g，炮穿山甲（先煎）10 g。

【功效】培补肝肾，化痰通络。

【主治】颤证，证属肝肾亏虚，痰瘀内生，脑脉痹阻者。症见头部或肢体摇动、颤抖，不能自主，头昏眼花，怕热，多汗，烦躁，便秘，舌暗，脉弦滑。

【加减】震颤显著时，宜重镇熄风为主，方中可加用珍珠母、天麻，或可加重鳖甲、龙骨、牡蛎、石决明之量；筋僵、拘挛、肌张力较高，可选加木瓜及大剂白芍、甘草柔肝解痉，也可重用地龙、全蝎息风通络解痉；舌质紫暗、脉来细涩、面色晦滞者，宜重用祛瘀药，如鸡血藤、路路通、水蛭、当归等；痰浊内盛，舌苔厚腻或血脂较高时，可重用僵蚕、胆南星、海藻，并增荷叶、苍术；内热偏盛，面赤舌红者，可酌予白薇、十大功劳叶、女贞子、墨旱莲、槐花、夏枯草、黄柏等滋阴泻火兼顾；阴精亏损、体虚显著时，可重用枸杞子、何首乌、黄精、杜仲、牛膝、桑寄生、楮实子、麦冬。阴损及阳或阳气本虚，可酌加巴戟天、淫羊藿、黄芪、锁阳之温润，忌用刚燥之属；反应迟钝、记忆不敏，可重用何首乌、续断、石菖蒲、远志、五味子以补肾荣脑，化痰开窍。

【方解】方中熟地黄、石斛、白芍、肉苁蓉滋肾柔肝；续断补肾壮骨；白蒺藜、海藻、僵蚕柔肝祛风兼能化痰通络；炙鳖甲滋阴潜阳；煅龙骨、煅牡蛎、石决明重镇潜阳，平肝息风；炮穿山甲活血化瘀。全方配伍，滋肾柔肝，息风化痰，疗效满意。

【注意事项】方中金石介类药碍胃，脾胃虚弱者应慎用。

【现代研究】方中熟地黄具有降低血压、改善肾功能、增强免疫、抗氧化等作用；石斛具有助消化、解热镇痛、调节免疫等作用；白芍具有增强免疫、抗炎、镇痛、解痉等作用；肉苁蓉具有增强免疫、激活肾上腺与释放皮质激素、润肠通便、保肝、抗骨质疏松、抗氧化、抗衰老、抗疲劳等作用；续断具有增强免疫功能、抗衰老、抗骨质疏松等作用；白蒺藜具有降压、利尿、强心、增强免疫功能、强壮、抗衰老、降血糖、抗过敏等作用；海藻具有抑制甲状腺功能、抗高脂血症、抗动脉粥样硬化、降压、抗凝血、抗血栓、降低血黏度、改善微循环、抗菌等作用；僵蚕具有催眠、抗惊厥、抗凝血、降血糖、抑菌、抗肿瘤等作用；炙鳖甲具有增强免疫功能、保护肾上腺皮质功能、促进造血、抑制结缔组织增生、防止细胞突变、镇静等作用；煅龙骨具有助眠、抗惊厥、促凝、降低血管通透性、减轻骨骼肌兴奋性等作用；煅牡蛎具有镇静、抗惊厥、镇痛、抗溃疡、降血脂、抗凝血、抗血栓等作用；石决明具有降压、抑菌、保肝、抗凝血等作用；炮穿山甲具有延长凝血时间、降低血液黏度、扩张血管、降低外周阻力、增加血流量、抗炎、抗缺氧等作用。

【用方经验】周仲瑛认为，震颤麻痹的主要病机特点为肝肾亏虚，痰瘀内生，阻滞脑络，以致肝风内动。治疗以培补肝肾，化痰通络为基本大法，仿地黄饮子方意创此方治疗震颤麻痹屡获奇效。

## 人参养荣汤加减（万远铁经验方）

【组成】党参 15 g，当归 15 g，黄芪 10 g，白术 10 g，熟地黄 10 g，茯苓 10 g，陈皮 10 g，白芍 10 g，五味子 10 g，川芎 10 g，桂心 3 g，炒远志 10 g，炙甘草 10 g。

【功效】益气养血，养心安神。

【主治】气血两虚之颤证。症见头摇肢颤，乏力，伴头晕眼花，短气懒言，自汗出，舌质淡，苔薄白，脉沉细无力者。

【加减】本病不宜一味进补，遣方用药中少佐活血行气之品，方收奇效，常以人参养荣汤加减丹参、鸡血藤、枳壳、陈皮、砂仁、郁金之类。

【方解】人参养荣汤方首见于《太平惠民和剂局方》，属于温补类方剂，其中人参、熟地、白芍、当归、炙甘草等主生气养血，黄芪、白术、茯苓健补脾气，桂心补火助阳，鼓舞气血生长，远志、五味子具有养心安神的作用。加一味川芎行血行气，正所谓"气行则血行"，全方共凑益气养血、养心安神之功。

【注意事项】颤证本属疑难杂病，病程较长，治疗时间也较长，在治疗中审症求因，辨其根本，则可见效。

【现代研究】方中党参具有调节胃肠运动、抗溃疡、增强免疫、调节血压、调节血糖、抗衰老、抗缺氧等作用；当归具有扩张血管、增加血流量、抗血栓等作用；黄芪具有促进机体代谢、抗疲劳、调节血糖、增强免疫、抗病毒、抗菌、扩血管、降低血压、降低血小板黏附力、减少血栓形成、降血脂、抗衰老、抗缺氧、保肝等作用；白术具有调节胃肠道、抗溃疡、增强免疫、保肝、利胆、利尿、降血糖、抗凝血、抗菌、镇静等作用；熟地黄具有降低血压、改善肾功能、增强免疫、抗氧化等作用；茯苓具有利尿、镇静、降低血糖、护肝、增强免疫等作用；陈皮具有扩张血管、增加血流量、调节血压、清除氧自由基、抗脂质过氧化、祛痰、利胆、降血脂等作用；白芍具有增强免疫、抗炎、镇痛、解痉等作用；五味子具有平衡中枢神经系统、兴奋呼吸、镇咳、祛痰、降低血压、利胆、保肝、增强免疫、抗氧化、抗衰老、抑菌等作用；川芎具有扩张血管、增加血流量、改善微循环、抗血小板聚集、预防血栓、镇静、降血压、抗炎、利胆等作用；桂心具有扩张血管、促进血液循环、增加血流量、降低血管阻力、抗血小板聚集、抗凝血酶、

内科国医圣手时方

镇静、镇痛、解热、抗惊厥、促进消化、抗溃疡、降血糖、抑菌、抗肿瘤等作用；远志具有镇静、催眠、抗惊厥、祛痰、镇咳、降压、抑菌、抗衰老、抗突变抗癌等作用；炙甘草具有镇痛、抗炎、类肾上腺皮质激素样作用、降血脂、保肝等作用。

【用方经验】万老擅长对本病的辨证论治，认为它并非一种疾病，而是一类症候群，以头或肢体震振，少动，肢体拘痉，颈背僵直为主证，兼以表情呆板，头胸前倾，言语謇涩，上肢协调不能，皮脂外溢，口角流涎，智力减退或精神障碍，生活自理能力降低。其发病有在筋、在肝、在脾、在肾和在脑之不同，外邪亦在发病过程中起到重要作用。病性分虚实两端，脾虚、肾虚，肺热传变等均可致颤证。万老临证首问起因，次辨发病缓急，三辨舌脉，四辨病情轻重程度。万老辨颤证首辨脏腑，次辨脏腑传变致颤。万老认为，临床治病首先应当在辨脏腑的基础上遣方用药，邪实者，攻邪时注意扶正；正气不足者，扶正时注意活血行气。痰热风动证治以清热化痰、平肝息风，可以导痰汤合羚角钩藤汤加减，并注意固护脾胃，常用药物有法半夏、胆南星、竹茹、川贝母、黄芩、羚羊角、桑叶、钩藤、菊花、生地黄、生白芍、甘草、橘红、茯苓、枳实等；血瘀动风证治以活血化瘀，平肝息风，方以通窍活血汤或天麻钩藤饮加减，可少佐行气之品，常用药物有天麻、钩藤，石决明、决明子、生龙骨、生牡蛎、赭石、地黄、龟甲、怀牛膝、杜仲、寄生、黄芩、栀子、首乌藤、茯神等；气血两虚证治以益气生血为法，但也不宜一味进补，遣方用药中少佐活血行气之品，方收奇效，常以人参养荣汤加减丹参、鸡血藤、枳壳、陈皮、砂仁、郁金之类；肝肾不足证治以补肝益肾，但应注重阴虚内燥，在补益肝肾的同时予以滋阴润燥之类，方以大定风珠加减，加以女贞子、桑椹、五味子之品；阴阳两虚者可用补阳还五汤加减，常用药物有生黄芪、当归尾、川芎、赤芍、桃仁、红花、地龙。其次，万老认为治疗应针药结合。根据不同脏腑而循经取穴，调其虚实。如骨繇证，即颤证中以骨节纵缓且摇动不安一种

病证，具体表现为关节弛缓无力，肢体摇摆呈阵发性，虽然能够行动，但步态不稳，眩晕如坐舟车之中。《灵枢·根节》论治曰："骨繇而不安于地，故骨繇者取之少阳，视有余不足，骨繇者节缓而不收也，所谓骨繇者摇故也，当穷其本也。""骨繇"即肌肉震颤也，是指由于肌肉剧烈震颤以致两足都不能稳定著地。此类震颤乃明显的帕金森病，其人除肌振颤颤外，言语、动作均变得迟钝徐缓。万老认为，此类颤证属于少阳病，应从少阳论治，针灸取穴应循少阳经而取，常用穴位有手少阳三焦经中关冲、液门、中渚、阳池、外关、支沟，足少阳胆经中风池、肩井、环跳、风市、膝阳关、阳陵泉、阳交、外丘、光明、阳辅、悬钟、丘墟、足临泣、侠溪、足窍阴等。这只是初期的治疗，若"骨繇"发展到"节缓而不收"即肢体瘫痪的地步，则表明整个阳气系统都发生了故障，少阳的阳气数量已经显著减少，"独取少阳"则势单力薄，难以奏效，此时的治疗以"三阳"为本，即应同时取太阳与阳明的穴位以全面振奋人之阳气。第三，万老治疗颤证，十分注重病后调护。要耐心叮嘱患者保持情绪稳定，心情舒畅，避免忧思郁怒等不良精神刺激，饮食宜清淡而富有营养，忌暴饮暴食及嗜食肥甘厚味，戒除烟酒等不良嗜好。此外，避免中毒，中风、颅脑损伤对预防颤证发生有重要意义。

## 真武汤加减（周德安经验方）

【组成】白芍 30 g，熟附片 10 g，炒白术 10 g，茯苓 10 g，生姜 10 g。

【功效】温阳利水，养阴活血。

【主治】阳虚水泛之颤证。症见手部震颤、下颌震颤、肌肉瞤动，四肢畏寒，腰膝酸软，行走不稳，反应迟钝，小便清长、大便溏泄，舌淡胖，边有齿痕，苔白，脉沉弦。

【加减】肾精亏虚者，加山茱萸以补益肝肾、补肾填精。肾阳虚者，加巴戟天，以补肾助阳、祛风除湿。阴阳俱虚者，加六味地黄丸，共奏滋阴补肾、温阳化气的功效。抖动明显者，加天麻、钩藤、羚羊角粉，可加

强清热熄风止痉的功效。舌质紫暗者为瘀血内阻之像，加入桃仁、红花以活血化瘀。饮水呛咳者，加入郁金、白僵蚕、白芷、羌活，以上4药是周德安治疗饮水呛咳的常用配药，具有行气化痰、开窍利舌的功能。夜尿频繁者，加入桑螵蛸、菟丝子、益智仁以温肾固精缩尿。口干、口渴者，加入沙参、麦冬、五味子以养阴生津、润燥止渴。

【方解】真武汤原方是以附子大辛大热、入肾经、温肾壮阳、化气行水为主，而本法却重用白芍为君药；白芍酸苦微寒，属阴药，其既能制姜附之辛燥，又能敛阳和营，固护阴液，使其温阳散水而不伤阴，并能疏肝止痛、柔筋活血、养阴利水、通利小便，以决水湿壅滞；白术为臣，甘苦微温，健脾燥湿，使水有所制；茯苓性味甘淡而平，淡渗利水，佐白术健脾，于制水之中利水；再配以辛温之生姜，既可协附子温阳化气，又能助茯苓、白术温中健脾。诸药合用，共成暖肾健脾疏肝、温阳化气利水之剂。

【注意事项】湿热内停所致者忌用。

【现代研究】方中白芍具有增强免疫、抗炎、镇痛、解痉等作用；熟附片具有强心、抗炎、镇痛、抗氧化、抗衰老、降血脂、调节免疫等作用；炒白术具有调节胃肠道、抗溃疡、增强免疫、保肝、利胆、利尿、降血糖、抗凝血、抗菌、镇静等作用；茯苓具有利尿、镇静、降血糖、护肝、增强免疫等作用；生姜具有抗溃疡、保肝、利胆、抗炎、解热、镇痛、抗菌、镇吐、兴奋中枢、调节血压、抑菌等作用。

【用方经验】《伤寒论》曰："身瞤动，振振欲擗地，真武汤主之。"周德安认为颤证的发生，许多患者与肾阳亏虚，阳失温煦，阴失濡养，而筋脉挛急有关。帕金森病多在中年以上发病，患者从中年到老年，体内肾精由亢盛逐渐衰减，肝肾阴亏而精血俱耗，以致筋脉失于濡养，发为"震颤"。阴损及阳，阳虚不能化气行水，水气泛滥，上犯清阳，故可见头目昏眩；阳气运化不利、不能温煦四肢，故肢冷兼四肢沉重。《素问·生气通天论》曰："阳气者，精则养神，柔则养筋。"今阳气虚不能温煦筋脉肌肉，同时筋脉受水

气浸渍，故筋肉跳动，全身颤抖，有欲倒于地之势。病属阳虚水泛，故用真武汤温阳化水。盖水之所制在脾，水之所主在肾，故欲利水当先温肾。周德安教授擅长用真武汤加减进行治疗。真武汤为治疗脾肾阳虚、水气内停的主要方剂。真武汤原方是以大辛大热的附子为君药，起到温肾壮阳、化气行水的功效，而周德安教授却重用白芍30 g为君药。重用白芍者，乃一药三用，一者利小便以行水气，一者防止温燥渗利而伤阴，一者敛阴舒筋以止筋惕肉瞤。

周德安临床独到之处在于针药并用。在选取真武汤加减的同时，应用针灸治疗。周德安教授强调"治病必本于神"的学术思想，取穴时选取针灸四神方以镇静安神、督脉十三针以温阳利水、重镇安神，背俞穴以补益安神，同时选取补肾健脾利水、调畅气血等穴位，共同起到镇静安神、熄风止痉、温阳利水的功效，临床效果显著。

## 天麻钩藤饮加减（段富津经验方）

【组成】天麻15 g，钩藤30 g，石决明30 g，生龙骨40 g，生牡蛎40 g，生白芍20 g，怀牛膝25 g，熟地黄20 g，山药20 g，炙甘草20 g，草决明25 g。

【功效】补肾益肝，平肝息风。

【主治】肝肾不足，风阳内动之颤证。症见头摇肢颤，不能自主，头晕，腰膝酸软者。

【加减】重点审看舌象，原方适用于舌质红、舌苔黄者，此为实热之候，加用栀子、黄芩清热泻火。若舌红少苔，此为阴虚之象，应去栀子、黄芩，以防苦寒化燥伤阴，酌加天冬、白芍、生龙骨、生牡蛎等以滋阴潜阳。

【方解】方中天麻性平味甘，入肝经，功善息风止痉，钩藤味甘凉，入肝、心包经，长于清肝之热，息肝之风，此二味为君药，共奏平肝息风之功。龙骨、牡蛎益阴潜阳、平肝息风；石决明咸寒质重，平肝潜阳；牛膝补肝肾、强筋骨，此四味共为臣药。白芍敛阴柔肝，善治厥阴风动之疾，既能泄肝胆风火，又能养肝柔肝；年老体虚，清窍失养，故投以熟地黄、山药以填精益髓、益气养阴；

草决明甘苦咸，既能清肝泻火，又能润肠通便，四药共为佐药。炙甘草补益中气，调和诸药为使。此方功专补益肝肾、平肝息风。

**【注意事项】** 肝经实火或湿热所致者，不宜使用本方。

**【现代研究】** 方中天麻具有降低脑血管阻力、降压、减慢心率、镇痛消炎、调节免疫等作用；钩藤具有降低血压、镇静、抗癫痫、抗惊厥、抗心律失常、抗血小板聚集、抗血栓、降血脂等作用；石决明具有降压、抑菌、保肝、抗凝血等作用；龙骨具有助眠、抗惊厥、促凝、降低血管通透性、减轻骨骼肌兴奋性等作用；牡蛎具有镇静、抗惊厥、镇痛、抗溃疡、降血脂、抗凝血、抗血栓等作用；白芍具有增强免疫、抗炎、镇痛、解痉等作用；怀牛膝具有调节免疫、抗衰老、抗肿瘤、镇痛、抗炎、降压、利尿、收缩肠管、刺激子宫、降低血液黏度、抗凝血等作用；熟地黄具有降低血压、改善肾功能、增强免疫、抗氧化等作用；山药具有增强免疫、降血糖、抗氧化等作用；炙甘草具有镇痛、抗炎、类肾上腺皮质激素样作用、降血脂、保肝等作用；草决明具有降血压、降血脂、增强免疫、抗感染等作用。

**【用方经验】** 段老认为，肝血亏虚，肝阳化风，筋脉失约为颤证发生的基本病机；肾精亏虚，髓海不足为颤证发病之根本。肝、肾两脏与颤证的发生发展关系最为密切，临床常从肝、肾两脏论治颤证，疗效满意。段老治疗颤证时，重视滋补阴血、填精益髓、调补肝肾，在此基础上配合息风之法。此外，段老强调患者后期常见本虚标实，夹痰、夹瘀之证，在补益肝肾的同时要辨别痰瘀之证的轻重缓急，常加以化痰开窍、活血化瘀之品。临床常用石菖蒲、远志、川芎、桃仁、红花等之药。

## 自拟滋阴熄风汤（裴昌林经验方）

**【组成】** 生地黄 15 g，熟地黄 15 g，山茱萸 12 g，炙龟甲 15 g，白芍 15～30 g，天麻 9～12 g，钩藤 15～20 g，僵蚕 12 g，全蝎 3～6 g，石决明 30 g。

**【功效】** 滋阴息风。

**【主治】** 肝肾阴虚之颤证。症见头目眩晕，肢体震颤，步履艰难，汗出不止，大便不畅，舌质偏红少津，脉细数等症者。

**【加减】** ①阴虚内热：症见五心烦热、大便秘结、舌红苔薄、脉细数，可适当选用知母、牡丹皮、地骨皮、炙鳖甲、鲜石斛（若舌光剥者）等滋阴清热除烦。②肢体震颤：选用珍珠母、紫贝齿平肝息风，重者予羚羊角粉（另吞）3 g，可起到迅速缓解肌张力的作用。③夹有痰湿：苔白腻，脉弦滑者，减熟地黄、山茱萸、龟甲等，或熟地黄配砂仁者亦可，化痰药多用姜半夏、胆南星、石菖蒲等化痰息风。④气血两虚：选用当归、黄芪、川芎补气养血。血虚生风，熄风药可用，但滋阴药如山茱萸、生地黄、熟地黄必去除。⑤认知障碍：选用益智、石菖蒲、郁金，清心化痰，开心智。⑥大便秘结：患者易大便秘结，尤其重病、晚期者多见，仍需辨证论治为主，分为阴虚便秘、气虚便秘、阳虚便秘、痰湿为重者几种情况。阴虚者养阴润下，选用知母、葛根、决明子；阳虚者加肉苁蓉、锁阳温肾润肠；气虚者用枳术丸。此外，便秘生白术需重用至 30 g，也可加火麻仁，若气虚下陷者加升麻升阳举陷，痰湿重者用瓜蒌子、杏仁、桃仁（尤其前两者入肺经，肺与大肠相表里，宣肺气、通大便）。

**【方解】** 本方分为 3 部分，生地黄、熟地黄、山茱萸、龟甲、白芍以滋阴为主；天麻、钩藤、僵蚕、全蝎以息风为主；石决明则平肝潜阳。

**【注意事项】** 风动属阴虚火盛或肝经实火者，不宜使用本方。

**【现代研究】** 方中生地黄具有降压、镇静、抗炎等作用；熟地黄具有降低血压、改善肾功能、增强免疫、抗氧化等作用；山茱萸具有抑制血小板聚集、抗血栓形成、降血糖、护肝、抗氧化、增强免疫等作用；炙龟甲具有增强免疫、兴奋子宫、解热、补血、镇静、抗凝血、增加血流量、抗缺氧等作用；白芍具有增强免疫、抗炎、镇痛、解痉等作用；天麻具有降低脑血管阻力、降压、减慢心率、镇痛抗炎、调节免疫等作用；钩藤具有降低血压、镇静、抗癫痫、抗惊厥、抗心律失常、抗血小板聚集、抗血栓、降血脂等作用；僵蚕具有催眠、抗惊厥、抗凝血、降血糖、抑菌、抗肿瘤等作用；全蝎具有抗癫痫、抗惊厥、抗血栓、抗凝血、镇痛、抗肿瘤等作用；石决明具有降压、抑菌、保肝、抗凝血等作用。

【用方经验】裘昌林认为，中医学的精髓在于辨证论治，重点在辨证，临证时，最重要的是分清证型，辨明标本虚实。"证同治亦同，证异治亦异"。证是决定治法方药最可靠的依据，同时裘昌林非常重视病证结合。裘昌林将颤证分为风阳上扰、痰热动风、肝肾不足、气血亏虚、阴阳两虚5种证型，但出现的频率有所不同。颤证早期以风阳上扰、肝肾不足、痰热动风多见；晚期则以气血亏虚、阴阳两虚为多，与病程长、脏气亏损及长期使用西药造成的副作用有关。遣方时各型均可配伍息风止颤之品。临床上肝肾阴虚最多见，此时治疗以滋阴为主治其本，息风治其标。

帕金森病是一种慢性进展性疾病，属于临床上的难治病，预后较差。裘昌林独特的用药经验使其在控制临床症状、延缓疾病进程、改善患者生活质量上，取得良好的效果。在治疗帕金森病时，裘昌林尤善中西并用，各取所长。在使用中药的同时，裘师也会使用多巴丝肼、金刚烷胺、盐酸苯海索等药物改善患者的症状。西药的使用起到治标的作用，由于其见效较快、疗效明显，能给患者带来治疗的信心。中药则起到固本的作用，能改善患者整体功能，控制并发症状，降低西药的毒副作用。裘师尤其注重后天之本的固护。一方面讲脾为生痰之器，脾胃虚弱能导致痰湿的形成从而加重病情，故重视保护脾胃之气能求其本、清其源；另一方面，脾为气血生化之源，主四肢肌肉，脾得健运则四肢筋脉得以濡养。且帕金森病需要长期服药，其中不乏虫类等易败坏脾胃之药，故对脾胃需要作长期的保护。裘昌林宗香岩之说，认为驱除帕金森病之痰邪、风邪，草木不能建功，故必借虫蚁入络搜剔络内久踞之邪。故裘师多利用蜈蚣、全蝎之属息风定颤、搜

风通络。则既能起到疏风通络的功效，又能对于久病之后的瘀血顽痰更有效地祛除。然虫类药大多辛燥，多用易伤人体阴津，须佐滋阴柔肝之药，其效方著。本病的病理性质属本虚标实，裘师在祛邪的同时，总不忘滋补肝肾和健脾益气。新病之人，如仲景所言之正虚邪中，乃是有虚在先，然后发病；久病之人，则所谓久病入肾，久病必虚。故帕金森病在治疗的过程中需要补泻并进，标本兼治，以固其本。

## 颜德馨经验方

【组成】当归9 g，白芍9 g，木瓜9 g，磁石（先煎）30 g，煅龙骨30 g，煅牡蛎30 g，蚕沙9 g，千年健9 g，伸筋草9 g，牛膝9 g，丹参15 g，络石藤9 g，豨莶草15 g，红花9 g，白术9 g，制地龙4.5 g。

【功效】清化瘀热，柔肝养筋。

【主治】颤证，痰热瘀结，肝肾阴亏。症见肢体震颤，肢体乏力，伴有紧掣，步行无力，甚则萎而不举，语謇不清楚，视物不清，形体较胖，舌红苔薄，脉细数。

【加减】若肝阳偏亢，则加龙骨、牡蛎、磁石以潜阳息风。阴虚阳亢则予鳖甲、龟甲等滋阴潜阳之品。瘀血日久可加用搜剔脉络瘀血之水蛭、全蝎、蜈蚣、土鳖虫等。临床上辨证施治，随证加减，方能取得良好疗效。

【方解】方中当归、白芍育阴填精为主；白术、木瓜、蚕沙归肝、脾经，舒经活络，和胃化湿；煅龙骨、煅牡蛎、磁石重镇潜阳，平肝息风；络石藤、豨莶草、千年健、伸筋草祛风湿、利关节，强筋骨；牛膝归肝、肾经，活血通络同时，亦能补肝肾、强筋骨，引火下行，故对于腰膝酸软、下肢痿软之弊有较好疗效；丹参、红花、地龙活血化瘀，疏通经脉；诸药合用，使气血得充，髓海得养，筋得濡润。

【注意事项】方中活血化瘀药众多，孕妇及体弱者应慎用。

【现代研究】方中当归具有扩张血管、增加血流量、抗血栓等作用；白芍具有增强免疫、抗炎、镇痛、解痉等作用；木瓜具有护

肝、抑菌的作用；磁石具有抑制中枢神经系统、镇静、抗惊厥等作用；煅龙骨具有助眠、抗惊厥、促凝、降低血管通透性、减轻骨骼肌兴奋性等作用；煅牡蛎具有镇静、抗惊厥、镇痛、抗溃疡、降血脂、抗凝血、抗血栓等作用；蚕沙煎剂有抗炎、促生长作用，叶绿素衍生物对体外肝癌细胞有抑制作用；千年健甲醇提取物有明显抗炎、镇痛作用，醇提液有抗组胺作用，水提液有较强的抗凝作用，并对病毒有一定的抑制作用；伸筋草醇提物有明显镇痛作用；水浸液有解热作用，混悬液能显著延长戊巴比妥钠睡眠时间和增强可卡因的毒性作用，其透析液对实验性矽肺有良好的疗效，所含石松碱对小肠及子宫有兴奋作用；牛膝具有调节免疫、抗衰老、抗肿瘤、镇痛、抗炎、降压、利尿、收缩肠管、刺激子宫、降低血液黏度、抗凝血等作用；丹参能扩张冠脉，增加冠脉血流量，改善心肌缺血，促进心肌缺血或损伤的恢复，缩小心肌梗死范围，能提高耐缺氧能力，能改善微循环、扩张血管，降低血压，对中枢神经系统有镇痛、镇静作用；络石藤甲醇提取物对动物双足水肿、扭体反应有抑制作用，对尿酸合成酶黄嘌呤氧化酶有显著抑制作用而能抗痛风，可引起血管扩张、血压下降，对肠及子宫有一只作用；豨莶草具有抗炎、较好的镇痛、降压、免疫抑制等作用；红花具有轻度兴奋心脏、保护和改善心肌缺血，抗血小板聚集、镇痛、镇静、抗惊厥等作用；

白术具有调节胃肠道、抗溃疡、增强免疫、保肝、利胆、利尿、降血糖、抗凝血、抗菌、镇静等作用；制地龙具有解热、镇静、抗惊厥、舒张支气管、降压等作用。

【用方经验】颜德馨认为，颤证多由瘀血作祟，其多属筋脉病变。心主血液以养脉，肝主气机疏泄以濡筋，若气滞血瘀，血气不能滋润筋脉，则颤振频发。其病因病机或因情志不遂，肝郁气滞，导致气滞血瘀，引动内风而成；或夹风痰内阻，壅滞脉络，以致瘀血内生，筋脉失养而成；或因饮食不节，损伤脾胃，致使助湿生痰，日久致瘀，筋脉失养所致；或因年老久病，肝肾精血不足，造成血涩致瘀，风阳内动，筋脉失养，而致颤证；或由于外伤引起瘀血内阻，络脉不通，虚风内动，上扰清窍，筋脉失养而为颤证。颜老治疗颤证推崇气血学说，在古人"血虚生风"的理论上创立"血瘀生风"的观点，遵遁"疏其血气，令其条达而致和平"的重要治疗原则，主张运用活血化瘀、祛风通络之剂治疗颤证。临床常用王清任的血府逐瘀汤、通窍活血汤化裁，根据患者的表现随证加减，每每能获良效。血府逐瘀汤由桃红四物汤合四逆散加桔梗、牛膝而成。其特点是活血化瘀而不伤血，疏肝解郁而不耗气。诸药配合，使血活气行，瘀化热消而肝郁亦解，诸症自愈。常用药物如：当归、赤芍、桃仁、红花、川芎、生蒲黄、柴胡、枳壳、桔梗、熟大黄等。

# 第四节　重症肌无力

重症肌无力（MG）是一种由神经-肌肉接头处传递功能障碍所引起的自身免疫性疾病。主要是神经-肌肉接头突触后膜上乙酰胆碱受体（AChR）受损引起（在细胞免疫和补体参与下突触后膜的 AChR 被大量破坏，不能产生足够的终板电位，导致突触后膜传递功能发生障碍而发生肌无力）。重症肌无力的发病机制与自身抗体介导的突触后膜 AChR 损伤有关。MG 临床特点为受累肌肉在活动

后出现肌无力，经休息和胆碱酯酶抑制酶治疗后症状可缓解，肌无力表现为"晨轻暮重"的波动现象（肌无力于下午或傍晚劳累后加重，晨起或休息后减轻）。重症肌无力为中医学之"痿证"，指外感或内伤，使精血受损，肌肉筋脉失养以致肢体弛缓、软弱无力，甚至日久不用，引起肌肉萎缩或瘫痪的一种病证，其病机主要为：肺热津伤；湿热浸淫；脾胃受损，精血不足；肝肾亏损，髓枯筋痿。

## 强肌健力饮（邓铁涛经验方）

【组成】北黄芪 120 g，党参 40 g，茯苓 15 g，淫羊藿 12 g，白术 20 g，甘草 5 g，当归头 10 g，陈皮 5 g，川芎 10 g，柴胡 10 g，升麻 10 g，炒白芍 12 g，五爪龙 50 g，巴戟天 15 g，熟地黄 24 g。

【功效】补中益气，健脾益肾。

【主治】痿证，证属大气下陷、脾肾亏虚者。症见四肢瘦削，步履跟跄，筋惕肉瞤，甚则头晕目眩，四肢无力，肢冷形寒，大肉脱陷，耳鸣耳聋，腰酸腿软，遗精阳痿，溲清便溏。舌淡胖，苔薄白，脉沉迟。

【加减】肝血不足者，加枸杞子、何首乌、黄精、鸡血藤；肾虚者，加菟丝子、桑椹；阳虚明显者，加肉苁蓉；阴虚明显者，加山茱萸或加服六味地黄丸；心血不足者，加熟酸枣仁、首乌藤；胃阴虚者，党参易太子参，加石斛、麦冬；痰湿壅肺者，加橘络、百部、紫菀；兼湿者，加薏苡仁、泽泻；兼痰者，加浙贝母；兼瘀者，加丹参；兼外邪一般者，用轻剂之补中益气汤，酌加豨莶草、桑叶、贝母等。

【方解】本病多由久病大气下陷、脾肾亏虚所致。故方中重用黄芪大补元气，辅以党参、白术、五爪龙健脾益气，当归活血化瘀，陈皮行气，柴胡、升麻升阳举陷，熟地黄补肝脾肾，川芎活血，炒白芍敛阴，另配合淫羊藿、巴戟天补肾，甘草调和诸药。诸药合用，升阳益气，健脾益肾，诸证自愈。

【现代研究】

1. 黄芪具有促进机体代谢、抗疲劳、调节血糖、增强免疫、抗病毒、抗菌、扩血管、降低血压、降低血小板黏附力、减少血栓形成、降血脂、抗衰老、抗缺氧、保肝等作用；党参具有增强免疫、调节胃肠运动、抗溃疡、兴奋呼吸中枢等作用；茯苓具有利尿、镇静、降血糖、护肝、增强免疫等作用；淫羊藿具有增强下丘脑-垂体-性腺轴、增加冠脉血流量、降压等作用；白术具有调节胃肠道、抗溃疡、增强免疫、保肝、利胆、利尿、降血糖、抗凝、抗菌、镇静等作用；甘草具有镇痛、抗炎、类肾上腺皮质激素样作用、降血脂、保肝等作用；当归头具有扩张血管、增加血流量、抗血栓等作用；陈皮具有扩张血管、增加血流量、调节血压、清除氧自由基、抗脂质过氧化、祛痰、利胆、降血脂等作用；川芎具有扩张血管、增加血流量、改善微循环、抗血小板聚集、预防血栓、镇静、降血压、抗炎、利胆等作用；柴胡具有镇静、安定、镇痛、解热、镇咳、抗炎、降血脂、抗脂肪肝、抗肝损伤、利胆、兴奋肠平滑肌、抗溃疡、抗菌、抗病毒、增强免疫等作用；升麻具有抑菌、解热、抗炎、镇痛、抗惊厥、抑制心脏、降低血压、减慢心率等作用；炒白芍具有增强免疫、抗炎、镇痛、解痉等作用；巴戟天具有促肾上腺皮质激素样作用；熟地黄具有降低血压、改善肾功能、增强免疫、抗氧化等作用。

2. 实验研究：脾虚证的发生与性激素水平紊乱及淀粉酶合成与分泌减少有关。而强肌健力饮能改善下丘脑-垂体-性腺轴功能并对受损的脾脏、胸腺、肾上腺组织的修复具有显著的促进作用从而发挥其健脾益气强肌健力作用。有研究提示睾酮、雌二醇这类物质可能是脾肾相关的重要物质基础之一。中医学的脾、肾本质上也包括了下丘脑-垂体-性腺功能-肾上腺皮质-甲状腺等功能。功能与组织形态是有相关性的，其中脾脏、胸腺、肾上腺皮质的组织形态学的改变也能反映脾虚及肾和免疫功能的状况，脾虚型大鼠的主要免疫器官脾脏和胸腺质量及脏器指数均下降，组织结构均有明显破坏，肾上腺皮质也有不同程度的损伤，同步动态观察体内性激素含量也有明显改变，说明免疫器官和组织结构与免疫功能有密切的相关性。而强肌健力饮能使已遭损伤的脏器组织得以修复恢复到正常或接近正常水平，说明该方药能提高脾虚动物的免疫功能。提示脾虚动物其脾、胸腺、肾上腺组织形态的改变可能是中医"脾虚及肾"病理形态学依据之一。

【用方经验】邓铁涛认为，中医学历代医著对重症肌无力虽未见完备而系统的记载，但从其病理机制和临床表现来看，应属中医学的虚损证。多为"脾胃虚损"，重症肌无力

内科国医圣手时方

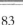

的病因为先天禀赋不足，后天失调，或情志刺激，或外邪所伤，或疾病失治、误治，或病后失养，均可导致脾胃气虚，渐而积虚成损。因此，主要病机为脾胃虚损，五脏相关。以补脾益损，升阳举陷为治疗大法。邓老自拟方强肌健力饮治疗重症肌无力，旨在抓住脾胃虚损这个主要矛盾，顾及五脏兼证，以一方统治，随证加减。并强调重症肌无力因先后天同病，虚损难复，故缠绵难愈，容易反复，亦易再发，在中医分型上不宜过细与过杂，在治疗上不要随便改弦易辙，凡临床治愈后，仍需继续服药1～2年，方能根治。

## 升陷汤加减（刘弼臣经验方）

【组成】黄芪 18 g，知母 9 g，柴胡 4.5 g，桔梗 4.5 g，升麻 3 g，制马钱子（冲）0.2～0.8 g。

【功效】益气升陷，佐以补肝肾通络。

【主治】重症肌无力眼肌型、延髓型、全身型、肌无力危象。胸中大气下陷，气短不足以息，或努力呼吸，有似乎喘；或气息将停，危在顷刻。其兼证，或寒热往来，或咽干作渴，或满闷怔忡，或神昏健忘，其脉象沉迟微弱，关前尤甚。

【加减】眼肌型：治宜健脾益气，佐通络；延髓型：治宜补脾益肾；全身型：治宜补脾益气，佐以壮肾；肌无力危象：治宜温阳益气，固脱救逆。无论何型，方剂中均加入制马钱子（冲）0.2～0.8 g，意在通络生肌。

【方解】方中以黄芪为君药，因黄芪既善补气，又善升气，且其质轻松，中含氧气，与胸中大气有同气相求之妙用，惟其性稍热，故以知母之凉润者济之；柴胡为少阳之药，能引大气之陷者自左上升；升麻为阳明之药，能引大气之陷者自右上升；桔梗为药中之舟楫，能载诸药之力，上达胸中，故用之为向导也，加以马钱子通络生肌。《医学衷中参西录》称马钱子"开通经络，透达关节之力，实远胜于他药也"。而《本草纲目》言其味苦性寒，可用于"伤寒热病，咽喉痹病"。因此，马钱子除有通络生肌作用外，尚有清热

疏邪功能，用之可防重症肌无力危象的发生。

【注意事项】马钱子有大毒，必须炮制后方可入药，小儿不可超过 0.15～0.3 g，分次冲服。

【现代研究】

1. 黄芪具有促进机体代谢、抗疲劳、调节血糖、增强免疫、抗病毒、抗菌、扩血管、降低血压、降低血小板黏附力、减少血栓形成、降血脂、抗衰老、抗缺氧、保肝等作用；知母具有抑菌、降血糖、抗肿瘤作用；柴胡具有镇静、安定、镇痛、解热、镇咳、抗炎、降血脂、抗脂肪肝、抗肝损伤、利胆、降低氨基转移酶、兴奋肠平滑肌、抗溃疡、抗菌、抗病毒、增强免疫等作用；桔梗具有镇咳、抗炎、增强免疫、镇痛、镇静、解热等作用；升麻具有抑菌、解热、抗炎、镇痛、抗惊厥、抑制心脏、降低血压、减慢心率等作用；制马钱子具有兴奋脊髓反应、兴奋延髓的呼吸中枢及血管的运动中枢、提高大脑皮质感觉中枢等作用。

2. 实验研究：MG 作为一种自身免疫性疾病其发病机制较为复杂，目前认为体液及细胞免疫、多种抗体、补体及细胞因子等均参与了 MG 的发病过程。其发病的关键是机体产生了针对位于神经肌肉接头处 AChR 的异常免疫应答，受诱导活化的 B 淋巴细胞转化为浆细胞并分泌 AChRAb，后者可通过：①阻断 ACh 与 AChR 结合或使离子通道关闭；②结合 AChRs 致使其内吞、降解或退化；③激活补体，形成膜攻击复合物，破坏 NMJ 处突触后膜等途径影响神经与肌肉功能团。升陷汤治疗 EAMG 的机制可能是调节各细胞因子，升高 TCFB，下调 IFN-γ、IL-2、IL-4 和 IL-47，恢复 Th 细胞之间的免疫稳态，从而抑制 B 细胞分化、增殖、合成分泌 AChRAb，减少对 NMJ 处 AChR 的损害，发挥治疗 MG 作用，且在一定剂量范围内，升陷汤免疫调节的功能更好。

【用方经验】刘弼臣认为，重症肌无力具有"病在肌肉，症在无力"的特点，因脾主肌肉，为后天之本，气血生化之源，脾旺则诸脏得养，功能自强，肌肉受益，从而健壮有力。故病机主要应责之于脾虚，刘弼臣以

《医学衷中参西录》中升陷汤为主方，益气升提，运脾通络，加入少量马钱子通络生肌，因毒副作用很大，难于耐受，且疗效不巩固，必须与大剂补益药同伍，才可以补偏教弊，相得益彰。单用补益中气药物疗效不如加入马钱子快捷；单用马钱子，效果亦不如两类药物同伍为优。可见，补脾益气与疏通经络相结合，是治疗重症肌无力较为有效的方法。另外，其疗效往往随疗程的延长而提高，1个疗程不应少于3个月，如果疗程太短则不易巩固，更不可间断用药而影响疗效。因此想治愈重症肌无力，必须做到两个坚持、一个加强，即坚持治疗和坚持服药，加强护理。

## 疏肝健脾汤加减（王行宽经验方）

【组成】白人参10 g，黄芪30 g，白术10 g，当归10 g，陈皮10 g，升麻5 g，柴胡10 g，百部10 g，桔梗8 g，枳壳10 g，白芍10 g，杏仁10 g，葛根15 g，炙甘草3 g，肉苁蓉10 g。

【功效】益气健脾，疏泄肝木，兼开宣肺气。

【主治】重症肌无力久病脾虚，气血生化不足，肢体肌肉失养，故而眼睑下垂，肢体乏力。

【方解】重用黄芪为君，补中气、固表气，且升阳举陷；臣以白人参，大补元气，炙甘草补脾和中；君臣相伍，如《医宗金鉴》谓"黄芪补表气，人参补里气，炙甘草补中气"，可大补一身之气。李东垣称此三味为"除湿热烦热之圣药也"。佐以白术补气健脾，助脾运化，以资气血生化之源。陈皮理气和谐，使诸药行而不滞。更加升麻、柴胡为佐使，升阳举陷，与白人参、黄芪配伍，可升提下陷之中气。诸药合用，既补益中焦脾胃之气，又升提下陷之气；柴胡升散而无耗伤阴血之弊。佐以枳壳理气解郁、泄热破结，与柴胡为伍一升一降，增舒畅气机之功，并奏开清降浊之效；与白芍相配，又能理气和血，使气血调和。

【现代研究】方中白人参具有调整血压、恢复心脏功能、祛痰、健胃、利尿、兴奋等作用；黄芪具有促进机体代谢、抗疲劳、调节血糖、增强免疫、抗病毒、抗菌、扩血管、降低血压、降低血小板黏附力、减少血栓形成、降血脂、抗衰老、抗缺氧、保肝等作用；白术具有调节胃肠道、抗溃疡、增强免疫、保肝、利胆、利尿、降血糖、抗凝血、抗菌、镇静等作用；当归具有扩张血管、增加血流量、抗血栓等作用；陈皮具有扩张血管、增加血流量、调节血压、清除氧自由基、抗脂质过氧化、祛痰、利胆、降血脂等作用；升麻具有一定的抑菌、解热、抗炎、镇痛、抗惊厥、抑制心脏、降低血压、减慢心率等作用；柴胡具有镇静、安定、镇痛、解热、镇咳、抗炎、降血脂、抗脂肪肝、抗肝损伤、利胆、兴奋肠平滑肌、抗溃疡、抗菌、抗病毒、增强免疫等作用；百部具有抑制呼吸中枢兴奋性、抑制咳嗽反射、抑菌等作用；桔梗具有镇咳、抗炎、增强免疫、镇痛、镇静、解热等作用；枳壳具有使胃肠收缩节律增加、抗溃疡、强心、增加血流量，降低血管阻力等作用；白芍具有增强免疫、抗炎、镇痛、解痉等作用；杏仁具有抑制咳嗽中枢而镇咳平喘、润肠、抗炎镇痛等作用；葛根具有抗心肌缺血、增加冠脉血流量和脑血流量、降低心肌耗氧量、抑制血小板聚集、解痉、解热等作用；炙甘草具有镇痛、抗炎、类肾上腺皮质激素样作用、降血脂、保肝等作用；肉苁蓉具有增强腹腔巨噬细胞吞噬能力、提高淋巴细胞转化率和IV型变态反应指数、激活肾上腺、释放皮质激素等作用。

【用方经验】"治痿独取阳明，阳明为多气多血之经，主润宗筋，宗筋主束骨而利关节也"，故"阳明虚则宗筋纵，带脉不利，故筋痿不用也"。刘完素则倡从肺论治，"宜开通道路，养阴退阳，凉药润之"。肝主筋、藏血，肝血旺则筋柔肉润，肝之阴血不足，水不润土，筋骨肌肉失于濡养而痿软。《临证指南医案·痿》指出本病乃"肝、肾、肺、胃四经之病"。王行宽治疗本例先从脾、肝、肺三脏调燮，疏肝健脾汤由补中益气汤合四逆散加减组成，补中有散，散中有升。临床疗效甚好。

内科国医圣手时方

## 滋补汤化裁（方和谦经验方）

【组成】党参 12 g，炙甘草 6 g，大枣 6 g，白术 10 g，熟地黄 15 g，白芍 10 g，当归 10 g，官桂 3 g，陈皮 10 g，枸杞子 10 g，麦冬 10 g，玉竹 10 g，茯苓 12 g，北沙参 10 g，川羌活 6 g。

【功效】健脾益肾。

【主治】痿证，证属脾肾阴虚者。症见上睑下垂，睁眼困难，肌肉瘦削，四肢尤力，肢冷形寒，大肉脱陷，耳鸣耳聋，腰酸腿软，遗精阳痿。溲清便溏，舌淡胖，苔薄白，脉沉迟。

【方解】本方组方特点是根据与气血化生有密切关系的脏腑功能而设。其中心主血脉，依靠心气的推动，故用党参甘温益气以补心；当归辛甘温润助其心血；苓、术、草、枣健脾益气以和中，培补后天之本；熟地黄、白芍滋阴补以填精，精血互生以涵肝木，木得血养而不枯荣，更助后天，佐入官桂、陈皮、木香，以调上、中、下三焦，纳气归元。可获其补而不滞、滋而不腻、上下通达、气血得资之效。

【现代研究】方中党参具有增强免疫、调节胃肠运动、抗溃疡、兴奋呼吸中枢等作用；炙甘草具有镇痛、抗炎、类肾上腺皮质激素样作用、降血脂、保肝等作用；大枣具有增强肌力、增加体重、保护肝脏、抗变态反应、镇静催眠、抑制癌细胞增殖等作用；白术具有调节胃肠道、抗溃疡、增强免疫、保肝、利胆、利尿、降血糖、抗凝血、抗菌、镇静等作用；熟地黄具有降低血压、改善肾功能、增强免疫、抗氧化等作用；白芍具有增强免疫、抗炎、镇痛、解痉等作用；当归具有扩张血管、增加血流量、抗血栓等作用；官桂具有抑菌、利尿、强心、镇痛、镇静、抗惊厥等作用；陈皮具有扩张血管、增加血流量、调节血压、清除氧自由基、抗脂质过氧化、祛痰、利胆、降血脂等作用；枸杞子具有增强免疫、降血压、降血脂、降血糖、保护肝肾功能、抗应激等作用；麦冬具有提高免疫、增强垂体肾上腺皮质系统、抗心律失常、改

善心肌收缩力等作用；玉竹具有促进干扰素产生、抑制结核分枝杆菌生长、降血糖、降血脂、缓解动脉粥样斑块形成等作用；茯苓具有利尿、镇静、降血糖、护肝、增强免疫等作用；北沙参具有降温、镇痛等作用；川羌活具有镇痛解热、抑制真菌、抗心律失常、抗过敏等作用。

【用方经验】方老认为，眼外肌的乏力可归属于传统医学"痿证"范畴。《诸病源候论》中"睢目"与之近似。其基本病理是内伤虚损，就其病位而言，主要责之于脾肾，脾主肌肉，脾失健运，水谷精微乏源，则肌肉不丰，举动无力；肾藏精，肾虚则精气匮乏，无以充实形体；又因精血（肝肾）同源而互化，脾为肺之母，故与肝、肺亦密切相关，故用滋补汤针对根本，症状迎刃而解。

## 养阴益髓汤（任继学经验方）

【组成】熟地黄 6 g，血竭粉（冲服）6 g，龟甲胶 9 g，黄精 30 g，豨莶草（酒洗）9 g，山茱萸 9 g，白何首乌 15 g，女贞子 9 g，肉桂心 9 g，盐黄柏 6 g，秦艽（酒洗）9 g，炙马钱子粉（冲服）0.2 g，猪脊髓 1 条。

【功效】进阴补髓，活络清热。

【主治】痿证，证属阴虚髓损者。症见病程月余，四肢瘫软，肌肉消瘦，手足心热，头晕神疲，口眼干燥，二便失畅或失禁，肢麻，颜面姜黄、颧红，毛发焦，口唇红干，舌红尖赤少津，苔薄黄干，脉多虚数或沉涩。

【现代研究】方中熟地黄具有降低血压、改善肾功能、增强免疫、抗氧化等作用；血竭粉具有降低血细胞比容、缩短血浆再钙化时间、抑制血小板聚集、防止血栓形成等作用；龟甲胶具有增强免疫功能、双向调节 DNA 合成效应、解热、补血、镇静等作用；黄精能提高机体免疫功能和促进 DNA、RNA 及蛋白质的合成、促进淋巴细胞转化等作用；豨莶草有抗炎、较好的镇痛、降压、免疫抑制等作用；山茱萸具有抑制血小板聚集、抗血栓形成、降血糖、护肝、抗氧化、增强免疫等作用；何首乌具有镇静催眠、促进免疫功能、防治动脉粥样硬化等作用；女贞子具有增强

免疫、降血脂、抗动脉粥样硬化、抗衰老、利尿、强心、降血糖、保肝、抗炎等作用；肉桂心具有抑菌、利尿、强心、镇痛、镇静、抗惊厥等作用；盐黄柏具有抗病原微生物、抑菌、正性肌力、抗心律失常、降压、抗溃疡、镇静、肌松、降血糖等作用；秦艽具有镇静、镇痛、解热、抗炎的作用、降低胸腺指数、抗组胺、抑菌、降低血压、升糖、抗肝炎的作用；炙马钱子粉具有兴奋脊髓反应、兴奋延髓的呼吸中枢及血管的运动中枢、提高大脑皮质感觉中枢等作用。

【用方经验】任老认为，本病多由阴虚髓损所致，故治宜滋阴补髓，活络清热。

# 第五节　痴　呆

痴呆是指慢性获得性进行性智能障碍综合征。临床上以缓慢出现的智能减退为主要特征，伴有不同程度的人格改变。病因主要分为变性病性痴呆和非变性病痴呆。变性病性痴呆为中枢神经系统变性疾病，主要有：阿尔茨海默病、额颞叶痴呆、中枢神经系统朊病毒病、路易体痴呆、帕金森病、亨廷顿病。非变性病痴呆主要有8类：血管性痴呆，脑外伤性痴呆，以及由占位性病变、感染、正常颅压性脑积水、内分泌代谢障碍、中毒、缺氧、副肿瘤综合征引起的痴呆。中医学认为，痴呆是由髓减脑消或痰瘀痹阻脑络，神机失用而导致的一种神志异常疾病，以呆傻愚笨、智能低下、善忘等为主要临床表现。轻者可见神情淡漠，寡言少语，反应迟钝，善忘；重则表现为终日不语，或闭门独居，或口中喃喃，言辞颠倒，行为失常，忽笑忽哭，或不欲食，数日不知饥饿等。痴呆的病程多较长，患者积极接受治疗，部分精神症状可有改善，但不易根治。治不及时及治不得法的重症患者，则预后较差。

## 清脑通络汤（张学文经验方）

【组成】草决明 15 g，菊花 15 g，水蛭 5 g，川芎 10 g，赤芍 10 g，山楂 10 g，丹参 10 g，磁石 5 g，川牛膝 15 g，地龙 10 g，豨莶草 15 g。

【功效】滋阴清肝，活血通络。

【主治】痴呆肝热血瘀证。症见记忆力减退，反应迟钝，头痛，有沉重压迫感；舌暗红，苔黄，舌下脉络曲张，脉沉弦。

【加减】反应迟钝者，加胆南星、石菖蒲、郁金开窍醒神；记忆力减退者，加山茱萸、熟地黄、何首乌、益智、远志补肝肾益智；大便硬结者，加女贞子、草决明养阴润肠通便。

【方解】方中草决明、菊花清肝脑之热，平肝潜阳；水蛭、川芎、赤芍、山楂、丹参化瘀，通经络；磁石平肝潜阳，川牛膝补肝肾，化瘀血，引血下行；地龙、豨莶草活血通络；且山楂配草决明化浊降脂。

【注意事项】痴呆因注重化痰活血，痰瘀既是病理产物，又是导致痴呆发生的因素，在痴呆的发病机制中具有重要的作用。临床实践中常根据本虚标实轻重将化痰活血法与补虚法联合应用。

【现代研究】方中草决明具有降血压、降血脂、增强免疫、抗炎等作用；菊花具有扩张血管、增加血流量、降压、缩短凝血时间、抗炎、镇静等作用；水蛭具有抗凝血、降血压、降血脂、消退动脉粥样硬化斑块、增加心肌营养性血流量、促进脑血肿吸收等作用；川芎具有扩张血管、增加血流量、改善微循环、抗血小板聚集、预防血栓、镇静、降血压、抗炎、利胆等作用；赤芍能扩张冠脉、增加冠脉血流量等作用；山楂具有调整胃肠功能、扩张血管、增加血流量、降血压、降血脂、抗动脉粥样硬化、抗血小板聚集、抗氧化、增强免疫、利尿、镇静等作用。丹参对中枢神经有镇静和镇痛作用，另外还具有改善心肌缺血、扩张血管、降低血压等作用；

磁石具有抑制中枢神经系统、镇静、抗惊厥等作用；川牛膝具有降低血压、利尿、抗凝血、降血糖、抗炎、镇静等作用；地龙具有解热、镇静、抗惊厥、舒张支气管、降压等作用；豨莶草具有抗炎、镇痛、降压、免疫抑制等作用。

【用方经验】张学文认为脑萎缩证治总以进补为要，但应据其虚实夹杂不同，分证辨治，补肾填精，当补气和血、祛瘀利水、解郁化淤、益督活血，盲目大剂滋补则反生壅堵，使清窍益虚，塞阻益重，适得其反。脑萎缩属慢性疑难病，治疗宜缓图治，否则欲速不达。只有痰化瘀去，血脉流利，方可使气血上汇于脑，脑才得充养。本病初起常是阴血耗伤，肝肾不足，阴虚肝热，脑脉不利，治疗以滋阴清肝、化痰通络为主。继续发展，虚证明显，以益气活血、填精益髓化痰通络为主。

## 补肾荣脑汤（谢海洲经验方）

【组成】当归 15 g，桑椹 15 g，黑芝麻 20 g，生地黄 15 g，熟地黄 15 g，龙眼肉 10 g，核桃仁 10 g，制何首乌 15 g，枸杞子 10 g，补骨脂 10 g，女贞子 10 g。

【功效】补益肝肾，填精益髓。

【主治】痴呆肾精不足证。症见健忘，目光呆滞，甚或痴呆，骨骼痿弱不用，二便失禁等。舌红，苔白，脉沉细。

【加减】若兼心烦溲赤，舌红少苔，脉细弦数者，可加丹参、莲子心等清泄心火。若舌红苔黄腻者，为痰热内蕴，可加用清心滚痰丸，待痰热化净，再投滋补之品。

【方解】桑椹滋补肝肾之阴，并能补血养肝，枸杞子、女贞子滋补肝肾，益精明目，熟地黄补血益经，填精益髓，上药均归肝肾二经，共奏补益肝肾之效；龙眼肉补益心脾、养血安神，核桃仁补肾温肺、润肠通便，制何首乌补养阴血、养心安神；补骨脂补肾助阳、纳气平喘；当归、生地黄辛行温通，补血活血，使诸补益肝肾之药补而不滞；诸药合用，共奏补益肝肾，填精益髓之功。

【注意事项】临床不可因肾虚病机或见肾虚之候而猛投妄投补肾之品，因注意缓补而非峻补，或补中寓通，补而不腻，以免滋生痰浊。

【现代研究】方中当归具有扩张血管、增加血流量、抗血栓等作用；桑椹具有促进淋巴细胞转化、T 细胞成熟、降低红细胞 $Na^+$-$K^+$-ATP 酶活性等作用；黑芝麻具有抗衰老、降低胆固醇、降血糖等作用；生地黄具有降压、镇静、抗过敏、抗炎、强心、利尿等作用；熟地黄具有降低血压、改善肾功能、增强免疫、抗氧化等作用；龙眼肉可促进生长、增强体质等作用；核桃仁能影响体内胆固醇的合成及其氧化排泄，还具有镇咳作用；制何首乌具有镇静催眠、促进免疫功能、防治动脉粥样硬化等作用；枸杞子具有增强免疫、降血压、降血脂、降血糖、保护肝肾功能、抗应激等作用；补骨脂具有促进骨髓造血、增强免疫和内分泌功能、抗衰老等作用；女贞子具有增强免疫、降血脂、抗动脉粥样硬化、抗衰老、利尿、强心、降血糖、保肝、抗炎等作用。

【用方经验】谢海洲提出血管性痴呆的中医病因病机较为复杂，年老体衰、饮食失节、情志失调、劳逸损伤等导致脑、肝、肾、脾等多脏腑功能失调，肾气亏虚、气血不足、髓海失充、脑失所养是其发病的重要基础。其病位在脑，其本在肾，病属本虚标实，肝肾精血不足、髓海不充、脑虚神衰为本；血瘀痰浊风火阻塞清窍、脑失清灵为标。因之谢海洲提出治疗血管性痴呆总的原则，即攻补兼施、标本同治、开窍醒脑，补虚强调肝肾双补，祛邪重在痰瘀同治。并认为"寓补于通、寓通于补"，补肝肾即是开窍，化痰瘀亦即开窍，无论是补虚还是祛邪，最终的目的是恢复清窍神明的功能。他强调补肾与补脑不完全等同，《灵枢·五癃津液别篇》曰："五谷之津液，和合而为膏者，内渗于骨空，补溢于脑髓。"就是说明脑髓不唯肾精所化，尚源于"液"。所以谢海洲教授选用补脑药物一般分为两类，一是血肉有情之品，峻补津血，如紫河车、龟甲等；二是甘温柔润之药以滋阴增液益髓，如黄精、何首乌、核桃仁等。

## 益智治呆方（沈宝藩经验方）

【组成】熟地黄 13 g，山茱萸 13 g，益智 15 g，鹿角胶（烊）15 g，黄芪 13 g，石菖蒲 10 g，远志 10 g，郁金 10 g，当归 10 g，川芎 10 g，酒大黄 6 g。

【功效】益肾开窍，通络祛痰。

【主治】痴呆之脑窍不通、神明失养。症见表情呆滞，神情倦怠，健忘，幻视、幻听，语言欠流利，强哭强笑，纳食差，舌质暗红，苔白腻，脉弦细。

【加减】后期以侧重祛痰活血通络为主，兼开窍益智，以益智治呆方为底方，随证联合温胆汤、天麻钩藤饮、补阳还五汤、涤痰汤等方加减，但全方侧重于化痰祛瘀开窍通腑；同时兼顾影响血管因素的血脂、血糖、血压等严格控制并监测于疾病全过程。

【方解】熟地黄、鹿角胶、益智、山茱萸以益肾填髓治其本；石菖蒲、远志、郁金化痰开窍；石菖蒲有通九窍之功，可辟秽逐痰，开窍通闭；郁金味辛苦寒，入心、脾、肝三经，具有行气祛痰，清气化痰解郁之效，以解决患者病久气郁及痴呆所致精神神志病变；远志则安神益智，祛痰开窍，用于惊悸恐惧，失眠健忘，癫痫发狂；黄芪、当归、川芎以补气活血化痰；酒大黄尤是沈师擅用之药，它不仅去除了本身寒凉之性而且增强了活血祛痰之效，又可泻下通络，给痰、瘀、毒邪以出路。方中以熟地黄、鹿角胶、益智以益肾填髓治其本，其中化痰开窍中远志、石菖蒲以及郁金等是常用的药物，石菖蒲可以疏通九窍，从而发挥开窍通闭以及辟秽逐痰的治疗效果；远志可以发挥祛痰开窍以及安神益智的效果，临床上广泛应用于惊悸恐惧以及癫痫发狂等疾病的治疗，而酒大黄增强了活血祛痰之效，又可泻下通络，给痰、瘀、毒邪以出路。这些药方中存在补也存在泄，能够实现气血阴阳合用，从根本诱因着手进行治疗，从而提高临床治疗效果。

【现代研究】

1. 熟地黄具有降低血压、改善肾功能、增强免疫、抗氧化等作用；山茱萸具有抑制血小板聚集、抗血栓形成、降血糖、护肝、抗氧化、增强免疫等作用；益智能增强左心房收缩力、对肉瘤细胞增长有抑制作用；鹿角胶具有抗氧化、抗应激、增加心输出量等作用；黄芪具有促进机体代谢、抗疲劳、调节血糖、增强免疫、抗病毒、抗菌、扩血管、降低血压、降低血小板黏附力、减少血栓形成、降血脂、抗衰老、抗缺氧、保肝等作用；石菖蒲具有镇静、抗惊厥、解痉平喘、抗心律失常等作用；远志具有镇静、催眠、抗惊厥等作用，郁金具有保护肝细胞、促肝细胞再生、抑制肝细胞氧化、抑制血小板聚集、抗炎止痛等作用；当归具有扩张血管、增加血流量、抗血栓等作用，川芎具有扩张血管、增加血流量、改善微循环、抗血小板聚集、预防血栓、镇静、降血压、抗炎、利胆等作用；酒大黄具有增加肠蠕动、抑制肠内水分吸收、促进排便等作用。

2. 实验研究：阿尔兹海默病模型大鼠在使用益智治呆方进行治疗之后，显著降低了神经元的损伤程度，同时降低 GFAP 表达水平，与相关研究的结果比较一致。其作用机制推测是借助于控制 GFAP 的表达，抑制炎性细胞因子的出现以及细胞损伤。通过这样的途径增强大鼠脑细胞的氧自由基清除效果，实现细胞膜的稳定，发挥抗氧化的治疗作用，有效保护大鼠的神经细胞，最终结果就体现在大鼠的学习功能显著改进。

【用方经验】沈宝藩认为肾气亏虚，痰瘀阻络是痴呆的病因病机。本病病位在脑，与心肾肝脾均有关，与肾的关系尤为密切，早期常由肝肾亏虚，脾肾不足，气血失养，髓海失充，或兼有痰瘀火郁，然随病情进展，后期可出现因虚致实，虚实夹杂，痰瘀壅塞脑络，脑髓消减之势更甚，终可致五脏形神俱损，而为难治之候，本病以心肾功能失调更为明显，临床发现肾虚证最为常见，占 77.05%；其次为血瘀证和痰浊证，分别为 45.9%、44.2%。且本病是一个全身性疾病，五脏六腑皆亏虚，心、肝、脾、肾功能衰退最突出，其病机可相互转化，一是气滞、痰浊、血瘀之间可相互转化或兼夹为病，终致痰瘀交结，使病情缠绵难愈；二是气滞、痰

内科国医圣手时方

浊、血瘀可以化热，而形成肝火，痰热、瘀毒上扰清窍，进一步发展可耗伤肝肾之阴，肝肾阴亏，水不涵木，阴不制阳，肝阳上亢，化火生风，风阳上扰清窍，而发惊悸恐惧，失眠健忘，癫痫发狂等。

## 健脑散（朱良春经验方）

【组成】红人参 15 g（参须 30 g 可代），鹿茸 21 g，制马钱子 15 g，地龙 15 g，紫河车 24 g，甘草 9 g，枸杞子 21 g，益智 15 g，天麻 15 g，炙全蝎 15 g，鸡内金 24 g，土鳖虫 21 g；当归 21 g，川芎 15 g，郁金 15 g，红花 15 g。（上药共粉，每次服 5 g，每日服 2 次，早晚空腹蜜水送服，加水蛭者忌蜜水。）

【功效】补肾健脑，活血化痰。

【主治】肾虚兼痰瘀壅阻证。凡脑震荡后遗症出现头晕而痛，健忘神疲；视力减退，周身疼痛，天气变化时则更甚；有时食欲不振，睡眠久佳，易于急躁冲动，面色黧黑，舌有瘀斑，脉多沉涩或细涩者。均可用之。严重神经症患者，亦可用之。

【加减】大便秘结见实热者，加水蛭、制大黄为对；痰浊中阻：见郁郁不乐、动作迟缓、呆板哭泣、胸闷恶心、咯吐痰涎、多寐纳呆、形体丰腴，舌淡胖，苔白腻者，加制南星、石菖蒲为对；阴虚阳亢：见性情急躁、烦恐不安、语言颠倒或口干口苦、午后潮热、多汗、失眠健忘、耳鸣头晕、舌红少苔者，用剂量较大之"六味地黄汤加柏枣仁"送服散剂；气滞血瘀：见表情淡漠、健忘惊恐或少有头痛如刺、舌紫暗或半身不遂、肢体麻木或面色暗黑等，用桃仁、赤芍。

【方解】人参、鹿茸为对，一以大补元神，一以峻补元阳，参鹿并用，无桂附之刚躁，亦无知柏之苦滞，不但益阳而且益阴，可谓尽物之性以尽人之性，盖人参生用气凉，熟用气温，味甘补阳，微苦补阴；制马钱子、地龙为对，马钱子有逐恶血、溶血栓、健脾胃、提脏器、通死肌之著效，且能深入经隧曲道之处，合地龙泄热定惊、行水解毒、平喘通络，尤能镇肝降压，对痰瘀壅阻而形成之血栓有消散化解的强力作用；紫河车、甘

草为对，乃取朱师验方"培补肾阳汤"之意，紫河车变理阴阳，大补气血，有返本还原之功，且治诸虚百损甘草解百毒，且缓调诸药之性；枸杞子、益智为对，枸杞子润而滋补，兼有益气补肾、润肺生津、退热等多种功效，益智温脾缓肾、固气涩精、和中益气、醒脾益胃；天麻、制全蝎为对，一以息风镇痉，善治头目眩晕，一以祛风定痉，善化风痰，窜经走骨、蠲痹通络，开气血凝滞、降血压。鸡内金、地鳖虫为对，当归、川芎为对，郁金、红花为对，意取温消并用、攻补兼施，有气血交融、缓急相济、化淤通络、消症散结、化痰利浊之功。全方补气通络，补肾健脑，益气健脾治其本，活血化淤、化痰利浊治其标。

【注意事项】服药正常反应者，为轻度头晕、恶心或周身瘙痒。可用肉桂 10 g 煎汤服之缓解，不可随意增加药量，每日制马钱子的药量要控制在 0.6 g 以下。有心脏病、肝病、肾病者忌服。服药中偶有轻微腰背肌肉僵直感或偶有腰腿部肌肉轻微颤动亦均为正常反应。此反应一周后逐渐消失。服药期间或最好在服药前一日起，忌食海藻类、蛋类、虾蟹类及含碱、矾等食物，如油条、粉丝等。使用马钱子制品亦要中病即止，即在临床症状均见好转的 2～3 个月内，"健脑散"中去马钱子后继服较为妥当。

【现代研究】人参皂苷和人参多糖可使网状内皮系统吞噬功能增强，提高免疫功能、诱生干扰素，清除内源性毒物"自由基"；鹿茸具有抗氧化、抗应激、增加心输出量的作用；制马钱子具有兴奋脊髓反射机能、兴奋呼吸中枢和血管运动中枢、提高大脑皮质感觉中枢的机能作用；地龙具有解热、镇静、抗惊厥、舒张支气管、降压等作用；豨莶草具有抗炎、较好的镇痛、降压、免疫抑制等作用；紫河车具有促进乳腺和女性生殖器发育、免疫及抗过敏等作用；甘草具有镇痛、抗炎、类肾上腺皮质激素样作用、降血脂、保肝等作用；枸杞子具有增强免疫、降血压、降血脂、降血糖、保护肝肾功能、抗应激等作用；益智能增强左心房收缩力、对肉瘤细胞生长有抑制作用；天麻具有降低外周血管

与脑血管阻力、降压、减慢心率、镇痛、抗炎、增强免疫等作用；炙全蝎具有抗癫痫、抗惊厥、抑制血栓形成、抗凝血、镇痛等作用；鸡内金具有增强胃蛋白酶、胰脂肪酶活性，增加胃液分泌等作用；土鳖虫具有抗血栓形成、溶解血栓，提高心肌和脑对缺血的耐受力等作用；当归具有有扩张血管、增加血流量、抗血栓等作用；川芎具有扩张血管、增加血流量、改善微循环、抗血小板聚集、预防血栓、镇静、降血压、抗炎、利胆等作用；郁金具有保护肝细胞、促肝细胞再生、抑制肝细胞氧化、抑制血小板聚集、消炎止痛等作用；红花具有轻度兴奋心脏、保护和改善心肌缺血，抗血小板聚集、镇痛、镇静、抗惊厥等作用。

【用方经验】朱良春认为："老年痴呆症

临床上主要有两类。一为老年性痴呆，一为脑血管性痴呆，而后者居多数。两者之病理进程虽有所不同，但其结局均为脑细胞萎缩。其病变之症结中心则为"肾虚"，因肾虚久则导致五脏亏虚，五脏亏虚必夹痰瘀，乃因痰瘀是五脏亏虚的病理产物。津血同源，痰瘀相关津聚则为痰，血凝则为瘀。故唐容川曰："须知痰水之壅，由于瘀血所致。"张景岳曰："痰本为气血……气化失其正，脏腑病，津液败，而血气即为痰涎。"因此肾虚导致五脏亏虚，必然兼夹痰瘀，故虚中夹实是老年痴呆症之根本病机。因痰瘀壅阻脉道，势必形成血栓阻塞微循环，使窍道不通，气血津液运行输布失常，乃至脑髓失充，元神失养，导致智能活动障碍，发为痴呆者，宜用此方。

# 第六节 癫 痫

癫痫是由先天或后天因素，使脏腑受伤，神机受损，元神失控所导致的，以突然意识丧失，发则仆倒，不省人事，两目上视，口吐涎沫，四肢抽搐，或口中怪叫，移时苏醒，醒后一如常人为主要临床表现的一种发作性疾病。中医学又称为"痫证""痫病""羊痫风"等，多由痰、火、瘀为内风触动，致气血逆乱，蒙蔽清窍而发病。以心脑神机受损为本，脏腑功能失调为标，其脏气不平，阴阳偏胜，心脑所主之神明失用，神机失灵，元神失控是病机的关键所在。其病位在心脑，与肝脾肾关系密切。本病证有反复发作的特点，病程一般较长，少则一二年，多数患者终生难愈。体质强、正气尚足的患者，如治疗恰当，痫发后再予以调理，可控制发作，但难以根治；体质较弱，正气不足，痰浊沉痼，或痰瘀互结者，往往迁延日久，缠绵难愈，预后较差。若反复频繁发作，少数年幼患者智力发育受到影响，出现智力减退，甚至成为痴呆。或因发作期痰涎壅盛、痰阻气道，易造成痰阻窒息等危证，必须及时进行抢救。

## 化痫止抽方（张学文经验方）

【组成】全蝎 1 只，蜈蚣 2 条，僵蚕 10 g，白附子 10 g，天竺黄 10 g，桃仁 10 g，天麻 10 g，钩藤 20 g，胆南星 9 g，法半夏 12 g，黄连 6 g。

【功效】息风定惊，化痰止痫。

【主治】痫病发作期。症见猝然仆倒，不省人事，面色潮红，紫红，继之转为青紫或苍白，口唇青紫，牙关紧闭，两目上视，项背强直，四肢抽搐，口吐涎沫，或喉中痰鸣，或发怪叫，甚则二便自遗。舌质红，苔白腻或黄腻，脉弦数或弦滑。

【加减】痰痫者平素胸闷痞满，发作时痰涎壅盛，喉中痰鸣、口角流涎，药用礞石、海浮石、郁金、僵蚕、丹参、法半夏、山楂、竹沥，痰热加黄连或用竹沥达痰丸加减；热痫平素情绪急躁、心烦失眠、口苦便秘，发作前烦躁不安、面红目赤，发作时喘息气粗、抽搐，舌红干，常用三黄泻心汤、龙胆泻肝汤，神昏者用牛黄清心丸、安宫牛黄丸，便

内科国医圣手时方

秘加大黄、胆南星、竹茹等；瘀痫多有脑外伤、产伤、脑感染、脑寄生虫等病史，常有头痛，舌紫暗或有瘀点，药用丹参、桃仁、红花、川芎、赤芍、麝香、丝瓜络、路路通、鸡血藤、郁金、全蝎、僵蚕，痰浊明显加川贝母、牡蛎、天竺黄，夹水加益母草、冬葵子、泽泻。

【方解】药用全蝎、蜈蚣、僵蚕诸虫类药搜风止痉，并辅以天麻、钩藤平肝凉肝；佐白附子、天竺黄、胆南星、法半夏化痰开窍，桃仁活血化瘀，黄连清痰火，助清肝热。全方合而为功，共达息风化痰定痫之效。

【现代研究】方中全蝎具有抗惊厥、降压等作用；蜈蚣具有抗肿瘤、止痉、抗真菌等作用；僵蚕具有抗凝、抗血栓、抗惊厥、镇静催眠、抗肿瘤、降血糖、降血脂、抗菌、神经营养和保护等作用；白附子具有抗炎、镇静、抗惊厥、止痛、抑制胰蛋白酶活性、抗恶性肿瘤等作用；天竺黄具有保护心脑血管、保护神经、改善记忆、镇咳祛痰、解热、抗炎、镇静、抗惊厥等作用；桃仁醇提取物具有抗血凝作用及较弱的溶血作用；天麻具有镇静、抗缺氧、抗惊厥、抗炎、增强机体非特异性免疫和细胞免疫作用；钩藤具有镇静、降压等作用；胆南星具有抑制神经系统、催眠等作用；法半夏具有止咳、祛痰等作用；黄连具有抗微生物及抗原虫、松弛血管平滑肌、利胆、抗肿瘤等作用。

【用方经验】对于痫证，张老推崇《临证指南医案》"痫病或由惊恐或由饮食不节，或由母腹中受惊，以致脏气不平，经久失调，一触积痰，厥气内风，猝然暴逆，莫能禁止，待其气返然后已"的病机论述，重视风阳动、蒙窜脑络之病机，提出"无风不动痰"观点。风痫来势急速、抽搐症状明显，为肝风上扰，药用全蝎、蜈蚣、僵蚕诸虫类药搜风止痉，并辅以天麻、钩藤平肝凉肝；佐白附子、天竺黄、胆南星、法半夏化痰开窍，桃仁活血化瘀，黄连清痰火，助清肝热。全方合而为功，共达熄风化痰定痫之效。脑为清灵之窍，喜静谧而恶动摇，若情志不遂或因惊恐恼怒则肝气失其条达，气郁动风，或肝肾不足，阴不敛阳，虚风升动，风动痰升，风痰相搏，

蒙窜脑络，发为癫痫。

## 涤痰定痫丸（朱良春经验方）

【组成】炙全蝎60 g，炙蜈蚣60 g，炒僵蚕60 g，广地龙60 g，陈胆南星45 g，川石斛45 g，天麻45 g，青礞石45 g，天竺黄45 g，炒白芥子30 g，化橘红30 g，石菖蒲30 g。

【功效】息风定惊，涤痰通络。

【主治】成人痫病发作期。猝然仆倒，不省人事，面色潮红，紫红，继之转为青紫或苍白，口唇青紫，牙关紧闭，两目上视，项背强直，四肢抽搐，口吐涎沫，或喉中痰鸣，或发怪叫，甚则二便自遗。舌质红，苔白腻或黄腻，脉弦数或弦滑。

【加减】若伴有脾虚偏重者，伴走路不稳、肌张力减失者，加杜仲、黄芪；若伴有舌暗红有瘀点者，加牡丹皮、丹参、红花；若伴肌肉阵挛性抽动、眼球颤动者，加重天麻、全蝎的用量；若伴眩晕、目斜视者，加珍珠母；若伴神疲乏力、失眠多梦者，加红景天。

【方解】方中以全蝎、蜈蚣、地龙、僵蚕为主，化痰祛瘀、平肝息风、定痉止搐；以青礞石、陈胆南星、天竺黄祛风痰、息风止痉；入天麻息风定惊；炒白芥子、化橘红、石菖蒲豁痰开窍；川石斛定惊息风涤痰。全方共奏息风定惊，涤痰通络之功。

【现代研究】方中全蝎具有抗惊厥、降压等作用；蜈蚣具有抗肿瘤、止痉、抗真菌等作用；僵蚕具有抗凝、抗血栓、抗惊厥、镇静催眠、抗肿瘤、降血糖、降血脂、抗菌、神经营养等作用；广地龙具有降压、舒张平滑肌、解热、镇静、抗惊厥等作用；胆南星具有抑制神经系统、催眠等作用；川石斛具有解热、抑制呼吸等作用，石斛碱具有升高血糖、降低血压、减弱心脏收缩力等作用；天麻具有镇静、抗缺氧、抗惊厥、抗炎、增强机体非特异性免疫和细胞免疫等作用；天竺黄具有保护心脑血管、保护神经、改善记忆、镇咳祛痰、解热、抗炎、镇静、抗惊厥等作用；青礞石具有攻痰泻下利水等作用；化橘红具有化痰、抗炎等作用；炒白芥子具

有抗菌等作用；石菖蒲具有抗惊厥、安神镇静、降温、解痉、抗肿瘤等作用。

【用药经验】朱良春善用虫类药，方中以大宗虫类药如全蝎、蜈蚣、地龙、僵蚕为主，化痰瘀、息肝风、定痉搐。其中蜈蚣一药"走窜之力最速，内而脏腑，外而经络，凡气血凝聚之处，皆能开之"；佐以青礞石、陈胆南星、天竺黄祛风痰、息风止痉；入天麻息风定惊，《日华子本草》谓其"补五劳七伤，通血脉，开窍"，炒白芥子、化橘红、石菖蒲豁痰开窍；川石斛更值得玩味，《本草纲目拾遗》曰其"定惊疗风，能镇涎痰"，《本草再新》曰其"安神定惊"，且能养阴益肾，可防止药性燥化，久服损伤胃阳之弊。全方研为细末，服用方便，有利于长期治疗。

## 熄风化痰汤（周仲瑛经验方）

【组成】钩藤 15 g，紫贝齿（先煎）30 g，蝉蜕 5 g，僵蚕 10 g，胆南星 5 g，生地黄 15 g，白芍 12 g，炒黄芩 10 g，阿胶（烊冲）10 g，丹参 12 g。

【功效】化痰息风，清心平肝，滋养肝肾。

【主治】心肝火盛，风痰内闭，久病阴伤之癫痫。平素心烦健忘失眠，头晕目眩，咳痰不爽，口苦咽干，腰膝酸软，大便干燥。发病时昏仆抽搐，吐涎，或有吼叫。舌红，苔黄，脉弦滑而数或沉细数。

【加减】若神志恍惚，持续时间长，可合酸枣仁汤加龙眼肉养心安神；恐惧、焦虑、忧虑者，可合甘麦大枣汤缓急安神；若水不制火，心肾不交者，合交泰丸清心除烦。

【方解】全方以钩藤、紫贝齿平肝息风；以蝉蜕、僵蚕、胆南星息风化痰；炒黄芩清泻肝火，加强大脑皮质抑制之镇静作用；阴津耗伤，不能正常输布运化，聚而成痰，因此加入生地黄、白芍、阿胶三品，养阴而化痰，阿胶一味兼能滋阴补血；久病络瘀，且痰瘀同源，因此佐丹参活血化瘀通络，以防瘀血阻滞，影响津液正常输布而生痰，并有安神宁心作用。诸药合用，共奏息风化痰、清心平肝、养阴活血之功。定痫丸药，用天

麻川贝母、胆南星、姜半夏、陈皮、茯苓、石菖蒲、全蝎、僵蚕熄风化痰，以茯神、丹参、远志、琥珀、朱砂宁心安神，配合麦冬养阴，丸药与汤药相得益彰，协同奏功。

【现代研究】方中钩藤具有镇静、降压等作用；蝉蜕具有抗惊厥、镇静等作用；僵蚕具有抗凝血、抗血栓、抗惊厥、镇静催眠、抗肿瘤、降血糖、降血脂、抗菌、神经营养和保护等作用；胆南星具有抑制神经系统、催眠等作用；生地黄具有调节免疫、增强造血功能、调节血压、保护心血管系统、镇静、抗衰老、抗肿瘤、降血糖、抗胃溃疡等作用；白芍具有中枢抑制、解痉、抗炎、抗溃疡、调节免疫、抗菌、保肝、解毒、抗诱变和抗肿瘤等作用；炒黄芩具有抗炎、抗变态反应、抗微生物、解热、降压、利尿、利胆、解痉和镇静等作用；阿胶具有抗贫血、保护造血系统、止血、升高白细胞增强机体免疫力、抗肿瘤、促进骨愈合、保护大脑和抗疲劳等作用；丹参具有保护心肌、扩展血管、抗动脉粥样硬化、抗血栓、改善微循环、促进血管新生、抗肿瘤、抗肝纤维化、调节免疫、抗菌消炎等作用。

【用药经验】癫痫之为病，主要病理因素为痰，"无非痰涎壅塞，迷闷心窍"（《丹溪心法·痫》），病位主在心、肝二脏，关乎脾、肾。每因气郁痰聚，或痰聚气郁，气逆不顺，乃致风火内动，夹痰上蒙清窍，内扰神明，横窜经络，以致发病。因此治痫除息风化痰外，必须参以顺降气机、清心安神。

## 癫痫丸（何任经验方）

【组成】天竺黄 15 g，沉香 9 g，天冬 60 g，白芍 90 g，茯神 120 g，远志肉（蒸熟）60 g，麦冬（去心）60 g，炙甘草 18 g，旋覆花 45 g，紫苏子 60 g，制香附 90 g，姜半夏 30 g，皂荚（去黑皮，去子，炙酥）60 g，怀山药适量，朱砂适量，炼制成丸。

【功效】理气化痰，安神定痫。

【主治】痫病之痰气郁结证。平素咳嗽痰多，痰质黏稠，胸脘痞闷，善太息，恶心纳呆，头晕目眩。发病时昏仆抽搐，吐涎，或

内科国医圣手时方

喉中痰鸣，或发怪叫。舌质红，苔白腻，脉弦滑。

【加减】若时有恶心欲呕者，加生姜、紫苏梗、竹茹降逆止呕；胸闷痰多者，加瓜蒌、枳实、胆南星以化痰宽胸。

【方解】方中皂荚祛痰开窍；天竺黄除热养心，豁痰利窍；紫苏子、姜半夏下气豁痰，沉香、香附行气，紫苏子、旋覆花降气消痰，姜半夏降逆祛痰；天冬、白芍养阴；山药补脾养胃；茯神、远志宁心安神，朱砂镇静安神。诸药合用，理气降逆，健脾化痰，安神定痫。

【现代研究】方中天竺黄有保护心脑血管、保护神经、改善记忆、镇咳祛痰、解热、抗炎、镇静、抗惊厥等作用；沉香具有抑制人体型结核分枝杆菌、抗伤寒沙门菌及福氏志贺菌、麻醉、止痛、肌松、镇静、止喘等作用；天冬具有镇咳、祛痰、平喘、抗炎、增强免疫等作用；白芍具有抗炎、增强免疫、镇痛、镇静、增强学习记忆能力等作用；茯神具有镇静等作用；远志肉具有祛痰、兴奋子宫、溶血等作用；麦冬具有抗心肌缺血、抗血栓形成、抗炎、降血糖、抗肿瘤、抗氧化、增强免疫、改善肝肺损伤、镇咳、抗肥胖、抗菌等作用；炙甘草具有镇咳平喘、抗心律失常、抗炎、镇痛、调节免疫等作用；旋覆花具有平喘、镇咳、抗炎、杀虫等作用；紫苏子具有降血脂、促进学习能力、止咳、平喘、抗衰老、抗过敏、抗肿瘤等作用；制香附具有抑制子宫收缩、镇痛、抗菌等作用；姜半夏具有镇咳、抑制腺体分泌、镇吐、抗生育、抑制胰蛋白酶、降压、凝血、抗细胞分裂等作用；皂荚具有祛痰、抗菌等作用；山药具有降血糖、调节机体对非特异刺激反应性、促消化、止咳、祛痰等作用；朱砂具有镇静、催眠、扼杀皮肤细菌及寄生虫等作用。

【用方经验】何任认为本证辨证要点是：每因七情内伤而诱发，平素自觉胸胁胀满，情绪不宁，舌苔白腻或舌体胖大，脉弦滑。考《素问·大奇论》有"心脉满大，痫瘛筋挛""肝脉小急，痫瘛筋挛""二阴急为痫厥"等论，都说明心、肝、肾之病是变为痫病的病机。

## 加减顺气导痰汤（朱良春经验方）

【组成】制半夏 15 g，陈皮 10 g，茯苓 15 g，白矾 3 g，郁金 15 g，石菖蒲 10 g，陈胆南星 10 g，制香附 9 g，炒枳壳 10 g。

【功效】理气解郁，化痰定痫。

【主治】痫病之痰气郁结证。平素胸脘痞闷，善太息，纳呆，咳嗽痰多，痰质黏稠，头晕目眩。发病时昏仆抽搐，吐涎，或喉中痰鸣，或发怪叫。舌质红，苔白腻，脉弦滑。

【加减】若胸闷痰多者，加瓜蒌、枳实以化痰宽胸；若恶心呕吐痰涎者，加瓜蒌、旋覆花化痰降逆；若脘腹饱胀，饮食难下，加神曲、麦芽、谷芽以消食和胃。

【方解】方中制半夏、陈皮、茯苓化痰祛湿，佐石菖蒲、陈胆南星化痰开窍，郁金活血通窍；气郁水结而成痰，故治痰宜先行气，用制香附、炒枳壳疏肝理气，以助化痰；更佐白矾，《本草纲目》谓其能吐下痰涎、燥湿解毒，加强消痰定痫之力。诸药相伍，使痰消气顺，则清窍安宁，癫痫自止。

【现代研究】方中制半夏具有止咳、祛痰等作用；陈皮具有肝保护、抗肿瘤、抗呼吸系统疾病、抗肺纤维化和抗肺炎等作用；茯苓具有利尿、抗菌和降血糖等作用；白矾具有抗菌、抗阴道毛滴虫、凝固蛋白、利胆、局部刺激、收敛等作用；郁金具有促进胆汁分泌和排泄、保肝、抑制血小板聚集、抗心律失常、抑菌、抗炎止痛、抗早孕等作用；石菖蒲有抗惊厥、安神镇静、降温、解痉和抗肿瘤等作用；陈胆南星有抑制神经系统、催眠等作用；制香附具有抑制子宫收缩、镇痛、抗菌等作用；枳壳具有抗炎、抗氧化、抗肿瘤、保肝和促进免疫反应等作用。

【用方经验】朱良春认为癫痫是一种短暂性发作性脑系疾病，临床上可表现为眩晕、头胀重、咽窒胸闷、嗳噫或喉中痰鸣，或口黏而腻、泛恶、呃逆、呕吐痰涎、嗜睡或烦躁不眠。"痰"的体征还可见形体丰腴、掌厚指短、手足作胀、眼神呆滞、面色暗晦，或眶周明显青暗、面部油垢异常，或光亮如涂油，于足心及前阴、腋下等处常见润湿，以及神志恍惚，或抑郁，或烦躁不宁，甚至昏厥、抽搐、口吐白沫，神志失常，舌体胖大，苔白腻如积粉，或灰腻而厚，脉沉或弦或滑或濡缓。以上辨痰的要点不必悉具，只要见其一二，即可采用治痰之法。"加减顺气导痰汤"是仿前贤之法而不拘泥其方。历年来，朱老用此方愈癫疾者甚众。

## 抗痫灵（张学文经验方）

【组成】煅青礞石9g，生大黄6g，白矾3g，僵蚕10g，郁金12g，丹参15g，山楂15g，细辛5g。

【功效】化痰泻浊，活血通窍。

【主治】痫病稳定期。平素头晕头痛目眩，痛有定处，胸闷脘痞，咳痰不爽，常伴有单侧肢体或一侧面部抽动，颜面口唇青紫，舌质暗红或有瘀斑，舌苔白腻，脉弦滑。

【加减】痰涎偏盛者，加法半夏、胆南星、竹茹化痰泄浊；纳差乏力、少气懒言、肢体痿软者，加黄芪、党参、树舌、白术以补中益气。

【方解】煅青礞石为君药，取其燥悍重坠之性，善能攻坠陈积伏匿之老痰；生大黄性苦寒，善荡涤实热，开痰火下行之路；僵蚕

息风化痰止痉，配白矾增泻痰下浊之效；郁金、丹参、山楂活脑络而通神窍，使以细辛，擅走窍道，引诸药上行脑络。全方泻痰浊、通脑络，使痰瘀得消浊邪化解，则痫病无由而作。

【现代研究】方中生大黄具有致泻、抗菌、抗病毒、调节免疫、止血、稀释血液、降压、降低血中非蛋白氮和保肝利胆等作用；白矾具有抗菌、抗阴道毛滴虫、凝固蛋白、利胆、局部刺激、收敛等作用；僵蚕具有抗凝血、抗血栓、抗惊厥、镇静催眠、抗肿瘤、降血糖、降血脂、抗菌、神经营养和保护等作用；郁金具有促进胆汁分泌和排泄、保肝、抑制血小板聚集、抗心律失常、抑菌、抗炎止痛、抗早孕等作用；丹参具有保护心肌、扩展血管、抗动脉粥样硬化、抗血栓、改善微循环、促进血管新生、抗肿瘤、抗肝纤维化、调节免疫、抗菌消炎等作用；山楂具有促进消化、降压、降血脂、抗氧化、增强免疫、抗菌、防癌、收缩子宫、促进子宫复原、止痛等作用；细辛具有局部麻醉、解热、镇痛、抑菌等作用。

【用方经验】张学文认为痫病多因痰、瘀留滞，每由多种诱因导致肝风上扰，夹痰瘀为患，故稳定期以治痰、化瘀为主。

# 第七节　中枢神经系统感染

中枢神经系统感染性疾病是神经系统最常见的疾病之一，为病原微生物侵犯中枢神经系统的实质、被膜及血管等引起的急性或慢性炎症性（或非炎症性）疾病。这些病原微生物包括病毒、细菌、真菌、螺旋体、寄生虫、立克次体和朊蛋白等。中枢神经系统感染性疾病病因较多，早期临床表现不一，严重时可导致死亡，或留有严重的后遗症，但若早期积极治疗大多数病例可治愈。大多数病毒性脑炎的症状相似，常在数小时内发病，也可缓慢起病，持续数日，通常在1～4日内达高峰。常先有发热、躁动、肌痛、胃

肠功能紊乱、呼吸道症状或皮疹，同时或以后出现注意力和意识改变，偏侧或双侧肢体不同程度瘫痪和感觉障碍或共济失调，全身性或局灶性癫痫发作，肌阵挛或震颤。流行性乙型脑炎是由乙脑病毒经媒介蚊虫叮咬引起的急性中枢神经系统感染，是一种人兽共患的自然疫源性疾病。临床起病急，有发热及不同程度神经系统症状，重型患者病后常留有明显后遗症。根据其症状表现，可归属于中医学之"暑温""瘟疫"等范畴。

内科国医圣手时方

## 白虎汤加减（郭纪生经验方）

【组成】生石膏60 g，天花粉30 g，生山药30 g，生甘草6 g。

【功效】清热解毒，养阴除烦。

【主治】热毒炽盛证。症见发热、口渴、头痛、烦躁、昏迷、抽搐等。

【加减】病之初起，恶寒发热，表热无汗，舌苔薄白，脉象浮数者，可酌情加入薄荷、蝉蜕、连翘、金银花、牛蒡子等药。咽痛红肿加牛蒡子、玄参。剧烈头痛者，可酌情加入菊花、桑叶，须重用生石膏。舌质深红，舌苔白黄微干，有入营之势者，可酌加生地黄、玄参、牡丹皮。热势甚高欲神昏者，可加黄连、水牛角、石菖蒲、郁金等。暑热内陷，热极生风，发现抽搐者，可加入羚羊角、水牛角、钩藤、蜈蚣、全蝎、生石决明等镇肝息风之品。热传心包，蒙闭心窍，昏迷谵语者，可加入莲子心、鲜生地黄、黄连、犀角、石菖蒲、郁金等，并可送服局方至宝丹、安宫牛黄散、紫雪散等芳香开窍之品。痰盛者，可加用莱菔汁、天竺黄、竹沥汁、胆南星等药。口舌干枯无津者，可加入阿胶、鸡子黄、生地黄、熟地黄、天冬、天花粉等。大渴引饮，舌光如镜者，加服西瓜汁、鲜生地黄汁、甘蔗汁等。已转入轻症及恢复期者，可加入鲜生地黄、鲜石斛、玄参、天冬、麦冬、玉竹等滋阴养液之品。在正气已受损失的情况下，脉弦芤或散大无力或结代，或轻误治，大渴引饮，皆宜人参白虎汤。

【方解】方中重用辛甘大寒之石膏，入肺胃经，取其辛能走表，解肌退热；甘寒能止渴生津；大寒能清泄阳明气分之实热，清热除烦，使热清而津不伤。以天花粉易知母，天花粉清热润燥，生津止渴，解毒通络，又其味甘而不伤胃，有补虚安中之誉；天花粉无苦寒下降、苦寒伤胃或影响辛凉透邪之弊。以山药易粳米，粳米固中气而护脾胃，生山药性平味甘，津液黏稠，调和胃气，固摄下焦元气，补肾填精，滋润血脉，为健补肺、脾、肾三经之药，滋阴养液之品，温病最易伤阴，以山药辅佐石膏较之粳米是为更好。

生甘草既能益胃护津，又可防止前药大寒伤中之偏。

【注意事项】郭纪生临证应用白虎汤多加减变通，煎服方法讲究。石膏分量宜多宜少，尚需临证者自行斟酌，盖药必中病而后止，病重药轻则病不愈，反生疑惑，若病轻药重，伤及无辜，临证宜曲尽病机，权衡轻重。石膏必须生用，轧成极细粉或再用甘草水飞过备用。煎药时先煎石膏数十沸，然后纳入诸药，煎取的药汁要多一些（200～500 mL），服药时要温服，多煎徐服，大剂量使用石膏常常1小时服1次，欲其药力常在中、上二焦，寒凉不致下侵，酿成滑泄。服药后适当盖被（如毛巾被、床单等），不可盖之过厚，以利于内热外达。

【现代研究】方中生石膏具有解热、提高肌肉与外周神经兴奋性、增强免疫、缩短血凝时间、利尿、增加胆汁排泄等作用；天花粉具有调节免疫、抗病毒、降血糖、抗炎等作用；生山药具有增强免疫、降血糖、抗氧化等作用；甘草具有镇痛、抗炎、类肾上腺皮质激素样作用、降血脂、保肝等作用。

【用方经验】病毒性脑炎既然属于中医学温病和瘟疫的范畴，因此应用白虎汤加减清热解毒、养阴除烦治疗病毒性脑炎切中病机，故取得显著疗效。吴鞠通指出"白虎剽悍，邪重非其力不举，用之得当，原有立竿见影之妙，若用之不当，祸不旋踵。儒者多不敢用、未免坐误事机；孟浪者不问其脉证之若何，一概用之，甚至石膏用至斤余之多，应手而效者固多，应手而毙者亦复不少，皆未真知确见其所以然之故，故手下无准的也"；郭纪生老师亦常用此言告诫学生，郭纪生尊《神农本草经》石膏性微寒，非大寒之说，又依张锡纯论石膏曰"凉而能散，有透表解肌之力，外感有实热者，放胆用之直胜金丹"以及余师愚在清瘟败毒饮方剂中谈到："重用石膏，直入胃经，使其敷布于十二经，退起淫热，……则甚者先平，而诸经之火，自无不安矣。"治疗病毒性脑炎是以白虎汤加减为主要方剂，但不能拘泥于一方一药来治病，必须在辨证施治的基础上，根据身体虚实、病情变化、季节气候、生活环境等，各种情况，随证加减，灵活运用，才能收功。后遗症期常采用人参白虎汤，方中以野台参易人参，现人参多为人工种植，因气化之故参也燥热，用以治疗温病之热，临床中难以用之得心应手；野台参味甘微寒，补中益气，生津止渴，温病元气虚损均可用之。

治疗脑炎后遗症是和治疗脑炎分不开的，脑炎治疗得当则可能没有后遗症。否则不但会有后遗症，而且会有造成死亡的危险。有的极重型病例虽经过适当治疗，也往往留有后遗症，若能正确治疗尚有痊愈的希望，不过以早期治疗为好。治疗后遗症主要是根据余师愚《疫证条辨》的理论作为临床指导，予以辨证施治。现将常见脑炎后遗症的临床表现及郭纪生治疗经验分述如下：①体温恢复正常而脑症状不除，如昏迷，抽搐，眼睛颤动等，是毒热深藏，热淫于肝所致。这时应用芳香透窍引毒外出之法，可投苏合香丸、局方至宝丹、紫雪散之类，兼服清热解毒养阴、镇肝息风之剂，如生石膏、生石决明、龙胆、黄连、水牛角、生地黄、玄参、莲子心、石菖蒲、蜈蚣、全蝎等。②体温正常后，牙关紧闭，咽喉肿痛，吞咽困难，或咽中多痰，是毒火熏蒸之故；阳明胃络环绕口唇，热燥津液而脉拘急，则牙关不能开合。当用清热解毒、凉肝滋肾、利咽喉之品，如生石膏、金银花、天花粉、生地黄、知母、黄柏、牡丹皮、生甘草、桔梗、牛蒡子、射干、玄参等。咽喉肿甚，不能下咽，可吹敷锡类散。③体温正常，但口眼㖞斜，半身不遂，这是因为毒滞经络所致。治宜清热解毒活络之药，如生石膏、忍冬藤、桑枝、丝瓜络、蜈蚣、全蝎、紫丹参、天花粉、地龙、金银花、续断、生乳香、没药等。④体温正常而留有狂躁不安，胡言乱语，打人毁物，不避亲疏，甚则登高而歌，弃衣而走，舌苔黄燥或黑裂，大便燥结，乃内有毒热积滞，阳明实热上扰神明之故。宜用攻下，清热养阴交替使用之法，或两法并使。攻下用赭石粉、大黄、玄明粉、礞石、甘草等。清热养阴之药参看他条。⑤病后心神不宁，虚烦不眠，乃心之气血亏虚，余火扰动之故。药宜清热滋阴养心之类，如生石膏、野台参、生地黄、麦冬、

生百合、栀子、莲子心、石菖蒲、茯神、阿胶、生酸枣仁、熟酸枣仁、柏子仁、龙眼肉、龙骨、牡蛎等。⑥病后循衣摸床，精神朦胧，热淫肝经，邪扰神明所致。治宜镇肝凉肝、清解余热，方用龙胆、石决明、白芍、生赭石、生石膏、黄连、生地黄、栀子、甘草等。⑦病后，不思饮食，食不消化，脾胃虚弱所致。不欲食，病在胃，养以凉肝；食不化，病在脾，补以温运。方用野台参、生山药、生薏苡仁、麦冬、茯苓、白术、甘草、大枣等。⑧脑炎病中期及后期，若有不规则发热，多是体弱阴虚，应以养阴为主，甘寒法主之。可重用玄参、麦冬、鲜石斛、沙参、生山药、水牛角、牡蛎粉、阿胶或佐以石膏、野台参等。

## 周仲瑛经验方

【组成】大青叶 30 g，生石膏 30 g，白茅根 30 g，金银花 20 g，知母 15 g，大黄 10 g，赤芍 10 g，牡丹皮 10 g。

【功效】清气泄热，凉营解毒。

【主治】气营两燔之暑温。症见突然起病，高热，头痛，呕吐，嗜睡等。

【加减】热盛者，加连翘、鸭跖草；动风者，加羚羊角粉、钩藤；痰盛者，加陈胆星、法半夏；神昏者，加安宫牛黄丸或紫雪丹、至宝丹。

【方解】方中大青叶清热凉血解毒，用于时行热病；生石膏、知母清气泄热除烦；金银花清热解毒，既清气分之热，又解血分之毒；大黄泻火解毒，通里攻下；赤芍、牡丹皮凉营化瘀；白茅根清热生津。上药配伍合用，具有清气泄热、泻火解毒、凉营化瘀之功。

【注意事项】脾胃虚弱者本方忌用。

【现代研究】方中大青叶具有抗炎、解热、抗氧化、抑菌等作用；石膏具有解热、提高肌肉与外周神经兴奋性、增强免疫、缩短血凝时间、利尿、增加胆汁排泄等作用；白茅根具有缩短出血和凝血时间、利尿、抑菌、抗病毒等作用；金银花具有抗菌、抗炎、解热、降血脂、抗溃疡、兴奋中枢神经等作

用；知母具有解热、抑菌、降血糖、抗肿瘤等作用；大黄具有增加肠蠕动促排便、抗感染、抗病毒、利胆、健胃、止血、保肝、降压、降脂等作用；赤芍具有扩张血管、增加血流量、抗血小板聚集、抗血栓、镇静、消炎止痛、抗惊厥、解痉、抗菌、保肝等作用；牡丹皮具有抗炎、抗血小板聚集、镇静、镇痛、解痉、抗动脉粥样硬化、增加血流量等作用。

【用方经验】周仲瑛认为，清气泄热、凉营解毒是治疗流行性乙型脑炎的主要大法。流行性乙型脑炎属于温热病中的暑温，具有温病卫气营血的传变规律。但由于其发病急骤，传变迅速，往往起病即可邪热直趋气分，甚则内传营血，化火动风生痰，因而临床表现高热、痉厥、昏迷、痰鸣等症。重者可因痰热内闭、阴阳离决而发生死亡。一部分患者瘥后因痰热留于（心）包络，机窍不利而后遗痴呆、失语、耳聋等症，亦可因风痰留滞经络、筋脉不利而呈手足拘挛、强直甚或瘫痪等后遗症。其病理因素虽多，但热邪是产生他证的根本，及时控制高热，是切断其病理演变的重要环节，故急性期的治疗，以解热为第一要义。根据流行性乙型脑炎的临床表现，其病理中心在于气营。为此，采用清气泄热、凉营解毒方药，以达到热解证转，阻止病情发展的目的。泻下通腑有利于泄热解毒。流行性乙型脑炎急性期因热毒炽盛，往往伴有热结腑实，表现持续高热、口渴咽燥、腹满便秘、舌苔黄腻、舌质红，如单纯清泄邪热则结聚不去，此时不仅要扬汤止沸，更要釜底抽薪，只有荡涤阳明腑实，才能使邪有出路。基本方中的大黄既能泻火解毒，又能通下里结，患者服后大便次数增多，一般每日3～4次，多者5～6次，粪质稀薄，便后自觉舒适，身热随之而降。一部分患者因神昏痉厥，口服有困难者，采用灌肠的方法，药后大便次数增多，也收到了较好的退热效果。因此，治疗乙脑在清解热毒的同时配合泻下通腑法也是取得良好退热效果的重要措施之一。

清气凉营法治疗外感热病重证的重要意义在于拦截热毒的深入，转扭气热传营之态

势，这只有在了解疾病传变规律、辨识热入心营前驱症状的基础上，才能于病入营分之前应用凉营化瘀药物。外感热病重症从总体而言，发病急、症情重，易于发生气热转营。气营传变是一个由量变到质变的过程，所以对证候的演变应立足于动态观察，重在度发病之缓急轻重。发病急骤，初起病情重：致病微生物及其代谢产物进入血液，产生毒血症，出现恶寒、寒战、发热、头痛、肌肉酸痛、咳嗽等邪郁卫表症状。如上述见症在短时间内迅速出现且病情较重，并很快出现恶寒消失、但热不寒、热度增高、口渴转甚之气分热甚表现；或于发病之初即见卫气同病、气分热炽证候，则预示疾病易于发生气营传变。热势亢炽，热程较长，发热对机体影响具有双重性：一方面，它是一种正能抗邪的机体反应状态；另一方面，"壮火食气"，高热应激产生的一系列器官组织功能亢进和全身变化又可成为损伤因素，促使气营传变的发生。所以观察热势、热型、热程是判断病情轻重和传变的重要依据。凡发病之初即见高热、壮热，体温于1～2日内即升达39℃以上，呈稽留热或弛张热，经治疗后体温不降而复升者则预示病重，易于发生气营传变。神志改变出现较早：营血是神志活动的物质基础，故可从神志变化来辨识邪热所处的卫气营血不同层次。一般而言，于发病之初即见心烦不宁、夜甚不寐，虽邪尚在气，与热传心营有别，但表明热毒深重，邪热已经扰及心神、波及营分，有内陷之势。舌质变化反应较迟：舌体在口腔内，温、湿度受外界影响小，血管丰富，舌黏膜上皮薄，乳头变化灵敏，故机体的病理变化可通过循环系统反应出来。舌为心之苗，心为血之主。邪入营分的病理变化可从舌的色泽改变显现于外。叶天士《外感温热论》曰："其热传营，舌色必绛。"历代医家均把红绛舌作为温病内传营血的重要指征。从外感热病重症的临床实际看，热传心营者并不一定在早期即出现典型的红绛舌。绛舌是高热伤阴脱水，或其他消耗性因子使体内维生素等营养物质缺乏而引起的舌炎症充血所致。外感热病重症传变迅速，往往邪热已及营分而舌质的病理变化未

能及时地反应出来，故辨识是否热传心营不应囿于舌色必绛。只要见到舌质红，舌面干燥少津，或有进行性加深趋势，即预示邪热有深入心营之可能。

## 菖蒲郁金汤合黄连温胆汤加减
### （符为民经验方）

【组成】黄连 5 g，茯苓、茯神各 30 g，陈皮 5 g，法半夏 12 g，炒枳实 10 g，姜竹茹 10 g，石菖蒲 12 g，广郁金 12 g，栀子 10 g，金礞石（先煎）30 g，珍珠母（先煎）30 g，远志 12 g，水蛭 10 g，莲子心 6 g，炙甘草 5 g。

【功效】行气化痰，清热泄浊。

【主治】暑温（后遗症期）。症见一过性神识不清，心烦易怒，反应迟缓，夜寐欠佳，舌质暗红，苔薄黄腻，舌下络脉瘀紫，脉弦滑等。

【加减】患者病久，记忆力差者，可加用何首乌、益智、莲子、桑椹补肾益精、交通心肾以滋髓海之源。

【方解】方中黄连清热燥湿，泄火解毒；法半夏燥湿化痰，和胃降逆，使气降则痰降；竹茹清热化痰，除烦止呕，与法半夏配伍，化痰清热兼顾，使痰热清则无扰心之患。炒枳实苦辛微寒，降气化痰，开结除痞，助姜竹茹清热化痰；陈皮苦辛微温，理气和胃，燥湿化痰，助法半夏化痰理气，使气顺则痰消；茯苓健脾利湿，使湿去痰消；茯神宁心安神；石菖蒲开窍醒神，化湿和胃，宁神益智；广郁金清心凉血，活血行气；栀子泻火除烦，清热利湿，凉血解毒；金礞石坠痰下气，平肝镇惊；珍珠母平肝潜阳，镇惊安神；远志安神益智，祛痰开窍；水蛭破血逐瘀；莲子心清心安神，交通心肾；炙甘草益气和中，合茯苓健脾助运以绝生痰之源，兼调和诸药。

【注意事项】心肝血虚之烦悸者不宜用。

【现代研究】方中黄连具有抗菌、调节心脏功能、抗心律失常、利胆、抑制胃液分泌、抗腹泻、抗感染、抗肿瘤、抑制组织代谢、抗溃疡等作用；茯苓具有利尿、镇静、降低血糖、护肝、增强免疫等作用；茯神可抑制咖啡因引起的兴奋状态，具有镇静催眠及养心安神作用；陈皮具有扩张血管、增加血流量、调节血压、清除氧自由基、抗脂质过氧化、祛痰、利胆、降血脂等作用；法半夏具有镇咳、止呕、降低血液黏度、抑制红细胞聚集、抗心律失常、镇静催眠等作用；枳实具有抗溃疡、强心、缓解肠痉挛、增加血流量、调节血压等作用；竹茹具有抗菌、抗氧化、调节免疫等作用；石菖蒲具有镇静、抗惊厥、解痉平喘、抗菌等作用；广郁金具有护肝、促进胆汁分泌和排泄、抗血小板聚集、降纤、抑菌、抗炎、止痛等作用；栀子具有抗感染、抗炎、镇静、镇痛、降温退热、保肝利胆等作用；金礞石具有吸附、泻下、镇静等作用；珍珠母具有中枢抑制、护肝、抗过敏、促进溃疡愈合等作用；远志具有镇静、催眠、抗惊厥、祛痰、镇咳、降压、抑菌、抗衰老、抗突变、抗肿瘤、溶血等作用；水蛭具有抗凝血、抗血小板聚集、抗血栓、改善血液流变学、降血脂、改善微循环、抗肿瘤等作用；莲子心具有降血脂、抗氧化、抗炎、抗艾滋病、抗血栓、保护肝肺肾、保护中枢神经系统等作用；炙甘草具有镇痛、抗炎、类肾上腺皮质激素样作用、降血脂、保肝等作用。

【用方经验】现代医学认为，病毒性脑炎后遗症系由病毒性脑炎未完全治愈，随之发展而来的一类以精神行为和高级智能异常、肢体功能障碍等为主要表现的疾病，约占 10%，可归属于中医学"温病"之"风温""暑温"等范畴。近代医家多以温病学相关理论为指导，认为本病的发病机制为毒热内藏、上犯脑窍、窍机不利，故治疗多从清热解毒开窍，佐以养阴论治。符为民翻阅大量经典理论，结合自身从医经验，发现临床上该类患者多痰多瘀之象较为常见，且前期以实证、热证居多。其病因病机，为外感六淫或瘟疫时邪侵袭，由表及里，郁而化热化火，火盛动风，风盛生痰，久而入络，瘀血内生，痰瘀阻窍，神明不能自主。在此基础上，符为民认为"痰瘀"这一致病因素贯穿始终，加之外邪易化热、痰瘀易夹热，提出热、痰、

内科国医圣手时方

瘀相互胶结共为发病之标。同时，根据临床表现总结，本病患者多以神志异常、善忘等精神症状为主，经曰"头者，精明之府""脑为元神之府""脑为髓之海"，《类证治裁》曰"精髓之海，实记性所凭也"，清代汪昂曰"人之精与志，皆藏于肾，肾精不足，则志气衰，不能通于心，故迷惑善忘矣"，因此符教授明确指出肾精亏虚、心肾失交、髓海不足、神明受扰为致病之本。同时，符老还强调对于疾病的认识既要分标本，又要辨虚实，精准辨证。符老通过临床观察，结合时代特点，与时俱进，认为病毒性脑炎后遗症的病理性质以标实或虚实夹杂为多，单以本虚则较为少见。尽管本病的病因病机较为复杂，但治疗上符老常告诫要辨证论治，首辨标本虚实，遵循"急则治标、缓则治本"或"标本兼顾"的治疗原则。符老常谓"热不清、痰不化则窍不开，瘀不通则神明不能自主"，故提出清热开窍、化痰泄浊、通瘀和络三大基本治法，后期注重补肾填髓、交通心肾，在实践中取得了显著的疗效。菖蒲郁金汤出自时逸人的《温病全书》，以芳香化湿为主，药用辛甘苦寒芳香之剂。吴鞠通曰："芳香所以败毒而化浊也。"本方关键在于石菖蒲与广郁金的配伍，两者共为君药，取其行气化痰、泄浊开窍之功。而黄连温胆汤之所以广泛用于本病，一个重要的原因就是该方切合痰热阻滞脑窍之病机。符老认为，若是患者在病程中出现一过性神识欠清等神志异常，由于意识障碍的程度较轻，正如《温病全书》所载"辛凉发汗后……胸腹之热不除。继则灼热自汗，烦躁不寐，神识时昏时清……轻者菖蒲郁金汤"，先以菖蒲郁金汤豁痰开窍醒神，神识恢复后则以黄连温胆汤重点清化痰热、醒脑开窍。

## 清营汤加减（涂晋文经验方）

【组成】生地黄，牡丹皮，玄参，金银花，连翘，大青叶，黄连，生石膏，知母，紫草。

【功效】清热解毒，凉营醒脑。

【主治】毒损脑络之暑温。症见高热，抽搐，神昏等。

【加减】嗜睡者，加石菖蒲、郁金；痰盛，呼吸急促，苔白滑，脉沉迟有力者，加苏合香丸化服；痰盛气粗，舌红苔黄垢腻，脉滑数者，加胆南星、天竺黄、鲜竹沥和至宝丹化服；壮热不退者，加安宫牛黄丸化服；抽搐者，加羚羊角粉、地龙、全蝎、钩藤、紫雪丹化服。

【方解】方中生地黄甘寒，清营凉血滋阴；玄参咸寒，滋阴清热解毒；金银花、连翘清热解毒，轻宣透邪，使初入营分之邪热转出气分而解，此即叶天士所谓"入营犹可透热转气"之理；黄连苦寒，清心泄火解毒；生石膏清热生津，除烦止渴；知母苦寒质润，既能清泄肺胃实热，又能滋阴生津；大青叶清热解毒，凉血消斑；牡丹皮、紫草清热凉血，活血散瘀。诸药合用，共奏清营泄热解毒、透热养阴活血之功。

【注意事项】舌苔白滑者，是夹湿郁之象，忌用本方。

【现代研究】方中生地黄具有降压、镇静、抗炎等作用；牡丹皮具有抗炎、抑菌、镇静、解热、镇痛、解痉、抗血小板聚集、抗动脉粥样硬化、利尿、抗溃疡、增加冠脉血流量、降血压等作用；金银花具有抗菌、抗炎、解热、降胆固醇、抗溃疡、兴奋中枢神经等作用；连翘具有抗菌、抗炎、解热、强心、利尿、降血压、镇吐、护肝等作用；大青叶具有抗菌、抗病毒、抗白血病等作用；黄连具有抗菌、调节心脏功能、抗心律失常、利胆、抑制胃液分泌、抗腹泻、抗炎、抗肿瘤、抑制组织代谢、抗溃疡等作用；生石膏具有解热、提高肌肉与外周神经兴奋性、增强免疫、缩短血凝时间、利尿、增加胆汁排泄等作用；知母具有解热、抗菌、降血糖、抗肿瘤等作用；紫草具有抗菌、抗炎、兴奋心脏、抗肿瘤、抗生育、解热等作用。

【用方经验】涂晋文认为流行性乙型脑炎（简称乙脑）的辨证方法主要是卫气营血辨证。①卫分症状常不明显。乙脑病在卫分时，病乃初起，暑为火热之邪，其致病表现为传变迅速及兼有湿邪两个方面，因此发病后很快由卫分传入气分，卫分之症短暂而不典型。

②气分阶段有偏热偏湿的不同表现。乙脑气分症状，有兼湿及化燥两个特点。兼湿主要表现为湿热中阻，缠绵难解。化燥主要是化燥伤阴的特点，既有明显津液受伤，又有典型营阴耗损。营阴即为运行于血脉中的营养物质，是血液的重要组成部分，所以营阴耗损的实质可看作是血液耗损之轻者。多数患者表现热结于肠，甚至津伤液枯，邪陷营血，肝肾受损。③营分阶段心神受损表现突出。心神受损症状在乙脑卫气营血各阶段均可出现，且转化快，尤其在营分阶段更易出现内陷心包。营气通于心，火毒既入营分，则极易侵扰心神，轻者心烦不寐，重者谵语神昏。多数患者的症状常先于体征改变。④血分阶段特点在于耗血。血分为病程后期、严重阶段，乙脑在此阶段的特点是以耗血症状为主，极少数危重者可同时伴有动血之症。再者严重的阴血耗损及肝肾受暑热火邪之伐伤，导致于气阴两伤，甚至亡阴、亡阳而见呼吸衰竭之证候。

涂晋文关于流行性乙型脑炎治疗"五忌"的观点介绍如下：①忌发汗。中医学对于流行性乙型脑炎一般采用温病的方法进行治疗。温热病的发热不是发汗所能奏效，而且大量出汗，对身体的功能和物质上都有损无益。若能适当运用清解法，往往自然透邪黏臭微汗，逐渐热退身凉。"温邪则热变最速，未传心包，邪尚在肺，肺主气，其合皮毛，故云在表，在表初用辛凉轻剂"，说明温邪病毒还没有侵害到脑而发现神识昏迷等脑的症状以前，辛凉轻剂，是可以根据当时实际情况配合使用的。我们在临床上，对入院早的患者，邪在卫分，有恶寒、无汗等症状，用辛凉透邪清热的药物，每多微汗而退热，病势转愈。由此看来，温病忌发汗是因为高热耗伤阴分，若在重剂发汗，损伤津液，削弱患者的抵抗力，是对患者不利的。涂晋文教授认为忌发汗是应该的，但不是绝对的，必须辨证来看忌汗问题。当然也不能说可以滥用辛温燥悍一类的发汗药品，更不能把发汗看成是常规，主要是掌握发汗的方法、时机与药物的选择而已。②忌温补燥热。乙脑归属中医学"瘟疫"范畴。瘟疫者，热病也，热毒内郁，积

阳多火，阴血每多为耗伤；在疫病中，热毒炽盛，疫病后期余焰尚在，阴血未复，故"大忌人参、黄芪、白术，得之反助其壅郁，余邪留伏，不为目下淹缠，日后必复发异证"（《瘟疫论·解后宜养阴忌投参术》）。所以，在疫病中应用清解攻下之后，需以滋阴之法，滋阴生血，忌于温补燥热。湿为阴邪，遏伤阳气。在乙脑发病过程中，内于湿阻气机，阳气不通，常出现肢凉面白、倦怠乏力等症状，如果误认为阳气虚，而用参、芪之类，不仅壅滞助热，而甘腻助湿，使湿郁热蒸，病势加重。③忌利小便。吴鞠通曰"温病最善伤阴，若利小便重劫其津液，是速其危，惟偏于湿者病毒流于下焦，利小便，则毒得出路，以热在湿中，湿去则热解矣。淡竹叶、滑石、通草之熟利湿而不伤阴，最为相宜也"。叶子雨曰"小便不利而渴者，热在上焦，法当淡渗；小便不利而不渴者，热在下焦，法当苦寒；若屡轻汗下，小便不利者，阴竭也，法当育阴，则渗利苦燥又非所宜矣，审证处方不可误也"。可见，利尿并非是绝对禁忌的，而是方法问题。我们在临床上根据病情的需要，有时用"宣清导浊法"收到通便的效果；有时用"淡渗利湿法"达到利尿的目的，这种随症化裁的方法与单纯运用利尿法迥然不同的。涂晋文教授对尿闭患者针刺中极、曲骨、阴陵泉、三阴交等穴，疗效颇佳，减少了患者的导尿之苦，毋须再用利尿药而使小便通畅。④忌饮食不当。由于饮食不当，会给疫病、瘟疫的治疗带来极为不利的影响，对此古人早已有所认识。涂晋文常引用前贤吴鞠通之论，推崇吴氏十分具体地指出饮食不当带来的危害。"大抵邪之着人也，每借有质以为依附，热时断不可食，热退必须少食，为兵家坚壁清野之计，必须热邪尽退，而后可大食也"（《温病条辨·卷首·原病篇》）。在热病瘟疫初愈，坚硬浓厚难于消化之食，不可骤进；攻下之后，发热初退，不可即食，食者必复，热退后12～24小时，可缓缓进食，先取流质饮食者，勿令食饱，饱食亦可复发，多发病重。如此饮食调养的禁忌，医者、病家都多予以重视。⑤忌湿腻壅补。流行性乙型脑炎发病具有明

显季节性，多在盛夏暑季，病因多为属热邪毒，湿与热两种性质不同的邪气相合侵袭人体，因此在治疗上必须掌握治湿不助长其热，治热不冰伏其湿的原则，湿热往往可出现午后身热、口渴等症状，此乃湿邪为患之表现，非阴虚之证，易误诊为阴虚而应用阴柔滋腻之生地、麦冬之类，则仅可助长湿邪，使疫病胶着难解，正为《温病条辨》所谓"润之则病深不解"。故忌滋补以防阴柔敛助湿。

该方常规用药剂量：生地黄 10～15 g，牡丹皮 6～12 g，玄参 10～15 g，金银花 6～15 g，连翘 6～15 g，大青叶 9～15 g，黄连 2～5 g，生石膏 15～60 g，知母 6～12 g，紫草 5～10 g。

# 第八节　失眠症

失眠症，中医学称其为不寐，是由心神失养或心神不安所致，以经常不能获得正常睡眠为特征的一类病证。临床主要表现为睡眠时间、深度的不足，轻者入睡困难，或寐而不酣，时寐时醒，或醒后不能再寐，重则彻夜难眠。正常睡眠依赖于人体的"阴平阳秘"，脏腑调和，气血充足，心神安定，卫气能入于阴。明代李中梓在《医宗必读》将不寐病病因归为五类：气虚、阴虚、痰滞、水停及胃不和，并记录相应的治法。现代医学将失眠大致分为不与精神疾病或躯体疾病相关联的原发性失眠，以及由多种精神障碍和多种躯体疾病中的伴发失眠症状，如神经症、更年期综合征、高血压、贫血及某些精神病等，都可能兼有失眠症状。睡眠的质量下降严重影响学习和工作、生活，且常缠绵难愈。随着社会生活节奏的不断提高，人们的各种生存压力有不断提高的趋势，失眠症发病率也在急剧上升。中医源远流长，在不寐的诊治上优势明显，疗效颇佳，本节介绍了名医名家在治疗失眠症上的经验方。

## 黄连温胆汤合左金丸加减
### （路志正经验方）

【组成】紫苏梗（后下）10 g，厚朴花 12 g，茵陈 12 g，炒杏仁 10 g，薏苡仁 10 g，胆南星 6 g，竹茹 12 g，清半夏 10 g，云苓 15 g，吴茱萸 4 g，黄连 6 g，炒枳实 12 g，珍珠母（先下）15 g。

【功效】清胆和胃，宁心安神。

【主治】胆胃不和所致之不寐。症见失眠，多梦，伴头晕心悸，脘痞腹胀，食后胃脘及两胁隐痛，时有泛酸口苦，纳谷呆滞，倦怠乏力，大便干，舌边尖红，苔黄腻，脉弦细数。

【加减】胆胃得和后，可渐加入太子参、莲子、山药等健脾益气之品。

【方解】紫苏梗味辛性温，归经肺、脾、胃，芳香气烈，能行滞气、开胸膈、醒脾胃、化痰饮，解郁行滞而不破、温胃醒脾而不燥；薏苡仁芳香苦辛归经脾胃，轻宣淡渗，宣畅气机，渗利湿热；云苓味甘淡性平归经心、肺、脾，甘则补，淡则渗，能补中气、健脾胃、渗水湿、调气机、益中州，为补中益气之上品，益脾气，导浊气，除痰涎，开心智，安心神，为宁心安神之良药；清半夏味辛性温归经脾、胃、肺，本品辛散温燥，开泻滑利，一可运脾燥湿，涤痰除垢，降气止咳；二可燥湿行气，祛痰散结，清痞除满；厚朴花味苦辛性温归经脾、胃、肺、大肠，本品芬芳馥郁，性温而燥，一则可行脾胃气分之滞，化中焦郁滞之湿，其行气消胀、醒脾化湿之功；二则可苦降泻实，行气消胀，导滞除痞，善破脘腹内留之滞，导胃肠停滞之积；炒枳实味苦辛性微寒归经脾、胃，本品气香味厚，性勇剽悍，辛散苦泻，走而不守，善泻胃实以开坚结，行瘀滞以调气机，破气滞以行痰湿，消积滞以通痞塞；在方中可行气消积，涤痰除痞；茵陈味苦性微寒归经脾、胃、肝、胆，本品气香主散，能清肝胆、泻脾胃、清壅滞、调气机、利水湿、去瘀热；

胆南星味苦性凉归经胆、胃，清热化痰，利膈下气，定惊安神；竹茹味甘苦性微寒归经肺、胃、胆，可清郁热、涤痰涎、宁神志、和胃气；左金丸（黄连、吴茱萸）以清泻肝火，开泄肝郁；珍珠母味咸性寒归经心、肝，本品气味俱减，纯阴质重，能平肝阳、育肝阴、坠心火、安心神、定魂魄，为安神宁心之上品；杏仁味苦辛性温归经肺、大肠，本品苦降辛润，油润滑腻，既可宣降肺浊，又可润燥滑肠，具降气润肠之功。

【注意事项】脾胃虚寒者、孕妇慎用。

【现代研究】

1. 方中紫苏梗具有类似孕酮的孕激素样作用，还可诱导干扰素；厚朴花可兴奋胃肠道平滑肌、抗溃疡、抑制中枢、降压、抗血小板聚集、抗菌等作用；茵陈具有护肝利胆、降压调脂、抗病原微生物、解热、平喘等作用；薏苡仁具有抗肿瘤、降压、镇静、镇痛、增强免疫力等作用；胆南星具有镇咳、祛痰、平喘等作用；竹茹具有抗菌作用；黄连能抑制大鼠嗜络细胞瘤细胞中儿茶酚胺生物合成和单胺氧化酶的活性，从而起到抗焦虑的作用，药理实验也发现黄连素对急性脑缺血、缺氧，具有较好的改善作用，进而治疗失眠；清半夏具有镇咳、止呕、降低血液黏度、抗红细胞聚集、抗心律失常、镇静催眠等作用；茯苓具有利尿、镇静、降低血糖、护肝、增强免疫力等作用；吴茱萸具有抗溃疡、镇痛、降低血压、抗血小板聚集、保护心肌缺血等作用；黄连具有抗焦虑、抗感染、降血脂、抗心律失常、解热镇痛、抗动脉硬化、抗肿瘤、镇吐、抗腹泻的作用；珍珠母具有中枢抑制、护肝、抗过敏、促进溃疡愈合等作用。

2. 实验研究：黄连温胆汤主要通过镇静、抗焦虑、松弛中枢性肌，协调大脑兴奋和抑制过程，从而改善症状起镇静催眠的作用；该方可以协同戊巴比妥钠的催眠作用；能增加失眠大鼠脑内 5-HT 代谢、降低 NE 含量，恢复 5-HT 通路与 NE 通路之间的相互平衡和制约，而恢复正常的睡眠一觉醒律，纠正失眠；温胆汤可通过增加 GABAA 受体数增强 GABAA 受体活性或增加低亲和性 GABAA 受体的亲和力，以增强现有 GABA 的抑制作

用，从而实现改善 PCPA 化失眠大鼠睡眠的作用；同时该方可增加失眠大鼠脑内 GABA 含量，提示该方可能因此有促进大鼠慢波睡眠的作用。

【用方经验】路志正认为，胃不和则卧不安，胆胃不和，心神被扰是导致失眠的病机之一。该病证主要病邪乃胃有湿浊，湿令中满，气机不畅，浊气上逆，故首当芳香醒脾化湿，行气除满；本证的病机关键系胆经有热，胃经有湿，以致湿热蕴结，胆胃不和，心神被扰，治宜清胆和胃，镇心安神。

## 归脾汤加减（邓铁涛经验方）

【组成】黄芪 15 g，党参 24 g，酸枣仁 24 g，茯神 12 g，当归 12 g，白术 18 g，肉苁蓉 18 g，广木香 6 g，炙甘草 6 g，远志 3 g，大枣 4 枚。

【功效】补益心脾，益气养血。

【主治】脾两虚之不寐。症见平素性情抑郁，或久患失眠，寐而容醒，伴多梦、心悸气短，面色萎黄，精神疲惫，纳差，舌淡，苔白，脉细弱。

【加减】痰湿阻滞者，以温胆汤变通化裁，加补气运脾之品以绝痰源。兼瘀血者，常配伍丹参、橘络等行气活血之品；兼崩漏下血偏寒者，加炮姜炭、艾叶炭以温经止血；偏热者，加生地炭、地榆炭以凉血止血。

【方解】本方所治不寐，主要由于素体脾胃虚弱、或饮食不节损伤脾胃，或思虑过多，暗耗心血，致心脾气血两虚。治宜补益心脾、益气养血。方中黄芪补脾益气为君药；党参、白术甘温补气，与黄芪配伍可加强健脾益气之功，气旺则生血；当归甘温，被誉为"补血第一要药"，此三者共为臣药。茯苓于《药性论》中记载其善安心神，酸枣仁是"中医安神之要药"，可治心气虚、心血虚等所引起的心神不宁、失眠多梦等症，与远志、茯神配伍可更好地发挥宁心安神之效；肉苁蓉温补肾阳，肾阳为一身之元阳，肾阳足则脾阳温运之力强；大枣、炙甘草合用，补益中焦脾胃，助黄芪、当归等化生气血，上述药物合为佐药；广木香理气醒脾，以防大量益气

补血药滋腻滞气，炙甘草兼调和诸药，此两者为使药。上述诸药配伍，使气血生化有源，则神可安，夜能寐。

【注意事项】服药见效后，当续服一段时间巩固疗效，避免停药过早而使病情反复。

【现代研究】

1. 方中黄芪具有促进机体代谢、抗疲劳、调节血糖、增强免疫力、抗病毒、抗细菌、护肝等多种药理活性，研究显示其可上调大脑皮质等区域的胆碱能受体密度，促进此区域的神经元生长，改善脑神经功能，进而改善睡眠状态。党参具有调节血糖，促进造血机能，降压，抗缺氧，耐疲劳，增强机体免疫力等作用；酸枣仁可提高下丘脑一氧化氮（NO）含量及一氧化氮合酶（NOS）活力，达到镇静催眠及治疗失眠的目的；茯神可抑制咖啡因引起的兴奋状态，具有镇静催眠及养心安神的作用；当归的挥发油中含量最高的有效成分藁苯内酯，其对中枢神经系统有明显的抑制作用，具有安定相似的镇静作用；白术具有调节胃肠道、抗溃疡、增强免疫；肉苁蓉具有提高免疫力、抗缺氧、抗疲劳、改善记忆力、抗衰老等作用；木香具有抑制小肠运动紧张性的作用；远志及其远志皂苷具有改善学习记忆、镇静催眠、抗抑郁、抗氧化、抗衰老、保护心脑血管等多方面的生物活性；保肝降糖、镇静等作用；大枣具有抗氧化、抗缺氧、抗抑郁、抗疲劳、抗血糖、抗血脂、预防肝损伤、抗肿瘤、增强免疫能力、抗敏等作用；炙甘草具有镇痛、抗炎、类肾上腺皮质激素样作用、降血脂、护肝等作用；胆南星具有镇咳、祛痰、平喘等作用；竹茹具有抗菌作用。

2. 实验研究：此方能明显调节大脑皮层功能，既可促进入睡，改善睡眠质量，且缓解失眠相关症状，又可防止患者醒后疲之嗜睡之弊。实验研究表明实验动物灌胃酸枣仁30日后能缩短失眠大鼠觉醒时间，延长失眠大鼠慢波睡眠时间。

【用方经验】失眠患者多为脑力劳动者，或性格内向，喜深思熟虑之人，因思虑过度则伤神，暗耗心血，心脾两虚。或久患失眠之症，大脑不能得到充分的休息，思想负担

重，寝食俱减，脾胃虚弱，气机郁滞，气血不足致心脾两虚。所以在临床上，久患失眠的病人，辨证属心脾血虚者多见，邓老喜用归脾汤加减治疗，多合用甘麦大枣汤养心安神，补中缓急，临床疗效确切。

## 百合安神汤（王行宽经验方）

【组成】百合 30 g，生地黄 15 g，酸枣仁 15 g，川芎 10 g，茯神 10 g，柴胡 10 g，黄芩 10 g，法半夏 10 g，五味子 5 g，龙齿 15 g，煅牡蛎 20 g，石菖蒲 6 g，炙远志 6 g，炙甘草 5 g。

【功效】疏肝调肺，养心安神。

【主治】心肺气阴两虚，肝胆疏泄失常，痰热内扰之不寐、脏躁、郁症。症见夜寐艰难，或梦扰易醒，醒后不易入睡，心烦易躁，坐卧不安，咯吐痰浊，或自觉喉中有痰，头晕神疲，口干口苦，舌淡红，苔薄，脉弦细。

【加减】心烦易躁等热象明显者，加栀子 8 g；口干等阴虚突出者，加白芍 15 g，麦冬 10 g，知母 10 g；伴汗出者，加浮小麦 30 g；神情抑郁者，加合欢皮 10 g；便溏者，去生地黄、黄芩。

【方解】本方由百合地黄汤、酸枣仁汤、柴芩温胆汤加减而成。百合性味甘微苦、性平，入肺、心、胆经，润肺清心安神；生地黄养阴清热，与百合相伍，为百合地黄汤，润养心肺，调和百脉；酸枣仁、知母、川芎、茯神、甘草为《金匮要略》酸枣仁汤；加五味子养阴清热、宁心安神，主治"虚劳虚烦不得眠"。温胆汤在《急备千金要方》中为治大病后胆寒、虚烦不得眠、惊悸不安方。陈皮、法半夏、茯神、甘草健脾燥湿化痰行气，枳壳、竹茹加石菖蒲、远志，以去心窍之痰浊而安神；合柴胡、黄芩疏泄肝胆，清泻痰热；龙齿、牡蛎重镇安神。

【注意事项】虚寒者、孕妇慎用。

【现代研究】方中百合具有止咳平喘、抗缺氧、抗疲劳、抗过敏、抗肿瘤等作用；生地黄具有降血糖、强心利尿、抗炎、抗过敏、抗氧化、护肝、抗肿瘤等作用；酸枣仁可提高下丘脑一氧化氮（NO）含量及一氧化氮合

酶（NOS）活力，达到镇静催眠及治疗失眠的目的；川芎具有扩张血管、增加脑血流量、抗血栓等作用；茯神可抑制咖啡因引起的兴奋状态，具有镇静催眠及养心安神的作用；柴胡具有镇静、镇痛、抗炎、降血脂、抗肝损伤、降低氨基转移酶、抗病毒、抗溃疡、抗病毒、增强免疫力等作用；远志及其远志皂苷具有改善学习记忆、镇静催眠、抗抑郁、抗氧化、抗衰老、保护心脑血管等多方面的生物活性；黄芩具有抗炎、抗感染、降低血脂、护肝利胆、镇静解痉、抗肿瘤、抗内皮损伤等多重作用；法半夏具有镇咳、止呕、降低血液黏度、抗红细胞聚集、抗心律失常、镇静催眠等作用；五味子具有抗惊厥、改善神经系统功能、抗溃疡、强心利尿、抗衰老、抗菌、提高免疫力等作用；龙齿具有镇静催眠、抗惊厥等作用；煅牡蛎具有镇静安神、安心、制酸止痛，抗溃疡等作用；石菖蒲具有镇静、抗惊厥、解痉平喘、抗菌等作用；炙甘草具有镇痛、抗炎、类肾上腺皮质激素样作用、降血脂、护肝等作用。

【用方经验】《素问·宣明五气》曰："心藏神、肺藏魄、肝藏魂、脾藏意、肾藏志，是为五脏所藏。"《素问·灵兰秘典论》曰："心者，君主之官也，神明出焉。"而神明为人的意识活动的概括，这其中包括西医解剖学中脑的一部分功能。《灵枢·本神》曰："百合病者，百脉一宗，悉致其病也……欲卧不能卧……"认为百合病皆起因于热病后，或情志不遂。病机为心肺阴虚，全身气血失和，是以精神、饮食、行为异常的病证，用百合地黄汤治疗。基于上述理论，王老认为不寐本肝、心、肺三脏之病，心、肝、肺与神、魂、魄三维失调，提出该病的治疗应多脏调节，综合治疗，着重从心、肺、肝三脏调理，一以安神，一以静魄，一以定魂，自拟百合安神汤。

## 潜阳宁神汤（张琪验方）

【组成】首乌藤 30 g，熟酸枣仁 20 g，远志 15 g，柏子仁 20 g，茯苓 15 g，生地黄 20 g，玄参 20 g，生牡蛎 25 g，生赭石（研）30 g，黄连 10 g，生龙骨 20 g。

【功效】滋阴潜阳，清热宁心，益智安神。

【主治】心阴血不足，阴虚阳亢之不寐。症见心烦不寐，惊悸，口舌干燥，头晕耳鸣，手足烦热，舌红，苔薄，脉象滑或弦数。

【加减】若阴亏甚，舌红少苔或无苔者，可加麦冬 15 g，百合 20 g，五味子 10 g；情怀抑郁，烦躁易怒者，可加合欢皮 15 g，柴胡 15 g 以解郁安神；兼大便秘结者多为胃家郁热，所谓"胃不和则卧不安"，可加小量大黄以泄热和胃。

【方解】方中黄连清心火，生地黄、玄参滋阴潜阳，更用生龙骨、生牡蛎、生赭石潜镇阳气，使阳入于阴。此病日久，思虑过度，暗耗心阴，故再用远志、柏子仁、酸枣仁、首乌藤养心安神。全方合用，则可达到"泻南补北"、交通心肾、阴平阳秘之目的。

【注意事项】脾胃虚寒者、孕妇慎用。

【现代研究】方中首乌藤具有明显的抗炎、抗菌、镇静催眠、抗动脉粥样硬化的作用；酸枣仁可提高下丘脑一氧化氮（NO）含量及一氧化氮合酶（NOS）活力，达到镇静催眠及治疗失眠的目的；远志及其远志皂苷具有改善学习记忆、镇静催眠、抗抑郁、抗氧化、抗衰老、保护心脑血管等多方面的生物活性；柏子仁具有降血糖、改善脂代谢、延长睡眠时间等作用；茯苓具有利尿、镇静、降低血糖、护肝、增强免疫力等作用；生地黄具有降血糖、强心利尿、抗炎、抗过敏、抗氧化、护肝、抗肿瘤等作用；赭石具有促进胃肠道蠕动、促进红细胞新生、镇静等作用；煅牡蛎具有镇静安神、安心、制酸止痛，抗溃疡等作用；黄连具有抗焦虑、抗感染、降血脂、抗心律失常、解热镇痛、抗动脉硬化、抗肿瘤、镇吐、抗腹泻的作用，药理实验也发现黄连素对急性脑缺血、缺氧，具有较好的改善作用，进而治疗失眠；龙骨具有镇静催眠、抗惊厥、促进凝血等作用。

【用方经验】不寐的病机错综复杂，病位主要在脑、心，但与肾、肝、脾、胆密切相关；病机有心脾两虚、胆郁痰扰、胃气不和等，临床上尤以阴虚阳亢、心肾不交者居多，往往缠绵难愈，治疗难以骤效。久不得寐，势必耗伤心血，使心阳更亢，复不得入于阴，而成不寐。张老根据多年临床经验总结，认为"卫气不得入阴，常留于阳则阳气满，阳气满则阳跷盛，不得入于阴则阴气虚，故目不瞑"，提出不寐多由五志过极，心阴暗耗，心阳亢奋所致。基于此创立潜阳宁神汤。临床施用，当有防有守，循序渐进，待阳气得充，亢阳得平，心神安定，卧寐必宁矣。

## 半夏枯草煎（朱良春验方）

【组成】姜半夏 12 g，夏枯草 12 g，薏苡仁 60 g，珍珠母 30 g。

【功效】调和阴阳。

【主治】慢性肝病等所致阴阳失调、气机逆乱的顽固性失眠。症见顽固性失眠，食欲不振、恶心呕吐、面色萎黄、胸胁疼痛、爪甲色暗，头晕耳鸣，舌暗，苔薄，脉弦。

【加减】肝血不足者，加当归、白芍、丹参；心阴不足者，加柏子仁、麦冬、琥珀末（吞）；心气虚者，加大剂量党参；有痰热之象者，加黄连；脾肾阳衰，健忘头晕，肢倦纳差，或兼夹阳萎者，加大蜈蚣 2 条，鸡血藤 45 g。手足多汗或彻夜不寐者，配合脚踏豆按摩法如下：赤小豆 1.5kg，淮小麦 1kg，每晚睡前共放铁锅中文火炒热，倒入面盆中，嘱患者赤脚坐着，左右轮番踩踏豆麦，每次半小时，豆麦可反复使用多日，不必易换。

【方解】方中法半夏化痰、消痞、止呕之外，还具有和胃降逆和安眠的功效；夏枯草质轻性浮，轻清走气之品，有养阴舒肝、散结解郁之功；薏苡仁助法半夏和胃除痰、胃和则心神安；珍珠母平肝，潜阳定惊；且有滋肝阴、清肝火之功。

【注意事项】孕妇慎用。

【现代研究】方中法半夏具有镇咳、止呕、降低血液黏度、抗红细胞聚集、抗心律失常、镇静催眠等作用；夏枯草具有降压、降血糖、抗感染、抗炎、抗心肌梗死、抗凝血等作用；薏苡仁具有抗肿瘤、降压、镇静、镇痛、增强免疫力等作用；珍珠母具有中枢抑制、护肝、抗过敏、促进溃疡愈合等作用。

【用方经验】慢迁肝或早期肝硬化患者因久病或误治，临床见肝血肝阴两虚，或肝胃不和，或土壅木郁，胃失和降等因，导致心失所养，气机逆乱，肝阳偏亢，上扰神明，发为顽固失眠者屡见不鲜。朱老取《黄帝内经》"法半夏秫米汤""降其气，即所以敛其阳"之理，自拟"法半夏枯草煎"由法半夏、夏枯草各 12 g，薏苡仁（代秫米）60 g，珍珠母 30 g 为基本方。随证化裁，治疗顽固失眠疗效满意，历年使用临床，尤对慢肝久治不愈或误治或久服西药致长期失眠者疗效颇著。

踏踩炒热豆麦乃取热灸按摩刺激足底部腧穴之理，有疏通全身气血，温肾悦脾，暖肝温胃，调整气机，调理脏腑阴阳之殊功。踩后精神舒畅，多能入寐，法简效宏。朱老认为：慢肝患者长期失眠，其病因虽有肝肾不足、心脾两虚、水火失济、阴阳造偏等之说，但气血道路不通，升降不利不可忽视。经曰："左右者，阴阳之道路也。"倘升降阻痹，阳不入阴则发生不寐。此法温通全身气血，温振全身机能，可增进脑血管和心血管的血流量，乃和仲景"酸枣仁汤"治虚烦不得眠用川芎，活血祛瘀安眠有异曲同工之妙。

朱老认为杂病中凡因胃失和降，气机逆乱，阴阳失调导致失眠者，均可以此方化裁。法半夏化痰、消痞、止呕兼和胃降逆和安眠，夏枯草质轻性浮，轻清走气之品，有养阴舒肝，散结解郁之功。对慢肝正虚邪恋，羁久伤阴，以致肝血内涸，肝功能长期异常屡能获效，《本草通玄》谓之"补养厥阴血脉，又能疏通结气"。《重庆堂随笔》谓"散结之中，兼有和阳养阴之功。失血后不寐者服之即寐"。朱师拟法半夏、夏枯草为对，既取"降其气，即所以敛其阳"之理，又取二药和阳养阴，均治不寐之功。加薏苡仁助法半夏和胃除痰，胃和则心神安。珍珠母平肝，潜阳定惊，且有滋肝阴、清肝火之功。更值得一提的是蜈蚣合鸡血藤对慢肝患者顽固失眠证属脾肾阳衰或夹阳萎者，有鲜为人知的著效。实践证明，蜈蚣既有温壮元阳，善治阳萎，开胃进食，开瘀解毒之功，又有安眠之效，尤配合大剂量鸡血藤，一以温壮元阳，一以活血补血，确为一对安眠良药。

## 刘志明经验方

【组成】栀子9g，黄芩3g，胆南星3g，竹茹9g，远志3g，法半夏9g，丹参9g，赤芍9g，桃仁9g，陈皮9g，石菖蒲9g。

【功效】清泻肝火，化痰祛瘀。

【主治】肝郁化火、痰瘀阻滞之不寐。症见失眠多梦，情绪急躁，呃逆吞酸，口干苦，头晕目眩；舌淡青，苔薄黄，脉弦滑。

【加减】胸闷胁胀，善叹息者，加香附、郁金、佛手各9g以疏肝解郁；肝胆之火上炎重症，彻夜不眠，头晕目眩，头痛剧烈，大便秘结者，可加川楝子3g、酸枣仁15g、芦荟9g、厚朴3g等疏肝清热安神，通导大便。

【方解】本方所致之不寐兼见头晕、情绪急躁、呃逆呕吐诸症，故可辩证为"肝郁化火，痰瘀阻滞"。肝火上炎，扰乱清窍，故不寐。当务之急，在于祛邪。方中黄芩、栀子、胆南星清泻肝火；竹茹、法半夏化痰热；丹参、赤芍、桃仁以行气活血化瘀；石菖蒲化痰开窍；陈皮健脾燥湿，理气和中，且可防肝木乘脾。

【注意事项】脾虚便溏者慎用。

【现代研究】方中栀子具有抗感染、抗炎、镇静、镇痛、降温退热、保肝利胆等作用；黄芩具有抗炎、降低血脂、护肝利胆、镇静解痉、抗肿瘤、抗内皮损伤等多重作用；胆南星具有镇咳、祛痰、平喘等作用；竹茹具有抗菌作用；远志及其远志皂苷具有改善学习记忆、镇静催眠、抗抑郁、抗氧化、抗衰老、保护心脑血管等多方面的生物活性；法半夏具有镇咳、止呕、降低血液黏度、抗红细胞聚集、抗心律失常、镇静催眠等作用；丹参具有抑制中枢、改善记忆力、抗血栓形成、改善微循环、抗缺氧、抗菌等作用；赤芍具有改善循环、抗缺血、护肝等作用；桃仁具有扩张血管、抗炎、抗过敏、抗肿瘤、润肠缓泻的作用；陈皮具有促消化、祛痰平喘、降压等作用；石菖蒲具有镇静、抗惊厥、解痉平喘、抗菌等作用。

【用方经验】《古今医统大全·不得卧》对不寐的病因病机进行了较为详细的分析，指出："痰火扰乱，心神不宁，思虑过伤，火炽痰郁，而致失眠者多矣……"刘老在此理论基础上自拟经验方，疗效颇佳。同时，刘老结合多年经验总结，不寐和情志变化关系密切，因此在药物治疗的同时，还针对患者的心理状态，晓之以理，使患者解除烦恼，消除顾虑和恐惧。同时嘱咐患者加强体育锻炼，睡前不可喝浓茶、咖啡等。

## 黄连阿胶汤加味（张琪经验方）

【组成】黄芩10g，黄连10g，阿胶（烊化冲）15g，白芍15g，生地黄20g，玄参20g，生赭石30g，珍珠母30g，五味子15g，酸枣仁20g，首乌藤30g，甘草10g，鸡子黄（冲）1个。

【功效】清心火，滋肾阴，潜阳宁神。

【主治】肾水亏虚，无以制约，心火亢逆、心肾不交证。症见心烦少寐，劳累后加重，精神疲倦，双目少神，胸中烦热，手足心热，唇赤口干，舌光红无苔，脉滑数。

【加减法】心烦、手足心热，苔薄者，去黄芩。

【方解】心火亢盛与肾水不足相关，又与肝有密切联系，因水不涵木，肝阳暴张，因而心肝肾同病，木火上炎，故方用黄连苦寒入心经以直折君火，黄芩苦寒入肝胆经以清相火。二药合用有辅助相成之妙。白芍酸寒养血柔肝，阿胶、鸡子黄资助心肾之阴，如此使水升火降，心肾交，坎离济则心烦不得眠自除；生地黄、玄参配伍加强滋阴清热之功；心火亢盛易耗伤阴液，阳不潜藏，故辅以赭石、珍珠母潜阳安神，五味子补肾养心安神；酸枣仁、首乌藤养血安神。

【注意事项】阳虚者、脾胃虚弱者慎用。

【现代研究】方中黄芩具有抗病原微生物、抗炎、抗过敏、护肝利胆、镇静解痉、降压、抗血栓形成、保护内皮细胞、抗肾上腺糖皮质激素等作用；黄连具有抗病原微生物、解热镇痛、抗心衰、抗心律失常、降压、抗血小板聚集、镇静、降血脂、松弛平滑肌、抗氧化、抗动脉粥样硬化、利胆、升白、抗

内科国医圣手时方

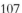

腹泻等作用；阿胶具有提高红细胞及血红蛋白含量、促进造血功能、提高机体免疫力、抗疲劳、延缓衰老等作用；白芍具有调节机体免疫系统、镇静、抗惊厥、镇痛、降温、升压、护肝护胃、抗血小板聚集和血栓形成、耐缺氧、乃高温、滋补强壮、抗菌、抗病毒、解痉等作用，白芍总苷还能增强正常小鼠的学习和短时记忆的作用；生地黄具有降血糖、强心利尿、止血、抗炎、抗过敏、抗菌、抗氧化、抗衰老、增强免疫功能、护肝、抗肿瘤等作用；玄参具有降压、降血糖、强心、抗菌、解热镇痛、抗惊厥、镇静等作用；生赭石具有促进胃肠道蠕动、促进红细胞新生、镇静等作用；首乌藤具有明显的抗炎抗菌、镇静催眠、抗动脉粥样硬化的作用；酸枣仁具有镇静、催眠、抗惊厥的作用，可提高下丘脑一氧化氮（NO）含量及一氧化氮合酶（NOS）活力，达到镇静催眠及治疗失眠的目的，其次还有镇痛、降压、强心、降血脂、增强免疫力等作用；珍珠母具有中枢抑制、护肝、抗过敏、促进溃疡愈合等作用；五味子具有能延长小鼠睡眠时间，并有抗惊厥、

改善神经系统功能、抑制胃酸分泌、强心、降压、止咳祛痰、增强免疫力和延缓衰老、抗应激、抗病原微生物等作用；甘草具有镇静、镇痛、解热、抗胃溃疡、抗过敏、抗炎、护肝、抗病毒、抗菌、平喘、抗氧化及抗衰老等作用；鸡子黄具有强身健脑、消除疲劳、增强记忆、抗氧化、抗衰老等作用。

【用方经验】黄连阿胶汤载《伤寒论》一书中，治"少阴病，心中烦，不得卧"。本病系少阴经热化证，足少阴肾，手少阴心，一水一火互相制约，相互资助，即所谓"心肾相交，水火既济"，以保持正常生理功能之常。如手少阴心火亢盛，足少阴肾水不足，破坏了相互制约和相互资助之功能，于是亢则为害，出现心中烦不得卧诸症。张老认为，本病日久，易耗伤阴液，阴液不足则不制阳，阳不潜藏，故辅以滋阴潜阳宁心安神之品，相辅相成以奏功。张老结合自身经验认为，凡心火亢盛、心烦不寐，舌红脉滑数等证者，可用黄连阿胶汤，常用之辄效，此类不寐误用温补药如归脾汤等则加重，医者不可不慎。

# 第九节　面神经炎

面神经炎俗称面神经麻痹（面瘫）、"歪嘴巴""吊线风"，是以面部表情肌群运动功能障碍为主要特征的一种疾病。临床上根据损害发生部位可分为中枢性面神经炎和周围性面神经炎两种，本节所述为周围性面神经炎。周围性面神经炎病损发生于面神经核和面神经。常见病因为感染性、耳源性疾病，如中耳炎、自身免疫反应、创伤、中毒、代谢障碍等。临床表现为病侧面部表情肌瘫痪，前额皱纹消失、眼裂扩大、鼻唇沟平坦、口角下垂。目前西医治疗以抗炎、抗病毒、营养神经为主，经积极治疗，起居调摄，预后可。中医学认为面瘫病多由于素体虚弱、禀赋不足，后天脾胃受损，气虚血少，腠理疏松，脉络空虚，加之起居不慎，风寒之邪乘虚而入，侵犯人体入经中络，以致面部少阳、

阳明经络阻滞不畅，气血运行涩滞。经脉肌肉失于濡养，弥纵不收而成㖞僻。治疗原则不离"祛风、通络"二法。本节内容收集的名医用方经验，疗效颇佳，值得借鉴。

## 龙菊清肝饮合牵正散
### （柴瑞霭经验方）

【组成】龙胆 10 g，杭白菊（后下）15 g，生黄芩 10 g，炒栀子（捣）10 g，夏枯草 15 g，金银花（后下）30 g，血丹参 5 g，白僵蚕 10 g，全蝎 6 g，乌梢蛇 12 g，天麻 10 g，钩藤 15 g，红花 10 g，当归尾 10 g，白附子 10 g。

【功效】清泻肝火，解毒清热，祛风通络。

【主治】肝经实热，风寒外袭，气血痹阻，兼有血瘀证。症见受凉后颜面麻痹、疼痛，闭目漏睛，眼角流泪，视物模糊，口眼㖞斜，鼓腮漏气，口角下垂，喝水流涎，唇角部瘀斑，额纹及鼻唇沟消失，患侧耳后带状疱疹，耳后及耳中抽痛，素性情急躁，伴心烦口苦，小便色黄，大便干结。舌红少苔，左弦细滑数，右脉弦细数。

【加减】视物模糊严重，伴耳根部怕冷者，将白僵蚕、天麻、归尾、白附子量加至12 g，另加制没药6 g。

【方解】本证证所治病机为肝经实热、肝火上炎。风寒外袭，气血痹阻，痹阻日久，兼有血瘀。方中龙胆、杭白菊、生黄芩、炒栀子、夏枯草清泻肝火，解毒清热；金银花清热解毒，疏风清热；合《杨氏家藏方》牵正散，其中白附子祛风燥痰，引药力上行，善治面部百病，全蝎入肝祛风，善治口眼㖞斜，白僵蚕祛风化痰，其气轻浮，善治面齿咽喉等上部之风痰结滞。牵正散加乌梢蛇加强祛风通络之功效；天麻、钩藤平肝潜阳，息风通络；红花、当归尾、血丹参合用活血化瘀。

【注意事项】脾胃虚寒者慎用；孕妇禁用。

【现代研究】方中龙胆具有保肝利胆、健胃、镇静降压、利尿、抗炎、杀菌、免疫调节等作用；杭白菊具有扩冠强心、解热抗炎、镇痛、抗感染、抗氧化、降压等作用；黄芩具有抗微生物、抗炎抗过敏、降血脂、解热、镇痛解痉、抗氧化等作用；栀子具有解热镇痛、抗感染、镇静、护肝利胆等作用；夏枯草具有降压、降血糖、抗感染、抗炎、抗心肌梗死、抗凝血等作用；金银花具有抗微生物、抗炎、解热、抗过敏、抗内毒素、提高免疫力、降血脂、细胞毒作用；丹参具有抗菌、明显的抗血栓形成、抗动脉硬化、降血压、改善微循环障碍、护肝、抗肺纤维化、促进皮肤创伤合骨折愈合、抗胃溃疡等作用；白僵蚕具有抗惊厥、催眠等作用；全蝎具有抗惊厥、抗癫痫、解除肌肉痉挛、抗肿瘤等作用；乌梢蛇具有镇痛、抗炎、抗病毒、镇静、抗惊厥等作用；天麻具有镇静、抗惊厥、

增强耐力、智力合抗衰老、抗炎、增强免疫力、缓解疼痛等作用；钩藤具有降压、镇静、抗惊厥、舒张平滑肌、抗组胺等作用；红花具有抗血小板聚集、降血脂、改善微循环、扩张冠脉、改善脑供血、降压、消炎等作用；归尾具有降低心肌兴奋性、抑制血小板聚集、抗血栓形成、提高机体免疫力、抗氧化和消除自由基、抗炎、抗变态反应、护肝肾、抗菌等作用；白附子具有祛痰、抗炎、镇静、抗心律失常等作用。

【用方经验】柴老认为患者平素性情急躁，容易动怒，正如朱丹溪所曰"气有余便是火"。从性情急躁、心烦口苦，小便色黄，大便干结及伴发带状疱疹等症状可知，患者宿有肝经实热的基本病理机制。由于肝经实火上扰，气热怫逆，风寒外袭，风邪入络，寒性凝滞，合而痹阻颜面，气血运行不畅，瘀血阻络，形成面瘫。因此形成了肝经实热、肝火上炎，风寒外袭，气血痹阻，痹阻日久，兼有血瘀的病因病机。治疗原则当为清泻肝火，解毒清热，以治宿有之肝经实热、肝火上炎，祛风通络，活血宣痹以治新患之风寒入络，气血痹阻，两者当兼顾。

## 牵正散合补阳还五汤加减
### （颜正华经验方）

【组成】炙僵蚕10 g，全蝎10 g，制白附子10 g，防风10 g，生黄芪15 g，丹参30 g，赤芍15 g，川芎10 g，红花10 g，当归10 g，生葛根15 g，降香6 g。

【功效】化痰止痉，活血通络。

【主治】面瘫病风痰阻络证。症见口眼㖞斜，口角流涎，言语蹇涩，心悸，失眠，纳便调。舌淡苔薄白，舌下青紫，脉弦涩。

【加减】心悸、失眠者，加酸枣仁、首乌藤、合欢皮等养心安神药；肢麻者，加桑枝、威灵仙、秦艽等祛风通络之品。

【方解】方中制白附子祛风化痰止痉，全蝎通络，炙僵蚕化痰，防风祛风，生黄芪补气，丹参、赤芍、川芎、红花、当归养血通络。

【注意事项】阴虚阳亢者慎用。

内科国医圣手时方

【现代研究】方中炙僵蚕具有抗惊厥、催眠等作用；全蝎具有抗惊厥、抗癫痫、解除肌肉痉挛、抗肿瘤等作用；制白附子具有祛痰、抗炎、镇静、抗心律失常等作用；防风具有解热镇痛、抗惊厥、抗菌、抗病毒、抗过敏、增强免疫力、抗凝血等作用；生黄芪具有促进机体代谢、抗疲劳、调节血糖、增强免疫力、抗病毒、抗细菌、护肝等多种药理活性；丹参具有抑制中枢、改善记忆力、抗血栓形成、改善微循环、抗缺氧、抗菌等作用；赤芍具有改善循环、抗缺血、护肝等作用；川芎具有扩张血管、增加脑血流量、抗血栓等作用；红花具有抗血小板聚集、降血脂、改善微循环、扩张冠脉、改善脑供血、降压、消炎等作用；当归具有降低心肌兴奋性、抑制血小板聚集、抗血栓形成、提高机体免疫力、抗氧化和消除自由基、抗炎、抗变态反应、护肝肾、抗菌等作用；葛根具有扩张冠脉血管、改善心肌供血、降压、减慢心率、改善脑血液循环、抗血小板聚集、抗氧化、解毒、抗缺氧、抗病毒、护肝降脂等作用；降香具有抗菌、抗血栓形成、扩张血管等作用。

【用方经验】《巢氏病源》曰："风邪入于手足阳明、手太阳之经，遇寒则筋急引颊，故使口眼㖞斜，言语不正，而目不能平视"。颜老认为，本证为风痰瘀阻络头面经络所致。足阳明之脉挟口环唇，足太阳之脉起于目内眦。阳明内蓄痰浊，太阳外中于风，风痰瘀阻于头面经络，则经遂不利，筋肉失养，故不用而缓。无邪之处，气血尚能运行，筋肉相对而急，缓者为急者牵引，故口眼㖞斜。病机乃风痰瘀阻络，经脉不利。故颜老治疗此案时以"祛风化痰活血，通经络，止痉挛"为基本治疗原则，方以"牵正散合补阳还五汤"为基本方加减。生葛根、降香据现代药理研究有缓解血管痉挛的作用，诸药合用，理法严谨，标本兼顾，获得较好的临床效果。

第三章 消化系统疾病

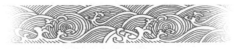

# 第一节 慢性胃炎

慢性胃炎是指不同病因引起的各种慢性胃黏膜炎性病变,是一种常见病,其发病率在各种胃病中居首位。常见慢性浅表性胃炎、慢性糜烂性胃炎和慢性萎缩性胃炎。引起胃炎的病因有很多,常见有幽门螺杆菌感染(Hp)、损害胃黏膜药物、常期食用刺激性食物、情绪变化、胆汁反流等。在我国有50%～80%患者在胃黏膜中可找到幽门螺杆菌。

慢性胃炎在中医学属"胃痛""痞满"等范畴,中医学认为多由饮食不节,嗜食生冷,或忧思烦恼怒等因所致气机不畅,从而导致胃的病变。《素问·太阴阳明论》中曰:"饮食不洁、起居不时者,阴受之……阴受之则入五脏……入五脏则痞满闭塞。"指出"痞满"与饮食不洁,起居无规律,进而引起五脏生理受损有关。《景岳全书·心腹痛》曰:"胃脘痛证,多有因时、因寒、因气不顺者,然因食因寒,亦无不皆关于气。盖食停则气滞,寒留则气凝。所以治痛之要,但察其果属实邪,皆当以理气为主。"

## 柴百连苏饮(王行宽经验方)

【组成】柴胡 10 g,黄连 4 g,吴茱萸 4 g,百合 15 g,紫苏叶 5 g,白豆蔻 6 g。

【功效】疏肝和胃,左金平木。

【主治】慢性胃炎、消化性溃疡等属肝胃不和证者。症见胃脘胀满或者胀痛,胸闷喜太息,常因情志因素而加重。胃脘攻窜作痛,痛引两胁,恶心嗳气,大便不爽,苔薄白,脉弦。

【加减】胃痛日久者,可加丹参、郁金活血化瘀;纳呆、食滞不消者,可加麦芽、谷芽、神曲、鸡内金;湿热内蕴者,加砂仁、竹茹;脾气亏虚者,可合六君子汤;气滞较甚者,可加枳实、川楝子、木香、青皮、乌药、佛手等;疼痛较甚者,可加白芍、延胡索;泛酸者,可加瓦楞子、海螵蛸;胃部灼热者,加蒲公英;胃阴亏虚者,加麦冬、石斛等;有胃溃疡者,加木蝴蝶以疏肝和胃、敛疮生肌;热偏盛者,黄连用 5～6 g,或加用黄芩;若伴有便秘者,去白豆蔻;若伴见大便溏稀者,合痛泻要方等。

【方解】方中柴胡疏肝解郁,调达肝气为君;黄连、吴茱萸相配取左金丸之意。心为肝之子,肝实则作痛,实则泻其子,配黄连以清泻心火,而心火清则不克金,金旺能制木,两相组合间接使肝火得降。黄连亦善清泻胃热,胃火降则其气自和,亦绝母病及子(金)之径。少佐辛热之吴茱萸,其一辛散能条达肝气,开郁结,含"火郁发之"之意;其二反佐以制黄连之苦寒,使泻火而无凉遏之弊;其三取其和胃降逆之功;其四可引黄连入肝经;百合、紫苏叶相伍,百合味甘、微寒,用量重,有养阴润肺、下气之功;紫苏叶味甘辛,用量轻,能通肺胃,行气宽中,两者并用,一宣一降,以降为主,以降为顺,肺气得调,亦是左金制木之图;白豆蔻芳香化湿,醒脾和胃,暗契仲景治未病之要义。诸药相伍,寒温并用、辛开苦降,达两和肝胃、左金制木之功。

【现代研究】

1. 柴胡多糖可保护胃黏膜,柴胡枳实合剂对人体有明显增强胃肠动力的作用,柴胡皂苷能发挥调节消化、神经系统的作用;百合在抗抑郁、免疫调节等方面有很好的疗效;黄连等清热解毒药,具有一定的抗幽门螺杆菌作用;吴茱萸可止呕、止泄,吴茱萸次碱可抗胃黏膜损伤、保护胃黏膜;蒲公英有抗胃溃疡及抗胃黏膜损伤作用;川楝子、延胡索、枳实等行气止痛药则可增强胃肠平滑肌的蠕动、促胃肠动力作用。

2. 实验研究:肝气失于疏泄、胃腑失于和降是伴有抑郁和焦虑的慢性胃炎发病的重要病机。季占发通过对慢性胃炎 3200 例统计分析，发现由肝胃不和引起者占其总数 84%，而有关学者通过临床研究发现，柴百连苏饮治疗伴有抑郁和焦虑的 Hp 阳性慢性胃炎肝胃不和证有较好疗效，能改善患者的抑郁、焦虑症状。赵曼等也通过临床观察研究发现柴百连苏饮加减治疗慢性胃炎有较好疗效。

【用方经验】王行宽根据历代医贤对胃脘痛病机的认识和治则，结合脏腑间五行、生克制化理论，认为胃脘痛病在胃，但多咎之于肝，治节失司于肺，治节失司于肺，遵"木疏土而脾滞以行""肝得金之敛降，则木无疏散之虑"之说。胃之不和，病虽在胃，然多咎之于肝木失疏，而肝木偏旺之因，又与肺金失于宣肃制木不力所致，故诊治胃病勿忘肝胃两调、左金制木、多脏调燮。柴百连苏饮组方精妙、环环相扣，充分体现了王老治杂病从肝论治及隔一脏、隔二脏乃至隔三脏治疗的学术精髓。

## 健脾消积解毒方（赵法新经验方）

【组成】甘松 15 g，三七 10 g，吴茱萸 5 g，黄连 3 g，黄芪 15 g，白术 15 g，蒲公英 30 g，白头翁 20 g，牡丹皮 15 g，赤芍 15 g，三棱 10 g，莪术 10 g，甘草 5 g。

【功效】补气健脾，消积化瘀，清热解毒。

【主治】慢性萎缩性胃炎伴肠上皮化生、异型增生等属脾虚毒瘀证者。症见腹部疼痛，食少纳呆，体倦乏力，里急后重，肛门灼热。次症：神疲懒言，面色少华，头身困重，腹痛绵绵，下痢脓血，腹泻不爽或大便秘结，粪质臭秽。舌淡或舌红，舌质紫暗或有瘀斑瘀点，舌体胖或有齿痕，苔薄白，或黄腻或黄燥，脉沉细、滑数或脉涩。

【方解】甘松性味辛甘温，入脾胃经，温而不燥，甘而不滞，香能醒脾健胃，临床用之重在行气止痛；三七性味甘微苦温，入肝经，功擅活血化瘀、消肿止痛，胃脘痛症无论主因如何，均为气滞血瘀而然，欲止其痛，必先理气消瘀，故以甘松、三七为君药。吴茱萸甘温，疏肝解郁；黄连苦寒，可清胃热，故为臣药。脾与胃相表里，胃病多及于脾，

胃脘痛病程较长，导致脾气不足，中气虚馁，用黄芪补气生血，阳生阴长也，以补中益气，并生肌长肉，促使血液循环；炒白术甘苦温，入脾胃经，健脾益气，大补脾气，誉为补气健脾第一要药，本方黄芪与白术相须配对，增强益气健脾之功。幽门螺杆菌感染为慢性胃炎的最主要的病因，蒲公英甘苦寒，甘能益阴补中，苦寒能清热解毒；白头翁苦寒，凉血解毒、清热泻火收敛黏膜；合吴茱萸、黄连清热解毒共抗幽门螺杆菌；痛久必瘀，郁久化热，牡丹皮、赤芍凉血散血；无论食积气滞血瘀，皆可郁而化热，故以三棱、莪术理气消积化瘀，积消则热除，取以上四对方，以补气健脾、消积化瘀、清热解毒之功，共为之佐。甘草补中解毒、调和诸药为之使。

【现代研究】

1. 甘松具有调节情志的作用；三七有效成分有 PNS、PDS、PTS 以及三七氨酸等，具有止血、抗血栓、促进造血、扩血管、抗炎等药理作用；吴茱萸具有镇痛、镇吐、抗溃疡、调节机体的肠道等作用；黄连具有抗溃疡、抗细菌、真菌、病毒作用、抗炎、抗腹泻、解热等作用；黄芪具有调节免疫、抗溃疡、抗自由基损伤、抗脂质过氧化等作用；白术具有调节肠道功能、抗溃疡、增强免疫、抗氧化等作用；蒲公英具有抗菌、抗肿瘤、利胆等作用；白头翁具有抗阿米巴原虫、抗菌等作用，另据报道白头翁乙醇提取物具有镇静、镇痛及抗痉挛作用；牡丹皮含有的皮酚有解热、降温、镇痛、镇静等作用，牡丹皮还有抗炎、抗菌、抗凝血等药理作用；赤芍的成分没食子酸的衍生物没食子酸丙酯具有清除氧自由基的能力；有研究表明，三棱 3% 注射液对小鼠肉瘤 S18 有明显抑制作用，三棱 75% 水煎剂可使离体肠收缩加强，三棱煎剂不但有抗血栓形成作用，还有溶栓作用；莪术挥发油可使消化液分泌增加，具有消炎、抗血栓等作用；甘草具有抗消化性溃疡、抑制胃酸的分泌、促进溃疡的愈合、解痉等作用。

2. 实验研究：赵雷等通过临床观察研究发现，消积解毒方治疗 CAG 癌前病变可以显著改善患者临床症状、胃镜及病理表现，提

高患者的生存质量。

【用方经验】全国名老中医赵法新对萎缩性胃炎有深入研究和独到见解，指出萎缩性胃炎病程长，病因病机复杂多变，与肝、脾、胃关系最为直接密切，涉及气血。慢性萎缩性胃炎的发生及发展，正是由于肝郁气滞、积热血瘀、阴伤毒瘀，以致血瘀循障，胃黏膜失养所致。赵法新针对上述病机确立"健脾消积解毒方"。综观本方，攻补兼施，深合寒热虚实夹杂之病机，达到祛邪扶正，标本兼顾，促进胃黏膜修复之目的。

## 舒胃散（曲生经验方）

【组成】柴胡 20 g，川芎 10 g，香附 10 g，陈皮 15 g，炒枳壳 20 g，白芍 25 g，炙甘草 10 g，砂仁 5 g，川楝子 5 g，延胡索 20 g。

【功效】疏肝理气，和胃止痛。

【主治】慢性胃炎、幽门螺杆菌感染等属肝胃气滞证者。症见胃脘胀痛，痛窜两胁；得嗳气或矢气则舒；遇恼怒复发或加重；胸闷食少，嗳腐吞酸；大便成形，排便不畅；舌苔白；脉弦。

【方解】方中重用柴胡为君药，臣以川芎、香附、陈皮、炒枳壳，佐以白芍、炙甘草、砂仁、川楝子、延胡索，诸药合用，共奏疏肝理气，和胃止痛之功，用于肝胃气滞证。

【现代研究】

1. 方中柴胡具有镇静、镇痛、抗菌、抗病毒、解热、退热等作用；川芎嗪能扩张外周血管，对微循环障碍有明显的改善作用，有明显镇静作用，川芎嗪和阿魏酸有明显抗血小板聚集的作用；香附具有抗炎、镇痛、利胆、松弛肠道平滑肌等作用；陈皮具有升压、抗炎、抗过敏、强心等作用；枳壳具有调节胃肠运动、利胆排石、升压、抗血栓等作用；白芍具有抗炎、镇痛、镇静、改善血液循环等作用；炙甘草有镇痛、镇咳平喘、抗心律失常、抗炎、调节免疫等药理作用；砂仁具有促胃肠动力、抗炎、抗氧化、免疫调节等作用；川楝子对真菌、白色念珠菌、新玉隐球菌、铁锈色小芽孢菌、金黄色葡萄菌均有抑制作用，并对胃溃疡有较好的疗效；延胡索能促进胃酸分泌，兴奋平滑肌，止痛，促进造血等效果。

2. 实验研究：张春玲等通过临床观察研究发现曲生舒胃散治疗慢性胃炎肝胃气滞证的疗效较好，能够降低患者的证候积分和幽门螺杆菌，停药后随诊复发率低，不良反应少，值得临床推广。

【用方经验】慢性胃炎属中医学"胃脘痛""痞症"等范畴。其病机主要是气机郁滞，胃失和降。《沈氏尊生书·胃痛》曰："胃痛，邪干胃脘病也。……唯肝气相乘为尤甚，以木性暴，以正克也。"《景岳全书·心腹痛》："胃脘痛证，多有因食，因寒，因气不顺者，然因食因寒，亦何不皆关于气。盖食停则气滞，寒留则气凝。所以治痛之要，但察其果属实邪，皆当以理气为主。"舒胃散主要针对于肝胃气滞的病机而设，并能够降低患者的证候积分和幽门螺杆菌。

## 滋胃饮（周仲瑛自拟方）

【组成】乌梅肉 6 g，炒白芍 10 g，炙甘草 3 g，北沙参 10 g，麦冬 10 g，金钗石斛 10 g，丹参 10 g，炙鸡内金 5 g，生麦芽 10 g，玫瑰花 3 g。

【功效】滋阴理气。

【主治】慢性萎缩性胃炎中晚期属胃阴亏虚证者。症见胃脘隐隐灼痛；似饥而不欲食；胃脘嘈杂；口燥咽干；五心烦热；或干呕、呃逆，大便干结，小便短少，痞胀不舒，嗳气；舌暗红少津，脉细数。

【方解】本方中乌梅肉、炒白芍均味酸，炙甘草甘平，酸甘化阴；北沙参、石斛、麦冬均为甘寒之品，归胃经，益胃滋阴；生麦芽、炙鸡金消食健胃；久病入络且虚营血滞，取丹参养营活血；玫瑰花疏肝解郁，醒脾和胃，在众多的理气药中，周老独选玫瑰花 3 g，用量轻灵，其原因在于玫瑰花芳香行气，温而不燥，理气而不伤胃阴。全方配伍动静结合，滋阴而不壅滞，理气而不伤阴，用药精当。

【现代研究】

1. 乌梅及其制剂对多种细菌有体外抑制作用,对于革兰氏阳性菌的金黄色葡萄球菌和革兰氏阴性菌的大肠埃希菌、铜绿假单胞菌、肺炎链球菌以及白色念珠菌等有不同程度的抑制作用;白芍能调节机体免疫系统,对肝脏有保护作用,对胃液分泌有抑制作用,有抗炎作用;炙甘草对组胺引起的胃酸分泌过多有抑制作用,并有抗酸和缓解胃肠平滑肌痉挛作用;而北沙参通过实验研究发现,其多糖有免疫抑制作用,可降低小鼠脾脏溶血空斑数及小鼠血清凝集素效价,对2,4-二硝基氯苯(DNCB)所致的小鼠耳迟发型超敏反应有抑制作用;在体外,对正常人血淋巴细胞增生有抑制作用;麦冬中含有皂苷、高异黄酮、多糖等活性成分,具有抗肿瘤、抗氧化、免疫调节、降血糖、降血脂等作用;石斛对胃肠功能有一定的促进作用;丹参具有抗胃溃疡作用、可抑制多种细菌;鸡内金可使胃液的分泌量增加,使胃运动增强;麦芽煎剂对胃酸与胃蛋白酶的分泌似有轻度促进作用;玫瑰花具有促进胆汁分泌、利胆的作用;黄芩有抗病原微生物、抗氧化、抗内皮细胞损伤作用。

2. 实验研究:滋胃饮联合西医常规治疗慢性萎缩性胃炎胃阴亏虚证患者疗效显著;另有研究表明,滋胃饮配合穴位注射治疗胃阴不足型慢性萎缩性胃炎(CAG)伴肠上皮化生疗效优于口服西药,其收益为 OR=0.22(95%CI=0.07~0.71),NNT=5(95%CI=2.67~17.36),且可改善胃黏膜肠上皮化生程度。

【用方经验】中医学理论认为,胃的生理特性为喜润恶燥,胃得滋养、润泽才能维持正常的通降。《临证指南医案》曰:"太阴湿土,得阳始运;阳明燥土,得阴自安。以脾喜刚燥,胃喜柔润也。"此方虽由周仲瑛教授为胃阴亏虚而设,但本方并不是甘寒滋阴药物的简单堆积,而是巧妙地运用了"酸甘化阴"的中医理论,达到滋阴而不伤阳的效果。

## 胃安散(朱良春经验方)

【组成】生黄芪 30 g,潞党参 30 g,山药 20 g,枸杞子 15 g,蒲公英 30 g,制莪术 10 g,木蝴蝶 6 g,刺猬皮 10 g,三七末 3 g 分吞,白及 10 g,徐长卿 10 g,鸡内金 10 g,炒薏苡仁 30 g,仙鹤草 20 g,生白芍 10 g,炙甘草 6 g;

【功效】益气健脾、清热和胃、理气活血;

【主治】稳定期的慢性萎缩性胃炎属脾虚气滞、瘀热内结者;症见胃脘胀痛,或痛如针刺;形体消瘦;神疲乏力;大便溏软,便次增多;舌淡胖夹有瘀斑,脉沉细或细而无力。

【加减】偏阴虚者,加北沙参、麦冬;偏阳虚者,加高良姜、炒白术;湿热重者,加半枝莲、白花蛇舌草、败酱草;腹胀甚者,加佛手、砂仁;血瘀重者,加生蒲黄、五灵脂;纳呆者,加山楂、神曲。

【方解】方中黄芪甘温,善入脾胃,为补中益气要药。党参甘温益气,健脾养胃,山药补脾益气,补肾摄精,兼补先后天。枸杞子滋补肝肾,益精明目,蒲公英清热解毒,消肿散结,清代王洪绪《外科证治全生集》曰蒲公英"炙脆存性,火酒送服,疗胃脘痛"。朱老总结前人经验,根据临证切身体会,认为"蒲公英的镇痛作用不仅在于他能清胃,还在于他能消瘀"。仙鹤草清热和血、健胃补虚。刺猬皮入胃肠经,化瘀止痛;三七化瘀生新,有止血不留瘀,化瘀不伤正的特点。白及收敛止血,消肿生肌,木蝴蝶疏肝和胃、敛疮生肌,薏苡仁健脾,莪术行气止痛、消食化结,鸡内金消食健胃,白芍配甘草缓急止痛,诸药相合,共奏益气健脾、清热和胃、理气活血之功。

【现代研究】

1. 黄芪能增强和调节机体免疫功能,提高机体的抗病力;现代药理研究表明山药有助消化的作用,党参能调节胃肠运动、抗溃疡、增强免疫功能;枸杞子有抗突变、抗肿瘤作用;蒲公英具有抗幽门螺杆菌及抗肿瘤的作用。仙鹤草对胃黏膜炎症及破溃者,用之效佳。三七能够明显治疗大鼠胃黏膜的萎缩性病变,并能逆转腺上皮的不典型增生和肠上皮化生,具有预防肿瘤的作用。白及对胃黏膜损伤有明显保护作用，且白及、木蝴蝶合用能护膜生肌。薏苡仁、莪术、蒲公英、仙鹤草均有抗肿瘤的作用。

2. 实验研究：临床研究表明，"胃安散"化裁治疗慢性萎缩性胃炎疗效显著。通过观察42例慢性萎缩性胃炎患者口服"胃安散"化裁的汤剂，3个月后观察临床疗效。结果：总治愈率33.3%，总有效率92.8%。

## 柴夏芩姜汤（董湘玉经验方）

【组成】茯苓20 g，厚朴15 g，柴胡、枳壳、白芍、当归、半夏、延胡索各12 g，香附、川芎、黄芩各10 g，甘草6 g，生姜3片。

【功效】疏肝解郁，清热化湿，祛瘀行血。

【主治】肝胃气滞兼脾胃湿热型慢性胃炎患者。症见胃脘热痛、痞塞不舒、脘闷灼热；胁肋胀痛，遇恼怒或情志不遂可加重；舌质淡红，苔薄白、黄厚或黄腻，脉滑数或濡数。

【加减】疼痛明显者，可加川楝子；胃热明显者，可加黄连；反酸（甚）者，加左金丸；便干难解者，可改枳壳为枳实，或酌量加用生大黄；便溏者，加炒白术；食积纳差者，加神曲、炒谷芽、炒麦芽。

【方解】方中柴胡苦平，入肝胆经以升阳，疏肝解郁，疏达经气，为君药；香附理气疏肝而止痛，川芎活血行气以止痛，二味相合则助柴胡解肝经郁滞，并增行气活血止痛之效。延胡索利气，加强止痛之功；白芍养血柔肝，与柴胡合而补肝血，条达肝气，使柴胡升散之余，无耗伤阴血之弊；当归既能补血，又能活血，配白芍而养血柔肝解郁；半夏化痰散结，降逆和胃；黄芩清泄邪热，共为臣药；枳壳理气解郁，与白芍相配，又能使气血调和，与柴胡配伍，一升一降，加强舒畅气机之功，并奏升清降浊之效；厚朴下气除满，助法半夏散结降逆；茯苓渗湿健脾，助法半夏化痰；生姜辛温散结，和胃止呕，且制半夏之毒，为佐药；使以甘草，调和诸药，益脾和中。全方升降配伍，疏理肝气；辛苦合用，辛以行气散结，苦以燥湿降

逆；寒热共用，针对寒热错杂之症，使郁气得疏，痰瘀得化。肝胃气滞兼脾胃湿热证的形成多由情志不舒起病。肝为刚脏，将军之官，喜生发调达。情志不舒则肝气郁，以使气滞。肝克脾土，气机升降出入之有序状态被破坏，脾不升清，胃不降浊。气滞又可导致水反为湿、谷反为滞，在气滞的基础上形成湿滞。湿滞中阻，脾胃升降失常加重。气不行血，引起瘀血内停；气滞日久可以生热化火。董老深谙其理，遂考虑柴夏芩姜汤以四逆散合法半夏厚朴汤为基础，进行加减变化，故本方有疏肝解郁、清热化湿、祛瘀行血之功效。

【现代研究】

1. 现代药理研究表明，茯苓具有抗溃疡、抗菌、降血糖、松弛离体肠管及杀灭钩端螺旋体的作用，还有一定的抗肿瘤作用；厚朴生品及姜制品对胃溃疡模型均有抑制作用，厚朴煎液对家兔离体肠管呈兴奋作用，厚朴碱可使在体小肠张力下降，厚朴煎液有广谱抗菌作用；柴胡多糖可保护胃黏膜，柴胡枳实合剂对人体有明显增强胃肠动力的作用，柴胡皂苷能发挥调节消化、神经系统的作用；枳壳具有调节胃肠运动、利胆排石、升压、抗血栓等作用；白芍能调节机体免疫系统，对肝脏有保护作用，对胃液分泌有抑制作用，抗炎作用；当归有扩张血管作用及对去甲肾上腺素（NA）所致血管痉挛有温和解痉作用，当归可使胆汁中固体物质重量及胆酸排出量增加，当归能保护细胞ATP酶、葡萄糖-6-磷酸酶、5-核苷酸酶的活性；半夏能激活迷走神经传出活动而具有镇吐作用，半夏水煎醇沉液能减少胃液分泌，降低胃液游离酸度和总酸度，抑制胃蛋白酶活性，保护胃黏膜，促进胃黏膜的修复，具有抗大鼠幽门结扎性溃疡、消炎痛性溃疡及应激性溃疡的作用；经动物实验证明，延胡索中的紫堇碱、四氢巴马亭有镇痛作用，四氢巴马亭镇痛指数较高；去氢紫堇碱能保护大鼠因饥饿或注射可的松和利血平等所产生的实验性胃溃疡，减少胃液分泌，降低胃酸及胃蛋白酶的量；香附挥发油松弛肠平滑肌、缓解支气管平滑肌痉挛、镇痛、抗炎作用；川芎嗪能

内科国医圣手时方

扩张外周血管，对微循环障碍有明显的改善作用，有明显镇静作用，川芎嗪有明显抗血小板聚集的作用；黄芩抗病原微生物、抗氧化、抗内皮细胞损伤作用；甘草具有抗消化性溃疡、抑制胃酸的分泌、促进溃疡的愈合、解痉等作用；生姜是治疗盐酸-乙醇性溃疡的有效药物，其有效成分为姜烯，具有保护胃黏膜细胞的作用，能使胃蛋白酶作用减弱，脂肪分解酶的作用增强。

2. 实验研究：柴夏芩姜汤治疗肝胃气滞兼脾胃湿热型慢性浅表性胃炎患者疗效显著，安全性更好。将 70 例肝胃气滞兼脾胃湿热型慢性浅表性胃炎患者随机分为治疗组、对照组各 35 例，治疗组予柴夏芩姜汤口服；对照组予雷贝拉唑肠溶胶囊、铝碳酸镁片、枸橼酸莫沙必利片联合口服；疗程均为 28 日。结果：两组内镜下疗效无显著统计学差异（$P>0.05$），但中医证候疗效，治疗组明显优于对照组（$P<0.05$）。

# 第二节　消化性溃疡

消化性溃疡是一种多发病、常见病，可发生在胃肠道同酸性胃液接触的任何部位，但以胃、十二指肠最为常见，故又称胃、十二指肠溃疡。消化性溃疡具有上腹部慢性、周期性、节律性疼痛的特点及反酸、嗳气、恶心呕吐等症状，常因精神刺激、过度疲劳、饮食不慎、药物影响、气候变化等因素诱发或加重。该病发病机制主要与胃十二指肠黏膜的损害因素和黏膜自身防御—修复因素之间失平衡有关。其中胃酸分泌异常、幽门螺杆菌感染、非甾体类消炎药广泛应用是引起消化性溃疡的最常见病因。

消化性溃疡属于中医学"胃脘痛""吞酸"之范畴。病因病机主要有情志所伤，饮食劳倦等方面。忧思恼怒，七情刺激，肝气失疏，横逆犯胃；或脾气郁结，纳化失常；饮食失节或偏嗜，损伤脾胃；或湿热蕴结中焦，胃膜受损，均可致溃疡发生。长期体力或脑力劳动过度，伤脾耗气，运化迟滞，气血失畅。胃膜不生，而易发本病。本病病位在胃，与肝脾关系最为密切，在病机转化方面，具有由气及血，由实转虚，寒热转化，或寒化伤阳，化热伤阴之特点。临床治疗，多以疏肝和胃、温中健脾、养血益胃、活血化瘀、调理寒热等为主。本节介绍了各中医名家治疗胃脘痛的临证经验

## 柴百连苏饮加减（王行宽经验方）

【组成】柴胡 6 g，百合 10 g，紫苏叶 6 g，黄连 4 g，吴茱萸 3 g，白蔻仁 6 g。

【功效】疏肝和胃，佐金平木。

【主治】适用于消化性溃疡属肝胃不和证者。症见胃脘胀痛不适，连及两胁，攻撑走窜，纳呆，或伴见嗳气、泛酸，或兼见腹胀，大便软溏不畅。舌苔薄白或薄黄，脉弦。

【加减】如寒偏盛，黄连用 2～3 g；热偏盛，黄连用 5～6 g，或加用黄芩；若伴有大便秘结者，去白蔻仁之温燥；若伴见大便溏稀者，合用痛泻要方；痛甚者，可加用金铃子散。

【方解】柴百连苏饮中的柴胡疏肝解郁，不使肝气横逆犯胃；百合佐金平木，使肺司治节而能制木；紫苏叶辛温，通散达郁；黄连苦寒健胃助降；吴茱萸辛苦温，温中理气止痛；白蔻仁辛温香窜，通行三焦。全方苦降肝胃上逆之忤气，使肝气调达，胃气和降，辛散肝脾气机郁滞，使清气得升，从而升降有序。合用痛泻要方抑肝扶脾，方证合拍，效如鼓桴。

【现代研究】方中柴胡具有镇静、安定、镇痛等广泛的中枢抑制作用。柴胡有较好的兴奋肠平滑肌、抑制胃酸分泌、抗溃疡、抑制胰蛋白酶等作用。紫苏叶煎剂有促进消化

液分泌，增进胃肠蠕动的作用，紫苏能缩短血凝时间、血浆复钙时间和凝血活酶时间。吴茱萸甲醇提取物及水煎剂有抗动物实验性胃溃疡的作用；水煎剂对药物导致动物胃肠痉挛有对抗作用，有明显的镇痛作用。白蔻仁能促进胃液分泌，增进胃肠蠕动，制止肠内异常发酵，祛除胃肠积气故有良好的芳香健胃作用，并能止呕。百合水提液有强壮、镇静和抗过敏的作用。黄连有抑制胃液分泌和利胆的作用。

【用方经验】近代医家夏应堂指出："至于胃脘痛大都不离乎肝，故胃病治肝，本是成法。"常人习用柴胡疏肝散、小柴胡汤等，也注重治肝，然而疗效常不显著。殊不知治肝应知肝为刚脏，内寄风火，若一味刚燥理气，则肝木愈横，胃更受伤矣。清代医家陈修园亦指出："久病原来气凝，若投辛热痛频增。"脾胃中土，受纳腐熟运化之所在，赖肝木调畅，疏泄气机，方能脾升胃降以司各职。然王老认为肝为厥阴风木之脏，其性刚烈，木旺克土，横逆克犯中焦，升降乖悖，气机阻滞而发为胃痛。肝气久郁化火，肝胃蕴热则痛势更甚，火盛伤阴、瘀血内生脾胃虚弱又致胃病缠绵难愈。其治法在乎辛温开郁不破气，苦辛泄热不伤中，轻扬流通不伤正，补虚祛湿不留邪。

## 内托生肌散（岳美中经验方）

【组成】生黄芪 120 g，甘草 60 g，生乳香 45 g，生没药 45 g，生杭芍 60 g，丹参 45 g，天花粉 90 g。

【功效】益气活血，托里生肌。

【主治】消化性溃疡之气虚血瘀证。症见发病日久，胃脘刺痛、纳少乏力者，舌淡暗或有紫斑，苔薄白，脉细涩。

【加减】以上药物共研为细末，每次 10 g，每日 3 次，开水送服。由于溃疡病在病机上多属正气虚弱、血分瘀阻，以致胃粘膜溃烂成疡，故应用托里生肌、通补兼施之法治疗甚效，一般消化性溃疡患者均可用此方治疗。

【方解】本方名"内托生肌散"，是张锡纯之方，此方重用生黄芪，补气分以生肌肉，有丹参以开通之，则补而不滞；有天花粉、芍药以凉润之，则补而不热，又有甘草化腐解毒，助黄芪以成生肌之功；甘草与芍药并用，甘苦化合味同人参，能双补气血，则生肌之功愈速也。天花粉必加重者，诚以黄芪增其热力，天花粉因黄芪而凉力减，故必加重而其凉热之力始能平均相济也。黄芪必用生者，因生用则补中有宣通之力，若炙之则一于温补，固于疮家不宜也。辅以丹参及生乳香、生没药，与黄芪相配加强生肌之功，活血止血以祛瘀。

【现代研究】黄芪能促进机体代谢、抗疲劳、促进血清和肝脏蛋白质的更新；能改善动物贫血；黄芪在细胞培养中，可使细胞数明显增多，细胞生长旺盛，寿命延长。甘草有抗溃疡，抑制胃酸分泌，缓解胃肠平滑肌痉挛及镇痛作用，并与芍药的有效成分芍药苷有协同作用。白芍有明显的镇痛效果，与甘草的甲醇复合物合用，二者可表现出协同镇痛作用，芍药中的主要成分芍药苷具有较好的解痉作用。丹参有镇静与镇痛作用，能保护胃黏膜，保护缺血性损伤，丹参对敏感及耐药的金黄色葡萄球菌都有抗菌作用，还可以改善血液流变性，降低血液黏度，抑制血小板与凝血功能。乳香其含有的挥发油为镇痛的有效成分，主要为具镇痛作用的乙酸正辛酯，能促进多核白血球增加，以吞噬死亡的血球及细胞，改善新陈代谢，从而起消炎作用。没药的抗菌作用可能与含丁香曲酚有关，含油树脂部分能降低雄兔高胆甾醇血症（饲氢化植物油造成）的血胆甾醇含量，并能防止斑块形成，也能使家兔体重有所减轻。可用于胃肠无力时以兴奋肠蠕动。

【用方经验】岳老认为，"脾胃内伤，百病由生"是李东垣学说的基本思想。李东垣组方照顾面广，标本兼治而又主次分明，药味多而有章可循，用以治疗脾胃疾病、慢性杂症和老年性疾病有较好的疗效。但是李东垣注重升脾而忽略降胃，注重内伤阳气，偏于补阳而略于补脾胃之阴血。治疗时须加四物汤、圣愈汤、生脉散之属，刚柔相济。他还指出，治疗脾胃病的药物，脾之升运失常宜刚药。如中气虚者，参芪以补之，芪之静与陈皮之动相伍。中焦虚寒者，用干姜，甚至桂附以温之，务在寒尽，勿使阳亢。湿盛者，二术以燥之，湿除脾健则已，过则伤阴。清阳下陷者，升、柴以升之，量不宜过，当适其病所。中宫气滞者，陈皮、木香以理之，滞去则止，防其破气。总在升下陷之清阳，潜阴火之上逆。临床用之常获良效。

岳美中还认为散剂长服，以使量变达到质变之效，散剂一般有处方药味少，或药味虽多而服用量小的特点，不但服用方便，且可节约药品。对于慢性虚证或疾病恢复期，岳美老先生中多用散剂长期服用，取得疗效。如对于卫气虚衰的自汗出、易感冒者，其认为是属久病，生理功能不够健康所致，要想恢复须假以时日，使药力积蓄，容功能恢复，由量变达到质变，才能不再发病。因此，常用玉屏风散水煎服，2个月即能达治愈目的。

# 第三节　慢性腹泻

慢性腹泻是指病程在2个月以上的腹泻或间歇期在2～4周内的复发性腹泻。病因较为复杂，病程迁延。主要临床表现为大便次数增多，便稀或不成形，有时伴黏液、脓血。小肠病变引起腹泻的特点是腹部不适，多位于脐周，并于餐后或便前加剧，无里急后重，大便量多，色浅，次数可多可少；结肠病变引起腹泻的特点是腹部不适，位于腹部两侧或下腹，常于便后缓解或减轻，排便次数多且急，粪便量少，常含有血及黏液；直肠病变引起者常伴有里急后重。因导致腹泻的病因不同，伴随症状各异，例如发热、消瘦、腹部包块等。根据病因不同，临床症状多样化，治疗原则各异。腹泻严重者可视病因给予止泻药物。中医学认为腹泻的病因有感受外邪，饮食所伤，情志失调，脾胃虚弱，命门火衰等等。这些病因导致脾虚湿盛，脾失健运，大小肠传化失常，升降失调，清浊不分，而成腹泻。病位在脾胃肠。辨证要点以辨寒热虚实、泻下物和缓急为主。治疗应以运脾祛湿为原则。

## 健脾固肠汤（方和谦经验方）

【组成】党参、炒白术各10 g，炙甘草6 g，木香5 g，黄连、炮干姜、乌梅各5 g，秦皮10 g。

【功效】补脾健胃，固肠止泻。

【主治】慢性腹泻（肠炎）、慢性痢疾等属脾虚湿盛证者。症见脾胃虚弱、时常泄泻、脘闷腹胀腹痛、肢倦神疲等。

【加减】如因久作泻痢、气虚下陷，导致脱肛者，可加黄芪、升麻；若兼见晨起则泻、泻而后安，或脐下时痛作泻、下肢不温、舌淡苔白、脾肾阳气不足者，加补骨脂补命门火，辅吴茱萸、肉豆蔻暖肾温脾、五味子涩肠止泻；如年老体弱，气虚于下久泻不止者，加诃子；因气郁诱作痛泻，症见胸胁作痞闷者，加枳壳、白芍、防风以泄肝益脾。

【方解】腹泻（肠炎）、痢疾，同为内科常见病症。近世医家据泄泻病情、新久，分暴泻、久泻两类。痢疾则以病性病势变化，而有湿热、疫毒、噤口、虚寒、休息五痢之别。急性期自应根据两病（证）分型辨治、而进入慢性期则均有脾胃虚实兼见证候。究其所成，或起因外感时邪，或伤自饮食不节（洁），总以导致脾胃受伤而致泻痢，临床上多因忽于除邪务尽，未作彻底治疗，或迁延失于正确调治，泻痢日久，导致脾胃气虚抵抗力不足易感新邪，影响脾胃气机正常升降出入，是以大便不实，而见脘闷腹胀作痛等虚实并现证候。

本方系由理中汤，合香连丸加乌梅、秦皮而成。方取理中立意，用党参大补元气，助运化而正升降；合炒白术燥湿健脾、炙甘草益气和中，炮干姜温中焦脾胃，使中州之虚得甘温而复；用木香辛甘微温行肠胃滞气、燥湿止痛而实肠；伍黄连燥湿解毒，秦皮、乌梅燥湿、清热兼制炮干姜、木香辛燥，并收固涩腹泻之效。全方标本兼顾，虚实互调，融益气健脾，温中散寒，清热燥湿，固肠止泻于一体，扶正祛邪，以复脾胃正常运化功能。

【注意事项】每日1剂，水煎服，日服2~3次。也可按用量比例制成丸剂服用。忌食生冷油腻之品。避免辛辣、生冷等食物。

【现代研究】方中党参具有纠正胃肠运动功能紊乱、抗应激增强免疫功能等作用；炒白术具有抗菌、促进造血功能等作用；炙甘草具有抗炎、抗过敏等作用；木香具有调节胃肠运动、抗消化性溃疡、抗菌等作用；黄连具有抗细菌毒素、抗腹泻、抗病原体等作用；炮干姜具有抗炎、抑菌等作用；乌梅具有保护消化系统、抗氧化等作用；秦皮具有抗病原微生物、抗炎镇痛、抗肿瘤、抗氧化等作用。党参具增强和调理胃肠机能作用。

【用方经验】方老临证用药，辨证精准，药少力专，每方不过十一二味，所用药物亦皆普通常用之品，但却能屡起沉疴。疑难杂症病情复杂，辨证时首要抓住病机，切不可操之过急，只要辨证不误，治疗方向正确，方药能切中病机与病位，就不必轻易改弦更张，而应守法守方，缓以图之。先生在遣用药物及其用量时斟酌细密，往往取其意而不用其药，抑或撷取其中1~2味，结合自己多年所积累之用药经验，随证加减。方老常说，千方易得，但一效难求，有时根据病情更换一味药或改变某味药的剂量，所起效果就会迥然不同。特别是一些疑难杂症，多缠绵难愈。临证时要充分认识到病因病机的复杂性，抓住主要矛盾进行辨证，再结合不同的病情灵活加减变化。

## 治泻方（徐景藩经验方）

【组成】党参10 g，山药15 g，焦冬术10 g，黄连2 g，煨木香6 g，赤芍、白芍各10 g，补骨脂10 g，苦参、桔梗各6 g，仙鹤草24 g。又灌肠方：地榆30 g，石菖蒲15 g，白及10 g。

【功效】健脾益气、清利湿热、收敛固肠。

【主治】经常泄泻、腹鸣隐痛、粪检有黏液及脓细胞、红细胞、检查为慢性溃疡性结肠炎者属脾胃虚弱、湿热内蕴证者。症见脘腹痞满、四肢乏力、大便溏泄、食少纳呆、身热口苦、渴不多饮、尿少而黄、舌淡、边有齿痕、苔黄腻、脉濡。

【加减】气虚者加党参、黄芪；纳差加白蔻仁；大便后夹有黏液脓血便加铁苋、地锦草、黄连。

【方解】溃疡性结肠炎，一般病程较长，泄泻日久，多虚中夹实，脾虚，常兼有肠中湿热瘀滞。治疗上既要健脾补虚，又要清利湿热。方中党参、白术、山药、补骨脂健脾益气，固肠止泻；黄连、苦参、木香、桔梗、芍药清利湿热、行气凉血、排脓止痢；仙鹤草收敛止血止泻。《滇南本草》中有治"赤白血痢"的记载。灌肠方中地榆、白及止血生肌敛疮、锡类散解毒化腐生肌，对局部溃疡有愈合作用。石菖蒲理气活血、散风祛湿、《神农本草经》记载有治痈疮、温肠胃的作用。诸药相伍，具有健脾益气、清利湿热、固肠止泻、敛疮生肌等作用。内外并治，奏效颇捷。

【注意事项】内服方浓煎，每剂煎2次，各煎成约200 mL、每日1剂，分2次温服。灌肠方浓煎成50毫升、趁热调入锡类散0.9 g，和匀，于晚8时大便后灌肠、低压。肛管捅入不少于15 cm。温度保持50 ℃。灌完后，腿伸直、臀部垫高10 cm，左侧卧5分钟，平卧5分钟、右侧卧5分钟，然后平卧入睡。要求保留在肠中达8小时以上。久利患者煎服汤剂时，如腹泻次数较多者，药需浓煎，减少液量。或根据久利脾虚生湿的病理特点，配用散剂以增疗效。一般脾虚证患者，处方用山药、党参、白术、茯苓、甘草等药总量约500 g，同炒，研极细末，过筛。另嘱病家备米粉1000 g，分别贮于干燥瓶罐中，加盖密闭防潮。每次取药粉约30 g，米粉约60 g，再加白糖适量，加水调匀，边煮边搅拌，煮熟呈糊状服下，每日1~2次。

【现代研究】方中党参具有调整胃肠运动、抗溃疡、增强机体免疫功能、等作用；

山药具有改善肠胃功能、止泻、抗氧化等作用；焦冬术具有调整胃肠运动、增强机体免疫功能、抗氧化等作用；黄连具有抗细菌毒素、抗腹泻、抗溃疡等作用；煨木香具有调节胃肠运动、抗消化性溃疡等作用；赤芍具有抗血栓形成、抗血小板聚集等作用；补骨脂具有抗肿瘤、抗衰老等作用；苦参具有抗病原体、抗炎、抗过敏、抗肿瘤、止泻等作用；桔梗具有抗炎、镇痛、抗溃疡等作用；仙鹤草具有抗菌、抗炎等作用；地榆具有止泻、抗菌、抗炎等作用；石菖蒲具有缓解胃肠平滑肌痉挛，促进胆汁分泌等作用；白及具有止血、保护胃黏膜、抗菌等作用。

【用方经验】本方为自拟方。溃疡性结肠炎，一般病程较长，泄泻日久，多虚中夹实、脾虚，常兼有肠中湿热瘀滞。治疗上既要健脾补虚，又要清利湿热。对于本病所引起的久利，徐老常采用中药煎剂浓缩液保留灌肠的方法，对于肠道局部炎症、溃疡有较好的疗效。常用方药：地榆 30 g，石菖蒲 20 g，白及 10 g。三药相合具有清热解毒，凉血止血，收敛生肌之效。脓血便明显者，加黄柏 15 g，败酱草 30 g，紫草 15 g；腹泻次数过频者，加石榴皮 20 g，秦皮 10 g；大便干结有血者，加生大黄 10 g；如溃疡较大，加入云南白药、三七粉、锡类散或其他药粉适量，务使溶散在药液中，不使阻塞管腔。药液灌肠有利于直达病所，提高疗效。实为脾胃病治疗方法上的一大补充。这种剂型的优点是在胃、肠各部易发挥药效，健脾益胃止泻，既提高疗效，又有滋养作用，若以红枣煎汤代水则尤佳。

## 久泻断下汤（颜正华经验方）

【组成】炙椿皮、土茯苓各 9 g，川黄连、炒干姜各 6 g，石榴皮 4～6 g，防风、广木香各 4 g，炙粟壳 9 g，延胡索 4 g。

【功效】燥湿开结，寒热并调，理气涩肠。

【主治】久泻久痢之湿热郁肠、虚实交错证（过敏性结肠炎、慢性非特异性结肠炎）。证见长期溏便中杂有脓液，或形似痢疾，先黏液脓血，后继下粪便，左下腹痛，或兼见里急后重、时轻时重。

【加减】便下黏液量少而后重甚者，去粟壳，加槟榔 6 g 以降泄肠中气滞；大便溏而频，量多而有热感，加薏苡仁 15～20 g 以利湿健脾止泻；日久气虚、肢倦乏力，加党参 12 g。

【方解】慢性非特异性溃疡性结肠炎，属中医学久泻、久痢范畴。泻或痢之急性发作，多为饮食不节、不洁、积滞于中，或湿热、秽浊、热毒侵犯胃肠的邪实证；泻或痢之日久缠绵，既因急性期误治失治而迁延不愈，更多肝郁脾虚、湿聚酿热、邪郁肠道，久则入络损肠所致。临床上多呈寒热、虚实交错之证。"久泻断下汤"是苦寒辛热同用，开泄与固涩并举之方。

方中以椿皮、土茯苓、黄连燥湿清热治其因；以干姜之辛热，配黄连之苦寒解肠之寒热郁结。石榴皮（或乌梅）、粟壳敛肠止泻以固其本。复以木香、延胡索理气活血，防风胜湿升清，共复其用。诸药相合，则湿热清、郁结解、溃疡愈、肠气和而功能复。所以它是本病的一个通用效方。

【注意事项】水煎服，每日 1 剂。也可加大剂量改作散剂、丸剂。丸剂每服 9 g，散剂每服 6 g，每日服 2 次。勿在铜铁器中煎，捣。治疗期间避免辛辣、生冷、油腻等食物。

【现代研究】方中黄连具有抗菌、抗病毒及原虫、利胆、抗腹泻、抗炎和抗脑缺血、抗微生物、降压、抗心肌缺血及心肌梗死、抗心律失常、抑制中枢神经系统、止腹泻、抗溃疡、利胆、降血糖、抑制 DNA 的合成、抑制血小板聚集等作用。炒干姜具有中枢兴奋、健胃、止呕、抗菌作用；挥发油有抗炎及解热止痛作用。具有镇静、镇痛、抗炎、升血压、抗凝血作用；对消化系统具有止吐、增强离体肠收缩等作用；灭螺，抗血吸虫，促进肾上腺皮质激素的合成与释放。罂粟壳具有镇痛，催眠，呼吸抑制与镇咳；抑制肠蠕动；缩瞳；松弛平滑肌等作用。

【用方经验】颜老认为，治疗慢性腹泻，须顾及病者的体质，平日的嗜好，旧的宿疾及饮食、居住、药敏等情况，结合久泻的性质和轻重而论治，强调因人制宜，审证探因。素体丰腴者，多见气弱湿滞，须注意气化的流畅；形质瘦削者，常伴阴液暗耗，当顾及气阴的生化。凡久泻者，不可概以脾肾虚寒论治，临证中，非因虚致泻的因素，屡见不鲜，如情志不遂，肝木乘土的泄泻；水土不服，肠胃功能紊乱的泄泻；食物（药物）异体蛋白过敏的泄泻等，全在详察明辨，不可忽视。

## 温肾健脾止泻方（李辅仁经验方）

【组成】台党参 18 g，炒白术、茯苓各 15 g，白扁豆（花尤佳）、焦山楂各 18 g，补骨脂、炒神曲、炒泽泻各 12 g，炒吴茱萸、五味子各 9 g，炒白芍 15 g，煨诃子肉 9 g，煨肉豆蔻 6～9 g，广木香 6 g，砂仁 9 g，炙甘草 6 g。

【用法】水煎服，每日 1 剂，每日 3 次。

【功效】温肾健脾、固肠止泻。

【主治】肾阳虚衰、命门火微、脾失温煦、健运无权，以致胃之关门不固、大肠传导失司而泄泻经久不愈者。

【加减】如患者素体虚弱、形寒肢冷，服上方 12～16 剂后，泄泻虽减，而腹痛甚者，加醋炒粟壳、炒干姜、川附子各 6～9 g，并酌情加重党参、炒白术、炒白芍、炙甘草之用量；以增其温肾暖脾、固肠止泻、缓解腹痛之功。刘惠民先生尝谓"粟壳醋炒不仅能增加固肠止泻之效，且能避其成瘾之弊"。屡经运用、信哉斯言！

【方解】慢性泄泻，又称"久泻"。久病体弱、肾阳亏虚、脾失健运、胃失和降，则水反为湿、谷反为滞、精华之气不能转输，此乃慢性泄泻病机之关键，故温肾、健脾、调胃以图其本，固肠、化湿、止泻以治其标，标本兼顾，度为治疗本病之上策。

方中台党参味甘性平、炒白术甘苦性温、茯苓味甘而淡，其性平和，三味均为健脾、益气、渗湿、止泻之品；炒山楂酸甘微温、消肉食、止泻、与健脾化湿之白扁豆（花）同用，对急慢性泄泻疗效均佳；泽泻味甘性寒、渗湿利水，炒用去其寒凉之性，存其利

水渗湿之用，与健脾和胃之炒神曲、补火生土之炒补骨脂同用，治疗慢性泄泻，有开有合，既有止泻之功，又无碍中之弊；煨豆蔻味辛性温、煨诃子肉味苦酸性平，二药均能固肠止泻、与健脾药同用治疗脾胃虚寒之久泻，效果益彰；砂仁、木香均能醒脾调胃、行气止痛、疗胸腹胀满而治泄泻，惟木香若用于止泻，当煨熟用；白芍苦酸微寒，炒用减其寒性，存其柔肝和脾、缓急止痛、止泻之效；五味子性温质润、补中寓涩、益气固脱、涩肠止泻；甘草甘平，调和诸药，炙则温中，能益气健脾。全方共奏温肾阳、健脾运、固肠道、止慢性泄泻之效。

【注意事项】治疗期间饮食宜清淡，避免辛辣、生冷、油腻等食物。

【现代研究】方中党参具有增强机体应激能力、免疫功能，延缓衰老，抗溃疡等作用。吴茱萸具有芳香健胃作用，能祛除肠内积气及抑制肠内异常发酵，增加消化液分泌，抑制胃肠蠕动而解痉、止吐，并有镇痛、抗胃溃疡、降血压、兴奋子宫、抗血栓形成、杀虫、抗菌、升高体温、保肝利胆、抑制中枢神经系统、改善心血管系统功能、抗血栓、抗缺氧等药理作用。五味子对中枢神经系统有兴奋作用，同时能直接兴奋呼吸中枢；还直接作用于脊髓的运动细胞，增强脊髓反射，缩短反射潜伏期；可加强心脏的收缩力，调节心血管系统而改善血液循环；能兴奋子宫，使子宫节律性收缩加强，并有明显止咳、祛痰作用。砂仁具有抗血小板聚集，扩张血管，抑制胃蛋白酶活性，抑制胃酸分泌，促进肠道运动，镇痛等作用。

【用方经验】"久泻"通称慢性腹泻，一般多由急性暴泻迁延不愈转归而成，亦可由其他多种原因导致，有的表现为异病同证，但也有表现为同病异证者，在辨证和治疗方面，均较"暴泻"复杂，为脾胃系统常见的主要病证之一。因此，既要掌握慢性腹泻的辨证施治，同时还当结合辨病，了解其特殊性。

1. 补气健脾法

用于脾气虚弱，运化不健，腹泻时轻时重，大便或溏或稀，或夹有不消化食物，食

内科国医圣手时方

少，脘闷腹胀，精神倦怠，面色萎黄，甚至面浮足肿，舌苔淡白，脉象缓弱。可用参苓白术散加减。如脾虚气滞，腹胀隐痛，可配木香；若夹湿者，一般仍从脾虚生湿着眼，通过补益脾气以化湿邪，但补虚不可纯用甘味，太甘则生湿，当佐以辛香醒脾助运之品；湿盛而见脘闷腹满苔腻的，白术可易苍术，再加川厚朴；脾运不健，食滞不化而致腹泻发作加重者，可酌加六曲、山楂、鸡内金、谷芽、麦芽等以消食助运；湿食积滞明显时，当酌减补脾之品，或暂以治标为主；脾气虚弱的腹泻，反复不愈者，每易从气虚而发展至脾阳虚弱，治当配合温中运脾之法。

2. 温中运脾法

用于脾虚内寒，阳气不振，大便经常稀薄，或有完谷不化，腹中冷痛，肠鸣，喜温喜按，畏寒肢冷，面色无华，舌苔淡白而润，脉细。处方可用理中汤加味。阳虚明显，畏寒，手足不温，可加附子、肉桂；腹胀冷痛可配花椒或荜澄茄；如脾胃虚寒而肠有湿热，泻下物有黏液，腹痛较显，腹泻发作加重，苔白罩黄者，可加黄连、茯苓，采取温清并施之法；如寒积在肠，腹泻时发时止，胀痛拒按，泻下不爽，混有黏冻，服温补药不效者，可暂伍温通法，配合肉桂、大黄；如脾虚病久，而致阳气下陷者，当配合益气升阳法。

3. 益气升阳法

用于脾虚中气不振，清阳下陷，久泻不愈，大便溏薄，肛门下坠或脱出，食后即欲腹泻，或大便虽然次数增多，但仅软而不成形，腹胀或微痛，神疲气短，舌苔淡白，脉细弱。处方可用补中益气汤加减。腹胀痛者，去白术，加苍术、木香，并可酌配葛根、羌活之类，鼓舞脾胃清气，且取"风能胜湿"之意。

4. 温肾暖脾法

用于脾虚及肾，命门火衰，不能助脾腐熟水谷，久泻不愈，每在黎明五更时肠鸣腹痛，泻下淡黄稀水，夹有完谷，泻后疼痛得缓，大便日三四行，腹部觉冷，下肢畏寒，舌苔淡白润滑，质胖嫩，脉沉细无力。方用四神丸加味。偏于肾阳虚，怕冷明显者，加

附子、肉桂、鹿角霜、钟乳石；偏于脾虚者，配人参、白术、山药、扁豆、炮姜；如有滑脱者，应与固涩法同用；若脾阳虚寒证，用温中运脾法而疗效不著者，亦可取温肾补火之法，以助脾阳来复。

5. 涩肠止泻法

又称"固涩法"。用于脾肾阳虚，不能固摄，久泻谷道滑利，肛门脱出不收，大便滑泄不禁者。方用赤石脂禹余粮丸加诃子、石榴皮、肉豆蔻、龙骨、罂粟壳等，亦可吞服震灵丹。此法需与温补脾肾之法配合，方能取得协同效果，如肠道有湿滞者禁用。

6. 抑肝扶脾法

用于肝旺脾弱，肝气犯脾，每因精神因素而致腹痛腹泻发作或加重，腹痛作胀，痛则欲泻，泻下溏薄，肠鸣攻痛，得矢气则痛减，平时常有胸胁胀满，脘痞，嗳气，食少，舌苔薄白，脉弦。方用痛泻要方加香附、玫瑰花、佛手、青木香。如兼湿热内蕴，合戊己丸清热燥湿，泄肝和脾。肝郁而胸闷胁胀痛者，再加柴胡、枳壳。脾虚食少神疲者，再加太子参、山药、扁豆、谷芽。如肝脾不和，寒热错杂，可取苦辛酸合法，予乌梅丸。

7. 酸甘敛补法

用于脾气虚弱，久泻伤阴，表现气阴两虚，既有虚浮、神倦、气短、腹胀，又见口干思饮、虚烦颧红、舌光剥无苔或起糜点等阴伤证候；或因肝气犯脾，气郁日久，化火伤阴，泻下如酱，黏滞不畅，口干口苦，胸膈烦闷，舌质红，苔黄，脉细弦数者。治用酸味收敛之品，与甘缓补益脾胃药配伍，使酸与甘合而化阴，药如乌梅、木瓜、白芍、甘草、麦冬、石斛等。脾气虚者，当配合甘淡补脾之品，参入参苓白术散意加减，不宜单纯柔润，以免碍脾。肝经有热者，可复入黄连、黄芩以苦泄之。

上列7法，是临床治疗慢性腹泻的基本方法，既各有其适应证候，但有时也须结合使用，根据具体情况，分清主次，适当配伍。

## 香姜红糖散（张志远经验方）

【组成】广木香 50 g，干姜 350 g，红糖

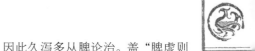

120 g。先把木香、干姜研为粉末，然后和红糖调在一起、混合均匀，备用。此为 1 个疗程之量，每次服 10 g，白水送下，3 小时服 1 次，每日 4 次。连服 13 日。如嫌辣味过浓，可改为每次 5 g，1 个半小时 1 次，每日服 8 次。

【功用】温中健脾，理气止痛。

【主治】脾阳虚弱、腹中隐隐作痛、每日泻下 3～5 次，呈半水样便、久而不止、服附子理中丸或痛泻要方巩固不住者。

【加减】如食欲不振，用砂仁 5～9 g；气虚无力，用人参（冲）3～8 g；大气下陷，用炙黄芪 15～21 g；阳虚较重，用熟附子 9～15 g；心悸不宁，用桂枝 7～12 g，茯苓 9～12 g，炙甘草 10～18 g；小便短少，用泽泻 8～10 g，猪苓 9～15 g；精神易惹，怒则腹痛，用炒白芍 12～20 g。每日以水煎汤，分 4～8 次送服此散。

【方解】此方系治疗"痛泻"之验方，由干姜丸化裁而出，包括两种药物一味食物。方中广木香辛苦性温、能醒脾行气、散寒止痛；干姜大热暖中助阳、可煦化沉积的寒邪；红糖甘温而补，先君在世时尝谓其有小建中汤的作用。组织方义是遵照《素问·至真要大论》"寒淫于内、治以甘热、佐以苦辛"之旨，共奏驱寒健脾、温肠止泻之功。以中、下二焦素有伏寒为适应对象，凡舌苔白滑、脉搏沉迟、面带黧色、腹痛便泻、粪不成形者，即可服用。本方具有 3 个特点，即：一是有效、药味少、花钱不多、易于调配，符合验、便、廉的要求；二是无副作用，在内服过程中，并不影响饮食，具有健胃的功能；三是有利旅行携带。

【注意事项】临证运用，剂量一定要适当，量少或量多都不适宜。服药期间，要注意饮食有节，避免辛辣、生冷、油腻等食物。

【现代研究】方中干姜具有镇静、镇痛、抗炎、升血压、抗凝血作用；对消化系统具有止吐、增强离体肠收缩等作用。木香具有调节胃肠运动、抗消化性溃疡、促进胆囊收缩等作用。

【用方经验】张老认为，腹泻论治，一般以暴泻、久泻为纲。暴泻责之湿盛，久泻咎

于脾虚，因此久泻多从脾论治。盖"脾虚则健运无权，湿浊内生，泄泻以成"。久之则脾病及肾，命火式微。釜底无薪，火不暖土，脾肾同病，恒以久泻不止，水谷不化，肠鸣腹胀，腹部隐痛，甚则五更泄泻，舌淡苔薄，脉象沉细作为辨证的依据。"脾旺不受邪"，"脾肾为本，重在益火补土"，故治疗上多健脾运中为主，佐以温肾益火。用药党参、白术、茯苓、山药量宜加大，旨在脾旺方能磨谷。泻久体虚配用芪、升、柴益气升清，鼓舞脾气。泻下滑脱不固，酌加诃子肉、石榴皮收敛止泻。至于益火之品肉桂、附子用量宜小，因久泻不仅伤阳，亦且伤阴。且体弱多有不耐桂、附刚愎之剂者，须从督脉着眼，督脉总督一身之阳，督脉之气，是敷布命火的动力，通补督脉则阳回，常用淫羊藿、鹿角霜、菟丝子、补骨脂、赤石脂等温肾壮督之品，以振奋肾阳，温壮督脉，往往获验。

## 敛溃愈疡汤（李振华经验方）

【组成】黄芪 30 g，白术（土炒）20 g，菟丝子 30 g，柴胡 10 g，白及 12 g，三七粉（吞服）3 g，广木香（面煨）12 g，白矾（吞服）1.5 g，海螵蛸 30 g，赤石脂（一半入汤剂、一半研粉吞服）24 g。

【功效】健脾补肾、益气固脱、敛溃愈疡。

【主治】慢性非特异性溃疡性结肠炎属脾虚肾亏，气虚不固证者。症见厌食、饱胀、嗳气、上腹不适、恶心、呕吐、里急后重等。

【加减】偏热型加炒黄芩、地榆炭、黄柏炭；偏寒型加补骨脂、肉豆蔻（去油）、五味子。如伴有消化不良，食欲不振可加山楂、神曲；如伴有肝郁气滞可加柴胡、麦芽。

【方解】脾失健运、湿浊内生、郁而化热，或感受外邪损伤脾胃、酿生湿热、湿热蕴结大肠、腑气不利、气血凝滞、壅而作脓，或久病不愈、脾病及肾、脾肾两虚而致。正如张景岳所曰："泄泻不愈，必自太阳转人少阴。"又肺与大肠相表里，故重用黄芪补益肺气，且又有排脓生肌之功；泄泻之本，无不由于脾胃，故用土炒白术健脾燥湿。《济生

内科国医圣手时方

方》曰："补脾不如补肾，肾气若壮，丹田火经上蒸脾土，脾土温和，中焦自治。"故用菟丝子平补肾元；白及生肌止痛；三七主治下血、木香主治泄泻痢疾；柴胡升清；白矾治痰饮、泄利，取其收而燥湿之功。因本病肠黏膜有轻重不等损伤，故用海螵蛸收敛止血；赤石脂善能涩肠固脱、且对肠道内异常的发酵产物和炎症渗出物有吸附作用，对发炎的胃肠黏膜有保护作用，所以用一半研粉口服比纯入煎剂效果更佳。诸药相伍为用，共奏健脾补肾、益气固脱、敛溃愈疡之功。

【注意事项】临证运用，剂量一定要适当，量少或量多都不适宜。服药期间，要注意饮食有节，避免辛辣、生冷、油腻等食物。

【现代研究】

1. 方中白术具有对胃肠系统有双向调节作用，能抗胃溃疡；此外，还有解痉、保肝、抗菌等药理作用；还具有促进肠胃蠕动、利胆、抗氧化、降血糖、抗凝血、抗菌、扩张血管、抑制心脏、镇静等作用。菟丝子对下丘脑-垂体-性腺有兴奋作用；有促进造血、增强免疫功能、防治心肌缺血、抑制肿瘤发生、抗肝损害等作用。三七具有抗心律失常、抗动脉粥样硬化、耐缺氧及抗休克、改善脑缺血等作用；对神经系统具有中枢神经抑制、镇痛等作用；可增强免疫功能，保护肝功能，抗肿瘤，延缓衰老，降血糖，抗炎，调节物质代谢等。

2. 实验研究：敛溃愈疡汤治疗 30 例非特异性溃疡性结肠炎，治疗 1～3 个疗程（3 周为 1 个疗程），平均 2 个疗程。临床治愈（临床症状消失、乙肠镜检查黏膜病变恢复正常或遗留疤痕、随防 1 年不复发）15 例（占 50%）；基本缓解（临床症状基本消失、乙肠镜及钡灌肠时病变仅轻度炎症性改变）7 例（占 23.3%）；部分缓解（临床症状明显减轻、乙肠镜及钡灌肠病变程度有所减轻）5 例（占 16.7%）；无效 3 例。总有效率为 90%。

【用方经验】李老认为非特异性溃疡性结肠炎以慢性居多，其起病缓慢，初起往往是腹泻，每日可达 5～8 次，大便不成形，重则内有黏液和脓血，腹痛多呈痉挛性，常在左下腹，伴有里急后重感。中医学认为：暴泻属实，久泻属虚，无湿不成泻。病因与六淫邪袭，饮食所伤，情志郁结等有关。脾虚湿胜，肾阳虚弱，肝郁乘脾，是导致本病发生的重要因素，脾虚失运，水谷不化精微，湿浊内生，清阳不升，浊阴不降，混杂而下，而发为本病，肾阳虚命门火衰，不能温煦脾土，脾寒运化失职导致泄泻；肝强脾弱，木郁乘土，致脾虚腹泻。临床上往往此病有多种致病因素综合所致，表现复杂。所以既要抓住脾肾虚弱的主要矛盾，又要兼顾湿盛木郁的次要矛盾，即《黄帝内经》所谓"正气存内，邪不可干，邪之所凑，其气必虚"。

# 第四节　功能性消化不良

功能性消化不良是指具有持续或反复发作的上腹不适、饱胀、早饱、疼痛、恶心、呕吐等症状，经检查排除引起上述症状的局部或全身器质性疾病的一组临床综合征。其发病率高达 30%，占消化内科门诊的 30%～40%，好发于中青年女性。属中医学"胃脘痛""胃痞""反胃""嘈杂""吞酸"范畴。多因情志不舒，肝气郁结，木气横逆，犯胃乘脾，胃失和降，脾失健运而成。其中医辨证可分为肝胃不和、肝胃郁热、胃阴亏虚、脾胃虚寒、宿食内停、湿热中阻、肾气不足、寒热错杂 8 型。

另外，功能性消化不良患者多伴有幽门螺杆菌感染，对这类患者，可加大黄、黄连、黄芩、蒲公英、连翘、白花蛇舌草、虎杖等能抑制或杀灭幽门螺杆菌的药物。饮食要以清淡、干净、新鲜为原则。忌烟酒、生冷、油腻、酸甜、麻辣之品。

诊断要点：

1. 临床表现：主要症状包括上腹痛、上

腹灼热感、餐后饱胀和早饱之一种或多种，可同时存在上腹胀、嗳气、食欲不振、恶心、呕吐等。本病常以某一个或一组症状为主，在病程中症状也可发生变化。起病多缓慢，病程经年累月，呈持续性或反复发作。

2. 体征：体征多不明显，有时可有中上腹轻压痛。

## 加减越鞠丸（王绵之经验方）

【组成】苍术9g，香附9g，川芎9g，神曲9g，栀子9g。

【功效】行气解郁。

【主治】功能性消化不良之六郁证。症见胸膈痞满，脘腹胀痛，嗳腐吞酸，恶心呕吐，饮食不消等。

【加减】胀满明显者，可加柴胡9g、郁金9g、枳壳9g；气郁化火，口苦咽干者，合左金丸，或加栀子6g、龙胆6g、黄芩9g等；气郁偏重者，可重用香附子，酌加木香9g、枳壳9g、厚朴9g等，以增强其行气解郁之功；血郁偏重者，重用川芎，酌加桃仁9g、赤芍9g、红花9g等以增加其活血化瘀之力；湿盛偏重者，重用苍术，酌加茯苓9g、泽泻9g以利湿；食郁偏重者，重用神曲，酌加山楂9g、麦芽9g以消食；火郁偏重者，重用栀子，酌加黄芩9g、黄连6g以清热泻火；痰郁偏重者，酌加法半夏9g、瓜蒌9g以祛痰。

【方解】方中香附疏肝解郁，以治气郁，为君药。川芎辛香，为血中气药，既可活血祛瘀，以治血郁，又可助香附行气解郁之功，为臣药。栀子清热泻火，以治火郁；苍术燥湿运脾，以治湿郁；神曲消食导滞，以治食郁。三药共为佐药。痰郁未设治痰之品，此亦是治病求本之意。

【注意事项】治疗期间饮食宜清淡，避免辛辣、生冷、油腻等食物。

【现代研究】方中苍术具有调节胃肠运动的作用；香附具有保护胃黏膜的作用；川芎具有增强免疫系统的作用；神曲具有维持正常消化功能的作用；栀子具有保护消化系统、抗菌、抗炎的作用。

【用方经验】王老认为气郁明显者，加厚朴、枳实，以行气解郁；血瘀明显者，加当归、丹参，以活血散瘀止痛；火热内盛者，加黄连、黄芩，以清热泻火；饮食积滞明显者，加麦芽、莱菔子，以消食和胃；湿盛者，加白术、茯苓，以健脾渗湿；痰盛者，加法半夏、陈皮，以降逆化痰。

## 加减枳实消痞丸（王琦经验方）

【组成】干姜6g，麦芽曲6g，茯苓6g，白术6g，半夏曲9g，人参9g，厚朴12g，枳实12g，黄连6g，炙甘草6g。

【功效】行气消痞，健脾和胃。

【主治】功能性消化不良之脾虚气滞、寒热互结证。症见心下痞满，不欲饮食，倦怠乏力，大便失调。

【加减】偏寒者，应减黄连用量，加重干姜，或再加高良姜9g、肉桂9g以温中散寒；脾虚甚者，应重用人参、白术以加强益气健脾之力；胀甚者，可酌加陈皮6g、木香6g等以加强行气消胀之功。

【方解】方中枳实苦辛微寒，行气消痞为君；厚朴苦辛而温，行气除满为臣。两者合用，以增行气消痞除满之效。黄连苦寒清热燥湿而除痞，半夏曲辛温散结而和胃，少佐干姜辛热温中祛寒，三味相伍，辛开苦降，平调寒热，共助枳、朴行气开痞除满之功；麦芽甘平，消食和胃；人参、白术、茯苓、炙甘草（四君子汤）益气健脾，祛湿和中，共为佐药。炙甘草还兼调药之用，亦为使药。

【注意事项】治疗期间饮食宜清淡，避免辛辣、生冷、油腻等食物。

【现代研究】方中干姜具有镇静、镇痛、抗炎、升血压、抗凝血作用；对消化系统具有止吐、增强离体肠收缩等作用；促进肾上腺皮质激素的合成与释放作用。麦芽具有助消化作用，对胃酸与胃蛋白酶的分泌有轻度促进作用；有降低血脂、护肝的作用；对真菌有一定的抑制作用。白术对胃肠系统有双向调节作用，能抗胃溃疡；此外，还有解痉、保肝、抗菌等药理作用。还具有促进肠胃蠕动、利胆、抗氧化、降血糖、抗凝血、抗菌、扩张血管、抑制心脏、镇静等作用。厚朴具有抗溃疡的作用，有显著的中枢抑制作用，降血压，抗病原微生物，抗肿瘤作用；还有抗血小板和抑制细胞内钙流动等作用。枳实对胃肠道运动有抑制和兴奋双重作用。

【用方经验】王老认为脾虚甚者，重用人参、白术以增益气健脾之功；偏寒者，减黄连，加重干姜用量，可再加高良姜、肉桂等以助温中散寒之力；胀满重者，可加陈皮、木香以加强行气消胀之效。

## 加减补中益气汤（路志正经验方）

【组成】黄芪18 g，人参6 g，当归12 g，橘皮6 g，升麻6 g，柴胡6 g，白术9 g，炙甘草9 g。

【功效】补中益气，升阳举陷。

【主治】功能性消化不良之脾胃气虚证。症见饮食减少、体倦肢软，少气懒言、面色无华、大便稀溏、脉大而虚软。

【加减】兼腹中痛者，加白芍15 g，以柔肝止痛；兼气滞者，加木香9 g、枳壳9 g以理气解郁；逆气呕恶者，加姜半夏9 g；脘腹胀痞甚者，加川厚朴9 g；血虚者，加白芍9 g、制何首乌9 g、当归9 g；痰滞者，去黄芪、白术、升麻、柴胡，加枳实9 g、法半夏9 g、前胡9 g、尖贝母6 g、鲜石菖蒲9 g；腹泻如水者，加白芍9 g、猪苓9 g、泽泻9 g、粉葛根9 g；食少、伤食者，加山楂12 g、神曲12 g、枳实9 g、麦芽12 g、砂仁6 g；心下痞而大便难者，加枳实9 g、黄连6 g、桃仁9 g、大黄（酒浸）6 g；心下痞胀者，加砂仁6 g、桂枝9 g、黄连6 g；中寒冷痞者，加制附子6 g。

【方解】方中黄芪味甘微温，入脾肺经，补中益气，升阳固表，故为君药。配伍人参、炙甘草、白术，补气健脾为臣药。当归养血和营，协人参、黄芪补气养血；陈皮理气和胃，使诸药补而不滞，共为佐药。少量升麻、柴胡升阳举陷，协助君药以升提下陷之中气，共为佐使。炙甘草调和诸药为使药。

【注意事项】治疗期间饮食宜清淡，避免辛辣、生冷、油腻等食物。

【现代研究】方中当归具有促进消化，抑制胃肠的推动运动。柴胡具有抗炎、解热、镇静、镇痛、镇咳及抗惊厥作用；可减轻肝损伤和促进胆汁分泌；具有降血压、降低血清胆固醇以及溶血作用；具有抗溃疡、抗菌、抗病毒、抗肿瘤、升高血糖、降低血中脂肪含量、抗辐射损伤等作用。白术对胃肠系统有双向调节作用，能抗胃溃疡；此外，还有解痉、保肝、抗菌等药理作用。还具有促进肠胃蠕动、利胆、抗氧化、降血糖、抗凝血、抗菌、扩张血管、抑制心脏、镇静等作用。

【用方经验】加减补中益气汤的主要成份有黄芪，人参，白术等。具有补中升阳的效果，对于由脾胃虚，气虚引起的各类的症状进行有效的治疗。比如对于脾胃气虚而引起的乏力，少气，饮食不振，容易气短，气血不足，爱出汗，胃下垂以下各种的内脏下垂等都有好的治疗效果。

## 加减枳术丸（朱良春经验方）

【组成】白术60 g，枳实（麸炒黄色，去瓤）30 g。

【功效】健脾消痞。

【主治】功能性消化不良之脾虚气滞食积证。症见脘腹痞满，不思饮食，食亦不化，舌淡苔白，脉弱。

【加减】脾虚较重者，宜加党参30 g、甘草15 g以助健脾；见腹泻者，可加茯苓30 g、薏苡仁30 g渗湿止泻；食积明显者，宜加神曲30 g、山楂30 g、麦芽30 g以消食和胃。

【方解】方中白术为君，重在健脾益气，以助脾之运化；枳实为臣，破气化滞，消痞除满。白术用量重于枳实一倍，意在以补为主，寓消于补之中。更以荷叶烧饭为丸，取其能升清阳，以助白术健脾益胃之功。

【注意事项】治疗期间饮食宜清淡，避免辛辣、生冷、油腻等食物。

【现代研究】

白术具有促进胃肠胃蠕动、利胆、抗氧化、降血糖、抗凝血、抗菌、扩张血管、抑制心脏、镇静等作用。枳实具有强心、增加心输血量和收缩血管的作用。

【用方经验】枳术丸出自李东垣《内外伤辨惑论》："易水张先生枳术丸：治痞，消食，强胃。白术二两，枳实（麸炒黄色，去瓤）一两。右同为极细末，荷叶裹烧饭为丸，如梧桐子大，每次服50丸，多用白汤下，无时。"王好古在《阴证略例》中指出："枳术丸：本仲景汤也，易老改丸。治老幼虚弱，食不消，脏腑爽。"清代医家张璐在《张氏医通》中指出："东垣枳术丸，本仲景枳术汤，至晚年道讲，用荷叶烧饭为丸，取留滓于胃也。太无曰：金匮治水肿心下如盘，故用汤以荡涤之；东垣治脾不健运，故用丸以缓消之。二方各有深意，不可移易。"

## 楂曲平胃散（方和谦经验方）

【组成】苍术10 g，厚朴10 g，陈皮10 g，半夏10 g，茯苓15 g，山楂15 g，神曲15 g，麦芽15 g，甘草3 g。

【功效】燥湿运脾，消食化积。

【主治】功能性消化不良之寒湿困脾证。症见脘痞腹胀、不思饮食，倦怠嗜卧，或食积停滞之脘腹胀痛，嗳腐吞酸，呕恶、泄泻。

【加减】脾胃虚寒，舌苔白腻者，加干姜10 g以温中驱寒；湿盛泄泻者，可加白扁豆10 g、薏苡仁15 g以助渗湿止泻。

【方解】方中以苍术为君药，以其辛香苦温，入中焦能燥湿健脾，使湿去则脾运有权，脾健则湿邪得化。湿邪阻碍气机，且气行则湿化，故方中臣以厚朴，本品芳化苦燥，长于行气除满，且可化湿。与苍术相伍，行气以除湿，燥湿以运脾，使滞气得行，湿浊得去。陈皮为佐，理气和胃，燥湿醒脾，以助苍术、厚朴之力。使以甘草，调和诸药，且能益气健脾和中。煎加姜、枣，以生姜温散水湿且能和胃降逆，大枣补脾益气以襄助甘草培土制水之功，姜、枣相合尚能调和脾胃。

【注意事项】忌食生冷油腻之品。避免辛辣、生冷、油腻等食物。

【用方经验】方老临证用药，辨证精准，药少力专，每方不过十一二味，所用药物亦皆普通常用之品，但却能屡起沉疴。疑难杂症病情复杂，辨证时首要抓住病机，切不可

操之过急，只要辨证不误，治疗方向正确，方药能切中病机与病位，就不必轻易改弦更张，而应守法守方，缓以图之。先生在遣用药物及其用量时斟酌细密，往往取其意而不用其药，抑或撷取其中1～2味，结合自己多年所积累之用药经验，随证加减。方老常说，千方易得，但一效难求，有时根据病情更换一味药或改变某味药的剂量，所起效果就会迥然不同。特别是一些疑难杂症，多缠绵难愈。临证时要充分认识到病因病机的复杂性，抓住主要矛盾进行辨证，再结合不同的病情灵活加减变化。

## 加味香砂六君子汤（贺普仁经验方）

【组成】党参一钱（3 g）、白术二钱（6 g）、茯苓二钱（6 g）、炙甘草七分（2 g）、陈皮八分（2.5 g）、半夏一钱（3 g）、木香七分（2 g）、砂仁八分（2.5 g）、生姜二钱（6 g）。

【功效】益气化痰，理气畅中。

【主治】脾胃气虚，寒湿滞于中焦，症见脘腹胀满、疼痛，纳呆嗳气，呕吐泄泻，舌淡苔白，脉滑。

【加减】若脘腹痛甚者，加吴茱萸、高良姜；寒湿甚者，加肉桂、干姜；泛酸者，加煅瓦楞子、海螵蛸。

【方解】方中以党参益气健脾，补中养胃为君；臣以白术健脾燥湿；佐以茯苓渗湿健脾；陈皮、木香芳香醒脾，理气止痛；法半夏化痰湿，砂仁健脾和胃，理气散寒，使以甘草调和诸药。全方扶脾治本，理气止痛，兼化痰湿，和胃散寒，标本兼顾。

【注意事项】忌食生冷油腻之品。

【现代研究】

木香具有调节胃肠运动、抗消化性溃疡、抗菌等作用。党参具有增强和调理胃肠机能作用；炒白术健脾助消化，止泻；炙甘草温中，有解痉止痛、抑制肠道平滑肌作用。

【用方经验】贺老认为功能性消化不良皆虚实夹杂为患，由于长期生活不规律，导致脾胃受损，脾胃虚弱，成为本虚。脾胃运化失司，可导致食积内停、痰浊内生，久则郁

而化热，形成虚实寒热夹杂证，在用药上应分清主次采取消补兼施之法。贺老惯用香砂六君子汤加味。在香砂六君子汤益气健脾，行气化痰基础上加焦三仙、莱菔子以消导化积。陈老常常用党参和莱菔子配伍治疗本病。陈老认为二药相配伍，各行其道，一补一消，使补而不滞，消而不伤正，临床上据虚实情况适当调整二药比例即可。对兼有化热表现的，酌加黄连、连翘等。

## 加味当归芍药散（何任经验方）

【组成】当归 10 g，白芍 15 g，茯苓 15 g，白术 10 g，泽泻 10 g，川芎 6 g，生黄芪 20 g。

【功效】养血调肝，健脾利湿。

【主治】功能性消化不良之肝郁脾虚证。症见肝脾两虚，腹中拘急，绵绵作痛，脉弦而虚者。

【加减】若气郁胁胀者，加柴胡、积实以疏肝理气；若气郁不食者，加香附、麦芽以行气消食；若气郁有热者，加栀子以清热；若血虚者，加阿胶、熟地黄等以养血补血。

【方解】本方6味药可分为2组，一是当归、芍药、川芎为血分药，有和血舒肝的功用；一是茯苓、白术、泽泻为气分药，有健脾运湿的功用。全方共奏养血活血，健脾行水的功效。

【注意事项】治疗期间饮食宜清淡。避免辛辣、生冷、油腻等食物。

【现代研究】

当归具有利胆，促进消化的作用；黄芪具有改善心肌功能的作用。茯苓具有抗氧化、抗病毒、抗肿瘤等作用。泽泻具有调节血脂、降血压等药理作用。白术具有解痉、保肝、抗菌等作用。

【用方经验】何老认为，本方配伍精当，气血兼顾，攻补兼施，祛瘀生新，药精而效宏。全方具有补虚扶正，活血化瘀，行气止痛，健脾利水，调和肝脾之功效。何老灵活加减运用于内科临床，取效甚捷。

## 加减逍遥散（张灿玾经验方）

【组成】柴胡 15 g，当归 15 g，白术 15 g，芍药 15 g，茯苓 15 g，生姜 15 g，薄荷 6 g，甘草 6 g。

【功效】疏肝解郁，健脾和胃。

【主治】功能性消化不良之肝郁脾虚证。症见食少纳呆，脘腹胀闷，四肢倦怠，肠鸣失气，两胁胀痛。舌苔白，脉弦或缓。

【加减】热盛加黄芩 12 g；寒盛加干姜 10 g；气虚加党参 15 g、黄芪 15 g；胃阴虚加麦冬 15 g、北沙参 15 g；嗳气加旋覆花 15 g；泛酸加浙贝母 9 g、海螵蛸 15 g。

【方解】本方既有柴胡疏肝解郁，使肝气得以调达，为君药；当归甘辛苦温，养血和血；白芍酸苦微寒，养血敛阴，柔肝缓急，为臣药；白术、茯苓健脾去湿，使运化有权，气血有源，炙甘草益气补中，缓肝之急，为佐药；用法中加入薄荷少许，疏散郁遏之气，透达肝经郁热；生姜温胃和中，为使药。

【注意事项】忌食生冷油腻之品。避免辛辣、生冷、油腻等食物。

【现代研究】方中柴胡具有抗炎、解热、镇静、镇痛、镇咳及抗惊厥作用；可减轻肝损伤和促进胆汁分泌；具有降血压、降低血清胆固醇以及溶血作用；具有抗溃疡、抗菌、抗病毒、抗肿瘤等作用。当归具有增强免疫系统功的等作用。白术对胃肠系统有双向调节作用，能抗胃溃疡。芍药有解痉、镇痛、抗炎、抗心肌缺血等药理作用。薄荷具有发汗、解热、缓解胃肠平滑肌痉挛、兴奋中枢神经、消炎及解痉等作用。

【用方经验】张老认为肝为藏血之脏，性喜条达而主疏泄，体阴用阳。若七情郁结，肝失条达，或阴血暗耗，或生化之源不足，肝体失养，皆可使肝气横逆，胁痛，寒热，头痛，目眩等证随之而起。"神者，水谷之精气也"（《灵枢·平人绝谷篇》）。神疲食少，是脾虚运化无力之故。脾虚气弱则统血无权，肝郁血虚则疏泄不利。此时疏肝解郁，固然是当务之急，而养血柔肝，亦是不可偏废之法。

## 加味法半夏泻心汤（陆广莘经验方）

【组成】法半夏 10 g，黄连 5 g，黄芩 10 g，干姜 3 g，党参 10 g，炙甘草 6 g，大枣 6 g。

【功效】和胃降逆，散结除痞。

【主治】功能性消化不良之寒热互结证，症见心下痞，但满而不痛，或干呕，或呕吐，肠鸣下利，舌苔薄黄或腻，脉弦数。

【加减】因气滞或食积所致心下痞满，不宜应用；痞证呕甚而中气不虚，或舌苔厚腻者，去人参、大枣，加枳实 9 g，生姜 9 g 理气止呕；中阳虚加黄芪 12 g；胃阴不足加沙参 9 g，麦冬 9 g。

【方解】方中法半夏散结消痞、降逆止呕，故为君药；干姜温中散邪，黄芩、黄连苦寒，邪热消痞，故为臣药；人参、大枣甘温益气，补脾气，为佐药；甘草调和诸药，为使药。

【注意事项】忌食生冷油腻之品。避免辛辣、生冷、油腻等食物。

【现代研究】

半夏具有镇吐、镇咳、祛痰、抗肿瘤、抗心律失常、促使外周淋巴细胞分裂等作用。黄连具有抗菌、抗病毒、利胆、抗腹泻、抗炎等作用。黄芩具有抗微生物、抗变态反应、降血压、利尿、降血脂、抗血小板聚集的作用。党参具有增强机体应激能力、延缓衰老、抗溃疡的作用。大枣具有护肝、增强肌力、抗疲劳、抗肿瘤的作用。

【用方经验】陆老认为功能性消化不良属中医学"脘痞""胃痛""嘈杂"等范畴。其病在胃，涉及肝脾，病机主要为脾胃虚弱、气机不利、胃失和降。正常生理情况下脾主运化，胃主受纳，脾主升而胃主降，脾喜燥而恶湿，胃喜湿而恶燥，在五行属土。肝主疏泄、性喜条达，在五行属木，长期情志失调，抑郁不舒，使肝气郁结，疏泄失司，肝木克土，脾胃失和；暴饮暴食，过食生冷，食谷不化，痰湿困阻，脾气不升，胃气不降；脾胃素虚或劳倦伤脾，脾胃气虚，中焦不运，水谷不化，聚成痰湿，进而使中焦气机升降失常；脾胃虚弱，健运失司，水反为湿，谷反为滞，湿滞久郁化热，寒热互结胃脘。以上终致胃肠运动功能紊乱，上则胸闷哽咽，中则胃脘胀痛，下则大便秘结；胃气不降反升，则嗳气反酸，呕吐烧心等；脾气不升反降，则中气下陷，出现胃脘坠胀，纳呆早饱，大便自利不禁。所以在治疗功能性消化不良时，注意健脾和胃，疏肝理气，使脾气得升，胃气得降，肝气得舒，病则得治。

# 第五节　便　秘

便秘是指排便频率减少，一周内大便次数少于 2～3 次，或者 2～3 日才大便 1 次，粪便量少且干结。该病是多种原因引起的。目前临床上便秘可分为原发性便秘和继发性便秘。长期的便秘可使肠道细菌发酵而产生的致癌物质刺激肠黏膜上皮细胞，导致异形增生，易诱发癌变。西医的便秘在中医当中也属于"便秘"的范畴，其主要是由于热结、寒凝、气滞、气血阴阳亏虚引起肠道传导功能失司。临床表现为大便秘结不通，排便周期延长，或粪便干结，排出艰难，排便不爽等。该病病位在大肠，但与肺、脾、胃、肾、肝等脏腑功能的失调也有关系。该病病性可概括为寒、热、虚、实四个方面。基本病机分为虚实两端。治疗主要以"通下"为主。实秘以祛邪为主，虚秘以扶正为主。

## 皂角牵牛丸（朱良春经验方）

【组成】炙皂荚子，炒枳壳，砂仁，广木香，牵牛子，莱菔子。等份为末，炼蜜为丸，每丸约重 3 g。早晚饭前枣汤或米饮送吞 1 丸。

【功效】润燥通便，祛风消肿。

第三章　消化系统疾病

内科国医圣手时方

【主治】主治肥人风秘、痰秘、气秘。症见大便干结，伴消化不良，脘痞腹胀，纳谷呆滞，舌红，苔黄腻，脉弦滑。

【加减】无。

【方解】皂荚子润燥通便，祛风消肿，逐秽涤垢，治大便燥结。配和牵牛子利水通便，祛痰逐饮之功。莱菔子降气化痰，砂仁燥湿健脾。木香、枳壳行气止痛，全方合用润燥通便，祛风消肿之力强。用枣汤或米饮送服，乃取十枣汤之意，在峻悍药中寓润沃缓和之法，以防烦懊嘈杂等副反应。

【注意事项】孕妇慎用。

【现代研究】皂角具有增强免疫力、抗凝血、抗纤维化作用；牵牛子有强烈的泻下作用，牵牛子所含牵牛子苷在肠内遇胆汁及肠液分解出牵牛子素，刺激肠道，增进肠蠕动，导致泻下。除牵牛子苷外，尚含其他泻下成分。牵牛子能加速菊糖在肾脏中的排出，提示可能有利尿作用；莱菔子具有抗病原微生物、解毒、降压作用；砂仁具有增进肠道运动、抗溃疡、抗腹泻、抗血小板聚集、延长凝血时间、镇痛、抗炎、利胆等作用；木香有抗炎、抗肿瘤、利胆、促进肠动力等作用；枳壳具有抗炎、增强免疫力、保肝等作用。

【用方经验】本方取《金匮》皂荚丸合危亦林皂角丸之意，临床取效甚速，久用无副作用，减其量或据大便增减药量，治疗老年形体丰腴者便秘疗效亦佳。皂荚子润燥通便，祛风消肿，逐秽涤垢，治大便燥结，李时珍谓其"治风热大肠虚秘、瘰疬、肿毒、疮癣"，又云："能通大肠阳明燥金，乃辛以润之之义"。李东垣谓能"和血润肠"。皂荚、皂荚子均含皂苷，虽均有刺激燥悍之性，但入丸量微少，服后反有调中健脾之功。牵牛少用亦有调中健脾之妙。治疗小儿疳疾均选用此两药配伍，疗效理想。皂荚合牵牛子能刮垢、能涤痕、能促助分泌、能融释秽浊痰黏。方中用砂仁平调脾胃乃取仲景大法半夏汤之意，盖太阴湿土，得阳运阳明燥土得阴方安，砂仁得白蜜，两扼其要，可润阳明之燥，可降太阴之逆；加木香以行三焦之滞气，助砂仁通脾肾之元气，痰郁可开也。且有"善治痰者，不治痰而治气"之意。此方峻药轻投，缓缓斡旋，故治痰秘、风秘或老年性便秘无副作用。

## 迥溪汤（李玉奇经验方）

【组成】苦参 10 g，槐花 20 g，槟榔 20 g，厚朴 15 g，桃仁 15 g，莱菔子 15 g。

【功效】逐瘀导滞、行气散结。

【主治】大肠郁滞属气滞血瘀证者。症见脐下胀满，排便，因大便并非干燥。虚劳努责，排出大便细如面条。由于下部不畅，肠气上逆，患者每每感到口中臭味，影响交际，痛苦异常。

【方解】《本草汇言》："槟榔，主治诸气，祛瘴气、破滞气、开郁气、下痰气、去积气、解蛊气、消谷气、逐水气、散脚气、杀虫气、通上气、宽中气、泄下气之药也。"具有行气除满之效，配以槐花性苦，微寒，清肝泻火之功，通便下气。厚朴燥湿消痰，下气除满。桃仁活血逐瘀，莱菔子消食除胀，降气化痰，用于饮食停滞，脘腹胀痛，大便秘结。苦参清热燥湿，全方合用既能下气消肠中郁滞，又能清热泻火，预防大肠郁滞，久郁化火。

【加减】若大便干结者，加芒硝以软坚通便；若口干舌燥，津伤较甚者，可加生地黄、玄参、麦冬以滋阴生津，增水行舟；若肺热气逆以致大肠热结便秘者，可加瓜蒌子、黄芩、紫苏子清肺降气以通便。

【注意事项】脾胃气虚者慎用。

【现代研究】方中槟榔中的槟榔碱是槟榔驱虫的有效成分。对猪带绦虫的全虫有麻痹作用，使其瘫痪，但对神经无损伤。槟榔碱刺激副交感神经的作用与乙酰胆碱相似，较毛果芸香碱、毒扁豆碱作用强，嚼食适量的槟榔可使胃肠平滑肌张力升高，增加肠蠕动，使消化液分泌旺盛，食欲增加，腺体分泌增加，瞳孔缩小，支气管收缩，心率减慢，并可引起血管扩张，血压下降。槟榔碱还可以通过激活下丘脑-垂体-肾上腺皮质轴而增加内源性促肾上腺皮质激素释放激素（CRH）的释放。槟榔提取物可以显著改善小白鼠的胃肠功能，促进小白鼠胃肠蠕动及增强其小肠吸收功能。槟榔有显著促进功能性消化不良模型大鼠胃平滑肌促收缩的作用，主要增强收缩振幅。灌服25%和100%槟榔煎5～30分钟后可增加 Wistar 大鼠胃运动频率，尤以高浓度槟榔显著，同时可显著增强胃平滑肌收缩振幅指数；槐花具有抗炎、解痉、抗溃疡、降压、降脂质等作用。厚朴具有抗菌、兴奋平滑肌等作用；桃仁具有增加脑血流量、改善血流动力学、改善微循环、促进胆汁分泌、延长凝血时间、抗血栓、镇痛、抗炎、抗菌、抗过敏等作用；莱菔子具有抗病原微生物、解毒、降压等作用；苦参具有增强免疫力、抗炎、抗过敏、抗肝纤维化、降血压等作用。

【用方经验】李老认为本病多由平素大便燥结，屡用泻下药物，迫使食物过早进入大肠，积于大肠而发酵，产生气体而胀满，浊气上逆而口臭。此病宜逐瘀导滞、行气散结。此方命名取"山穷水尽疑无路，柳暗花明又一村"之意。

## 白术加减方（颜正华经验方）

【组成】白术 15 g，生地黄 10 g，升麻 10 g。

【功效】补益中州，健脾运肠。

【主治】中气不足肠道推动无力，或年老体弱，气血虚衰而大便难下者。症见粪质并不干硬，也有便意但临厕排便困难，面色无华，少气懒言，心悸气短，乏力自汗，舌淡苔白，脉细弱。

【方解】白术性苦甘温，补气健脾。配以升麻提举中气，运肠通便。生地清热凉血、养阴生津。合用补中益气、润肠通便。再配合临床辨证施治，加减应用。

【加减】伴燥结者，加大黄、芒硝，阳气虚衰者，去生地黄，加肉苁蓉、当归、黄芪等；阴液不足者，重用生地黄，并伍以瓜蒌子、麦冬；年老体弱者，加肉苁蓉、当归等补益精血。

【现代研究】方中白术具有提高免疫力、调节胃肠道、抗溃疡、增强免疫、保肝、利胆、利尿、降血糖、抗凝、抗菌、镇静等作用，白术对肠管活动有双向调节作用，当肠

管兴奋时呈抑制作用，而肠管抑制时呈兴奋作用，同时还有防治实验性胃溃疡的作用；地黄的生理活性广泛，对心脑血管系统、中枢神经系统、免疫系统、脏腑系统有显著的作用，并具有细胞毒活性、抗糖尿病及其并发症、抗骨质疏松、抗炎、抗电离辐射等药理作用；升麻具有抗菌、抗炎、降压、抑制心肌、减慢心率、镇静作用、解热、镇痛、抑制血小板的聚集及释放功能等作用。

【注意事项】湿热郁滞者慎用。

【用方经验】颜正华临证常用魏龙骧白术通便方（白术、生地黄、升麻）加减。每获良效。白术用量一般从 15 g 开始，也可视病情用 30～60 g，以大便通畅为度。颜正华常重用一味生白术，补益中洲，健脾运肠。此类患者大便不甚干硬，唯排便困难，虚坐努责，用一般通便药难以奏效，必须以补为通，使脾胃得健，升降复常，肠腑乃通，白术通便首见于《金匮要略》及《伤寒论》桂枝附子去桂加白术汤，原文载"若其人大便硬，小便自利者，去桂加白术汤主之"。俞嘉言认为，白术能"滋大便之干"，汪苓友认为"白术为脾家主药燥湿以之，滋液亦以之"。

## 大黄芒硝加减方（颜正华经验方）

【组成】大黄 10 g，芒硝 10 g。

【功效】缓下热结。

【主治】便秘时间较长，湿热征明显者，或泻下轻剂难取效，而患者又无虚象者，均选用本法治疗。症见大便干结，或不甚干结，欲便不得出，或便而不爽，肠鸣矢气，腹中胀痛，舌苔薄腻，脉弦。

【方解】阳明腑实肠道燥结之便秘，临床表现为"痞、满、燥、实"，古今医家皆用峻下之法。颜教授亦常用之。大黄性苦，寒。归脾、胃、大肠、肝、心包经，具有清热泻火、凉血祛瘀之功。芒硝泻下通便，润燥软坚，清火消肿之功效。常用于实热积滞，腹满胀痛，大便燥结，肠痈肿痛等症症的治疗。

【加减】临证运用芒硝、大黄，常配伍枳实、槟榔、厚朴等行气之品，增强通腑之力。

【现代研究】泻下是大黄最重要的药理作

内科国医圣手时方

用，其泻下导滞、清热泻火等功效均与其泻下作用有关。一般认为结合型蒽醌类是大黄泻下的有效成分，游离蒽醌无泻下作用。研究表明，结合蒽醌含量越高，致泻强度越高，致泻强度与结合蒽醌含量之间具有一定相关性，而与游离蒽醌之间无关联。但是有人对此持不同观点，其理由是：实验发现，泻下作用最强的番泻苷只有在小鼠大肠中被细菌酶迅速转化为大黄酸蒽酮和大黄酸后才有泻下作用，而番泻苷本身并无泻下作用。给小鼠服用氯霉素后，大肠中细菌活性受到抑制，番泻苷 A、C 的泻下作用显著减弱，在结肠中蒽酮的含量也大为减少。如果分别将游离蒽醌类如大黄酸、大黄酚、芦荟大黄素、大黄素等溶液直接注入大鼠结肠后，均能抑制大肠的水分及电解质吸收，可导致强烈的水泻。由此认为，游离型蒽醌蒽酮是结合型蒽醌产生泻下作用的最终物质，大肠为其作用部位，大肠细菌的存在是结合蒽醌发挥泻下作用的必要条件。一般认为游离蒽醌无泻下作用，可能是由于在药材提取过程中游离蒽醌的损失远高于结合蒽醌（例如大黄煎煮 30 分钟，其结合蒽醌类成分的损失率仅为 15%，而游离蒽醌类的损失率高达 64%）。另外，游离蒽醌类口服后易在上消化道吸收，最终直接到达大肠或通过血液分布到大肠的量极其有限，因而不能表现出泻下作用。因此，有人认为大黄提取物中的游离蒽醌也应视为泻下有效成分，但给药途径应该采用大肠靶向给药，这样可以提高泻下疗效，并可减少大黄的用量。芒硝主要成份是含水硫酸钠（$Na_2SO_4 \cdot 10H_2O$），有少量的氯化钠、硫酸钙等。朴硝经萝卜炮制成芒硝后，其中钠元素含量略降，钾元素含量明显升高，钙元素和镁元素含量显著下降，多方检测，其中不含重金属铅。芒硝制成后，萝卜中的锌、锰、铁等进入药物，成为芒硝的组成成分，同时萝卜也吸附了铜、铅、铬等，从而降低了对人体健康不利的成分的含量，尤其是炮制后芒硝中钙、镁离子含量都下降。芒硝溶化或煎汁内服后，其硫酸钠的硫酸根离子不易被肠黏膜吸收，在肠道内形成高渗盐溶液，吸附大量水分，使肠道扩张，引起机械刺激，

促进肠蠕动，从而发生排便效应。其对肠黏膜也有化学性刺激作用，但并不伤害肠黏膜。空腹服用，同时饮用大量温开水，一般服后 4～6 小时排出流体粪便。

【注意事项】气虚阴亏、燥结不甚，以及年老、体弱等应慎用；孕妇忌用。

【用方经验】颜正华用本法辨证准确，虽不常用，但每用必效，并严格控制剂量，邪祛而不伤正。颜正华应用大黄，必从小量开始，如效果不显，再加大剂量。一般大黄用 6 g，不效则增量，再根据大便通畅与否调整用量，使大便通而不溏。嘱处方大黄单包，根据病者大便情况调节用量，以大便每日 4～5 次为限，超过则减量，不足 1 次则加量，用芒硝的作用通下力较缓和之玄明粉替代，使下而不伤正。

## 便秘从肝方（方和谦经验方）

【组成】当归 10 g，白芍 10 g，白术 10 g，柴胡 10 g，茯苓 10 g，薄荷 3 g，生姜 3 片，炙甘草 6 g，党参 12 g，紫苏梗 10 g，香附 10 g，大枣 4 枚，陈皮 6 g，炒谷芽 15 g，焦神曲 10 g。

【功用】疏肝理气，健脾和胃通滞。

【主治】适用于肝郁脾虚所致之便秘。症见便秘，情志不遂，食欲不振，便前胁痛腹胀，舌红，苔黄，脉弦细。

【方解】此方为和肝汤加茯苓、陈皮、炒谷芽、焦神曲加减，其中当归、白芍滋阴养血，养血而柔肝，用阴柔之品涵其本。肝主疏泄，性喜条达，故用柴胡、薄荷疏肝解郁。更佐入紫苏梗、香附不仅降肝气之逆且能调达上、中、下三焦之气。方用党参、茯苓、大枣、甘草，使其和中有补，补而不滞，健脾和营。陈皮功效理气健脾，燥湿化痰，与炒谷芽、焦神曲合用和胃通滞。诸药配伍，体现了便秘从肝方调气和血、疏肝理脾、补用结合、体用结合、补泻兼施的特点。

【加减】若兼痰湿，肠鸣粪软，黏腻不畅者，可加皂角子、葶苈子、泽泻等去痰湿以通便；肝郁化火者，可加牡丹皮、栀子、芦荟以清热泄火；肝血瘀滞者，可加丹参、桃

仁活血祛瘀；脾胃气滞者，可加枳壳；血虚甚者，可加何首乌、生地黄以养血。

【现代研究】当归具有扩张血管、增加血流量、抗血栓等作用；白芍具有增强免疫、抗炎、镇痛、解痉等作用；白术具有提高免疫力、调节胃肠道、抗溃疡、增强免疫、保肝、利胆、利尿、降血糖、抗凝血、抗菌、镇静等作用；柴胡具有镇静、安定、镇痛、解热、镇咳、抗炎、降血脂、抗脂肪肝、抗肝损伤、利胆、降低氨基转移酶、兴奋肠平滑肌、抗溃疡、抗菌、抗病毒、增强免疫等作用；茯苓具有具有利尿、镇静、降低血糖、护肝、增强免疫等作用；薄荷具有抗炎镇痛、抗真菌、抗病毒、抗肿瘤、抗早孕、促进透皮吸收等作用；生姜具有抗溃疡、保肝、利胆、抗炎、解热、抗菌、镇痛、镇吐、调节血压等作用；炙甘草具有镇静、抗炎、类肾上腺皮质激素样作用、降血脂、保肝等作用；陈皮具有扩张血管、增加血流量、调节血压、清除氧自由基、抗脂质过氧化、祛痰、利胆、降血脂等作用；党参具有增加血红蛋白含量、抗溃疡、保护胃黏膜、降血压等作用；紫苏梗具有抗菌、抗病毒、抗炎、抗过敏、调脂保肝、解热镇痛、抗氧化等作用；

【注意事项】阴虚阳亢者慎用。

【用方经验】便秘是指大肠传导功能失常，导致大便秘结，排便周期延长；或周期不长但粪质干结，排出艰难；或粪质不硬，虽有便意，但便而不畅的病证。《黄帝内经》称便秘为"后不利"，张仲景称便秘为"脾约""阴结""阳结"。《素问·灵兰秘典》曰："大肠者，传导之官，变化出焉。"在治疗上《证治汇补·秘结》曰："如少阴不得大便以辛润之，太阴不得大便以苦泄之，阳结者清之，阴结者温之，气滞者疏导之，津少者滋润之，大抵以养血清热为先，急攻通下为次。"老年性便秘是临床上最常见的病症之一便秘作为一个独立的证候，常并发于各种急、慢性疾病过程中。由于便秘毒素不能及时排出体外，可引起毒血症，诱发肠癌，临厕努挣，又可导致肛裂、痔疮等病变。便秘对心脑血管疾病的影响也引起人们的高度重视，常是心脑血管疾病的诱发因素和致死因素。

所以及时、有效地治疗便秘有着非常重要意义。临床上方氏常用增液承气汤、自拟滋补汤化裁，但也不忽视气秘，常用自拟和肝汤化裁。气秘是指气机阻滞所致的便秘，病机为肝失疏泄，肝气郁滞，气机不畅，脾胃失运致使脾之阴津不能正常转输，胃失和降。腑气阻滞不通，则出现大便秘结不畅之临床症状。方氏治此，拟疏肝理气健脾和胃通滞为治，不用通而得通，方药对证，辨而施之。

## 王绵之经验方

【组成】炙黄芪18 g，党参18 g，炒白术12 g，肉苁蓉12 g，生地黄15 g，熟地黄15 g，麦冬12 g，广木香5 g，炒枳实9 g，大腹皮12 g，当归20 g，生白芍18 g，桃仁9 g，红花9 g，火麻仁12 g。

【功效】益气温肾，滋阴润肠。

【主治】脾肾两虚型便秘。症见大便干结如故，伴脘腹胀满，腰膝酸软，舌质暗红，舌苔白，脉虚细而涩。

【方解】肾司二便，脾主运化，虚秘为肠失温润、推动无力所引发，主要责之于脾肾两脏，对于习惯性便秘辨证属脾肾两虚者治以益气温肾，滋阴润肠，兼以行气活血，可获良效。方用黄芪、党参补中益气，健脾益肾。当归、生地黄、熟地黄、麦冬、白芍滋阴养血，润肠通便。年高之人，常见便结，不宜轻用泻药，愈泻愈虚，肠之蠕动更现迟缓，宜用油润滑肠之药。且肾虚腰脊无力，亦致排便困难，肉苁蓉含脂甚多，有益肾之功，火麻仁润肠通便，润下之功增强。桃仁、红花活血化瘀，逐下焦之瘀滞。广木香、枳实、大腹皮理气宽中，使诸药补而不滞。全方合用，益气温肾，滋阴润肠之力较强，对脾肾两虚型便秘，兼有血瘀之证颇为适宜。

【加减】若脘腹痞满，纳呆便溏，舌苔白腻者，可加扁豆、生薏苡仁、砂仁；肝肾阴虚者，酌加酒女贞子、墨旱莲、五味子、炒酸枣仁、枸杞子等；血虚甚者，酌加制何首乌、太子参等。

【现代研究】黄芪具有促进机体代谢、抗疲劳、调节血糖、增强免疫、抗病毒、抗菌、

内科国医圣手时方

扩血管、降低血压、降低血小板黏附力、减少血栓形成、降血脂、抗衰老、抗缺氧、保肝等作用；党参具有增加血红蛋白含量、抗溃疡、保护胃黏膜、降血压等作用白术具有调节胃肠道、抗溃疡、增强免疫、保肝、利胆、利尿、降血糖、抗凝血、抗菌、镇静等作用；肉苁蓉具有抗衰老、调整内分泌、促进代谢及强壮、增强免疫力作用；熟地黄具有降低血压、改善肾功能、增强免疫、抗氧化等作用；麦冬具有抗心律失常、抗心肌缺氧和心肌梗死、提高免疫力、降血糖、耐缺氧、抗肿瘤及辐射、抗衰老等作用；木香有抗炎、抗肿瘤、利胆、促进胃动力等作用；枳实具有抗炎、增强免疫力、保肝等作用；大腹皮具有驱虫、抗真菌、病毒作用、兴奋M-胆碱受体引起腺体分泌增加、增加肠蠕动等作用；当归具有扩张血管、增加血流量、抗血栓等作用；白芍具有增强免疫、抗炎、镇痛、解痉等作用；桃仁具有增加脑血流量、改善血流动力学、改善微循环、促进胆汁分泌、延长凝血时间、抗血栓、镇痛、抗炎、抗菌、抗过敏等作用；红花具有增加血流量、扩张血管、降低血压、抗血小板聚集、降低全血粘度、抗缺氧、镇痛、镇静、抗惊厥、抗炎、调节免疫等作用；火麻仁具有抗氧化、抗衰老、镇痛、抗炎、抗血栓、改善记忆、抗疲劳、调节免疫、促进胃肠道蠕动等作用。

【注意事项】阳明腑实者禁用。

【用方经验】《素问·阴阳应象大论》中曰："年六十，阴痿，气大衰，九窍不利。"王老认为肾司二便，脾主运化，今患者年事已高，脾肾两虚，加之屡用泻药，既损中阳，又伤阴液，致使胃无降浊之能，脾失散精之道，肾失开合之机，遂成虚秘之证。此与津液枯竭，肠燥便秘者迥然两途，故苦寒泻下既所当戒，单纯滋润润肠亦未必水增舟行，治当益气温肾，滋阴润肠，兼以行气活血，方能气阴得补，命门得温，下焦气化得行，自然腹气通顺而积浊自降，痛胀自解。

## 四物汤加减（段富津经验方）

【组成】熟地黄 25 g，当归 20 g，火麻仁 20 g，黑芝麻 20 g，黄芪 25 g，枳壳 15 g，肉苁蓉 30 g，枸杞子 20 g，川芎 10 g。

【功效】养血益精，润肠通便。

【主治】血虚型便秘。症见大便秘结，便如羊屎，排出不畅，头晕目眩，心悸，易疲劳，月经量少，腰酸，唇色淡，舌质淡，苔薄白，脉细弱。

【方解】习惯性便秘有虚实之分，在虚秘中，由于营血亏虚、肠失濡润引起者较为多见，对于此类患者，其治疗当以养血益精，润肠通便为法，方剂选用四物汤加减，其效果不错。方中以熟地黄、当归、川芎养血活血；火麻仁、黑芝麻养血润肠通便；肉苁蓉润肠通便，温补肾阳，枸杞子滋补肾阴、养血，二者合用以补肾虚；黄芪补气生血，使气旺则血生；枳壳行气宽中，使补而不滞。

【加减】若大便干结如羊屎者，加蜂蜜、柏子仁加强润燥通便之力；面白眩晕者，加制何首乌、阿胶养血润肠；若兼阴虚，手足心热，午后潮热者，可加知母、玄参以养阴清热。

【现代研究】熟地黄具有降低血压、改善肾功能、增强免疫、抗氧化等作用；当归具有扩张血管、增加血流量、抗血栓等作用；火麻仁具有抗氧化、抗衰老、镇痛、抗炎、抗血栓、改善记忆、抗疲劳、调节免疫、促进胃肠道蠕动等作用；黑芝麻具有抗氧化、抗菌、降低胆固醇与调血脂、抑制肿瘤、保肝等作用；黄芪具有促进机体代谢、抗疲劳、调节血糖、增强免疫、抗病毒、抗菌、扩血管、降低血压、降低血小板黏附力、减少血栓形成、降血脂、抗衰老、抗缺氧、保肝等作用；枳壳具有抗炎、增强免疫力、保肝等作用；肉苁蓉具有抗衰老、调整内分泌、促进代谢及强壮、增强免疫力作用；枸杞子具有增强免疫、降血压、降血脂、降血糖、保护肝肾功能、抗应激等作用；川芎具有扩张血管、增加血流量、改善微循环、抗血小板聚集、预防血栓、镇静、降血压、抗炎、利胆等作用。

【注意事项】脾虚湿滞及大肠湿热者禁用。

【用方经验】段老认为对于年老体虚，便

结较甚，服药不应之患者，不可单纯依赖药物，可配合应用外治法。《伤感论·辩阳明病脉证并治》："此为津液内竭，便虽硬不可攻之，当须自欲大便，宜蜜煎导而通之。"开创了便秘外导法的先河。目前临床上，多采用中药灌肠的方法，常用生大黄或番泻叶加沸水浸泡，取药液灌肠。

# 第六节 急性胰腺炎

急性胰腺炎是多种病因导致胰酶在胰腺内被激活后引起胰腺组织自身消化、水肿、出血甚至坏死的炎症反应。临床以急性上腹痛、恶心、呕吐、发热和血胰酶增高等为特点。轻者胰腺有充血水肿，重者有出血坏死。现代医学认为引起急性胰腺炎的病因因素诸多，其中以胆道疾病和酒精中毒最多见。感染、高脂与高钙血症、某些药物及精神因素等可诱发。其发病是由于多种不同因素联合作用通过不同的机制引起了胰腺最初损伤变化，进而由于胰腺本身消化酶引起的充血、水肿、出血、坏死等一系列胰腺自身消化过程。中医学认为本病属"心胃痛""脾心痛""脘痛""结胸"等范畴。急性胰腺炎的病位在胰，病因不外湿、热、瘀三个方面。其病机总在气机不畅，瘀血阻络。本病一般以里、实、热证多见，虚、寒证少见。治疗总以理气通滞、清里攻下为主，兼以调理脏腑功能为原则。

## 大柴胡汤加减（张琪经验方）

【组成】柴胡 25 g，黄芩 15 g，大黄 10 g，枳实 15 g，半夏 15 g，赤芍 15 g，牡丹皮 15 g，桃仁 15 g，金银花 30 g，连翘 20 g，甘草 15 g，生姜 15 g，大枣 3 枚。

【功效】疏利肝胆，泄热和胃。

【主治】急性胰腺炎，属肝热气郁、胃腑实热内结者。症见上腹痛、恶心、干呕、大便秘，舌苔白燥，脉弦数。

【加减应用】若大便不秘，下利黏滞不爽者，亦可用此方加黄连 5～7 g。

【方解】方中重用柴胡为君药，配臣药黄芩和解清热，以除少阳之邪；轻用大黄配枳实以内泄阳明热结、行气消痞，为臣药。赤芍活血化瘀止痛，与大黄相配可治腹中实痛，与枳实相伍可理气和血，以除心下满痛；法半夏、生姜和胃降逆；牡丹皮凉血清热；桃仁活血祛瘀；金银花、连翘清热解毒；大枣与甘草相配，能和营卫而行津液，并调和脾胃，功兼佐使。

【注意事项】脾胃虚寒者慎用。

【现代研究】大柴胡汤出自医圣张仲景的《伤寒杂病论》，是治疗少阳枢机不利兼阳明里热证之方。现代药理研究表明，本方具多种作用，被广泛用于胆道系统急腹症，以及消化系统、心血管系统、呼吸系统等多种疾病。大柴胡汤具有利胆、降低括约肌张力与治疗胆道系统疾病作用，实验证明，大柴胡汤加减对实验狗进行十二指肠导管灌注，观察药物对胆、胰功能的影响，结果：用药后胆汁流量增加了 3 倍，胰液流量给药前后无变化，括约肌张力降低。表明本方可解除胆汁、胰液的留滞。本方以大黄为主其具有调节、增强胃肠蠕动，清肠清毒，改善循环等作用。另外，通过研究发现大黄同时可以解除括约肌痉挛作用，对胰蛋白酶、胰淀粉酶、胰脂肪酶具有较好的抑制作用。赤芍佐使药可使患者行气消胀，又具有一定程度上的止痛作用。黄芩，具有较强的清热通便作用。相互配合下，可较好缓解临床症状并改善胰腺血流情况，促进炎症消除和组织吸收。改善肠蠕动，减少菌群非正常移位，防止肠源性感染发生，减少肠内毒素吸收最终达到维持肠道内稳定性环境的目的。肠道内环境稳定对于急性胰腺炎患者具有重要意义。因肠道内环境不稳可能造成肠道功能衰竭，从而继发全身炎症进一步引起多脏器功能衰竭。

【用方经验】张老用此方甚多，如病毒性肝炎、胃炎、肋间神经痛、胸膜炎，辨证属于肝胆气郁、胃腑实热内结、上焦气滞不通者，此方皆有良好疗效。辨证着重一是胸胁胃脘痛胀，二是舌苔及脉象，三是大便秘。

## 脘腹蠲痛汤（何任经验方）

【组成】延胡索 20 g，白芍 20 g，生甘草 6 g，川楝子 10 g，蒲公英 30 g，郁金 10 g，金钱草 30 g，海金沙 20 g，鸡内金 10 g，玉米须 10 g，沉香 10 g。

【功效】蠲痛清利。

【主治】胰腺炎、胆囊炎、胆结石等因饮食无规律诱发，属湿热阻滞、灼烁胆腑者。症见腹痛，小便深黄，舌苔黄腻，脉弦数。

【加减应用】小便色正常，复检胆红素、血淀粉酶均已正常后，处方去延胡索、川楝子，加白术 10 g、陈皮 10 g 以健理脾胃，巩固疗效。

【方解】本方以延胡索、白芍、甘草、川楝子解痉止痛，佐以清热利湿、化坚排石之郁金、金钱草、海金沙、鸡内金，并以玉米须之甘平利水清消胆道炎性水肿，沉香辛香走窜而能行气止痛，故腹痛消除，收效明显。

【注意事项】脾胃气虚者慎用。

【现代研究】方中延胡索具有镇痛、催眠、镇静、安定、扩张血管、增加血流量、松弛肌肉等作用；白芍具有增强免疫、抗炎、镇痛、解痉等作用；甘草具有镇痛、抗炎、类肾上腺皮质激素样作用、降血脂、保肝等作用；川楝子具有驱蛔杀虫作用、呼吸抑制作用、抗肉毒作用、抗菌、消炎、镇痛作用、抗病毒作用、抗肿瘤等作用；蒲公英具有抗菌、抗真菌、抗病毒广谱抑菌作用、抗炎作用、抗氧化作用、抗肿瘤作用、保肝利胆作用、胃肠保护作用、降血糖作用、血管功能改善作用、免疫调节作用、抗疲劳等作用；郁金有着非常悠久的药用历史，具备促进排泄、胆汁分泌、降血脂、抗肿瘤、保护肝脏、利胆退黄、活血化瘀、行气止痛等诸多功效；金钱草具有抗炎、松弛平滑肌、收缩胆囊的作用；海金沙具有利胆作用、降血糖、防治

尿结石、抗氧化、抗病毒、抗雄激素、生长调节等作用；鸡内金具有调节消化系统功能、血液系统功能，改善血液流变学，抑制肌瘤生长等药理作用；玉米须含有多种化学成分，具有抗氧化、降血糖、调节免疫、抗感染、抗肿瘤等药理活性；沉香具有镇静、镇痛、抗菌、抗炎、抗氧化、抗肿瘤、降血糖等广泛药理作用。

【用方经验】国医大师何任，熟谙中医四大经典，诊治顽症精妙绝伦，在用中医药治疗各种疑难重病方面验识俱丰，医术精湛，尤其是在治疗胰腺炎方面独具匠心，疗效卓著。何老认为，本病的发生多是因饮食不节，致和降失司、疏泄不达，积热瘀滞，腑气不通，而发本证。在治疗上，应以缓急止痛，通降腑气，佐以疏肝和胃为主。

## 胰腺炎后腹背痛方（徐景藩经验方）

【组成】制附子 5 g，炙甘草 5 g，制大黄 5 g，生薏苡仁 30 g，败酱草 15 g，炒当归 10 g，炙柴胡 10 g，炒枳壳 10 g，炒白术 10 g，延胡索 10 g，赤芍 10 g，白芍 10 g，紫丹参 10 g，路路通 10 g，丝瓜络 10 g。

【功效】温经导瘀，止痛行气。

【主治】急性胰腺炎后腹背痛不已属阳虚血瘀者。症见腹背痛，痛处固定，畏寒怕冷，四肢冰凉，舌淡胖或有瘀点、瘀斑，脉沉迟而涩。

【加减】腹痛者，加乌药 6 g，炒延胡索、川楝子各 10 g；大便秘结者，加郁李仁、火麻仁各 10 g。

【方解】方既有附子大黄汤意，又是四逆散合薏苡附子败酱散加减。附子与制大黄同用，其意不在通腑，而在温经导瘀。四逆散疏调气机。患者上腹痛在左侧，胁之下，为肝经所络，不论左、右，胁下均为肝之分野。薏苡附子败酱散系张仲景方，见于《金匮要略》治肠痈所用，薏苡仁泄脓除湿，附子振其阳气，辛热散结，败酱草行瘀排脓。本例并非肠痈，但其炎性渗液，不论其在腹腔内、外，亦可用之，而实践证明其有效，故此方（薏苡附子败酱散）对腹腔炎性疾病所致不少

病症，均可据证选配。特别是有一定的寒象者，附子实为良药。此方原量，三药为10∶2∶5，其比例亦恰当。四逆散中加白术，顾及脾气，又有当归，气血、肝脾双调，加路路通、丝瓜络，取其通络为佐，伍以延胡索、赤芍、丹参，协同通络行瘀定痛之功。

【现代研究】在重症急性胰腺炎进展过程中，病变胰腺组织作为抗原或炎症刺激物激活腹腔巨噬细胞，腹腔巨噬细胞作为机体免疫系统的重要组成成分，其持续激活后产生的大量活性氧及多种细胞因子。不仅是加重胰腺损伤的直接原因，也是疾病从胰腺局部迅速发展为全身炎症反应综合征甚至多器官功能衰竭的关键所在。Janus激酶2/信号转导与转录激活子3（JAK2/STAT3）信号通路是肿瘤坏死因子-α（TNF-α）、白细胞介素-6（IL-6）介导炎症反应共有的细胞内信号通路，其通过启动一系列炎性介质基因转录及蛋白表达的变化，形成炎症反应瀑布效应，被认为是机体炎症反应启动的"总开关"。有效调节该信号通路，可能遏制炎症反应早期的瀑布式放大，防止组织急性炎症损伤的发生。大黄附子汤是中医临床治疗重症急性胰腺炎等急危重症的常用方剂。现代实验研究显示，大黄附子汤能抑制胰酶释放、保护腺泡细胞、抑制多种细胞因子释放，减轻胰腺损伤。研究结果显示，大黄附子汤通过下调TNF-α、IL-1β及IL-18等促炎细胞因子的释放，清除循环中已产生的炎性因子，打断重症急性胰腺炎的"瀑布式"反应，重建促炎和抗炎细胞因子的平衡，进而减轻组织损伤，阻止重症急性胰腺炎的发生、发展。还有研究显示，大黄附子汤通过增加肠黏膜屏障功能、抑制内毒素及细菌移位等多种途径，达到治疗急性胰腺炎的目的；薏苡败酱汤可以控制急性炎症，健脾疏肝、解毒散结。现代药理研究表明，薏苡仁、败酱草等药物有提高机体免疫力、抗菌消炎、解热镇痛等功效。经过长期临床实践和现代药理研究组方汤对急性、亚急性或慢性炎症均有明显抑制作用及西医所指的病毒、特殊感染菌都是有效的。

【注意事项】湿热中阻者及孕妇禁用。

【用方经验】应注重上方中的薏苡附子败酱散意，斯方见于《金匮要略》肠痈篇，原系用于治疗肠痈脓已成的证候，实际上，此方可治疗多种病症。疗效确切。方有薏苡仁、附子、败酱散三味，薏苡仁主治经脉拘急、化湿解凝利小便。败酱草消肿排脓解毒。附子温阳扶正，通行十二经。薏苡仁常用30～80g，附子根据病情常用6～60g，败酱草60g。其临床病机，只要符合湿滞瘀阻皆可运用。斯方对慢性盆腔炎、盆腔积液、肠粘连、宫颈糜烂、前列腺炎、银屑病、慢性阑尾脓肿以及胰腺炎等多种疾病，都有良好疗效。

按中医诊断，急性胰腺炎基本上属于腹痛。急性期后，气滞血瘀也是基本病理因素。初由湿热蕴结、气滞食积，不通则痛，病邪充斥，少阳不和，故寒热、呕吐。经及时治疗，湿热渐清，但经脉肌膜之气滞血瘀未获缓解，余邪亦难免留滞未尽。治法似宜疏调气机，行其瘀热。

## 徐景藩经验方

【组成】竹茹10g，枳壳15g，陈皮10g，绿梅花20g，厚朴花10g，石斛15g，车前草12g，茵陈15g，建曲10g，番泻叶（后下）3g，谷芽25g。

【功效】化浊畅中，调节腑气。

【主治】急性坏死性胰腺炎术后胃肠失调，肝脾失调、湿浊中阻证。症见胁肋胀痛，脘腹胀满，纳呆便溏，舌红，苔黄，脉弦。

【加减应用】临证运用上方加佩兰梗加强芳香化湿，延胡索活血理气止痛、北沙参解养阴。

【方解】急性坏死性胰腺炎，术后禁食而腹胀，睡卧不安，便秘难解，矢气多，不欲饮食，给予抗生素等支持抗感染疗法，症状未见好转。察其舌红，苔黄，脉弦。根据辨证分析，若为肝脾失调、湿浊中阻之象，则予以化浊畅中、调节腑气法为治。拟方温胆汤加减为用。药用温胆化浊畅中，下气除胀；茵陈清热利胆以祛致病之因；厚朴花、绿梅花助温胆汤疏肝理气；石斛滋阴和胃以防化湿药燥湿伤胃；车前草利尿使邪有出路；番泻叶泄热通便以治便秘难解；建曲、谷芽和

内科国医圣手时方

胃助消化。

【现代研究】方中枳壳具有抗溃疡、抗细菌、抗真菌、抗病毒、抗炎等作用；橘皮具有抗炎、抗溃疡、利胆等作用；竹茹具有抗菌、抑制酶活性等作用；厚朴花具有镇静、抗疲劳、清除自由基、提高细胞免疫功能等作用；绿梅花具有抗菌、镇咳、祛痰、平喘等作用；谷芽具有抗真菌、助消化、降血糖等作用；车前草对胃液分泌具有双向调节作用，对毛果芸香碱所致的胃液分泌过多和肾上腺素所致的胃液分泌过少，具有对抗作用。茵陈有显著利胆作用，并有解热、保肝、抗肿瘤和降压的作用，其提取物对多种病毒均有一定的抑制作用。建曲具有抗炎、解热、镇静、提高机体免疫、消化功能等作用；番泻叶中含有蒽醌类化合物，其对胃肠运动有促进作用。

【注意事项】气虚阴亏、燥结不甚，以及年老、体弱等应慎用；孕妇忌用。

【用方经验】由于病理变化的性质与程度不同，急性发病时临床表现亦轻重不一。一般常见症状为上腹部疼痛，持续而较重，按之痛著。初时常有恶心呕吐。大多有身热，少数出现黄疸。急性坏死型胰腺炎常发生四肢冷、汗出、脉细数、血压下降等休克危象。病理因素大致可概括为：食滞中焦，胃气失降，湿与热合。病机以邪实为主，治宜消食导滞、和降胃气、清化湿热。常用方如大柴胡汤、泻心汤、保和丸、藿朴夏苓汤、香苏散、四逆散等，根据病情，立方遣药。并宗"通则不痛"之旨，重在通下。

新中国成立以来，天津南开医院，遵义医学院附院外科诊疗本病取得一定经验，创制的"清胰汤"一号方适用于腑实的急性水肿型胰腺炎，药用柴胡、黄芩、黄连、白芍、广木香、延胡索、大黄（后下）、芒硝（冲服）。二号方用于蛔虫诱发的急性水肿型胰腺炎，药用柴胡、黄芩、广木香、白芍、槟榔、使君子、苦楝根皮、芒硝（冲服）。并施以针刺治疗，取穴上脘、脾腧、足三里为一组，中脘、胃腧、下巨虚为一组，胆腧、阳陵泉、内关为一组。轮流交替，均用泻法。如胰腺炎症破坏胰岛而出现高血糖症时，用胰岛素

加入葡萄糖盐水中静脉滴注。若遇坏死型胰腺炎出现休克者，当及时据证用独参汤、四逆汤等方，配合针灸和抗休克治疗，全力抢救。待转入坦途后，随证用药治疗。

## 张镜人经验方

【组成】柴胡9g，炒黄芩9g，黄连3g，生大黄（后下）9g，制半夏5g，炒陈皮5g，广郁金9g，制延胡索9g，广木香9g，连翘9g，金银花藤30g，薏苡仁12g，炒枳壳5g，炒竹茹9g，生山楂9g，香谷芽12g。

【功效】清利气机，泄热化湿。

【主治】适用于慢性胰腺炎急性发作，属中焦湿热夹滞交阻、气机不利者。症见上腹疼痛剧烈，引及左胁及背部，伴有发热、泛恶、大便欠畅，舌苔根部黄腻，脉细滑数。

【加减】肝郁化火者，可加牡丹皮、栀子、芦荟以清热泄火；肝血瘀滞者，可加丹参、桃仁活血祛瘀；血虚甚者，可加何首乌、生地黄以养血。

【方解】此方柴胡疏肝理气，黄芩、黄连同用，苦寒燥湿之功倍增，大黄泻下之功为优，既能清泄无形之邪热，又可攻下有形之积滞；金银花藤、连翘清气分之热；法半夏、陈皮、竹茹化湿和中；佐以延胡索、郁金、木香、枳壳等理气之品，以助气机运转而止痛；山楂、谷芽有消导悦胃之功。药后腑道畅行，邪热积滞得以疏导，疼痛逐一缓解。

【注意事项】本方为猛攻之药，不宜久用，中病即止。

【现代研究】方中柴胡具有镇静、安定、镇痛、解热、镇咳、抗炎、降血脂、抗脂肪肝、抗肝损伤、利胆、降低氨基转移酶、兴奋肠平滑肌、抗溃疡、抗菌、抗病毒、增强免疫等作用；法半夏具有镇咳、止呕、降低血液黏度、抑制红细胞聚集、抗心律失常、镇静催眠等作用；黄连具有抗微生物、抗原虫、抗心律失常、降血压、利胆、抗溃疡、抗炎、降血糖、抗肿瘤等作用；陈皮具有扩张血管、增加血流量、调节血压、清除氧自由基、抗脂质过氧化、祛痰、利胆、降血脂等作用；在治疗急性水肿型胰腺炎时，大黄

第三章　消化系统疾病

内科国医圣手时方

配郁金、枳壳、延胡索理气止痛，可使已激活的胰酶在疏通轻泻中倾窠排出，而且肠道中油腻宿滞的排出也减少对胰腺的反射性刺激，从而减轻胰腺的负担，使炎症较快恢复；陈皮具有扩张血管、增加血流量、调节血压、清除氧自由基、抗脂质过氧化、祛痰、利胆、降血脂等作用；木香有抗炎、抗肿瘤、利胆、促进胃动力等作用；枳实具有抗炎、增强免疫力、保肝等作用；黄芩具有抗菌、抗病原体、抗氧化、免疫调节、抗肿瘤、解热、镇静、镇痛、保肝等作用，还对中枢神经系统和心血管系统有很好的保护作用，并且对糖尿病肾病也有一定作用；金银花具有抑菌、抗病毒、抗炎、解热、增强免疫、降血脂、抗内毒素、利胆、保肝、抗肿瘤等药理作用；连翘具有广谱抗病原微生物作用、抗炎、解热、镇吐、利尿等作用；山楂具有降血脂、血压、强心、抗心律失常等作用，促进消化等作用。

【用方经验】张老认为胰腺炎往往由于进食油腻厚味之品而诱发，导致湿热积滞交阻中焦，肝胆脾胃气机受阻，气滞血瘀，故疼痛难忍，并伴有身热、泛恶、便艰、脉数、苔腻等症，辨证无疑属"实热"之证，"实者攻之""热者清之""六腑以通为用"，故以清胰泄热、化湿导滞、攻下实热为治。

## 芍药甘草汤加味（何任经验方）

【组成】白芍 20 g，炙甘草 9 g，川楝子 9 g，延胡索 12 g，柴胡 9 g，莱菔子 9 g，茵陈 3 g。

【功效】柔肝缓急，化瘀止痛。

【主治】慢性胰腺炎因饮食不慎而致急性发作，属胃失和降、郁而为痛者。症见上腹疼痛，伴恶心、呕吐、手指发冷。舌暗红，苔薄白，脉弦或涩。

【加减】瘀阻较甚者，加桃仁、红花、丹参等；脾虚者，加茯苓、白术、山药等。

【方解】芍药甘草汤功能为和血养阴、缓急止痛，原系仲景治疗伤寒因误用汗法伤及阴血而致"脚挛急"之方。然从本方之功能与临床应用而言，实是治疗多种痛症之效方。

本方证为慢性胰腺炎因饮食不慎而致急性发作，以痛为主，痛势较剧。故何老在方中首先选用了医圣张仲景《伤寒论》之缓急止痛名方芍药甘草汤。方中白芍味苦、酸，性微寒，归肝、脾经，本品苦酸阴柔，一可化阴补血，和营敛阴，补肝血而养经脉，敛阴精以和营卫，为肝家要药；二可能补能泄，补肝血、敛肝阳、疏脾土，调肝血以缓挛急，柔肝止痛以和里急，为止痛上品。如《太平惠民和剂局方》治胁痛之逍遥散，常与柴胡、当归同用；《伤寒论》治泻痢腹痛之四逆散、痛泻要方，常与柴胡、枳实、甘草、木香为伍；《金匮要略》治痛经、妊娠腹痛之当归芍药散，常与当归、川芎配伍组方；《伤寒论》治湿热痢疾之芍药汤，常与当归、黄芩、黄连为伍。《神农本草经》："主邪气腹痛。"《本草备要》："补血、泻肝、益脾、敛肝阴，治血虚之腹痛。"《本草求真》："赤芍药与白芍药主治略同，但白则有敛阴益营之力，赤则有散邪行血之意；白则能于土中泻木，赤则能于血中治滞。"甘草味甘，性平，归十二经。本品甘缓通行，善走诸经，无处不到，能润燥养筋缓急，为和里缓急止痛之良药。故金元名医李东垣曰："凡心火乘脾，腹中急痛，腹皮急缩，宜倍用之，其性能缓急，而又协和诸药，使之不争，故热药得之缓其热，寒药得之缓其寒，寒热相杂者，用之得其平。"二药相伍，益肝补脾，和里缓急，柔肝止痛。肝脾和，筋脉舒，里急缓，其痛自止。因病重在肝气郁滞，气血不畅，气血失和，经脉不通，不通则痛。故何老在方中又配用了《圣惠方》治肝气郁滞所致胸腹胁肋诸痛之名方金铃子散。方中川楝子味苦，性寒，归肝经，本品味苦气寒，性主降泄，能疏郁、清肝火、止疼痛、降湿热，为治心腹胁肋诸痛之要药。延胡索味辛、苦，性温，归心、肝、胃经，本品温而和畅，辛润走散，能畅血脉、消瘀血、散滞气、行壅结、通经络、止疼痛，既可行血中之气滞，亦可通气中之血滞，其性和缓，不甚猛峻，为止痛之上品。因病在肝、胆、脾、胃，重在肝胃不和。故针对肝郁、胆滞、胃逆之病机，何老在方中又配用了柴胡、莱菔子、茵陈这三味

内科国医圣手时方

药物相伍，疏肝利胆，健脾和胃，散痞除满。肝胆舒，脾胃健，邪气祛，腑气畅，其症自愈。

【现代研究】目前的研究结果显示，芍药甘草汤中化学成分种类较多，主要包括：①黄酮类。新西兰牡荆苷、甘草黄酮、异甘草黄酮醇、甘草素、异甘草素、甘草查尔酮乙、甘草利酮、芒柄花苷、甘草西定、甘草醇、异甘草醇、格里西轮、甘草黄酮 A、芒柄花素等。②苷类。甘草皂苷 A3、B2、C2、D3、F3、G2、H2、J2 和 K2；芍药苷，芍药花苷，芍药内酯苷，氧化芍药苷，苯甲酰芍药苷等。③生物碱类。5，6，7，8-四氢-2，4-二甲基喹啉，5，6，7，8-四氢-4-二甲基喹啉等。④多糖类。甘草多糖等。⑤其他。甘草次酸、苯甲酸、牡丹酚、芍药吉酮、β-谷甾醇、没食子鞣质、苯甲酸鞣质、丁子香宁、没食子酰苯甲酸鞣质等，其中黄酮类和三萜皂苷类主要来源于甘草，单萜苷类和鞣质类化合物主要来源于白芍。主要药理作用：①解痉、镇痛作用，芍药甘草汤镇痛作用的产生，可能与芍药与甘草配伍比例发生变化后，产生与疼痛有关的物质 5-羟色胺、前列腺素等的含量有关，具体的机制还有待进一步探明。②抗炎作用，抗炎作用可能与抑制

$PGF_2$、NO、IL-6 的产生，抑制 PMN 产生氧自由基，还可能与影响下丘脑-垂体-肾上腺皮质轴有关。③对胃肠道作用芍药甘草汤能抑制副交感神经兴奋所致的回肠收缩，对 Ach 高浓度所致的收缩作用，芍药甘草汤通过突触前与突触后抑制作用抑制神经兴奋所致的回肠收缩。对顺铂所致的 MMC 改变有明显纠正作用。④止咳、平喘、抗变态反应作用，芍药甘草汤能显著延长豚鼠哮喘潜伏期和抑制大白鼠颅骨骨膜肥大细胞脱颗粒，表明其具有平喘和抗变态反应的作用。⑤双向性调节作用，芍药甘草汤随着剂量不同有着双向调节作用。即一方面可松弛痉挛，缓解疼痛，起镇静抑制作用；另一方面又可起兴奋促进作用。表现在该方低浓度时可使胃肠呈兴奋状态，高浓度时却抑制胃肠蠕动。

【注意事项】孕妇慎用。

【用方经验】其病发源于饮食所伤，致和降失司，疏泄不达，郁而为痛。何老治以芍药甘草汤缓急止痛，佐柴胡、川楝子疏肝和胃以解郁；辅莱菔子、茵陈消食导滞。辨证确切，药少而精，效如桴鼓。对类似病症，如急性胃肠炎、胆囊炎、胆道蛔虫症及癌症疼痛等，何老常以芍药甘草汤加味治之，常获显效。

# 第七节 消化道出血

消化道出血是临床常见严重的疾病。消化道是指从食管到肛门的管道，包括胃、十二指肠、空肠、回肠、盲肠、结肠及直肠。上消化道出血指屈氏韧带以上的食管、胃、十二指肠、上段空肠以及胰管和胆管的出血。屈氏韧带以下的肠道出血称为下消化道出血。前者又分为非静脉曲张性上消化道出血和静脉曲张性上消化道出血。

消化道出血属中医学“血证”“呕血便血（黑便）”范畴，其发病原因归于外感六淫、内伤七情、饮食不节、体虚血瘀、药物或外物损伤等，导致热盛伤络，迫血妄行；瘀血阻络，血不归经；气不摄血，血溢脉外而发

为本病，其病机主要责之于“热”“郁”“瘀”“虚”。本病的病位在胃肠，与肝脾关系密切。

## 溃疡止血方（谢昌仁经验方）

【组成】党参 12 g，黄芪 15 g，炙甘草 4 g，白术 10 g，当归 10 g，白芍 12 g，阿胶珠 12 g，地榆炭 12 g，侧柏炭 12 g，海螵蛸 12 g，煅龙骨 15 g，煅牡蛎 15 g。

【功效】健脾益气，养血止血，和营定痛。

【主治】久痛入络，脾胃虚弱，中阳不运，气不摄血，血从下溢所致之便血。症见

反复上腹疼痛，平素胃脘隐隐作痛，空腹痛甚，进食后缓解，伴有反酸，解柏油样便，大便质稀，神倦乏力，口干喜热饮，纳谷减少，舌质淡红，苔薄白，脉濡。

【加减】肝郁气滞，嗔怒伤肝动血，则宜加疏肝和血之郁金、焦栀子、赤芍、牡丹皮、牛膝，去益气生血之品如黄芪；热郁气滞、和降失调、久病阻络者可清中止血，加炒黄连、陈皮、姜半夏、炒竹茹、茯苓、甘草；胃阴亏虚，内热耗津伤络者宜养胃阴，酌加沙参、麦冬、石斛、玉竹等，去黄芪、白术。

【方解】本方名"溃疡止血方"，方中党参、黄芪、炙甘草、白术甘温，补脾益气；白芍酸苦微寒，敛阴和营；当归、阿胶珠养血止血，和营定痛；地榆、侧柏二炭微寒，清降凉血、收涩止血，但清不过泄，涩而不滞；海螵蛸收敛止血，又具护膜制酸止痛之效；煅龙骨、煅牡蛎固脱止血。此十二味药相伍，不温不燥，不寒不腻，共奏健脾益气，养血止血，和营定痛之功效。

【现代研究】方中党参能调节胃肠运动、抗溃疡、增强免疫功能。黄芪能促进机体代谢、抗疲劳、促进血清和肝脏蛋白质的更新；能改善动物贫血；黄芪在细胞培养中，可使细胞数明显增多，细胞生长旺盛，寿命延长。甘草有抗溃疡，抑制胃酸分泌，缓解胃肠平滑肌痉挛及镇痛作用，并与芍药的有效成分芍药苷有协同作用。白术对肠管活动有双向调节作用，当肠管兴奋时呈抑制作用，而肠管抑制时呈兴奋作用，同时还有防治实验性胃溃疡的作用。当归可显著促进血红蛋白及红细胞的生成。白芍有明显的镇痛效果，与甘草的甲醇复合物合用，二者可表现出协同镇痛作用，芍药中的主要成分芍药苷具有较好的解痉作用。阿胶可显著提高血红蛋白浓度。地榆可明显缩短出血和凝血时间，能降低毛细血管通透性，减少渗出，减轻组织水肿，且药物在创面形成一层保护膜，有收敛作用。侧柏叶煎剂能明显缩短出血和凝血时间。海螵蛸有明显的抑制胃酸分泌的作用。龙骨和牡蛎所含钙离子，能促进血液凝固，降低血管壁通透性。

【用方经验】谢老认为便血一证按中医学

分型以脾胃虚寒型最为多见。患者多感胃脘隐隐胀痛，间或呕酸，大便色黑，头昏心悸，神疲气短，面白肢凉，食少。轻者便干色黑次数不多，重者肠鸣便溏如漆，舌淡脉缓。病机属久痛伤络，脾胃虚寒，气不摄血。故以益气护膜摄血为大法。

---

## 止血愈疡汤加减（王行宽经验方）

【组成】党参 10 g，白术 10 g，茯苓 10 g，当归 10 g，白芍 10 g，丹参 15 g，三七 3 g，黄连 5 g，地榆 20 g，陈皮 5 g，白及 10 g，甘草 3 g。

【功效】柔肝健脾，泻火止血。

【主治】适用于消化性溃疡并出血、脾虚兼胃热证。症见胃脘疼痛，饮食不慎或劳累即发，空腹痛甚，得食痛减；或食入易痛，食后腹胀；大便色黑，或伴有吐血；或见两胁胀闷，嗳气，神疲乏力；或伴见胃脘部灼热，口干，舌质红，苔薄白或薄黄，脉弦细或弦缓。

【加减】痛甚者，可合金铃子散；舌苔腻者，可加用竹茹、黄芩、藿香；吐酸多者，加海螵蛸、煅瓦楞子以制酸；腹胀甚者，加木香、砂仁、枳壳理气宽中。

【方解】方中党参、白术、茯苓、陈皮、甘草补脾行气，使脾气健旺，气机通畅，不仅能使血复归经，出血自止，且有益于促进溃疡的修复；当归、白芍养血柔肝，则其用自平；黄连苦寒坚阴，既清肝胃之热，又能制约异功散偏温之弊；地榆善治便血，其效自不待言；白及既能止血，更有生肌，促进溃疡愈合之功；三七、丹参为止血、祛瘀之良药。诸药合用，补清两顾、肝脾兼治、温清并用、止血祛瘀同施，相辅相成。

【注意事项】胃中积热，肝火犯胃者慎用。

【现代研究】党参能调节胃肠运动、抗溃疡和增强机体免疫。白术可调节胃肠道运动。茯苓有护肝作用，能降低胃液分泌，对胃溃疡有抑制作用。三七能够缩短出血和凝血时间，具有抗血小板聚集及溶栓作用；能够促进多功能造血干细胞的增殖，具有造血作用；

能够提高体液免疫功能，具有镇痛、抗炎等作用。白芍可增强机体免疫力。当归能促进红细胞和血红蛋白的生成。丹参有保护红细胞膜的作用。黄连有抗急性炎症、抗肿瘤和抑制组织增生的作用。地榆可明显缩短出血和凝血时间。陈皮对胃肠道运动有抑制作用。白及粉对实验性犬胃及十二指肠穿孔有明显治疗作用，可迅速堵塞穿孔，阻止胃及十二指肠内容物外漏并加大网膜的遮盖。甘草有抗溃疡和抑制胃酸分泌的作用。

【用方经验】消化性溃疡中，以十二指肠溃疡为多，且便血又多呈稀溏黑便，所以，王老认为消化性溃疡并出血者，主要由脾虚失摄所致，若伴见吐血，舌红苔黄者，为兼见胃热之象。此时虽有热象，然总以脾虚为本，胃热为标，故治宜补清兼施，寒温并用。若胃出血总因于火，过用苦寒清火之剂，或可收一时之效，然反伤胃气，非但难使溃疡愈合，而且常可导致反复出血及溃疡复发。又脾胃病与肝的关系极为密切，因肝病每易犯及脾胃，脾胃既病，又常易招肝乘，故对于溃疡病并出血的治则，习以调和肝脾（胃）为主，自拟止血愈疡汤。

溃疡病出血属中医学"吐血""便血"范畴。《济生方·失血论治》认为失血可由多种原因导致，"所致之由因大虚损或饮酒过度，或强食过饱，或饮啖辛热，或忧思恚怒"。《景岳全书》提纲挈领地概括为"火盛""气虚"两个方面，导致脏腑功能紊乱。故补脾柔肝当为其治疗大法，异功散能补脾行气，使脾胃健旺，气机通畅，则血复归经。当归、白芍养血柔肝，虽有肝气犯胃之象，毋须用疏肝、伐肝之品，因养其肝血，则肝气内平。若一味"伐肝"，则肝虚不能藏血，血愈不止矣。本方可通用于临床各证型，但从其方药组成，并结合临床疗效来分析，其适应证以脾虚兼有胃热者最为相宜，其次是血瘀、气滞二证。

## 犀角地黄汤合大黄黄连泻心汤
（熊继柏经验方）

【组成】犀角（水牛角代替）30 g，生地

黄 24 g，芍药 12 g，牡丹皮 9 g，大黄 10 g，黄连 3 g。

【功效】清降胃火。

【主治】胃热壅盛所致之呕血。症见吐血来势猛、量很多，伴呕吐，口渴，胃中嘈杂，大便秘，舌苔黄，脉数有力。

【加减】上消化道出血属肝火犯胃，症见呕血暴出，甚至喷射性，伴心烦多怒，口苦，目赤，头胀痛，舌红，苔黄，脉弦数，原方去黄连，加栀子以泻肝火。

【方解】方中苦咸寒之犀角，凉血清心解毒，为君药。甘苦寒之生地黄，凉血滋阴生津，一助犀角清热凉血止血，一恢复已失之阴血。赤芍、牡丹皮清热凉血、活血散瘀，故为佐药。黄连清热，大黄通降助热下行。

【注意事项】吐血分虚实，实者是胃火，虚者是中气虚，多为气不摄血。

【现代研究】方中水牛角有增加血小板计数、缩短凝血时间及降低毛细血管通透性的作用。生地黄乙醇提取物有缩短凝血时间的作用。芍药苷有较好的解除胃肠道痉挛的作用。牡丹皮具有解痉和镇痛的作用。大黄能增加肠蠕动，促进排便。黄连有利胆、抑制胃液分泌和抗腹泻的作用。

【用方经验】熊老对于各种出血病证，辨证关键有两个方面：一要辨虚实。血证无外乎虚实两端，实证为火盛迫血妄行，虚证为气虚不摄血。二要辨病位。尽管血证复杂，但是根据出血的部位，我们可辨清脏腑的病变部位。如：吐血，病位在胃，但肝气横逆最易犯胃，故又与肝相关；便血和肠、胃有关，在肠中的是湿热，在胃中的是中焦虚寒。《诸病源候论》曰："斑毒之为病，热气入胃……毒气熏发于肌肉。"后世很多治斑的方，如化斑汤、消斑青黛饮均是以白虎汤为基础方，就是专为清阳明胃经实热。

治疗出血患者，凡出血严重者，应直接治标，急速止血，而止血最要紧的一步就是降火。如《素问·至真要大论》所曰："诸逆冲上，皆属于火。"清代唐容川《血证论》有"止血、消瘀、宁血、补血"四法，提出"阳明之气，下行为顺"的理论，因此血证尤其是上逆的出血病证，有一味非常奥妙的药：

大黄。临床治疗吐血、呕血、衄血，甚至咳血患者，若是明显的火旺，可以用大黄，其用量可至 10 g。目的不在于通大便，而在于泻火，使火下行。

凡是用于止血的药物一定要炮制。首需炒炭，可以加大止血作用，如荆芥炭、侧柏炭、茜草炭、蒲黄炭、棕榈炭、艾叶炭、地榆炭、仙鹤草炭等。

## 参地汤（李聪甫经验方）

【组成】生地炭 15 g，侧柏叶 10 g，紫丹参 10 g，茯苓 10 g，白茅根 10 g，京赤芍 6 g，牡丹皮 6 g，郁金 5 g，栀子炭 6 g，雪藕节 10 g，清童便（冲）1 杯，野山参（另煎）5 g。

【功效】清热止血，益气固脱。

【主治】血热妄行所致之呕血。症见吐血倾盆，形神衰惫，体质极弱，心烦不寐，脉洪且数，苔黑而滑。

【加减】有消化性溃疡病史者，加三七、白及、海螵蛸；恶心较重，时时欲呕，口苦而渴，大便不爽者，加瓜蒌皮、芦根、黄连、竹茹。

【方解】本方名"参地汤"，方中君用生地黄清热凉血，烧炭后增强其收涩止血之功；臣予野山参甘温，补益心脾，固脱生津；茯苓益气和胃；佐以牡丹皮、郁金、赤芍、栀子炭凉血化瘀以止血，兼有疏肝理气之功；白茅根、侧柏叶清热凉血止血；紫丹参祛瘀止痛，活血通经；雪藕节止血化瘀，专治吐血、咳血、尿血等血证；加用清童便清热凉血，滋阴降火，共奏清热止血，益气固脱之功效。

【注意事项】见血热之症，不可以寒凉之品一味攻之，应酌加健脾养胃之品。

【现代研究】生地黄有降压、镇静和抗炎的作用。野山参可改善慢性胃炎伴有胃酸缺乏或胃酸过低者症状；侧柏叶能明显缩短出血和凝血时间，有抗病原微生物、解热、降

压、镇静、降血脂等作用；栀子炭有抗菌、对抗血小板聚集的作用，改善患者的高凝状态；紫丹参有抗炎、抗血小板聚集等作用；茯苓有抗菌、抑制消化溃疡等作用；赤芍有抗血栓形成、抗血小板聚集、抗炎等作用；牡丹皮、郁金有抑菌的作用；藕节、白茅根有缩短出血时间的作用；童便其主要成分为尿素及氯化钠、钾、磷等，另有微量的维生素和多种激素。

【用方经验】李老对中医学是批判式的传承，其以矛盾分析法，解读传统中医学理论引入现代辩证唯物主义矛盾分析法，科学地研究李东垣脾胃理论，在《"脾胃学说"的论述》开篇即引用《矛盾论》中的一段文字："科学研究的区分，就是根据科学对象所具有的特殊的矛盾性。因此，对于某一现象的领域所特有的研究，就构成某一门科学的对象。"如在"火与元气"的矛盾问题上，李老认为："主要的矛盾方面是'元气不足'，但也不能忽视次要的矛盾方面'阴火炽盛'。"李老治疗火热出血之证，还擅用鲜药，因其性凉味浓，药效不受加工炮制的影响，止血效果更佳。使用时宜根据药物性味、归经不同而辨证投之。如白茅根、芦根甘寒，入肺，用于因肺胃热盛而致咯、吐血；藕节甘涩平，各种血热皆可用之，还有清童便，咸寒降火，清心凉血，以收止血之效。

血出有因，火动有源，故火热出血虽主以苦寒清火凉血，然法不可单一，药忌纯投寒凉。李老受前人的启迪，每以清肝泄肺平抑之品为佐药，常用郁金、大黄、枇杷叶等药，不但使火有出路，邪去则血安，且能入络消瘀，防留瘀之弊。李老临证还强调"血以和为贵"，未成之瘀，当采取调气和血法，使其循经而流转；已成之瘀宜活血化瘀；化之不除的瘀血，才需攻逐，驱之体外，但又要结合体质，视其体质情况灵活运用，此乃中医治病之根本。李老治血证，虽喜投常用方，但由于做到辨证求因，妙于化裁，故能寓奇巧于寻常，开无穷之悟境。

# 第八节　胃食管反流病

胃食管反流病，中医学属于"吐酸""呕苦""吞酸""嘈杂""食管瘅"等范畴。中医学认为本病病位在食管和胃，与肝、胆、脾等脏腑功能失调密切相关，是由胃失和降，胃气上逆所致胃内容物反流入食管，引起不适和并发症的一种疾病。本病病理因素有虚实两端：属实的病理因素：痰、热、湿、郁、气、瘀；属虚者责之于脾。本病病机特点：一为逆，二为热，三为郁。临床表现包括典型的反流综合征（反流和烧心），胸骨后灼痛，吞咽困难，上腹痛、腹胀、嗳气、早饱、恶心等消化系统症状，或同时伴有咽喉不适、睡眠障碍；食管外症状表现有慢性咳嗽、支气管哮喘等。现代医学根据内镜下是否有食管黏膜糜烂、溃疡，可分为非糜烂性反流病，糜烂性食管炎和Barrett食管三种类型，以非糜烂性反流病最为常见，约占70%；糜烂性食管炎可合并食管狭窄、溃疡和消化道出血；Barrett食管有可能发展为食管腺癌。胃食管反流病的发病机制主要是抗反流防御机制减弱和反流物对食管黏膜的攻击作用增强所致。该病发病率随着年龄增长而增加，因其病程冗长、病势缠绵，给人们的日常生活带来了极大的困扰。中医药作为一种综合治疗手段，通过辨病与辨证论治相结合的方法对该病进行治疗，具有一定特色优势。

## 左金丸合济生橘皮竹茹汤加减
### （徐景藩经验方）

【组成】黄连 3 g，吴茱萸 2 g，橘皮 6 g，竹茹 10 g，麦冬 10 g，法（姜）半夏 10 g，枇杷叶（布包）10 g，茯苓 15 g，甘草 3 g，太子参 15 g。

【功效】清泄肝胃，和胃降逆。

【主治】肝胃郁热证之胃食管反流病。症见反酸、嗳气多，食物反流，呕吐，口干或兼口苦，舌质微红，脉象稍弦或细数。

【加减】其症兼见口苦、反流味苦等胆热逆胃者，酌加青蒿、黄芩、海金沙等；嗳气甚者可加沉香、刀豆壳、青皮、柿蒂等；吞咽不利或吞咽困难者，可加急性子、威灵仙、王不留行、通草等破瘀通利等；兼胸闷不畅者加紫苏梗；若见心前区疼痛者，多加娑罗子、橘络以宣通心脉止痛；胸膈痞满者，加鹅管石；食滞者，加用鸡内金、神曲；大便秘结属胃热偏甚者，加大黄；肝胃不和而无湿阻兼夹者，可重用白芍；阴虚郁热较著者，加蒲公英、石见穿、黄芩、知母、栀子等；若有郁热兼有痰浊，配以黄芩、蒲公英、桑白皮；肝气郁结甚者，酌加合欢花、郁金、佛手、绿萼梅、白蒺藜、生麦芽等；若见心肝气郁，心神失养者，配百合、茯神、甘麦大枣汤等；润剂之中，酌加枳壳、厚朴、橘皮等，有力于润剂更好的发挥疗效。

【方解】方以黄连、吴茱萸为君，取其"苦辛泄降"。黄连味苦，性寒，归心、脾、肝、胃、大肠经。功效清热燥湿，泻火解毒。可治呕吐吞酸，湿热痞满等症。以吴茱萸水制后善疏肝和胃止呕。叶天士认为"诸寒药皆凝涩，惟有黄连不凝涩。与辛药相伍，能通能降"。吴萸味辛、苦，性大热，归肝、脾、胃、肾经。功效温中散寒，降逆止呕，疏肝解郁，行气消胀，散寒止痛。可治脾胃虚寒、呕吐涎沫、嗳气吞酸、食欲不振等症。李杲有曰："浊阴不降，……非吴茱萸不可治也。"两药相伍为左金丸，有辛开苦降，反佐之妙用。黄连苦寒，泄其横逆之火，折其上炎之火，以和胃降逆；佐以吴萸之辛热，从类相求，引热下行。共奏泻火降逆和胃之效。橘皮、竹茹、法半夏为臣。橘皮微辛、微苦，归脾、胃、肺经。徐老认为其微苦微辛，具有流通气机、宣肺降胃之功，为叶氏"杏蔻橘桔开泄法"之要药，也是徐老治脾胃病八法之一降法的常用药。他认为降气、理气的药物一般能增强食管、胃、肠的蠕动。对反流性食管炎，可通过"降"的治法使反流得到纠正或改善。竹茹微寒，归肺、胃经。为治热性呕逆之要药。亦是徐老临床常用药，常可与刀豆壳相配，以顺升降之机。《本草汇言》曰其："善除阳明一切火热痰气为疾，……，如诸病非因胃热者勿用。"此方中竹茹伍辛温之橘皮助其和胃理气降逆，橘皮配竹茹使其清中有温。徐老认为："胃酸过多，分泌有余，即是湿。"临床上欲求制酸，可从化湿药考虑。法半夏味苦，性辛，具有降逆止呕、燥湿化痰之功，为止呕要药。既有降胃气上逆之功，又有除胃中湿邪之能，是治疗反流性食管炎的常用药。配黄连取泻心汤之意，辛以理气，苦以泄热，可治胃热吐酸、呕吐等症。茯苓药性平和，健脾安神，又能利水渗湿，既能扶正，又能祛邪，故久病伤正之证尤为适宜。《本草纲目》曰茯苓"东垣谓其为阳中之阴，降而下，言其功也。"配法半夏、陈皮、甘草取小法半夏茯苓汤之意。此宗喻嘉言"开幽门"法之意，可使胃中上逆食管之浊阴下降，达和胃降逆、分利水湿之效。郁热日久，病程迁延多致气阴受损，成虚实夹杂之症，治当兼顾气阴。方中以太子参代党参，恐党参有滞气之弊，太子参相较党参其补益脾胃之力虽弱，但补气而不滞气，并有健胃养胃之功。合麦冬取麦门冬汤之意，盖因热易伤津、壮火食气，胃之气阴皆损，治当濡润。两者相配酸甘化阴，养阴生津敛气，气阴兼顾，兼能柔肝制木，消除或减少肝经对脾胃的病理因素。此即燥中用润，刚中用柔之意，临床上运用得当，常获得良好效果。添枇杷叶，以降逆气，《本草纲目》曰其能和胃降气，有下气之功。

【注意事项】呕吐吞酸属脾胃虚寒者忌用，孕妇慎用。

【现代研究】方中黄连具有抗溃疡、抗细菌、真菌、病毒作用、抗炎、抗腹泻、解热等作用；吴茱萸具有镇痛、镇吐、抗溃疡、调节机体的肠道等作用；橘皮具有抗炎、抗溃疡、利胆等作用；竹茹具有抗菌，抑制酶活性等作用；麦冬具有镇静、抗疲劳、清除自由基、提高细胞免疫功能等作用；法半夏具有镇吐、催吐、抗溃疡等作用；枇杷叶具

有抗菌、镇咳、祛痰、平喘等作用；茯苓具有利尿、免疫调节、保肝、抗氧化、抗炎、抗病毒等作用；太子参具有抗应激、抗疲劳、抗脂质过氧化、抗炎、增强免疫、镇咳及抗菌抗病毒等作用；甘草具有抗消化性溃疡、抑制胃酸的分泌、促进溃疡的愈合、解痉等作用。

【用方经验】徐老认为吐酸的病机以肝胃郁热、胃气上逆为主。且指出肝胃之气郁滞有易化热的特点，并且此热属郁热而非肝经实热。无论何种因素所致肝气不疏均可至气机郁滞横逆犯胃，致使肝胃气郁，肝胃之气结于胃脘不得通降，气郁日久，从阳化热，出现肝胃郁热。是证除"吐酸"外，还可见"嗳气""烧心""胸痛"等症。均系肝胃郁热、胃失和降所致。该病常易迁延加之热邪灼伤，常易耗气伤阴，出现"口干""不饥少纳"等胃之气阴两虚的表现。叶天士有曰："木火无制，都系胃汁之枯。"说明胃阴虚又可进一步加剧肝胃郁热。故全方重在泄肝胃之郁热、降胃中之气逆，辅以润养气阴。用苦辛寒降泄而顾护脾胃，补脾胃气阴而不壅滞，是为"通补"之法。诸药合用，标本兼顾，用药刚中配柔，柔中用刚，补中有通，使安正而邪去，共奏疏肝泄热、和胃降逆之功。

## 柴胡疏肝散加减（颜正华经验方）

【组成】柴胡 10 g，香附 10 g，焦三仙 10 g，紫苏梗 10 g，陈皮 10 g，炒白芍 18 g，炙甘草 6 g，枳壳 12 g，黄连 4 g，吴茱萸 2 g。

【功效】理气疏肝，通降和胃。

【主治】肝胃不和证之胃食管反流病。症见胃脘胀满牵及两胁，剑突下及胸骨后灼痛，食后尤甚，自觉时常有食物上冲至咽喉，遇情绪波动时加重，伴纳差、心烦、口干苦、疲乏、睡眠差，舌红，苔白，脉弦滑。

【加减】可据症调整左金丸之黄连、吴茱萸比例，有效抑止反流。如肝郁化火用黄连、吴茱萸 6∶1，寒邪盛则 1∶6，寒热不明显 3∶3。或以黄连炒吴茱萸，也可用海螵蛸、

内科国医圣手时方

煅瓦楞子以加强制酸效果。

【方解】方中以柴胡功善疏肝解郁，用以为君；香附理气疏肝而止痛，助柴胡以解肝经之郁滞，并增行气活血止痛之效，为臣药；陈皮、枳壳理气行滞，芍药、甘草养血柔肝，缓急止痛，均为佐药；辅以焦三仙消积化滞；紫苏梗行气宽中止呕；黄连、吴茱萸两药相伍，取其泻肝火，行湿，开痞结之效；甘草调和诸药，为使药。诸药相合，共奏疏肝行气、活血止痛之功。

【注意事项】嘱患者忌食生冷油腻及甘酸之品；本方易耗气伤阴，不宜久服。

【现代研究】方中柴胡具有镇静、镇痛、抗菌、抗病毒、解热、退热等作用；香附具有抗炎、镇痛、利胆、松弛肠道平滑肌等作用；焦麦芽具有抗真菌、助消化、降血糖等作用；焦山楂具有助消化、降脂降压等作用；焦神曲具有促进胃液分泌、助消化等作用；紫苏梗具有抗菌、抗病毒、抗炎、抗过敏、抗氧化等作用；陈皮具有升压、抗炎、抗过敏、强心等作用；白芍具有抗炎、镇痛、镇静、改善血液循环等作用；枳壳具有调节胃肠运动、利胆排石、升压、抗血栓等作用；黄连具有抗溃疡、抗细菌、真菌、病毒作用、抗炎、抗腹泻、解热等作用；吴茱萸具有镇痛、镇吐、抗溃疡、调节机体的肠道等作用；甘草具有抗消化性溃疡、抑制胃酸的分泌、促进溃疡的愈合、解痉作用。

【用方经验】胃脘、胸骨后烧灼样疼痛、胀闷不适，常见诱因为情志不遂，肝气郁结，气逆犯胃。肝主疏泄，以条达为顺，胃主受纳，以通降为和，脾升胃降，肝气条畅，乃相因相用。肝胃一荣俱荣，一伤俱伤，生理上互相促进，病理则互相影响。颜教授临床将肝胃失和归纳为三种原因：一是多数患者先有精神刺激，脘腹不适随即出现。即情志不遂致肝失疏泄，肝气郁结致脾胃升降失调，出现"木不疏土"。症见：脘腹胀痛、烧心、纳差、呃逆。二是肝气横逆，脾胃失和，浊气上逆，即"木横克土"。症见：脘腹胀痛窜及胁肋、反酸、呕逆、嗳腐。三是饮食失节，脾胃失健，升降失枢致肝失条达，即"土壅木郁"或"土虚木贼"。症见：食少纳呆，胃

脘隐痛、胀闷，泛酸，呕恶。因此，反流性胃炎-食管炎主要病机不外乎肝胃失和。治疗关键是肝胃同治，各有所重。颜正华擅用理气疏肝、通降和胃，肝胃同调法。选择药物忌刚宜柔、升降相因，药性以轻灵、流通见长。方用柴胡疏肝散加减。常用柴胡、香附、川楝子、佛手、香橼疏肝解郁，条达肝木；以陈皮、木香、代赭石、旋覆花、甘松、绿萼梅、谷芽、麦芽、枳壳降胃逆、通腑气、调脾胃；重用白芍 15～30 g 配甘草，缓肝急，柔胃阴，与理气药相辅相成，缓解肝胃上冲之逆气。

## 颜正华经验方

【组成】香附 10 g，枳壳 10 g，陈皮 10 g，焦三仙 10 g，赤芍 10 g，丹参 10 g，醋延胡索 10 g，白芍 20 g，当归 20 g，太子参 30 g，黄连 1.5 g，吴茱萸 5 g，炙甘草 6 g。

【功效】疏肝和胃，理气活血。

【主治】肝胃气滞，瘀血阻络，脾胃失健证之胃食管反流病。症见胸骨后烧灼感及疼痛反复发作，食后加重，入夜尤甚，拒按，伴剑突下胀闷，牵及胸膺，嗳气、泛酸、口干、不欲食，大便不成形，面色萎黄，乏力，懒言，舌淡，苔白，脉沉弦。

【加减】常配川芎、失笑散、乳香、没药等，根据瘀血之轻重选用药物；伴便秘者，常用瓜蒌、决明子、当归、郁李仁、枳实、槟榔、大黄等。

【方解】方中香附、枳壳、陈皮为疏肝理气之品，香附味辛、微苦、微甘，性平，归肝、脾、三焦经，《本草纲目》："香附之气平而不寒，香而能窜，其味多辛能散，微苦能降，微甘能和。"功善疏肝解郁，理气宽中；枳壳味苦、辛、酸，性温，《日华子本草》："健脾开胃，调五脏，下气，止呕逆，消痰。治反胃，霍乱泻痢，消食……"具有理气宽中、行滞消胀之效；陈皮味苦、辛，性温，《本草纲目》："疗呕哕反胃嘈杂，时吐清水。"功善理气健脾消滞，三者合用共凑疏肝和胃之功；赤芍、丹参、延胡索为活血化瘀止痛之品，赤芍味苦，性微寒，归肝经，功善清

热凉血，散瘀止痛；丹参味苦，微寒，归心、肝经，《神农本草经》："心腹邪气，肠鸣幽幽如走水，寒热积聚，破症除瘕，止烦满，益气。"功善活血祛瘀止痛；延胡索味辛、苦，性温，归肝、胃、心、肺、脾经，《医学启源》："治脾胃气结滞不散，主虚劳冷泻，心腹痛，下气消食。"功善活血散瘀，理气止痛，三药配伍以达活血祛瘀之效；白芍、当归、太子参为补气养血佳品；黄连、吴茱萸则为制酸名方左金丸中之固定配伍，辅以焦三仙消积化滞，甘草调和诸药，纵观全方，攻补兼具，动静相宜，疏肝活血之中亦有补养之意。

【注意事项】嘱患者忌食生冷油腻之品。

【现代研究】方中香附具有抗炎、镇痛、利胆、松弛肠道平滑肌等作用；焦麦芽具有抗真菌、助消化、降血糖等作用；焦山楂具有助消化、降脂降压等作用；焦神曲具有促进胃液分泌、助消化等作用；陈皮具有升压、抗炎、抗过敏、强心等作用；枳壳具有调节胃肠运动、利胆排石、升压、抗血栓等作用；白芍具有抗炎、镇痛、镇静、改善血液循环等作用；太子参具有抗应激、抗疲劳、抗脂质过氧化、抗炎、增强免疫、镇咳及抗菌抗病毒作用；赤芍具有抗炎、抗血小板聚集、抗病原体、镇痛镇静等作用；丹参具有保护血管内皮细胞、抗血小板聚集、改善循环等作用；延胡索具有抗溃疡、解痉、镇痛、镇静等作用；当归具有抗炎、抗氧化、抗血栓、镇静、镇痛等作用；黄连具有抗溃疡、抗细菌、真菌、病毒作用、抗炎、抗腹泻、解热等作用；吴茱萸具有镇痛、镇吐、抗溃疡、调节机体的肠道等作用；甘草具有抗消化性溃疡、抑制胃酸的分泌、促进溃疡的愈合、解痉等作用。

【用方经验】颜正华临证善于观察患者气血，他认为反流性胃炎-食管炎疗效与气血运行通畅与否直接相关，只注重理气而失察脉络血行，则会延缓病情恢复。反流性胃炎患者病程日久，久病入络，气血失和，瘀血阻滞；又因肝气郁结，气滞血停，血瘀胃络，气血相因相果，使病症加重难愈。临床常见患者胃脘痛持久、顽固，入夜尤甚，均为气滞血瘀所致。理气勿忘活血，治胃勿忘活血。常配川芎、赤芍、白芍、丹参、延胡索、失笑散、当归、大黄、乳香、没药等，根据瘀血之轻重选用药物。

## 消化复宁汤（徐经世经验方）

【组成】竹茹 10 g，苍术 15 g，柴胡 10 g，黄芩 9 g，枳壳 12 g，郁金 10 g，延胡索 12 g，白芍 20 g，山楂 15 g，蒲公英 20 g，车前草 15 g，谷芽 15 g，麦芽 15 g。

【功效】宽中理气，调和肝胆，健脾和胃，平衡升降。

【主治】肝胆郁热，脾胃虚寒证之胃食管反流病。症见胃脘胀满疼痛，食不振，多食饮冷即胀，嗳气吞酸，口中干苦，但喜热饮，或口舌生疮，口中秽臭，或胁满刺痛，目肤色黄，或不寐多梦，心烦易怒，或大便干稀不一，小便偏黄，舌质红，苔薄黄微腻，脉细弦或数。

【加减】湿浊不化，阻滞中焦，脘闷纳呆，去白芍、黄芩，加厚朴花 10 g，绿萼梅花 20 g，建曲 12 g，以化湿健脾，理气和胃；湿邪热化，胃脘饱闷，大便不通，去白芍、山楂，加生大黄 6 g，蒲公英 30 g，以清热导滞，通腑畅中；肝气犯胃，嗳气吞酸较甚，去车前草、黄芩、山楂，加法半夏 12 g，海螵蛸 15 g，赭石 9 g，以降逆止酸；舌红少苔，重用石斛 30 g。以益胃养阴，护救化源。

【方解】方中柴胡、郁金归肝经，疏肝理气，助肝脏疏泄功能正常；延胡索、白芍养阴柔肝，配伍柴胡、郁金具有理气止痛之效；苍术、枳壳合用可健脾、燥湿、行脾胃之气，使脾健胃降，湿邪得以祛除，与柴胡相伍，还有疏肝利胆之功；竹茹、黄芩、车前草同伍可以清热、燥湿、清热利下，引热下行，使热有去处；山楂、麦芽化食消积，帮助脾胃运化，使湿邪不能内蕴化热。全方具有宽中理气、健脾和胃、调和肝胆、平衡升降之功。

【注意事项】应充分注重调护，嘱患者做到劳逸结合，主动适应寒温变化，避免情志刺激和不舒，防止过度劳累，保持大便通畅，寐时多取左侧卧位，禁食油腻肥厚之品，少进辛辣煎炸生冷之食，配合药疗，常可起到事半功倍的作用，疗效更佳。

【现代研究】

1. 方中竹茹具有抗菌，抑制酶活性等作用；枳壳具有调节胃肠运动、利胆排石、升压、抗血栓等作用；延胡索具有抗溃疡、解痉、镇痛、镇静等作用；白芍具有抗炎、镇痛、镇静、改善血液循环等作用；麦芽、谷芽具有抗真菌、助消化、降血糖等作用；山楂具有助消化、降脂降压等作用；焦神曲具有促进胃液分泌、助消化等作用；柴胡具有镇静、镇痛、抗菌、抗病毒、解热、退热等作用；苍术具有调整胃肠运动功能、抗溃疡、保肝、抑菌等作用；黄芩抗炎、抗病原微生物（抗内毒素）、解热、保肝利胆、镇静、提高机体免疫功能等作用；郁金能显著升高兔胃底和胃体纵行肌条张力，减小胃体收缩波平均振幅，并呈剂量依赖关系，说明郁金对胃肌条收缩活动具有明显的兴奋作用；蒲公英保肝、利胆、抗胃溃疡、抗病原微生物等作用；车前草对胃液分泌具有双向调节作用，对毛果芸香碱所致的胃液分泌过多和肾上腺素所致的胃液分泌过少，具有对抗作用。

2. 实验研究：消化复宁汤可通过激活ERK1/2，抑制 p-ERK1/2 的水平防治 CAG 发生，其作用无明显的剂量依赖性；并可显著提高肝郁脾虚大鼠血清胃泌素、血浆胃动素含量，促进胃排空，提高小肠的推进功能。

【用方经验】徐老从肝胆脾胃四脏腑生理病理之间的关系分析，认为肝主疏泄，脾主运化，脾胃运化功能的健旺正有赖于肝的疏泄，若肝失疏泄，则病于脾，所谓"木乘土位""木贼土虚"皆为言此；反之，脾病亦可及肝，因肝为木气，赖土以资培，若脾胃运化功能失健，影响肝气的冲和条达，则见"土壅木郁"之证。另外，胆随胃降，胃随胆升，若胆胃升降有序的功能有失常态，则见脘胁胀满、嗳气吞酸、黄疸便结等病症，肝胆脾胃之间这种相应为用、相失为病的关系决定了此四者同病现象的出现。但肝为刚脏，喜条达而恶郁滞，且体阴而用阳，临床多郁而易热；脾为阴土，喜燥而恶湿，其病多湿

而易寒，故肝胆脾胃四者同病，按其临床转归常会出现寒热交集的病理表现，今从临症所见又非仅如此，而"肝胆郁热，脾胃虚寒"之寒热各居其位的隔拒状态更为显见，因此从治疗上当须顺应而治。当今社会，随着人们生活水平日益提高，生活节奏不断加快，人无节制，纵饮多食，且无规律，每每伤及脾胃而化湿、生寒，加之渴求欲壑而不遂者甚多，因病而郁，因郁而病，病患多郁，久则五志过极而皆化为火，"肝胆郁热，脾胃虚寒"则成为引起临床诸多病症常见的病症机因之一。

有鉴于此，徐老根据先哲四逆散合黄连温胆汤加味，所制消化复宁汤（竹茹、苍术、柴胡、黄芩、枳壳、郁金、延胡索、白芍、山楂、蒲公英、车前草、谷芽、麦芽），用于胆囊炎、胆石症、胆汁反流性胃炎等消化系统疾病可谓得心应收。方中用药，利胆调腑，消炎止痛，健脾和胃，具有调中有利、通调结合的作用，为阴阳转枢之剂，共奏修复消化之功。

## 和肝汤（方和谦经验方）

【组成】当归 10 g，白芍 12 g，党参 10 g，白术 10 g，茯苓 10 g，柴胡 9 g，薄荷（后下）3 g，紫苏梗 9 g，香附 9 g，生姜 3 g，大枣 4 枚，炙甘草 6 g。

【功效】疏肝解郁，益气健脾。

【主治】肝郁脾虚证之胃食管反流病。症见胃脘或胁肋胀痛，腹胀，食少纳呆，便溏不爽，情绪抑郁或急躁易怒，善太息，肠鸣矢气，腹痛即泻，泻后痛减，舌苔白或腻，脉弦或细。

【加减】烧心反酸严重者，加海螵蛸 10 g、煅瓦楞 10 g。

【方解】"和肝汤"的组成有三个特点：其一，本方以当归、白芍为君药，养血柔肝。肝为刚脏，体阴而用阳，当归、白芍以阴柔之性涵养本。其二，以柴胡、薄荷、紫苏梗、香附为臣药；柴胡、薄荷疏肝解郁，加入紫苏梗、香附不仅降肝之逆，且能调达上、中、下三焦之气。四药合用有疏肝解郁、行气宽

中之功，此所谓："肝欲散，急食辛以散之。"以辛散之剂遂其性。其三，又以党参、茯苓、白术、甘草四君汤为佐药，甘温益气、健脾和胃。既遵仲景"见肝之病，知肝传脾，当先实脾"之旨，又收"肝苦急，急食甘以缓之"之用，达到以甘温缓急杜其变的目的。上述特点使"和肝汤"成为一个调和气血、疏理肝脾、体用结合、补泻适宜的方剂，在临床上广泛应用于肝脾失和的多种病证。

【注意事项】本方用于各种原因导致的肝血不足、肝气不柔、肝气郁滞、疏泄不利、脾不健运、水湿内停或筋脉失养、经络阻滞不畅，除此无效。

【现代研究】

1. 方中当归具有抗炎、抗氧化、抗血栓、镇静、镇痛等作用；白芍具有抗炎、镇痛、镇静、改善血液循环等作用；党参具有抗溃疡、抑制胃酸分泌、降低胃液酸度、促进胃黏液的分泌、增强胃黏液-碳酸氢盐屏障等作用；白术具有调节肠道功能、抗溃疡、增强免疫、抗氧化等作用；茯苓具有利尿、免疫调节、保肝、抗氧化、抗炎、抗病毒等作用；柴胡具有镇静、镇痛、抗菌、抗病毒、解热、退热等作用；薄荷具有抗病毒、杀菌、镇痛、利胆等作用；紫苏梗具有抗菌、抗病毒、抗炎、抗过敏、抗氧化等作用；香附具有抗炎、镇痛、利胆、松弛肠道平滑肌等作用；生姜具有保护胃黏膜细胞、减弱胃蛋白酶作用、增强脂肪分解酶的作用、镇吐等作用；大枣具有免疫抑制、镇静、催眠、降压等作用；甘草具有抗消化性溃疡、抑制胃酸的分泌、促进溃疡的愈合、解痉等作用。

2. 实验研究：和肝汤对小鼠肝损伤有保护作用，可降低 ALT 活力、MDA 含量，提高 SOD 活力（$P < 0.05$），改善肝脏组织病理。

【用方经验】方老在临床上用"和肝汤"治疗最多的是肝脏本身的病变。肝体阴而用阳，喜条达而恶抑郁，一旦木失于条达，肝气郁结，必影响肝脏生化功能而致病。诚如朱丹溪所曰："气血冲和，百病不生，一有怫郁，诸病生焉。"故前人有"郁不离肝"之说。方老认为郁则肝气逆，郁久则血瘀，是

以气病可致血病，血病亦可致气病，所以无论肝病的初中末任何阶段，疏通气血的原则应贯穿始终。《素问·至真要大论》曰："疏其血气，令其调达，而致和平。"方老运用"和肝汤"治疗肝病，也抓住了"疏气令调"的原则，用疏通调畅之药以复肝脏自然生化之态。诸如常见的胁痛、慢性肝炎、肝硬化等，凡影响肝之气血失和而导致肝之功能失常者，均可用"和肝汤"治疗。

胃食管反流病属中医学"嘈杂""反胃""痞满"等范畴。其病因多由于脾胃虚弱，中焦气机阻滞，升降失常所致，临床常见虚实夹杂证候。方和谦积多年临床经方教授积多年临床经验，以《伤寒论》小柴胡汤和解之法并结合《太平惠民和剂局方》"逍遥散"拟方思路所拟和肝汤。全方扶正祛邪：扶后天之本之正气，祛郁滞之邪气；既保留了逍遥散疏肝解郁、健脾和胃之内涵，又加重了培补疏利之特色，从而拓宽了逍遥散的用途，治疗该病切合病机。

## 蠲胃汤（李玉奇经验方）

【组成】黄芪 40 g，党参 15 g，山药 20 g，砂仁 15 g，豆蔻 10 g，茴香 5 g，炮姜 10 g，柴胡 15 g，苦参 15 g，橘核 15 g，川楝子 15 g，黄连 8 g，葛根 10 g。

【功效】补气健中，利胆和胃。

【主治】中虚气逆证之胃食管反流病。症见反酸或泛吐清水，嗳气反流，胃脘隐痛，胃痞胀满，食欲不振，神疲乏力，大便溏薄，舌淡、苔薄白，脉细弱。

【加减】大便稀溏者，加山药、（炒）白术。

【方解】用大量党参、黄芪、山药大补元气健脾，其中党参味甘，性平，归脾、肺经，《本草从新》："补中益气，和脾胃，除烦渴。"功善补中益气，和胃生津；黄芪味甘，性微温，归脾、肺经，补中益气，升阳固表；山药味甘，性平，归肺、脾、肾经，《神农本草经》："主伤中，补虚，除寒热邪气，补中益气力，长肌肉，久服耳目聪明。"功善健脾、补肺、益精；砂仁味辛，其性温，归脾、胃、

肾经，《药性论》："主冷气腹痛，止休息气痢，劳损，消化水谷，温暖脾胃……"功在醒脾和胃，行气化滞；豆蔻味辛，性温，归肺、脾、胃经，《开宝本草》："主积冷气，止吐逆反胃，消谷下气。"功效化湿温中，理气止痛；葛根、柴胡升清阳；茴香、炮姜散寒止痛，其中柴胡味苦，性微寒，归肝、胆经，功善疏肝解郁，升阳举陷；柴胡、苦参、川楝子、橘核疏肝利胆，行气止痛；黄连清热和胃为佐。诸药配伍，共取益气温胃，利胆化郁之效。

【注意事项】孕妇及阴虚有热者慎用。

【现代研究】方中黄芪具有调节免疫、抗溃疡、抗自由基损伤、抗脂质过氧化等作用；党参具有抗溃疡、抑制胃酸分泌，降低胃液酸度，促进胃黏液的分泌，增强胃黏液-碳酸氢盐屏障等作用；山药具有抗氧化、抗炎、调节肠道节律、增强免疫等作用；砂仁具有促胃肠动力、抗炎、抗氧化、免疫调节等作用；豆蔻具有促进胃液分泌、兴奋肠管蠕动、抑菌、平喘等作用；茴香具有止呕、消胃胀气，治疗膀胱炎等作用；炮姜具有抗溃疡、止血等作用；柴胡具有镇静、镇痛、抗菌、抗病毒、解热、退热等作用；苦参具有抗炎、

抗病原体、解热、抗过敏等作用；橘核具有镇痛、抗肿瘤等作用；黄连具有抗溃疡、抗细菌、真菌、病毒作用、抗炎、抗腹泻、解热等作用；葛根具有抗氧化、肠管平滑肌解痉、降血脂、改善记忆功能、抗肿瘤等作用。

【用方经验】考《素问·至真要大论》曰："诸呕吐酸，暴注下迫，皆属于热。"故一般多认为呕吐因热而成，且与肝郁化火关系密切，亦有寒热虚实错杂并见者。而李老却突破常规，认为反流性胃炎不是因为气滞或肝气犯胃，而是为中气虚，脾不能胃行其津液，胃内压力降低，胆汁等物质反流上来，损坏了胃黏膜，故出现口苦，胃脘痛，喜温不喜凉等症。李老特别强调如要把反流性胃炎治好，必须大补元气，健中和胃，药性宜碱宜温，忌酸忌凉。故方中重用黄芪40 g，伍党参、山药、葛根、柴胡大补脾气升阳；黄连、苦参清热和胃降逆；蔻、砂仁化湿温中，行气止痛；茴香、炮姜散寒止痛；柴胡、橘核、川楝子疏理肝气、行气止痛。诸药配伍，寒温并用，升降同施，健脾、和胃、疏肝、行气兼顾，体现以"和为贵"思想，用于反流性胃炎，反流性食道炎非常效验。

# 第九节　肝硬化

肝硬化是一种由不同病因长期作用于肝脏引起的慢性、进行性、弥漫性肝病，是在肝细胞广泛坏死的基础上产生肝脏纤维组织弥漫性增生，并形成再生结节和假小叶，导致肝小叶正常结构和血液供应遭到破坏。病变逐渐进展，晚期可出现肝衰竭、门静脉高压和多种并发症，每年约有100万患者死亡。肝硬化中晚期合并腹水则属可归属于中医学之鼓胀。鼓胀是以腹部膨胀如鼓而命名。系因肝脾肾三脏受损，气、血、水瘀积腹内，临床以腹部胀大如鼓、皮色苍黄、腹壁脉络暴露为特征，或有胁下或腹部痞块，四肢枯瘦等表现的临床病证。本病反复迁延，久治难愈，晚期可见吐血、便血、昏迷等症。本

节介绍各位中医名医名家在治疗鼓胀病方面的经验。

## 苍牛防己黄芪汤（池晓玲经验方）

【组成】黄芪30 g，仙鹤草30 g，苍术25 g，牛膝15 g，泽兰15 g，楮实子15 g，白芍15 g，大腹皮15 g，防己10 g，黄芩10 g，炙甘草6 g，柴胡5 g。

【功效】疏肝健脾，行气利水消胀。

【主治】肝郁脾虚，湿瘀热结所致之鼓胀。症见乏力，腹胀如鼓，身目黄染，纳一般，眠可，小便量少，色黄，大便调。舌暗红、苔黄厚腻，脉弦涩。

【加减】若湿蕴化热而发黄，则应加茵陈、土茯苓、金钱草等清利湿热之品，或加用茵陈蒿汤；若小便赤涩不利，可加滑石、通草、蟋蟀粉以利窍行水；若气阴两虚，舌质嫩红，可加沙参、玉竹、麦冬以养阴益胃；若气血两虚，舌淡、心悸少寐，可加当归、何首乌、阿胶等以养血宁心；若湿浊中阻，胃失和降，恶心呕吐，可加法半夏、陈皮、生姜、竹茹等和胃降逆。

【方解】黄芪补气健脾，利尿消肿，固护脾胃之气，是为君药。仙鹤草收敛止血，苍术燥湿健脾，共为臣药。大腹皮行气宽中，利水消肿；牛膝活血通经，补肝肾；泽兰活血调经，利水消肿；芍药、甘草酸甘化阴，直入肝脏，补其虚而制其火，以上诸药共为佐药。柴胡使肝木条达，同时池晓玲指出，柴胡性温升散，用量宜小，一般以 5 g 为宜，一则考虑慢性肝病，需长期调护，防劫伤肝阴；二则鼓胀患者，肝郁久矣，疏导肝气宜缓图，如春风拂面，忌镇肝，故柴胡之用量宜小宜轻。

【注意事项】前方就用控伤阴化燥，宜加用生津益阴之品。

【现代研究】方中黄芪能防止肝糖原减少，对小白鼠四氯化碳性肝炎有保护作用。黄芪对乙型肝炎病毒表面抗原阳性转阴也有一定作用。仙鹤草可收缩周围血管，有明显的促凝血作用。苍术有促进胃肠道运动的作用。牛膝能降低大鼠全血黏度、血细胞比容、红细胞聚集指数，并有抗凝作用。泽兰水煎剂能对抗体外血栓形成，有轻度抑制凝血系统与增强纤溶活性的作用。楮实子具有减轻肝细胞氧化应激损伤的作用。白芍能促进小鼠腹腔巨噬细胞的吞噬功能，尚可使处于低下状态的细胞免疫功能恢复正常。大腹皮有兴奋胃肠道平滑肌、促胃肠道动力作用，并有促进纤维蛋白溶解等作用。防己有抗肝脏肿瘤的作用。黄芩和炙甘草有不同程度的保肝与利胆的作用。柴胡有较好的抗脂肪肝、抗肝损伤、利胆、降低氨基转移酶、兴奋肠平滑肌等作用。

【用方经验】治疗鼓胀，首当调肝，池晓玲认为调肝离不开疏肝、养肝两个基本大法，

擅长疏养结合，肝体阴而用阳，疏养结合是肝的生理特性决定的，肝为阳脏，其性疏泄，疏泄有度则顺肝气条达之性，疏泄无度则容易变生多病。肝郁日久耗伤肝阴肝血，容易导致肝体不足，同时，肝气郁结或太过，均横逆犯脾，脾为后天之本，气血生化之源，运湿之枢纽，肝木克土，影响脾胃气机的升降出入，水谷精微运化不利，气血生化失权，反过来加重肝血亏虚，肝木失于涵养，形成"肝体愈虚，肝用愈强"这一恶性循环。

患者病若酒毒伤肝，病机为肝郁脾虚，湿瘀热结，病性属虚实夹杂，水湿困阻中焦为其标，治湿利小便已成定法，苍牛防己汤利水疗效显著。然鼓胀一证，最忌伤阴，患者若出现白天困顿，寐不安，舌尖芒刺，舌苔由黄腻转薄黄少津，脉弦细，有利水伤阴之象，睡眠节律颠倒，乃兼有肝性脑病征象。鼓胀一旦伤阴，损及肝脏本体之肝阴肝血，一方面乙癸同源，肝病及肾，伤及肾之真阴，且肾为少阴，上通心窍，易导致心神失养或心神受蒙，并发肝性脑病一证，一旦伤及真阴，滋阴怕碍湿，利水更伤阴，给接下来的治疗带来极大不便。故在疏肝健脾祛湿、利水消肿的原则下，初诊酌情去燥湿伤津之属，加强养阴清热之品，且患者湿、瘀、热三邪夹杂为患，又恐耗气动血，变生血证，故二诊在初诊方基础上加生地黄、牡丹皮凉血清热，清补兼施，非先安未受邪之地，后患者腹水平稳消退，取得全功。故治疗鼓胀，重在准确认识并积极防治兼证，方可取得良效。

## 理中汤加减（刘渡舟经验方）

【组成】干姜 12 g，红人参 8 g，白术 12 g，炙甘草 10 g。

【功效】温中健脾。

【主治】鼓胀属中虚脏寒证。症见脘腹胀满，小便短少，不欲饮食，舌淡苔白，脉来沉迟无力。

【加减】里寒盛者，可在服用汤药半小时后，啜热粥一大碗，并裹被保温。本方服至腹中热时，其效立至，尿少加茯苓、桂枝；腹胀、泄甚加附子、肉蔻；巩膜黄染者，加

茵陈。

【方解】方中干姜辛热暖脾胃而祛里寒，再用红参大补元气助运化而正升降，且能鼓阳利水，两味为治肝硬化腹水虚寒证之要药。白术健脾祛湿，炙甘草益气和中。本方以辛热而温中寒，以甘温而益中虚，中焦阳立则清升浊降，脾健自运，而臌胀渐消。

【注意事项】肝硬化腹水见此证者，当仔细辨证，并时时以救脾阳为先务，谨防脾阳衰败，后天之本亡绝，以确保患者无性命之虞。

【现代研究】方中干姜提取物有镇静、镇痛、抗炎等作用，并可有效杀灭血吸虫，尚可提高大鼠胆汁分泌量。人参可兴奋垂体-肾上腺皮质系统，提高机体应激反应能力。白术有保肝、利胆、利尿及抗凝血等作用。白术和炙甘草有不同程度的保肝以及利胆的作用。

【用方经验】《景岳全书》指出："但凡病肿胀者，最多虚证。"刘老认为肝硬化腹水呈现虚证者，以虚寒者为多，其病变的中心主要在脾，这是因为肝病日久，有乘克脾土之转归，《金匮要略》因此而总结出"见肝之病，知肝传脾"的规律。又因水湿为阴邪，裹积于体内，最易戕伐脾阳（气）。脾虚日久，还易累及于肾，形成脾肾双亏的病理结果。脾居中焦，司升降之职，具坤顺之德而行乾健之功脾阳（气）虚，中土不运，则会导致三焦不通，决渎失职，进一步障碍水液之运行。此时患者小便不利，腹满而胀，严重的患者可致寝食俱废。问其大便，则多称下利，或溏薄，或不能成形，每日在 2 次以上。其人面色多见黧黑，舌苔白滑，脉来沉迟，按之无力。而辨证的关键则在于患者大便稀溏。便溏与腹部胀满并见，反映出脾家虚寒的特点，《伤寒论》第 273 条讲得明白："太阴之为病，腹满……自利益甚。"肝硬化腹水出现脾家虚寒证，此为肝病传脾，脾阳虚衰，不能运化水湿的结果。故治疗之法，"当先实脾"，临床以温补脾气，运化寒湿为主，至于利尿、理气、活络等法，或暂缓用之，或佐以行之。总之，要抓住主证，解决肝硬化腹水虚寒证的主要矛盾。

肝硬化腹水虚寒证，由于阳气虚衰，不能温化水湿，使水邪允盛于内；或在水湿充盛之时，不注意温补阳气，惟用攻逐峻利之品，杀伤正气，均可致虚中夹实证。此时治疗颇为棘手，实邪内存，补之无效；正气内虚，则攻之不支。吴谦在《医宗金鉴》中曾感悟道："肿胀之病属虚寒者，自宜投诸温补之药，而用之俱无效验者，虚中必有实邪也。欲投诸攻下之药，而又难堪，然不攻之终无法也，须行九补一攻之法。是用补养之药九日，俟其有可攻之机，而一日用泻下之药攻之。然攻药亦须初起少少与之，不胜病，渐加之，必审其药与元气相当，逐邪而不伤正，始为法也。其后或补七日、攻一日，补五日、攻一日，补三日、攻一日，缓缓求之，以愈为度。"

## 甲苓饮（杨震经验方）

【组成】生龟甲 15 g，生牡蛎 15 g，炙鳖甲 15 g，泽泻 30 g，猪苓 30 g，茯苓 30 g，生黄芪 30 g，白茅根 30 g，泽兰叶 30 g，车前子 30 g，麦冬 15 g，生地黄 15 g，白芍 15 g，鸡内金 15 g，阿胶 10 g。

【功效】滋阴利水，散瘀清热。

【主治】鼓胀属肝肾阴虚证。症见大腹胀满，青筋暴露，舌紫，苔白腻，脉弦涩略数。

【加减】若腹水明显，伴下肢浮肿，可加泽泻、赤小豆、防己等增强除湿利尿之力，或应用实脾饮以温中健脾，行气利水。若腹大坚满，脘腹撑急，烦热口苦，小便赤涩，大便秘结，舌苔黄腻脉弦数，为湿热互结浊水停聚所致，可选用中满分消丸。既可清热化湿、理气燥湿、淡渗利湿，又能护卫中焦。

【方解】方中生龟甲滋阴益精，泽泻利水渗湿泄热为君药；炙鳖甲、生牡蛎助君药养阴清热、平肝息风、软坚散结，阿胶助生龟甲滋阴补血，猪苓助泽泻利水渗湿共为臣药；生地黄、麦冬养阴清热，车前子、白茅根清热利尿，生黄芪、茯苓益气健脾利水，鸡内金健脾消食，白芍酸甘养阴，共为佐药；泽兰叶酸敛入肝，利水通络，引药入经，作为使药。

【注意事项】鼓胀属阴虚证的患者临床治疗棘手，预后多不佳，利水加重伤阴，滋阴有碍利水，治疗宜缓图，不可急取。

【现代研究】方中龟甲、鳖甲以及牡蛎具有抗肝纤维化，改善肝脏微循环作用。黄芪具有增强与调节免疫、抗衰老、保肝、利尿等作用。阿胶的主要成分是胶原蛋白，具有补血、抗疲劳、提高免疫、抗休克等作用。茯苓、猪苓及泽泻，三者皆有利尿作用，能促进 $Na^+$、$K^+$、$Cl^-$ 的排泄，尤以猪苓、泽泻为甚，且可增加免疫功能，增强单核吞噬系统吞噬功能，具有保肝、抗炎作用。泽兰等可扩张血管，疏通肝脏微循环，增加血流量，降低门脉压及增加对肝脏的营养供应。车前子对各种杆菌和葡萄球菌均有抑制作用。麦冬能增强网状内皮细胞的吞噬能力。生地黄能增加 T 淋巴细胞数量。白芍能调节胃肠道蠕动。阿胶有明显的补血作用。白茅根有缩短凝血时间的作用。鸡内金有预防胃肠道溃疡的作用。黄芪能增强人体免疫力。

【用方经验】肝硬化腹水属中医学"鼓胀"范畴。本病常迁延日久，耗气伤阴，加之大量放腹水、利尿太过、长期腹泻、呕血以及便血等，容易伤阴损液进而出现动风、动血，临床可诱发肝性脑病、上消化道出血等变证。肝为刚脏，体阴而用阳，阳常有余，阴常不足，因此，肝肾阴虚常常为肝病晚期的一个病理发展趋势，也是变生他证的中心环节。肝硬化鼓胀属阴虚之证的患者临床治疗棘手，预后多不佳，利水加重伤阴，滋阴有碍利水，治疗宜缓图，不可急取。临床上治疗腹水通常采用行气利水、健脾利水、活血利水等疗法，而对于滋阴利水自古以来论及甚少。甲苓饮创新性地运用"三甲复脉汤"合"猪苓汤"加减而成，用于治疗阴虚型肝硬化腹水。追溯本源，"三甲复脉汤"始见于吴鞠通《温病条辨·下焦篇》，主治温热病后期，邪热羁留下焦，阴血亏损，水不涵木，肝风内动之证，具有滋阴养血，潜阳熄风之功效；"猪苓汤"则载于张仲景《伤寒论》，用治阴亏津伤，水热内蓄之发热，口渴欲饮，小便不利，心烦不眠或尿血、血淋等属阴虚血热者，可滋阴清热利水。

杨震将甲苓饮集伤寒与温病方剂于一炉，体现了古方今用的新思路，本方滋阴而不敛邪，利水而不伤阴，可阻其肝风鸱张之势。臌胀一病，虽胀苦急，不可滥用峻剂逐水。盖破血逐瘀最伤正气，故亦慎用破淤克伐之品。此外，本方可畅流清源，阻断病势，对减少上消化道出血、肝性脑病均有一定的作用，通过标本兼治，不图近效而远功自建。

## 茵陈蒿汤加味（王行宽经验方）

【组成】黄芪 20 g，柴胡 10 g，黄芩 10 g，茵陈 20 g，鸡内金 10 g，炒栀子 10 g，茯苓 20 g，泽泻 10 g，丹参 10 g，大腹皮 10 g，炙大黄 5 g，甘草 3 g。

【功效】清化湿热，利胆退黄，健脾除湿。

【主治】鼓胀属肝胆失疏，脾胃气虚证。症见面部、白睛黄染，腹胀不痛，纳差，无呕吐，口干苦，间歇发热，尿深黄。舌淡红，苔薄黄，脉弦缓。

【加减】若伴有齿衄、鼻衄，可加入滋阴清热、凉血止血之品，如女贞子、墨旱莲等；若腹水胀满太甚，伴见喘促不宁，可加炙麻黄、杏仁、桔梗以宣肺利水，或桑白皮、葶苈子、椒目泻肺利水，或枇杷叶、瓜蒌皮润肺利水。

【方解】本方为治疗湿热黄疸之常用方，《伤寒论》用其治疗瘀热发黄，《金匮要略》以其治疗谷疸。病因皆缘于邪热入里，与脾湿相合，湿热壅滞中焦所致。湿热壅结，气机受阻，故腹微满、恶心呕吐、大便不爽甚或秘结；无汗而热不得外越，小便不利则湿不得下泄，以致湿热熏蒸肝胆，胆汁外溢，浸渍肌肤，则一身面目俱黄、黄色鲜明；湿热内郁，津液不化，则口中渴。舌苔黄腻，脉沉数为湿热内蕴之征。治宜清热、利湿、退黄。方中重用茵陈为君药，本品苦泄下降，善能清热利湿，为治黄疸要药。臣以栀子清热降火，通利三焦，助茵陈引湿热从小便而去。佐以大黄泻热逐瘀，通利大便，导瘀热从大便而下。

【注意事项】脾胃乃后天之本，治肝勿忘

内科国医圣手时方

固护脾胃。

【现代研究】方中茵陈有显著利胆作用，并有解热、保肝、抗肿瘤和降压作用。栀子提取物对结扎胆总管动物的 GOT 升高有明显的降低作用；栀子及其所含环烯醚萜有利胆作用；其提取物及藏红花苷、藏红花酸、格尼泊素等可使胆汁分泌量增加。大黄能增加肠蠕动，抑制肠内水分吸收，促进排便。大黄有抗感染作用对多种革兰氏阳性和阴性细菌均有抑制作用，其中最敏感的为葡萄球菌和链球菌，其次为白喉棒状杆菌、伤寒和副伤寒沙门菌、肺炎链球菌、志贺菌属等；对流感病毒也有抑制作用。由于鞣质所致，故泻后又有便秘现象。有利胆和健胃作用。此外，还有止血、保肝、降压、降低血清胆固醇等作用。大腹皮有兴奋胃肠道平滑肌、促胃肠道动力作用，并有促进纤维蛋白溶解等作用。黄芩和炙甘草有不同程度的保肝与利胆的作用。柴胡有较好的抗脂肪肝、抗肝损伤、利胆、降低氨基转移酶、兴奋肠平滑肌等作用。甘草有不同程度的保肝以及利胆的作用。黄芪具有增强与调节免疫、抗衰老、保肝、利尿等作用。茯苓及泽泻皆有利尿作用，能促进 $Na^+$、$K^+$、$Cl^-$ 的排泄，且可增加免疫功能，增强单核吞噬系统吞噬功能，具有保肝、抗炎作用。

【用方经验】《医宗已任篇》中提出"肝叶硬"，谓"肝主血，血少则肝叶硬也"，当代著名中医学家任继学亦认为西医学中的"肝硬化"称"肝叶硬"允当。患者自觉腹胀，纳食差，神疲乏力，口干苦，间歇发热，尿色深黄。舌淡红，苔薄黄，脉弦缓。羌为肝阴血亏损，肝叶失养，肝络瘀阻，疏泄失司，胆汁外溢。肝木既旺，鲜有不克脾土者，故症现脾虚湿聚，气血水郁，留滞腹中而成鼓胀。急则治其标，故着重以清化湿热，利胆退黄为其治疗大法。《难经》曰："见肝之病，知肝传脾，当先实脾。"故在清肝、疏肝、化肝、柔肝、利胆基础之上，佐以健脾利湿，行气消胀。

## 益气活血汤（孙同郊经验方）

【组成】黄芪 30 g，白术 10 g，茯苓 10 g，薏苡仁 15 g，山药 15 g，赤芍 15 g，丹参 15 g，当归 10 g，郁金 15 g，泽兰 15 g，桃仁 10 g，鳖甲（先煎）15 g，甘草 3 g。

【功效】益气活血，软坚散结。

【主治】鼓胀属气滞血瘀证。症见神疲乏力，脘闷，纳差便溏，舌质淡或有瘀点，苔薄腻，脉沉弱。

【加减】若患者出现湿热胶着兼气血运行不畅之象，尚可加用茵陈清热利湿，白术、茯苓、猪苓、泽泻健脾淡渗利水；赤芍、丹参、泽兰、益母草凉血活血利水；大腹皮、陈皮行气利水；金钱草、蒲公英、白花蛇舌草清热解毒除湿。

【方解】方中重用黄芪补脾益气为君药，气旺以促血行。配白术、茯苓、薏苡仁、山药健脾助黄芪以益气，且可培土以护肝木；丹参、赤芍、当归养血活血，郁金行血中之气，泽兰、桃仁活血祛瘀，鳖甲咸寒入肝脾，软坚散结，均为佐药；甘草调和诸药，是为使药。

【注意事项】湿热入侵，阻遏气机，肝气郁结，病久入络，导致肝血瘀阻，故清热除湿乃治鼓胀之基本方略。

【现代研究】方中薏苡仁煎剂、醇及丙酮提取物对癌细胞有明显抑制作用。薏苡仁内酯对小肠有抑制作用。其脂肪油能使血清钙、血糖含量下降，并有解热、镇静、镇痛的作用。山药对实验大鼠脾虚模型有预防和治疗作用，对离体肠管运动有双向调节作用，并可助消化。丹参能保护肝细胞，阻断肝细胞损伤，促进肝细胞再生，有抗肝纤维化的作用。鳖甲能提高淋巴母细胞转化率，延长抗体存在时间，增强免疫功能。黄芪和白术均有增强机体免疫力的作用。茯苓可利尿。赤芍对多种细菌有不同程度的抑制作用。鳖甲具有抗肝纤维化，改善肝脏微循环作用。当归可改善机体的造血机能。郁金、泽兰与桃仁均有不同程度地防止凝血亢进的作用。甘草可保护肝细胞。

【用方经验】孙同郊认为，本病的辨证，应分清受损的脏腑部位和病情的正虚和邪实。邪实以湿热内蕴、肝郁气滞、瘀血阻络、水湿内停为主。正虚以脾虚、气阴两虚、肝肾阴虚、脾肾阳虚为主。由于病程冗长，病机繁杂，正虚邪实和血瘀湿热等常不能截然分开，往往虚中有实，实中有虚，因此治疗应在遵循基本治法的基础上，根据邪正主次而辨证加减用药中有实，实中有虚，因此治疗应在遵循基本治法的基础上，根据邪正主次而辨证加减用药。现介绍孙同郊用药经验如下。

湿热内蕴：症见身目黄染，胸闷，纳呆，口干，口苦，小便短赤，舌红、苔厚腻，脉弦滑，化验检查常有血清氨基转移酶升高。治宜清热除湿解毒。常用茵陈、栀子、大黄、黄柏、蒲公英、龙胆、金钱草、虎杖、金银花、连翘、赤芍、牡丹皮等。肝气郁结：症见胁痛阵作，似撑似窜，胸闷腹胀，脉弦。治宜疏肝行气，恢复肝的疏泄功能。常用柴胡、白芍、枳壳、当归、郁金、佛手、紫苏梗、香附、青皮、陈皮等。肝络血瘀：症见胁肋刺痛、胀痛或持续性痛，面色灰暗，皮肤有红丝赤缕，腹部青筋暴露，肝脾可扪及肿大，舌暗或有瘀斑，脉弦或涩。治宜活血通络，软坚散积，常用赤芍、丹参、红花、桃仁、泽兰、茜草、川芎、鳖甲、土鳖虫、穿山甲等。水湿内停：症见腹部膨隆，腹胀腹水，下肢水肿，或有胸腔积液。治宜淡渗利水，常用白术、茯苓、猪苓、泽泻、桑白皮、冬瓜皮、白茅根、车前子等。或行气利水，用大腹皮、青皮、陈皮、厚朴、槟榔、葫芦等，或活血利水，用泽兰、益母草、牛膝等。一般不用峻泻逐水药，如牵牛子、甘遂、大戟、芫花，以免重伤正气。脾气亏虚：症见疲乏无力，四肢倦怠，声音低怯，面目虚浮，纳差便溏，动则气促，舌胖有齿痕，脉沉或无力。治宜益气健脾、培土以荣木，并推动气血水的运行。常用黄芪、党参、太子参、白术、茯苓、薏苡仁、山药、白扁豆、黄精、黑豆等。肝肾阴虚：症见口干，潮热，五心烦热，消瘦，尿黄，舌红、少津少苔，脉弦细。治宜滋养肝肾以恢复肝体，常用生地黄、山药、山茱萸、沙参、麦冬、女贞子、枸杞子、墨旱莲等。脾肾阳虚：症见面色晦暗，疲乏无力，四肢倦怠，声音低怯，畏寒，纳差便溏，动则气促，面目虚浮，水湿难以消退等，多见于疾病的晚期，舌胖有齿痕，脉沉无力。治宜温肾以固本，温阳以化气利水，又因肝为刚脏，阴体易伤，且本病常有湿热残留，故多用温而不燥的淫羊藿、巴戟天、肉苁蓉，或附子、肉桂等，或温阳药与滋阴药同时应用，相得益彰。

## 沈舒文经验方

【组成】鳖甲（先煎）15 g，丹参15 g，丝瓜络20 g，石见穿30 g，黄芪30 g，白术10 g，大腹皮15 g，泽泻15 g，茯苓15 g，白茅根30 g，商陆8 g，陈皮10 g，炙甘草3 g。

【功效】化瘀通络利水，健脾化湿消胀。

【主治】鼓胀属瘀阻肝络，脾虚水停证。症见胁肋胀痛，下腹坠胀，小便次、量均少，大便不畅。面色萎黄，全身乏力，不思饮食，舌胖苔白滑，边缘有齿痕，脉沉迟。

【加减】若胁下胀满或疼痛明显时，可加柴胡、郁金、延胡索、苏木等疏肝理气止痛之品。若胁下痞块，痛如针刺，可加赤芍、丹参、三棱、莪术、生牡蛎等活血行瘀，软坚散结之品。若纳食少馨，食后脘腹胀满，可加保和丸，以消食导滞。若肢体沉困，小便短少，可加车前子、泽泻、猪苓、茯苓等化湿利水药物。腹胀明显时，也可加黑白丑、大腹皮、莱菔子、薤白等以下气除满消痞。余毒未清者，可加入板蓝根、土茯苓、虎杖等清热解毒药。

【方解】方中生鳖甲滋阴益精，泽泻利水，除湿蠲热，用之为君药；丹参、丝瓜络及石见穿助君药养阴清热、平肝息风、软坚散结，大腹皮、泽泻利水渗湿共为臣药；白茅根清热利尿，生黄芪、茯苓益气健脾利水，共为佐药；炙甘草调和诸药，用之为使。

【注意事项】滋阴益气药研究表明能增强细胞免疫功能，改善能量代谢，促进肝细胞再生，也可用之。

【现代研究】方中鳖甲具有抗肝纤维化，改善肝脏微循环作用。黄芪具有增强与调节免疫、抗衰老、保肝、利尿等作用。茯苓及泽泻皆有利尿作用，能促进 $Na^+$、$K^+$、$Cl^-$ 的排泄，且可增加免疫功能，增强单核吞噬

内科国医圣手时方

系统吞噬功能，具有保肝、抗炎作用。丹参有抗肝纤维化的作用。丝瓜络有明显的镇痛、镇静和抗炎作用。白术能调节肠管运动。大腹皮有促进纤维蛋白溶解的作用。白茅根可缩短凝血时间。炙甘草有保护肝细胞的作用。陈皮有清除氧自由基和抗氧化的作用。商陆对多种杆菌有不同程度的抑制作用。

【用方经验】沈舒文认为肝硬化腹水早期以胀满为主者，病在脾而关乎气，即《太平圣惠方》中"脾主于土肾主于水，今脾肾虚弱不能制水，使水停于腹内，故令心腹胀胀也"。《黄帝内经》"诸湿胀满，皆属于脾"，斯为肝郁日久，木不疏土，脾壅坤运不及，湿阻气机所致，所谓"鼓胀之根本在脾"。治胀满要主运脾气而少治肝气，主治气而少化血。治肝主在疏肝通络，活血化瘀，所谓"血不利则为水"。腹水源于脾不运湿，瘀阻隧道，治脾用白术、大腹皮、茯苓等，旨以主运脾气，利湿降浊。

肝主疏泄，调畅全身气机，推动血和津液运行。肝硬化腹水迁延，病至中期，病邪久羁，肝脾肾逐渐受损，肝肾亏虚，血虚络滞，脾气内亏，气机转枢不利，水湿不化，水裹气结血瘀日趋严重，若为乙肝、丙肝肝硬化湿热毒郁，又与气、血、水缠绕互结，治疗较难，要补肝肾脾气的同时，在湿热、气滞、血瘀、水停的病理环节中，寻找解除毒郁、疏利水湿的突破口。使气阴渐复，肝脾气机疏利，水精疏布，湿热得化。即肝病大师关幼波："见水不治水，见血不治血，气旺中洲运，无形胜有形。"

由于"肝肾同源"，"肾为肝之母"，病至后期，肝伤络阻，脾肾虚败，水裹气血，腹水腹胀。脾肾虚病偏阳衰，不温阳则水不利，湿浊，少尿，氮质血症显见；肝肾虚病偏精亏，不养阴则贫血、潮热不减。所以养阴精要兼顾阳气，养阴以怀牛膝、紫河车、山茱萸、炙鳖甲作用较好。

## 李德新经验方

【组成】黄芪 30 g，焦术 15 g，云苓 15 g，枸杞子 20 g，五味子 15 g，柴胡 10 g，郁金 15 g，夏枯草 15 g，生牡蛎 20 g，生地黄 20 g，玄参 20 g，甘草 10 g。

【功效】疏肝健脾，理气止痛。

【主治】鼓胀属脾虚肝旺，瘀血阻滞证。症见胁肋胀痛，胃脘痞闷，食后则甚，舌淡边有齿痕苔薄白，脉左沉缓，右弦细。

【加减】胁痛脘痞症状缓解，脾虚得健，肝旺得制，患者此时苦于颜面虚浮，故以利水为主，祛邪之中不忘扶正。在原方的基础上，加桂枝温阳利水，泽泻、车前利水渗湿，黄芪甘温，行气利水，防己、木瓜通经脉，利小便，消除水肿。若水湿渐消，此时重点以化瘀为主，兼顾补益脾肾，杜绝生水之源。加用黄芪、党参、云苓、焦术益气健脾，熟地黄、杜仲补益肝肾，丹参、红花活血祛瘀，少入内金以防滋腻碍胃。

【方解】木旺克土，则当先实脾，益气健脾，扶正固本，滋水涵木，补益肝肾。黄芪、焦术、云苓益气健脾，扶正固本，脾气健则气血行；柴胡、郁金疏肝解郁，柔肝缓急；生地黄、玄参、枸杞子、五味子滋肾水制肝木，夏枯草、焦栀归肝经，软坚散结，以控制肝硬化的发展。此阶段以补为主，肝脾肾三脏并调。

【注意事项】治疗上应该根据不同的证候辨证论治，如患者属虚实错杂，故应标本兼治，但应以补为先。

【现代研究】方中黄芪具有增强与调节免疫、抗衰老、保肝、利尿等作用。白术对胃肠道运动有调节作用。枸杞子对免疫有促进作用，同时具有免疫调节作用，尚有保肝及抗脂肪肝的作用。五味子可利胆，降低血清氨基转移酶，对肝细胞有保护作用，还能增加细胞免疫功能，能使肝脏 SOD 活性明显增强。郁金有保护肝细胞、促进肝细胞再生、去脂和抑制肝细胞纤维化的作用，能对抗肝脏毒性病变。夏枯草中的某些成分有明显的抗炎作用。茯苓有利尿作用，能促进 $Na^+$、$K^+$、$Cl^-$ 的排泄，且可增加免疫功能，增强单核吞噬系统吞噬功能，具有保肝、抗炎作用。柴胡有抗脂肪肝以及抗肝损伤的作用。郁金有保护肝细胞、促进肝细胞再生和抑制肝细胞纤维化的作用。夏枯草有明显的抗炎作用。生地黄能缩短凝血时间。牡蛎有镇静和镇痛的作用。甘草有保护肝细胞的作用。玄参对多种细菌有抑制作用。

【用方经验】肝硬化早期，患者多无明显的症状和体征，因此在临床辨证时存在一定难度，李德新注意参考现代医学检查及某些生化实验结果，通过问诊患者性情、饮食生活习惯、工作居住环境、既往病史等，结合望诊与切诊，根据其丰富的临床经验，辨证准确，每获奇效。

该病的发生发展多起于脾虚或肝病及脾，故曰："邪之所凑，其气虚。"脾为后天之本，气血生化之源，肝脾受损正气亏虚，气血瘀滞，阻塞肝之脉络，遂成血瘀。在病变的过程中，脾失健运，清阳不升，水谷精微不能输布以奉养他脏，病延日久，累及于肾，正气不足，脏腑失养，这也是癥瘕积聚向臌胀发展的病理基础。气滞、血瘀、水停属病之标，脏腑亏虚正气不足乃病之本，二者互为因果，由虚而致瘀，因瘀而致虚，久则机体更虚。肝硬化早期处于正邪交争阶段，既可控制其发展甚至逆转，又可进一步恶化，因

此肝硬化的早期治疗具有重要意义。考虑此期为正虚邪恋，二者交争的重要阶段，故治疗上多采用扶正祛邪，攻补兼施法。

程钟龄在《医学心语·积聚篇》中亦强调："虚人患积者，必先补其虚，理其脾，增其饮食，然后用药攻其积，斯为善，此先补后攻之法也。"指出肝硬化早期补虚扶正的重要性。此时虚主要以脾虚为主，同时也是脏腑亏虚的基础，李德新从"调脾胃以安五脏"角度立论，补气健脾以培补后天，使气血化生有源，水谷精微得以运化，为扶正达邪提供物质基础。故李德新在遣方用药上多选择黄芪、党参、云苓、焦术等药物。一者可补气以健脾运；二者根据"见肝之病，知肝传脾。当先实脾"。实脾在临床治疗中具有重要意义，只有培土开源，顾护后天，才能祛邪外出，预防传变。在临床治疗中，患者往往症状多变，在扶正的过程中应抓住此时的虚处在于气血阴阳哪一环节，才能做到有的放矢，对症治疗。补气以调血，祛瘀以生新，故李德新在此阶段常用丹参、红花等以活血化瘀，香附、郁金等活血兼理气，消散郁结，疏通肝络，使肝有所养，药效直达病所。

# 第十节　乙型病毒性肝炎

乙型病毒性肝炎（viral hepatitis B）是由乙型肝炎病毒引起的以肝脏病变为主的一种传染病。临床上以食欲减退、恶心、上腹部不适、肝区痛、乏力为主要表现。部分患者可有黄疸发热和肝大伴有肝功能损害。有些患者可慢性化，发展成肝硬化，少数可发展为肝癌。现代医学认为引起乙型病毒性肝炎的病原为乙型肝炎病毒，缩写为HBV，乙型肝炎病毒为DNA病毒。中医学认为本病属"胁痛""癥积""鼓胀""黄疸"等范畴。本病病因病机复杂，可概况为"湿热毒邪残留未尽，肝郁脾虚气血亏损"，正气亏虚是发病基础，湿热疫毒是发病外因，本病病位在肝，涉及胆、脾、肾多脏。中医辨治本病的病机特点为本虚标实，虚实并见，故其治疗宜谨

据病机，以攻补兼施，补虚不忘实，泄实不忘虚为原则，实证为主则着重祛邪治标。

## 和肝汤（方和谦经验方）

【组成】当归12 g，白芍12 g，白术9 g，柴胡9 g，茯苓9 g，生姜3 g，薄荷（后下）3 g，炙甘草6 g，党参9 g，紫苏梗9 g，香附9 g，大枣4枚。

【功效】疏肝健脾，理气养血。

【主治】凡影响肝之气血失和而导致常见的胁痛、慢性肝炎、肝硬化等肝之功能失常者，均可适用。症见两胁作痛，胸胁满闷、头晕目眩，神疲乏力，腹胀食少，心烦失眠，月经不调，乳房胀痛，脉弦而虚者。

内科国医圣手时方

【加减】以肝郁脾虚、气血失调为主证，根据兼证的寒热虚实加减用药。

【方解】"和肝汤"的组成有三个特点：其一，本方以当归、白芍为君药，养血柔肝。肝为刚脏，体阴而用阳，当归、白芍以阴柔之性涵其本。其二，以柴胡、薄荷、紫苏梗、香附为臣药；柴胡、薄荷疏肝解郁，加入紫苏梗、香附不仅降肝之逆，且能调达上、中、下三焦之气。四药合用有疏肝解郁、行气宽中之功，此所谓："肝欲散，急食辛以散之。"以辛散之剂遂其性。其三，又以党参、茯苓、白术、甘草四君汤为佐药，甘温益气、健脾和胃。既遵仲景"见肝之病，知肝传脾，当先实脾"之旨，又收"肝苦急，急食甘以缓之"之用，达到以甘温缓急杜其变的目的。上述特点使"和肝汤"成为一个调和气血、疏理肝脾、体用结合、补泻适宜的方剂，在临床上广泛应用于肝脾失和的多种病证。

【注意事项】肝胆湿热者慎用。

【现代研究】

1. 当归具有抗血栓形成、改善血液循环、对心肌缺血再灌注的心律失常具有保护作用；白芍具有中枢抑制、解痉、抗炎、抗溃疡、调节免疫、抗菌、保肝、解毒、抗诱变和抗肿瘤等作用；白术有保肝、利胆、降血糖、抗菌、抗肿瘤、镇静、镇咳、祛痰等作用；柴胡具有镇静、安定、镇痛、解热、镇咳、抗炎、降血脂、抗脂肪肝、抗肝损伤、利胆、降低氨基转移酶、兴奋肠平滑肌、抗溃疡、抗菌、抗病毒、增强免疫等作用；茯苓具有利尿、镇静、抗肿瘤、增加心肌收缩力等作用；生姜具有抗溃疡、保肝、利胆、抗炎、解热、镇痛、抗菌、镇吐、兴奋中枢、调节血压、抑菌等作用；炙甘草具有镇痛、抗炎、类肾上腺皮质激素样作用、降血脂、保肝等作用；党参具有调节胃肠运动、抗溃疡、增强免疫、调节血压、调节血糖、抗衰老、抗缺氧等作用；紫苏梗具有类似孕酮的孕激素样作用，还可诱导干扰素；香附具有抑制子宫收缩、镇痛、抗菌等作用；大枣具有增强肌力、增加体重、纠正胃肠病损、保护肝脏、抗变态反应、镇静催眠、镇痛等作用。

2. 实验研究：目前认为，肝星状细胞是肝纤维化发生的细胞学基础。正常肝组织中，肝星状细胞位于肝窦 Disse 间隙内，肝星状细胞表型的维持有赖于 Disse 间隙富含Ⅳ型胶原的正常基底膜样间质的存在。在慢性肝损伤过程中，肝星状细胞被激活，转变为肌成纤维细胞，分泌大量胶原和蛋白多糖等细胞外基质，形成纤维化。和肝汤中、高剂量组能够显著降低血清中 ALT、AST 的活性，提示和肝汤具有保护肝细胞作用，可减轻肝细胞的变性、坏死。和肝汤可降低肝损伤时氨基转移酶水平，降低肝纤维化血清学指标，减少羟脯氨酸含量，病理学组织切片显示可减轻肝细胞损伤和胶原纤维的增生，提示和肝汤具有保护肝细胞，抑制肝纤维化形成的作用。

【用方经验】方老在临床上用"和肝汤"治疗最多的是肝脏本身的病变。肝体阴而用阳，喜条达而恶抑郁，一旦木失于条达，肝气郁结，必影响肝脏生化功能而致病。诚如朱丹溪所曰："气血冲和，百病不生，一有怫郁，诸病生焉。"故前人有"郁不离肝"之说。方老认为郁则肝气逆，郁久则血瘀，是以气病可致血病，血病亦可致气病，所以无论肝病的初中末任何阶段，疏通气血的原则应贯穿始终。《素问至·真要大论》曰："疏其血气，令其调达，而致和平。"方老运用"和肝汤"治疗肝病，也抓住了"疏气令调"的原则，用疏通调畅之药以复肝脏自然生化之态。诸如常见的胁痛、慢性肝炎、肝硬化等，凡影响肝之气血失和而导致肝之功能失常者，均可用"和肝汤"治疗。

## 邓铁涛经验方

【组成】太子参30 g，五爪龙20 g，茯苓20 g，丹参20 g，白芍20 g，虎杖20 g，白术12 g，益母草12 g，茜草根12 g，郁金12 g，柴胡6 g。

【功效】健脾益气，理气活血。

【主治】慢性乙型肝炎（中度），证属脾虚血瘀者。症见困倦乏力，脘腹胀满，纳谷呆滞，胁肋刺痛，舌紫暗，苔白腻，脉涩。

【加减】服药之后每每有脾肾气虚的表

现，加入制何首乌、桑寄生、杜仲等益肾药物。

【方解】方中太子参益气养阴，培补元气，益气健脾，为君药；五爪龙祛风除湿，祛瘀消肿，茯苓、白术健脾利水消肿，丹参活血通络，白芍养血柔肝，柴胡疏肝理气，共为臣药；益母草利水健脾，茜草根、郁金凉血止血，虎杖利湿退黄，共为佐助药。全方共奏健脾益气，理气活血之功。

【注意事项】孕妇禁用。

【现代研究】方中太子参具有增强免疫、抗氧化、降血糖、抗应激、抗疲劳、心肌保护等作用；茯苓具有具有利尿、镇静、降低血糖、护肝、增强免疫等作用；白芍具有增强免疫、抗炎、镇痛、解痉等作用；丹参具有保护心肌、扩张血管、提高脑血流量、抗炎等作用；柴胡具有镇静、安定、镇痛、解热、镇咳、抗炎、降血脂、抗脂肪肝、抗肝损伤、利胆、降低氨基转移酶、兴奋肠平滑肌、抗溃疡、抗菌、抗病毒、增强免疫等作用；郁金有着非常悠久的药用历史，具备促进排泄、胆汁分泌、降血脂、抗肿瘤、保护肝脏、利胆退黄、活血化痕、行气止痛等诸多功效；益母草具有兴奋平滑肌、降压、兴奋呼吸中枢；茜草根具有止血、抗血小板聚集、升高白细胞、镇咳祛痰、抗菌、抗肿瘤等作用；五爪龙具有促进胃肠道蠕动降血压、抑制、菌等作用；虎杖具有抗菌、抗病毒等作用。

【用方经验】邓老认为"湿热"是乙肝的主要病因，而七情、饮食、劳倦等只是使疾病加重或迁延、复发的原因。湿热邪毒之所以能长期潜伏于人体内，其原因在于人体正气不能祛邪外出，正邪长期处于对峙局面。目前，在乙肝的治疗方面，清热利湿占绝大多，这主要是从中草药中筛选对 HBsAg 有抑制作用的药物，大多为苦寒、清热之品，且湿热为慢性乙型肝炎的病因，从而一味地大剂量、长时间地运用清热利湿之品。长期服用苦寒药，可伤脾胃之阳，邓老主张以益气健脾固本，佐以清热利湿。在临证中，善用四君子汤益气健脾，对湿热未清者常用川草解、褚实子、鸡骨草等药，补而不留邪，清

而不伤正，标本同治，从而取得了较好的疗效。

---

## 犀泽汤（颜德馨经验方）

【组成】广犀角粉（吞）3 g，泽兰 9 g，大金钱草 30 g，土茯苓 30 g，平地木 30 g，败酱草 15 g。

【功效】清热利湿，消瘀化滞。

【主治】慢性肝炎，肝硬化患者属湿、热、瘀交结为患者。症见胁肋疼痛，皮肤色黄，目黄，小便黄，舌暗，苔黄腻，脉弦涩。

【加减】湿重者，加苍术、猪苓、赤苓、生薏苡仁；气滞甚者，加沉香曲、川楝子、大腹皮、枳壳、广木香；瘀血证明显者，加丹参、桃仁、郁金、红花、赤芍、延胡索、三棱、莪术；热重者，加金银花、栀子、夏枯草、蒲公英；热毒甚者，则选加白花蛇舌草、龙葵、半枝莲、重楼等。

【方解】犀泽汤中以广犀角、泽兰入血以清热解毒，活血化瘀；土茯苓、大金钱草、平地木以疏肝清热，利尿化湿；败酱草凉血活血。诸药配伍，共奏清热毒、消瘀血、利湿浊之功效。

【注意事项】气虚阴亏，以及年老、体弱等应慎用；孕妇忌用。

【现代研究】

1. 败酱草等药物有提高机体免疫力、抗菌消炎、解热镇痛等功效；茯苓具有抗溃疡、抗菌、降血糖、松弛离体肠管及杀灭钩端螺旋体的作用，还有一定的抗肿瘤作用；犀角粉具有强心、扩血管、降血压、解热、镇惊等作用；泽兰强心、改善微循环障碍、使血液黏度、纤维蛋白原含量及红细胞聚集指数降低；金钱草具有利胆排石、抑制血栓形成、和增强免疫等功能；平地木有镇咳、祛痰、平喘、抗菌与抗病毒等作用。

2. 实验研究：犀泽汤观察组经临床治疗后 HBeAg 阴转率高于对照组，病毒耐药率低于对照组，ALT 与 AST 水平好于对照组，中医证候评分及临床治疗效果均优于对照组，证实采用犀泽汤联合拉米夫定治疗肝郁脾虚兼湿热型慢性乙型肝炎 HBeAg 阳性患者能够

内科国医圣手时方

很好地抑制 HBV-DNA 复制，降低乙肝病毒耐药率，阻滞肝纤维化进程。

【用方经验】颜德馨治疗中最喜用广犀角、苍术二味。广犀角不仅善清热凉血，且解毒力大功宏，正如李时珍所谓"犀角能解一切诸毒"，对肝病的 SGPT 长期不降及 HB-sAg 转阴多有殊效；能解郁、燥湿、辟恶，历代诸家对其极为推崇，如刘守真曰："苍术一味，学者最宜注意。"朱丹溪曰："苍术治湿，上下中皆有可用，又能总解诸郁。"颜氏临床每多用于肝病湿浊胶结难化者，颇获殊效。

## 软肝化癥煎（张琪经验方）

【组成】柴胡 20 g，白芍 20 g，黄芪 30 g，青皮 15 g，虎杖 20 g，郁金 10 g，茯苓 20 g，人参 15 g，山芋 15 g，枸杞子 15 g，炙鳖甲 30 g，蒲公英 30 g，五味子 15 g，白术 15 g，茵陈 30 g，黄连 10 g。

【功效】柔肝软坚，清热解毒。

【主治】适用于肝炎后肝硬化，热毒瘀结证。症见脾大，腹胀满，胁肋胀痛，食少纳呆，舌淡紫，苔薄黄，脉细。

【加减】邪热内蕴证候，如口苦咽干、五心烦热、尿色黄赤、巩膜黄染等故加入蒲公英、大青叶、茵陈等清热解毒之品。

【方解】本方取法鳖甲煎丸之意，原方用于治疗久疟、疟母。疟母为久疟积于胁下结成痞块，张老认为实则为脾大，鳖甲既有软坚散结之功，又有滋阴清热之力，脾大型肝硬化大多出现五心烦热，舌红，脉细数等阴虚证候，故以鳖甲为首选，辅以青皮、郁金、虎杖、柴胡疏肝理气、活血化瘀。参芪益气，白术健脾，白芍养阴，山芋、枸杞子补肾。全方配伍，消补兼施，以期达到"补而勿壅，消而勿伤"的效果。

【注意事项】孕妇禁用。

【现代研究】方中柴胡具有镇静、安定、镇痛、解热、镇咳、抗炎、降血脂、抗脂肪肝、抗肝损伤、利胆、降低氨基转移酶、兴奋肠平滑肌、抗溃疡、抗菌、抗病毒、增强免疫等作用；白术具有较好的升高白蛋白，

纠正白蛋白与球蛋白比例倒置的功能。黄芪可降低慢性乙型肝炎患者 HA 含量，降低血清 TGF-β1 及促进外周血单个核细胞产生干扰素（INF）-γ，还可增强肝脏合成功能，升高血浆白蛋白水平。茯苓具有具有利尿、镇静、降低血糖、护肝、增强免疫等作用；白芍具有增强免疫、抗炎、镇痛、解痉等作用；丹参具有保护心肌、扩张血管、提高脑血流量、抗炎等作用；郁金有着非常悠久的药用历史，具备促进排泄、胆汁分泌、降血脂、抗肿瘤、保护肝脏、利胆退黄、活血化瘀、行气止痛等诸多功效；虎杖具有抗菌、抗病毒等作用；茵陈有显著的保肝作用，对甲型、乙型肝炎，黄疸型肝炎，有显著的疗效，有利胆，促进胆汁分泌，增加胆汁中胆酸和胆红素排出的作用，能增加心脏冠脉血流量，改善微循环，并有降血压，降血脂，抗凝血，利尿解热平喘，驱除蛔虫及抑制多种致病性皮肤真菌与细菌的作用；五味子能提高体力，消除疲劳，改善智力及提高工作效率。莪术具有抗肿瘤、抗早孕、抗菌、保肝、抗炎等作用；黄连具有抗微生物、抗原虫、抗心律失常、降血压、利胆、抗溃疡、抗炎、降血糖、抗肿瘤等作用；青皮具有祛痰、平喘、解痉、抗休克作用；山芋中含有丰富的黏液蛋白，这是一种多酮体与蛋白质的混合物，能保持消化道、呼吸道及关节腔的润滑，保持心血管的弹性、防止动脉硬化延缓衰老，山芋中丰富的纤维素，在肠内能吸收水分，增加大便体积，从而促使排便；枸杞子具有免疫、抗衰老、抗肿瘤、抗疲劳、抗辐射损伤、调节血脂、降血糖、降血压、保护生殖系统、提高视力、提高呼吸道抗病能力、保护肝脏、增强造血功能等作用；蒲公英具有抗菌、通乳、抗肿瘤作用、利胆等作用。

【用方经验】张老一再强调，肝炎后肝硬化，证型并非是固定不变的，固守一方一药的治疗，往往不能切合病情。另外，本病的病程大多呈现虚实寒热错杂，必须多法联用，才能达到事半功倍的效果。多法联用即在一法之内，补益肝肾，疏肝理气，益气健脾，清热解毒，活血化瘀熔于一炉，同时用药各

有侧重。张老并不局限于传统的理法方药，主张中西药理汇参，衷中参西。对于肝硬化腹水的治疗，张老认为利水消肿虽为治标之举，但也是一个不可忽视的重要法则，利水消肿药可以起到西药利尿药的作用，而无酸碱失衡、电解质紊乱之弊，可以消除水肿，减少血容量，降低动脉压，减轻心脏负荷。但张老一再反复强调，应用中药的原则必须是以中医理论辨证论治为主导，现代药理研究作参考，决不能用西医理论指导用中药。目前针对慢性肝炎以及肝炎后肝硬化病变指标的中药筛选，无疑对进一步提高中医治疗此种疾病的疗效是大有裨益的，但是同时也带来了负面效应。大量临床观察表明，针对某一指标大量堆砌大量相关药物，不仅大多无效，而且常常加重病情。对此，张老根据长期多年大量临床实践，将常用的现代药理研究的特异性药物按中医学理论进行归类辨证使用。

## 消积 1 号方（周信有经验方）

【组成】虎杖 20 g，茵陈 20 g，板蓝根 20 g，党参 20 g，炒白术 20 g，黄芪 20 g，赤芍 20 g，丹参 20 g，莪术 20 g，延胡索 20 g，制鳖甲 30 g，枳实 20 g，炙甘草 6 g。

【功效】祛瘀削坚，健脾益气，辅以清解祛邪，疏肝理气。

【主治】适用于正气虚损，肝失疏泄，肝络阻塞，血瘀乙型肝炎后肝硬后的病症。一般属于肝郁脾虚型，肝郁血瘀型。症见右胁胀痛，胁下癥积（肝脾大），脘痞纳呆，体倦神疲，舌质暗淡，脉沉弦等。

【加减】为加强祛瘀破积之疗效，可加生水蛭，研粉吞服，每日 4～5 g。若证偏肝肾阴虚，口苦舌干，手足心热，舌质红绛，可加滋养肝肾之品沙参、麦冬、生地黄等。

【方解】方中以党参、白术、黄芪健脾益气，扶正培本。黄芪与党参、白术均为扶正益气常用之品，其功效有相近之处，临床常相伍为用，其效益显。血瘀肝硬，是本病的症结所在。故方中用赤芍、丹参、莪术、延胡索等以活血祛瘀，消坚破积。鳖甲一味，

软坚散结，回缩肝脾。枳实理气消滞。因肝硬化是由乙型肝炎迁延不愈转变而成，病因是内外合邪，故以虎杖、茵陈、板蓝根等以清解祛邪，内外合治。

【注意事项】孕妇禁用。

【现代研究】据现代研究党参、白术能扩张毛细血管，增加组织灌流量，改善微循环，促进肝细胞修复，调节蛋白比例，即能较好的升高白蛋白，纠正白蛋白与球蛋白比例倒置，而且有抗血凝和明显而持久的利尿作用，有利于腹水消退。黄芪除有补气利水之功外，尚有补气活血之力，有利于改善微循环，促进血脉流量，起到护心、保肝的作用。可降低慢性乙型肝炎患者 HA 含量，降低血清 TGF - β1 及促进外周血单个核细胞产生干扰素（INF）- γ，还可增强肝脏合成功能，升高血浆白蛋白水平。虎杖具有抗菌、抗病毒等作用；茵陈有显著的保肝作用，对甲型、乙型肝炎，黄疸型肝炎，有显著的疗效，有利胆，促进胆汁分泌，增加胆汁中胆酸和胆红素排出的作用，能增加心脏冠脉血流量，改善微循环，并有降血压，降血脂，抗凝血，利尿解热平喘，驱除蛔虫及抑制多种致病性皮肤真菌与细菌的作用；丹参具有抗胃溃疡作用、可抑制多种细菌；莪术具有抗肿瘤、抗早孕、抗菌、保肝、抗炎等作用；炙甘草具有镇痛、抗炎、类肾上腺皮质激素样作用、降血脂、保肝等作用；枳实具有抗炎、增强免疫力、保肝等作用；板蓝根具有、抗病原微生物作、降低血压、抑制血小板、具有消肿，抗过敏等作用；延胡索有止痛、局部麻醉等作用；鳖甲具有强壮、免疫促进、增加血浆蛋白的作用，有谓可用于肝病所致的贫血。

【用方经验】肝脏是人体内最重要的代谢器官，是人体物质代谢的中枢。肝病严重时，每引起肝脏代谢功能障碍，如絮浊试验异常，血清白蛋白减少，球蛋白增高。这时的治疗，要通过改善肝细胞功能，促进蛋白质的合成，以达到降絮浊和调整蛋白比例异常。把降絮浊和调整蛋白比例异常的着眼点，是放在补虚与祛瘀的综合运用整体调节上。通过补虚与祛瘀，以调整机体免疫功能，改善肝细胞

内科国医圣手时方

功能，增进肝脏微循环，以促进蛋白的合成，达到降絮浊的目的。周信有在多年临床观察后指出：在上方的基础上，每重用和增加培补脾肾和活血之品，如淫羊藿、仙茅、巴戟天、党参、黄芪、白术、鳖甲、鹿角胶、三棱、水蛭等，常收到满意的效果。

## 周信有经验方

【组成】柴胡 9 g，虎杖 20 g，茵陈 20 g，板蓝根 15 g，当归 9 g，丹参 20 g，莪术 9 g，党参 9 g，炒白术 9 g，黄芪 20 g，女贞子 20 g，五味子 15 g，茯苓 9 g。

【功效】清解、补虚、祛瘀。

【主治】乙型肝炎证属正虚湿毒侵袭者。症见胁肋疼痛，乏力倦怠，皮肤色黄，纳呆少食，舌暗，苔黄腻，脉弱。

【加减】若湿热较甚或瘀胆者，茵陈可用 40~60 g 或加赤芍 20 g，栀子 9 g，可增强清利湿热、祛瘀利胆的作用。若虚赢者，阳虚酌加淫羊藿 20 g，仙茅 20 g，肉桂 9 g，以温补肾阳；阴虚者，酌加生地黄 20 g，枸杞子 20 g，以滋补肾阴；气虚者，加党参、白术各 20 g；血虚者，重用当归 20 g。祛瘀则加赤芍 20 g，三棱 15 g，莪术 15 g；腹水者，加大腹皮 20 g、茯苓皮 20 g、泽泻 20 g、白茅根 20 g、车前子（包煎）20 g。

【方解】方中以柴胡调达肝气；茵陈、板蓝根、茯苓等清解利湿；当归、丹参、莪术等养血调肝、和血祛瘀；当归、党参、白术、黄芪、女贞子、五味子等为扶正补虚之品，参、术、芪健脾益气；女贞子，五味子补益肝肾。上方配伍，具有清解、补虚、祛瘀之功。

【注意事项】孕妇禁用。

【现代研究】

1. 白术具有调节肠道功能、抗溃疡、增强免疫、抗氧化等作用；柴胡具有镇静、镇痛、抗菌、抗病毒、解热、退热等作用；丹参具有抗胃溃疡作用、可抑制多种细菌；黄芪能增强和调节机体免疫功能，提高机体的抗病力；茯苓具有抗溃疡、抗菌、降血糖、松弛离体肠管及杀灭钩端螺旋体的作用，还

有一定的抗肿瘤作用；虎杖具有降压、减慢心率、加强心肌收缩力、保护心脏、降血脂、抗菌、抗病毒、抗癌抗氧化、镇静、镇痛、止血、抗炎等作用；茵陈有显著的保肝作用，对甲型，乙型肝炎，黄疸型肝炎，有显著的疗效，有利胆，促进胆汁分泌，增加胆汁中胆酸和胆红素排出的作用，能增加心脏冠脉血流量，改善微循环，并有降血压，降血脂，抗凝血，利尿解热平喘，驱除蛔虫及抑制多种致病性皮肤真菌与细菌的作用；板蓝根现代医学研究表明，板蓝根可以抗病毒，增强人体的免疫能力；五味子一味或五味子复方治疗慢性肝炎，使 ALT 显著降低或恢复正常。可能是一种肝脏代谢调节剂。用于镇咳、祛痰。五味子能提高体力，消除疲劳，改善智力及提高工作效率。莪术具有抗肿瘤、抗早孕、抗菌、保肝、抗炎等作用；女贞子具有降血脂及抗动脉硬化、降血糖、抗肝损伤、对机体免疫功能双向调节、抗炎等作用。

2. 实验研究：本方具有抑制乙型病毒复制和促使表面抗原（HBsAg）转阴，减轻肝细胞炎症反应及防止肝细胞坏死，并促进肝细胞修复、再生和促使 ALT 恢复正常的作用，扩张肝脏血管、改善血流和肝脏微循环、抑制纤维形成的作用，可改善肝脏的缺血，加强营养及氧气的供应，防止肝细胞坏死和纤维组织增生，加速病灶的吸收和修复，使脾脏软缩并降低门静脉高压。

【用方经验】经验表明，治乙肝单纯从病原学观点出发，选用对乙肝病毒有抑制作用的苦寒药进行组方，往往疗效不甚理想。周信有认为，对于虚甚、肝功较差、血清白蛋白含量异常者，除祛邪外，应重用扶正培本、补益肝肾之品，方能使病证得以改善和恢复。说明扶正补虚药物可调整机体的免疫机制，促进肝功的恢复，有利于病毒的消除和抗原转阴。

## 复肝丸（朱良春经验方）

【组成】紫河车、红参须、炙土鳖虫、炮穿山甲、三七、片姜黄、广郁金、生鸡内金各 60 g。共研为细粉末，水泛丸。每次服

3 g，每日 3 次，食后开水送下，或以汤药送服。

【功效】益气活血，化瘀消癥。

【主治】慢性肝炎，多由急性肝炎转变而成，缠绵难愈，变证百出。症见脘闷腹胀，消瘦乏力，面色晦滞，舌暗红或有瘀斑，脉象弦涩或弦细等症。

【加减】大便秘结者，加麻子仁、郁李仁等。

【方解】方取紫河车大补精血，红参须益气通络，两味用以扶正；三七活血止血、散瘀定痛；土鳖虫破血消癥和营通络；更加郁金、姜黄疏利肝胆、理气活血；生鸡内金、炮穿山甲磨积消滞、软坚散结。全方着眼于肝血积滞、瘀凝脉络的主要病机，着手于扶正祛邪、消补兼施的治疗原则，又以丸药小剂量常服之法，补不主中、攻不伤正，以冀癥积潜移默消，促使肝实质的改善恢复。通过临床实践，疗效尚能满意。

【现代研究】

1. 郁金所含姜黄素有促进胆汁分泌利胆作用，郁金煎剂、水浸液分别对伤寒沙门菌、麻风杆菌、皮肤真菌有抑制作用；鸡内金可使胃液的分泌量增加，使胃运动增强；紫河车抗感染、增强机体抵抗力、促进创伤愈合等作用，在动物实验中还有抗组织胺的作用；红参可以提高人体免疫力、抗疲劳、抗辐射、抑制肿瘤、调整人体内分泌系统；土鳖虫具有抗凝血和对纤维蛋白溶解的作用、抗肿瘤作、提高心肌和脑对缺血的耐受力等作用；三七降压、调脂、免疫调节、活血通脉、养生抗衰、消炎镇痛等作用；姜黄具有降血脂、抗肿瘤等作用。

2. 实验研究：复肝丸为临床治疗肝病的经验方。研究采用 $CCl_4$ 诱导的小鼠肝纤维化模型和 DMN 诱导的大鼠肝纤维化模型，分别以复肝丸预防和治疗用药（即两种毒素，两种动物，两种给药方式），观察该方对肝纤维化的防治作用。结果表明该方对两种模型均能明显降低肝纤维化动物血清 ALT、AST 活性，改善肝脏炎性病理而减轻肝脏炎症程度；可降低肝组织羟脯氨酸水平，并能明显改善肝脏病理性胶原沉积程度。研究结果证实了复肝丸具有良好的抗肝纤维化的作用，为该方的临床应用和进一步研发提供了药理学基础。

【注意事项】孕妇禁用。

【用方经验】慢性肝炎，常伴牙齿、鼻出血等症状。朱师通过大量临床实践，认为枸杞子"具有止血之功，每日用 30 g 煎汤代茶，连服数日，出血常获控制，临床症状亦随之改善"。凡慢性肝炎，朱师喜用自拟"复肝丸"该药不仅能缓解胁痛，亦可缩小肝肿，促使肝功能恢复正常，提高血浆蛋白总量，调整白球蛋白的比例。

内科国医圣手时方

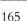

# 第四章 呼吸系统疾病

# 第一节 急性上呼吸道感染

中医学认为急性上呼吸道感染是感受风邪，导致邪犯肺卫，卫表不和的常见外感疾病，临床表现以鼻塞、流涕、喷嚏、咳嗽、头痛、恶寒、发热、全身不适、脉浮为特征。病情轻者多为感受当令之气，称为伤风、冒风、冒寒；病情重者多为感受非时之邪，称为重伤风。在一个时期内广泛流行、证候相类似者，称为时行感冒。急性上呼吸道感染的主要病原体是病毒，少数是细菌。发病不分年龄、性别、职业和地区，免疫功能低下者易感。通常疾病较轻、病程短、可自愈，预后良好。但由于发病率高，不仅可影响工作和生活，有时还可伴有严重并发症，并具有一定的传染性，应积极防治。凡急性上呼吸道感染而表现感冒证候者，皆可参照本章节内容进行辨证论治。

## 九味清瘟饮（孙光荣经验方）

【组成】西党参10 g，生黄芪15 g，紫丹参10 g，板蓝根15 g，蒲公英12 g，金银花12 g，冬桑叶10 g，麦冬10 g，生甘草3 g。

【功效】益气活血，清热解毒，润肺生津。

【主治】主治瘟疫邪毒之证。症见发热、咳嗽、肌肉肢体疼痛。其中，发热多为干热，不伴有寒战；咳嗽多为干咳且少痰；疼痛多表现为全身性、多关节性疼痛。舌边尖红，脉浮数等。

【加减】气分热邪犹盛，可重用金银花，加连翘、黄连，或加石膏、知母，及大青叶、贯众之属，增强清热解毒之力；热陷心包而窍闭神昏者，可与安宫牛黄丸或至宝丹合用以清心开窍；营热动风而见痉厥抽搐者，可配用紫雪，或酌加羚羊角、钩藤、地龙以息风止痉；兼痰热，可加竹沥、天竺黄、川贝母之属，清热涤痰；兼热迫血溢之出血证，可酌加白茅根、侧柏炭、小蓟等，以增强凉血止血之功。

【方解】方以西党参、生黄芪、紫丹参为君药，即为孙光荣先生的"扶正组合"，或曰"增防型组合"，以调和气血为基础。西党参味甘，性平，归脾、肺经，具有补脾肺气、补血、生津的功效。生黄芪味甘，性微温，具有健脾补中、升阳举陷、益卫固表、利尿、托毒生肌的功效。紫丹参味苦，性微寒，归心、心包、肝经，具有活血调经、祛瘀止痛、凉血消痈、除烦安神的功效。三者组合具有益气活血之功。配用板蓝根、蒲公英、金银花为臣药。板蓝根味苦，性寒，归心、胃经，具有清热解毒、凉血、利咽的功效。蒲公英味苦、甘，性寒，归肝、胃经，具有清热解毒、消肿散结的功效。金银花味甘，性寒，归肺、心、胃经，具有清热解毒、疏散风热的功效。三者联合具有清热解毒的作用。配用冬桑叶、麦冬、生甘草为佐药。冬桑叶味甘、苦，性寒，归肺、肝经，具有疏散风热、清肺润燥、平抑肝阳、清肝明目的功效。麦冬味甘、微苦，性微寒，归胃、肺、心经，具有养阴生津、润肺清心的功效。生甘草清热生津，兼调和诸药。三者联合具有润肺生津的作用。

【注意事项】①此方可以预防诸般疫病。②此方可以治疗疫病尚处于卫气分之证者。

【现代研究】方中西党参具有升高外周血红蛋白，促进脾脏代偿造血功能；生黄芪具有利尿、抗疲劳、抗流感病毒、抗炎、降血脂血糖、抗肿瘤和保肝的作用；丹参具有抗心律失常、抑制血小板聚集、降血压，还有一定的镇静、抗炎作用；板蓝根对金黄色葡萄球菌、炭疽杆菌、志贺菌属、霍乱弧菌均有抗菌作用；蒲公英对金黄色葡萄球菌、溶血性链球菌及卡他球菌有较强的抑制作用，对肺炎链球菌、脑膜炎奈瑟菌、白喉棒状杆菌、福氏志贺菌属及钩端螺旋体等也有一定的抑制作用；金银花具有抗微生物、抗炎、解热、抗过敏、抗内毒素、提高免疫力、降血脂、细胞毒作用；冬桑叶对金黄色葡萄球菌、乙型溶血性链球菌等多种致病菌有抑制作用，有降血脂的作用；麦冬有增强免疫功能作用，有抗心律失常、降血糖作用；生甘草具有抗心律失常、解痉、镇咳、祛痰、平喘的作用。九味益气清瘟饮在呼吸道病毒流行期间对易感人群有好的保护作用，能够减轻呼吸道病毒感染者临床症状，减少患者的并发症，促进患者快恢复。

【用方经验】基于急性上呼吸道感染属于中医学感冒、温病范畴，究其病因，孙老言及无非内外两端。外因为具有风寒、风热、温热性质的一类病邪，包括以六淫命名的风热病邪、暑热病邪、暑湿病邪、湿热病邪、燥热病邪和传统称为"伏寒化温"的温热病邪，以及疫疠病邪、温毒病邪等。本次发病所集中在老人、儿童以及体弱患者等。发病病位主要在肺，因肺为娇脏，为华盖，乃呼吸要道，温邪侵袭人体，肺为首当其冲。在治疗方面，孙老提出"清源、辟秽、强身"三大预防原则及具体措施。"清源"，即应该肃清传染源。"辟秽"，即远离疫毒邪气，在此期间应避免出入疫区。"强身"，即应该提升自身正气，增强免疫能力，从而研制出九味益气清瘟饮。

## 温肺煎（洪广祥经验方）

【组成】生麻黄 10 g，细辛 3 g，生姜 10 g，紫菀 10 g，款冬花 10 g，生姜 3 片，矮地茶 20 g，天浆壳 15 g。

【功效】温肺散寒，化痰止咳。

【主治】主治寒邪滞肺之咳嗽证。症见刺激性咳嗽，夜间或清晨较明显，遇风寒则咳剧。或伴胸闷，或胸闷气憋，或咯白黏痰。舌质淡红或暗红，舌苔薄白或白微腻，脉浮细。

【加减】如风寒束肺证候较重者，可用小青龙汤合温肺煎加减；兼有寒郁化热者，可适当选加生石膏 30 g、黄芩 10 g、白毛夏枯草 15 g、金荞麦根 15 g 等清泄郁热。

【方解】方中麻黄为君，宣肺散寒，款冬花、紫菀为臣，二者皆可以化痰止咳，相须为用，对于新久咳嗽都能使用。佐以矮地茶、天浆壳增强祛痰止咳之效，法半夏燥湿化痰，有助于祛除痰湿，增加了痰湿的去路。生姜增加了麻黄的散寒之效，细辛辛温散寒，温肺化饮为使药。

【注意事项】临床病症复杂多变，须仔细辨证论治。

【现代研究】方中麻黄有发汗、利尿、平喘、解热、镇咳作用，对亚甲型流感病毒有明显的抑制作用，对金黄色葡萄球菌、溶血性链球菌等均有不同程度的抑制作用；细辛具有解热、抗炎、镇静、抗惊厥、抗菌、强心、扩张血管、松弛平滑肌、增强脂代谢、调节血糖等作用；生姜具有抗溃疡、保肝、利胆、抗炎、解热、镇痛、抗菌、镇吐、兴奋中枢、调节血压、抑菌等作用；紫菀具有祛痰、镇咳、抗肿瘤、抗氧化及利尿作用；款冬花具有镇咳、祛痰平喘作用，尚还有抗溃疡、抗腹泻、利胆、抗血栓、抗血小板凝聚、抗肿瘤等作用；矮地茶具有镇咳、祛痰、平喘作用；天浆壳具有化痰、止咳、平喘、透疹的作用。

【用方经验】洪老认为不仅冬春季节易致风寒外侵，夏秋炎热时候由于空调、饮冷等而致寒邪犯肺的机会也不少。风寒犯肺致咳嗽，治宜温散、温宣，风去寒除，肺气上逆之症自可迎刃而解，不止咳而咳自止。但此时如用寒凉遏肺之品，如：抗生素、清热解毒中药、润喉片等药；或贪凉饮冷、反复受凉；或静脉滴注输液，将会使肺气更加郁闭，非但不能止咳，反会使咳嗽迁延，客邪留恋，遂成"久咳""顽咳"。

## 银翘散加减（颜正华经验方）

【组成】荆芥穗 5 g，金银花 10 g，连翘 10 g，桔梗 5 g，甘草 3 g，牛蒡子 8 g，青蒿 10 g，白薇 10 g，赤芍 8 g，夏枯草 10 g，滑石（包）10 g，通草 6 g。

【功效】辛凉解表，清热解毒散结。

【主治】感冒，证属风热客于肺卫，热毒蕴结咽喉。症见发热、头痛且胀、喉部焮红作痛，颈部淋巴结肿大，尿黄便干痰黄，口干欲饮，舌苔薄黄或舌红根苔黄腻，脉浮数。

【加减】咳嗽较甚者，可选用杏仁、浙贝母、紫菀、百部、白前、冬瓜子、鱼腥草以增清肺止咳化痰之功，遇发热较重者，加板蓝根 30 g、贯众 12 g；遇高热烦渴明显者，加生石膏（先煎）30 g、知母 12 g。

【方解】方中荆芥穗、金银花、连翘、桔梗、生甘草、牛蒡子共奏辛凉解表，清热解毒之功；以金银花、连翘为君，此二味芳香清解，既能辛凉透邪清热，又可芳香辟秽解毒；牛蒡子疏散风热而清利咽喉，为臣药；荆芥穗辛温，助君药透散以助祛邪；桔梗宣肺利咽，甘草清热解毒，二药相伍，即《伤寒论》之桔梗汤，有利咽止痛之功；青蒿、白薇以退热降温为用；赤芍、夏枯草功善散结；滑石、通草清利小便；甘草调和药性，兼为使药。诸药相合，共奏疏风透表，清热解毒之功。

【注意事项】忌烟、酒及辛辣、生冷、油腻食物，不宜在服药期间同时服用滋补性中成药；风寒感冒者不适用，其表现为恶寒重，发热轻，无汗，头痛，鼻塞，流清涕，喉痒咳嗽；脾胃虚寒，症见腹痛、喜暖、泄泻者慎用。

【现代研究】

1. 金银花具有抗微生物、抗炎、解热、抗过敏、抗内毒素、提高免疫力、降血脂、细胞毒作用；连翘所含齐墩果酸有强心、利尿及降血压的作用，其煎剂具有镇吐和抗肝损伤的作用；荆芥穗具有镇静、解热镇痛、抗炎、祛痰平喘、抗过敏、抗肿瘤等作用；桔梗具有镇咳、抗炎（其抗炎强度与阿司匹林相似）、增强免疫、镇痛、镇静、解热等作用；甘草中含有的甘草酸、甘草次酸及甘草的黄酮类化合物具有镇咳、祛痰、平喘作用；牛蒡提取物可抑制炎性肿胀程度及炎性灶内白细胞的聚集、减轻急性咽炎的炎症表现；青蒿有明显的解热作用；白薇提取物有抗炎、解热、利尿、祛痰、平喘作用，对炎球菌有抑制作用；赤芍具有扩张血管、增加血流量、抗血小板聚集、抗血栓、镇静、抗炎止痛、抗惊厥、解痉、抗菌、保肝等作用；夏枯草

具有降压、降血糖、抗感染、抗炎、抗心肌梗死、抗凝血等作用；滑石具有保护皮肤和黏膜、抗菌等作用；通草有利尿作用，并能明显增加尿钾排出量，有促进乳汁分泌等作用，通草多糖具有一定调节免疫和抗氧化的作用。

2. 实验研究：银翘散灌胃能促进大鼠足跖部汗液分泌。其煎剂、片剂、袋泡剂对啤酒酵母、2，4 - 二硝基苯酚所致大鼠发热模型，皆有明显的解热作用。电生理研究表明，本方可解除致热原对热敏神经元的抑制，使之恢复正常；同时抑制冷敏神经元发放冲动，降低机体产热水平，从而达到解表散热的效果，故其作用机制并不全同于解热镇痛药。银翘散全方及其单味药对多种细菌及病毒均有抑制作用，对感染甲型流感病毒的 72 - 243 株大鼠有一定的保护作用。对实验性炎症如大鼠蛋清性足肿胀组胺所致小鼠的皮肤毛细血管通透性亢进均有明显抑制作用。研究表明，银翘散具有发汗、解热、抗菌、抗病毒以及抗炎等作用，为其透表散邪、清热解毒功效提供了一定的现代理解。

【用方经验】颜老认为，本病系风热客于肺卫，热毒蕴结咽喉，故症见发热，咽部红肿疼痛，颈淋巴结肿大。治以辛凉解表，清热解毒散结，故用银翘散加减。方中荆芥穗、金银花、连翘、桔梗、生甘草、牛蒡子共奏辛凉解表，清热解毒之功；青蒿、白薇以退热降温为用；赤芍、夏枯草功善散结；滑石、通草清利小便。如若药后效显，患者热退，咽喉肿痛渐消，体温复常，颈部咽部肿痛大减，可去退热之青蒿、白薇，散结消肿之牛蒡子、赤芍、夏枯草，清利小便之滑石、通草；如若咳嗽，鼻流黄涕仍未消，可选加杏仁、贝母、紫菀、百部、白前、冬瓜子、鱼腥草以增清肺止咳化痰之功。纵观此方，颜老临证变通，组方有据，药证相当，故能速效。

## 香苏散加减（王绵之经验方）

【组成】紫苏叶 5 g，陈皮 4 克，香附 4 g，炙甘草 2.5 g，荆芥 3 g，秦艽 3 g，防风

内科国医圣手时方

3 g，蔓荆子 3 g，川芎 1.5 g，生姜 3 片。

【功效】发汗解表，理气解郁。

【主治】四时感冒，外感风寒，兼有气滞证。症见头痛项强，鼻塞流涕，身体疼痛，发热恶寒或恶风，无汗，胸脘痞闷，苔薄白，脉浮。

【加减】风寒表证较重，鼻流清涕，加葱白、生姜；寒阻经脉，头痛较重，加细辛、白芷；风邪上扰，头目不清，加蔓荆子、白蒺藜；内停湿浊，胸满苔腻，加苍术、木香；肺气不降，咳嗽痰多，加紫苏子、法半夏；肝胃气滞较重，胁脘胀痛，加青皮、厚朴；妇女肝郁血滞，经水不调，加当归、川芎、乌药。

【方解】方中以紫苏叶开腠理而散风寒，兼芳香化浊，善理肺胃气滞，为君药。香附理三焦之气，与紫苏叶相配，既能发汗解表，又能行气和血，为臣药；陈皮理肺脾之气，化湿散滞，与香附合用，调气和血，蔓荆子清利头目，助君药以散表畅里，为佐药；且该方所治的四时感受风寒之邪，病症较轻，所以用药也轻，方中紫苏叶、荆芥解表，此二味芳香。辛散轻扬，又在发汗方面较缓和，荆芥虽温，但温而不燥。紫苏叶可入血，不仅可发表，还可理胸中之气，此二味合用，加强了发汗解表的作用；秦艽、防风有助于解散肌表所受风寒；川芎助紫苏叶，行血气，芳香走窜，还可治疗头痛；炙甘草和中调药。

【注意事项】忌烟、酒及辛辣、生冷、油腻食物，不宜在服药期间同时服用滋补性中成药；风寒表实重证非本方所宜。

【现代研究】方中紫苏叶煎剂有缓和的解热、促进消化液分泌，增进胃肠蠕动的作用，能减少支气管分泌，缓解支气管痉挛；陈皮水煎液对唾液淀粉酶活性有明显的促进作用，挥发油能松弛支气管平滑肌，水提物和挥发油均能阻断氯乙酰胆碱、磷酸组胺引起的支气管平滑肌收缩痉挛，有平喘、镇咳、刺激性祛痰作用；香附挥发油有安定作用，此外，还有抗菌、抗炎、抗肿瘤等作用；甘草中含有的甘草酸、甘草次酸及甘草的黄酮类化合物具有镇咳、祛痰、平喘作用；荆芥具有镇静、解热镇痛、抗炎、祛痰平喘、抗过敏、抗肿瘤等作用；秦艽具有镇静、镇痛、解热、抗炎、降血压、升血糖、抗肝炎的作用，对病毒、细菌、真菌皆有一定的抑制的作用；防风具有解热镇痛、抗惊厥、抗菌、抗病毒、抗过敏、增强免疫力、抗凝血等作用；蔓荆子具有镇静、止痛、退热、抗炎、改善微循环等作用；川芎具有扩张血管、增加血流量、改善微循环、抗血小板聚集、预防血栓、镇静、降血压、抗炎、利胆等作用。

【用方经验】王绵之指出，感冒有很多种，有风寒引起的，有风热引起的，还有风寒、风热夹湿引起的，而加味香苏散所治的主要是四时感受了风寒之邪。由于病症比较轻，所以用药也比较轻，主要是用紫苏叶、荆芥来解表，在此基础上加秦艽、防风有助于解肌表所受的风寒，加川芎帮助紫苏叶、蔓荆子上行而散风，跟川芎合起来治头痛。对于一些身体较弱的老人或者小孩，以及妇女经期的感冒比较好。

## 新加香薷饮合六一散加味（任继学经验方）

【组成】滑石 15 g，生甘草 6 g，香薷 15 g，白扁豆 159，厚朴 15 g，金银花 50 g，连翘 15 g，藿香 15 g，佩兰 15 g，黄连 10 g，枳壳 5 g。

【功效】透邪达表，涤暑化湿

【主治】上呼吸道感染，证属暑湿内阻、风寒外束者。

【加减】若患者体低于 39 ℃，可去黄连；咽红肿痛明显时，可加入板蓝根 12 g；若感冒燥渴，吐泻不甚重者，去黄连，只加白扁豆 2 钱；若入暮高热不减，可酌情加服 1 剂，再分 2 次温服。

【方解】方中香薷、厚朴、黄连取自于黄连香薷汤，合佩兰功在解暑除湿；金银花、连翘疏散风热；藿香芳香化浊，和中止呕，发表解暑，可解湿浊中阻，脘痞呕吐，胸闷不舒；合六一散加强清暑利湿之功；枳壳畅中焦气机，以温化湿浊。甘草调和诸药；全方共奏透邪达表、涤暑化湿之功。

【注意事项】如炒、煮药，莫犯铜铁器。

【现代研究】香薷挥发油有发汗解热作用，能刺激消化腺分泌及胃肠蠕动，挥发油对金黄色葡萄球菌、伤寒沙门菌、脑膜炎奈瑟菌等有较强的抑制作用，以及抗病毒作用，香薷酊剂能刺激肾血管而使肾小球充血，滤过性增大而有利尿；藿香中的黄酮类物质有抗病毒作用，可以抑制消化道及上呼吸道病原体，而藿香中的黄酮（黄碱素成分）合成的抗病毒性更强、内服易吸收的药物用于鼻病毒感染者，效果良好；佩兰挥发油对流行性感冒病毒有抑制作用；厚朴可兴奋胃肠道平滑肌、抗溃疡、抑制中枢、降压、抗血小板聚集、抗菌等作用；金银花具有抗微生物、抗炎、解热、抗过敏、抗内毒素、提高免疫力、降血脂、细胞毒作用；连翘所含齐墩果酸有强心、利尿及降血压的作用，其煎剂有镇吐和抗肝损伤的作用；滑石具有保护皮肤和黏膜、抗菌等作用；枳实具有收缩子宫、抑制肠管、升压、收缩心肌、抗血栓及抗变态反应的作用；白扁豆对志贺菌属有抑制作用、对食物中毒引起的呕吐、急性胃肠炎等有解毒作用。

【用方经验】外来风寒、风热及时疫毒气，每乘人体肌表卫气不固玄府失密，侵入肌腠；营气弱不能御邪，直达募原；亦有肌表之邪未解，移入募原，或由呼吸道直入募原。引起正邪分争，经气抑遏，络气络血不畅，阳气怫郁而发病。任老仿吴鞠通之辛温复辛凉法，以透邪达表、涤暑化湿为法。选用新加香薷饮解表清暑，合六一散加强清暑利湿之功；藿香、佩兰以助化湿解表之力；黄连苦寒，燥湿清热枳壳畅中焦气机，以温化湿浊。诸药共奏透邪达表、涤暑化湿之功。

## 李玉奇经验方

【组成】大青叶10 g，板蓝根10 g，浮萍10 g，桔梗10 g，藿香10 g，紫苏10 g，白前10 g，蝉蜕10 g，僵虫5 g，人工牛黄（另冲服）3 g。

【功效】清瘟解毒，泻热肃肺。

【主治】主治时行感冒。症见发热，流涕，鼻塞，咽痛，咳嗽，咳痰，头痛，全身酸痛，乏力；多呈流行性暴发，且症状相似，发病急，病情较普通感冒为重，少数患者仅有轻微上呼吸道症状，无发热；重者高热不退，呼吸困难。

【加减】高热者，可加荆芥10 g、羚羊角丝3 g，或水牛角10 g；脾虚易腹泻者，可加入山药20 g；小便短赤热像较重者，再加大青叶10 g、板蓝根10 g、黄芩10 g；肺气不利，咳甚者，加金银花20 g、连翘20 g、桔梗10 g、枇杷叶20 g；咽痛者，可选加玄参、马勃等。

【方解】方中大青叶、板蓝根为君，此二味苦寒，均为清热解毒之品，既可凉血，又可利咽；浮萍辛寒，有宣散风热，透疹，利尿之功；而桔梗宣肺利咽，蝉蜕有疏散风热之功，共用有利咽散热之功；牛黄清热开窍醒神；藿香、紫苏共用，有和胃降逆之功，亦可化湿醒脾和中；白前降气，消痰，止咳，僵蚕化痰散结。诸药相合，共奏清热解毒之功。

【注意事项】人工牛黄另冲服，每次1 g，每日3次。

【现代研究】方中大青叶主含靛玉烷B、靛蓝、靛玉红、色氨酸、色氨酮等，其药理作用主要有抗病原微生物、抗内毒素、抗炎、增强免疫功能、解热等；板蓝根对金黄色葡萄球菌、炭疽杆菌、志贺菌属、霍乱弧菌均有抗菌作用；浮萍含有醋酸钾、氯化钾及碘、溴等物质，还含有大量的水溶性维生素及糖、蛋白质、叶绿素等，有强心作用、升高血压作用和解热作用，对库蚊幼虫和蚊蛹有杀灭作用；桔梗具有镇咳、抗炎（其抗炎强度与阿司匹林相似）、增强免疫、镇痛、镇静、解热等作用；藿香中的黄酮类物质有抗病毒作用，可以抑制消化道及上呼吸道病原体，而藿香中的黄酮（黄碱素成分）合成的抗病毒性更强、内服易吸收的药物用于鼻病毒感染者，效果良好；紫苏叶煎剂有缓和的解热、促进消化液分泌、增进胃肠蠕动、能减少支气管分泌、缓解支气管痉挛的作用；白前有镇咳祛痰、平喘、抗炎镇痛等作用；蝉蜕具有抗惊厥、镇静、解热等作用；僵蚕具有抗凝血、抗血栓、抗惊厥、镇静催眠、抗肿瘤、降血糖、降脂、抗菌、神经营养和保护等作用。

【用方经验】该方对于预防时行感冒亦有奇效；李老认为，如果药方用不准很容易使身体的阴阳失衡，因此，用药必须有针对性，而且每一个方子都必须准确，虽然该方对小孩久治不愈咳嗽有特效，且该方虽效果卓群，但重症者应及时进行中西结合治疗，以免耽误病情。

## 补中益气汤（李振华经验方）

【组成】黄芪30 g，党参15 g，白术9 g，当归9 g，杭白芍12 g，桂枝6 g，防风3 g，柴胡6 g，白芷9 g，甘草3 g。

【功效】补气健脾，调和营卫。

【主治】主治气虚、阳虚感冒。症见每遇风寒则感冒发作，不发热或有低热、恶寒、鼻塞、流清涕、身困无力等。

【加减】临证加减兼头痛，加蔓荆子、川芎，以助升阳止痛之力；兼腹痛，加白芍以缓急止痛；兼气滞脘腹痞胀，加枳壳、木香、砂仁等，以行气消痞；久泻不愈，加莲子、诃子、肉豆蔻等，以涩肠止泻；烦热较甚，加黄柏、生地黄等，以泻下焦阴火。

【方解】此方用桂枝配杭白芍旨在调营卫、和气血；方中黄芪、白术、防风取玉屏风散之义，实卫固表；党参益气固表；柴胡疏风解表；当归养血和营；白芷散风寒，通鼻窍；甘草调和诸药；全方共奏补气健脾、调和营卫之效。

【注意事项】阴虚火旺及实证发热者禁用；肾元虚惫者忌用。

【现代研究】

1. 黄芪具有促进RNA和蛋白质合成、抗疲劳、耐低温、抗流感病毒、对造血功能有保护和促进等作用；党参具有调节胃肠运动、抗溃疡、增强免疫、调节血压、调节血糖、抗衰老、抗缺氧等作用；白术有保肝、利胆、降血糖、抗菌、抗肿瘤、镇静、镇咳、祛痰等作用；当归具有抗血栓形成、改善血液循环、对心肌缺血再灌注的心律失常具有保护作用、改善冠脉循环、扩张血管、抑制平滑肌痉挛、抗炎和镇痛、降血糖、保护肺、肝、胆、肾脏、补血、抗心律失常、降血脂及抗实验性动脉粥样硬化、抑制血小板聚集、抗血栓、抗炎、抑制中枢神经系统、抗菌、平喘、抗氧化和清除自由基的作用；桂枝具有抗病毒、抗菌、降糖、解热、抗炎、抗过敏、抗凝血、抗肿瘤、镇静、抗焦虑、扩血管和神经保护等作用；芍药苷具有较好的解痉作用。此外，本品有保肝、增强应激能力、抑菌、抑制胰淀粉酶活性等作用；防风具有解热镇痛、抗惊厥、抗菌、抗病毒、抗过敏、增强免疫力、抗凝血等作用；柴胡具有镇静、安定、镇痛、解热、镇咳、抗炎、降血脂、抗脂肪肝、抗肝损伤、利胆、降低氨基转移酶、兴奋肠平滑肌、抗溃疡、抗菌、抗病毒、增强免疫等作用。

2. 实验研究：以耗气破气制备的脾虚小鼠，于第11日造模完毕的次日，给与灌服200%浓度的的补中益气汤（22 g/kg），连续7日。结果：较之于模型组，补中益气汤组小鼠淋巴细胞免疫活性和淋巴因子IL-2明显升高（$P<0.001$），表明补中益气汤有提高脾虚小鼠淋巴免疫功能的作用。利用游泳劳损法加限食法加脂多糖（LPS）制作大鼠脾虚发热模型，于造模第18日开始给予补中益气汤灌胃（按6.83 g/kg），连续5日。结果：与正常对照组相比，脾虚发热组大鼠体温曲线明显上抬，各观察点体温均明显升高，下丘脑$PGE_2$和cAMP明显升高（$P<0.05$或$P<0.01$）。与脾虚发热组比较，补中益气汤组大鼠体温和下丘脑$PGE_2$和cAMP均明显下降（$P<0.05$或$P<0.01$）。结论：补中益气汤对脾虚发热模型大鼠具有明显的退热效用，其退热作用可能与降低中枢发热介质$PGE_2$和cAMP有关。以上研究为补中益气汤治疗脾虚发热证提供了一定的药理学依据。

【用方经验】气虚、阳虚感冒治宜扶正祛邪，不宜解表发汗；感冒愈后，伤及气阳，治宜补气健脾，调和营卫，增强免疫力。故治疗本证宜用补中益气汤加减治疗，以达补气健脾，调和营卫之效。此方用桂枝配杭白芍旨在调营卫、和气血；方中黄芪、白术、防风取玉屏风散之义，实卫固表；白芷散风寒，通鼻窍。全方共奏补气健脾、调和营卫之效。

## 小柴胡加石膏汤（张琪经验方）

【组成】柴胡 20 g，黄芩 15 g，法半夏 15 g，党参 15 g，甘草 10 g，生姜 3 片，大枣 5 枚，生石膏 50～75 g。

【功效】泻热透表。

【主治】治疗各种外感高热不退，屡用屡验。

【加减】临证加减表邪未尽，恶寒并微热，去人参，加桂枝以兼解表邪；胃气和但热较盛，胸中烦热而不呕，去法半夏、人参，加瓜蒌以除烦热；热盛津伤见口渴，可去法半夏，加天花粉以生津清热；胆热犯肺，见咳嗽胁胀，加芦根、桑叶以清肺止咳；热入血室，加牡丹皮、赤芍、桃仁以凉血祛瘀；黄疸加茵陈、栀子以清热利湿退黄；疟疾加草果、常山以燥湿截疟；内伤杂病，正气不虚，去人参、大枣。

【方解】方中柴胡苦辛平，主入肝胆，速散少阳半表之邪，又能疏畅经气之郁滞，故重用为君药。黄芩苦寒，也入肝胆，善解肌热，造泄少阳单里之热，石膏清泻热邪，为臣药。君臣相配，使邪热外透内清，法半夏苦辛，和胃降逆止呕，生姜助法半夏和胃，兼制法半夏之毒。人参益气健脾，扶正以助祛邪，并防邪内陷；大枣得生姜有调和营卫之功；此五味共为佐药。炙甘草调和诸药，兼为使药。诸药相伍，则"上焦得通，津液得下，胃气因和，身濈然汗出而解"。

【注意事项】阴虚血少及脾胃虚寒者慎用。

【现代研究】

1. 方中柴胡具有镇静、安定、镇痛、解热、镇咳、抗炎、降血脂、抗脂肪肝、抗肝损伤、利胆、降低转氨酶、兴奋肠平滑肌、抗溃疡、抗菌、抗病毒、增强免疫等作用；黄芩具有抗炎抗变态反应、抗微生物、解热、降压、利尿、轻度升血糖、利胆，解痉及镇静的作用；法半夏具有镇咳、止呕、降低血液黏度、抑制红细胞聚集、抗心律失常、镇静催眠等作用；党参具有调节胃肠运动、抗

溃疡、增强免疫、调节血压、调节血糖、抗衰老、抗缺氧等作用；甘草具有镇咳、祛痰、平喘、抗利尿、降血脂、保肝和类似肾上腺皮质激素样等作用；生石膏具有解热、消炎、增强免疫、收敛和抗病毒等作用。

2. 实验研究：本方对肝胆、中枢神经、血液循环、胃肠道等多个系统均有影响，并具有调节分泌、解热、抗炎、保肝利胆、抗溃疡、抗肿瘤、抗病毒、抗自由基、调节机体免疫力、降血脂、抗惊厥、对抗放射性损害等多种作用。

【用方经验】柴胡和解退热，对外感发热有泄热透表之功，为退六经邪热之要药，量大则泄，量少则升，柴胡剂量必须大于党参，如果与党参、甘草等量，则不能退热。生石膏用量一般为 50～75 g，病情重者 4～6 小时服药 1 次。用党参是为了补益正气，加强其驱邪外出之力。对发热的治疗，张老使用次数最多的是柴胡，世人多有"柴胡性燥劫阴"之说，张老却认为柴胡可疏解肝胆，畅利三焦，为利枢机之药。三焦气机不畅，升降出入之机受阻，伏邪不得宣透外达，才使发热不退，热势缠绵。治疗发热时清热固不可少，"而伐树寻根，终究其致病之因，以拔其本，则谓非柴胡之力不可也"。柴胡虽疏解肝气，能开气分之结，但不能清气分之热，故配伍黄芩协之以清热，高热加石膏。张老用柴胡量较大，一般皆在 20 g 以上，不仅未见劫阴助热之弊，反而屡用屡效，实为退热之良药。

## 预防感冒方（朱良春经验方）

【组成】油松节 30 g，大枣 7 枚。

【功效】补虚固本，固卫御邪。

【主治】体气虚弱，易于感冒，屡屡感染者。

【加减】若见自汗盗汗兼阴虚者，加生龙骨、生牡蛎各 30 g，或加浮小麦、糯稻根各 30 g；若汗出特多者，则加麻黄根 10 g。

【方解】油松节乃松树枝干之结节，苦温无毒，善于祛风通络，护卫经络，以抵御外邪，大枣补虚固本，共奏补虚固本，固卫御邪之效，可做日常补气健身之品。

内科国医圣手时方

【注意事项】体质壮实者慎服。

【现代研究】油松节含有纤维素、木质素、树脂及少量挥发油，挥发油主要成分为α-和β-蒎烯及樟烯、二戊烯等，另含熊果酸、异海松酸；大枣具有增强肌力、增加体重、纠正胃肠病损、保护肝脏、抗变态反应、镇静催眠、镇痛等作用。

【用方经验】油松节乃松树枝干之结节，

苦温无毒，善于祛风通络，疏利关节，故多视为痹证及伤科之良药。《分类草药性》指出它有"通气和血"之功。朱老揣摩前贤论述，采用民间秘验，长期研索，发现本品有补虚固本之长，对诸般羸损沉疴，大有恢复之功。他认为，油松节能提高免疫功能，能预防感冒之侵袭，赞之为"中药丙种球蛋白"。

# 第二节　流行性感冒

时行感冒，病名。感受四时不正之气，发病呈流行性之感冒病证。病情常较一般感冒为重。《类证治裁·伤风》："时行感冒，寒热往来，伤风无汗，参苏饮、人参败毒散、神术散。"《诸病源候论·时气候》："时行病者，是春时应暖而反寒，夏时应热而反冷，秋时应凉而反热，冬时应寒而反温，非其时而有其气，是以一岁之中，病无长少，率相似者，此则时行之气也。"感受时行病毒所引起的急性呼吸道传染性疾病，现代医学称为流行性感冒。全身症状明显，临床以突然恶寒、发热、头痛、全身酸痛为主要特征。一年四季均可发生，冬春两季较为多见。起病急骤，传播迅速，传染性强，常可引起大流行。

## 抗感 1 号（朱良春经验方）

【组成】紫苏叶 10 g，藿香 10 g，贯众 10 g，一枝黄花 10 g，蝉蜕 6 g，僵蚕 5 g，桔梗 6 g，生甘草 5 g。

【功效】透表达邪。

【主治】甲型流行性感冒属中医学"时行感冒"范畴，以外感时邪为主要病因。症见高热、恶寒、头痛、咽痛、咳嗽等症。

【加减】发热较甚者，加石膏。

【方解】紫苏叶、蝉蜕疏风解表发汗；藿香清热祛湿，表里双解；贯众、一枝黄花清热解毒；僵蚕祛风止痛；桔梗化痰止咳；蝉蜕、僵蚕还能清热利咽；生甘草祛痰止咳，

清热解毒，调和诸药。

【注意事项】虚证禁用。

【现代研究】方中紫苏叶煎剂有缓和的解热、促进消化液分泌、增进胃肠蠕动的作用，能减少支气管分泌、缓解支气管痉挛，本品水煎剂对大肠埃希菌、志贺菌属、葡萄球菌均有抑制作用，能缩短血凝时间、血浆复钙时间和凝血活酶时间；广藿香酮体久对白含珠菌、新型隐球菌、黑根霉等真菌有明显的抑制作用，对甲型溶血性链球菌等细菌也有一定的抑制作用，对金黄色葡萄球菌、白色葡萄球菌及枯草杆菌的生长也有定的抑制作用；贯众（品种未经鉴定）在体外对猪蛔有效，对流感病毒（流感原甲型 PR 株、亚洲甲型病毒）在鸡胚试验上有强烈抑制作用，对 479 号腺病毒 3 型、72 号脊髓灰质炎 II 型、44 号爱可 9 型、柯萨奇 A9 型、柯萨奇 B6 型、乙型脑炎（京卫研 1 株）、140 号单纯疱疹等七种有代表性病毒株有较强的抗病毒作用；一枝花能有效抑制肿瘤生长和细胞突变，具有抗肿瘤的作用；蝉蜕具有抗惊厥、镇静、解热等作用；僵蚕具有抗凝血、抗血栓、抗惊厥、镇静催眠、抗肿瘤、降血糖、降血脂、抗菌、神经营养和保护等作用；桔梗具有镇咳、抗炎（其抗炎强度与阿司匹林相似）、增强免疫、镇痛、镇静、解热等作用；甘草具有镇痛、抗炎、类肾上腺皮质激素样作用、降血脂、保肝等作用。

【用方经验】朱老认为，流感的流行病学特点为突然爆发、迅速扩散，造成不同程度

---

第四章　呼吸系统疾病

内科国医圣手时方

的流行，病情较普通感冒重，具有季节性；病变部位主要在人体的呼吸道（肺），也可导致多脏器功能受损。其中起病急、变化快、具有季节性、病位主要在肺，可累及其他脏腑，符合风邪的致病特点。传染性、病情较普通感冒重、病情可随病程而加重（郁而化毒），符合毒邪的致病特点。因此，风毒是导致流感的主要病邪，寒、热是兼化之邪；故所用药物以祛风清热为主。

## 清瘟解表散（任继学经验方）

【组成】葛根 10 g，红花 10 g，紫草 15 g，牛蒡子 15 g，穿山甲珠 10 g，蝉蜕 10 g，荆芥穗 15 g，赤芍 10 g，薄荷 10 g，山楂 15 g，羚羊角 10 g，防风 10 g。

【功效】清瘟解表。

【主治】四时感冒。症见发热，身酸肢痛，咳嗽咽痒，鼻塞流涕，苔薄黄，脉浮数。

【加减】有往来寒热者，可予柴胡、石膏。

【方解】方中葛根解肌退热，用于外感发热头痛；荆芥穗、防风祛风解表，清头目，利咽喉，止痒；牛蒡子疏散风热，宣肺解毒；薄荷发汗，清头目，除风热，利咽喉；蝉蜕散风除热、透疹、解痉，用于风热感冒、咽痛、音哑、咽痒、惊风等；赤芍、紫草凉血活血；羚羊角善清肝火、退热；红花、穿山甲珠活血破瘀，祛风通络；山楂消食健胃，行气散瘀。诸药合用，共奏清瘟解表、凉血散瘀之功。

【注意事项】孕妇忌用，脾胃虚弱者慎用。

【现代研究】方中葛根具有增加脑及冠脉血管血流量、兴奋和抑制心脏、解痉、降血糖、解热及雌激素样作用；红花具有扩张血管、降低血压、对抗心律失常、能抑制血小板聚集、增强纤维蛋白溶解、降低全血黏度、镇痛、镇静和抗惊厥等作用；蝉蜕具有抗惊厥、镇静、解热等作用；紫草具有抗菌、抗炎作用；紫草对京科 68 - 1 病毒试管内有抑制作用，对金黄色葡萄球菌、灵杆菌亦能抑制。前苏联产紫草的酊剂对铜绿假单胞菌、

大肠埃希菌有抑制作用。并能加速上皮生长以及治疗烧伤。紫草根与当归制成之紫云膏比单味药效果好。紫草水煎剂对小白鼠结核病有一定疗效。牛蒡子煎剂对肺炎球菌有显著抗菌作用。牛蒡子有解热、利尿、降低血糖、抗肿瘤作用。牛蒡子苷有抗肾病变作用，对实验性肾病大鼠可抑制尿蛋白排泄增加，并能改善血清生化指标。穿山甲珠具有降低血液黏度作用，穿山甲片的水煎液有明显延长大白鼠凝血时间的作用和降低大白鼠血液黏度的作用。并有实验结果表明穿山甲片的水提液、醇提液均有明显的抗巴油油引起的小白鼠耳部炎症作用。薄荷含有薄荷醇，该物质可清新口气并具有多种药性，可缓解腹痛、胆囊问题如痉挛，还具有防腐杀菌、利尿、化痰、健胃和助消化等功效。大量食用薄荷可导致失眠，但小剂量食用却有助于睡眠。山楂含多种有机酸。口服后增强胃液酸度，提高胃蛋白酶活性，促进蛋白质的消化；山楂味酸，刺激胃黏膜促进胃液分泌；山楂中含脂肪酶，能促进脂肪的消化；山楂含有维生素 C 等成分，口服可增进食欲；山楂对胃肠运动功能具有调节作用，对痉挛状态的胃肠平滑肌有抑制作用，对松弛状态的平滑肌有兴奋作用。山楂具有增强心肌收缩力、增加心排血量的作用。山楂提取物对在体、离体蟾蜍心脏能增强心肌收缩力，作用维持时间长。山楂对志贺菌属、变形杆菌、大肠埃希菌、金黄色葡萄球菌等有较强的抑菌作用。山楂对非特异性和特异性免疫功能均有促进作用。山楂的有效成分有机酸、山楂黄酮是其发挥药理作用的重要物质基础。防风有解热、抗炎、镇静、镇痛、抗惊厥、抗过敏作用。防风新鲜汁对铜绿假单胞菌和金黄色葡萄球菌有一定抗菌作用，煎剂对志贺菌属、溶血性链球菌等有不同程度的抑制作用。并有增强小鼠腹腔巨噬细胞吞噬功能的作用。

【用方经验】任老指出，流行性感冒是风寒之邪由表及里侵入体内，因此应该以辛温解表为主。但是，由于病毒侵犯的部位不同，会产生不同的症状，所以在治法上，既不能单纯解表，也不能单纯清里，应根据不同的症状进行辨证诊治；发病初期应以表里通解

内科国医圣手时方

为法；一旦邪气内陷，则须以清热解毒透表为主，使邪气外出，以缩短其病程，促使机体恢复阴阳平衡。

## 甲型流感方（李玉奇经验方）

【组成】大青叶 20 g，板蓝根 20 g，浮萍 15 g，荆芥 10 g，桔梗 20 g，藿香 15 g，紫苏 10 g，白前 15 g，枇杷叶 20 g，黄芩 10 g，人工牛黄（另冲服）3 g，水牛角 10 g，金银花 20 g，连翘 20 g，蝉蜕 20 g，僵蚕 10 g。

【功效】清瘟解毒，泄热救肺。

【主治】甲型 HN1 流感。症见发热，咽痛，流涕，鼻塞，咳嗽咳痰，头痛，全身酸痛，乏力。部分患者可出现呕吐或腹泻。少数患者仅有轻微上呼吸道症状，无发热。重者高热不退，呼吸困难。

【加减】高热者，加羚羊角丝 3 g，或普通羊角加量；脾虚易腹泻者，加山药 20 g。

【方解】方中大青叶、板蓝根为君，此二味苦寒，均为清热解毒之品，既可凉血，又可利咽；金银花、连翘清热解毒，疏散风热，黄芩善清上焦之火，水牛角清热定惊，凉血解毒；浮萍辛寒，有宣散风热，透疹，利尿之功；荆芥味辛，性微温，具有祛风解表，透疹之效；而桔梗宣肺利咽，枇杷叶清肺止咳，牛黄去痰止咳，蝉蜕有疏散风热之功，共用有利咽散热之功；藿香、紫苏共用，既可和胃降逆，又可化湿醒脾和中；白前降气，消痰，止咳，僵蚕化痰散结。诸药相合，共奏清热解毒之功。

【注意事项】孕妇慎用，婴幼儿用量酌减。

【现代研究】方中大青叶主含靛玉烷 B、靛蓝、靛玉红、色氨酸、色氨酮等其药理作用主要有抗病原微生物、抗内毒素、抗炎、增强免疫功能、解热等；板蓝根本品所含的吲哚类化合物有抗菌作用，有抗流感病毒、肝炎病毒等作用，有明显的解热效果；浮萍现代药理研究认为，浮萍含有醋酸钾、氯化钾及碘、溴等物质，还含有大量的水溶性维生素及糖、蛋白质、叶绿素等，有强心作用、升高血压作用和解热作用，对库蚊幼虫和蚊蛹有杀灭作用；桔梗具有镇咳、抗炎（其抗炎强度与阿司匹林相似）、增强免疫、镇痛、镇静、解热等作用；藿香中的黄酮类物质有抗病毒作用，可以抑制消化道及上呼吸道病原体，而藿香中的黄酮（黄碱素成分）合成的抗病毒性更强、内服易吸收的药物用于鼻病毒感染者，效果良好；紫苏叶煎剂有缓和的解热作用，有促进消化液分泌，增进胃肠蠕动的作用，能减少支气管分泌，缓解支气管痉挛；白前的醇提物、醚提物均有明显的镇咳作用，醇提物、水提物及柳叶白前醚提物均有祛痰作用、平喘作用，柳叶白前醇提物和醚提物有明显的抗炎、镇痛作用；蝉蜕具有抗惊厥、镇静、解热等作用；僵蚕具有抗凝血、抗血栓、抗惊厥、镇静催眠、抗肿瘤、降血糖、降血脂、抗菌、神经营养和保护等作用。

【用方经验】李老认为本病是季节性感冒与时疫并发，在易感人群中爆发。潜伏期 1～7 日，多为 3 日。用上方治疗效果良好，其荆芥可用全草、荆芥穗，或炒炭，但以荆芥穗较宜。高热者可加羚羊角丝 3 g，或普通羊角加量；脾虚易腹泻者可加入山药 20 g；人工牛黄另冲服，每次 1 g，每日 3 次。重症者应及时进行中西医结合治疗，孕妇慎用，婴幼儿用量酌减。

## 表里通解散（任继学经验方）

【组成】白僵蚕，蝉蜕，大青叶，薄荷叶，防风，荆芥穗，金银花，连翘，生石膏，金荞麦，大力子，金莲花，水煎去渣，入冷黄酒 30 g，蜜 15 g。

【功效】表里双解。

【主治】感冒，或属卫表证。症见微恶风寒，壮热，腰背、四肢酸楚，口微渴，面红目赤，舌红，苔薄白，脉浮数有力。

【加减】若鼻塞较甚，可加白芷、苍耳子、辛夷以通鼻窍；腰痛、四肢酸楚较甚者，予葛根；咳嗽着，可予桑叶、苦杏仁；症见恶心呕吐者，药用藿香梗、制苍术、姜厚朴、陈皮、半夏曲等。

【方解】方中僵蚕辛苦气薄，清热解郁，

能除一切怫郁之疫邪；蝉蜕一味用其气寒无毒，味咸且甘，以导热邪由表而解，佐以薄荷、荆芥穗、防风之辛，搜出外在之邪，使其不留于表；生石膏甘寒，其寒能清热降火，辛能发汗解肌，使毒从外解；大力子疏散风热，宣肺透疹，利咽散结，解毒消肿；大青叶、金银花、连翘，善治疫毒，使表里透解，热解毒去；配伍金荞麦、金莲花，清热解毒、消肿散结、清咽利喉。

【注意事项】凡自汗、盗汗、热病伤津以及阴虚发热等症者慎用。

【现代研究】方中僵蚕具有抗凝血、抗血栓、抗惊厥、镇静催眠、抗肿瘤、降血糖、降血脂、抗菌、神经营养和保护等作用；蝉蜕具有抗惊厥、镇静、解热等作用；大青叶，其具有较强的抗菌、抗病毒、增强机体免疫力、解热、抗炎、利胆等作用，西医学关于其清热解毒功效的研究目前主要集中于以下两点：一是抗细菌内毒素的作用，二是抗病原微生物的作用，尤其是抗内毒素活性为该类中药的重要属性；薄荷具有抗炎镇痛、抗病毒、抗氧化、抗生育、促进透皮吸收等药理作用，中医用以疏风清热治感冒，薄荷挥发油具有祛痰、利胆、抗炎镇痛、抗病毒、抗肿瘤、促渗透、抗早孕等多方面的药理作用；防风具有解热镇痛、抗惊厥、抗菌、抗病毒、抗过敏、增强免疫力、抗凝血等作用；荆芥具有镇静、解热镇痛、抗炎、祛痰平喘、抗过敏、抗肿瘤等作用；金银花具有抗微生物、抗炎、解热、抗过敏、抗内毒素、提高免疫力、降血脂、细胞毒作用；连翘所含齐墩果酸有强心、利尿及降血压的作用，其煎剂具有镇吐和抗肝损伤的作用；生石膏具有解热、消炎、增强免疫、收敛和抗病毒等作用；荞麦属植物具有抗肿瘤、抗菌、解热镇痛抗炎、镇咳祛痰、抗血小板聚集、调脂降糖、抗氧化、抗突变、抗衰老等多种生物活性，对癌症、糖尿病、高脂血症、风湿痛、气管炎、肺炎、外感发热、咽喉肿痛、咳嗽、皮肤化脓性感染、细菌性痢疾、消化性溃疡等病症均有较好的疗效，临床应用广泛；牛蒡子还可用于防治糖尿病肾病；金莲花主要有效成分为黄酮类，从该黄酮类可分离出牡荆苷、荭草苷等化学物质，黄酮类具有抗菌和抗病毒作用，多种金莲花制剂已用于临床治疗呼吸道和肠道感染。

【用方经验】任老认为本病之时疫病毒，既犯卫又犯气，肺胃并犯，故在病理上，既有表阳被郁，又有毒热内炽。火热自内出，经气先虚，虽汗多不解。所以治法上，不能单纯解表，也不能单纯清里，初则必以表里通解为法；邪气内陷者，必以清热解毒透表为主，使邪气外出，以缩短其病程，促使机体阴阳恢复平衡。营卫调和，邪不传中，是为善法。而本方之功在于上行头面，下达足膝，外通毛窍，内通脏腑、经络，驱逐邪气，无处不到。常规用量：白僵蚕 6 g、蝉蜕 5 g、大青叶 15 g、薄荷叶 10 g、防风 10 g、荆芥穗 10 g、金银花 15 g、连翘 10 g、生石膏 15 g、金荞麦 15 g、大力子 10 g、金莲花 10 g。

# 第三节　急性气管支气管炎

急性气管支气管炎是由于生物性或非生物性致病因素引起的支气管树黏膜急性炎症，为一个独立病症，症状主要为咳嗽和咳痰，起病往往先有上呼吸道感染的症状，如鼻塞、流涕、咽痛、声音嘶哑等。在成人，流感病毒、腺病毒和肺炎支原体感染可有发热，伴乏力、头痛、全身酸痛等全身毒血症症状，而鼻病毒、冠状病毒等引起的急性支气管炎常无这些表现。其在中医常归于咳嗽，咳嗽是指外感或内伤等因素，导致肺失宣肃，肺气上逆，冲击气道，发出咳声或伴咯痰为临床特征的一种病证。历代将有声无痰称为咳，有痰无声称为嗽，有痰有声谓之咳嗽。临床上多为痰声并见，很难截然分开，故以咳嗽并称。

## 宣肺止嗽汤（周仲瑛经验方）

【组成】炙麻黄 5 g，桔梗 5 g，杏仁10 g，制半夏 10 g，前胡 10 g，浙贝母 10 g，佛耳草 12 g，生甘草 3 g。

【功效】宣肺散寒，止咳化痰。

【主治】急性气管支气管炎早期风寒型。症见咳声重浊，气急，喉痒，咯痰稀薄色白，常伴鼻塞，流清涕，头痛，肢体酸楚，恶寒发热，无汗等表证，舌苔薄白，脉浮或浮紧。

【加减】表寒配荆芥、紫苏叶 10 g；气喘、喉间痰鸣去桔梗；寒痰伏肺配细辛 3 g；肺热内郁配生石膏 15 g、知母 10 g；痰热蕴肺配黄芩、桑白皮 12 g；阴津耗伤配天花粉、南沙参 10 g；咳逆气急痰壅配紫苏子 10 g、金沸草 10 g；兼湿，痰稠量多胸闷配茯苓10 g，法半夏 9 g，厚朴 9 g，陈皮 6 g 等。

【方解】宣肺止嗽汤是以三拗汤、桔梗汤二方化裁而成。方中三拗汤为宣肺止嗽汤之主方，其中炙麻黄既可开宣肺气，宣散肺经风寒而止咳，又可开腠理，透毛窍，辛温散邪，邪祛则肺气自不上逆，为君药；肺气郁闭，宣降失常，故以杏仁为臣，助麻黄以利肺下气止咳，二者相伍，一宣一降，与肺宣降之性相合，有利于恢复其升降之职；甘草为佐使，既调和药性，又缓肺气之上逆，甘草合桔梗，即为桔梗汤，一能宣肺止咳祛痰排脓，二可清利咽喉。喉为肺之门户，故外邪犯肺所致咳嗽常兼有咽喉病变，为此宣肺常须利咽。同时配伍前胡、贝母清肃肺气。佛耳草止咳化痰降气。诸药相配，温中有清，温而不燥，降中寓升，升降互济，俾风寒得散，肺气得宣，气逆得降，咽喉得利，共奏祛邪利肺、止咳化痰之效。

【注意事项】无。

【现代研究】方中麻黄具有松弛支气管平滑肌作用，麻黄主要成分为生物碱（1%～2%），总生物碱的 80%～85% 为麻黄碱，其次为伪麻黄碱等，麻黄中的挥发油、麻黄碱能够阻碍汗腺导管对钠离子的重吸收，使汗腺分泌增加，兴奋中枢和外周 α 受体，发挥麻黄的发汗作用，而麻黄碱、伪麻黄碱和挥发油等能够促进 NA 和 Adr 的释放，激动 β 受体、激活 Ac，从而促进 cAMP 产生，阻止过敏介质的释放、促进 PGE 的释放，直接兴奋 α-肾上腺素受体，血管收缩，使黏膜肿胀减轻，抑制抗体产生，通过这些机制能够发挥麻黄的平喘作用；杏仁具有咳嗽中枢而镇咳平喘、微弱的抗肿瘤作用、润肠、抗炎镇痛等作用；炙甘草具有镇痛、抗炎、类肾上腺皮质激素样作用、降血脂、保肝等作用；桔梗具有镇咳、抗炎（其抗炎强度与阿司匹林相似）、增强免疫、镇痛、镇静、解热等作用；法半夏具有镇咳、止呕、降低血液黏度、抑制红细胞聚集、抗心律失常、镇静催眠等作用；前胡用麻醉猫收集呼吸道分泌的方法，灌服前胡煎剂 1 g/kg，能增加呼吸道分泌液，说明有祛痰作用，且作用时间较长；浙贝母有镇咳祛痰、降压抗菌的作用。

【用方经验】周老指出，宣肺止嗽汤的核心在于"宣通"，宣可开肺祛邪，通能利肺降气。故临证用于急性气管-支气管炎，上呼吸道感染，慢性支气管炎急性发作等疾患，具有良好疗效。其辨证运用的关键是风寒郁肺，肺气不宣（相当于急性气管-支气管炎早期）。若患者有口干咽痛、苔薄黄、脉浮数等风热症状（相当于急性气管-支气管炎及慢性支气管炎继发感染）时，则不在本方运用范围之内，此时应疏风清热、肃肺化痰，可用桑菊饮加减治疗。如继发感染病情严重者，又必须中西医结合治疗。临证周老又常以本方为基本方随证加减治疗上呼吸道感染、慢性支气管炎急性发作等疾病，具有较好疗效。临证加减：表寒配荆芥、紫苏叶；气喘、喉间痰鸣去桔梗；寒痰伏肺配细辛；肺热内郁配生石膏、知母；痰热蕴肺配黄芩、桑白皮；阴津耗伤配天花粉、南沙参；咳逆气急痰壅配紫苏子、金沸草；兼湿，痰稠量多胸闷配茯苓、法半夏、厚朴、陈皮等。关于麻黄的临床生熟选用问题，周老多次指出，麻黄生用是取其解表散寒之功，蜜炙麻黄一则可使其专主温肺散寒、止咳平喘，二则防生麻黄发汗耗气之弊。脾为生痰之源，肺为贮痰之器，故患者咳嗽得缓后，表邪去，痰饮减，再配以党参、白术、茯苓以补气健脾，固本善后。

## 化痰止咳汤（吴银根经验方）

【组成】胡颓叶 15 g，野荞麦根 30 g，黄荆子（包煎）30 g，蜜紫菀 15 g，款冬花 15 g，法半夏 15 g，制南星 15 g。

【功效】宣肺止咳，燥湿化痰。

【主治】急性气管支气管炎痰浊阻肺型。症见咳嗽反复发作，尤以晨起咳甚，咳声重浊，痰多，痰黏腻或稠厚成块，色白或带灰色，胸闷气憋，痰出则咳缓、憋闷减轻。常伴体倦，脘痞，腹胀，大便时溏，舌苔白腻，脉濡滑。

【加减】寒痰者，加入附子、干姜、生姜、吴茱萸等；热痰者，加黄芩、连翘、鱼腥草、蒲公英、紫花地丁等；脾虚痰蕴者，加党参、黄芪、白术、山药、黄精等。

【方解】胡颓叶味微苦性平，止咳平喘；野荞麦根味酸苦性寒，能清热解毒、祛风利湿、排脓祛瘀；黄荆子味辛苦性温，能散风祛痰、止咳平喘、理气止痛，三者共为君药。配伍法半夏、制南星为臣药，增加燥湿化痰之力。佐以紫菀、款冬花辛苦温润之品，温肺寒、润肺燥、补肺气、止痰嗽。诸药共奏化痰止咳之效。

【注意事项】无。

【现代研究】胡颓叶有解痉平喘作用，对抗组胺引起的支气管痉挛效果显著，具有抗病毒和抗菌功效；黄荆子有平喘、抗菌作用，尤其对金黄色葡萄球菌、铜绿假单胞菌、白喉棒状杆菌等作用显著，对支气管黏膜柱状上皮病变有修复作用；野荞麦根有解热抗炎、祛痰镇咳作用；法半夏、紫菀、款冬花有止咳化痰功效，其中法半夏有抗矽肺作用，紫菀有抗铜绿假单胞菌作用，款冬花有平喘之功；胆南星有抗炎、祛痰作用和抗凝血作用。

【用方经验】"治咳嗽者治痰为先。"胡颓叶味微苦性平，止咳平喘；野荞麦根味酸苦性寒，能清热解毒、祛风利湿、排脓祛瘀；黄荆子味辛苦性温，能散风祛痰、止咳平喘、理气止痛，三者共为君药。配伍法半夏、天南星为臣药，增加燥湿化痰之力。佐以紫菀、

款冬花辛苦温润之品，温肺寒、润肺燥、补肺气、止痰嗽。诸药共奏化痰止咳之效。需要指出的是：此方燥湿化痰力盛，故不适合阴虚燥咳的患者。同时对脾胃虚弱者须时时顾护胃气。吴银根临证以此方为基础，随证加减，灵活应用。吴银根认为，肺系痰湿证常与肺气不宣、肺失肃降、肺气不固、痰湿蕴结、痰浊黏滞等相关，且痰为阴邪，更加湿邪为患，则痰湿互结，故临床上痰浊壅阻、痰湿蕴滞、痰热胶着常是肺系疾病的治疗要点、难点。痰湿咳嗽多见于慢性支气管炎、支气管扩张、肺脓肿、支气管哮喘等多种肺系疾病，其辨证要点是咳嗽声重、痰多黏稠及胸闷脘痞，呕恶食少，苔腻、脉滑。痰既是病理产物，又是致病因素。吴银根辨治此等咳嗽多从治痰入手，故治法上重视化痰。吴银根往往在化痰止咳汤的基础上，根据痰的寒、热、虚、实不同，采用温肺化痰、清肺化痰、健脾化痰等治法。寒痰者，吴银根常入附子、干姜、生姜、吴茱萸等；热痰者，加黄芩、连翘、鱼腥草、蒲公英、紫花地丁等；脾虚痰蕴者，加党参、黄芪、白术、山药、黄精等。同时吴银根还注重调畅气机，运用降气、顺气、宣发、纳气等理气药物恢复气机的升降出入，常用药物如当归、沉香、紫苏子、枳实、厚朴等，令肺气宣肃正常。

## 加味三拗汤（黄政德经验方）

【组成】麻黄 6 g，苦杏仁 10 g，蝉蜕 5 g，川贝母 6 g，甘草 3 g。

【功效】散寒清热，化痰止咳。

【主治】急性气管支气管炎外感风邪证。症见咳嗽、咳痰，兼见寒热、头痛、身痛、鼻塞、流涕、咽干、喉痒等外感证候。

【加减】属风寒袭肺者，加桔梗 10 g、细辛 3 g。属痰热郁肺者，加法半夏 5 g、陈皮 10 g、前胡 10 g、茯苓 10 g。属肺阴亏虚者，加麦冬 10 g。

【方解】三拗汤原名"还魂汤"，出自《金匮要略》，系由《伤寒论》麻黄汤去桂枝而成，麻黄为君，杏仁为臣，甘草为佐使，主治风邪外感、鼻塞声重、咳嗽痰多等外感

内科国医圣手时方

风寒咳嗽证。在《太平惠民和剂局方》中首次出现以"三拗汤"为名的成方，采用连节麻黄、连皮杏仁、连梢甘草，与常规炮制加工方法相拗，故名三拗汤。黄教授在麻黄、杏仁、甘草三味药基础上加入蝉蜕、川贝母成加味三拗汤，方中以麻黄为君药，轻宣肺气，疏风散寒止咳，杏仁为臣利肺平喘，与麻黄配伍，一宣一降，恢复气机的升降出入，咳嗽自止；蝉蜕疏散风热利咽，川贝母清热化痰，润肺止咳，一轻一重，质轻上浮，散肺经风热以宣肺，质重泄内热顽痰以润肺，热退痰消则咳嗽自止；甘草益气祛痰止咳为佐使，调和诸药。全方宣降互结，轻重相合，有启门驱贼的功效，可使客邪外散，内热清消，化痰止咳而肺气安宁，又麻黄、杏仁治寒，川贝母、蝉蜕治热，甘草调和诸药，全方阴阳调和。

【注意事项】无。

【现代研究】方中麻黄中的麻黄碱能缓解支气管平滑肌痉挛，且具有镇咳祛痰作用；杏仁具有咳嗽中枢而镇咳平喘、微弱的抗癌作用、润肠、抗炎镇痛等作用；蝉蜕具有抗惊厥、镇静、解热等作用；川贝母中的川贝母总生物碱及非生物碱部分具有明显的镇咳、祛痰作用；甘草具有促肾上腺皮质激素作用，有抗炎、抗过敏、镇咳祛痰解毒等作用。

【用方经验】咳嗽既是一种病，又是最常见的症状，见于诸多疾病中，而不仅局限于肺系疾病，其病机复杂多变，临床准确辨治咳嗽尤其重要。《医门法律》曰："人身有外邪，有内邪，有内外合邪，有外邪已去而内邪不解，有内邪已除而外邪未尽。""盖暑湿之外邪内入，必与素蕴之热邪相合，增其烦咳。"喻嘉言认为痰湿多挟六淫之邪而致咳嗽。"至于湿痰内动为咳，又必因风、因火、因热、因燥、因寒，所挟各不相同，至其乘肺则一也。"喻氏将咳嗽病机高度概括为"内外合邪"。实际已经蕴含了"内伤基础上外感咳嗽"的思想，但却未引起后人的足够重视。黄教授认为现代久咳患者大多"内伤基础上外感咳嗽"，提出上宣下通治法，上宣肺气，下通腑气，使肺气得降，阴平阳秘，则诸症自愈。临床屡运用加味三拗汤治疗咳嗽，其效甚佳。加味三拗汤功用疏风解表，宣肺清热化痰。方中麻黄为君药，轻宣肺气，疏风散寒止咳，杏仁为臣利肺平喘，与麻黄配伍，一宣一降，恢复气机的升降出入，咳嗽自止；蝉蜕疏散风热利咽，川贝母清热化痰，润肺止咳，一轻一重，质轻上浮，散肺经风热以宣肺，质重泄内热顽痰以润肺，热退痰消则咳嗽自止；甘草益气祛痰止咳为佐使，调和诸药。全方宣降互结，轻重相合，有启门驱贼的功效，可使客邪外散，内热清消，化痰止咳而肺气安宁，麻黄、杏仁治寒，川贝母、蝉蜕治热，甘草调和诸药，全方阴阳调和，故每治咳嗽疗效显著。临床疾病，痰症变幻莫测，随证加减尤为重要，"嗽动便有痰声，痰出嗽止。"则寒痰重，以枳壳、陈皮利其气，以天南星、法半夏胜其痰；热痰重在胸膈，合小陷胸汤；痰湿互结干咳不爽者，用枳壳、茯苓、桑白皮、薏苡仁等以润化其痰；痰积嗽，则非青黛、瓜蒌不能除。咳嗽证属脾虚湿盛而痰滑，宜皂荚灰、天南星、法半夏燥湿化痰。

# 第四节 肺 炎

肺炎是由多种病原体（如细菌、病毒、真菌、寄生虫等）引起的肺实质的炎症，其他如放射线、化学、过敏因素亦能引起肺炎。肺炎病证名出自《麻疹活人全书》，为内、儿科常见病之一，又称肺闭喘咳、肺风痰喘。临床主要症状为寒战、高热、咳嗽、咯痰、胸痛等。肺炎四季皆可发病，而多发于冬春两季。青壮年多见，男多于女。本病若及时诊治，预后良好。肺炎属中医学"风温""咳嗽""肺热病"等范畴。随诊空气污染、抽烟不良习惯人群增加等因素的影响，肺炎病发病率也在急剧上升。中医学源远流长，在肺炎的诊治上优势明显，疗效颇佳。

## 苏黄止咳汤（晁恩祥经验方）

【组成】炙麻黄 15 g，紫苏子 10 g，紫苏叶 10 g，炙枇杷叶 10 g，紫菀 10 g，杏仁 6 g，射干 10 g，牛蒡子 10 g，蝉蜕 10 g，地龙 15 g，僵蚕 10 g。

【功效】疏风宣肺，缓急解痉，止咳利咽。

【主治】风邪伏肺之咳嗽。症见咳嗽咳痰，但以咳为主，伴有咽痒或鼻痒，痒而咳嗽，异味或冷空气可使之加重，常呈刺激性咳、顽固性咳，阵发性顿咳。舌淡白，苔薄白，脉浮。

【加减】咳嗽气急明显者，加乌梅、芍药；重者加罂粟壳，罂粟壳收敛太过，不宜久服，中病即止；兼寒者，酌加荆芥、防风、桂枝；兼热者，酌加金银花、连翘、黄芩、桑白皮、鱼腥草；兼燥者，加沙参、麦冬、川贝母；兼湿者加藿香、佩兰；鼻塞喷嚏者，加苍耳子、辛夷；病久咳剧，风盛挛急，脉络瘀阻者，加蜈蚣、全蝎等虫类药搜风通络；久病肺肾亏虚者，酌加黄精、山茱萸、枸杞子等。

【方解】方中麻黄性发散，能散邪宣肺止咳；僵蚕散风止痒，清泄咽部瘀热；蝉蜕性凉，功在宣肺利咽；牛蒡子发散风邪，利咽散结；紫苏子降气止咳；杏仁苦温润降；射干苦寒泄降利咽喉；紫菀甘润下气以止咳；地龙息风止痉善走窜。诸药合用，共呈疏风宣肺、平逆肃降、缓急解痉、止咳利咽之功效。炙麻黄疏风散寒，宣肺平喘，《神农本草经》曰"麻黄止咳逆上气，除寒热"。《本草纲目》中提到："麻黄微苦而辛，性热而轻扬。发表出汗、祛邪热气、止咳逆上气、除寒热。"并称其为"肺经专药，麻黄虽治太阳，实则治肺"，乃肺经专药，故治肺病多用之"。本方以疏风、宣肺的麻黄为主药；紫苏叶，《本草备要》曰："味辛入肺经气分，利肺定喘下气止嗽。"麻黄与苏叶相伍，辛散宣通之力增强，疏风散寒，开宣肺气。紫苏子温而不燥，质润而下降，善于降上逆之肺气，

消壅滞之痰涎，为治痰逆喘咳之要药，《本经逢源》曰紫苏子："性能下气，为除喘定嗽，消痰顺气之良剂。"风咳患者因风邪犯肺，肺气宣降失常，肺气失宣则肺气不利，郁闭为咳。麻黄与紫苏叶、紫苏子相伍，一宣一降，宣降同施，疏风散寒，定喘止咳。杏仁降气止咳平喘，润肠通便，有苦降之性，长于降上逆之肺气，又可宣发肺郁，以降为主，降中宣郁，为治喘咳要药。《本草纲目》曰杏仁："能散能降，故解肌散风降气润燥。"且杏仁可润肠通便，肺与大肠相表里，腑气通畅有助肺气宣通。紫菀辛散苦降，质润不燥，长于润肺下气，开宣肺郁，化痰止咳，肺气壅塞者最宜，又可制约辛药之燥。《本草正义》曰："紫菀柔润有余，专能开泄肺郁，定咳降逆，宣通窒滞，兼疏肺家气血。"《本草纲目》曰前胡："清肺热，化痰热，散风邪。"故痰热喘嗽最宜。枇杷叶苦寒清降，可清肺胃之热，故可清肺化痰止咳，清胃降逆止呕。杏仁、紫菀、前胡、枇杷叶这四味药，升降同施，寒温并用，温而不燥，顺应肺的宣发肃降功能特点，又符合风咳寒热不明显的特征。杏仁伍麻黄，为最经典配伍，祛邪利肺，宣降得宜，使邪气祛而肺气和。五味子《素问·脏气法时论》曰："肺欲收，急食酸以收之。"能收敛肺气，缓解气道挛急，上敛肺气，下滋肾阴，肺肾同治，久咳虚喘最宜。牛蒡子辛散苦泄，升散之中寓清降之性，功能疏风宣肺，止咳化痰，利咽散结，咽喉畅通有利于肺气出入。地龙，性寒降泄，清肺平喘，息风止痉。蝉蜕，质轻上浮，可疏散风热，平肝息风解痉。地龙与蝉蜕均为虫类药，息风止痉，地龙能缓急平喘，蝉蜕能疏风解表。

【注意事项】无。

【现代研究】方中不少祛风药具有提高细胞免疫功能、减轻机体对过敏因素的应激反应、拮抗组胺、抗过敏性炎症的作用。麻黄中的麻黄碱、伪麻黄碱及麻黄挥发油有平喘、镇咳作用；伪麻黄碱能抑制过敏介质的释放，并选择性收缩鼻黏膜血管，发挥抗炎、抗过敏作用；紫苏子、紫苏叶具有抗炎、抗病毒作用；苦杏仁所含有效成分苦杏仁苷在体内

内科国医圣手时方

分解成氢氰酸，能抑制呼吸中枢，起到镇咳、平喘作用；紫菀所含紫菀酮、表木栓醇等多种成分具有祛痰、镇咳平喘作用；前胡水煎剂可以增加呼吸道黏液分泌，发挥祛痰作用，并有抗菌、抗炎、解痉、抗过敏等作用；枇杷叶中的枇杷苷、乌索酸和总三萜酸具有抗炎止咳作用，此外枇杷叶煎剂还有增强免疫、抗菌、抗病毒等作用，其所含较少苦杏仁苷，也可发挥镇咳平喘作用；五味子所含挥发油对呼吸系统有兴奋作用，并有镇咳和祛痰作用；牛蒡子所含牛蒡子苷具有抗炎、免疫调节及抗病毒作用；地龙能扩张支气管，缓解支气管痉挛，有良好的止咳平喘作用，并有抗菌、抗炎等作用；蝉蜕的水提物具有明显的镇咳、祛痰、平喘作用，此外还有抗炎、镇静、镇痛等作用。

【用方经验】咳嗽是指肺失宣降，肺气上逆作声，咯吐痰液而言，是肺系疾病的主要症状之一，其病位在肺，其病因一为外感六淫袭肺，一为脏腑功能失调内邪干肺，是临床最为常见的病症之一，历来受到医家的重视。风咳早在《礼记》中就有记载："夏季行春令则国多风咳。"隋代巢元方在《诸病源候论》也提到："十种咳嗽，风咳为首。"古代医家把六淫作为外感咳嗽的病因，在确立外感咳嗽的证型时，有风寒束肺、风热犯肺、燥热伤肺等，唯独未把风咳做为独立的证型予以确立。后世医家也从未重视风咳问题，仅仅把风咳症状分述于风寒型和风热型之中，包括建国后历来的中医院校教材《中医内科学》也是如此。然而在临证中，具有风咳特点的咳嗽患者非常多，用一般的散寒止咳或清热止咳等治疗方法效果并不理想。鉴于此，晁恩祥教授另辟蹊径，提出以风咳诊治的思路，并确立"风邪伏肺"这一证型，与风寒束肺、风热犯肺、燥热伤肺并列，成为外感咳嗽的第四个证型。晁恩祥教授提出此证型，主要是依据风咳时可见风邪的相应特点，所谓"风善行而数变"，"风为百病之长"，"风盛则动"，"风盛则痒"，"风盛挛急"等。临床表现亦有风证的特点：以咳为主，伴有咽痒或鼻痒，痒而咳嗽，异味或冷空气可使之加重，常呈刺激性咳，顽固性咳，阵发性顿

咳。有时严重急迫，难以自抑。其总的病机可理解为：肺为娇脏，不受外来之客气，风邪干之，伏于肺络，致肺气失宣，气道挛急，宣降失常，肺气上逆，而成风咳。治则为疏风宣肺，缓急解痉，止咳利咽。晁恩祥不拘泥于古方，不拘泥于中药已知性能，在临床实践中摸索出射干、蝉蜕、地龙、僵蚕、全蝎、五味子、白芍、紫苏子都有疏风散风、舒缓气道的功能。麻黄、地龙皆为治疗咳喘圣药，一温一寒，一宣一降，相得益彰；蝉蜕体轻性浮，归肺、肝经，与麻地配伍，加强疏散内风；地龙、蝉蜕虫药物合用，增强解痉之效；紫苏子降气，紫苏叶散风，二药合用，降中有散；牛蒡子疏风止咳、利咽止痒；"肺欲收，急食酸以收之"，五味子酸甘化阴，润肺止咳，能疏缓气道之高反应；白果具有温肺益气，定咳喘的作用；杏仁、紫菀、枇杷叶升降同施，宣肃肺气；方以酸敛之药与辛宣之品相互配伍，既无敛邪之弊，亦可制约辛温燥烈之性，一散一敛，相辅相成，符合《临证指南医案》中"若因风者，辛平主之"。杏仁苦降，温散，质润，具有下气止咳平喘之功，而地龙性味咸寒，可以息风解痉定喘，二者从性味上互相制约，但从功效上可以相辅相成；紫菀、杏仁合用可以增强润肺止咳之效；蝉蜕、地龙配对可以疏散内外风；地龙、五味子合用散中有收，收中有散，温而能润，上能敛肺气而止咳喘，下能滋肾水以固涩下焦，具有缓急、舒缓气道之功，从而收到治疗咽痒、降低气道敏感性的效果。临床以"苏黄止咳汤"为方，随证加减。

## 苇茎消毒饮（刘伟胜）

【组成】苇茎 15 g，桑白皮 15 g，麻黄 9 g，金银花 15 g，鱼腥草 30 g，败酱草 30 g，冬瓜子 12 g，桃仁 12 g，蒲公英 15 g，紫花地丁 30 g，杏仁 12 g，野菊花 15 g，石膏 30 g，青天葵 12 g，薄荷（后下）6 g，甘草 9 g。

【功效】宣肺止咳，清热化痰。

【主治】邪热壅肺之咳喘。症见咳嗽、咳

痰、咯大量脓血痰，气喘，舌紫暗苔绛红，脉实。

【加减】热重者，加黄芩 15 g、黄连 12 g 以加强清热解毒之力；痰多难咯出者，加瓜蒌皮 12 g、浙贝母 12 g 以清热化痰；痰血较多者，则加牡丹皮 15 g 以清血中伏火；大便燥结者，加大黄（后下）12 g 以通腑泻热；口干多饮者，加天花粉 30 g、知母 15 g 以清热生津，增液润燥。

【方解】苇茎、桑白皮、石膏清泻肺热为主药；金银花、蒲公英、紫花地丁、野菊花、鱼腥草、败酱草、青天葵清热解毒；麻黄、杏仁、冬瓜子宣肺平喘，除痰止咳；桃仁能助麻黄、杏仁祛痰平喘，又能活血祛痰治胸痛；薄荷、甘草能助苇茎、桑白皮、石膏清宣肺热，又能助麻黄、杏仁宣通肺气；全方合用清热宣肺解毒，化痰平喘之效。

【注意事项】无。

【现代研究】方中苇茎体外试验对乙型溶血性链球菌有抗菌作用；桑白皮水提取物给大鼠口服或注射对角叉菜胶及葡聚糖所引起的脚肿胀有抑制作用，桑白皮煎剂对金黄色葡萄球菌有较强的抑制作用，对伤寒沙门菌及福氏志贺菌属也有轻度的抑制作用，桑皮呋喃 A 对金黄色葡萄球菌、分枝杆菌均有较强的抑菌活性；麻黄主要成分麻黄碱有类似肾上腺素类结构，能直接兴奋支气管平滑肌上的 β 受体，进而活化腺苷酸环化酶，使环磷酸腺苷含量增加，阻止过敏介质释放，对抗由组织胺、乙酰胆碱引起的支气管平滑肌痉挛，从而松弛支气管平滑肌而平喘，其麻黄碱、伪麻黄碱还有镇咳作用；生石膏具有解热、消炎、增强免疫、收敛和抗病毒等作用；鱼腥草中的癸酰乙醛能抗菌，挥发油能抗病毒，提取物能抑制炎症渗出，而鱼腥草油能明显拮抗乙酰胆碱对呼吸道平滑肌的作用；败酱草有一定的抗菌作用，对内毒素有明显的减毒作用；冬瓜子热水提取后，经透析得透析内液，此液对小鼠淋巴细胞的致丝裂活性呈浓度依赖性，透析内液为 B 细胞致丝裂剂，有 PBA（无性系 B 细胞激活剂）活性及佐剂活性，使 PFC（宽斑形成细胞）数显著增高，呈现免疫促进作用；蒲公英具有广谱抑菌作用，对革兰氏阳性菌、革兰氏阴性菌、真菌、螺旋体等多种病原微生物均有不同程度的抑制作用；菊花具有扩张血管、增加血流量、降压、缩短凝血时间、抗炎、镇静等作用；薄荷对病毒 ECHO11 株有抑制作用，薄荷脑有很强的杀菌作用，d-薄荷脑比 l-薄荷脑的抑菌作用强；甘草的镇咳作用是通过作用于中枢产生的，而与消炎作用无关，甘草亦能促进咽喉及支气管的分泌，使痰容易咳出，也能呈现祛痰镇咳作用；杏仁具有咳嗽中枢而镇咳平喘、微弱的抗肿瘤作用、润肠、抗炎镇痛等作用；桃仁具有增加脑血流量、改善血流动力学、改善微循环、促进胆汁分泌、延长凝血时间、抗血栓、镇痛、抗炎、抗菌、抗过敏等作用。

【用药经验】肺炎属中医学"风温肺热病""咳嗽""肺痈"范畴。在临床中运用苇茎消毒饮治疗肺部感染中痰热壅肺证属"肺痈"范畴。其病缘于热毒蕴结，炼津为痰，痰热内结，痰阻气机，肺失肃降，故见咳嗽气粗，痰多稠黄，烦热口干，舌质红，苔黄腻，脉滑数。本方旨在清热解毒，排痰止咳。方用金银花、鱼腥草、败酱草、蒲公英、紫花地丁清热解毒，苇茎、桑白皮、冬瓜子清热化痰，排痰祛痈，更加薄荷增加清热之效，石膏清肺热，青天葵、杏仁清肺化痰，并助大黄通便破气，使肺火痰热从大肠而泻。

# 第五节　支气管哮喘

支气管哮喘，中医学称其为哮病，是一种发作性的痰鸣气喘疾病。发作时喉中有哮鸣声，呼吸气促困难，甚则喘鸣不能平卧。本病多因先天禀赋不足，故大多年幼发病，随着年龄增长，肾之精气渐充，可使部分患儿逐渐向愈，若反复发病，或者治疗失当，

内科国医圣手时方

以致肾气更虚，故时至中年即较难治愈，后期常年反复发作，可累及心、肾导致肺胀而出现心悸、水肿等危候。现代医学认为支气管哮喘是一种气道慢性炎症，具有气道高反应性的临床特征，主要的治疗手段为吸入支气管扩张剂以及糖皮质激素减轻气道炎症，控制哮喘发作，长期吸入糖皮质激素存在诸多不良的副作用。中医源远流长，在哮病的治疗上优势明显，疗效颇佳，本节介绍了名医名家在治疗哮病上的经验方。

## 祛风平喘方（周仲瑛经验方）

【组成】蜜炙麻黄 5 g，杏仁 10 g，炙射干 10 g，桑白皮 10 g，炒黄芩 10 g，炙僵蚕 10 g，蝉蜕 5 g，广地龙 10 g，苍耳草 10 g，法半夏 10 g，知母 10 g，南沙参 12 g，苦参 10 g。

【功效】清热宣肺，化痰平喘。

【主治】证属风痰伏肺，肺热内蕴之哮病。症见鼻塞、嚏喷、多涕，遇空气混浊环境则胸闷，夜晚常有感冒症状，皮肤瘙痒时作则风邪症状明显者。

【加减】症见兼有肺热阴伤之象，加炒紫苏子 10 g，天花粉 10 g；风甚者，加紫苏叶；咳吐痰浊量多者，加浙贝母；夹瘀者，加地龙；痰液更加黏稠，胶固难出者，加厚朴、葶苈子。

【方解】周仲瑛认为宿痰是哮喘发病的基本病理因素，也是根本病因。周仲瑛根据长期的临床实践，认为伏痰的性质主要为风痰，哮喘缓解期症虽不显，但其"风痰内伏"之夙根仍然存在，并且由于肺脾肾三脏亏虚，肺虚不能主气，气不化津，则痰浊内蕴，肃降无权，可因卫外不固，而更易受外邪的侵袭诱发；脾虚不能化水谷为精微，上输养肺，反而积湿生痰，上贮于肺，影响肺气的升降；肾虚精气亏乏，摄纳失常，则阳虚水泛为痰，或阴虚虚火灼津成痰，上干于肺，加重肺气之升降失常，以致正虚邪实，治疗当在前人发时治标，平时治本的基础七，适当兼顾祛邪，参以祛风化痰之品，清除内伏之风痰，方能减少甚至控制哮喘的发作。本方取定喘

汤之意清热宣肺，化痰平喘，配射干清热肃肺，伍苦参清热利湿止痒；知母、天花粉清热化痰滋阴；南、北沙参清肺火而益肺阴；同时运用炙僵蚕、蝉蜕、广地龙、苍耳草等一派祛风化痰药，全方除清热平喘外，祛风化痰之力明显加强。

【注意事项】支气管哮喘多有过敏的因素，临证过程注意清除病源，避免接触过敏原，对于特殊过敏者做减敏治疗。

【现代研究】方中麻黄既善于宣通肺气，又长于降逆平喘，故为宣肺平喘的首选药物，其所含麻黄碱能兴奋 β 受体，活化腺苷酸环化酶，使环磷酸腺苷含量增加，进而松驰支气管平滑肌，减轻支气管黏膜水肿和充血，对哮喘有防治作用；杏仁主要作用为抗氧化、镇咳以及调脂等药理作用；射干在抗炎、抗氧化以及清除氧自由基方面具有较强的生物活性；桑白皮的主要活性成分桑皮苷具有诸多药理活性，包括消炎镇痛、抗氧化、降血脂、降尿酸、肾脏保护、抑制酪氨酸酶、调控药物代谢酶和转运体、保肝、神经保护等；黄芩的药理作用范围比较广，主要包括清热镇痛、清除自由基、抗病毒、抗氧化、抗肿瘤和抗菌；不同方法提取的僵蚕提取物均有较强的抗氧化作用；蝉蜕水提物具有明显的镇咳、祛痰作用；地龙具有明显的平喘作用，地龙中的次黄嘌呤、琥珀酸等是平喘的有效成分，研究发现对抑制哮喘气道重构有一定抑制作用；法夏中的生物碱具有较强的镇咳、祛痰作用；苦参的主要成分氧化苦参碱，具有抗炎、抗病毒、抗纤维化等广泛的药理作用；苍耳草味辛、苦，性小寒，有小毒，归肺、肝经，有祛风、清热、解毒等作用，现代药理研究证实具有抗炎、免疫抑制、抗氧化等作用；知母中的木质素类成分可有效抑制神经炎症病变的发生，具有良好的抗炎作用；南沙参具有抗衰老、抗炎以及免疫调节作用。

【用方经验】周仲瑛认为风痰阻肺是哮喘发作期的主要病机，常用的祛风药有麻黄、紫苏叶、防风、苍耳草等，麻黄为宣肺平喘的首要药物，防风能解表祛风胜湿，为"风药中之润剂"。病情顽固难治，则喜用全蝎、

蜈蚣等虫类祛风药，往往取得不错疗效，临证属于痰为主，则加三子养亲汤，每遇哮喘反复发作，病程长久，耗气伤津，形成"胶固之痰"，用一般的化痰药难显效果，往往加用厚朴、杏仁、葶苈子、猪牙皂等，每能收到良效。周仲瑛认为哮病反复发作，本在肺、脾、肾三脏虚损，既要根据三脏虚损程度不同补益三脏，需在根据三脏虚损程度不同，一般来说，病程不久，多早补肺，肺气不足，脾气亏虚，多补脾，后期补肾为主，同时认为哮喘缓解期仍有风痰内伏为的存在，风痰仍贯穿哮病的始终，临证用药尤为讲究，故在补益肺、脾、肾三脏的基础上，加用祛风化痰药物，特别是僵蚕、地龙等虫类祛风药，该类药物药性善走窜入络，搜剔逐邪，可祛肺经伏邪，同时也能活血化瘀，疏通气道壅塞和血脉瘀痹，往往可收到显著疗效。在此基础上，再配合化痰祛痰之品。临证要善于辨痰，一看痰色，二看痰的质地，三问痰的味道等，总之，根据患者体质之差异临床有寒痰、热痰、风痰、湿痰之分，可以温化、清化、疏风、燥湿等法治之，常用药如细辛、干姜、法半夏、款冬、前胡、贝母、瓜蒌等。

## 清肝宁肺汤（王行宽经验方）

【组成】青黛 5 g，栀子 10 g，海浮石 15 g，诃子 10 g，瓜蒌皮 10 g，炙麻黄 5 g，杏仁 10 g，石韦 15 g，忍冬藤 20 g。

【功效】清肝泻火，化痰宁肺。

【主治】木火刑金之哮病。症见咳嗽，吐痰黄黏，或痰中带血，喉中痰鸣作响，喘息气促，舌红苔腻，脉弦滑。

【加减】火热伤阴者，加清肺养阴之品，如沙参、麦冬之属；胸闷气逆者，加炒葶苈子、桔梗、旋覆花、枳壳；咳甚痰多者，加贝母、天竺黄、枇杷叶；咳血量多者，加白茅根、白及、藕节、紫珠草、牡丹皮、赤芍、三七。

【方解】在生理上，肺为金，居上焦，司呼吸，其气以肃降为顺；肝为木，属下焦，主疏泄，其气以升发为顺，肝升肺降，气机调畅则脏腑安和。肝气若要升发而不郁，需赖肺气之肃降以为辅；肺气若要肃降，需赖肝气之升发以为助。两脏互助，一升一降，则人体气血升降有序；金木互制，出入均衡，则人之呼吸平稳顺畅。肝藏血，为将军之官，体阴用阳，又主疏泄一身之气，以气为用；肺主一身之气，司呼吸，治节出焉。肝肺二脏，其调人身气机之升降，故王孟英曰"肝气逆则诸气皆逆"，"治节不行则一身之气皆滞"。再者肝经循行，其弥布胁肋，循喉咙之后，"其支者，复从肝别贯膈，上注于肺"。若肝失疏泄，肝气升发太过，气火上逆，循经犯肺，火灼肺金，清肃之令不行，气机上逆，则生病变。正如《临证指南医案》所指出"肝从左而升，肺从右而降，升降得宜，则气机舒展"。若左强右弱，肝气太过，木火太盛，升腾无制，必致肺降失职，肺气不降而为咳逆。在病机上，风为百病之长，善行而数变，临床上哮喘发病，多骤发骤止，反复发作，与风邪致病特点极相符合。风有外风、内风之分，外风始受于肺，内风肇始于肝。外风多夹寒热暑湿袭肺致哮喘发作，此肺之自病，固然多见。如程国彭认为，"肺体属金，譬若钟然，钟非叩不鸣，风寒暑湿燥火六淫之邪，自外击之则鸣"。但若抑郁、暴怒伤肝，气郁化生火热，阳动化风；或因肝之阴血亏虚，血燥生风，阴虚风动而内风上扰，摇钟而鸣者也不乏见。若本为虚风内伏之体，肺又感受外邪，非但金不能平木，反由外风引动内风上冲于肺，荡击肺金而作鸣者则更为多见。故笔者治疗哮喘之疾，若见阵咳、喘息、胸胁胀满、咽痒欲咳、痰少、口干苦，舌红，苔薄黄腻，脉弦滑等热哮属肝木化风逆乘肺金证者，习用清肝宁肺法治之，每每获效。栀子、青黛、海浮石、诃子、瓜蒌皮，出自朱丹溪"咳血方"，为肝火灼肺而设。青黛泻肝理血，散五脏郁火；栀子凉心清肝，使邪热下行，两者合用，澄本清源，共为君药。瓜蒌润燥滑痰，为治嗽要药；海浮石软坚止嗽，清水之上源，两者降火而行痰。诃子敛肺而定咳喘，不用治血之药，火退则血自止。炙麻黄、杏仁，降气平喘，且取麻黄之发散，郁火宜发，发则火泄而喘停，不然，但事苦寒则火无从泄，必遭冰伏内闭之虞。石韦上清肺热，下利膀胱，止咳祛痰。诃子与麻黄配对，一散一收，相辅相成。用忍冬藤，不用金银花者，因藤能入络，予以清泄痰热使其不致遏肺管而使肺管不利、气道涩滞。本方虽肝肺并治，然重在清泄肝木以宁肺金，故名"清肝宁肺汤"。

【注意事项】本方属寒凉降泄之剂，肺、肾阴虚及脾虚便溏者，不宜使用。本方对于哮喘缓解期不适宜。

【现代研究】

1. 青黛具有抗肿瘤，对金黄色葡萄球菌、炭疽杆菌、志贺菌属、霍乱弧菌均具有抗菌作用；栀子具有镇静，对金黄色葡萄球菌、脑膜炎奈瑟菌、卡他球菌等有抑制作用，同时在体外对多种皮肤真菌有抑制作用；海浮石具有祛除支气管分泌物的作用；诃子对各种志贺菌属有效，且对铜绿假单胞菌、白喉棒状杆菌、金黄色葡萄球菌、大肠埃希菌、肺炎链球菌、溶血性链球菌、变形杆菌、伤寒沙门菌均有抑制作用。瓜蒌皮具有祛痰、对金黄色葡萄球菌、肺炎链球菌、铜绿假单胞菌、溶血性链球菌及流感嗜血杆菌等抑制作用；炙麻黄具有缓解支气管平滑肌痉挛的作用，对流感病毒有抑制作用；杏仁具有抑制咳嗽中枢而起镇咳平喘作用，对伤寒沙门菌、副伤寒沙门菌有抑制作用，还有明显的抗炎及镇痛作用；石韦对金黄色葡萄球菌、变形杆菌、大肠埃希菌等有不同程度的抑制作用，有抗病毒、镇咳、祛痰作用。

2. 实验研究：通过注射OA致敏、雾化吸入OA和辣椒素刺激咳嗽等方法可以复制CVA动物模型，通过实验表明清肝宁肺汤和地塞米松均能对CVA大鼠产生治疗作用，其咳嗽次数明显减少；但清肝宁肺汤产生作用比地塞米松慢。两者治疗作用可能与其改善肺和气管炎症、充血、水肿等病理变化有关。

【用方经验】肝属木，肝脉布胸胁，上注于肺，而主生发；肺属金，位居于上而主肃降，在正常生理情况下，肺金的肃降，有制约肝气、肝火上升的作用，使两者升降相因，则气机调畅，此即金克木。如果肝火过旺，肝气升发太过，气火亢逆上行，上逆侮肺，木火刑金，形成了"左升太过，右降不及"

的反克病理变化。木火刑金，治当清肝宁肺，王教授推崇丹溪"咳血方"，非唯独治疗咳血，而是师其清肝宁肺之法治疗咳嗽等肺系疾病。《素问·咳论》曰："五脏六腑皆令人咳，非独肺也。"指出治疗咳嗽应视野开阔，不能专注于肺，而忽略调治其他脏腑。

## 哮喘基本方（李玉奇经验方）

【组成】蛤蚧（去头足）1对，沙参15 g，甘草6 g，山茱萸10 g，枸杞子15 g。

【功效】补肾纳气，温阳化痰。

【主治】久病哮喘。哮病日久。证见喉中哮鸣，声低，气短息促，动则喘甚，发作频频，咳痰无力，面色苍白，或形寒肢冷，舌质淡或偏红，脉细数。

【加减】喘咳有痰，加桔梗宣肺上行，通调水道，通降有序，气顺痰无居留之所，则喘咳自清。

【方解】蛤蚧性咸平，功能补肺益肾，定喘止嗽。《本草纲目》曰："昔人言补可去弱，人参、羊肉之属。蛤蚧补肺气，定喘止渴，功同人参，益阴血，助精扶羸，功同羊肉。"蛤蚧在治疗本证中贵为君药，以定喘补气建功，药用1对足量，症状缓解，不必附加。且入药时应注意去其头足。方中沙参养阴润肺，治久劳咳喘；甘草补脾益气，润肺止咳，肺脾同治；山茱萸味酸，性微温，补肝肾，涩精气，故虚脱，温肾以健脾阳；枸杞子味甘，性平，滋肾润肺，平补阴阳；此方意在补肾纳气，温阳化痰，痰气化则喘亦平。

【注意事项】蛤蚧入药时应注意去其头足。

【现代研究】方中蛤蚧体和尾醇提取物给豚鼠肌内注射，对乙酰胆碱所致哮喘有明显对抗作用，但鲜蛤蚧水煎剂给豚鼠灌胃，则对乙酰胆碱所致之哮喘无明显平喘作用。离体实验证明：蛤蚧体和醇提取物对豚鼠离体气管平滑肌有直接松弛作用，水煎剂则无此作用。亦有报告指出，蛤蚧醇提取物的水溶性部分和脂溶性部分对乙酰胆碱及气管痉挛无解痉作用。南沙参乙醇提取物和乙酸乙酯提取物有镇咳祛痰作用；南沙参水提取物具有抗炎作用；南沙参水提物和多糖具有免疫调节作用，并有一定的抗肿瘤作用。甘草酸、甘草次酸及甘草的黄酮类化合物具有镇咳、祛痰、平喘作用；山茱萸对非特异性免疫功能有增强作用，体外试验能抑制腹水癌细胞。有抗实验性肝损害作用。对于因化疗法及放射疗法引起的白细胞下降，有使其升高的作用。且有抗氧化作用。有较弱的兴奋副交感神经作用。所含鞣质有收敛作用。山茱萸注射液能强心、升压。并能抑制血小板聚集，抗血栓形成。此外，山茱萸能抑菌、抗流感病毒、降血糖、利尿等作用。枸杞子能显著提高机体的非特异性免疫功能，枸杞子多糖能提高巨噬细胞的吞噬能力，水煎剂能明显增加空斑形成细胞的数量，对细胞免疫功能和体液免疫功能均具有调节作用。

【用方经验】李老认为哮喘之为病多由久病内伤引动伏痰所诱发，其病理性质总属阳虚阴盛，输化失调，因虚致实，水液停积为患，故以滋阴补肾、回益元阳之法治疗久病哮喘，百用必效。师翁认为哮喘多由体虚之人易感而得，而哮喘日久势必累及于肾，又加重本虚，终致肾阳不足不能温化痰饮，肾阴不足，不能蒸化水液，上济于肺，阴阳俱损，则病势缠绵难愈，故师翁认为补肾滋阴方为治疗关键。《金匮·痰饮咳嗽病》曰："病痰饮者当以温药和之。"李老以滋阴补肾、回益元阳之法治疗久病哮喘，临床百用必效。李老治疗哮病后期注重温法使用，但往往加用五味子等药，使阳气不过于发散，后天在于脾，补脾以白术、茯苓等，脾气充足津液得以运化。

## 川芎平喘合剂（邵长荣经验方）

【组成】川芎 12 g，赤芍 12 g，丹参 10 g，当归 10 g，白芍 10 g，辛夷 10 g，细辛 3 g，胡颓叶 10 g，黄荆子 10 g，甘草 3 g。

【功效】活血行气，祛痰下气，止咳平喘。

【主治】证属血瘀之哮病。症见质暗红，口唇色暗，睑下青黑或鼻梁等处有青筋暴露，脉细弦。

【加减】症见痰黄者加瓜蒌皮、浙贝母；气郁痰壅可加大黄、芦荟配伍。

【方解】清代名医唐容川《血证论》曰："盖人身气道，不可有壅滞，内有瘀血，则阻碍气道，不得升降，须知痰水之壅，由瘀血使然，但去瘀血，则痰水自消。"为哮喘瘀血的理论及活血化瘀法的应用开创了先河。哮喘的瘀血主要由气滞、气虚、阳虚寒凝所致：①气为血之帅，气行则血行，气滞则血瘀。②血液在脉管中正常运行，除赖心气的推动，与肺之治节密切相关，哮喘日久，肺气虚损，不能贯心肺而朝百脉、辅心行血，累至心气不足，鼓动无力，再加痰阻，阻碍气机升降出入，心脉失畅成瘀。③肺肾金水相生，肺病日久及肾，损及元阳，肾阳不足，温煦无力，寒凝血瘀。哮喘急性发作见面青肢冷，口唇发绀，指尖不温，胸闷如窒，颈静脉怒张，舌质瘀点，舌下脉络紫暗，脉细涩等皆为瘀血之症。川芎平喘合剂中川芎辛散温通，既能活血、又能行气，李时珍称其为"血中气药"，作为君药；赤芍、丹参、当归、白芍共助川芎活血化瘀行气，为臣药；辛夷、细辛、胡颓叶、黄荆子温肺化饮，祛痰下气，止咳平喘，为佐药；甘草调和诸药，为使。诸药合用具有活血行气、祛痰下气、止咳平喘、标本同治之功效，适用于反复发作之哮证。

【注意事项】适用于反复发作之哮证。

【现代研究】方中川芎嗪能延长体外 ADP诱导的血小板聚集时间，对已聚集的血小板有解聚作用，还有提高红细胞和血小板表面电荷，降低血黏度，改善血液流变的作用，同时具有扩张静息支气管及抑制组胺、乙酰胆碱收缩支气管的作用，丹参可改善微循环，使血流速增快，红细胞 2，3 二磷酸甘油酸（RBC 2，3-DPG）增高，与中医理论"活血化瘀，推陈生新"相吻合。赤芍具有抗炎、抗氧化、抑制内皮素活性等作用，白芍提取物有抑制血栓形成及对抗血小板凝集作用，白芍总苷对实验性肝细胞损伤具有保护作用，当归的药理作用众多，当归中的当归多糖研究证明具有抗氧化作用，当归有较强的抗凝血和抗血栓作用，阿魏酸尚有抗血小板凝集

内科国医圣手时方

和抗血栓作用，并能抗心肌缺血和扩张血管，可改善外周循环，同时具有双向调节作用；细辛中的甲基丁香酚对豚鼠离体气管有明显的松弛作用。

【用方经验】川芎平喘合剂在支气管哮喘的治疗上不仅可以缓解发作期症状，也是针对病因病理进行治疗。本方属于标本同治之方，临床辨证血瘀为根本外，发作期仍有寒热区别，注意随证使用，如寒证加用温肺散寒、疏风平喘药，如麻黄、五味子等，常见胸膈烦满、气机不畅者，加藿香、茵陈，常可增加芳香解痉、疏理顺气、宣窍宽胸的作用。夹痰湿者，可加健脾化痰或温肺化饮之品，如桔皮、姜半夏、姜竹茹、石菖蒲、苍

术、厚朴等，可以加强辛开宣窍、化湿逐痰，使气道通畅，有助于哮喘的缓解。气郁痰壅可加大黄、芦苇配伍，中医学认为"肺与大肠相表里"，六腑以通为用，大黄攻下可"开导阳邪、宣通涩滞"，起到"开门逐贼"的作用，邵氏运用大黄，不拘一格，剂量根据患者的体质以及耐受力调整增加，既不伤正，又达到治疗目的，腑气通畅则肺肠清，肺气肃降则喘自平，芦苇生津而不恋邪。急则治标，缓则治本。对支气管哮喘缓解期以扶正固本为主，肺虚则用太子参、黄芪、白术、防风，可以补益肺气，脾虚则用人参、白术等，久病则肾虚，邵长荣一般善用巴戟天、淫羊藿配生甘草。

# 第六节　慢性阻塞性肺疾病

肺胀是指多种慢性肺系疾患反复发作，迁延不愈，肺脾肾三脏虚损，从而导致肺管不利，肺气壅滞，气道不畅，胸膺胀满不能敛降。相当于西医学中的慢性阻塞性肺病。临床表现见喘息气粗，咳嗽，咯痰，胸部膨满，憋闷如塞，或唇甲紫绀，心悸浮肿等症，重者可出现昏迷、喘脱等危重证候。本病的发生多因久病肺虚，痰瘀潴留，每因复感外邪诱使病情发作或加剧，其病理因素主要为痰浊水饮与血瘀互为影响，兼见同病，病理性质多为气虚、气阴两虚，发展为阳虚。标本虚实，常相兼夹，或互为影响，在本虚的基础上，痰浊与瘀血交阻，是其主要的病机特点。治疗当根据感邪时则偏于邪实，平时偏于正虚的不同，有侧重地分别选用扶正与祛邪的不同治法。但急则治标，缓则之本则应贯穿于本病治疗的全过程。

## 清肝宁肺汤（王行宽经验方）

【组成】青黛（冲兑）5 g，炒栀子 10 g，海浮石 15 g，诃子 10 g，瓜蒌 20 g，炙麻黄 5 g，杏仁 10 g，石韦 10 g，忍冬藤 20 g，炒葶苈子 10 g，紫菀 10 g，炙甘草 3 g。

【功效】清泻肝木，肃宁肺金。

【主治】久咳、肺胀、哮喘等肺系疾病。症见咳嗽阵作，气逆，咳痰黄稠，甚则咳吐鲜血，胸胁痛、性急易怒，心烦口苦，头晕目赤，大便干结，小便短赤，舌边红，苔薄黄，脉弦数。

【加减】肺气阴亏虚者，加白参 10 g、黄芪 20 g、麦冬 10 g、五味子 5 g；痰热内蕴者，天竺黄 10 g、黄芩 10 g、法半夏 10 g；若哮喘急性发作者，则在清热化痰、降气平喘的同时加祛风解痉之品以使表邪外达，肺气清肃得行，气道通利，痰气络通而喘自平，加僵蚕 10 g、牛蒡子 10 g、蝉蜕 10 g；若夜寐不谧，夜尿频，腰膝酸软者，加紫河车（研末兑）10 g、百合 15 g、熟地黄 15 g、当归 10 g。

【方解】方中青黛咸寒，归肝、肺二经，即清肝火，又泻肺热，栀子苦寒，归心、肝、肺经，清热凉血，泻火除烦，炒黑可入血分而止血，两药合用，正本清源，共为君药，使肝木不邪肺金，则咳嗽可宁；瓜蒌润燥豁痰，为治痰之要药，且其"舒肝郁，润肝燥，平肝逆，缓肝急之功有独擅"（清代王学权《重庆堂随笔》）；海浮石软坚止嗽，清水之

上源，炒葶苈子、紫菀加强泻肺清肝化痰、润肺止咳之功；炙麻黄宣肺平喘，杏仁降逆肺气，与炙麻黄相伍，一宣一降，宣降相因，加强宣肺平喘之功，且取麻黄之发散，郁火宜发，发则火泄而喘停，不然，苦寒则火无从泄，必遭冰伏内闭之虞，加诃子者，以能敛肺而定痰喘也，此三者相配，升降、宣收并用，相反相成，则止咳力更佳；石韦上清肺热，下利膀胱，止咳祛痰；用忍冬藤不用金银花者，因藤能入络，专以清泄痰热，使其不至于阻遏肺管而肺管不利、气道涩滞；甘草缓肝急而调和诸药。本方虽肝肺并治，然重在清泻肝木以宁肺，故名"清肝宁肺汤"。

【注意事项】风寒喘嗽者不适合本方。

【现代研究】方中青黛有清热解毒、凉血定惊之功效，现代药理学研究证明，青黛的主要化学成分为靛蓝、靛玉红，还有色胺酮、青黛酮等微量成分，其中靛玉红具有抗肿瘤活胜，能够抑制实体瘤和溶解白血病细胞，靛蓝具有保肝作用，色胺酮是抗真菌的活性成分，青黛煎剂对金黄色葡萄球菌、炭疽杆菌、志贺菌属、霍乱弧菌、幽门螺杆菌等具有抗菌作用；栀子具有抗感染、抗炎、镇静、镇痛、降温退热、保肝利胆等作用；海浮石有促进尿液分泌及祛除支气管分泌物的作用；诃子所含鞣制有收敛、止泻成分，其水煎剂除对各种志贺菌属有效外，且对铜绿假单胞菌、白喉棒状杆菌作用较强，对金黄色葡萄球菌、大肠埃希菌、肺炎链球菌、溶血性链球菌等均有一定作用；麻黄化学成分有生物碱类、黄酮类、挥发油、多糖、酚酸类等多种成分，对中枢神经系统、心血管系统、平滑肌等具有广泛的药理作用，其有效成分主要是麻黄生物碱，而非生物碱类成分显示出抗氧化、免疫抑制、降血糖等药理活性；杏仁具有咳嗽中枢而镇咳平喘、微弱的抗肿瘤作用、润肠、抗炎、镇痛等作用。

【用方经验】《诊本医术集成》中提到："肝为将军之官，则于一身上下，其气无所不乘，和则为诸脏之瞻仰，衰与亢则为诸脏之残贼。"《读医随笔》曰："医者善于调肝，乃善治百病。"肺为气之主，司呼吸，其气以肃降通调为常；肝为气之枢，条达气机，其气以升发调达为顺。肝主疏泄，肝气条达和顺，则肺的肃降宣发正常，三焦气机通畅，气机升降出入均衡，水湿诸邪得化，气血平和，呼吸平稳，称为"龙虎回环"。肺属金，肝属木，正常情况下，肺能制约肝，肺气清肃，可以制约肝阳上逆，当肝火亢盛，或肺气虚弱，肺金不仅无力制约肝木，反易遭肝火之反克。且手太阴肺经起于中焦，足厥阴肝经布胸胁，其分支从肝分出，穿过隔肌，上注于肺，交于手太阴肺经，此即《灵枢·经脉》所曰：肝足厥阴之脉……其支者，复从肝，别贯隔，上注肺。肺肝二脏经络相互沟通，所以肝之病变可以循经络传至肺，而影响肺的正常功能。肺之为病，多病在气，若肝失其疏泄之职，则经气不畅，循经上犯心肺，或气郁化火，木火上迫，肺肃降失职而致"左升太过，右降不及"的反客病理变化。木火刑金，肺金受灼，肺失清肃，肺气上逆，故咳嗽阵作；火热灼伤肺络，血溢脉外，则咳嗽，痰中带血。此即汪昂及吴崑所曰："肝者，将军之官，肝火上逆，能烁心肺，故咳嗽痰血也，肺者，至清之脏，纤芥不容，有气有火则咳，有痰有血则嗽。"病位在肺，病本在肝，应重在治肝，故用清肝宁肺汤，清肝泻火，使肝火不刑肺金，则肺宣肃复常，咳嗽自止。正如李冠仙曰："肺为气之主，肝气上逆，清金降肺以平之。"王老认为咳喘之脏腑多涉及肺肾肝，故补肺、益肾、清肝常贯穿治疗之始终。

## 自拟平喘固本汤（周仲瑛经验方）

【组成】党参12 g，冬虫夏草（另炖）5 g，核桃仁15 g，紫河车5 g，五味子6 g，沉香（后下）4 g，磁石30 g，紫苏子10 g，款冬花10 g，法半夏10 g，橘红6 g。

【功效】补肾纳气，化痰平喘。

【主治】慢性阻塞性肺病肾虚夹痰之证。症见气短息促、吸气不利、动则喘甚、咳逆痰多、喉中痰壅有声、胸闷不能平卧、舌苔腻、质淡、脉细滑等。

【加减】若痰多加白芥子6 g、白前10 g；

寒痰加干姜 4 g、细辛 3 g；热痰加鱼腥草 30 g、知母 10 g、海浮石 20 g；肾阳虚加鹿角片 10、补骨脂 10 g、钟乳石 20 g；肺肾阴虚加沙参 15 g、麦冬 10 g、生地黄 10 g。

【方解】方取党参、冬虫夏草益气补肾、纳气平喘为君，配核桃仁、紫河车、沉香、磁石补肾降气、镇逆平喘共为臣药，五味子敛肺，紫苏子、款冬花降气化痰共为佐药，法半夏、陈皮和胃化痰是为使药，整方重视补肾纳气，同时兼顾痰气，是为肾虚夹痰宜方。

【注意事项】辨证属实热证者不适宜服用。

【现代研究】方中法半夏可抑制呕吐中枢而发挥镇吐作用，能显著抑制胃液分泌，水煎醇沉液，对多原因所致的胃溃疡有显著的预防和治疗作用；五味子具有平衡中枢神经系统、兴奋呼吸、镇咳、祛痰、降低血压、利胆、保肝、增强免疫、抗氧化、抗衰老、抑菌等作用；党参具有调节胃肠运动、抗溃疡、增强免疫、调节血压、调节血糖、抗衰老、抗缺氧等作用；冬虫夏草的浸出液能显著扩张支气管平滑肌，有抑制结核分枝杆菌、葡萄球菌、链球菌等的作用；橘红有平喘、镇咳、升高血压、抗血小板聚集、抗氧化、抗衰老、强心、抗休克、抗过敏、抗肿瘤、抑菌等作用；磁石具有抑制中枢神经系统、镇静、抗惊厥等作用；沉香具有抑制人体型结核分枝杆菌、抗伤寒沙门杆菌及福氏杆菌、麻醉、止痛、肌松、镇静、止喘的作用；紫苏子具有降血脂、促进学习能力、止咳、平喘、抗衰老、抗过敏、抗肿瘤等作用。

【用方经验】周老临证时认为若以本虚为主，气虚，言语无力，自汗，畏风，配黄芪、炙甘草；肺阴虚，呛咳，气促，痰黏量少，口咽干燥，舌质红，脉细数，酌加沙参、麦冬、玉竹、川贝母；肾阴虚，喘息气逆，咯痰黏，有泡沫，颧红，烦热，配熟地黄、当归、冬虫夏草；阳虚，咯痰清稀，气不得续，面色苍白，形寒肢冷，舌苔淡白，脉沉细，酌加附子、肉桂、补骨脂、钟乳石；若痰浊壅肺，痰多气涌，咳逆不得卧，舌苔腻，脉数者，可配合葶苈子、白芥子；阳虚饮作，

水邪泛滥，肢体水肿，尿少，可配桂枝、白术、茯苓，或黄芪、防己、葶苈子、万年青根；心阳不振，心血瘀阻，面、唇、爪甲、舌质青紫者，可配丹参、桃仁、红花；痰饮蒙蔽心神，昏昧嗜睡，烦躁不安，可酌加胆南星、天竺黄、广郁金、炙远志、石菖蒲。

## 固本丸（岳美中经验方）

【组成】党参 15 g，黄芪 30 g，白术 12 g，防风 15 g，茯苓 20 g，甘草 6 g，陈皮 9 g，法半夏 12 g，补骨脂 20 g，紫河车 15 g。

【功效】补肺实卫，健脾化痰，益肾纳气。

【主治】慢性阻塞性肺疾病反复发作，经年不愈，痼疾难除者。

【加减】若肺肾阴虚可加熟地黄 12 g、当归 10 g、麦冬 10 g，咳而喉痒加橘红；痰多咳甚加杏仁、贝母；喘者加瓜蒌子，但必新炒，定喘之力故大，陈久者不良。

【方解】方中黄芪、白术、防风补肺气实腠理，治其痰多咳嗽；党参、黄芪、茯苓、甘草、陈皮、法半夏健脾化痰，治其虚喘；用补骨脂、紫河车补肾纳气。脾为生痰之源，肺为贮痰之器，肾为生痰之本，此为肺脾肾三脏同治，名为固本，洵不虚也。

【注意事项】夹外感者不适宜。服用本方，忌食绿豆，恐凉消温补之力。

【现代研究】方中法半夏可抑制呕吐中枢而发挥镇吐作用，能显著抑制胃液分泌，水煎醇沉液，对多原因所致的胃溃疡有显著的预防和治疗作用；党参具有调节胃肠运动、抗溃疡、增强免疫、调节血压、调节血糖、抗衰老、抗缺氧等作用；防风具有解热镇痛、抗惊厥、抗菌、抗病毒、抗过敏、增强免疫力、抗凝血等作用；黄芪具有促进 RNA 和蛋白质合成、抗疲劳、耐低温、抗流感病毒、对造血功能有保护和促进等作用；茯苓具有利尿、镇静、抗肿瘤、增加心肌收缩力等作用；泽泻具有降血压、降血糖、护肝、抗炎等作用；甘草具有镇咳、祛痰、平喘、抗利尿、降血脂、保肝和类似肾上腺皮质激素样等作用。

【用方经验】岳老对于慢性阻塞性肺疾病反复发作，经年不愈，痼疾难除者，创制固本丸治疗，药用黄芪、党参、白术、防风、云苓、炙草、陈皮、法半夏、补骨脂、紫河车等，方取玉屏风散、六君子汤加肾药而成。因此类患者，体质多虚，治其易于外感，用玉屏风补肺气实腠理；治其痰多咳嗽，用六君子健脾化痰；治其虚喘，用补骨脂、紫河车补肾纳气。脾为生痰之源，肺为贮痰之器，肾也为生痰之本，此方肺脾肾三脏同治，名为固本，洵不虚也。使用本方以秋冬之交、冬春之交服用为好，因此时季节转换，气候一冷一热，易于发病，亟需治疗，用之体力骤增，功效显著。另外本方药力偏温，有不知者，辄加入一二清凉之药，意图监制，则药效顿减，盖识"病痰饮者当以温药和之"之义。疗程一般应在3个月以上，丸以济缓，常服才见功效。

# 第七节　肺脓肿

肺脓肿，主要继发于炎性实变，继而坏死液化形成脓肿，是肺化脓性感染的一个主要类型。主要继发于肺炎，其次并发于败血症。病原菌以金黄色葡萄球菌、厌氧菌为多见，其次为各种杆菌。临床特征为高热、咳嗽、咯大量脓性或臭味痰，甚则脓血痰。多发生于青壮年，男多于女。近年来，由于抗生素广泛应用于临床，本病发病率有明显降低。本病中医相当于肺痈，是指热毒血瘀，壅滞于肺，以致肺叶生疮，形成脓疡的一种病证。《金匮要略·肺痿肺痈咳嗽上气病脉证并治》曰："咳而胸满振寒，脉数，咽干不渴，时有浊唾腥臭，久久吐脓如米粥者，为肺痈。"指出成脓者治以排脓，未成脓者治以泻肺，分别制定了相应的方药，还强调早期治疗的重要性。《备急千金要方》创用苇茎汤治以清肺排脓，活血消痈，此为后世治疗本病的要方。陈实功《外科正宗·肺痈论》对肺痈初起在表宜散风清肺，已有里热者宜降火益阴，脓成则平肺排脓，脓溃正虚者宜补肺健脾的治疗原则。历代医家在临床症状的观察，吉凶预后的判断，治疗原则的确立，以及治疗方药的扩充等方面，都有比较全面的论述。

## 和解清化方（黄吉赓经验方）

【组成】柴胡30～60 g，黄芩30～60 g，制半夏15 g，金银花60 g，连翘30 g，桃仁10 g，杏仁10 g，冬瓜子15 g，紫菀15 g，枳壳9 g，桔梗9 g，甘草9 g。

【功效】清热解毒，和解枢机，理气化痰，化瘀排脓。

【主治】痰热壅肺型肺脓肿。症见口干喜冷饮，大便秘结，心烦不安，舌红，苔淡黄或黄腻，脉弦滑。

【加减】症见胸闷喘满，咳吐痰浊量多者，加瓜蒌子、桑白皮、葶苈子；壮热，心烦口渴者，加石膏、知母；大便干结者，加大黄；胸痛甚者，加丹参、延胡索；老年人兼有脾虚胃肠之疾，可从脾胃虚弱辨证论治，常用香砂六君子汤、理中汤、痛泻要方等加减。

【方解】邪热入里，热毒内盛，正邪交争，故时有憎寒壮热；热壅血瘀，蕴酿成痈，肺络不和，气滞血瘀，则胸痛，转侧不安；热毒壅肺，肺气上逆，失于肃降，则咳嗽气急；痰浊瘀热熏蒸成痈，则咯吐黄浊痰，喉中有腥味；热毒内滞，上扰于心，故烦躁不安；热入血分，耗津伤液，故见口干咽燥却饮水不多；舌红苔黄腻，脉弦滑，为痰热蕴结在肺之候。方中选柴胡、黄芩仿小柴胡汤之意为君，二药合用，一疏一降，通调表里，清泄肺热；柴胡性轻清，主升散，味微苦性微寒，可清少阳郁火，黄芩味苦，性寒，中空象肺，最善清肺经气分之火，为其中空兼能调气，无论何脏腑，其气郁而作热者，皆能宣通；柴胡配黄芩，柴胡退热以苦发之，散火之标，黄芩退热以寒胜热，折火之本；金银花味甘，性寒，芬香疏散，连翘味辛、苦，性寒，气芳烈，方选二药作为臣药，取其辛凉透表、清热解毒，并助柴胡、黄芩增强其清泄肺热之功；法半夏体滑而味辛温，体滑善降逆，味辛能走气化痰；柴胡、黄芩配法半夏辛温燥湿流动之品，其皆有三：降逆止咳、助黄芩消化痰热、健脾以绝生痰之源；冬瓜子甘寒，最擅清肺、清痈排脓，能辅佐柴胡、黄芩、金银花、连翘增强清化痰热之力；桃仁味苦、甘，性平，功善活血化瘀，祛腐生新；杏仁味苦，性温，质润，苦则善降肺气，气降则痰消嗽止，温则宣滞行痰，润则通便可导邪热外出；桔梗、甘草在此方中寓意有四：其一，开泄壅滞之风热，祛痰排脓，其二，桔梗乃诸药舟楫，载药上行，开肺气，降浊气，引苦泻峻下之剂，其三桔梗、甘草合用，乃取其苦辛清肺，甘温泻火，且又能排脓血，补内漏，其四，桔梗配枳壳，一升一降，调理气机，行气宽胸，以达理气化痰之功效；黄吉赓常称颂丁济万对此两味药的应用，丁济万在治疗夏令暑湿证伴有胸膈痞满时，常用此二药，并将其命名为"天地升降汤"。

【注意事项】本方适用于痰热壅肺型肺脓肿，对于肺脓肿早期及恢复期不宜使用。方中桔梗剂量不能过大，桔梗每日剂量达 15 g 时，常会引起恶心、食欲减退等副作用。

【现代研究】方中柴胡具有镇静、安定、镇痛、解热、镇咳、抗炎、降血脂、抗脂肪肝、抗肝损伤、利胆、降低氨基转移酶、兴奋肠平滑肌、抗溃疡、抗菌、抗病毒、增强免疫等作用；制半夏具有镇咳作用，可抑制呕吐中枢而止呕；金银花具有抗微生物、抗炎、解热、抗过敏、抗内毒素、提高免疫力、降血脂、细胞毒作用；桃仁具有增加脑血流量、改善血流动力学、改善微循环、促进胆汁分泌、延长凝血时间、抗血栓、镇痛、抗炎、抗菌、抗过敏等作用；冬瓜子具有清肺化痰、消痈排脓、利湿、免疫促进等作用；紫菀具有抗菌、抗病毒、祛痰等作用；枳壳具有镇痛作用；桔梗具有镇咳、抗炎（其抗炎强度与阿司匹林相似）、增强免疫、镇痛、

镇静、解热等作用；甘草具有镇咳、祛痰、平喘、抗利尿、降血脂、保肝和类似肾上腺皮质激素样等作用。

【用方经验】治疗肺痈有四法：①甘凉之药以泻其火；②芳香之药以解其毒；③滑降之药以祛其痰；④行气之药以解其郁。古有柴胡有劫肝阴之说，黄吉赓经过多年的临床实践及验证发现，柴胡剂量不同，功效迥异，这点与当今全国名老中医朱良春对柴胡的认识不谋而合：①小剂量 3～6 g，旨在振举清阳，如补中益气汤；②中小剂量 6～10 g，功在疏肝解郁，如柴胡疏肝散；③中剂量 15～20 g，意在和解退热，如小柴胡汤；④大剂量 30～60 g，旨在清热解毒，因此在和解清热方中柴胡初始剂量用到 30 g，其意即在此。因柴胡善于出入表里之间，能升能降，善于和解，无论病在上、中、下哪一部分，都可以适用。在临床运用时，黄师指出，必须根据患者的年龄、体质、痰色的深浅、痰量的多少及有无胃疾的情况，及时调整剂量。对于体质强、无胃疾的情况，初始剂量可为 30 g，若痰量多、色黄、脉数者，或抗生素已使用较长时间而效果不佳者，此时柴胡剂量可从 30 g 逐渐增加至 45～60 g，或更大剂量。但应中病即止，病情控制后，逐渐减少剂量。

## 排浊痰方（黄吉赓经验方）

【组成】干芦根 30 g，冬瓜子 15 g，生薏苡仁 30 g，败酱草 30 g，桃仁 10 g，黄芩 15～30 g，柴胡 15～30 g，法半夏 15 g，枳壳 9 g，桔梗 9～12 g，甘草 9 g，丹参 15 g，郁金 15 g。

【功效】清热化痰，排脓泄浊，佐以理气活血。

【主治】肺脓肿慢性迁延期，证属痰浊未清，瘀血内阻。症见痰腥臭味很少见，口不干或口干喜温热饮，苔薄腻，微淡黄，舌质暗红，脉小弦滑或带数。

【加减】若低热者，可酌加十大劳叶、地骨皮、白薇以清虚热；若脾虚食少便溏者，加白术、茯苓、山药补益脾气，培土生金；咳吐脓血者，可酌加白及、合欢皮；气虚甚

者，可加炙黄芪、党参。

【方解】邪恋正虚，脓毒不尽，可见脓血痰量少不尽，腥臭少见；痰热浊液互结于气道，气机不畅，可见咳嗽咳痰，气促；瘀血内停，溃处未愈，可见胸胁隐痛；气阴耗伤，可见口不干或口干喜温热饮。苔薄腻，微淡黄，舌质暗红，脉小弦滑或带数均为痰热未尽，瘀浊阻滞之象。排浊痰方由千金苇茎汤、小柴胡汤、桔梗汤加减组成，芦根性凉，归肺、胃经，故善清肺，体中空能理肺气，味甘而多液，故更善滋养肺阴。《玉楸药解》曰其"清降肺胃，消荡郁烦，生津止咳"。黄吉赓方选芦根作为君药，可谓与"肺痈"之病机正相投合。败酱草皆为清热排脓之品，二者剂量与君药等量，其因生薏苡仁味薄且气味平和，轻而用之无益也，败酱草乃草木之品，轻而用之亦效微，故二者剂量较大方能奏效。仲景治痈，喜选败酱，薏苡附子败酱散乃其治疗肠痈之经方，黄吉赓治疗肺痈方选败酱草，乃效仿此意也。方选柴胡、黄芩、冬瓜子、桃仁、桔梗、甘草之旨意，详见和解清化方之解析，此处不再重复。黄吉赓在此方中又加丹参、郁金二味活血化瘀之药相须为用。丹参性微寒，专入血分，能凉血行血，内之达脏腑而化瘀滞，有清瘀热以消痈肿之功。郁金味辛、苦，性寒，血分之气药，活血凉血，行气解郁，可散气血火痰之郁。《本草汇言》言其为"清气化痰，散瘀血之药也"；《本草从新》又言其"能开肺金之郁"。因其亦善降气，气降则火降，故痰与血可各循其所安之处而归原位。诸多活血化瘀之品，黄吉赓不选他药，却喜选以上二药，其意即在于此。黄吉赓在治疗此型"肺痈"患者时，遵前人"有脓必排"之原则，但在用药上却又独树一帜，别具一格，是可谓"师其法，而不拘其方"，有"发皇古义，融汇新知"之精神。

【注意事项】此方适用于肺痈慢性迁延期，邪恋正虚，脓毒未尽，治疗应以清热解毒，化瘀排脓，不可攻伐太过，又不可过用滋腻之品，应当辩证论治。

【现代研究】方中干芦根具有解热、镇静、镇痛、抗氧化及雌性激素作用，对乙型溶血链球菌有抑制作用等；冬瓜子具有清肺化痰的作用；薏苡仁具有使血清钙、血糖量下降、解热、镇静、镇痛等作用；橘红有平喘、镇咳、升高血压、抗血小板聚集、抗氧化、抗衰老、强心、抗休克、抗过敏、抗肿瘤、抑菌等作用；败酱草具有抗菌消炎作用；桃仁具有增加脑血流量、改善血流动力学、改善微循环、促进胆汁分泌、延长凝血时间、抗血栓、镇痛、抗炎、抗菌、抗过敏等作用；黄芩具有抗炎抗变态反应、抗微生物、解热、降压、利尿、轻度升血糖、和胆，解痉及镇静的作用；柴胡具有镇静、安定、镇痛、解热、镇咳、抗炎、降血脂、抗脂肪肝、抗肝损伤、利胆、降低氨基转移酶、兴奋肠平滑肌、抗溃疡、抗菌、抗病毒、增强免疫等作用；法半夏具有镇咳作用，可抑制呕吐中枢而止呕；枳壳具有抗炎、抗氧化、抗肿瘤、保肝和促进免疫反应等作用；桔梗具有镇咳、抗炎（其抗炎强度与阿司匹林相似）、增强免疫、镇痛、镇静、解热等作用；甘草具有镇咳、祛痰、平喘、抗利尿、降血脂、保肝和类似肾上腺皮质激素样等作用；丹参具有保护心肌、扩展血管、抗动脉粥样硬化、抗血栓、改善微循环、促进血管新生、抗肿瘤、抗肝纤维化、调节免疫、抗菌消炎等作用；郁金具有促进胆汁分泌和排泄、保肝、抑制血小板聚集、抗心律失常、抑菌、抗炎止痛、抗早孕等作用。

【用方经验】黄吉赓认为肺痈病位在肺，病机为风热犯肺，由表入里，邪热郁肺，肺络损伤，最终痰热瘀阻，化腐成脓，因此治疗上清热、化痰、排脓应能当贯穿治疗过程，而在肺痈慢性迁延期，佐以化瘀、行气，常可事半功倍。若治疗中，正虚逐渐明显，偏于气虚，加黄芪、党参，偏于肺阴虚，可加百合、麦冬、阿胶；若痰液一度清晰复转稠浊时，可加鱼腥草、蒲公英加强清热排脓之力。

## 麻杏石甘汤合千金苇茎汤
## （张伯臾经验方）

【组成】炙麻黄6g，杏仁9g，生石膏

30 g，薏苡仁 30 g，桔梗 6 g，甘草 6 g，红藤 30 g，鱼腥草 18 g，芦根 1 支，桃仁 12 g，冬瓜子 12 g，金荞麦 30 g。

【功效】清热解毒，化瘀消痈。

【主治】热壅血瘀型肺脓肿。症见咳嗽气急，口燥咽干，烦躁不安，汗出身热不解。

【加减】咳痰黄稠不利者，可加桑白皮、射干、瓜蒌、贝母清化痰热；若咳嗽气急，咳痰脓浊量多者，可加瓜蒌子、葶苈子以泻肺祛浊；胸痛，转侧不利者，可加乳香、没药以活血通络定痛；若大便秘结者，可加大黄、枳实泻火通便；若烦渴者，可加生石膏、天花粉以清热保津。

【方解】风温外受，热邪入里，邪正相争，可见身热灼手；热毒伤肺，清肃无权，热壅血瘀，酝酿成痈，可见咳黄腥臭样脓痰；肺络受损，气滞血瘀，可见胸痛转侧；外邪蒸迫津液，则汗出。热毒上扰于心，可见烦躁不安；外邪伤津耗液，可见口干。

麻杏石甘汤中麻黄为君宣肺开表以使里热得以外达，是以"火郁发之"之义，兼散表邪；但麻黄性温，故配伍辛甘大寒之石膏为臣，清泻肺胃，兼透热生津；此两药合用，温寒相制，且石膏用量大于麻黄，可使宣通肺气而不助热，清泻肺热而不碍畅表，共成辛凉宣泄之功；杏仁降气，佐麻黄降肺气以止咳平喘；甘草益气和中，为佐，与麻黄配伍，使宣散肺邪而无耗气之忧；与石膏相合，清热生津而无伤中之弊，兼能调和诸药。

苇茎汤中苇茎为君甘寒质轻而浮，有宣透之性，主入肺经，既善清泻肺热而疗痈，又能宣肺利窍而化痰排脓，为治疗肺痈之要药；冬瓜子长于涤痰排脓，清热利湿，因其性滑，肺痈脓未成者用之可化痰，脓已成者用之可排脓，是治疗内痈之内药；桃仁活血行滞，散瘀消痈，滑肠通下；薏苡仁具有上清肺热而排脓，下利水湿而祛邪之效，使湿热去则不生痰，兼有治病求本之义；红藤苦降开泄，长于清热解毒、消痈止痛，又能活血散瘀；金荞麦辛凉，即可清热解毒，又善排脓祛瘀，并能清肺化痰，治疗肺痈咳腥臭浓痰或脓血痰为其所长，常与芦根、鱼腥草配伍；鱼腥草寒能泄降，辛以散结，主入肺

经，以清热肺热见长，又具有消痈排脓之效，为治肺痈之要药，因此冬瓜子、薏苡仁、金荞麦、红藤均为臣；桔梗性散上行，能利肺气以排壅肺之痰，配伍鱼腥草、冬瓜子等以加强清肺排脓之力，为佐药；本方中苇茎清肺，桃仁性瘀，冬瓜子、薏苡仁、鱼腥草、金荞麦等利湿化痰排脓，合则泻热逐瘀，化痰排脓，其药虽较平和，但针对痰热瘀阻肺之机，甚为恰当，故其为治疗肺痈之要方。

【注意事项】若患者具有虚证咳喘，本方不宜使用；若热象已退，应尽早临证加减，可单用千金苇茎汤。

【现代研究】方中麻黄其甲醇提取物具有抗炎作用，其煎剂具有抗病原微生物作用；杏仁具有咳嗽中枢而镇咳平喘、微弱的抗肿瘤作用、润肠、抗炎镇痛等作用；苇茎具有解热、镇静、镇痛的作用，且能抑制乙型溶血性链球菌，缩短凝血时间、利尿、增加胆汁排泄等作用；生石膏具有解热、消炎、增强免疫、收敛和抗病毒等作用；薏苡仁具有使血清钙、血糖量下降、解热、镇静、镇痛等作用；橘红有平喘、镇咳、升高血压、抗血小板聚集、抗氧化、抗衰老、强心、抗休克、抗过敏、抗肿瘤、抑菌等作用；桃仁具有增加脑血流量、改善血流动力学、改善微循环、促进胆汁分泌、延长凝血时间、抗血栓、镇痛、抗炎、抗菌、抗过敏等作用；金荞麦具有祛痰、解热、抗炎、抗肿瘤等作用，对金黄色葡萄球菌、溶血素级铜绿假单胞菌内毒素有对抗作用；鱼腥草具有提高机体免疫力、抗炎作用；桔梗具有镇咳、抗炎（其抗炎强度与阿司匹林相似）、增强免疫、镇痛、镇静、解热等作用。

【用方经验】张伯臾认为肺痈成脓期，因其毒热壅盛，故用清热解毒、化痰祛瘀法。方中红藤、鱼腥草为治疗内痈之要药，另加桔梗、冬瓜子、金荞麦等均有清热解毒消内痈之良效。临证对于肺痈脓未成者，可使其消散；脓已成者，可使痰瘀两化，脓浊外排，则肺痈渐愈。张师体会"肺痈是热毒，演变常迅速，关键在排脓，痊愈亦较速"。

## 复方鱼桔汤（叶景华经验方）

【组成】鱼腥草 30 g，桔梗 15 g，甘草 3 g，浙贝母 9 g，黄芩 9 g，薏苡仁 30 g，冬瓜子 30 g，金银花 30 g，芦根 30 g，带子丝瓜络 9 g。

【功效】清热解毒，祛痰排脓。

【主治】肺痈脓成已溃。症见咳吐大量脓血痰，或如米粥，腥臭异常，有时咳血，胸中烦满而痛，甚则气喘不能平卧，兼见身热，面赤，烦渴喜饮。

【加减】若咳血量多，可加白茅根、牡丹皮、藕节、栀子以凉血止血，并冲服三七粉；若烦渴者，可加天花粉、知母、麦冬以清热生津；若咯脓浊痰，腥臭异常者，可合犀黄丸以解毒化瘀。

【方解】此方适用于肺痈脓成已溃。热壅血瘀，血败肉腐，痈脓内溃外泻，故咯吐大量脓血痰，或如米粥样，腥臭异常；热毒瘀结，灼伤肺络，则咯血；脓毒蕴肺，肺气上逆，则胸中烦满而痛，气喘难卧；热毒内蒸，里外皆热，故身热，面赤，烦渴喜饮；舌质红，苔黄腻，脉滑数，均属热毒壅盛之征。

本方具有清热解毒，祛痰排脓之用，方中鱼腥草、桔梗为排脓之要药，故为君药；鱼腥草寒能泄降，辛以散结，主入肺经，以清热肺热见长，又具有消痈排脓之效；桔梗宣肺祛痰，排脓散结，此两药用量宜大，可助脓痰排出；冬瓜子长于涤痰排脓，清热利湿；薏苡仁具有上清肺热而排脓；芦根甘寒质轻而浮，有宣透之性，既善清泻肺热而疗痈，又能宣肺利窍而化痰排脓，故冬瓜子、薏苡仁、芦根为臣；丝瓜络通络活血，贝母化痰散结，黄芩清热解毒，为佐药；甘草既能清热解毒，又能益气和中，为使药；纵观全方配伍严谨，共奏清热解毒，化痰排脓之功用。

【注意事项】本方适用于肺痈脓成已溃，对于肺痈恢复期或慢性迁延期体弱者不宜使用。

【现代研究】方中鱼腥草素对多种革兰氏阳性及阴性细菌，均有不同程度的抑制作用，能增强白细胞吞噬能力，提高机体免疫力，具有抗炎作用；桔梗具有镇咳、抗炎（其抗炎强度与阿司匹林相似）、增强免疫、镇痛、镇静、解热等作用；薏苡仁具有使血清钙、血糖量下降、解热、镇静、镇痛等作用；橘红有平喘、镇咳、升高血压、抗血小板聚集、抗氧化、抗衰老、强心、抗休克、抗过敏、抗肿瘤、抑菌等作用；芦根具有解热、镇静、镇痛的作用，且能抑制乙型溶血性链球菌，缩短凝血时间、利尿、增加胆汁排泄等作用；黄芩具有抗炎抗变态反应、抗微生物、解热、降压、利尿、轻度升血糖、和胆，解痉及镇静的作用；贝母对支气管平滑肌有明显扩张作用，亦能镇静、镇痛；金银花具有抗微生物、抗炎、解热、抗过敏、抗内毒素、提高免疫力、降血脂、细胞毒作用；甘草具有镇咳、祛痰、平喘、抗利尿、降血脂、保肝和类似肾上腺皮质激素样等作用。

【用方经验】叶景华认为复方鱼桔汤主要两个功用，一是清热解毒，一是祛痰排脓，药后患者咯吐大量脓痰，病情可好转而愈。使用本品时体虚者酌加扶正药，有利于祛邪外出，使邪去正复。

## 宣肺解毒汤（王季儒经验方）

【组成】金银花 30 g，连翘 18 g，鲜芦根 30 g，桑叶 10 g，薄荷 5 g，冬瓜子 15 g，杏仁 10 g，瓜蒌子 12 g，苦桔梗 5 g，甘草 5 g。

【功效】解表清里，宣肺解毒。

【主治】肺痈初起。症见发热微恶寒，咳嗽，咯黏液痰或黏液脓性痰，痰量由少渐多，胸痛，咳时尤甚，呼吸不利，口干鼻燥，舌苔薄黄或薄白，脉浮数而滑。

【加减】胸痛加犀黄丸（吞服）3 g；痰多加黛蛤粉 60 g；恶寒重者加荆芥 3 g；不恶寒但发热，脉数大者加石膏 30 g，栀子、知母各 10 g。

【方解】肺痈初起与风温相同，故治以解表清里，宣肺解毒之法。方中芦根、桑叶、薄荷辛凉解表，芦根味甘，性寒，清热生津，主热病烦渴，为肺热咳嗽肺痈吐脓之要药，薄荷味辛，性凉，归肺、肝经，疏散风热，透疹行气，善治外感风热，温病初起；金银花、连翘清热解毒，金银花味甘，性寒，气芳香，甘寒清热而不伤胃，芳香透达又可祛邪，对于热毒疮痈效果显著，连翘清热解毒，消痈散结，疏散风热，金银花与连翘均有良好的清热解毒作用，既能透热达表，又能清里热、解疮毒；冬瓜子、桔梗、瓜蒌子润肺祛痰排脓，冬瓜子润肺，化痰，消痈，利水。治痰热咳嗽，肺痈，桔梗味苦、辛，性平，归肺经，具有宣肺，利咽，祛痰，排脓的功效。善于治疗咳嗽痰多，胸闷不畅，咽痛音哑，肺痈吐脓；甘草味甘，性平，归心、肺、脾、胃，具有补脾益气，清热解毒，祛痰止咳，缓急止痛，调和诸药的功效，宣肺止痛，为治疗肿痛要药。

【注意事项】孕妇慎用。

【现代研究】方中金银花具有抗微生物、抗炎、解热、抗过敏、抗内毒素、提高免疫力、降血脂、细胞毒作用；连翘所含齐墩果酸有强心、利尿及降血压的作用，其煎剂具有镇吐和抗肝损伤的作用；鲜芦根有抑制骨骼肌的作用，还有比较弱的中枢抑制作用；桑叶具有降血糖、降血脂、抗粥样硬化、抗衰老、稳定神经系统功能、抗肿瘤、抗病毒、抗丝虫等作用；薄荷含有薄荷醇，该物质可清新口气并具有多种药性，可缓解腹痛、胆囊问题如痉挛，还具有防腐杀菌、利尿、化痰、健胃和助消化等功效；冬瓜子有免疫促进作用；杏仁有镇咳、平喘、抗炎、镇痛、抗肿瘤作用及降血糖、降血脂作用；杏仁具有咳嗽中枢而镇咳平喘、微弱的抗肿瘤作用、润肠、抗炎镇痛等作用；瓜蒌子有扩张心脏冠脉，增加冠脉流量作用，对离体绒癌细胞增殖和艾滋病毒具有强烈的抑制作用，对高血压、高血脂、高胆固醇有辅助疗效；能提高机体免疫功能、致泻作用；桔梗具有镇咳、抗炎（其抗炎强度与阿司匹林相似）、增强免疫、镇痛、镇静、解热等作用；甘草具有镇咳、祛痰、平喘、抗利尿、降血脂、保肝和类似肾上腺皮质激素样等作用。

【用方经验】王季儒认为，肺痈病位在肺，邪热郁肺，蒸液成痰，邪阻肺络，血滞为痰，痰热与瘀血互结，蕴酿成痈是肺痈的主要病机。王季儒治疗外感病，常化寒温于一体，随病情变化而随证治之，肺痈初起为热邪瘀滞，蒸液成痰，治疗宜疏风宣肺，解毒化痰，故予以金银花、连翘等清热解毒，加芦根、桔梗等化痰排毒，在予以轻扬宣肺之品，效果甚佳。

# 第八节　间质性肺病

间质性肺疾病又称弥漫性实质性肺疾病，是一组主要累及肺间质和肺泡腔，导致肺泡-毛细血管功能单位丧失的弥漫性肺疾病。临床主要表现为进行性加重的呼吸困难、限制性通气功能障碍伴弥散功能降低、低氧血症及影像学上的双肺弥漫性病变。可最终发展为弥漫性肺纤维化和蜂窝肺，导致呼吸衰竭而死亡。弥漫性实质性肺疾病在中医学中范畴较广，归属于"肺痹、肺痿、喘证、咳嗽"等。其中喘证、咳嗽着重于描述患者的症状，肺痹、肺痿是在病机的方面进行命名。弥漫性实质性肺疾病多属本虚标实，其中本虚在累及肺部的同时，也关乎脾和肾。标实多是风、痰和瘀，病变的关键为久病致瘀。

## 芪银三两三加减（周平安经验方）

【组成】生黄芪 30 g，金银花 30 g，当归 30 g，生甘草 9 g，穿山龙 15 g，石韦 15 g，浙贝母 10 g，瓜蒌皮 15 g，桔梗 10 g，旋覆花 10 g。

【功效】通络开痹，降气化痰。

【主治】弥漫性实质性肺疾病痰热瘀结型。症见咳嗽气短，咯痰，胸背痛，舌红、暗红，苔薄黄或薄白，脉弦者。

【加减】痰黄者，加野菊花、天竺黄、黄

芩、金荞麦、连翘、蒲公英；若咳嗽痰多者，加紫菀、款冬花、炙百部、葶苈子、莱菔子、枳壳、生薏苡仁等化痰止咳；唇绀、舌瘀斑者，加川芎、丹参、赤芍、旋覆花、茜草、三七以改善微循环、血液流变学，抗肺纤维化形成；肺脾气虚者，加党参、黄精、灵芝、白术；气阴两虚者，加太子参、南沙参；气喘者，加山茱萸。气滞者，加香橼皮、佛手、香附等；合并感染伴发热者，加柴胡、青蒿、黄芩等；汗出多者，加煅牡蛎、炒白术、浮小麦等，由于患者免疫功能紊乱及病程较长，常伴有气虚或阴虚等不同，最后阶段则呈现阴阳两虚，痰瘀内阻的虚实兼夹状态。若咳喘日久，气短乏力明显加入红景天、灵芝。

【方解】其中生黄芪味甘，性微温，归肺、脾经，《本草逢原》"黄芪，能补五脏诸虚，治脉弦自汗，泻阴火，去肺热，无汗则发，有汗则止，入肺而固表虚自汗，入脾而托已溃痈疮"，《本草求真》"黄芪，入肺补气，入表实卫，为补气诸药之最"，是"疮家圣药"。金银花味甘，性凉，归肺、胃经。《医学真传》："金花走血，银花走气，又调和气血之药也。通经脉而调气血，何病不宜？岂必痈毒后用之哉！"生黄芪与金银花相合，黄芪补气行血，金银花通利血脉，温凉并用，性味平和，两者相合可加强通利血脉的作用。周老认为黄芪银花配伍，一热一凉，二者联用一则扶正，二则祛邪，益气解毒，通利血脉。气为血之帅，黄芪补气行血；血为气之母，当归养血行气，气随血生，血随气长，两者合用为当归补血汤，既补气血，又通肺络；浙贝母清热化痰散结；瓜蒌皮豁痰通络清热；穿山龙祛风除湿，活血通络，祛痰平喘；石韦清肺止止咳，平喘利尿；桔梗宣利肺气；旋覆花降逆止咳；甘草调和诸药。

【现代研究】方中黄芪主要成分黄芪甲苷具有调节免疫、抗炎、抗病毒、缺血保护、心脏保护及抗肿瘤等作用，另一主要成分黄芪多糖具有免疫调节与抗炎活性。黄芪多糖对许多炎症性疾病具有干预作用，可对炎症发生的多个环节、多种炎症介质产生影响。金银花在体外对多种杆菌、球菌均有抑制作用，金银花化学成分主要有黄酮类化合物、

木犀草素、绿原酸、异绿原酸和一些挥发油，其提取物具有广谱抗菌、抗病毒、解热、抗炎、保肝利胆、降血脂、降血糖、止血等药理作用。当归含有苯酞类及其二聚体、酚酸类、多糖、黄酮等多种化学成分。其主要生物活性包括抗炎镇痛、造血、抗血小板聚集、抗心律失常、抗辐射、抗肿瘤、调节平滑肌以及对脏器的保护作用；甘草主要活性成分是三皂苷和黄酮类化合物，具有抗溃疡、抗炎、解痉、抗氧化、抗病毒、抗肿瘤、抗抑郁、保肝、祛痰和增强记忆力等多种药理活性。

【用方经验】"芪银三两三"方以生黄芪、金银花、当归为主药。黄芪生用补气避免无温燥助火之弊。《本草备要》曰："生用固表，无汗能发，有汗能止，温分肉，肥腠理，泻阴火，解肌热。"《景岳全书》曰生黄芪"阳中微阴，生者微凉"。李东垣认为黄芪"益元气而补三焦，除燥热、肌热之圣药"。在临床上老师常以生黄芪、金银花等量或黄芪倍金银花同用，并未见黄芪助热益邪之弊，且患者正气更旺，有益于托邪外达。王玉光在临证时注意到老年肺炎、内伤发热、肺间质纤维化等疾病病机均为虚实夹杂，气血亏虚为本，而气滞、痰凝、血瘀、湿热等为标，故"芪银三两三方"可通治，并且生黄芪为必用之药。

## 自拟二仙汤（王书臣经验方）

【组成】仙茅 20 g，淫羊藿 20 g，黄芪 60 g，威灵仙 30 g。

【功效】补肾益精，祛风通痹。

【主治】弥漫性实质性肺疾病肾气亏虚、痰瘀阻络证。症见活动后气短，呼吸困难，畏寒，双下肢水肿，舌淡红，苔白，脉沉滑等症者。

【加减】血瘀重者，加三棱、莪术；中焦不利者，合用法半夏泻心汤。

【方解】方中仙茅、淫羊藿温肾阳，补肾精；淫羊藿具有温肾壮阳、强筋骨、祛风湿的功能。黄芪补卫表之气，《本草便读》曰黄芪"之补，善达表益卫，温分肉，肥腠理，使阳气和利，充满流行，自然生津生血，故

为外科家圣药,以营卫气血太和,自无瘀滞耳"。且黄芪为补宗气的主药,宗气在肺间质疾病的发病中占有重要地位,宗气虚陷导致肺络痹阻是其关键环节。威灵仙祛风豁痰通络,《本草正义》曰:"威灵仙以走窜消克为能事,积湿停痰,血凝气滞,诸实宜之。"其味辛行散,性温通利,通行十二经脉,既能祛风除湿,活血除痹,舒筋脉之拘挛,又能治心隔痰水久积极。《本草纲目》曰:"威灵仙,气温,味微辛咸。辛泄气,咸泄水,故风湿痰饮之病,气壮者服之有捷效。"《药品化义》曰:"灵仙,性猛急,盖走而不守,宣通十二经络。主治风、湿、痰、雍滞经络中,致成痛风走注,骨节疼痛,或肿,或麻木。风胜者,患在上,湿胜者,患在下,二者郁遏之久,化为血热,血热为本,而痰则为标矣,以此疏通经络,则血滞痰阻,无不立豁。"

【现代研究】方中黄芪具有促进 RNA 和蛋白质合成、抗疲劳、耐低温、抗流感病毒、对造血功能有保护和促进等作用;金银花具有抗微生物、抗炎、解热、抗过敏、抗内毒素、提高免疫力、降血脂、细胞毒作用;当归具有抗血栓形成、改善血液循环、对心肌缺血再灌注的心律失常具有保护作用、改善冠脉循环、扩张血管、抑制平滑肌痉挛、抗炎和镇痛、降血糖、保护肺、肝、胆、肾脏、补血、抗心律失常、降血脂及抗实验性动脉粥样硬化、抑制血小板聚集、抗血栓、抗炎、抑制中枢神经系统、抗菌、平喘、抗氧化和清除自由基的作用;甘草主要活性成分是三皂普和黄酮类化合物,具有抗溃疡、抗炎、解痉、抗氧化、抗病毒、抗肿瘤、抗抑郁、保肝、祛痰和增强记忆力等多种药理活性。

【用方经验】王书臣认为,弥漫性实质性肺疾病的中医病机之本在于肾气虚、肾阳虚。《素问·五脏生成》曰"白脉之至也,喘而浮,上虚下实,惊,有积气在胸中,喘而虚,名曰肺痹,寒热,得之醉而使内也",明确指出肺痹的形成是由于"醉而使内也",因此与肾有密切的联系。《素问·四时刺逆从论》曰:"少阴有余,病皮痹隐疹,不足,病肺痹。"也就是说肾气足则邪气只能侵犯肌表而

病皮痹、隐疹,若肾气不足,邪气才会内传或径入于肺脏而形成肺痹。因此弥漫性实质性肺疾病的治疗根本是补肾,而瘀血阻络及痰浊闭阻是病理产物而非根本原因,治疗弥漫性实质性肺疾病的方法和药物不应局限于活血通络和宣肺化痰,故王书臣教授治疗弥漫性实质性肺疾病常以二仙汤为主方加减。同时王书臣认为《黄帝内经》提出"卫出下焦",因为人体卫气的生成有赖于肾气的温化,少阴肾经与太阳膀胱经互为表里,肾气、肾阳充足,则膀胱气化有序,卫气生成有源,即使感邪,也只在肌表。若少阴不足,则"病肺痹",因此补肾是关键,在此基础上要加黄芪补卫表之气。对于肺间质纤维化患者兼有肺络痹阻证,王书臣开创了祛风通痹的治疗方法,临床多选用威灵仙、丝瓜络、海风藤等辛温通络之品。

## 活血化纤汤(庞学丰经验方)

【组成】僵蚕 15 g,地龙 12 g,丹参 15 g,川芎 12 g,苦杏仁 10 g,川贝母 9 g,青风藤 15 g,党参 12 g,黄芪 15 g,甘草 6 g。

【功效】活血化瘀,益气化痰,通络止痛。

【主治】弥漫性实质性肺疾病痰瘀阻络证。症见咳嗽,气短,喘促,痰多色白、黏稠,关节痛而肿,痛有定处,拒按,晨僵,关节屈伸不利,唇甲发绀,面色紫暗,肌肤甲错,舌淡,舌有瘀斑,苔薄或苔腻,脉滑或脉涩。

【加减】兼有血瘀者辨证加当归、芍药、鸡血藤等补血活血之品。

【方解】全方以僵蚕为君药,具有化痰散结、祛风定惊、活血通络的作用。因久病多瘀,虫类药的地龙加强了通络止痛、散结开瘀的功效,与僵蚕配伍使用会增效了"搜痰并剔瘀"之功,使得祛痰化瘀之功加强,即可治疗肺痹之症,又兼顾治疗原发病的痹病;丹参、川芎为活血行气、止痛之品,气行则血行,且对痹症、肺痹有着良好的治疗作用;苦杏仁、川贝母均有止咳平喘、化痰之功,

以上药物共为臣药，共奏祛痰化瘀、通络止痛之效。青风藤祛风除湿、通络止痛，治疗多种证型的风湿痹痛；党参能补中益气、健脾益肺，黄芪补气固表，2个中药配伍相使用，既可以补肺气之虚，又可以益卫固表，还能升补脾气，以上药物共为佐药。甘草既可益气补中，又功有祛痰止咳，还有调和诸药的药性，为佐使药。

【现代研究】方中僵蚕具有抗凝血、抗血栓、抗惊厥、镇静催眠、抗肿瘤、降血糖、降血脂、抗菌、神经营养和保护等作用；地龙有降压、舒张平滑肌、解热、镇静、抗惊厥的作用；丹参具有保护心肌、扩展血管、抗动脉粥样硬化、抗血栓、改善微循环、促进血管新生、抗肿瘤、抗肝纤维化、调节免疫、抗菌消炎等作用；川芎具有扩张血管、增加血流量、改善微循环、抗血小板聚集、预防血栓、镇静、降血压、抗炎、利胆等作用；杏仁具有咳嗽中枢而镇咳平喘、微弱的抗肿瘤作用、润肠、抗炎镇痛等作用；川贝母有镇咳、祛痰、平喘、抗菌等的作用，另外对心血管、神经系统等均具有一定作用；青风藤具有消肿止痛、抗炎、改善关节功能的作用；党参具有调节胃肠运动、抗溃疡、增强免疫、调节血压、调节血糖、抗衰老、抗缺氧等作用；黄芪具有促进RNA和蛋白质合成、抗疲劳、耐低温、抗流感病毒、对造血功能有保护和促进等作用；甘草具有镇咳、祛痰、平喘、抗利尿、降血脂、保肝和类似肾上腺皮质激素样等作用。

【用方经验】庞老及弟子认为弥漫性实质性肺疾病继发于类风湿关节炎（痹症），疾病的主要病位在肺，故属于"肺痹"；本病应该属于本虚标实之证；治疗上当先治其标，后调其本，采取活血化瘀、益气化痰、通络止痛治疗方法，在临床上可取得较好疗效。肺脏主宣发肃降、肺为储痰之器、肺为水之上源，痰湿与瘀血互结，形成痹阻于肺间质的毒邪。中医学中"津血同源"，同属人体的阴类物质，津血停聚多为痰为瘀，痰和瘀即可交互为患，又可相互影响。痰饮内停，阻滞气机，可致血行不畅而成瘀，而瘀血阻滞，津液输布障碍，亦能导致津液停聚而成痰饮。因痰瘀关系密切，相互影响、交互为患，可导致痰瘀同病。所以说痰瘀既是疾病的病理产物，又是疾病的致病因子。

# 第九节　肺结核

肺结核，中医学称其为肺痨，是一种由于正气虚弱，感染痨虫，侵蚀肺脏所致的，以咳嗽、咯血、潮热、盗汗及身体逐渐消瘦等症为主要临床表现、具有传染性的慢性消耗性疾病。中医学对肺痨的认识历史悠久，且逐渐深化。肺痨主要因正气虚弱发病，病位在肺，阴虚多见，病久可累及脾肾等脏。辨证分型阴虚为主，或兼有气虚、阳虚等证。治疗以补虚培元、抗痨杀虫为原则。西医认为肺结核病是结核分枝杆菌引起的慢性肺部感染性疾病。临床症状主要体现在长期低热，伴有倦怠、乏力、夜间盗汗及咳嗽、咯痰、咳血、胸痛等呼吸系统症状，西医治疗上以化学药物治疗为主，手术治疗及对症治疗也是主要手段，同时运用卡介苗接种等方法进行预防。西医方案在治疗过程中也带来了很大的副作用，中医学源远流长，在肺痨的治疗上作为辅助治疗，疗效颇佳，本节介绍了近代名医名家在治疗肺痨上的经验方。

## 保肺丸（朱良春经验方）

【组成】土鳖虫120 g，紫河车120 g，百部180 g，制何首乌450 g，白及450 g。共碾粉末，另以生地榆、萹草、黄精各180 g煎取浓汁泛丸烘干或晒干，每次服9 g，每日2～3次。

【功效】培土生金，杀虫散瘀。

【主治】肺结核诸型。症见四肢倦怠，食少身热，神疲形瘦，关节疼痛，全身酸软，

内科国医圣手时方

潮热盗汗诸症。

【加减】遇长期发热者配合"地榆葎草汤"(由生地榆、山药各 30 g,青蒿子、葎草各 20 g,百部 15 g,甘草 6 g 组成,每日 1 剂,水煎服);如属顽固性肺结核或空洞,配合"外敷肺痨膏(由干蟾皮、守宫、乳香、没药、蜈蚣共粉碎,搅入市售之外科黑膏药内,用软猪皮废角料做成膏药备用,用时微火烘软,敷在肺俞、膻中等穴,3 日一换)。

【方解】本方主治痨虫袭肺,土虚不能生金之肺痨,痨虫外袭,乃责之脾肺,脾本喜燥,但燥热太过,则为焦土,而生机将息,故咳嗽便秘,脾属土,土败则金衰,金衰则亦发咳嗽。脾为后天气血生化之源,主四肢肌肉,脾胃长期受损,必致气血来源不足,内不能和调五脏六腑,外不能洒陈于营卫、经脉,故证见四肢倦怠,食少身热,神疲形瘦,关节疼痛,全身酸软,潮热盗汗诸症,治宜培土生金、杀虫散痨。方中地鳖虫活血散痨,能穿透厚壁空洞,推陈致新;配合白及补肺泄热,敛肺止血,逐瘀生新,消肿生肌;何首乌制用能滋补肝肾,李时珍谓其功在地黄、天冬之上;紫河车大补气血,《本草经疏》曰其"乃补阴阳两虚之药,有返本还元之功"。性虽温而不燥,有疗诸虚百损之功能;百部杀虫而不耗气血,有益于人。《滇南本草》曰能"润肺,治肺热咳嗽,消痰定喘,止虚痨咳嗽,杀虫"。生地榆清热凉血,护胃抗痨,收敛止血。葎草散结除蒸,擅退虚热,对肺结核之低热或谓痨热疗效特佳;黄精功能补五脏,润心肺,填精髓,强筋骨,对肺结核之痨咳潮热尤为显效。共奏培土生金,杀虫散痨之功。

【现代研究】

1. 方中土鳖虫对心脑血管系统有保健作用,能降脂调脂、抗凝血、抗血栓等,具有抗肿瘤和抗氧化作用,还具有促进骨折愈合、镇痛、增强人体免疫等功效;紫河车具有促进乳腺和女性生殖器发育、免疫及抗过敏等作用;百部具有抑制呼吸中枢兴奋性、抑制咳嗽反射、一定的抗真菌、病毒等作用;何首乌可以抗衰老、提高免疫力、降血脂、心血管保护等作用,还有神经元保护、抗皮肤脂质过氧化的作用;白及抗病原微生物、止血活血、抗肿瘤、促进创面愈合、抗胃溃疡、调节免疫等;生地榆具有抗菌、止血、止吐、治疗烫伤、治疗腹泻、促消化作用,还可以对心血管进行双向调节作用;葎草有抗菌、抗炎、抗结核、抗氧化、止泻、抗肿瘤、抗骨质疏松等作用;黄精能提高机体免疫功能和促进 DNA、RNA 及蛋白质的合成、促进淋巴细胞转化等作用。

2. 实验研究:临床取 239 例 2003 年 4 月—2007 年 4 月前来就诊的肺结核患者,以抗痨保肺丸治疗,其中痰直接涂片阴性但仍有明显的咳嗽、咳痰、咯血、低热等结核病症状,胸片或 CT 片有明显的活动病灶者 151 例,男 113 例,女 38 例;痰直接涂片阳性者 88 例,男 65 例,女 23 例;到 8 个月疗程结束时,治愈 204 例,治愈率 85.36%。其中痰涂片检查阴性 151 例,治愈 135 例,治愈率为 89.4%;痰涂片检查阳性 88 例,治愈 69 例,治愈率为 78.4%。治疗前痰涂片阴性患者疗效优于痰涂片检查阳性(慢排)患者。

【用方经验】朱良春认为肺结核属中医学"痨瘵"范畴,多有潮热盗汗、咳嗽、咯血等阴虚火旺症,生地榆对肺结核之潮热尤有卓效,朱师谓其微寒而不凝,性涩而不滞,止血尚能行血,敛热又可化瘀。葎草散结除蒸,擅退虚热,对肺结核之低热,或谓痨热朱师尤喜用之。黄精功能补五脏润心肺,填精髓,强筋骨,并有抗菌降压的作用,现代药理研究对结核分枝杆菌及多种真菌均有抑制作用,对肺结核之痨咳潮热尤有著效,临床体会对耐药性强的肺结核病例,或用抗痨西药治愈的肺结核后遗症有卓效。地榆葎草汤配合使用在长期服抗痨西药而连续发热数月不退者,意在补保肺丸药量之不足,乃有调正、平衡、汤丸互补之意,要知此类长期发烧,朝轻暮重的病例,必须停服一切抗痨西药,才能收到理想的退热效果,故取张锡纯氏攻补兼施治痨瘵的"十全育金汤"和张仲景治干血痨的"大黄䗪虫丸"之意,创制"保肺丸",纵观保肺丸之功效:一则杀其虫以绝其根本,二则补其虚以复其真元,三则散其结瘀而生肌弥洞。中医治疗肺结核总的治则是培土以生金，这是中医学理论之精华，是提高治疗肺结核临床疗效的有力保证。保肺丸用紫河车、黄精即是培土生金之意，自20世纪70年代始治疗各型肺结核屡收卓效，又创"地榆葎草汤"、外敷"肺痨膏"配合保肺丸治疗，颇能提高疗效。肺结核病，如用抗痨西药治愈之病例，多数体质未能康复，必须用中医药精心调理，才能康复。此乃中医药的又一优势，抗痨西药虽不断更新，但均只能杀灭结核分枝杆菌，治愈部分肺结核患者，因西医没有健脾补肾和培土以生金之药，故用抗痨西药治愈的部份患者，如体质较差，就容易复发，或后遗肺结核的气阴两虚系列症状，故肺结核用抗痨西药治愈的后遗症和复发症仍应按肺痨论治，保肺丸照样有著效。

临证中多见服用西药足疗程治愈肺结核患者，后遗气阴两虚症状，症见咳嗽反复、体质极差，咳吐脓痰，疲劳或受寒即发冷、发烧，全身关节痛，口渴喜热饮，形瘦神疲且五心烦热，动则自汗，夜间盗汗，夜寐不安，腹胀便秘，全身酸软，乏力，舌胖嫩有齿痕，脉弦细数等，多由于痨虫袭肺病程较长，脾胃长期受损，必致气血来源不足，内不能和调五脏六腑，外不能洒陈于营卫、经脉，故审证求因后，多予朱老创制的保肺丸加山药、茯苓、党参等健脾益气之品，随证再行加减，疗效颇佳。

## 芩部丹（邵长荣经验方）

【组成】黄芩 10 g，丹参 10 g，百部 18 g。

【功效】清肺泻火，行瘀杀虫。

【主治】肺痨阴虚火旺夹瘀型。症见咳嗽、咯血、潮热盗汗及身体逐渐消瘦等，舌红，少苔，脉细涩。

【加减】阴虚者，加沙参、麦冬、夏枯草；阳虚者，加党参、白术、山药。

【方解】本方所治肺痨，是由于感染"痨虫"所致，痨虫袭肺留而不去，肺失宣降，故见咳嗽；邪火煎熬，则阴血渐涸，故见阴虚火旺之发热、潮热盗汗；感受外邪后，脏腑失和，气机阻滞，血行受阻产生瘀血内停，

另本病多为慢性进程、久病必瘀，瘀血日久而致出血生新，应治以清肺泻火、行瘀杀虫。方中黄芩味苦、性寒为君，归肺、胆、脾、大肠经，具有清热燥湿、泻火解毒功用，尤其擅清上焦肺热，治疗患者潮热、骨蒸、心烦失眠、手足心热等火旺之症；同时选用治疗肺痨传统中药百部杀虫止咳、润肺化痰，且百部味甘、苦，性微温，归肺经，具有润肺止咳之效，正适合治肺阴不足、虚火内生犯肺之咳嗽。活血药选择丹参，久病必瘀，久病也必虚，且肺结核患者时有咯血，所选药物应兼顾活血养血之功，尚可凉血止血，首先丹参是活血化瘀之要药，广泛应用于多种瘀血证；丹参还是一味很好的补血药，选用丹参可以起到较好的补血作用，而且丹参具有凉血消痈作用，凉血可以止血，用以治疗肺热咯血，凉血可以除骨蒸痨热，减轻结核菌素中毒症状；部分肺结核患者咳吐腥臭脓痰，与肺痈有相似临床表现，使用该药，可以清热除痈。方中仅黄芩、百部、丹参三味，但每味药物具有多种作用，共同起到清肺泻火、行瘀杀虫的功效。

【注意事项】肺结核早期不宜使用本方，咳血量多者慎用。

【现代研究】

1. 黄芩具有抗炎抗变态反应、抗微生物、解热、降压、利尿、轻度升血糖、和胆，解痉及镇静的作用；百部具有抑制呼吸中枢兴奋性、抑制咳嗽反射、一定的抗真菌、病毒等作用；丹参具有保护心肌、扩展血管、抗动脉粥样硬化、抗血栓、改善微循环、促进血管新生、抗肿瘤、抗肝纤维化、调节免疫、抗菌消炎等作用。

2. 实验研究：取黄芩苷、对叶百部碱、丹参多酚酸盐单体作用于感染结核分枝杆菌的U937单核巨噬细胞，分别采用RT-PCR、FACS方法检测用药前后巨噬细胞表面TLR2的表达差异。结果与模型组相比，黄芩苷、对叶百部碱、丹参多酚酸盐均具有上调TLR2表达的作用。结论证实"芩部丹"中3种单体抗结核作用可能通过纠正TLR2的表达而发挥作用。芩部丹的体外抑菌实验表明对于H37RV以及17株自患者体内分离出的结核

第四章　呼吸系统疾病

内科国医圣手时方

203

菌株，芩部丹稀释度在 1∶80 以内已经有抑菌作用；动物实验发现，芩部丹早期运用在动物体质量、脾指数测定，肺、肝、脾脏直接涂片以及细菌定量培养等方面明显优于晚期运用，治疗效果略逊于链霉素，具有中等强度的抑菌和治疗作用。对芩部丹进行了剂型改造，制成药片后，并连续观察了 1～4 年。治疗了 110 例已经产生耐药性或长期服用西药痰菌仍为阳性的患者，其中慢性纤维空洞型 44 例，浸润型 66 例，有明显空洞者 72 例。以连续 1 年以上痰菌阴性为阴转标准，结果 38 例阴转，阴转率 34.5%；胸片病灶吸收好转 30 例（包括空洞关闭及缩小者 12 例）。随后，又采用随机、双盲的研究方法，与异烟肼进行了对照观察，结果表明芩部丹和异烟肼疗效相近，两组胸片好转均为 8 例，痰菌阴转均为 7 例。

【用方经验】邵长荣认为肺痨是由于感染"痨虫"所致的慢性传染性疾病，《黄帝内经》中首载了一类虚损劳伤性质的慢性病。《素问·宣明五气》曰"五劳所伤：久视伤血，久卧伤气，久坐伤肉，久立伤骨，久行伤筋"等五劳。《素问·玉机真藏论》记载的"传乘"，是古人归纳出一种肺系症状为主的虚弱性疾病，"大骨枯槁，大肉陷下，胸中气满，喘息不便，内痛引肩项，身热……肩髓内消……目眶陷，真藏见，目不见人，立死，其见人者，至其所不胜之时则死。"《灵枢·玉版》又曰"咳，脱形，身热，脉小以疾。"《灵枢·五禁》"形肉已脱，是一夺也；大脱血之后，是二夺也"。均描述了肺痨的消瘦、咳血、身热等主症及慢性消耗表现，故邵老认为肺痨主要有咳嗽、咯血、潮热盗汗及身体逐渐消瘦的表现，根据中医学文献中"骨蒸""热毒"与"瘵虫"等记载，及"除蒸解毒""治痨杀虫"等治疗法则，并结合《本事方》"留而不去，其病则实"，李时珍"邪火煎熬，则阴血渐涸也"的论述，体会到此时邪火是因，阴虚是果。所以，肺结核整个病程来说，阴虚与火旺本有内在联系且互为因果，正如王清任《医林改错》所述"因虚弱而病当补弱而病可痊，本不弱而生病，因病久致身弱，自当去病，病去而元气自复"。认识到治疗肺结核"祛邪"和"解毒"的重要性。在肺结核的治疗上滋阴可以降火、降火可以保阴，且感受外邪后，脏腑失和，气机阻滞，血行受阻产生瘀血内停而出现的结块有相似之处。另外，根据本病多为慢性进程、"久病必瘀"的临床特点，也需要加用活血药祛瘀生新，改善病灶周围的血液循环，由此，应治以"清肺泻火、行瘀杀虫"。此方在肺结核治疗过程中取得较好的疗效。

临证过程中可见肺结核正规抗痨治疗无效或者因抗痨药物不良反应以及患者自身原因无法进行正规抗痨治疗的难治性肺结核患者，用此方时效果颇佳，但若是某些肺结核病、胸痛、发热、痰黄或带腥臭者，X 线胸片常呈现厚壁空洞或有液平的所谓"张力性空洞"者，用芩部丹治疗往往效果不显，当另选他法。

# 第五章 风湿系统疾病

# 第一节　类风湿关节炎

类风湿关节炎（RA）是一种病因未明的慢性、以炎性滑膜炎为主的系统性疾病。其特征是手、足小关节的多关节、对称性、侵袭性关节炎症，经常伴有关节外器官受累及血清类风湿因子阳性，可以导致关节畸形及功能丧失。早期或急性发病关节多呈肿、痛及活动障碍；晚期可导致关节破坏、强直和畸形，并有骨和骨骼肌萎缩。

类风湿关节炎属中医学"痹症"范畴。本病在其症状上遍历肢节，在病机上与肝肾亏虚的关系而言，则符合《金匮要略》中的"历节"病。中医学认为其病因病机多为素体阴阳气血不足，风寒湿热之邪乘虚侵袭，以致气血痹阻而发病。在治疗上以"宣通"为其共同治法，宗寒者温之，热者清之，留者去之，虚者补之的原则，使气血流通，营卫复常，则痹痛自可逐渐向愈。

---

## 加减白虎加桂汤（王为兰经验方）

【组成】生石膏30 g，知母10 g，生甘草3 g，桂枝3～10 g，黄柏10 g，苍术10 g，防己12 g，薏苡仁15 g，忍冬藤30 g，桑枝30 g。

【功效】清热疏风，祛湿通络。

【主治】风湿性关节炎急性期。症见畏风，发热，口渴，烦闷，游走性大关节肿痛，被累及的关节灼热红肿，遇热痛重，遇冷则舒，关节或周围肌肉疼痛不能转动，或关节周围起红斑结节，舌苔黄燥，舌质红，脉象滑数或见浮数。

【加减】热重于湿：症见高热持续不退，汗出，渴喜热饮，尿黄，便干，舌苔黄燥、舌质红，重用生石膏、黄柏，去忍冬藤，加金银花15 g、黄芩10 g、栀子10 g；便干甚者，加大黄10 g；口渴重者，加天花粉15 g、竹茹15 g；痛重者，加秦艽12 g。湿重于热：症见低热午后较重，头胀痛，胸闷，纳差，口渴不欲饮，身重，腹胀，便溏，溲黄，关节肿胀不消，舌苔白腻或黄腻，脉象濡缓，去石膏、知母、黄柏；湿阻上焦者，加豆蔻6 g、杏仁10 g、藿香12 g；湿阻中焦者，加清半夏10 g、陈皮10 g、厚朴10 g；湿阻下焦者，加茯苓12 g、通草3 g、滑石18 g；关节肿胀不消者，加防己10～18 g、白术12 g、薏苡仁15 g；湿热阻滞经络：如见关节游走性疼痛，为兼风阻经络，加薄荷6 g、防风6 g、威灵仙10 g；如关节周围微肿，按之凹陷，肿者为兼气滞经络，去石膏、知母，加木香10 g、陈皮10 g、杏仁10 g；如关节周围出现红斑结节或下肢紫暗，为兼瘀血阻络，加归尾10 g、赤芍10 g、丹参15 g、桃仁10 g、红花10 g、泽兰15 g、青皮10 g；若红斑结节不消者加穿山甲10 g、皂角刺25 g；继续不消者加水蛭10 g、山慈菇10 g。

【方解】生石膏、知母清热；桂枝散风和营；正如《千金方衍义》所曰白虎以治阳邪，加桂以通营卫，则阴阳和，血脉通，得汗而愈矣。苍术、黄柏、防己、薏苡仁祛湿清热；忍冬藤、桑枝通络止痛；甘草和中解毒。

【注意事项】本方苦寒，脾胃虚寒、素体阳虚者慎用，寒湿痹证忌用。

【现代研究】方中石膏的退热活性物质是其所含杂质及微量元素。有人研究认为石膏主含$CaSO_4$及Fe、Zn、Mn、Cu等微量元素，对机体免疫功能有特效。石膏不仅清热力强，而且能调节由于病变所致的微量元素代谢失常和增强机体杀菌免疫。机体中的Fe、Cu、Zn在发热感染等应激状态下，可借助白细胞的内源物（LGM）的激发，协同产生抗感染免疫作用。因此，石膏的免疫作用可能与其所含的Fe、Cu有内在联系，其免疫作用还可能与退热作用有一定关系。有研究称桂芍知母方及活血、藤类加味能够缓解由类风湿关节炎引起的关节及软组织的肿胀和炎症，且其效果优于布洛芬胶囊，其作用机制可能与桂枝、知母及活血、藤类加味能够调节人体炎性因子的平衡密切相关。张明发等在采用多种实验性急、慢性动物炎症模型进行研究时发现，薏苡仁的有效成分为薏苡素，具有温和的镇痛抗炎作用，对癌性疼痛及炎症反应有一定的缓解作用。章丹丹等确定桑枝提取部位Ⅰ（总黄酮）和Ⅱ（总皂苷）是其抗炎的活性部位，通过下调致炎系统中诱生型一氧化氮合酶、环氧合酶-2、炎性介质白细胞介素-1β和白细胞介素-6的表达上调抗炎系统中血红素加氧酶和过氧化物酶增殖体受体的表达，使细胞内环境趋向致炎和抗炎体系的平衡。部位Ⅰ和Ⅱ等比配比组合对炎症中多个靶点均有较好的协同调控作用，进而发挥更佳的抗炎效果。研究发现粉防己碱对小鼠局部烫伤性炎症、家兔实验性葡萄膜炎和色素膜炎、大鼠角叉菜胶性胸腹膜炎、大鼠溃疡性结肠炎、大鼠原发性关节炎、大鼠类风湿关节炎、实验性变态反应性脑脊髓炎（EAE）等都具有较为明确的抗炎作用。甘草具有镇痛、抗炎、类肾上腺皮质激素样作用、降血脂、保肝等作用。桂枝具有降温、解热、抑菌、健胃、缓解肠道痉挛、利尿、强心、镇痛、镇静、抗惊厥、止咳、祛痰的作用。忍冬藤具有抑菌、抗炎、解热、降低胆固醇、预防胃溃疡的作用。黄柏具有抗病原微生物、抑菌、正性肌力、抗心律失常、降压、抗溃疡、镇静、肌肉松弛、降血糖等作用；苍术具有缓解胃肠痉挛、松弛肠肌、小剂量镇静、大剂量抑制神经兴奋、降血糖、排钠、排钾的作用。

【用方经验】王为兰认为，急性风湿性关节炎的病势急、热象重，所以治疗上以清热解毒为主，不宜妄投羌活、独活等辛燥之品，以防内热伤阴，引邪入里，反复发作，形成慢性风湿性关节炎。虽然本病的病情复杂，兼证较多，只要抓住实质，即湿热和湿热侵袭肌腠，阻滞经络的病因病理，进行辨证施治，治疗彻底，预后还是比较理想的。

## 养血祛风汤（王为兰经验方）

【组成】当归 10 g，酒白芍 10 g，川芎 10 g，防风 5 g，秦艽 10 g，陈皮 10 g，桂枝 5 g，羌活 5 g，独活 5 g，油松节 10 g。

【功效】养血祛风，散寒燥湿。

【主治】实证类的慢性风湿性关节炎。症见全身关节或肌肉酸痛，游走不定，而以腕、肘、膝、踝等大关节最为多见，关节屈伸不利或见恶寒发热等，苔黄薄白，脉象浮细或浮数。

【加减】如关节疼痛剧烈，痛有定处，遇寒痛重者，为寒痹，加制乌头 10 g、麻黄 5 g、甘草 5 g，乌头、麻黄温经通阳，散寒止痛，甘草和中解毒。如肢体关节疼痛沉重或麻木，痛有定处，发作缓慢或局部肿胀为着痹，加苍术 10 g、白术 10 g、茯苓 10 g，补脾渗湿，燥湿消肿。如关节痛肿，刺痛不移，皮色不鲜为血瘀气滞，加桃仁 10 g、红花 10 g、香附 10 g、地龙 10 g 活血化瘀，通经止痛。

【方解】方中当归、白芍、川芎养血柔筋，既扶已伤之阴血，又制诸除湿药之燥利；防风、秦艽祛风止痛；羌活、独活、桂枝散寒祛风湿；陈皮行气燥湿；油松节舒筋专治关节酸痛。

【注意事项】痹症属虚者不宜使用。

【现代研究】方中当归具有较强的抗炎、镇痛作用；白芍总苷（Total Glucosides of Paeony, TGP）具有止痛、抗炎、保肝的功效以及多途径抑制自身免疫反应等多种药理作用，高崇凯等用 TGP 粉针剂 100～300 mg/(kg·d) 静脉滴注可以显著减少醋酸引起的小鼠扭体次数，揭示药物镇痛作用。TGP 喷粉 50～150 mg/(kg·d) 静脉滴注可明显抑制角叉菜胶引起的大鼠足肿胀和棉球肉芽肿的形成，并对佐剂关节炎有明显的预防和治疗作用。周强等综述说明 TGP 对白三烯 B4-前列腺素 E$_2$ 和一氧化氮的抑制作用可能参与 TGP 的抗炎机制。研究表明川芎具有镇静镇痛作用，是由挥发油及水煎剂所引起，对于咖啡因的兴奋作用，水煎剂能够与之对抗。鼠背根节神经元 ATP 激活电流，对此，川芎嗪能够起到非竞争性抑制作用，由此也说明，川芎具备比较好的镇痛作用。研究表明，中、高剂量的独活能抑制或明显抑制蛋清致大鼠足肿胀，大鼠佐剂性关节炎的原发性和继发性肿胀以及小鼠腹腔毛细血管的通透性，说明其具有抗风湿性关节炎的作用。研究表明松节提取物可减轻关节炎模型的炎症及疼痛症状，抑制关节炎大鼠滑膜组织炎性细胞浸润和滑膜组织增生，能显著降低关节炎大鼠血清 TNF-α、INF-γ、IL-1β 含量，升高血清 IL-10 含量。说明松节提取物具有较好的抗炎镇痛作用，可明显抑制 CⅡ 所致大鼠关节炎，降低其关节组织损伤程度，其机制可能与调节炎症因子表达相关。防风具有解热、抗炎、镇静、镇痛、抗惊厥、抗过敏、增强免疫等作用；秦艽具有镇静、镇痛、解热、抗炎、降低胸腺指数、抗组胺、抑菌、降低血压、升血糖、抗肝炎的作用。陈皮具有扩张血管、增加血流量、调节血压、清除氧自由基、抗脂抗氧化、祛痰、利胆、降血脂等作用。羌活具有镇痛、解热、抑菌、抗心律失常、抗炎抑制过敏反应等作用。桂枝具有降温、解热、抑菌、健胃、缓解肠道痉挛、利尿、强心、镇痛、镇静、抗惊厥、止咳、祛痰的作用。

【用方经验】王为兰认为慢性风湿性关节炎多由急性风湿性关节炎经久不愈反复发作，逐渐转变而成；或因人体素虚，阳气不足，腠理空虚，卫外不固，直接感受风寒潮湿，留注经络、关节、肌肉等部位，缓慢发生的。在治疗上，祛风散寒燥湿的药物用之过多，疼痛非但不止反而加重。若在辨证的基础上同时给以补气、养血、滋阴和阳的药物，则能减轻疼痛，因此必须辨别风、寒、湿邪的轻重，以及气血、阴阳之不足或有余。在治疗寒性关节炎时，常用乌头、附子以祛寒止痛，在临床应用附子，只要是阳虚怕冷，一般都用 10 g，必须先煎 40 分钟，以去其毒性而保留其成分；只要是属寒痛，乌头可用至 10～18 g，必须配合甘草以解其毒，疗效均佳。

## 益肾蠲痹丸（朱良春经验方）

【组成】熟地黄 120 g，当归 120 g，淫羊藿 120 g，鹿衔草 120 g，炙全蝎 25 g，炙蜈蚣 25 g，炙乌梢蛇 60 g（蕲蛇效更好，但价格较昂），炙蜂房 90 g，炙土鳖虫 90 g，炙僵蚕 90 g，炙蛂螂 90 g，甘草 30 g，生地黄 120 g，鸡血藤 120 g，老鹳草 120 g，寻骨风 120 g，虎杖 120 g。

【功效】益肾壮督，蠲痹通络。

【主治】风湿性关节炎、类风湿关节炎，证属阳虚寒痹者。

【加减】痹症属寒湿者居多，其阳虚寒湿甚者，宜加重川乌、淫羊藿之用量，增入仙茅，并去地龙。但顽痹病程已久，每多兼夹痰、瘀，或由寒化热，或肝肾阴虚，或气血耗损，均须随既损益。其夹痰者，僵蚕之量宜加重，或再复入胆星之类。夹瘀血者，土鳖虫宜增其量，并加用红花。化热者，重用地龙、僵蚕，去川乌，加桑枝。肝肾阴虚者，宜去川乌，加重当归、熟地黄用量，并增入白芍、枸杞子、紫河车。气血亏损者，宜重用当归、熟地黄，并加黄芪、党参。关节僵肿变形者，加重蜂房、蛂螂、僵蚕之用量。病变在腰脊者，加重蜂房、乌梢蛇之用量。

【方解】当归补血活血，治一切风，对关节肿痛有显效。熟地黄补血益精，滋养肝肾，填骨髓长肌肉，与当归配合虫药治顽痹，有相得益彰之功。盖"治风先治血，血行风自灭"，古有明训。川乌能通行十二经，为治风寒湿痹之要药，仲景治历节不可屈伸疼痛多用之。全蝎、蜈蚣走窜之力最速，搜风定痉，开瘀通络，内而脏腑，外而经络，皆能开之，通则不痛，故为治顽痹之要药。蜂房祛风镇痉，散肿定痛，并有温阳强壮之功，对顽痹之关节肿僵疼痛，甚则变形者，乃必用之药。蛂螂走窜经络，散结通阳，凡关节僵肿，屈伸不利者，与蜂房合用，多奏佳效。乌梢蛇透骨搜风，凡风毒壅于血分者，非此不除，对于腰腿疼痛、拘挛不利者尤合。临床上对类风湿脊椎炎之疼痛变形者有奇效，配蜂房复入辨证论治方中，治各种腰痛，屡建殊功。土鳖虫活血化瘀、疗伤定痛，凡顽痹而见痛象者（唇紫、舌有瘀斑或舌下青筋怒张者）宜用之。僵蚕：祛风化痰，散络行经，对顽痹关节木肿有痰凝之征者最效。鹿衔草壮补腰肾，强筋健骨，善治痹痛。淫羊藿《大明

内科国医圣手时方

本草》称其擅治"一切冶风劳气，筋骨挛急，四肢不仁"；尤其是它具有"补命阴，益精气，坚精骨，壮腰膝"等作用，促使顽痹早日恢复。

【注意事项】将生地黄、鸡血藤、老鹳草、寻骨风、虎杖煎取浓汁，其余全药共研至细末；同混合，作丸如绿豆大，每次服6 g，每日2次，食后服，妇女经期或妊娠忌服。

【现代研究】程绍民等研究表明，全蝎、蜈蚣治疗类风湿关节炎的可能途径是调节胶原诱导性关节炎（CIA）大鼠外周血和肠黏膜局部 T 淋巴细胞平衡。刘端勇等研究发现，全蝎、蜈蚣治疗关节炎大鼠可能是通过上调外周 CD4＋、CD25＋、Foxp3＋、Treg 细胞表达水平以恢复或重建免疫耐受而实现的。马哲龙等采用热板法、冰醋酸刺激致痛法研究乌梢蛇提取液各部位对小鼠痛阈的影响，利用二甲苯致小鼠耳郭炎症模型和腹腔染料渗出法测定乌梢蛇提取物的抗炎作用。结果：乌梢蛇提取物水溶性部位 250 mg/kg、375 mg/kg 能明显延长小鼠热板痛阈时间，减少醋酸致小鼠扭体次数，对二甲苯致小鼠耳郭肿胀、冰醋酸致腹腔毛细血管通透性增高均有明显的抑制作用。韦丹报道，寻骨风注射液治疗类风湿关节炎，治疗 74 例，总有效率为 95.95%。戚务身报道，寻骨风汤治疗类风湿关节炎，患者 5 天后即可下床活动，服药 12 剂痊愈。郭春慧报道，用寻骨风散外敷治疗骨痹 131 例（类似于关节炎），总有效率 94.66%。张海防等通过多种炎症模型进行实验，证明虎杖的醋酸乙酯提取物具有抗炎作用，作用机制可能是抑制炎症介质前列腺素 $E_2$（$PGE_2$）的合成、抑制细胞免疫及与垂体-肾上腺皮质系统有关。研究还发现，采用新鲜虎杖外洗可以治疗关节疼痛，效果比较显著。汪梅娇等通过比较虫类药蜈蚣、地龙、土鳖虫的水提物的镇痛作用，采用热板法和扭体法实验比较，发现在热板法疼痛试验中地龙的镇痛作用强于土鳖虫，但在醋酸致小鼠扭体反应实验中的结果相反，土鳖虫的镇痛作用强于地龙，说明土鳖虫在短效镇痛效果中疗效较好。熟地黄具有降低血压、改善肾功能、增强免疫、抗氧化等作用；当归具有扩张血管、增加血流量、抗血栓等作用；淫羊藿具有增加内分泌系统的分泌功能、调节细胞代谢、增强体能和耐冻时间、降压作用；僵蚕具有催眠、抗惊厥、抗凝血、降血糖、抑菌、抗肿瘤的作用；甘草具有镇痛、抗炎、类肾上腺皮质激素样作用以及降血脂、保肝等作用。生地黄具有降压、镇静、抗炎等作用；鸡血藤能降低血管阻力、抗血小板聚集、降低胆固醇、抗动脉硬化、抗炎、调节免疫、镇静催眠、抗早孕、促进小鼠肾总磷代谢的作用；虎杖具有泻下、祛痰止咳、降压、止血、镇痛、抑菌的作用；老鹳草具有抗炎、抑制免疫、镇痛、抗肿瘤、抗氧化、抗病毒、抑菌、镇咳等作用。

【用方经验】朱良春认为，分型施治最忌生搬硬套，刻舟求剑。因为人有异禀，病有殊变，证可兼夹，型可分合，所以在临床上，既要有高度的原则性，又要有灵活性，因人、因证，或一法独用，或两法兼施，才能得到理想的治疗效果。

## 桑枝木瓜饮（董建华经验方）

【组成】桑枝 20 g，木瓜 10 g，海风藤 10 g，鸡血藤 10 g，络石藤 10 g，丝瓜络 5 g，海桐皮 10 g，五加皮 10 g，豨莶草 10 g，路路通 10 g。

【功效】舒筋活络，祛风胜湿。

【主治】风湿性肌炎及关节炎。症见关节疼痛，红肿，发热，舌淡紫，苔黄滑，脉细。

【加减】寒甚加乌头、麻黄，乌头除寒开痹，善入经络，力能疏通痼阴络寒，配伍麻黄宣透皮毛腠理，一表一里，内外搜散，止痛甚捷；湿甚加苍术、薏苡仁，苍术燥湿健脾，又善于散除经络肢体的风湿之邪，薏苡仁健脾燥湿，又善于去除湿滞皮肉、筋脉所致的痹痛，二者合用散除经络肢体的风湿之邪；风甚加威灵仙、防风，威灵仙搜逐诸风、宣通五脏，防风祛风除湿、善走肌表，两药合用，一表一里，祛风之力更强。

【方解】全方集藤类药于一方之中，桑枝、木瓜两药功专祛风湿拘挛，配合海风藤、络石藤、海桐皮祛风通络，缓急舒筋；豨莶草、五加皮强筋利湿；鸡血藤、丝瓜络、路路通养血通络柔筋。

【注意事项】脾胃虚寒者慎用。

【现代研究】方中海风藤有抗炎和镇痛作用；络石藤中分离得到的β-谷甾醇苷可抑制LPS诱发小鼠巨噬细胞RAW264.7的炎症反应，抑制其产生一氧化氮，并减少其TNF-α和IL-1的释放。桑枝具有较强的抗炎、提高淋巴细胞转化率、具有增强免疫的作用；鸡血藤能降低血管阻力、抗血小板聚集、降低胆固醇、抗动脉硬化、抗炎、调节免疫、镇静催眠、抗早孕、促进小鼠肾总磷代谢的作用；丝瓜络具有镇痛、镇静、抗炎等作用。木瓜具有护肝、抑菌的作用；海桐皮具有抗炎、镇痛、镇静、增强心肌收缩力、降压、抑菌作用；豨莶草具有抗炎、镇痛、降压、抑制免疫（细胞、体液、非特异性）、增强细胞繁殖能力、抗风湿、扩血管、抑制血栓形成、抗病毒、兴奋子宫、抗早孕的作用；五加皮具有抗炎、镇痛、镇静、提高抗体浓度、抗应激、降血糖、抗肿瘤、抗诱变、抗溃疡、抗排异作用。

【用方经验】董建华认为临床常见有些风湿病主要表现为筋脉拘急，肌肉酸痛，病程日久，寒热之象不甚明显。此乃风寒湿邪阻滞经络、筋脉，气血流行不畅，筋脉失于濡养所致。治疗关键在于舒筋活络，使气血周流。本方专为此而设，既无大寒之品，亦无燥烈之药，用之对证，多能收功。

## 川乌石膏汤（董建华经验方）

【组成】川乌15 g，石膏15 g，桂枝5 g，知母10 g，黄柏10 g，生地黄10 g，苍术10 g，秦艽10 g，威灵仙10 g，赤芍10 g，川芎10 g。

【功效】散外寒，清里热，活血通络。

【主治】痹症属外寒内热，寒热错杂证。热痹局部红肿灼热，此类痹证局部并无红肿，外观与风寒湿痹无甚差别，局部亦喜温熨。但有舌红苔黄，溲黄便干，脉象有力等内热之象。

【加减】痛甚者，加乳香、没药；外寒甚者，配麻黄透皮毛腠理，和乌头一表一里，内外搜散，止痛甚捷；因湿聚热蒸，蕴于经络而拘急痹痛者，以革薢、晚蚕沙祛湿毒、利关节为妙；热毒内壅关节，关节红肿掀热疼痛，痛不可触者，加水牛角、赤芍；湿甚者，加苍术；下肢重者，加羌活；上肢重者，加独活。

【方解】方中川乌驱逐外寒，以解内热被郁之势；石膏清解里热，以除寒热互结之机；桂枝、威灵仙、苍术、秦艽疏风散寒燥湿以助川乌疏散之力；生地黄、知母、黄柏清热凉血以资石膏内清之功；赤芍、川芎活血通络，使外邪解，血脉和，内热清，诸症自愈。

【注意事项】本方适用于痹症属外寒内热，寒热错杂证者。

【现代研究】方中桂枝内的桂皮醛、桂皮酸钠可以扩张皮肤血管、增加散热、提高痛阈值促进发汗。桂枝内的桂皮醛可以扩张血管使散热增加，调节血液循环，并使血液流向体表，加强麻黄的发汗作用。吕燕宁等以二硝基氟苯（DNFB）小鼠模型观察黄柏对小鼠体内几种重要细胞因子及其DTH的影响，发现黄柏可抑制DNFB诱导的小鼠DTH而抑制免疫反应，减轻炎症损伤。蔡勇等发现，赤芍可体外诱导RA FLS fas mRNA的上调。以芍药苷为主要有效成分的白芍总苷是目前已经批准上市的抗炎、免疫调节药物，用于治疗RA。赤芍主要和其他中药以复方的形式治疗类风湿关节炎，发挥其抗炎、抗凝血及抗血栓作用，如蠲痹汤、祛瘀通络解毒方、桂枝芍药知母汤以及补阳还五通痹汤等。生石膏具有提高肌肉外周兴奋性、促进吞噬细胞成熟、缩短血凝时间、利尿、增加胆汁排泄等作用；知母具有不同作用的抑菌、降血糖、抗肿瘤作用；生地黄具有降压、镇静、抗炎等作用；苍术具有缓解胃肠痉挛、松弛肠肌、小剂量镇静、大剂量抑制神经兴奋、降血糖、排钠、排钾的作用。秦艽具有镇静、镇痛、解热、抗炎的作用、降低胸腺指数、抗组胺、抑菌、降低血血压、升血糖、抗肝炎的作用。川芎具有扩张血管、增加血流量、改善微循环、抗血小板聚集、预防血栓、镇

内科国医圣手时方

静、降血压、抗炎、利胆等作用；川乌具有抗炎、镇痛、强心、降低血糖的作用；威灵仙具有镇痛、抗利尿、抗疟、降血糖、降压、利胆、抑菌、软化骨刺、松弛咽及食道平滑肌、增强食道蠕动、引产的作用。

【用方经验】董建华认为本方所治为外寒里热，寒热错杂之痹证。热痹局部红肿灼热，此类痹证局部并无红肿，外观与风湿痹无甚差别，局部亦喜温熨。但有舌红苔黄，溲黄便干，脉象有力等内热之象。这是外有寒束，内有热蕴，寒热相互搏结，故疼痛甚剧。对此类痹证，采用外散里清之法，以川乌、石膏散外寒，清里热是用药要点，用之临床，屡见卓效。

# 第二节　系统性红斑狼疮

系统性红斑狼疮（SLE）是一种多发于青年女性的累及多脏器的自身免疫性炎症性结缔组织病。血清中出现以抗核抗体为代表的多种自身抗体和多系统受累是 SLE 的两个主要临床特征。SLE 临床表现复杂多样。多数呈隐匿起病，开始仅累及 1～2 个系统，表现轻度的关节炎、皮疹、隐匿性肾炎、血小板减少性紫癜等，部分患者长期稳定在亚临床状态或轻型狼疮，部分患者可由轻型突然变为重症狼疮，更多的则由轻型逐渐出现多系统损害。系统性红斑狼疮中医学古代文献中无确切的病名与之相应，根据该病皮疹特点称之为"蝴蝶丹""阴阳毒""蝶疮流注"。累及周身的特点称为"周痹"，有肾功能损害者属"水肿"，有胸腔积液者属"悬饮"等。中医学认为发病机制以正虚为本，邪毒为标，相互交感而发病，符合现代 SLE 发病机制不明，属难治之病的特点。近年来应用中医学辨证或中西医结合方法治疗本病，不仅可有效地控制病情，也能极大地改善本病的预后，而且可减少激素的用量及毒副作用。本节介绍了名医名家在治疗系统性红斑狼疮上的经验方。

## 犀角地黄汤加味（周仲瑛经验方）

【组成】水牛角片（先下）12 g，生地黄 15 g，赤芍 12 g，牡丹皮 10 g，紫草 10 g，白薇 15 g，秦艽 10 g，漏芦 12 g，青风藤 15 g，地龙 10 g，甘中黄 6 g，菝葜 20 g，青蒿 20 g，萆草 20 g。

【功效】凉血活血，化瘀解毒。

【主治】营血热盛，瘀血阻滞之系统性红斑狼疮。症兼见周身紧缩刺痛，口干苦，尿黄，大便尚调，苔黄薄腻，质暗紫，脉细滑。

【加减】斑疹鲜红者，加大青叶、漏芦、狗舌草、凌霄花清热凉血解毒；唇干舌燥、口舌破溃、牙龈溃痛者，加青黛、玄参、白残花清热凉血、泻火解毒；皮疹瘙痒者，加僵蚕祛风清热解毒；关节游走疼痛、肌肉酸痛者，加海风藤、雷公藤等祛风除湿通络；兼有湿热偏胜、关节肿胀、灼热疼痛者，加苍术、黄柏、络石藤、忍冬藤、土茯苓等清热除湿通络；关节痛甚者，加广地龙、乌梢蛇、炮穿山甲、土鳖虫等以"搜剔络中混处之邪"；出现脱发、血红细胞减少、女子经少经闭等症者，加枸杞子、制黄精、何首乌、女贞子、墨旱莲等。

【方解】方用水牛角、制大黄为君，水牛角功类犀角，味苦，性寒，有清热凉血解毒之功。《陆川本草》曰"凉血解毒，止衄"。大黄味苦，性寒，清热泻火、凉血逐瘀。《神农本草经》曰"下瘀血，血闭寒热，破癥瘕积聚"。二药相合互补，更能加强君药的凉血化瘀作用。生地黄、牡丹皮、赤芍为臣，生地黄味甘，性寒，归肝、肾经，能滋阴清热、凉血止血、补益肝肾、通利血脉、除痹止痛，《神农本草经》曰："逐血痹，填骨髓。"《名医别录》曰："生地为散血之专药。"《本草正义》曰"地黄散瘀是其特长"。牡丹皮泻血中伏热、凉血散瘀，"其味苦而微辛，其气寒而无毒，辛以散结聚，苦寒除血热，入血分，凉血热之要药也"(《本草经疏》);赤芍,味酸、苦,性微寒,凉血活血、和营泄热,《神农本草经》曰其"主邪气腹痛,除血痹,破坚积",《名医别录》曰其能"散恶血,逐贼血",三药相互协同,以增强君药的功效。紫草味苦,性寒,入血凉血活血、解毒透疹,和诸药以加强凉血止血作用。《本草纲目》曰:"其功长于凉血活血。"《本草经疏》亦曰:"为凉血之要药。"白薇、甘中黄、菝葜、葎草、漏芦均可清热凉血解毒。白薇《本草备要》:苦咸,寒,清热凉血,解毒。甘中黄为甘草末,清热凉血,泻火解毒。菝葜祛风利湿;解毒。葎草味甘、苦,性寒,清热解毒、利尿、消瘀。漏芦《本草纲目》:"消热毒,亦取其寒能解热,盖不知其能入阳明之故也"。秦艽、青蒿清热,辛透,为清热活血凉血之要药。青风藤、地龙祛风湿、通经络。诸药合用,共奏凉血活血,化瘀解毒之功。临床可在治疗大法的指导下,灵活选用清热凉血和活血散瘀两类药物进行配伍,尤应注意选择具有清热凉血与活血祛瘀双重作用的药物。

【注意事项】虚寒、阴虚血燥,精竭髓衰之证慎用。

【现代研究】

1. 水牛角有抗内毒素、镇静、抗惊厥、强心、抗感染、兴奋肠道平滑肌等作用。生地黄具有降压、镇静、抗炎等作用。赤芍能扩张冠脉、增加冠脉血流量等作用。牡丹皮具有抗炎、抗血小板聚集、镇静、镇痛、解痉、抗动脉粥样硬化、增加血流量等作用。白薇中含有C21甾体皂苷、白薇素、挥发油、强心苷以及微量元素等成分,具有清热凉血、利尿通淋、解毒疗疮等方面药理活性。秦艽具有抗炎镇痛、免疫抑制、降血压、保护脑组织、抗流感病毒、抗肿瘤等药理作用。漏芦有抗氧化、免疫调节作用。青风藤有镇痛和抗炎、免疫抑制作用,认为其机制可能是通过纠正TS功能的低下,恢复了对B细胞的监视作用,从而抑制了自身抗体的过量产生。地龙有抗血栓、抗肿瘤、调节免疫、降压、抗心律失常、镇痛消炎等作用。菝葜有调节免疫的作用。青蒿抗菌、解热、免疫调节作

用。葎草有清热凉血作用。

2. 现代实验研究:现代药理表明犀角地黄汤有明显的解热作用,许俊杰等采用造成家兔发热模型,口服犀角地黄汤后可使其体温明显下降,但起效较缓,可持续6小时以上。杨伟鹏、李冀等发现犀角地黄汤有抗炎、抗过敏及抗变态反应作用。

【用方经验】周仲瑛认为本病好发于女性青春期及青壮年期,多与经、胎、产相关,先天禀赋不足是其发病基础。肝肾阴虚,阳气偏盛,阳盛则易内生火热;热伤营阴,耗灼津血,可致血涩不畅,滞而为瘀,瘀热相搏,胶结难化。五志过极,肝郁不达,气滞可致血瘀,气郁日久,又可化火,热与瘀相结,进一步阻塞气机、壅滞血络,终成瘀热相搏。本病总由先天禀赋不足、复加外感六淫、内伤七情所致,进而化生火毒而酿成瘀热。瘀热致病见症多端,病位各异,且患者体质有强弱,病邪有兼夹,故临床必须详辨同中之异,在选定凉血化瘀基本方药的基础上,进行随证配伍、灵活化裁。

## 滋阴清热方(禤国维经验方)

【组成】熟地黄20 g,山茱萸15 g,山药15 g,茯苓15 g,牡丹皮15 g,益母草30 g,青蒿(后下)6 g,泽泻10 g,甘草10 g。

【功效】补肾滋阴清热。

【主治】阴虚内热型红斑狼疮。症见低热,面部红斑转暗,身疲乏力,五心烦热,夜眠不安,自汗盗汗,腰膝酸软,月经不调,舌红、苔花剥,脉细数。

【加减】热毒炽盛型者,加生地黄20 g,赤芍、蒲公英、半枝莲、紫草各15 g。

【方解】该方由山茱萸、生地黄、茯苓、泽泻、牡丹皮、青蒿、甘草等组成。方中生地、山茱萸滋阴清热凉血,共为君药;泽泻、牡丹皮、茯苓清热养阴利湿,用为臣药;益母草活血化瘀,对于利尿消肿、改善肾功能有效;青蒿清虚热,用为佐药;甘草解毒并调诸药,用为使药。诸药合用,共同起到滋阴清热,凉血解毒之功效。

【注意事项】脾肾阳虚慎用。

内科国医圣手时方

【现代研究】

1. 生地黄具有免疫抑制作用，其免疫抑制作用可能与明显抑制阴虚型小鼠巨噬细胞Ia抗原的异常表达有关，同时其还具有促进小鼠造血干细胞（cFu-S）增殖分化、促进骨髓红象造血细胞（cFu-E）的生成作用；山茱萸苷、茯苓、泽泻亦具有明显的免疫调节作用，同时有利尿、降血糖等功效，山茱萸还具有抑制血小板凝集作用；小剂量甘草甜素有免疫抑制等糖皮质激素可的松样作用，能抑制雌激素作用，但相反大剂量时则表现为盐皮质激素样作用及增强雌激素作用，同时甘草甜素还有抗溃疡、制酸等作用，此外生地黄、茯苓、泽泻、甘草协同共具有制酸、减少胃肠道痉挛、保护胃溃疡、胃黏膜受损的作用；青蒿、牡丹皮有体液免疫抑制作用，能抑制B淋巴细胞过度活化，从而抑制自身抗体的合成与分泌。这些药理特性均与本病的发病机制及对抗糖皮质激素副作用的机制相吻合。

2. 实验研究：通过基因芯片方法研究滋阴清热方对SLE患者PBMC基因表达谱影响，广角度研究和筛选滋阴清热方治疗SLE可能的机制。PBMC的主体是淋巴细胞，淋巴细胞是身体的细胞免疫和体液免疫核心参与者。SLE主要特征是免疫系统紊乱，淋巴细胞的基因表达谱所传递信息与自身免疫疾病关系密切，较其他细胞更接近疾病的本质，故选择PBMC来研究SLE基因表达谱。结果显示：滋阴清热含药血清上调了51个基因的表达，下调了92个基因的表达。下调表达的基因中有干扰素家族IRF1和IRF5，主要组织相容复合体HLA-DRB，免疫球蛋白（Ig）Fc段的特异性受体基因FCGR1A，上调表达的基因中有肿瘤坏死因子家族的TNFAIP3。这些基因和SLE发病关系密切，滋阴清热含药血清对这些基因表达的调控有助于缓解SLE的发病。这与临床上滋阴清热方对SLE良好疗效互为印证。

【用方经验】褚国维认为SLE是一种可侵犯多器官的自身免疫性疾病，除了皮肤受损，常累及多个脏器，尤以肾脏损害最为常见，现代医学研究表明，肾虚与免疫功能低下密

切相关，六味地黄汤能增强机体非特异性抵抗力，并有一定的保护肾脏功能的效果，且有减少激素副作用的功效。褚国维根据病情变化，以六味地黄汤加青蒿、益母草为基础方辨治SLE，正是辨病与辨证相结合治疗疑难疾病的具体体现。

## 补肾健脾方（路志正经验方）

【组成】太子参12 g，炒苍术12 g，炒白术12 g，炒山药15 g，莲子15 g，炒芡实12 g，炒杜仲12 g，桑寄生15 g，墨旱莲12 g，女贞子15 g，炒黄柏6 g，牛膝12 g，炒薏苡仁30 g，益母草15 g。

另予西洋参6 g，麦冬10 g，石斛12 g，绿萼梅10 g，玉米须30 g，金樱子10 g，白茅根30 g，每2日1剂代茶饮。

【功效】补肾健脾，益气养阴。

【主治】病程日久，病情稳定，气阴耗伤型红斑狼疮。症见困倦乏力，神疲，头沉，面色晦暗，食欲不振，稀便，尿浊。舌质淡，边有齿痕，苔白腻，脉弦细。

【加减】手指、腕肘、肩关节串痛麻木，可选用青风藤、晚蚕沙（布包）、重楼各15 g；遇风寒或夜间疼痛重，大关节尤著，治宜补气活血，祛风除湿，通络止痛，可选用地龙、炒苍术、威灵仙、片姜黄、防风、防己各10 g。

【方解】方中太子参、炒苍术、炒白术、炒山药、炒薏苡仁益气健脾；莲子、炒芡实加强益肾健脾止泻之力，并可交通心肾；牛膝、炒杜仲、桑寄生、墨旱莲、女贞子平补肾阴肾阳；炒谷芽、炒麦芽、炒神曲消食化滞，助脾胃之运化；佐以炒黄柏除虚热，益母草活血。另配西洋参、麦冬、石斛、绿萼梅、玉米须、金樱子、白茅根，益气养阴作为茶饮，以加强益气养阴利小便之功效。

【注意事项】用于久病虚证为主要表现的红斑狼疮，实证慎用。

【现代研究】方中太子参具有增强免疫，清除氧自由基作用。炒苍术、炒白术具有调节胃肠运动，抑制胃酸分泌的作用，炒白术还具有调节免疫、抗氧化的作用。炒山药中

的黏蛋白能防止结缔组织的萎缩，预防类风湿关节炎、硬皮病、红斑狼疮等胶原病的发生。炒薏苡仁更适合脾胃虚寒之人，兼有止泻作用。莲子、炒芡实配伍增强肠胃功能。怀牛膝水煎液能减轻大白鼠蛋清性脚部炎症，具有抗炎及双向免疫调节作用。炒杜仲、墨旱莲可对单核巨噬细胞具有较好的免疫调节作用。桑寄生具有抗变态反应作用，桑寄生水提取物的抗过敏作用可能与减小 5-脂氧合酶磷酸化作用及环氧合酶-2 的表达有关。女贞子对Ⅲ、Ⅳ型变态反应具有明显抑制作用，同时可直接刺激小鼠脾 T 淋巴细胞的增殖或协同刺激有丝分裂原 PHA，还可以通过增强细胞表面受体活性来促进 T 细胞的活性，因此对免疫系统有双向调节作用。炒谷芽、炒麦芽含 α 和 β 淀粉酶能助消化。炒神曲具有对脾虚小鼠肠道菌群调整作用并可促进损伤肠组织的恢复。黄柏具有抗炎及免疫抑制作用，益母草可以激活淋巴微循环，对机体恢复内环境的恒定和提高机体免疫力是有益的。

【用方经验】路志正认为系统性红斑狼疮即使病情稳定，但病程日久，气阴耗伤，阴损及阳，气血阴阳俱虚。脾阳已不足，运化无力，故见食欲不振、便溏，阳虚不能温煦四末，故见食凉、肢痛；清阳不升，则头沉；气血生化乏源，气血不足，心脾两虚而欲睡难安、多梦，肾虚不固而尿浊。舌质淡，边有齿痕，苔白腻，脉弦细，为脾虚运化无力之象。慢性红斑狼疮则归属于"虚劳"的范畴。路老以"持中央"重视脾胃后天之本学术思想，应用其治疗系统性红斑狼疮缓解期。

## 温肾健脾方（陈湘君经验方）

【组成】生地黄 15 g，山茱萸 9 g，山药 20 g，泽泻 15 g，牡丹皮 15 g，丹参 15 g，淡附片 9 g，桂枝 9 g，茯苓 30 g，猪苓 30 g，生白术 10 g，生甘草 9 g，车前草 30 g，白芍 30 g，生姜皮 6 g，桑白皮 12 g，冬瓜皮 30 g，龙葵 30 g，生黄芪 30 g，桔梗 4.5 g，水蛭 6 g。

【功效】温肾健脾，利水消肿。

【主治】病程日久，发展至狼疮性肾炎。

症见：发热、红斑，水肿，两眼睑肿如蚕卧，下肢水肿，皮肤光亮，按之不起，舌质淡胖，苔薄，脉沉细。

【加减】狼疮日久，如出现眼底小血管病变，视物模糊，可加用枸杞子 12 g，墨旱莲 30 g。

【方解】处方中以济生肾气丸为主，合用真武汤温肾理气、利水消肿，五皮饮利水健脾。其中地黄滋阴补肾，山药、山茱萸补肝血而益精血；附子大辛大热，温中温阳，走而不守，桂枝甘温，助阳化气；复以茯苓、泽泻、牡丹皮、车前草之利水行滞，意在寓泻于补，阴中求阳。同时针对系统性红斑狼疮的病机特点，因其病之本在于肝肾阴亏，故方中温滋并用，以防温阳利水损伤阴液，并将肾气丸中的熟地黄易为生地黄，重在滋阴。又白芍利小便、行水气，柔肝敛阴以防温药伤阴。选用五皮饮中生姜皮辛散助阳、和脾散水；桑白皮与冬瓜皮甘淡渗利、清肺利水，佐以黄芪、桔梗益气宣肺，起到提壶揭盖，上宣则下通的作用。方中妙在重用莪术、丹参、水蛭活血化瘀。纵观四诊，未见有瘀血之证候，然病久必有瘀。因瘀阻经络，水行不利，故活血化瘀亦有助于利水。

【注意事项】用于红斑狼疮之脾肾阳虚，水肿明显，密切注意小便情况。

【现代研究】

1. 茯苓、泽泻、牡丹皮均有降低血液黏稠的作用。生地黄、山药、山茱萸具有免疫增强作用。附子除了具有强心及抗心律失常作用外，还具有抗炎镇痛、提高免疫力、抗肿瘤等药理作用。桂枝煎剂有降温、解热作用；煎剂及醇浸也对金黄色葡萄球菌、伤寒沙门菌、流感病毒等均有抑制作用；所含挥发油能刺激汗腺、扩张血管，还能利尿、强心、止咳、祛痰等；所含桂皮醛有镇痛、镇静、抗惊厥作用。茯苓中主要含茯苓三萜和茯苓多糖等成分，猪苓主要含甾体成分，泽泻主要含四环三萜类成分。这些利尿药大多含有四环三萜或甾体成分，它们的母核结构与醛固酮母核结构相似，其利尿作用机制可能是通过竞争醛固酮受体来抑制肾小管不同部位的重吸收，从而增加排尿量。白术具有

内科国医圣手时方

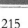

调节免疫、抗氧化的作用。车前子现代药理研究表明，车前子在利尿、消炎、降血糖、降血压、降血脂、抗氧化和调节免疫等多方面具有一定的活性。目前通过动物实验广泛认识了芍药的药理作用，发现芍药具有抗炎、镇痛、抗氧化、抗肿瘤和抗抑郁等作用，并能够改善和治疗多种疾病。生姜及其有效成分有抗氧化和抗肿瘤作用。桑白皮有降压、利尿、镇静、抗炎作用并能抑制血小板聚集。龙葵的药理作用有抗菌、降血糖、抑制血小板聚集。黄芪能改善血液流变性，清除氧自由基，保护血管内皮细胞，调节免疫，促进骨髓造血；能扩张血管，降低血压，增加肾血流量，减少肾小球免疫复合物的沉积，促进蛋白质合成，阻止和延缓肾小球硬化；能降低血小板黏附率，保护肾小球基底膜屏障，减轻肾性蛋白尿，保护肾功能。而且还发现了桔梗有效成分具有祛痰镇咳平喘、抗肿瘤、降血糖、抗氧化、抑菌、提高免疫力、抗肺纤维化和降血脂等作用。水蛭有抗凝、抗肿瘤、抗细胞凋亡作用。本方主要组成为济生肾气丸与真武汤。

2. 实验研究：济生肾气丸由地黄、山茱萸、泽泻、茯苓、附子、肉桂、牛膝、车前子、牡丹皮及炒山药共 10 味药组成，具有温补肾阳、化气行水、消肿止渴的功用。通过临床实验表明，观察组血清 IgG 水平明显高于对照组，平均年感染人次明显低于对照组，提示济生肾气丸可提高肾病患者对感染的抵抗力，其机制除增加血清 IgG 水平和促进蛋白合成外，济生肾气丸还能显著减少阿霉素

肾炎模型大鼠的尿蛋白排出，降低血清肌酐和血清尿素氮水平，而对于模型引起的尿量减少无明显改变。对于小牛血清白蛋白肾炎模型大鼠，济生肾气丸能明显减少尿蛋白排出，同时显著降低血清肌酐和血清尿素氮含量。由此可见，济生肾气丸对大鼠实验性肾炎有较显著的改善作用，同时也从实验方面对其临床应用提供了理论依据。真武汤对单侧肾切除后腺嘌呤性慢性衰竭大鼠的肾功能具有一定的改善作用。真武汤温阳利水的作用机制主要包括兴奋下丘脑-垂体-肾上腺皮质轴、调节下丘脑-垂体-甲状腺轴、降低一氧化氮及内皮素含量、调节凋亡相关基因、抑制细胞凋亡以温心阳，调节水通道蛋白 AQP1、降低 AQP2，调节渗透压调定点，平衡水液代谢以达到利水目的。

【用方经验】狼疮性肾炎是系统性红斑狼疮最为常见的并发症，患者全身高度水肿，有大量腹水、胸腔积液和心包积液，大多为低蛋白血症的漏出液，在中医学属于饮证水肿范畴。早在《金匮要略》张仲景便首先提出了积饮的辨证论治，并提出"温药和之"是其总的治疗原则，到清代喻嘉言的《医门法律》中，提出水饮有寒有热，治疗也应有温凉之分。陈湘君经验认为狼疮性肾炎单用温药有害无益，病至后期，由阴及阳，与一般的阳虚不同，其病之本在于肝肾阴亏，勿忘其本为阴亏，故方中温滋并用。提示扶正在狼疮性肾炎治疗过程中的重要作用，应将扶正法的学术思想贯穿于整个治疗过程。

# 第三节　白塞病

白塞病是以口腔、眼、外阴蚀烂为主要症状的疾病，故又称眼-口-生殖器综合征，是一种原因不明的以细小血管炎为病理基础的慢性进行发展和损害、反复发作为特征的多系统多器官受累的全身性疾病，可侵犯皮肤、黏膜、胃肠、关节、心血管、泌尿及神经系统等。典型临床表现为反复发作性口腔

溃疡、眼色素膜炎及生殖器溃疡，组成眼-口-生殖器综合征。发病年龄以 20～30 岁多发，10 岁以下及 50 岁以上发病者少见。现代许多学者根据白塞病的主要症状认为它属"狐惑病"之范畴，中医学病机多强调本虚标实，责之湿热脾虚、肝肾阴亏。西医常用皮质激素及免疫抑制剂控制其发展，但副作用

大。中医药对本病治疗有一定优势，不论辨证分型，还是专方加减，多采用整体辨证，内外合治。中西医结合治疗复发率低，复发间隔时间延长，明显提高了临床疗效。

## 郭文勤经验方

【组成】苦参 15 g，白鲜皮 15 g，蝉蜕 15 g，紫草 15 g，牡丹皮 15 g，蒲公英 15 g，金银花 15 g，土茯苓 30 g，知母 15 g，麦冬 15 g，地骨皮 15 g，当归 15 g。

【功效】清热利湿，凉血解毒。症见口舌及阴部反复疮疹，口苦，咽干，手足心热，苔薄黄，脉弦或数。

【主治】白塞病湿毒血瘀证。

【加减】血热血瘀甚者，加赤芍，阴伤明显，见灼热烦渴，皮肤干燥者，加白芍、生地黄以凉血养阴；湿热偏重者，加防己、黄柏、泽泻以清热祛湿。

【方解】方中重用苦参、蒲公英清热燥湿解毒，更配土茯苓以增其功，使清热燥湿之峻力直捣病因之所在。白鲜皮、紫草、牡丹皮凉血解毒，化瘀通络，使血分之热毒得以清解，断毒邪之后道。且蝉蜕、紫草有抗过敏之功，蒲公英、金银花、地骨皮清热养阴，以护其津液，当归养血活血。

【注意事项】本方偏苦寒，脾胃虚寒者不宜使用，不宜久服。

【现代研究】苦参具有减慢心率、减弱心肌收缩力、降低心输出量、抗心律失常、降压、抑菌、利尿、抗炎、抗过敏、镇静、平喘、祛痰、升白细胞、抗肿瘤等作用；白鲜皮具有抑菌、解热、抗肿瘤的作用；蝉蜕具有抗惊厥、镇静、解热等作用；紫草、牡丹皮具有抗炎、抗血小板聚集、镇静、镇痛、解痉、抗动脉粥样硬化、增加血流量等作用；土茯苓具有利尿、镇静、降低血糖、护肝、增强免疫等作用；知母具有不同作用的抑菌、降血糖、抗肿瘤作用；当归具有扩张血管、增加血流量、抗血栓等作用。蒲公英具有抑菌、利胆、保肝、抗内毒素、利尿、抗肿瘤、提高免疫力的作用；麦冬具有调节血糖、提高免疫力、提高耐缺氧能力、改善心肌缺血、

抗心律失常、改善心肌收缩、改善左心功能、抗休克、镇静、抗菌的作用；地骨皮具有降血糖、降血脂、免疫调节、抑菌、明显提高痛阈。

【用方经验】郭文勤以其独特的辨证施治之优势，认为本病多为湿毒所致。故遣方多重用清热燥湿解毒之剂，直捣病因之所在；配以凉血解毒，化瘀通络之剂，使血分之热毒得以清解，断毒邪之后道。

## 李孔定经验方

【组成】党参 30 g，黄芪 30 g，丹参 30 g，白术 12 g，当归 12 g，升麻 12 g，柴胡 12 g，陈皮 12 g，黄柏 15 g，肉桂 3 g，红花 6 g，甘草 10 g。

【功效】清热除湿，活血化瘀，补中益气。

【主治】白塞病脾虚湿热夹瘀证。症见口舌及阴部疮疹，反复不愈，疲乏，气短，心慌，自汗，苔薄白，脉细涩。

【加减】舌苔厚腻，或白滑者，加薏苡仁，或苍术；口腔溃烂甚者，加栀子、淡豆豉；生殖器溃烂甚者，加土茯苓；目赤者，加夏枯草、珍珠母；舌质暗红，或紫暗者，加红花。

【方解】方用党参、黄芪、白术、陈皮、甘草补中益气，健脾除湿，以绝生湿之源；且黄芪有托毒生肌之功，"主痈疽久败疮"（《神农本草经》），升麻"解百毒"（《神农本草经》），柴胡疏肝，"平肝之热…兼治疮疡"（《本草正义》），黄柏清热燥湿，当归、丹参活血化瘀，少佐肉桂引火归元，且能温运阳气，鼓舞气血生长，促进溃疡愈合。诸药合用，共奏补中益气，清热除湿，活血化瘀之功。使脾气健运，则生湿之源绝；湿除、热清、瘀散，则溃疡自愈。

【注意事项】阴虚火旺及实证发热者不宜使用。

【现代研究】党参具有增强免疫、调节胃肠运动、抗溃疡、兴奋呼吸中枢等作用；黄芪具有促进机体代谢、抗疲劳、调节血糖、增强免疫、抗病毒、抗菌、扩血管、降低血

内科国医圣手时方

压、降低血小板黏附力、减少血栓形成、降血脂、抗衰老、抗缺氧、保肝等作用；丹参对中枢神经有镇静和镇痛作用，改善心肌缺血、扩张血管、降低血压等作用；白术具有调节胃肠道、抗溃疡、增强免疫、保肝、利胆、利尿、降血糖、抗凝血、抗菌、镇静等作用；当归具有扩张血管、增加血流量、抗血栓等作用；升麻具有一定的抑菌、解热、抗炎、镇痛、抗惊厥、抑制心脏、降低血压、减慢心率等作用；柴胡具有镇静、安定、镇痛、解热、镇咳、抗炎、降血脂、抗脂肪肝、抗肝损伤、利胆、降低转氨酶、兴奋肠平滑肌、抗溃疡、抗菌、抗病毒、增强免疫等作用；陈皮具有扩张血管、增加血流量、调节血压、清除氧自由基、抗脂抗氧化、祛痰、利胆、降血脂等作用；红花具有轻度兴奋心脏、保护和改善心肌缺血，抗血小板聚集、镇痛、镇静、抗惊厥等作用；甘草具有镇痛、抗炎、类肾上腺皮质激素样作用、降血脂、保肝等作用；黄柏具有抗病原微生物、抑菌、正性肌力、抗心律失常、降压、抗溃疡、镇静、肌松、降血糖等作用；肉桂具有扩血管、促进血液循环、增强冠脉及脑血流量、使血管阻力下降、抗血小板聚集、抗凝血、镇静、镇痛、解热、抗惊厥、促进胃肠运动、促消化、缓解胃肠痉挛痛、抑菌作用。

【用方经验】李孔定认为，本病的病位主要在肝脾，其基本病因是脾虚湿热所致。脾主肌肉、开窍于口。肝开窍于目，其经脉环阴器而上循咽喉。由于中焦虚弱，湿邪内生，日久化热，循经上蒸，则见口腔、咽部生疮，甚则目赤如鸡眼，循经下注，则前阴溃烂。因其脾气虚弱，化源不足，不能充养肌肤，故溃疡此起彼伏，经久难愈。病变日久，常致血行瘀滞，而见溃疡面及舌色紫暗。本病属虚实夹杂之证，其本为脾虚，其标为湿热瘀滞。

## 路志正经验方

【组成】南沙参 15 g，麦冬 10 g，玄参 10 g，生石膏（先煎）30 g，牡丹皮 10 g，防风 10 g，栀子 6 g，知母 10 g，藿香（后下）10 g，升麻 8 g，白芍 12 g，甘草 6 g。

【功效】养阴退热，清热利湿。

【主治】白塞病气阴亏虚证。症见口舌生疮，阴部疮疹，口苦，口中异味，口干，苔薄黄，脉细数。

【加减】阴虚甚者，加生地黄、石斛；见潮热者，加桑白皮、地骨皮；热甚者，加连翘、黄芩，去白芍，气虚者，加人参；溲多、腰酸者，加益智、牛膝、山药。

【方解】方中南沙参、麦冬为甘淡平和，味轻气薄之品，养阴入肾，滋阴培本，缓缓调之，避免苦寒；玄参咸寒质润，《医学启源》曰："治空中氤氲之气，无根之火，以玄参为圣药"，故取之助南沙参、麦冬滋阴培本，又合生石膏、栀子、知母、牡丹皮清虚火而解热毒；白芍敛阴和营；栀子、藿香、升麻、防风清心泻脾、祛湿除热，使中焦斡旋，升降得复，脾胃健运，湿郁得化，热毒得清，清气得升，湿浊得降；甘草清热兼能调和诸药。

【注意事项】脾虚便溏者不宜使用，本方获效后，仍需连服数剂，以巩固疗效。

【现代研究】牡丹皮具有抗炎、抗血小板聚集、镇静、镇痛、解痉、抗动脉粥样硬化、增加血流量等作用；防风具有解热、抗炎、镇静、镇痛、抗惊厥、抗过敏、增强免疫等作用；白芷具有解热、抗炎、镇痛、解痉、降低血压等作用；知母具有不同作用的抑菌、降血糖、抗肿瘤作用；升麻具有一定的抑菌、解热、抗炎、镇痛、抗惊厥、抑制心脏、降低血压、减慢心率等作用；白芍具有增强免疫、抗炎、镇痛、解痉等作用；甘草具有镇痛、抗炎、类肾上腺皮质激素样作用、降血脂、保肝等作用；南沙参能提高细胞免疫和非特异免疫、抑制体液免疫、调节免疫平衡、祛痰、强心、抗真菌的作用；麦冬具有调节血糖、提高免疫力、提高耐缺氧能力、改善心肌缺血、抗心律失常、改善心肌收缩、改善左心功能、抗休克、镇静、抗菌的作用；玄参具有抗炎、镇静、抗惊厥作用；生石膏具有提高肌力和兴奋外周神经、促进吞噬细胞成熟、降低 T 细胞数、降低淋转百分比、降低淋转 CPM 值、缩短凝血时间、利尿、增加胆汁排泄等作用；栀子具有利胆、促进胆汁分泌、利胰降胰酶、降淀粉酶、降压、抗动脉硬化、镇静、抑菌作用；藿香具有促进胃液分泌、增强消化力、缓解胃肠痉挛、防腐、抗菌、收敛止泻、扩张微血管、发汗的作用。

【用方经验】路志正认为，白塞病起因多端，病机复杂，多系统、多脏器受伐，然其本在脾胃，以湿为主，湿性黏滞，加之病久中西药杂投，亦伤害脾胃，导致病情缠绵，久久频发，寒热错杂，虚实兼夹。故治病应探本求源，《素问·标本病传论》曰："知标本者，万事万当，不知标本者，是谓妄行。"在治疗选药上，避免苦燥劫阴、伤正，而多用甘淡平和，味轻气薄之品，不急不躁，缓缓调之，以使祛湿而不伤正，五脏和谐耳。本病患者多病程日久，甚者服用激素良久，多有化燥伤阴之虞，故治以清心泻脾、祛湿除热，使中焦斡旋，升降得复，脾胃健运，湿郁得化，热毒得清，清气得升，湿浊得降；待病情控制后以益气阴、清虚热、固肾气，治本而愈。

## 解毒化湿汤（朱南孙经验方）

【组成】①内服：丹参9g，赤芍9g，牡丹皮9g，生地黄12g，黄柏9g，川连3g，大黄9g，白术6g，果仁12g，带皮茯苓12g，鸡苏散（包煎）12g。②外用：锡类散2支。

【功效】清热解毒，健脾化湿。

【主治】白塞病（狐惑）（眼-口-生殖器综合征），属热毒夹湿内蕴者。症见口腔内两侧黏膜和舌唇可见散在溃疡面，外阴可见溃疡，周围红肿，触痛明显。

【加减】病久气阴不足、脾虚不运者，酌加薏苡仁、党参、白术、生地黄、沙参、砂仁之类；热甚者，加祛风清热之类；热退不彻，余热内留者，宜清养，扶正达邪，酌加生地黄、牡丹皮、赤芍、石斛、黄连、知母、黄柏之类。

【方解】方内三黄苦寒而荡涤结热；白术、带皮茯苓、果仁、薏苡仁、鸡苏散（滑石、甘草、薄荷）健脾化湿，祛风疏热；丹参、赤芍、生地黄养阴清热，在本方起扶正作用；佐牡丹皮清热凉血，以祛热毒之邪。诸药合用，共奏清热解毒，健脾化湿之功。

【注意事项】脾虚泄泻者不宜使用。

【现代研究】方中丹参具有解热、镇静、抗惊厥、舒张支气管、降压等作用；赤芍能扩张冠脉、增加冠脉血流量等作用；丹皮具有抗炎、抗血小板聚集、镇静、镇痛、解痉、抗动脉粥样硬化、增加血流量等作用；生地黄具有降压、镇静、抗过敏、抗炎、强心、利尿等作用；黄柏具有较强的抗菌作用，具有正性肌力和抗心律失常等作用；川黄连具有较强的抗菌作用，能抗心律失常、抗炎、抗肿瘤、抑制组织代谢等作用；大黄具有增加肠蠕动、抑制肠内水分吸收、促进排便等作用；白术具有调节胃肠道、抗溃疡、增强免疫、保肝、利胆、利尿、降血糖、抗凝血、抗菌、镇静等作用。

【用方经验】眼-口-生殖器综合征与《金匮要略》"狐惑"症状相似，临床多见于第一胎产后，外阴受伤，邪毒入侵，或产距过密，阴虚火旺患者。有患者系第二胎产后，素本阴虚，脾运不健，伤食引起食湿交阻，蕴而化热，上蒸于口而口糜，下注阴部则溃烂。延久阴更伤，肌肤失养，故干燥瘙痒，口干乏液。正虚邪盛，宜先祛邪。患者产后体虚未复，易感外邪。次月，因发高热，热退后本症复发，仍宗原方加减，治之又效。

## 土苓百合梅草汤（朱良春经验方）

【组成】①内服：土茯苓、百合各30g，乌梅8g，生甘草20g，生石膏18g，生栀子10g，防风10g，藿香10g，金银花10g，黄连5g，淡竹叶5g，当归5g。②外用：生吴茱萸、生栀子各30g研粉，晚间外敷两足心涌泉穴。

【功效】清湿热，除湿毒。

【主治】白塞病证属脾经湿热者。症见口舌生疮，阴部疮疹，口苦口干，心烦易怒，小便黄，苔黄，脉数。

【加减】脾经湿热者用基本方合钱仲阳泻

内科国医圣手时方

黄散，乃取泻黄散"不清之清，不泻之泻"之妙；对白塞综合征见双眼虹膜睫状体炎即双眼球结膜充血严重者，属肝经湿热者用基本方土苓百合梅草汤合局方龙胆泻肝汤加减。

【方解】《金匮要略》"百合狐惑阴阳毒病脉证并治第三"曰："狐惑之为病，状如伤寒，默默欲眠，卧起不安"证之本病亦有一定情志变化。朱师拟基本方"土苓百合梅草汤"乃取百合有安心益志，清泄肺胃之热，而通调水道，导泄郁热之功，又取其益气、利气，养正去邪，渗利和中之妙用。土茯苓，味甘淡而平，益脾胃，通肝肾，清湿热，解邪毒，强筋骨，利小便，除湿毒，能补，能和。《本草正义》曰其"利湿去热，能入络，搜剔湿热之蕴毒"颇合狐惑病、白塞综合征之病机。朱师推崇清代医家刘鸿恩"肝无实证""五脏皆无实证"之说，强调"治肝之法，宜敛不宜散，宜补不宜攻，本病湿热相搏成疳，责其脾胃虚弱，脾胃何以弱，肝木乘之也"。故朱师用乌梅敛肝舒脾。乌梅合甘草虚证重用有奇功，实证少用亦效宏，虚中夹实当不忌。重用甘草乃取仲景"甘草泻心汤"之意；另外本方仅用石膏、栀子以清泻、化解脾经湿热相搏，而加藿香以和中，防风以和表，盖不从下泻，而从外泻，中气即自为旋转斡运，而中热得泄，络中伏火潜消，此清化之良方也。方名泻黄，而方中药物，并无攻实泻下之品，颇合虚中夹实之白塞综合征之用药实际和宜忌。

【注意事项】本方可作为白塞病湿热证的基本方临证加减，肝经湿热者合龙胆泻肝汤；脾经湿热者合钱仲阳泻黄散。阳虚泄泻者不宜久服。

【现代研究】土茯苓具有明显利尿、镇痛、抑菌及影响 T 淋巴细胞释放淋巴因子的炎症过程而选择性的抑制细胞免疫反应的作用；百合具有止咳、祛痰、平喘、强壮、镇静、抗过敏以及防止环磷酰胺所致的白细胞减少等作用；乌梅具有对多种致病性细菌的抑制作用、能促进胆汁分泌、对组胺性休克有对抗作用，能增强机体免疫等作用；生甘草具有镇痛、抗炎、类肾上腺皮质激素样作用、降血脂、保肝等作用；生石膏具有提高肌肉外周兴奋性，促进吞噬细胞成熟、缩短血凝时间、利尿、增加胆汁排泄等作用；生栀子对 GOT 升高有明显的降低作用，含环烯醚萜有利胆作用，另还具有降低胰酶、降压、抑菌等作用；防风具有解热、抗炎、镇静、镇痛、抗惊厥、抗过敏、增强免疫等作用；白芷具有解热、抗炎、镇痛、解痉、降低血压等作用；藿香具有促进胃液分泌、增强消化力、对胃肠有解痉作用；金银花具有广谱抗菌作用，促进白细胞吞噬作用，明显的抗炎解热等作用；黄连具有较强的抗菌作用，能抗心律失常、抗炎、抗肿瘤、抑制组织代谢等作用；淡竹叶抑菌抗炎、退热、利尿、抗肿瘤等作用；当归具有扩张血管、增加血流量、抗血栓等作用。

【用方经验】李东垣曰甘草"补脾胃不足，而大泻心火……其性能缓急，而又协和诸药，使之不争，故热药得之缓其热，寒药得之缓其寒，寒热相杂者，用之得其平"。脾经湿热者用基本方合钱仲阳泻黄散，乃取泻黄散"不清之清，不泻之泻"之妙。白塞综合征脾经湿热者，责之脾胃虚弱，故勿轻易攻，勿轻易下，亦勿过投苦寒。对肝经湿热者用基本方土苓百合梅草汤合局方龙胆泻肝汤加减，取龙胆泻肝汤祛水即所以清热之意，方中用泽泻、木通（川者色白，不大苦至呕）、车前子三味利水药，利血中之水，即是祛血中之热，盖祛血中之热即是祛肝经之热。本方加柴胡以疏利火郁，彻内彻外，生地黄助龙胆，虽言泻之，不啻补之，前贤释为以泻肝之剂，作补肝之药，所以为妙，诚非虚誉。龙胆泻肝汤合基本方加减对白塞综合征见双眼虹膜睫状体炎即双眼球结膜充血严重者尤为合拍。

# 第四节　血管炎

血管炎是指因血管壁炎症和坏死而导致多系统损害的一组自身免疫性疾病，分为原发性和继发性。原发性血管炎是指不合并有另一种已明确的疾病的系统性血管炎。继发性血管炎是指血管炎继发于另一确诊疾病，如感染、肿瘤、弥漫性结缔组织病等。常见的共同临床表现包括全身症状如乏力、发热、体重减轻，各种皮疹，关节及肌肉疼痛等，累及肺脏、肾脏、胃肠道、神经系统等常出现相应的临床表现。其常见类型主要包括结节性多动脉炎、多发性大动脉炎、巨细胞动脉炎等。中医学对血管炎的认识多为血管炎病机根源是外邪阻滞肌肤脉络，内窜脏腑血脉发病，本病中医学属"热痹""脉痹""胞痹"等范畴。本病系一种原因不明，可能与感染、药物有关的自身免疫性全身疾病。病情程度轻重不一，变化多端，分类繁杂，至今病因尚不十分清楚。因此给临床治疗带来了很大的困难。在中西医结合的基础上更好地发挥中医中药的优势，提高血管炎的治愈率，防止血管炎的复发有积极意义。本节介绍了名医名家在治疗血管炎上的经验方。

## 阳和复脉汤（李济仁经验方）

【组成】炙麻黄9g，川桂枝9g，炙川乌（先煎）6g，草乌（先煎）6g，鹿角胶（烊化）9g，当归身9g，川芎6g，白芥子9g，巴戟天12g，熟地黄12g。

【功效】温经散寒，活血通脉。

【主治】血管炎证属寒凝血脉者。症见脉搏渐弱或消失，皮温较低，肢冷麻木疼痛，伴腰背冷痛，小便清长，面白唇淡，舌淡苔白。

【加减】头晕目暗、记忆减退者，加炙黄芪15g，升麻3g，北柴胡6g；心悸气短懒言者，加茯神9g，淡附片6g，北五味子9g；病在上肢、疼痛较甚者，加片姜黄9g，

制乳香、制没药各9g；病在下肢者，加川牛膝、宣木瓜各9g；腰膝冷痛者，加桑寄生、炒杜仲、炒续断各9g。

【方解】本病多由素体阳虚，阴寒内盛，兼感寒邪所致。方中麻黄、桂枝发汗解肌、宣通阳气；川乌、草乌逐寒通络；鹿角胶、熟地黄、巴戟天温肾益精；当归身、川芎养血活血；白芥子辛温化痰；炙穿山甲、干地龙、土鳖虫、蜈蚣通结散瘀。全方辛开温散、攻补并用，阳气旺则阴翳散，寒凝散则脉自通。

【注意事项】水煎服，每日1剂，早、晚2次服。另：炙穿山甲15g，干地龙15g，土鳖虫15g，蜈蚣2条，共研细末，每次随汤送服，每次3g，每日2次。

【现代研究】方中麻黄含麻黄果多糖成分可以通过内外源凝血两条途径影响血液凝固过程，从麻黄果中提取的多糖成分使体外凝血时间，凝血活酶时间和部分凝血活酶时间均较正常对照组延长一些。药理研究表明，桂枝挥发油还可抑制炎症介质组织胺（Histamine）和前列腺素E（PGE）的释放，清除过多的自由基（LPO、MDA），从而保护心肌细胞膜和细胞不受氧化作用的损伤。另外，实验表明桂枝有显著抗凝血作用。川乌、草乌所含主要成分为乌头碱、次乌头碱等。其中，抗炎镇痛作用乌头碱类药物对风寒湿痹的关节疼痛有治疗作用，具有明显抗炎活性，口服乌头碱、苯甲酰乌头碱、苯甲酰中乌头碱、苯甲酰次乌头碱均能明显对抗角叉菜胶引起的大鼠和小鼠后踝关节肿，抑制组织胺引起的皮肤渗透性增加，减少受精鸡胚浆膜囊上肉芽组织形成。鹿角胶能够明显提高凝血酶原时间及活化凝血活酶时间，该结果说明，鹿角胶对化学物质导致的血虚小鼠具有活血的作用。当归具有扩张血管、增加血流量、抗血栓等作用。川芎具有扩张血管、增加血流量、改善微循环、抗血小板聚集、预

防血栓、镇静、降血压、抗炎、利胆等作用。白芥子具有发泡、祛痰、抑菌、抗衰老、辐射保护等作用。巴戟天具有促肾上腺皮质激素样作用。熟地黄具有降低血压、改善肾功能、增强免疫、抗氧化等作用。

【用方经验】李济仁认为，本证为素体阳虚，阴寒内盛，感受寒邪，两寒相得，凝滞气血，脉道不畅或不通，则脉搏减弱或消失；阳虚阴盛，阳气不达，则皮温较低，肢冷麻木疼痛；寒则皮表血管收缩，气血不能上容，则面白唇淡，舌淡苔白；寒则腰府失煦，气不化津，故腰背冷痛、小溲清长。治宜温经散寒，活血通脉，可配合阳和复脉酒（上方加入白酒750 g，7日后服用），每次50 g，每日1～2次。

## 四妙通脉汤（李济仁经验方）

【组成】金银花30 g，蒲公英50 g，土茯苓50 g，野菊花15 g，生石膏（打碎先煎）25 g，肥知母9 g，牡丹皮9 g，生地黄30 g，肥玉竹15 g，干地龙9 g，丝瓜络9 g，生甘草9 g。

【功效】清热解毒，凉血生津，化瘀通络。

【主治】热毒血瘀型血管炎。症见脉搏减弱或消失，患肢胀痛，身热面赤，头重头痛，多汗夜间尤甚，可伴有关节红肿热痛或结节性红斑，行路则腿胀痛难忍。口干咽燥，溲黄便结，舌红绛或紫暗有瘀斑，苔薄黄。

【加减】大便燥结，口臭鼻干者，加生大黄（后下）9 g；关节或结节性红斑痛甚者，加制乳香、制没药各12 g；心烦躁动者，加黄连9 g；腹痛者，加杭白芍15 g；头痛抽搐者，加生龙骨、生牡蛎各25 g（先煎），钩藤（后下）15 g，生石决明（先煎）15 g；溲血者，加生蒲黄9 g，大蓟、小蓟各9 g，生地榆9 g。

【方解】方中金银花、蒲公英、土茯苓、野菊花、生甘草清热解毒，大剂量直折邪热；生石膏、肥知母清泻阳明热邪；牡丹皮、生地黄、肥玉竹凉血生津；干地龙、丝瓜络通络化瘀。

【注意事项】脾胃虚寒者、孕妇慎用。

【现代研究】方中金银花具有显著的解热作用。谢新华等以 IL-1β 为致热原研究金银花发挥解热作用的机制，其解热机制可能与逆转致热原引起的温度敏感神经元放电频率的改变有关，也可能与其抑制视前区-下丘脑前部组织中前列腺素受体 EP3 的表达有关。研究发现药用蒲公英根的乙醇提取物对人血小板凝集有抑制效果。孙晓龙等研究发现土茯苓注射液对下腔静脉血栓形成及体外血栓形成均有显著的抑制作用，且呈一定的量效关系。病理组织学观察亦表明该药有保护大鼠下腔静脉内皮细胞，防止内皮损害作用。野菊花提取物体外对二磷酸腺苷、金黄色葡萄球菌、兔肌胶原纤维诱导的大鼠血小板聚集均有明显的抑制作用；大鼠静脉注射给药对二磷酸腺苷及胶原所致的血小板聚集也有明显的抑制作用。生石膏具有提高肌肉外周兴奋性、促进吞噬细胞成熟、缩短血凝时间、利尿、增加胆汁排泄等作用；肥知母具有不同作用的抑菌、降血糖、抗肿瘤等作用；生地黄具有降压、镇静、抗过敏、抗炎、强心、利尿等作用；牡丹皮具有抗炎、抗血小板聚集、镇静、镇痛、解痉、抗动脉粥样硬化、增加血流量等作用；玉竹具有降血糖、抗氧化、提高免疫力、降血脂并有类似肾上腺皮质激素样作用；地龙具有解热、镇静、抗惊厥、舒张支气管、降压等作用；丝瓜络具有镇痛、镇静、抗炎等作用；甘草具有镇痛、抗炎、类肾上腺皮质激素样作用、降血脂、保肝等作用。

【用方经验】李济仁认为，本证病机为素有热毒内蕴，外感热毒之邪，侵入血脉，耗津伤液，血液被煎熬而浓缩积聚，渐成瘀血。热毒瘀血阻滞血脉，故脉搏减弱或消失。热毒灼伤脉络，故患肢胀痛、关节红肿热痛，或出现疼痛较剧的结节性红斑。热毒熏蒸，耗津伤液，故身热面赤、头重头痛、多汗夜甚、口干咽燥、便结溲黄、舌红绛等。此为热甚而毒，热毒而瘀。治宜清热解毒、凉血生津、化瘀通络。

## 脱疽温阳汤 （金起凤经验方）

【组成】肉桂 10 g，熟地黄 15 g，麻黄 9 g，炮附子（先煎半小时）15～30 g，细辛 4 g，当归 30 g，丹参 30 g，白芥子 10 g，鹿角霜 10 g，牛膝 15 g，络石藤 30 g，生黄芪 30～60 g。

【功效】温阳通经，散寒止痛，活血宣络。

【主治】阳虚性血管炎。症见面暗淡无华，喜暖怕冷，患肢沉重、酸痛、麻木，足趾刺痛，小腿肌肉有抽搐痛，局部皮肤苍白，触之冰凉、干燥，常伴有间歇性跛行，手足受冷后疼痛加剧者，趺阳脉搏动减弱或消失，舌淡、苔白腻、脉沉细而迟。

【加减】运用时如下肢阴寒较甚，少气，脉沉细无力者，加党参 20 g、干姜 9 g；如趾痛较剧者，加炙蜈蚣 3 条，马钱子粉 0.6 g（冲服）以平肝定痉、解毒止痛；如痛如针刺，舌质淡紫，脉细涩者，加土鳖虫 10 g、水蛭 6～9 g，取吮血虫类深入痛所，搜络逐瘀以止痛。

【方解】方用肉桂、炮附子、麻黄、细辛、鹿角霜温阳散寒；熟地黄、当归、丹参养血和阴、活瘀止痛；白芥子利气消痰，散寒退肿；川牛膝、络石藤祛除风湿，通络宣痹；方中重用黄芪者，取其益气温阳，鼓舞阳气下达肢端，又可增强当归、丹参活血化瘀、促进脉道血循之效。本方由麻黄附子细辛汤合阳和汤加减而成，因证属虚寒型，故用大剂温经散寒，活血止痛之品，冀其寒除阳回，络通肿消，血运畅通而向愈。

【注意事项】服药期间，忌烟、酒、鱼虾等海味以及生冷食物。必须卧床休息，抬高患肢。

【现代研究】方中肉桂的热水提取物中分离出的鞣酸样物质有明显的抗炎活性，其抗炎机制主要是通过抑制 NO 的生成而发挥抗炎作用。陈文梅研究结果表明，麻黄能改善模型大鼠的血液流变性，明显延长其血液黏度，对抗急性血瘀证的形成。熟地黄对红细胞新生有明显的促进作用，对血虚所致的机体功能低下有改善作用。牛膝具有显著降低血栓长度、湿重和干重的作用和降低血小板聚积性、改善红细胞变形能力、降低纤维蛋白原水平的作用，全血黏度和血浆黏度无显著改变。来平凡等发现络石藤药材对二甲苯所致耳肿胀和对琼脂所致小鼠足肿胀均有一定抑制作用。另外，研究发现络石藤还可提高小鼠热板致痛的痛阈，对酒石酸锑钾所致小鼠扭体反应均有一定抑制作用。附子具有强心、抗炎、抑制肉芽肿形成及佐剂性关节炎、镇痛、抗氧化、抗衰老的作用；细辛具有解热、抗炎、镇静、抗惊厥、抗菌、强心、扩张血管、松弛平滑肌、增强脂代谢、调节血糖等作用；当归具有扩张血管、增加血流量、抗血栓等作用；丹参具有抗心律失常、扩张冠脉、调节血脂、改善微循环、抗血小板聚集、护肝、抗炎镇痛、镇静、抗过敏等作用；白芥子具有发泡、祛痰、抑菌、抗衰老、辐射保护等作用；鹿角胶具有抗氧化、抗应激、增加心输出量的作用；黄芪具有促进机体代谢、抗疲劳、调节血糖、增强免疫、抗病毒、抗菌、扩血管、降低血压、降低血小板黏附力、减少血栓形成、降血脂、抗衰老、抗缺氧、保肝等作用。

【用方经验】血栓闭塞性脉管炎系血管病中之重候，若不及时治疗，常可造成截肢或致残。脱疽温阳汤是由麻黄附子细辛汤合阳和汤加减而成，因证属虚寒型，故用大剂温经散寒，活血止痛之品，冀其寒除阳回，络通肿消，血运畅通而向愈。

## 脉苏散 （侯玉芬经验方）

【组成】玄参 30 g，黄芪 30 g，金银花 30 g，苍术 9 g，全蝎 9 g，蜈蚣 1 条，水蛭 9 g，石斛 20 g，牛膝 20 g，丹参 30 g。

【功效】滋阴益气，清热解毒，活血通络。

【主治】血管炎等属气阴亏虚，脉络瘀阻者。症见精神疲乏，口干，肢体酸痛、麻木，局部发紫，受冷后疼痛加剧，舌红紫，苔薄黄、脉涩。

【加减】可加蒲公英以助清热解毒、祛

湿，加黄柏、知母滋阴降火。

【方解】玄参为君，清热凉血，滋阴降火，《本草正》曰"味苦而甘，苦能清火，甘能滋阴，故降性亦缓"；黄芪补气固表，利尿托毒、排脓敛疮生肌，《珍珠囊》曰之有"活血生血"之功；金银花清热解毒，《本草新编》曰其"少用则力单，多用则力厚"，尤妙在补先于攻，消毒而不耗气血；两药合用，量大力专，攻补兼施，共为臣药。蜈蚣、水蛭、丹参破血逐瘀，通络止痛；苍术味辛、苦，性温，归脾、胃经，功效燥湿健脾，祛风湿；石斛益胃生津，滋阴清热；牛膝引药下行；五药合用，共为佐使药。本方通过滋阴益气以治本，清热解毒、活血通络以治内燥、血瘀之标。

【注意事项】脾胃虚寒者慎用、孕妇忌用。

【现代研究】

1. 倪正等研究表明玄参的醚、醇、水提取物有抗血小板聚集、增强纤维蛋白溶解活性作用。黄芪具有促进机体代谢、抗疲劳、调节血糖、增强免疫、抗病毒、抗菌、扩血管、降低血压、降低血小板黏附力、减少血栓形成、降血脂、抗衰老、抗缺氧、保肝等作用；金银花具有显著的抗炎作用，且其抗炎作用随时间的延长而逐步增强，效果与地塞米松及皮炎平相当。并且研究发现金银花具有较强的抗血小板聚集作用；苍术具有缓解胃肠痉挛、松弛肠肌、小剂量镇静、大剂量抑制神经兴奋、降血糖、排钠、排钾的作用；全蝎具有抗癫痫、抗惊厥、抑制血栓形成、抗凝血、镇痛等作用；蜈蚣具有抗惊厥、抑菌、改善微循环、延长凝血时间、降低血液黏度、镇痛、抗炎的作用。水蛭具有抗凝血、降血压、降血脂、消退动脉粥样硬化斑块、增加心肌营养性血流量、促进脑血肿吸收等作用；石斛具有促进胃液分泌而助消化、通便、镇痛、解热、提高免疫、延缓及治疗白内障的作用；川牛膝具有降低血压、利尿、抗凝血、降低血糖、抗炎、镇静等作用；丹参具有抗心律失常、扩张冠脉、调节血脂、改善微循环、抗血小板聚集、护肝、抗炎镇痛、镇静、抗过敏等作用。

2. 实验研究：脉苏散通过多环节、多途径、多靶点实现其保护DAO血管内皮细胞功能的作用，其保护机制与改善血脂异常，降低血糖，抗脂质过氧化，稳定内皮细胞膜结构以及有效调节血管内皮舒张/收缩功能等有关。

【用药经验】侯玉芬认为DAO患者以气阴两虚为根本，血脉瘀阻为主要致病因素，湿、热、火毒为其诱发或加重因素。故本病的治疗原则应以清络活血、滋阴益气为主。

## 八妙通脉汤（侯玉芬经验方）

【组成】金银花30 g，玄参30 g，当归20 g，甘草10 g，苍术15 g，黄柏12 g，牛膝10 g，薏苡仁30 g。

【功效】清热利湿，解毒活血。

【主治】本方常用于闭塞性动脉硬化症、血栓闭塞性脉管炎、糖尿病肢体动脉闭塞症、雷诺综合征等坏死期；深静脉血栓形成急性期、小腿溃疡伴感染；血栓性浅静脉炎，多发性大动脉炎、血管型白塞病、变应性皮肤血管炎、结节性红斑活动期等，可伴有疮疡，见红、肿、热、痛或溃烂腐臭，疼痛剧烈，或见发热口渴，舌红脉数等。

【加减】若红肿明显，可加紫草、蒲公英、紫花地丁、栀子以清热解毒，凉血和营；若患者年老或久病气虚，则可加党参、黄芪等以益气扶正。

【方解】方中苍术燥湿健脾，黄柏清热燥湿，薏苡仁清利湿热，共奏清热利湿之功；金银花、玄参清热解毒，滋阴泻火；当归活血和营；牛膝活血祛瘀，补肝肾，强筋骨，引药下行；生甘草解毒，调和诸药。本方由四妙勇安汤和四妙散组成。四妙勇安汤原系治疗热毒内蕴，血行不畅所致脱疽的经典方，而四妙散是治疗湿热痿证之妙剂。诸药合用，共奏清热利湿、解毒活血之效。

【注意事项】孕妇忌用。

【现代研究】方中金银花具有广谱抗菌作用，促进白细胞吞噬作用，明显的抗炎解热等作用；玄参具有抗炎、镇静、抗惊厥作用；当归具有扩张血管、增加血流量、抗血栓等作用；甘草具有镇痛、抗炎、类肾上腺皮质激素样作用、降血脂、保肝等作用；苍术具有缓解胃肠痉挛、松弛肠肌、小剂量镇静、大剂量抑制神经兴奋、降血糖、排钠、排钾的作用；黄柏具有抗病原微生物、抑菌、正性肌力、抗心律失常、降压、抗溃疡、镇静、肌松、降血糖等作用；川牛膝具有降低血压、利尿、抗凝血、降低血糖、抗炎、镇静等作用；薏苡仁具有抑制癌细胞、抑制肠蠕动、降钙、降血糖、解热、镇痛、镇静的作用。

【用方经验】侯玉芬认为闭塞性动脉硬化症患者常合并腰腿痛，乃脾肾亏虚，湿邪内蕴于关节，应予补肝肾、强筋骨、止痹痛。若患者合并纳呆、肢体水肿，有脾虚湿盛表现时，常合用薏苡仁，兼除清热利湿消肿。

## 崔公让经验方

【组成】柴胡9 g，黄芩12 g，葛根30 g，浮萍20 g，蝉蜕20 g，白茅根30 g，水牛角20 g，薏苡仁30 g，香附15 g，甘草10 g。

【功效】清热解毒，凉血消斑，祛湿化瘀。

【主治】湿热瘀阻，血热妄行之变应性皮肤血管炎。症见下肢红斑、斑点、硬结以及因红斑融合而致的溃疡，舌红，苔黄腻。

【加减】对于阴虚有热者，可加生地黄、牡丹皮，石斛、麦冬滋阴养血之品；缓解期为助阳通络可加用制附子、水蛭。

【方解】柴胡味苦、辛，性微寒，解表退热，疏肝解郁，疏散湿热，黄芩味苦燥湿，阴寒所以胜热，主诸热、邪热与湿热也，两者一清一散。《本草汇言》曰："清肌退热，柴胡最佳，然无黄芩不能凉肌达表。"葛根味甘、辛，性凉，辛能散，凉而去热，配柴胡以升散解肌退热；配黄芩以散邪清热燥湿。三者共为君药。浮萍、蝉蜕疏散风热，宣散透发斑疹，白茅根甘寒而入血分，能清血分之热而凉血止血。《本草求真》曰："茅根，清热泻火，消瘀利水，专理血病……"水牛角凉血解毒，止血化瘀消斑，四者共为臣药，助君药以清热解毒散瘀。香附行气解郁，薏苡仁健脾渗湿，二者合用以理气健脾祛湿，共为佐药，甘草调和诸药。

【注意事项】孕妇慎用。

【现代研究】方中柴胡具有镇静、安定、镇痛、解热、镇咳、抗炎、降血脂、抗脂肪肝、抗肝损伤、利胆、降低转氨酶、兴奋肠平滑肌、抗溃疡、抗菌、抗病毒、增强免疫等作用；黄芩具有不同程度的抑菌作用，还具有解热、降压、镇静、保肝、利胆抑制肠管蠕动、降血脂、抗氧化等作用；葛根具有对抗垂体后叶素引起的急性心肌缺血、增加冠脉血流量和脑血流量、降低心肌耗氧量、抑制血小板聚集、解痉、解热等作用；浮萍具有解热、抑菌、利尿、强心、收缩血管作用；蝉蜕具有抗惊厥、镇静、解热等作用；白茅根具有止血、利尿、抗炎等作用；水牛角粉及提取液均具有解热、镇静、抗惊厥、强心、降血压、抗感染、止血等作用；薏苡仁具有抑制癌细胞、抑制肠蠕动、降钙、降血糖、解热、镇痛、镇静的作用；香附具有护肝、降血压、强心、抗菌、解热镇痛、抗炎、抗肿瘤等作用；甘草具有镇痛、抗炎、类肾上腺皮质激素样作用、降血脂、保肝等作用。

【用药经验】崔老指出对于诸多皮肤血管性疾病，如结节性红斑，过敏性紫癜，硬红斑，皮肤变应性血管炎等，常多发于女性患者，适当加入理气类药物，其疗效显著，并且在治疗中，都可以采用相同的治法，但要注意辨证与辨病相结合，同病异治，异病同治。

## 第五节　痛　风

痛风指嘌呤代谢障碍、血尿酸增高所致的一组异质性慢性代谢性疾病，其临床特点

内科国医圣手时方

是高尿酸血症、反复发作的痛风性急性关节炎、间质性肾炎和痛风石形成，严重者伴关节畸形或尿酸性尿结石。其临床病程可分为无症状期、急性关节炎期、间歇期和慢性关节炎期四个阶段。痛风包括原发性和继发性两类，其中绝大多数为原发性，以中老年人及男性多见，而女性则常于绝经后发病，可有家族遗传史。痛风可导致肾衰竭，若无肾脏疾病引起肾功能不全，原发性痛风的预后尚可。中医学认为平素肥甘过度、湿壅下焦或气血亏损，邪气客于筋脉经络，气血凝滞所致。痛风属中医学"痹证""历节病""白虎病""痛风"等范畴。中医诊治上优势明显，疗效颇佳，本节介绍了名医名家在治疗痛风方面的经验方。

# 朱良春经验方

【组成】土茯苓 60 g，生薏苡仁、威灵仙各 30 g，萆薢 20 g，秦艽 15 g，泽兰 15 g，泽泻 15 g，桃仁 15 g，红花 15 g，地龙 15 g，当归 15 g，土鳖虫 10 g。

【功效】泄浊解毒，化瘀通痹。

【主治】浊毒瘀滞之痛风。症见关节疼痛剧烈，痛不可触，昼轻夜甚，屈伸不利，寒冷、湿气、饮食等因素可诱发，舌质紫暗或有瘀斑，苔薄黄或腻，脉弦滑或涩。

【加减】蕴遏化热者，加萹草、虎杖、三妙丸等清泄利络；痛甚者伍以全蝎、蜈蚣、延胡索、五灵脂以开瘀定痛；漫肿较甚者，加僵蚕、白芥子、陈胆星等加速消肿缓痛；关节僵肿，结节坚硬者，加炮穿山甲、蚝螂、蜂房等破结开瘀；急性发作期，宜加重土茯苓、萆薢之用量，并依据证候之偏热、偏寒之不同而配用生地黄、寒水石、知母、水牛角等以清热通络，或加制川乌、制草乌、川桂枝、细辛、淫羊藿、鹿角霜等以温经散寒；体虚者，加用熟地黄、补骨脂、骨碎补、生黄芪等以补肾壮骨；腰痛血尿，加金钱草、海金沙、芒硝、小蓟、茅根等通淋化石；肾功能不全，加南刘寄奴、扦扦活，并配合中药灌肠；并发肝功能损害，加田基黄、垂盆草、五味子、羚羊角粉等；并发血糖偏高，

可加鬼箭羽、萹蓄；并发心血管疾病，加薤白、降香、红景天等。

【方解】本方所治之证正是因浊毒瘀滞而致痛风之证，痰湿阻滞血脉之中，难以泄化，与血相结而为浊瘀，留滞经脉，则骨节肿痛、结节畸形，甚则溃破，渗溢脂膏，聚而成毒，损及内里。故治宜泄浊解毒，化瘀通痹。

方中土茯苓泄浊解毒、健胃燥湿、通利关节；萆薢分清泄浊，祛风湿，善治风湿顽痹；薏苡仁、泽泻健脾利湿；泽兰清热解毒、利水消肿、活血调经；秦艽清湿热、祛风湿、止痹痛；上述药味均是泄浊解毒之良药。伍以桃仁、红花、当归等活血化瘀之品，以及土鳖虫、地龙等虫类药，取其搜剔钻透、通闭散结之力，则可促进湿浊泄化，溶解瘀结，推陈致新，增强疗效，能明显改善症状，降低血尿酸浓度。诸药合参，共奏泄浊解毒，化瘀通痹之功。

【注意事项】患者宜戒烟酒，禁高嘌呤食物，如动物内脏、豆制品、菠菜、海鱼等；生活规律，适当控制饮食与体重，坚持适量运动，保持情志愉快，多饮水。

【现代研究】

1. 土茯苓具有较强的体外抑菌、免疫抑制、抗炎镇痛作用，能明显降低肾性高血压大鼠的血液黏度，缓解血管内皮损伤，以及保护心脑血管疾病、预防动脉粥样硬化等作用；薏苡仁具有温和的镇痛抗炎作用，薏苡素是其镇痛活性成分；威灵仙具有降血清尿酸、尿素氮、肌酐并增加尿中尿酸的排泄，减少肾组织内尿酸盐结晶及炎性细胞的浸润，以及免疫消炎、镇痛、抗肿瘤、抗氧化、利胆、降胆固醇、抗疟疾等作用；萆薢具有明显的降低血清尿酸水平及抗炎、镇痛作用；秦艽有降尿酸、抗炎镇痛、保肝、免疫抑制、降血压、抗病毒、抗肿瘤、脑保护等作用；泽泻具有降血脂、降血压、降血糖、利尿、抗草酸钙结石、免疫调节与抗炎、抗氧化、保护血管内皮、抗脂肪肝以及抗肿瘤等功效；泽兰具有抗凝血及降血脂、肝保护、抗氧化、改善免疫力、改善肾间质纤维化、抗过敏、抗胃溃疡等作用；桃仁具有增加局部血流量、降低血液黏度、抗血小板聚集、保护神经系

统、保护呼吸系统、双向调节免疫系统、抗肿瘤、促黑色素生成、保护肝脏及肾脏等作用；红花具有抗血小板聚集、改善血流动力学、改善心功能、缓解心绞痛、抗细胞凋亡、抗脑组织氧自由基及神经保护等作用；当归具有增强免疫和血液功能、抑制心律失常、抗心肌缺血、抗动脉硬化、降低转氨酶以及保护肾脏等作用；地龙具有降低血中 H6、HCT 值，延长凝血时间，增加微血管口径及开放数，改善微循环等作用；土鳖虫具有抗肿瘤活性和抑制血管生成、抗凝血和抗血栓、调节血脂、抗氧化、增强免疫、抗菌等作用。

2. 实验研究：痛风冲剂能明显抑制尿酸钠混悬液引起的大鼠足趾肿胀，以痛风冲剂中剂量组为优；与秋水仙碱组比较，在消肿方面痛风冲剂各剂量组亦均不逊色。痛风颗粒能抑制大鼠异物肉芽肿的形成，抑制二甲苯所致小鼠耳廓肿胀和尿酸钠所致大鼠足爪肿胀，减少醋酸致炎小鼠的扭体次数，升高热致痛小鼠的痛阈，降低次黄嘌呤和氧嗪酸钾所致高尿酸血症小鼠血尿酸水平，以及改善尿酸钠所致兔急性关节炎和大鼠佐剂性关节炎模型关节肿胀度和踝关节病理改变的影响，且急性毒性和蓄积毒性作用均甚小，安全可靠。

【用方经验】朱良春认为湿浊瘀滞内阻是其主要病机，且此湿浊之邪，而非风邪作祟，不受之于外而生之于内，故提出了"浊瘀痹"新病名。在痛风证治中，浊毒是致病因素，而尿酸就相当于人体的浊毒。治疗上，泄浊化瘀、推陈致新、调益脾肾、正本清源，善用虫药、协同增效，恢复和激发机体整体功能，以杜绝和防止痰湿浊瘀的产生，从而抑制和减少尿酸的生成。朱老是我国著名的虫类药学家，善用虫类药治疗疑难病，在痛风浊毒瘀痰胶固，气血凝滞不宣，经络闭塞阶段，配伍虫蚁搜剔钻透、化痰开瘀之品，往往能出奇制胜。朱老同时也强调饮食、生活、情志等方面的调摄对预防疾病发作的重要性。

## 痛风克冲剂（旷惠桃经验方）

【组成】防己 15 g，栀子 10 g，连翘 10 g，地龙 10 g，土茯苓 10 g，蚕沙 10 g，薏苡仁 20 g，萆薢 10 g，川牛膝 10 g，威灵仙 10 g，山慈菇 10 g。

【功效】清热利湿，通络止痛。

【主治】湿热阻络型的痛风性关节炎、痛风性肾病。症见关节红肿热痛反复发作，甚至伴痛风石、僵硬、畸形；舌质红，苔黄腻，脉数或滑数。

【加减】瘀血明显者，加当归、赤芍、川芎、桃仁、红花等；有痛风石者，加穿山甲、全蝎、蜈蚣、乌梢蛇等；关节红肿热痛明显者，加生石膏、蒲公英、生地黄、车前子、黄柏等；兼见脾虚者，可合用参苓白术散；兼见肝肾亏虚者，可合用独活寄生汤；兼见肝肾阴虚者，可合用杞菊地黄汤；兼见脾肾阳虚者，可合用大补元煎。

【方解】本方适用于因湿热蕴结，内阻于经络关节而导致的急性痛风性关节炎。若其人素体禀赋特异，再过食膏粱厚味，则致湿热内生，壅滞经络，痹阻关节，关节气血运行不畅，不通则痛，故关节红肿热痛。治疗以清热利湿，通络止痛为法。

方中防己苦辛通降，行水饮而散结气，功可祛风除湿，消肿止痛；薏苡仁淡利渗湿，主利下焦之湿热；栀子，味苦，性寒，泻火除烦，清热利尿，凉血解毒；萆薢味苦，性平、微寒，分利湿浊，功可祛风湿，利关节；土茯苓味甘、淡，性平，为利湿解毒之要药；蚕砂无臭味，得蚕之纯清，虽走浊道而清气独全，最能化清导浊，功可和胃化湿浊，利脾气，祛风湿，缓拘挛；连翘气味轻清，体浮味凉，轻可去实，凉可胜热，善散温邪，为清火解毒散结之品；威灵仙，《药品化义》曰："性猛烈，善走而不守，宣通十二经络，主治风、湿、痰壅滞经络中，致成痛风走注，骨节疼痛，或肿，或麻木。"川牛膝苦酸平，能活血祛瘀、通络止痛、性善下，与通经活络、清热止痛之地龙和清热散结、消肿止痛之山慈菇合用，则血分中湿热浊瘀可除，经络得通。方中连翘与土茯苓相伍，升清降浊，再以善走之威灵仙，活血通络之川牛膝、地龙推动，使湿热祛、经络通。诸药合用，共奏清热利湿，通络止痛之功效。

内科国医圣手时方

【注意事项】痛风间歇期，局部炎症虽然消除，但嘌呤代谢障碍并未解除，血尿酸依然升高，此时切不可中止治疗，仍需坚持服药治疗以及注重日常生活调养，以防止复发。

【现代研究】

1. 方中防己具有解热镇痛、抗炎、抗病原微生物、抗过敏、抗变态反应、抑制血小板聚集、降低心肌收缩力、抗心律失常、扩冠、减轻心肌梗死、降压、抗肿瘤、抗阿米巴原虫、松弛肌肉、松弛子宫、降血糖、催眠、抗肝纤维化、抑制瘢痕增生、抗硅沉着病等作用；栀子具有解热、抑制微生物、利胆退黄、促进胰腺分泌、镇静、降压、凝血、抑制胃酸功能、泻下、加速软组织愈合等作用；连翘具有解热、抗炎性渗出、抗菌、抗病毒、解毒、保肝、镇吐、双向调节血压、抗过敏等作用；地龙具有镇静、抗惊厥、解热、降压、平喘、抗血栓、杀精、抗心律失常、兴奋子宫、抗肿瘤等作用；土茯苓具有抑制细胞免疫、抗炎、抗菌、抗真菌作用，还对急性和亚急性棉酚中毒有保护作用，但不影响棉酚抑制精子生成；蚕沙具有消炎抑菌、抗肿瘤、降血糖、改善和治疗贫血、抗氧化、治疗口腔溃疡、促进营养、镇静助眠等作用；薏苡仁具有解热镇痛、镇静、降低肌肉收缩、降血糖、降压、抗利尿、增强免疫、抗肿瘤、抑制胰蛋白酶、诱发排卵、影响呼吸和肠道等作用；萆薢具有杀虫、抗皮肤真菌等作用；牛膝具有抗炎镇痛消肿、促进蛋白合成、兴奋子宫平滑肌、降低大鼠全血黏度、红细胞压积、红细胞聚集指数、抗生育、抗着床、抗早孕、抑制心脏、降压、抗衰老、抗肿瘤、提高机体免疫等作用；威灵仙可明显降低高尿酸血症大鼠的尿酸、血清尿素氮、肌酐和尿 N-乙酰-β-D-氨基葡萄糖苷酶活性及增加其尿中尿酸的排泄，且可减少高尿酸血症大鼠肾组织内尿酸盐结晶及炎性细胞的浸润。另外威灵仙还具有免疫消炎、镇痛、抗肿瘤、抗氧化、利胆、降胆固醇、抗疟疾等作用；山慈菇具有抗肿瘤以及秋水仙碱的作用。

2. 实验研究：分别采用痛风克冲剂、秋水仙碱、别嘌呤醇、丙磺舒干预尿酸钠溶液导致的急性痛风性关节炎大鼠模型，观察各组大鼠踝关节形态学情况、血尿酸、血常规、PGE$_2$ 及其踝关节肿胀程度，结果表明，痛风克冲剂与秋水仙碱组可明显改善大鼠踝关节腔滑膜炎症、降低大鼠 PGE$_2$ 及踝关节肿胀程度，且两组疗效相近，并优于别嘌呤醇组和丙磺舒组；同时，痛风克冲剂可降低血尿酸，其降低血常规作用近似秋水仙碱。

【用方经验】旷惠桃认为痛风的主要病机为浊毒流注，痛风急性期多因湿热蕴结所致，为尽快缓解症状，当以"治标"为主，待痛风急性发作稳定后，在坚持药物治疗的同时，要注意调养。养治结合，同样可以达到预防复发，甚至完全控制复发的目的。旷惠桃在治疗痛风的同时，也注意积极治疗高血压、糖尿病、冠心病、高血脂、肥胖症等并发病，以防止本病与并病相互影响，造成恶性循环。

## 息痛散（吉海旺经验方）

【组成】生石膏 50～80 g，忍冬藤 15 g，苍术 12 g，黄柏 12 g，全蝎 9 g，桃仁 12 g，牛膝 15 g。

【功效】泻火解毒，祛湿通络。

【主治】湿热蕴毒证之痛风性关节炎急性期。症见关节红肿疼痛、痛不可近，关节活动受限，发热，烦闷不安，食欲减退，口渴喜饮或不欲饮水，小便黄；舌红，苔黄腻，脉滑数。

【加减】湿浊重者，加薏苡仁、土茯苓等；热甚者，加连翘；肿痛甚者，加乳香、没药、秦艽、桑枝、地龙、全蝎等；关节肿胀甚，舌苔厚腻者，倍苍术，加萆薢、防风等；灼热疼痛甚者，加紫花地丁、白花蛇舌草、延胡索等；关节周围有红斑者，加牡丹皮、赤芍等；下肢痛甚者，加木瓜、独活等；上肢痛甚者，加羌活、威灵仙、姜黄等。

【方解】本方所治之证系邪热嚣张，热毒、痰湿凝滞关节经络气血所致的急性痛风性关节炎，此时邪气虽盛，正气未虚，表现为实证。邪热炽盛，痰浊、热毒、瘀血阻滞关节经络，不通则痛，故关节红、肿、掀热，剧痛无比；痰湿重浊趋下，故发病多从足部关节开始，"独足肿大""脚肿如脱"；热毒灼伤阴血，故发热、烦闷、口渴。当治以泻火解毒，祛湿通络为主。

方中石膏味甘、辛，入足阳明经，兼入手太阴、少阳经，质重降火，具有清热泻火、除烦止渴之功效，被誉为"降火之神剂，泻热之圣药"，是治疗热病的代表药物；忍冬藤清热解毒、活血祛风、宣泄风热，两药共为君药，内泻胃腑热毒，外除关节郁热，内外呼应，相得益彰。苍术具有燥湿健脾、祛风散寒之功效，有辛香善走的特点，直达中焦；黄柏一方面清热解毒助石膏之力，另一方面擅清下焦之湿热，致湿热不入筋骨，二药合用是为二妙散，具有清热化湿消肿之功效。桃仁活血行气而不伤正；全蝎息风镇痉，攻毒散结，通络止痛；桃仁擅长活血祛瘀，全蝎专于通络止痛，二者相得益彰，助君药之用合而为臣药，可达血行载气，气行血行，瘀血得除的效果。牛膝具有补肝肾，强筋骨，活血通经，引药入下焦而祛湿热，固肾有利于尿酸排出，为佐药。诸药合之，共为清热泻火，燥湿化痰，祛风通络之效。

【注意事项】本方适用于急性痛风性关节炎证属湿热蕴毒者，虚证、寒证禁用。

【现代研究】

1. 生石膏可抑制神经的应激性，包括体温调节中枢、降低肌肉的兴奋性、缓解肌肉痉挛，又可减轻血管的通透性，抑制汗腺的分泌，故而有解热、止汗、镇痉、消炎的作用，并可升高血钙浓度、促进骨骼生长、抗病毒等；忍冬藤具有增强肾上腺皮质功能、抗炎、抗Ⅰ型变态反应、调节机体免疫、增快心率、降压、降血脂、镇咳、祛痰、平喘、解除小肠痉挛及轻度利尿等作用；苍术具有镇静镇痛、调节胃肠运动、抗溃疡和抑制腺体分泌、保护肝脏、排钾、调节血糖、消毒、促进骨骼钙化、抗缺氧、抗肿瘤等作用；黄柏具有广谱的抗菌活性，尤其是各型志贺菌属，明显抑制多种真菌、阴道滴虫、流感病毒及乙肝表面抗原，降低血压，抗溃疡、调节肠管运动、抑制胰蛋白酶活性、利胆以及轻度抑制中枢神经等作用；全蝎具有抗凝血及溶栓、镇痛镇静及抗惊厥、抗癫痫、抗肿瘤、抗菌、改善气道炎症及重塑、活化巨噬细胞及改善免疫性关节炎的病理损伤等作用；桃仁具有抗凝血、溶血、改善血流动力学、抗炎性渗出、抗过敏、润肠通便、改善肝功能及肝纤维化、中枢性镇咳、促进子宫收缩等作用；牛膝具有抗炎镇痛、促进蛋白质合成及同化、抑制心脏、降压、收缩肠管、促进子宫平滑肌节律性收缩、抗生育及堕胎、改善肝功能、降低血浆胆固醇及轻度利尿等作用。

2. 实验研究：采用不同剂量的息痛散干预尿酸钠晶体诱导的急性痛风性关节炎大鼠模型，观察各组大鼠的足跖肿胀度、步态学评分，并检测大鼠血清炎性因子 IL-1β、TNF-α 水平，结果表明，息痛散呈剂量依赖性抑制急性痛风性关节炎模型大鼠关节足趾肿胀度，改善大鼠步态学评分，降低血清炎性因子 IL-1β、TNF-α 水平；息痛散高剂量组与别嘌醇组比较无统计学意义。

【用方经验】吉海旺认为，湿热蕴毒证为痛风之主要病机，治宜泄火解毒、祛湿通络止痛。"息痛散"正中其法，应用寒凉、化湿之品，达到清热泄火、燥湿化痰，祛风通络的功效。息痛散是吉海旺为痛风性关节炎急性发作期所拟的专方，能明显改善急性痛风性关节炎患者红肿热痛症状及关节活动功能，还有较好降低血尿酸的作用。本期以实证为主，正气尚存，可耐受攻伐，有急则治标，攻邪存正之意，寒冷之品应大剂量使用，石膏用量往往在 50～80 g。

## 房定亚经验方

【组成】葛根30 g，马齿苋30 g，威灵仙20 g，萆薢20 g，土茯苓30 g，山慈菇9 g，金钱草30 g，海金沙10 g，滑石10 g，金银花30 g，黄柏10 g。

【功效】清热除湿，通痹止痛。

【主治】湿热蕴结证之痛风性关节炎急性期。症见卒然发作的下肢小关节红肿热痛、拒按，触之局部灼热，得凉则舒；可伴发热口渴、心烦不安、溲黄；舌红，苔黄腻，脉弦数或滑数。

【加减】肿甚者，加汉防己、车前子利湿消肿；热甚者，加生石膏、知母清热利湿；合并有尿潜血阳性者，加玉米须代茶饮；痛风石合并有肾结石者，加石韦、鸡内金、小剂量芒硝软坚化石；大便干者，加生大黄通腑泄浊；瘀血内生者，加桃仁、红花、黄芪等行气活血化瘀。

【方解】本方所治之证系急性痛风性关节湿热蕴结证，饮食、作息不当、外伤等诱因导致体内湿热内生，脏腑积热蕴毒下注关节，气机不畅，不通则痛，故见关节红肿疼痛，伴有舌红苔黄腻、脉滑数等湿热内蕴之象。急则治其标，治宜清热利湿、通痹止痛。

方中葛根味辛、甘，性凉，辛以通利疏散，甘以和中解毒，辛甘和散，鼓舞脾胃清阳之气上升，易于湿热浊气下行。甘凉清热，对于饮酒诱发的痛风尤为适宜，既可解酒毒，以截断湿热之源，又可解肌退热减轻炎症反应，《神农本草经》曰"主消渴，身大热，呕吐，诸痹，起阴气，解诸毒"；《开宝本草》中曰马齿苋"利大小便，去寒热，杀诸虫，止渴，破癥结痈疮"，具有清热解毒、散血消肿之力；威灵仙祛风湿、通经络、止痹痛，性猛急，善走而不守，宣通十二经络；草薢祛风湿、止痹痛；土茯苓解毒、除湿、利关节，治拘挛骨痛，恶疮痈肿，可去阳明湿热以利筋骨、利小便；山慈菇清热解毒、消痈散结；金钱草、海金沙清热利浊；金银花宣散风热，清热解毒，散痈消肿，祛瘀生新；石膏清热泻火、除烦止渴；黄柏清热燥湿、泻火除蒸、解毒疗疮。诸药合用发挥清热利湿、活血止痛之效。

【注意事项】本方适用于痛风性关节炎急性期证属湿热蕴结，治应以清泄为主，切不可贸然进补，使病必不愈；缓解期则应结合具体情况加减变化。多饮水、低嘌呤饮食，服药前后 1 小时内避免进食牛奶、茶水等以免影响药效。

【现代研究】

1. 葛根具有退热、消炎、抗菌、免疫、扩张冠脉、增强心肌缺血耐受性、抗心律失常、降压、解痉、抗凝血、抗氧化、抗癌等作用；马齿苋对多种志贺菌属有杀菌作用，

还可兴奋子宫、加强子宫收缩、利尿、改善脂质代谢紊乱等；威灵仙具有镇痛、促进食管蠕动并使局部松弛、兴奋肠管、利胆、降压、利尿、降血糖、保护心肌、引产、抑制真菌等作用；草薢具有杀虫、抗皮肤真菌等作用；土茯苓具有抑制细胞免疫、抗炎、抗菌、抗真菌、对急性和亚急性棉酚中毒进行解毒等作用；山慈菇中含有秋水仙碱，具有抗肿瘤、治疗痛风等作用；海金沙具有抗菌、利尿等作用；金钱草具有利胆排石、利尿排石、抗Ⅳ型变态反应、抑制肿瘤生长、改变血流动力学、减少心肌耗氧、减慢心率、降压、抗心律失常、抑制急慢性炎症反应、抗菌等作用；滑石具有保护皮肤、保护胃肠黏膜、抗菌等作用；金银花具有解热抗炎、抗微生物、解毒、利胆保肝、降脂减肥、止血、提高免疫、抗胃溃疡、中枢兴奋、清除氧自由基、抗早孕及抗肿瘤等作用；黄柏中小檗碱有抗菌、抗炎解热等作用，黄柏抑制磷酸酯酶活性、调节免疫功能以及影响糖代谢用于糖尿病的治疗及抗氧化作用。

2. 实验研究：采用痛风方低、中、高剂量干预湿热蕴结证急性痛风性关节炎大鼠模型，观察治疗前后大鼠的踝关节肿胀程度、血清炎症指标变化以及造模侧肢体滑膜组织的形态学改变，与模型组比较，痛风方可改善 MSU 致大鼠急性痛风性关节炎的关节肿胀及滑膜组织病理学改变，其机制可能与痛风方抑制 IL-1β、TNF-α 因子的表达、并促进 TGF-β1 因子的表达有关；中药组控制上述指标的疗效与西药组（双氯芬酸钠）相当，安全性指标肝肾功能比较，中药组总体优于西药组。

【用方经验】房定亚认为，痛风乃因暴食膏粱厚味而致湿热内生，热灼阴液，炼液为痰，兼可见外感风邪可入经络，与湿热痰浊互结，痹阻经络，气血运行受阻而致。本病湿热下注、蕴热成毒之证，为标实之象，"急则治其标"，治疗上以祛邪为主，重在清热解毒、利湿泄浊、化瘀通络，切不可贸然进补，反助热留邪，病必不愈。待关节症状消失，局部肿热已消，再酌情施以健脾除湿、补肾活血之法善后调理，配合饮食控制，防止病

情复发。体现了其治疗痛风性关节炎分期论治的治疗特色。房定亚治疗痛风主张专方专用、随证加减相结合。

## 清热养阴除湿汤（王为兰经验方）

【组成】金银花 10 g，连翘 10 g，半枝莲 15 g，虎杖 10 g，白鲜皮 10 g，土茯苓 20 g，白芍 10 g，生地黄 10 g，熟地黄 10 g，桂枝 5 g，川乌 3 g。

【功效】清热解毒，祛湿通络。

【主治】湿热痹阻之痛风急性期。症见关节红肿疼痛，发病急骤，病及一个或多个关节，可兼有发热、口渴、烦躁不安等，小便短黄，舌质红，苔黄或黄腻，脉弦滑数。

【加减】热重者，加生石膏、知母；湿重者，加黄柏、苍术；痛甚者，加大黄、片姜黄。

【方解】本方所治之证系湿热内蕴、痹阻经络导致痛风急性期之证。饮食不当，湿浊内生，郁气化热，炼液为痰为毒，痹阻经络关节，则关节红肿疼痛。治宜清热解毒，祛湿通络。

方中虎杖清热利湿、活血通络、散瘀止痛，半枝莲凉血解毒、活血祛瘀、消肿止痛，金银花清热解毒，连翘清热解毒、散结消肿，上四味清热解毒，搜剔湿温之蕴毒，使阻滞三焦的浊毒消散；土茯苓解毒除湿，《本草纲目》谓之"健脾胃，强筋骨，祛风湿，利关节，止泄泻，治拘挛骨痛"；白鲜皮入络脉，祛风解毒、清热燥湿而利关节；生地黄清热凉血，生津滋阴；熟地黄、白芍养阴血，补肾精，散恶血；川乌祛风除湿止痛；桂枝补元阳，温经络，通血脉而利关节，又防诸解毒药苦寒冰伏邪气。全方缓急相济、寒温并用、补泻兼施，共奏清热解毒、祛湿通络之效。

【注意事项】痛风急性期严格控制高嘌呤类食物，如豆制品、动物内脏、海鲜等摄入，多饮水以利于尿酸排出。急性期疼痛剧烈者不宜使用酸性镇痛药物。

【现代研究】

1. 金银花具有解热抗炎、抗微生物、解毒、利胆保肝、降脂减肥、止血、提高免疫、抗胃溃疡、中枢兴奋、清除氧自由基、抗早孕及抗肿瘤等作用；连翘具有解热、抗炎性渗出、抗菌、抗病毒、解毒、保肝、镇吐、双向调节血压、抗过敏等作用；半枝莲具有显著的抗肿瘤、调节内皮细胞、镇痛消炎、抑制 α-葡萄糖苷酶、抗心肌缺血再灌注等作用；半枝莲具有对抗组胺诱发的平滑肌收缩、改善泌尿系感染、降血糖、保肝、抗肿瘤、抑菌、遏制肿瘤细胞增长繁殖、诱使肿瘤细胞凋亡、增进免疫及抗病毒、抗氧化、抗致突变等作用；虎杖具有抗炎、抗病毒、抗菌、调血脂、抗血栓、改变血流、扩张血管、保护心肌、抗氧化、抗肿瘤，改善阿尔茨海默病及预防艾滋病等作用；白鲜皮具有抗菌、抗炎、抗过敏、止血、杀虫、抗肿瘤以及神经保护等作用；土茯苓具有体外抑菌、免疫抑制、抗炎镇痛作用，能明显降低肾性高血压大鼠的血液黏度，缓解血管内皮损伤，以及保护心脑血管疾病、预防动脉粥样硬化等；白芍具有抗炎、镇痛、保肝、镇静、运动失调、治疗癫痫、松弛骨骼肌等作用；生地黄具有降血糖、保护神经、保护心脏、抗肿瘤的作用；熟地黄具有增强免疫能力、抗氧化、抑制肿瘤发展、促进造血、抗衰老等作用；桂枝具有抗病毒、解热镇痛、抗菌、镇静、平喘、抗惊厥、抗炎症反应、抗过敏、增加冠脉血流量等作用；川乌具有强心、抗休克、诱发心律失常但大剂量可治疗心律失常、影响血压、扩张外周血管、抗炎、提高免疫、镇痛、助眠、降体温等作用。

2. 实验研究：通过小鼠耳郭肿胀实验、足趾肿胀实验、醋酸扭体法、上下法限度试验，观察清热养阴除湿丸的抗炎、镇痛作用和急性毒性。结果表明，清热养阴除湿丸对小鼠耳郭肿胀及足肿胀有良好的抑制作用，能有效减少小鼠扭体次数，急性毒性 $LD_{50} > 5000$ mg/kg，证明清热养阴除湿丸具有良好的抗炎、镇痛作用且基本无毒。

【用方经验】王为兰认为，其病因病机主要为饮食不节，进而造成脾之运化失常，而使湿浊内生。故自创清热养阴除湿汤，以清热，养阴，促使阴平阳秘；除湿，除去湿气。

内科国医圣手时方

从而达到缓解病痛的目的。

## 清热通络方（吴生元经验方）

【组成】淡竹叶10 g，生石膏30 g，南沙参30 g，法半夏15 g，薏苡仁15 g，海风藤15 g，海桐皮15 g，知母15 g，麦冬15 g，独活15 g，虎杖15 g，土茯苓15 g，淫羊藿15 g，牛膝15 g，透骨草10 g。

【功效】清热祛湿，通络止痛。

【主治】湿热蕴结证之痛风急性期。症见局部关节红肿热痛，发病急骤，病及一个或多个关节，多兼有发热、恶风、口渴、烦闷不安或头痛汗出，小便短黄，舌红苔黄，或黄腻，脉弦滑数。

【加减】湿热甚者，加萆薢、金银花等；肿痛甚者，加鸡血藤、威灵仙、秦艽、赤芍等；下肢痛甚者，加木瓜等；上肢痛甚者，加羌活等。

【方解】本方所治之证系湿热蕴结化毒，流注经络关节致急性痛风之证。痰、湿、瘀留于体内，日久化热，热盛化毒，流注于经络关节，气血闭阻不通，不通则痛，故多见关节红肿热痛，甚至发热、口渴等湿热毒邪壅盛之象。治以健脾渗湿，清热通络为主。

方中淡竹叶、生石膏清热泻火除烦；法半夏、薏苡仁以渗湿利水，增强健脾益气之功；知母、南沙参、麦冬养阴清热；海风藤、海桐皮、土茯苓、透骨草、独活通络止痛、祛风除湿；虎杖清热利湿；牛膝、淫羊藿以强筋健骨、补肾固本；甘草补脾益胃，调和诸药。全方共奏健脾渗湿，清热通络之功。

【注意事项】热象不显，内有寒证者禁用。

【现代研究】

1. 淡竹叶有清热解热、利尿消肿的作用，临床上常用于治疗热性病证；生石膏有抗炎、镇痛、解痉的作用；法半夏生物碱对大鼠棉球肉芽肿的形成以及二甲苯对小鼠耳廓肿胀、醋酸致小鼠毛细血管通透性的增加均有明显

的抑制作用；独活具有镇痛、镇静、催眠及抗炎作用；牛膝总皂普能明显减轻急性炎性反应，牛膝提取液能明显抑制角叉菜胶所致小鼠足肿胀，对急性痛风MSU所致的HUVEC具有很好的防治作用；淫羊藿总黄酮对角叉菜胶所致大鼠足肿胀及巴豆油所致肉芽组织增生能起到明显抑制作用；虎杖苷能够降低小鼠血尿酸及改善肾功能，能增加肾脏代谢尿酸的能力；土茯苓提取物能明显抑制小鼠接触性皮炎和绵羊红细胞所致的足趾炎症反应，能抑制二甲苯所致的小鼠耳壳及蛋清所致的小鼠足趾炎症反应；薏苡仁素具有解热镇痛作用，其作用与氨基比林类似；海风藤挥发油可提高小鼠对热板的耐受力，延长小鼠舔足时间；海桐皮对小鼠具有很好的镇痛作用；透骨草有明显镇痛作用，能有效缓解醋酸诱发的小鼠腹痛及热板引起的小鼠足痛；麦冬的水提物及皂苷类成分具有抗炎活性，能明显抑制二甲苯诱导的小鼠耳肿胀；知母皂苷BⅡ可以减少炎症因子如IL-1β、TNF-α及IL-6的生成，具有抗炎作用。

2. 实验研究：以清热通络方、秋水仙碱片、TAK-242（TLR-4抑制剂）干预急性痛风患者，采用RT-qPCR法及Elisa法分别检测两组患者治疗前后外周血单个核细胞（PB-MCs）中TLR-2、TLR-4、IL-1βmRNA及血清中IL-1β、IL-8、IL-10、IL-37水平变化。结果表明清热通络方治疗急性痛风性关节炎可能与相关TLRs/IL-1β通路有关，并影响下游炎症因子的表达，甚至具有直接降低相关炎症因子的作用，且优于对照组（秋水仙碱组）。

【用方经验】吴生元认为痛风急性期，湿热蕴结之证实际包含湿热与阴虚并存之机，其常用的清热通络方源于《伤寒论》竹叶石膏汤，于原方基础上加大生石膏剂量以清热泻火，改人参为南沙参以养阴和胃、益阴生津，再加入清热利湿、健脾补肾、通络止痛之品，组成清湿热与养阴津并行之方，标本同治，祛邪不伤正，扶正不助邪。

# 第六节　强直性脊柱炎

强直性脊柱炎（AS）是以骶髂关节和脊柱附着点炎症为主要症状的疾病。与 HLA-B27 呈强关联。如某些微生物（如克雷伯菌）与易感者自身组织具有共同抗原，可引发异常免疫应答。是四肢大关节，以及椎间盘纤维环及其附近结缔组织纤维化和骨化，以及关节强直为病变特点的慢性炎性疾病。本病起病缓慢，病程长，致残率高，其病因尚不清楚，目前缺乏特异性治疗手段。中医学认为本病属于"痹症"范畴内的骨痹、肾痹、历节风、竹节风等。中医学认为，肾主骨藏精，精生髓。如肾精充足，则骨髓生化有源，骨骼得髓之充养故坚固有力。反之，如肾精不足，则骨髓生化无源，骨骼即脆弱无力。肾精不足，一则肾阴虚，骨骼不坚；二则肾阳虚则卫外不固，容易感受外邪，致风湿寒邪乘虚而入于骨，即发生骨痹等。故其治疗原则宜驱风散寒，利湿通络，活血舒筋，补肾健骨。中医在治疗强直性脊柱炎方面有其优势与特点，本节介绍了名医名家在治疗强直性脊柱炎上的经验方。

## 痹通汤（朱良春经验方）

【组成】当归 10 g，鸡血藤 30 g，威灵仙 30 g，炙土鳖虫 10 g，炙僵蚕 10 g，乌梢蛇 10 g，地龙 10 g，蜂房 10 g，甘草 6 g。

【功效】益肾壮督，通络除痹。

【主治】强直性脊柱炎之寒湿内蕴。症见病程日久，伴腰膝酸软，头晕耳鸣，四末不温，畏寒肢冷等，舌淡，苔白，脉沉弱。

【加减】临证外感、六淫、七情、劳伤随证治之，兼寒湿者，治以益肾壮督、温经散寒，药用痹通汤加制川乌、制草乌、桂枝、片姜黄、熟附片等。沉寒痼疾者，加麻黄。夹湿者，加薏苡仁、泽泻、豆蔻等。血瘀者，加水蛭、桃仁、红花。双足踝水肿者，加麻黄连翘赤小豆汤。指端麻木者，加白芥子、

磁石。口干苔腻者，加胆星、竹沥夏。头昏耳鸣者，加杞子、菊花、天麻、川芎等。失眠者，加酸枣仁、首乌藤、黄连、肉桂等，酌情应用。骨椎退变者，加骨碎补、补骨脂、鹿角片。胸闷心悸者，加丹参、薤白头、降香。肤痒者，加地肤子、白鲜皮。血细胞减少者，加牛角腮、仙鹤草。关节软骨退变者，加皂角针、鹿衔草。兼湿热者益肾壮督、清泄湿浊，药用痹通汤加忍冬藤、萆草、拳参、毛冬青、知母、黄柏、生地黄、寒水石等。

【方解】方中扶正使用当归、鸡血藤补益气血，蜂房固本壮督、温煦肾阳，而逐邪则多用乌梢蛇、土鳖虫、僵蚕、地龙之类虫蚁搜剔之品，配合威灵仙软坚化瘀通络。整首方剂扶正与祛邪并重，标本同治，使正气充足，邪无容身之所，则阳得以运，气得以煦，血得以行顽疾斯愈矣。

【注意事项】阴虚患者药后有口干、咽燥现象，可用沙参、麦冬、石斛各 10 g 代茶泡饮。个别患者药后有肤痒或皮疹现象，为动物异体蛋白质过敏所致，轻者用徐长卿 15 g、地肤子 30 g 煎汤服用，重者须停药。

【现代研究】方中鸡血藤乙醇提取物（除去多酚类化合物）对除 COX-2 以外的与抗炎作用有关的酶均具有抑制作用，表明鸡血藤具有一定的抗炎作用。孙必强等研究表明威灵仙关节腔离子导入可能具有抑制炎症相关因子 NO、$PGE_2$ 的释放和增强 SOD 的活性来减缓 OA 的病变过程。汪梅娇等通过比较虫类药蜈蚣、地龙、土鳖虫的水提物的镇痛作用，采用热板法和扭体法实验比较，发现在热板法疼痛试验中地龙的镇痛作用强于土鳖虫，但在醋酸致小鼠扭体反应实验中的结果相反，土鳖虫的镇痛作用强于地龙，说明土鳖虫在短效镇痛效果中疗效较好；僵蚕具有催眠、抗惊厥、抗凝、降血糖、抑菌、抗肿瘤的作用；乌梢蛇具有抗炎、镇静、镇痛、抗惊厥作用；蜂房具有抗炎、促凝血、降压、

扩张血管、强心、抗肿瘤、抗菌作用；甘草具有镇痛、抗炎、类肾上腺皮质激素样作用、降血脂、保肝等作用。

【用方经验】朱良春在疑难杂病的辨证中提出了"久病多虚，久病多瘀，久痛入络，久必及肾"的理论。指出疑难病的治疗需扶正与逐邪并重。鉴于多数慢性病多会出现肾阳虚衰的征象，故扶正不仅要着眼于气血，更要考虑督脉与肾。肾藏精，主骨生髓，而督脉总督一身之阳气，益肾壮督可谓是治本之道，同时亦可调节机体免疫功能。

## 清热解毒除湿汤（王为兰经验方）

【组成】白花蛇舌草 30 g，半枝莲 15 g，虎杖 15 g，金银花 15 g，连翘 15 g，土茯苓 20 g，白鲜皮 10 g，牡丹皮 10 g，忍冬藤 10 g，桂枝 10 g，川乌 10 g，生甘草 10 g。

【功效】清热解毒，祛邪兼扶正。

【主治】强直性脊柱之热毒内结，急性发作期。症见背部强直，腰膝酸痛，烦热，汗出，局部灼热，苔黄，脉数。

【加减】汗出，大热，口燥渴，阳明经热盛者，加生石膏、知母，如不应，再加寒水石；大便秘结不通，腹痛拒按，阳明腑实者，加生大黄，不应，再加玄明粉冲服；口渴不饮，夜热较甚，发疹发斑，营血热盛者，加赤芍、紫草，不应，再加丹参、玄参、水牛角粉；身热，关节红肿疼痛，皮肤生疔疖疮痈者，加蒲公英、紫花地丁、山慈菇、野菊花、重楼、大青叶、天花粉；脊柱关节、筋骨疼痛重者，加延胡索；身体壮热，可用黄连、黄芩、黄柏、栀子、龙胆替代金银花、连翘。

【方解】本方以白花蛇舌草、半枝莲、虎杖为君药，白花蛇舌草甘淡而凉，入胃、大肠、小肠，功能清热解毒，消肿止痛，甘淡而不苦寒，不伤脾碍胃；半枝莲辛苦寒，擅于清热解毒，利湿退黄，凉血止血，疗蛊毒，治蛇咬，俗曰"家有半枝莲，可以伴蛇眠"，可知解毒之力甚强；虎杖酸凉入肝，功能清热利湿，活血通络，《中国医学大辞典》曰其："压一切热毒"，治"风在关节、瘀血、

血痛"。三药合用，共奏清热解毒之功，以直折嚣张之毒热之邪，为治疗强直性脊柱炎急性发作最为有效之配伍。以金银花、连翘为臣药，金银花、连翘辛凉之品，入于心、肺，清热解毒而透表于外，为疮家圣药。君臣相伍，既可清热解毒于内，又可透发于外，寓有消肿止痛之功。以土茯苓、白鲜皮、牡丹皮、忍冬藤、桂枝、川乌为佐药。土茯苓甘淡而平，入胃、大肠，功专解毒、利小便、除湿、利关节，用于热毒疮痛，热淋血淋，以及湿疹湿疮，瘰疬梅毒，有确切疗效。本药佐助君、臣以解毒、除湿，兼能祛风湿，利关节。白鲜皮气寒善行，味苦性燥，入脾胃，除湿热；入膀胱，利小便；入肺则能祛风胜湿。功专利水道，通关节，又为治疗皮肤病湿热痒疮之要药。本药与土茯苓合用，治疗因湿热引起的血沉加快有效，并同佐白花蛇舌草、半枝莲、虎杖、金银花、连翘，相辅而相成，共奏清热、解毒、除湿之功。桂枝、川乌为辛热之品，温补肾命，助阳化气，最能温通经脉，利关节，止疼痛，腰骶、膝关节疼痛非此不能解，湿、痰、浊气非此不能化，佐助君药、臣药，镇痛利关节，化气祛湿浊，并且防止全方大队清热之剂热遏冰伏之弊，取阴中有阳，寒中有热之意，乃相反而相成也。牡丹皮辛甘而寒，入心、肾、肝，善于清热凉血，破积血，通经脉，泻血中伏火，清血中之热，祛血中之毒，退骨蒸，除烦热。佐助君药、臣药，破经脉中瘀血、积血、热毒；并以其甘寒约制桂枝、川乌之辛热，不使其化燥伤阴，留连热邪。忍冬藤，辛凉，功同金银花，解毒之力虽不及金银花，但有通经活络的作用，可消除经脉、关节中风、湿、热邪而舒筋骨，止疼痛，治疗风湿热痹，关节红肿疼痛，屈伸不利等证之要药。是治疗强直性脊柱炎常用藤类药之一，在本方中佐助君药清热解毒，利关节，止疼痛之得力者。本方以甘草为使药，甘草甘温，入脾胃，益中气，保脾土，调和诸药，是为使药。君、臣、佐、使共奏清热解毒，化浊除湿，通经祛瘀，舒筋蠲痹之功。

【注意事项】半枝莲苦寒伤胃，胃肠虚弱者应慎用；虎杖有恶心、呕吐、腹泻的副作

用，用量最好不超过 20 g。

【现代研究】方中白花蛇舌草具有抗肿瘤、抗炎、抑制生精能力、保肝利胆作用；半枝莲具有利尿、扩张支气管、抗菌、利胆等作用。张海防等通过多种炎症模型进行实验，证明虎杖的醋酸乙酯提取物具有抗炎作用，作用机制可能是抑制炎症介质前列腺素 $E_2$（$PGE_2$）的合成、抑制细胞免疫及与垂体-肾上腺皮质系统有关。研究还发现，采用新鲜虎杖外洗可以治疗关节疼痛，效果比较显著。金银花具有广谱抗菌作用，促进白细胞吞噬作用，明显的抗炎解热等作用；连翘具有广谱抗菌、抗氧化、抗肿瘤、抗炎止痛、抗过敏活性等作用；土茯苓具有明显利尿、镇痛、抑菌及影响 T 淋巴细胞释放淋巴因子的炎症过程而选择性的抑制细胞免疫反应的作用；白鲜皮具有抑菌、解热、抗肿瘤的作用；牡丹皮具有抗炎、抗血小板聚集、镇静、镇痛、解痉、抗动脉粥样硬化、增加血流量等作用；忍冬藤具有抑菌、抗炎、解热、降低胆固醇、预防胃溃疡的作用；桂枝具有降温、解热、抑菌、健胃、缓解肠道痉挛、利尿、强心、镇痛、镇静、抗惊厥、止咳、祛痰的作用；川乌具有抗炎、镇痛、强心、降低血糖的作用；甘草具有镇痛、抗炎、类肾上腺皮质激素样作用、降血脂、保肝等作用。

【用方经验】服用本方，每周 5～6 剂，每 30 剂为 1 个疗程。服用 30 剂后，检查血沉、血常规，分析疗效。（服用 30 剂后，血沉不降，白细胞计数正常，症状减轻；或血沉下降，白细胞计数偏高，症状不减，仍继服 30 剂，以观后效。服用 30 剂后，血沉下降，白细胞计数正常，症状有变，则通过四诊、辨证，重新立方，但仍不离清热解毒除湿的大方向，参看气热、血热、毒热、痰浊而酌定处方，加减变化，继服 30 剂；血沉正常，血常规正常，症状基本消失，则在原方的基础上，适当的减少清热、温经通络之品，加入益气养阴之品，而成扶正祛邪之剂。直到血沉正常，症状基本消失，说明急性发作期已结束，开始进入缓解期。但绝不是痊愈，识得此理，至为关键。

# 养阴清热汤（王为兰经验方）

【组成】白花蛇舌草 15 g，金银花 15 g，重楼 10 g，生地黄 20 g，熟地黄 20 g，何首乌 20 g，地骨皮 10 g，炙龟甲 20 g，女贞子 20 g，狗脊 10 g，生续断 15 g，炙甘草 10 g。

【功效】清热养阴，兼以荣筋强骨。

【主治】强直性脊柱炎缓解期之余热伤阴证。症见项背强直，腰膝酸软，潮热自汗出，苔薄黄，脉细数。

【加减】若舌苔腻，脉滑有湿、有痰者，宜加杏仁、浙贝母、天竺黄等化痰之品；舌边尖有瘀点、瘀斑乃瘀血、蓄血之证，宜加丹参、牡丹皮、三七、水蛭活血化瘀之品；若有气短乏力，汗出之气虚证，则加太子参（或西洋参）、沙参养阴益气之品；若有梦多，遗精，盗汗肾不固藏者，宜加山茱萸、金樱子、桑螵蛸益肾涩精之品；若余热较甚，口干燥渴，咽红肿痛者，加板蓝根、知母、栀子、虎杖清热之品。

【方解】本方以生地黄、熟地黄、何首乌、炙龟甲为君药。生地黄甘苦而寒，归心、肾二经，养阴生津，清心火，泻燥热，消瘀而通经；大熟地黄甘而微温，滋肾水，补真阴，生精血，填骨髓，聪耳明目，荣筋壮骨；何首乌甘苦温涩，苦坚肾，温补肝，甘益血，涩敛精，功专强筋骨，乌须发，养阴血，填精髓；龟甲甘咸，水中至阴，补心益肾，滋阴潜阳，除骨蒸，壮筋骨。四药合成，清热养阴，生精养血，益心肾，濡筋骨，为治疗强直性脊柱炎明显型缓解期培本育根之良药。以白花蛇舌草、金银花为臣药。白花蛇舌草清热解毒，利水通淋，消肿止痛；金银花乃疮家圣药，辛凉透热解毒，两药相合，清热解毒之力尤胜，以冀尽除体内之余热，与君药相伍，成养阴清热之搭档。本方以草河车、地骨皮、女贞子、金狗脊、生续断为佐药。地骨皮甘淡而寒，降肺中伏火，清肝肾虚热，凉血而益阴，退有汗之骨蒸；女贞子甘苦而平，滋补肝肾之阴，强腰膝，明耳目，乌须发，二药合成，育阴凉血，除骨蒸，强腰膝，并佐助君药，加强养阴生津之力；重楼，苦

内科国医圣手时方

而寒，入肝、胃，清热解毒，消肿止痛，疗毒蛇咬伤最为有效，佐臣药以加强清热解毒之力；狗脊苦坚肾，甘益血，温养气，善强腰脊，坚筋骨，利俯仰，解痹痛；生续断苦温补肾，辛温补肝，宣通血脉而理筋骨，续骨折。狗脊与续断合用，益肾强腰脊，利关节，治疗强直性脊柱炎脊柱邪侵受害之隐伤，补君、臣药养阴清热所不逮者。以甘草调和诸药为使。诸药合和，成清热养阴，通利关节，荣筋强骨之功。

【注意事项】孕妇慎用。

【现代研究】方中白花蛇舌草具有抗肿瘤、抗炎、抑制生精能力、保肝利胆作用；金银花具有广谱抗菌作用，促进白细胞吞噬作用，明显的抗炎解热等作用；重楼具有止血、抗肿瘤、抗氧化、抗菌、抗炎、收缩子宫、保护血管内皮细胞等作用；生地黄具有降压、镇静、抗炎等作用；熟地黄具有降低血压、改善肾功能、增强免疫、抗氧化等作用；制何首乌具有镇静催眠、促进免疫功能、防治动脉粥样硬化等作用；地骨皮具有降血糖、降血脂、免疫调节、抑菌、明显提高痛阈等作用；龟甲具有增强免疫力、抗凝血、扩张冠脉、提高耐缺氧能力、升白细胞的作用；女贞子具有增强免疫、降血脂、抗动脉粥样硬化、抗衰老、利尿、强心、降血糖、保肝、抗炎等作用；狗脊具有调节心肌代谢、止血、抗血小板聚集、抗炎、抗风湿、抗肿瘤的作用；续断具有抗氧化、抗炎、抗病毒、安胎等作用；甘草具有镇痛、抗炎、类肾上腺皮质激素样作用、降血脂、保肝等作用。

【用方经验】王为兰抓住强直性脊柱炎的病机，用中医学理论指导配伍，灵活运用清热解毒药创立了此方，治疗强直性脊柱炎可发挥缓解症状的作用，使炎性指标降低。通过大量临床并属湿热阻络证加减应用均取得理想疗效。

## 温阳解毒汤（王为兰经验方）

【组成】巴戟肉 15 g，补骨脂 15 g，生鹿角 20 g，肉苁蓉 20 g，淫羊藿 10 g，沙苑子 10 g，炒杜仲 10 g，菟丝子 10 g，大熟地黄 20 g，白花蛇舌草 20 g，紫花地丁 15 g，土茯苓 15 g，丹参 15 g，白芥子 10 g，炙甘草 6 g。

【功效】温阳解毒，蠲痹通络。

【主治】强直性脊柱炎缓解期之阳虚余热未解证。症见背部强直，腰膝酸软，潮热自汗出，苔薄黄，脉细数。

【加减】若四肢厥逆，小便清长，脉沉微，阳虚寒盛者，加炮附子、肉桂；若腰痛明显，有晨僵者，宜加延胡索、葛根、狗脊；腰膝酸软无力，阳痿早泄者，以鹿角胶易生鹿角，并加山茱萸、金樱子；若气短乏力，倦怠，纳呆气虚脾弱者，加党参、白术、生黄芪；肢节酸沉，舌苔腻，脉有滑象属湿浊毒盛者，加生薏苡仁、防己、车前草。

【方解】本方以生鹿角、巴戟肉、补骨脂为君药。巴戟肉甘辛微温，温补肾阳，益精气，除风湿；补骨脂辛苦大温，入心包、命门，补益肝肾，暖丹田，壮元阳，疗腰膝冷痛，涩精止泻；生鹿角，补肾壮阳之力逊于鹿茸，甘温纯阳，养血助阳，生精补髓，强筋健骨，行血消肿，共为君药，补肾壮阳，至为平稳。肉苁蓉、淫羊藿、沙苑子、菟丝子、炒杜仲为臣药。肉苁蓉甘酸咸温，益髓强筋，润肠通便，补阳而不燥，滋润而不腻；淫羊藿辛香甘温，入肝肾，补命门，益精气，坚筋骨，祛风而除湿，疗男子阳痿，女子宫冷之上品；沙苑子苦温补肝益肾，固精明目；炒杜仲补肾益肝，强壮筋骨并能安胎，为治疗肾阳虚腰痛之首选药；菟丝子甘辛和平，温而不燥，既能补阳，又能滋阴，涩精气，助筋脉，长气力，平补之品。五药合成，辅助君药以补肾阳，强筋骨，合为治疗强直性脊柱炎阳虚者之中流砥柱。以大熟地黄、白花蛇舌草、紫花地丁、土茯苓、丹参、白芥子为佐药。大熟地黄纯明滋腻之品，以防君臣药阳复生燥之弊；白花蛇舌草、紫花地丁为清热解毒之品，以清除余热之邪；土茯苓解毒、利湿、蠲浊；白芥子清除顽固痰涎；丹参功同四物，活血化瘀，皆祛邪治标之品，为君药之得力佐助者。甘草为使，调和诸药。

【注意事项】孕妇慎用。

【现代研究】方中巴戟天具有促肾上腺皮

质激素样作用；补骨脂具有促进骨髓造血、增强免疫和内分泌功能，发挥抗衰老的作用；鹿角具有抗氧化、抗应激、增加心输出量的作用；肉苁蓉具有激活肾上腺、释放皮质激素、增强下丘脑-垂体-卵巢的促黄体功能而不影响自然生殖周期的内分泌平衡的作用；淫羊藿具有增加内分泌系统的分泌功能、调节细胞代谢、增强体能和耐冻时间、降压作用；沙苑子具有增强机体特异性与非特异性免疫功能、降血脂、保肝、抗肝纤维化、抗癌、抗疲劳、延缓衰老、抗辐射等作用；菟丝子具有性激素样作用、抗肝损伤、调节免疫、清除氧自由基、抗衰老、抗脑缺血、降血糖、降血脂等作用；熟地黄具有降低血压、改善肾功能、增强免疫、抗氧化等作用；白花蛇舌草具有抗肿瘤、抗炎、抑制生精能力、保肝利胆作用；紫花地丁具有抗炎、体外抑菌、抗凝血、抗病毒、调节免疫、抗氧化等作用；土茯苓具有利尿、镇痛、抑菌、抑制肿瘤、抑制细胞免疫、缓解汞中毒、拮抗棉酚毒性；丹参具有抗心律失常、扩张冠脉、调节血脂、改善微循环、抗血小板聚集、护肝、抗炎镇痛、镇静、抗过敏等作用；白芥子具有发泡、祛痰、抑菌、抗衰老、辐射保护等作用；甘草具有镇痛、抗炎、类肾上腺皮质激素样作用、降血脂、保肝等作用。

【用方经验】王为兰认为病至缓解期，如何辨证论治乃是关键，辨证要辨明虚的性质，虚的程度，属气虚，属津亏，属阴虚，属阳虚，属气血虚。辨明余热的性质，属热、属毒，以及瘀血、痰湿的有无，施治方能切中病情。如虚象虽有而余热未清，则补益之中必须合以清热解毒，如果只见虚不见余热，纯予补益，不但补不上，余热每能借补引起复燃。

## 益肾通督汤（王为兰经验方）

【组成】鹿角胶 10 g，龟甲胶 10 g，狼狗骨胶 10 g（以上 3 药均烊化兑服），淫羊藿 10 g，巴戟肉 10 g，补骨脂 10 g，菟丝子 10 g，炒杜仲 10 g，大熟地黄 20 g，枸杞子 10 g，山茱萸 10 g，女贞子 10 g，当归 10 g，

白芍 10 g，炒白芥子 10 g，水蛭 10 g，蜈蚣（研面，冲服）2 条，细辛 5 g，降香 6 g，川乌 6 g。

【功效】补肾填精，通调督脉，兼强筋健骨。

【主治】强直性脊柱炎缓解期，肾阴阳两虚，督脉瘀滞证。症见腰膝酸软，肢体乏力，精神疲乏，小便清长，舌紫，苔薄白，脉细涩。

【方解】方中鹿角胶、淫羊藿、巴戟肉、补骨脂、菟丝子、炒杜仲温补肾阳。其中鹿角胶纯阳之物，专补元阳，又可填精益髓，补阴中之阳，通督脉，生精血，强筋骨，还有活血消肿之力。淫羊藿入肝肾，补命门，益精气，坚筋骨。补骨脂补益肝肾，暖丹田，壮元阳，为温阳补肾之上品。巴戟肉入肾经血分，温补肾阳，强阳益精，壮骨荣筋，除风胜湿。菟丝子药性平和，温阳益精，温而不燥，既能补阳又能补阴，平补之品可以久用。炒杜仲补肝虚，益肾阳，强筋健骨。龟甲、熟地黄、枸杞子、山茱萸、女贞子、当归、白芍补肾阴填精髓。其中龟甲性平，补益肝肾之阴要药，充养督脉，强筋壮骨。熟地黄滋肾水，补真阴，生精血，填骨髓，荣筋壮骨，此乃大补阴血之上品。枸杞子配菟丝子两药甘平，补肾固精，养肝明目，两药不温不燥，补而不腻。山茱萸甘温酸涩，补肾阴，益肝血，强阴助阳。女贞子平补之品，滋补肝肾之阴，强腰膝，除骨蒸。当归甘温和血，疗一切血证，死血可化，血虚可养。水蛭、炒白芥子、狼狗骨胶、蜈蚣、细辛、川乌祛邪通督。水蛭咸平，水中血肉有情之品。狼狗骨胶散寒祛风定痛力强，又有强筋健骨之力，用于久病邪入筋骨者最佳。白芥子辛温气锐，性善走窜，能化寒湿凝聚之老痰，善搜筋间骨骱顽痰，豁痰利气，通行透达经络。细辛通行十二经，善治头痛脊强。蜈蚣通达经脉，其搜风剔邪，活血化瘀。川乌辛而大热，走而不守，具纯阳之性，是通行十二经，祛风散寒，除湿定痛之奇药。方中 6 味祛邪之品散寒、祛风、活血、祛痰多方位祛邪，多渠道通督。

【加减】若四肢厥逆，下利清谷，脉微

细，命火虚衰较甚者，宜加温补肾阳之品，如附子、肉桂、草乌等；若五心烦热，骨蒸生躁，阴虚精亏明显者，宜加养阴生精之品，如鳖甲、墨旱莲、牛脊髓、猪脊髓、紫河车等；若身乏易倦，动则气喘，中气亏甚者，宜加补中益气之品，如人参、白术、炙甘草、党参、黄芪；若面部苍白不华，口唇淡白，脉细，血虚明显者，宜加大补有形之血之品，如黄芪、阿胶等；若痰多黏稠者，加豁痰之品，如胆南星、猪牙皂、天竹黄等；若胸脘痞闷，舌苔厚腻水滑，湿浊较重者，宜加疏中化浊之品，如佩兰、砂仁、薏苡仁等；若有邪热内生，在气分则加生石膏、知母，或黄芩、黄连、龙胆之属，在血分则加生地黄、玄参、水牛角之属。

【注意事项】孕妇慎用。

【现代研究】方中鹿角胶具有抗氧化、抗应激、增加心输出量的作用；龟甲具有增强免疫力、抗凝血、扩张冠脉、提高耐缺氧能力、升白细胞的作用；狗骨胶有抑制炎症的作用；淫羊藿具有增加内分泌系统的分泌功能、调节细胞代谢、增强体能和耐冻时间、降压作用；巴戟天具有促肾上腺皮质激素样作用；补骨脂具有促进骨髓造血、增强免疫和内分泌功能，发挥抗衰老的作用；菟丝子具有性激素样作用、抗肝损伤、调节免疫、清除氧自由基、抗衰老、抗脑缺血、降血糖、降血脂等作用；杜仲具有促进骨髓基质细胞增殖及向成骨细胞分化，利于骨折愈合、镇静镇痛、保肝、延缓衰老、抗应激、抗肿瘤、抗病毒、抗紫外线损伤等作用；熟地黄具有降低血压、改善肾功能、增强免疫、抗氧化等作用；枸杞子具有增强免疫、降血压、降血脂、降血糖、保护肝肾功能、抗应激等作用；山茱萸具有抗溃疡、镇痛、调节血压、抗血小板聚集、抗血栓、保护心肌缺血等作用；女贞子具有增强免疫、降血脂、抗动脉粥样硬化、抗衰老、利尿、强心、降血糖、保肝、抗炎等作用；当归具有扩张血管、增加血流量、抗血栓等作用；白芍具有增强免疫、抗炎、镇痛、解痉等作用；白芥子具有发泡、祛痰、抑菌、抗衰老、辐射保护等作用；水蛭具有抗凝血、降血压、降血脂、消

退动脉粥样硬化板块、增加心肌营养性血流量、促进脑血肿吸收等作用；蜈蚣具有抗惊厥、抑菌、改善微循环、延长凝血时间、降低血黏度、镇痛、抗炎的作用；细辛具有解热、抗炎、镇静、抗惊厥、抗菌、强心、扩张血管、松弛平滑肌、增强脂代谢、调节血糖等作用；降香具有舒张血管、增加冠脉流量、抗氧化、抗炎、抗肿瘤等作用；川乌具有抗炎、镇痛、强心、降低血糖的作用。

【用药经验】王为兰认为强直性脊柱炎缓解期出现肾阴阳两虚，督脉瘀滞，治宜补肾填精，通调督脉，兼强筋健骨。而这者荡也，力猛速效，且便于加减变化，故多用汤剂，本方名为益肾通督汤，在临床应用时，因时、因地、因人、因证而变，取丸者缓也，常作丸药，名曰益肾通督丸。隐匿型不论何种证候，病情稳定时，也多以益肾通督丸收功，治病求本之剂也。

## 补肾壮督经验方（阎小萍经验方）

【组成】狗脊 30 g，骨碎补 20 g，补骨脂 15 g，续断 20 g，桑寄生 20 g，淫羊藿 12 g，桂枝 10 g，白芍 12 g，知母 15 g，防风 12 g，姜黄 12 g，延胡素 15 g，独活 10 g，郁金 15 g，香附 15 g，青风藤 20 g，鸡血藤 15 g，炙穿山甲 15 g。

【功效】补肾强督，活血通络。

【主治】强直性脊柱炎肾虚督寒、瘀血阻络证。症见腰骶、左髋关节、臀深部疼痛，活动略有受限，无晨僵，腰膝酸软，畏寒喜暖，纳眠可，二便调，舌暗，苔白，脉沉弦。

【加减】热痹证者，加秦艽、忍冬藤、桑枝、络石藤、苍术、黄柏、牛膝、薏苡仁；如关节肿痛兼有积液者，可加茯苓、泽兰、泽泻、白术、寒水石；寒痹证见关节冷痛者，选用鸡血藤、青风藤、海桐皮；若寒甚重痛不移、四末不温者，加淫羊藿、制附片，畏寒重伴脊背冷痛不舒者，加炙麻黄、干姜；颈项僵痛不舒、活动受限者，加葛根、防风、伸筋草、白僵蚕。

【方解】狗脊为坚肾益血、壮督脉、利俯仰之要药，故为君药。骨碎补坚肾壮骨、行

血补伤、止痛消肿，补骨脂补命门，纳肾气、益肾温阳，续断可补肝肾、强腰膝，桑寄生既能补肝肾、强筋骨，又可祛风湿、调血脉，杜仲补益肝肾而通利下肢关节，鹿角片益肾生精、壮督强腰，两药并用，阴阳双补，益肾养肝荣筋，对久痹骨损筋挛肉削、屈伸不利、关节变形者最适合，以上药物均为臣药。桂枝解肌通阳、助卫实表、祛除外邪，芍药敛阴液、养营血；羌活散风除湿为太阳经药，主治督脉为病，脊强而厥；独活辛散通达，胜湿活络、蠲痹止痛；知母滋肾阴制约温补药物的燥热之性；防风、薏苡仁、泽泻等祛风除湿。

【注意事项】实热证禁用。

【现代研究】方中狗脊具有调节心肌代谢、止血、抗血小板聚集、抗炎、抗风湿、抗肿瘤的作用；骨碎补有显著的抗炎抗肿作用，而且止痛作用显著，不仅能治疗骨关节炎患者的红、肿、热、痛症状，还能改善关节活动能力使疾病快速康复；补骨脂具有促进骨髓造血、增强免疫和内分泌功能，发挥抗衰老的作用；续断具有抗氧化、抗炎、抗病毒、安胎等作用；桑寄生具有降压、扩张冠脉、减慢心率、利尿、抑菌的作用；淫羊藿具有增加内分泌系统的分泌功能、调节细胞代谢、增强体能和耐冻时间、降压作用；桂枝具有降温、解热、抑菌、健胃、缓解肠道痉挛、利尿、强心、镇痛、镇静、抗惊厥、止咳、祛痰的作用；白芍具有增强免疫、抗炎、镇痛、解痉等作用；知母具有不同作用的抑菌、降血糖、抗肿瘤作用；独活具有抗炎、镇痛、镇静、抗血小板聚集、降压、抗肿瘤的作用；防风具有解热、抗炎、镇静、镇痛、抗惊厥、抗过敏、增强免疫等作用；姜黄具有抗肿瘤、抗炎、抗纤维化、抗氧化、抗抑郁等作用；延胡索具有镇痛、催眠、镇静、安定、扩张血管、增加血流量、松弛肌肉等作用；独活具有抗炎、镇痛、镇静、抗血小板聚集、降压、抗肿瘤的作用；郁金具有保护肝细胞、促肝细胞再生、抑制肝细胞氧化、抑制血小板聚集、抗炎止痛等作用；香附具有护肝、降血压、强心、抗菌、解热镇痛、抗炎、抗肿瘤等作用；鸡血藤能降低血管阻力、抗血小板聚集、降低胆固醇、抗动脉硬化、抗炎、调节免疫、镇静催眠、抗早孕、促进小鼠肾总磷代谢的作用；青风藤具有抑制血小板活化因子、抗炎、抗氧化、抗肿瘤等作用；穿山甲具有抗凝血、降低血液黏度、扩血管壁、降低外周阻力、增加大动脉血流量、抗炎、抗心肌缺血、升白细胞的作用。

【用方经验】阎小萍认为本病为肾精不足，髓海空虚，则骨失充养；督主一身之阳，有赖肾阳温煦，肾阳虚则督脉失煦，阴精亏则筋失荣润、骨失淖泽、经脉亏虚而易受邪侵，故阎教授以"补肾强督"立法，自拟补肾壮督方，体现了治病求本的特点。

## 尪痹汤（曹贻训经验方）

【组成】独活 9 g，桑寄生 15 g，青风藤 15 g，络石藤 15 g，千年健 9 g，全蝎 9 g，地龙 9 g，延胡素 9 g，葛根 15 g，白芍 15 g，当归 15 g，生黄芪 20 g，川芎 10 g，续断 15 g，狗脊 15 g，补骨脂 15 g，老鹳草 15 g，党参 15 g，杜仲 15 g，威灵仙 15 g，甘草 6 g。

【功效】补肝肾、益气血、祛风散寒、活血通络止痛。

【主治】强直性脊柱炎。症见腰背僵硬，痛无定处，活动不利，俯仰困难，恶风，畏寒肢冷，少气乏力，腰膝酸软等，舌质淡，苔薄白，脉弦者。

【加减】对于风寒湿痹型患者，加穿山龙以增强舒筋活络之功效，加白芥子、桂枝以温通经阳，祛风胜湿。对于热痹滞型患者，加入金银花、蒲公英、板蓝根以清热解毒，青蒿、知母、秦艽以清退虚热，黄柏、土茯苓以燥湿解毒，牡丹皮以清热凉血滋阴。对于肝肾亏损患者，加入枸杞子、熟地黄、鳖甲以奏滋补肝肾之功。

【方解】本方以独活、桑寄生、桂枝、青风藤、络石藤、千年健、老鹳草为君药，可祛风散寒、舒筋活络、通阳行痹。全蝎、地龙为搜剔之品，可祛经络之瘀，使瘀闭开通，经络通畅；延胡索理气止痛；葛根不但为督

内科国医圣手时方

脉引经之品，而且配以白芍、甘草解肌止痛，诸药共为臣药。又佐以狗脊、续断、补骨脂滋补肝肾；生黄芪、当归、白芍、川芎益气养血。甘草调和诸药。

【注意事项】虚热证禁用。

【现代研究】方中独活具有抗炎、镇痛、镇静、抗血小板聚集、降压、抗肿瘤的作用；桑寄生具有降压、扩张冠脉、减慢心率、利尿、抑菌的作用；青风藤具有抑制血小板活化因子、抗炎、抗氧化、抗肿瘤等作用；络石藤具有抗炎镇痛、抗疲劳、镇静催眠、抗氧化、降血脂、抗肿瘤等作用；千年健具有抗炎、镇痛、抗组胺、抗凝血、抑菌作用；全蝎具有抗癫痫、抗惊厥、抑制血栓形成、抗凝血、镇痛等作用；地龙具有解热、镇静、抗惊厥、舒张支气管、降压等作用；延胡索具有镇痛、催眠、镇静、安定、扩张血管、增加血流量、松弛肌肉等作用；葛根具有对抗垂体后叶素引起的急性心肌缺血、增加冠脉血流量和脑血流量、降低心肌耗氧量、抑制血小板聚集、解痉、解热等作用；白芍具有增强免疫、抗炎、镇痛、解痉等作用；当归具有扩张血管、增加血流量、抗血栓等作用；黄芪具有促进机体代谢、抗疲劳、调节血糖、增强免疫、抗病毒、抗菌、扩血管、降低血压、降低血小板黏附力、减少血栓形成、降血脂、抗衰老、抗缺氧、保肝等作用；川芎具有扩张血管、增加血流量、改善微循环、抗血小板聚集、预防血栓、镇静、降血压、抗炎、利胆等作用；续断具有抗氧化、抗炎、抗病毒、安胎等作用；狗脊具有调节心肌代谢、止血、抗血小板聚集、抗炎、抗风湿、抗肿瘤的作用；补骨脂具有促进骨髓造血、增强免疫和内分泌功能、发挥抗衰老的作用；老鹳草具有抗炎、抑制免疫、镇痛、抗肿瘤、抗氧化、抗病毒、抑菌、镇咳等作用；党参具有增强免疫、调节胃肠运动、抗溃疡、兴奋呼吸中枢等作用；杜仲具有促进骨髓基质细胞增殖及向成骨细胞分化、利于骨折愈合、镇静镇痛、保肝、延缓衰老、抗应激、抗肿瘤、抗病毒、抗紫外线损伤等作用；威灵仙具有镇痛、抗利尿、抗疟、降血糖、降压、利胆、抑菌、软化骨刺、松弛咽

及食管平滑肌、增强食管蠕动、引产的作用；甘草具有镇痛、抗炎、类肾上腺皮质激素样作用、降血脂、保肝等作用。

【用方经验】曹贻训提出外邪内侵是该病的发病诱因，正气亏虚是发病的重要内因。本病具有本虚标实的临床特征，肝肾亏损是其重要病机转归。应以祛邪通痹、益肾养血为治疗大法，滋补肝肾、益气养血以固其本，祛风散寒、活血通络、行痹止痛以治其标，标本兼顾，共奏奇效。

## 通痹灵（陈纪藩经验方）

【组成】桂枝 12 g，白芍 15 g，知母 12 g，防风 12 g，炙麻黄 12 g，白术 15 g，水牛角 30 g，玉竹 15 g，制乳香 12 g，制没药 15 g，蜈蚣 12 g，制马钱子 0.4 g，制川乌 12 g，生姜 6 g，甘草 9 g。

【功效】祛风除湿，温经散寒，滋阴清热，活血通络。

【主治】强直性脊柱炎。症见肢节疼痛、身体尪羸、脚肿如脱、头眩短气、温温欲吐者。

【加减】湿重者，加萆薢、茵陈、泽泻、威灵仙、木瓜；热盛者，加忍冬藤、白花蛇舌草、赤芍、生地黄、柴胡等；风气盛者，加防风、羌活、川芎、鸡血藤；疼痛剧烈、瘀阻明显者，加三七、丹参、姜黄、泽兰、穿山甲。

【方解】本方由桂枝芍药汤加味而成，寒温并用，攻补兼施，具祛风除湿、活血化瘀、通络止痛及补益肝肾、强壮筋骨之功。方中桂枝、麻黄、乌头通阳宣痹、温经散寒；麻黄得白术可除表里之湿；麻黄配乌头可散表里之寒；白芍合知母以益阴清热；配甘草以酸甘化阴；伍白术则益气和阴养血；玉竹得白芍相助，养阴生津，以滋润筋骨；蜈蚣性善走窜，内走脏腑，外达经络，凡气血凝聚之处皆能开之，尤能透骨搜风、剔络除邪；乳香、没药相须为用，能宣通脏腑、透达经络、活血化瘀、舒筋活络止痛；防风善祛风消肿；马钱子通络消肿止痛、可散血热；生姜、甘草和中调药。全方共奏祛风散寒、除

湿清热、和营益气、化瘀通络之效。

【注意事项】实热证禁用。

【现代研究】

1. 现代药理作用表明桂枝具有降温、解热、抑菌、健胃、缓解肠道痉挛、利尿、强心、镇痛、镇静、抗惊厥、止咳、祛痰的作用；白芍具有增强免疫、抗炎、镇痛、解痉等作用；知母具有不同作用的抑菌、降血糖、抗肿瘤作用；防风具有解热、抗炎、镇静、镇痛、抗惊厥、抗过敏、增强免疫等作用；麻黄具有解热发汗、镇咳平喘、利尿、免疫抗炎、抗菌、抗病原微生物、镇痛、抗肿瘤等作用；白术具有调节胃肠道、抗溃疡、增强免疫、保肝、利胆、利尿、降血糖、抗凝血、抗菌、镇静等作用；水牛角粉及提取液均具有解热、镇静、强心、降血压、抗感染、止血等作用；玉竹具有降血糖、抗氧化、提高免疫力、降血脂并有类似肾上腺皮质激素样作用；乳香具有镇痛、抗炎消肿、抗菌、抗氧化活性、抗胃溃疡、降低血小板黏附性、抗肿瘤等作用；没药具有降血脂、镇痛、抗肿瘤、抗菌消炎、抑制子宫平滑肌收缩、保肝等作用；蜈蚣具有抗惊厥、抗菌、改善微循环、延长凝血时间、降低血黏度、镇痛、

抗炎等作用；制马钱子具有兴奋脊髓反应、兴奋延髓的呼吸中枢及血管的运动中枢、提高大脑皮质感觉中枢等作用；川乌具有抗炎、镇痛、强心、降低血糖的作用；甘草具有镇痛、抗炎、类肾上腺皮质激素样作用、降血脂、保肝等作用。

2. 实验研究：通痹灵在抗炎镇痛方面与非甾体抗炎药吲哚美辛具有相同的作用，且未出现任何毒副反应。在消除肿胀、缩短晨僵时间、改善腰椎活动功能、缩短指地距离以至整体关节功能方面均比吲哚美辛显著改善实验指标；X线骶髂关节积分下降，对AS的骨质破坏有稳定、改善的保护作用。可见，通痹灵治疗AS具有抗炎镇痛、改善临床症状、体征、调节免疫功能、保护骨质、阻止病情发展的作用。

【用方经验】陈纪藩认为本虚标实为其基本病机，本方由经方桂枝芍药知母汤加味而成。该方寒温并用，攻补兼施，具祛风除湿、活血化瘀、通络止痛及补益肝肾、强壮筋骨之功。经临床应用，实践证明治疗强直性脊柱炎、类风湿关节炎疗效显著，其作用机制可能为消炎止痛、调节免疫功能、改善体质。

# 第七节　骨关节炎

骨关节炎（OA）又称骨关节病、退行性关节炎。多累及负重关节和易被磨损的关节，如手、膝、髋、足、颈椎和腰椎关节等，临床以受累关节的疼痛、压痛、骨性隆起或肥大，活动时摩擦音、关节肿胀或积液、晨僵、功能障碍或畸形为特点。关节疼痛为最主要的症状，常隐匿发作，缓慢进展，早期仅在活动初时疼痛，活动后疼痛可减轻，休息后疼痛可缓解；后期疼痛为持续性，病情严重者，即使在休息时亦痛，常伴有夜间痛。本病属中医学"骨痹""腰腿痛"范畴。认为肝肾亏虚、精血不足是膝骨痹发病之本，风、寒、湿外邪闭阻经络是标。故治疗本病，关键在于抓住本虚标实的特点，从补益肝肾入

手，兼顾祛风除湿。目前西医治疗以缓解疼痛、营养关节软骨、必要时手术治疗为主。中药治疗骨关节炎安全、廉价、有效，临床运用广泛。本节介绍了名医名家在治疗骨关节炎的经验方。

## 加味四神煎（房定亚经验方）

【组成】金银花30 g，生黄芪30 g，远志6 g，石斛30 g，牛膝15 g，蜈蚣2条，生甘草10 g，白芍30 g。

【功效】清热解毒，补气养阴，化痰活血。

【主治】急性膝骨关节炎证属毒热兼夹气

阴亏虚之证。症见膝关节肿胀疼痛、不可触近，局部灼热或肤色发红，常伴有乏力，口渴，汗出，心烦，大便干，小便黄，舌质多红，苔黄或黄腻，脉弦数或滑数。

【加减】辨证加减：热毒蕴结，常用虎杖、山慈菇、白花蛇舌草、青风藤、虎杖、黄芩、水牛角、玄参；痰瘀互结，常用防己、豨莶草、蜂房、当归、木瓜、赤芍、薏苡仁、萆薢；肝肾不足，常用紫河车、枸杞子、杜仲、仙鹤草、菟丝子、龟甲、桑寄生、鳖甲、五味子、淫羊藿；阳虚寒凝，常用附子、生麻黄、乌梢蛇、鹿角霜；兼有寒湿，用乌头、桂枝、苍术、淫羊藿、紫河车；口干，常用枸杞子、百合、紫河车、菟丝子、知母、北沙参、麦冬、灵芝、仙鹤草、五味子。

【方解】本方由《验方新编》"四神煎"化裁而来。该方重用生黄芪为君，其味甘，性微温，归脾、肺经，具有补气升阳、益卫固表、托毒利水之功效。常用于气虚血滞所导致的肢体麻木、关节肿痛等症。本方取其既可补气通痹，又可解肌托毒之功，标本兼顾。石斛味甘，性微寒，归胃、肾经，具有养阴、清热、明目、强腰膝的作用。故本方臣以石斛，助芪除痹。金银花味甘，性寒，归肺、胃、大肠经，具有清热解毒，疏散风热的功效。本品能清经络中的风、湿、热邪而止疼痛，故常用于风湿热痹。牛膝味苦、酸，性平，归肝、肾经，具有活血祛瘀、补益肝肾、强壮筋骨、引血下行的功效。本品既能补肝肾、强筋骨，又能通血脉而利关节。故治疗腰膝、关节酸痛为其专长。两者共为佐药。本方择远志为使，其味辛、苦，性微温，归肺、心经，具有益智安神、散瘀化痰、长肌肉、助筋骨的功效。白芍、生甘草、蜈蚣缓急止痛。且蜈蚣还具有活血通络之效。诸药合用，共奏清热解毒，补气养阴，化痰活血之功效。

【注意事项】服用本方部分患者易出现腹泻，脾虚者慎用。方中蜈蚣可能出现皮肤瘙痒皮疹，需停药。

【现代研究】方中金银花具有抗炎、解热、保护肝脏、调节免疫、抗生育、降血脂、兴奋中枢、抗肿瘤、促进消化、抗疱疹病毒

等作用。黄芪具有免疫调节、降血糖、镇静镇痛、抗病原微生物、促进骨髓造血功能、减少尿蛋白、改善肾功能、保护肝脏、促进肠道消化、抗肿瘤、抗氧化等多种药理功效。远志具有益智、助眠、抗惊厥、刺激胃黏膜、反射性增加支气管分泌而祛痰、兴奋子宫、抗肿瘤、抗病原微生物、降压等作用。石斛具有增强免疫、抗白内障、促进腺体分泌、低浓度兴奋肠管、高浓度抑制肠管、解热、镇痛、扩张微血管、增加血流、增强心肌收缩力等作用。川牛膝具有抗生育、蛋白同化、降血糖、影响子宫收缩、延长大鼠血浆复钙时间、明显阻滞血管紧张素Ⅱ受体等作用。蜈蚣具有镇痛、抗惊厥、抗痉、增强免疫、抗炎、强心、降压、抗肿瘤、抗真菌等作用。甘草具有肾上腺皮质激素样作用、调节机体免疫功能、抗溃疡、解痉、保肝、镇咳、抗炎、抗变态反应、抗病原微生物、解毒、抗心律失常、降血脂、抗动脉粥样硬化、抗肿瘤等作用。白芍具有保护肝脏、抗氧化、镇静、镇痛、抗惊厥、增强免疫功能、抗炎、抗菌、抗病毒、抑制胃肠运动、扩张冠脉、保护缺血心肌、降低外周血管阻力、降压、对抗高氮质血症、蛋白尿和低蛋白血症、解热、降温、改善记忆、促进胞外钙内流、较高浓度促进胞内钙外排、提高耐缺氧、抑制Ⅳ型变态反应、诱导细胞凋亡、改善抑郁症状、对抗上睑下垂等作用。

【用方经验】本方是房定亚治疗急性膝骨关节炎的经验方。房定亚认为，骨性关节炎是因年老气血渐衰，过劳耗气，运化无力引起局部痰瘀互生，化热而致关节红肿。以气虚为本，以热毒、痰瘀为标，是本虚标虚、虚实夹杂之证。故治疗上既要补气，又要清热散结，标本兼治。著名中医学家岳美中先生也在其《医论集》中写到"膝关节红肿疼痛，步履维艰，投以《验方新编》四神煎恒效"。原方剂量较大，煎煮繁琐，临床应用可以从小剂量开始，之后逐渐加重用量，以避免用量过大出现不良反应，方中黄芪用量最为关键，用量增大可能提高疗效，常用 60～100 g。金银花可以同煎，不必后下。远志用量大于 15 g 时，部分患者有恶心呕吐或胃部

不适感，减量或停药后症状消失。

## 补中桂枝汤（吴生元经验方）

【组成】黄芪 30 g，党参 30 g，当归 20 g，陈皮 10 g，炙升麻 10 g，柴胡 15 g，白术 15，桂枝 15 g，白芍 15 g，海桐皮 10 g，海风藤 10 g，淫羊藿 15 g，薏苡仁 15 g，生姜 10 g，大枣 10 g，甘草 10 g。

【功效】补益气血，通络祛邪。

【主治】骨关节炎证属气血不足、寒湿痹阻证。症见肢体、关节酸痛，劳累后或活动后加重，或关节局部肿胀，屈伸不利；局部畏寒，遇寒痛增，肢体麻木、四肢乏力，形体虚弱，面色无华，纳呆，尿多便溏；舌淡，苔薄白，脉沉细或沉虚而缓。

【加减】血脉瘀阻者，加用丹参、苏木、赤芍等；肝血虚者，重用当归、白芍各 30 g；肾阳虚者，加入淫羊藿、巴戟天、制附子等；兼有风邪者，加海桐皮、海风藤等；寒湿明显者，加羌活、独活、苍术、制附子、薏苡仁等；病在上肢用秦艽为引；病在下肢以牛膝为引；久病者，可酌情加入僵蚕、乌梢蛇等虫类药疏风通络散结止痛。

【方解】本方由金代李东垣《脾胃论》补中益气汤与汉代张仲景《伤寒论》桂枝汤合方而成，方中黄芪具有益气固表，利水消肿，补气升阳之功，为君药。党参、白术补气健脾为臣，在《神农本草经》中提到白术"主风寒湿痹死肌，痉，疸"。当归具有养血和营、止痛之功，用于血虚、血滞而兼有寒凝，以及跌打损伤，风湿痹阻的疼痛证。陈皮理气和胃，使诸药补而不滞。柴胡主治"清气之陷于阴分者，举而升之，使返其宅，而中气自振"。升麻具有升举阳气之功，炙升麻、柴胡共奏升提下陷之中阳。桂枝、白芍相合，一治卫强，一治营弱，调合营卫气血，配合升麻、柴胡以求升清降浊、健运气血。桂枝尚能通经散寒。海桐皮、海风藤祛风除湿、通络止痛。淫羊藿补肾壮阳，祛除风湿。薏苡仁健脾除湿。生姜辛温，既助桂枝解肌，又能暖胃止呕。大枣甘平，既能益气补中，又能滋脾生津。姜、枣相合，还可以升腾脾

胃生发之气而调和营卫。上述中药均为佐药。甘草合桂枝辛甘化阳以实卫，合芍药酸甘化阴以合营，补脾益气、调和诸药为佐使药。

【注意事项】孕妇慎用。

【现代研究】

1. 黄芪具有降低凝血因子Ⅷ促凝活性，降低血小板黏附力，改善血液流变性，且能显著抑制角叉菜胶引起的大鼠足跖肿胀，有抗炎，镇痛作用，其中黄芪皂苷甲具有增强免疫功能。党参能使巨噬细胞数量明显增多、体积增大，吞噬能力增强，细胞内的 ATP 酶、酸性磷酸酶活性增强，对角叉菜胶引起的大鼠足肿胀有明显的抑制作用，能抑制醋酸引起的小鼠扭体反应，因而具有抗炎镇痛作用；对神经系统有兴奋作用，改善记忆、抗氧自由基损伤，增强机体抵抗力，对抗胃溃疡、抗胃肠炎、影响胃肠运动，增强巨噬细胞活性，改善心肌能量代谢、改善心肌缺血，降低大鼠全血黏度、提高纤溶活性、显著降低血小板率和血浆 TXB2 水平，调理血脂蛋白，促进清除肌酐，抗诱变活性及减轻化疗毒性等作用。白术含挥发油，油中主要成分为苍术酮，白术有强壮、利尿、降血糖、抗凝血作用，并能保护肝脏，防止四氯化碳所致肝糖原减少的作用。当归含有挥发油，油中主要成分为藁本内酯、正丁烯酞内酯、当归酮、香荆芥酚等，具有镇静、镇痛、抗炎、抗缺氧、抗辐射损伤及抑制某些肿瘤株生长和体外抗菌作用等。桂枝中所含桂皮醛有降温，解热镇痛作用，桂皮油具有抗惊厥、镇痛作用，桂枝还具有抗病毒、抗菌、抗真菌、祛痰、止咳及抗凝血、抑制血小板聚集、中枢和外周血管扩张等作用。柴胡的有效成分是柴胡皂苷，具有抗炎、解热、降温、镇痛、镇静作用，还具有一定的免疫调节、保肝、利胆、降血脂、溶血、皮质酮激素作用、抗肾炎、镇咳、抗溃疡、抗血小板活性因子、抗辐射等作用。升麻的提取物具有解热镇痛、抗菌、抗真菌、抗惊厥、保肝利胆、抑制心脏、减慢心率、降低血压、抗凝血、止血、对肠平滑肌解痉、短时间兴奋家兔离体子宫等作用。芍药总苷有明显镇痛作用，还能调节机体的细胞免疫，体液免疫及巨噬细胞

内科国医圣手时方

吞噬功能，白芍的提取物对实验动物的佐剂性关节炎有抗炎及抗血小板聚集作用。淫羊藿具有促进性功能、解热、镇痛、抗炎、调节免疫、抑制血小板凝集、促进成骨细胞增殖、抑制破骨细胞、刺激骨形成、降压、对抗心肌缺血、缩短心律失常持续时间、抗肿瘤、抗衰老、增加脑血流量、保护缺氧脑组织等作用。海风藤具有抗血小板活化因子的作用，海桐皮具有镇静镇痛、促进胃肠运动、抗实验性胃溃疡、抗菌等作用。薏苡仁具有解热、镇痛、镇静、抗炎、增强免疫力、抗肿瘤、抗溃疡、止泻、降血糖、降血脂、抗氧化、促进排卵、抑制骨质疏松、致流产等作用。大枣具有免疫抑制、镇静、催眠、降压、保护肝脏等作用。甘草具有肾上腺皮质激素样作用，调节机体免疫功能，抗溃疡、解痉、抗变态反应，抗菌、抗病毒，解毒，抗心律失常，降血脂、抗动脉粥样硬化，抗肿瘤等作用。

2. 实验研究：补中桂枝汤及其配伍对佐剂性关节炎大鼠能降低红细胞血浆丙二醛（MDA）、血清一氧化氮（NO）含量，升高超氧化物歧化酶（SOD）、全血谷胱甘肽过氧化物酶（GSH-Px）活性，具有抗炎及抗氧化作用。补中桂枝汤对兔骨性关节炎模型中对抑制关节的肿胀程度、改善动物的活动能力有明显作用，并对兔全血中凝血时间延长有明显的影响。

【用方经验】吴生元认为中老年以后，中气不足，气血失和，肝血肾精渐亏，致筋骨失养，在此基础之上，容易遭受风寒侵袭，经脉气血运行不畅，血脉瘀滞，逐渐导致筋骨失养，经脉痹阻作痛，治疗时应以治本为主，标本兼顾。吴生元临证采用李东垣补中益气汤与《伤寒论》桂枝汤合方，名之曰"补中桂枝汤"，取补中益气汤健脾益气，使气血生化之源不乏。

## 独活寄生汤加味（李辅仁经验方）

【组成】肉桂 10 g，桑寄生 20 g，独活 10 g，鸡血藤 20 g，赤芍、白芍各 20 g，猪苓 20 g，萆薢 15 g，墨旱莲 15 g，木瓜 10 g，延

胡索 10 g，当归尾 15 g，甘草 5 g，益智 20 g，山药 10 g。

【功效】补益肝肾，通痹止痛。

【主治】骨性关节炎属虚或虚实夹杂证。症见关节肿痛，屈伸不利，畏寒喜暖，夜尿频数，乏力，舌淡红，苔薄白，脉细弦。

【加减】气虚甚者，加黄芪、白术等；血虚甚者，加鸡血藤、何首乌等；阴虚津亏者，减人参、肉桂，加重地黄、芍药用量，并可加入玄参、天冬、麦冬、沙参、葛根、天花粉、石斛等；肝阳上亢者，加天麻、白蒺藜等；脾胃不和者，加炒三仙、枳壳、木香、砂仁、豆蔻等；痰血阻滞者，加丹参、红花、郁金等；便秘者，加火麻仁、肉苁蓉、瓜蒌等；夜尿频者，加菟丝子、覆盆子、益智等；痛甚者，加木瓜、威灵仙、鸡血藤等。

【方解】本方由独活寄生汤（《备急千金要方》）化裁而来，方中独活辛苦微温，归肝、肾经，本品辛香走窜，升中有降，善祛深伏骨节之风寒湿邪，并有止腰膝痹痛之长，故《本草经疏》曰："独活之苦甘辛温，能辟风寒，邪散则肌表安和，气血流通，故其痛自止也。"《本草汇言》也曰："独活善行血分，祛风行湿散寒药也。凡病风之证……必用独活之苦辛而温，活动气血，祛散寒邪。"桑寄生苦甘平和，不寒不热，具有补肝肾、壮筋骨、祛风湿之功，故《本草求真》曰："桑寄生，号为补肾补血要剂。缘肾主骨，发生血，苦入肾，肾得补则筋骨有力，不致痿痹而酸痛矣。甘补血，血得补则发受其灌荫而不枯脱落矣。故凡内而腰痛、筋骨笃疾、胎堕，外而金疮、肌肤风湿，何一不借此以为主治乎。"肉桂辛散寒湿、温通经脉而止痛；芍药活血祛瘀，通络止痛；鸡血藤温通经脉，活血通络；当归尾补血活血，祛瘀止痛；延胡索活血化瘀，行气止痛。上药合用，则瘀去络通，气血畅利，百脉调和，其痛自止。猪苓甘淡平，归肾、膀胱经，善利水渗湿、消肿利窍。木瓜健脾和胃化湿、舒筋活络，则气血调和，营卫畅利。萆薢苦平，利湿去浊、祛风除痹，用于治疗风湿顽痹。墨旱莲味甘、酸，性凉，归肝、肾经，有滋补肝肾之功效。益智仁味辛，性温，归脾、肾

二经，温脾、补肾固精。甘草调和诸药。诸药合之，共奏补益肝肾，通痹止痛之功。

【注意事项】骨关节炎虚证慎用。

【现代研究】方中肉桂具有抗溃疡、止泻、调节异常的胃肠蠕动、利胆、降压、扩张血管、抑制血小板聚集、镇痛镇静解热等作用。桑寄生具有降压、扩张冠脉、改善心肌供血、强心、抑制血小板聚集、降低血脂、抗氧化、抗衰老、利尿、抗病毒、抗癌、镇静等作用。独活具有对抗多种实验性心律失常、降压、抑制血小板聚集及血栓形成、镇静、抗菌、抗肿瘤、解痉、保护实验性胃溃疡、光敏等作用。鸡血藤具有降血脂、抗炎、镇静催眠、促进水和氯化物排泄等作用。赤芍具有抗血小板聚集、抗凝血、抗血栓形成、降血脂、降低全血黏度、扩张冠脉、抗心肌缺血、保护心脏、降低肺动脉高压和门静脉高压、抗动脉粥样硬化、抑制体液免疫、调节T淋巴细胞、抗变态反应、增强网状内皮系统功能、抗炎、保肝和抗肝纤维化、增强肝细胞DNA形成、解痉、抗胃溃疡、镇静、镇痛、增强耐缺氧能力、广谱抗菌抗病毒、抗肿瘤等作用。白芍具有调节机体免疫功能、解痉、抗胃溃疡、保肝、镇静、镇痛、降温、扩张血管改善心肌缺氧、抑制血小板形成及聚集、抗炎、抗应激、抗病原微生物、抗突变等作用。猪苓有利尿、增强免疫功能、抗肿瘤、保肝解毒、抗放射、抗菌等作用。萆薢有杀昆虫、抗皮肤真菌的作用。墨旱莲具有止血、提高免疫、保护肝脏、抗肝毒、抗自由基、抗染色体损伤、抗菌和抗缺氧等作用。木瓜具有抑制免疫、保护肝脏、抑制二倍体细胞生长等作用。延胡索具有明显的镇痛、镇静、安定、催眠作用，还有抑制胃溃疡、减慢心率、增加心输出量和冠脉流量、抑制心肌收缩力、抗心律失常、通过血脑屏障等作用。当归具有增强免疫功能、抗变态反应、增强造血功能、抗凝血、降血脂、抗氧化、抗衰老、抗损伤、解痉、保肝、保肾、增强蛋白合成、增强耐缺氧能力、抗肿瘤等作用。益智具有抑制前列腺素、减少黄体酮的产生和分泌、对左心房正性肌力、保护胃损伤等作用。山药具有促进胃肠排空、降低

血糖、增强免疫、耐缺氧、延缓衰老等作用。甘草具有抗消化道溃疡、解痉、保肝、促胰腺分泌、抗炎、抗过敏、抗心律失常、抗病原微生物、抗氧化、抗肿瘤、抗衰老、解毒、抑制中枢神经系统、肾上腺皮质激素样作用、化痰止咳等作用。

【用方经验】李辅仁认为骨关节炎初期多为风寒湿之邪乘虚入侵人体，气血为病邪闭阻，以邪实为主；如反复发作，或渐进发展，脉络瘀阻，痰瘀互结，则多为正虚邪实；病邪入深，气血亏耗，肝肾虚损，筋骨失养，遂为正虚邪恋之证，以正虚为主。上述治疗体现了李辅仁教授治疗本病的特点，即标本兼顾，滋补肝肾；化湿醒脾，行气和中；久病入络，活血祛瘀。

## 牛膝健步汤（冯兴华经验方）

【组成】牛膝15 g，黄芪15 g，淫羊藿15 g，杜仲10 g，骨碎补10 g，续断15 g，当归15 g，芍药15 g，川芎15 g，红花10 g，威灵仙15 g，鸡血藤15 g。

【功效】补益肝肾，益气养血，化瘀通络。

【主治】治疗骨关节炎，证属肝肾亏虚，气血不足，瘀血阻滞证。症见关节疼痛，活动后加剧，运动受限，腰膝酸软，头晕耳鸣，疲倦乏力，舌暗，苔薄或薄白，脉沉细或细涩。

【加减】风寒湿痹重者，加羌活、秦艽、防风、桂枝等；滑膜炎症明显、关节红肿热痛者，加苍术、黄柏、生薏苡仁、防己、泽泻等；关节痛甚者，加全蝎、蜈蚣等；关节冷痛者，加制附子、肉桂等；食少纳呆乏力气短者，加黄芪、党参、白术、茯苓等；肢体困重者，加薏苡仁、萆薢等。

【方解】方中牛膝补肝肾，强筋骨，活血通经，《神农本草经》曰："主治寒湿痿痹，四肢拘挛，膝痛不可屈伸……"黄芪味甘，性温，归肺、脾二经，功能脾主肌肉，主四肢，故用其健脾益气以荣养四肢肌肉。二者合用为君，既能补肝肾之亏虚，又能补气养血、强脊壮骨。淫羊藿补肾壮阳，强筋健骨，

祛风除湿，并能通行经络。《本草纲目》曰："淫羊藿，性温不寒，能益精气，真阳不足者宜之。"《日华子本草》曰："一切冷风劳气，筋骨挛急，四肢不仁，补腰膝，则辛温之品，固不独益肾壮阳。并能通行经络，祛除风寒湿痹。"杜仲补益肝肾，强健筋骨，《神农本草经》称其"主治腰脊痛，补中，益精气，坚筋骨"。当归性属甘、辛、温，归肝、心、脾经，可辛行温通，为活血行痹之要药，与黄芪配伍共奏补气养血之效。川芎活血行气，祛风止痛，为血中之气药，亦能通行十二经，通达四肢。本品辛散温通，又能祛风通络止痛，为治风湿痹痛之良药。四药合用为臣，补益肝肾而兼顾活血补气，通络止痛。续断补肝肾，行血脉，续筋骨，《本草正义》谓其"气味俱厚，故兼入气血，能宣行百脉，通利关节，凡经络筋骨血脉诸病，无不主之，而通痹起痿，尤有特长"。骨碎补功能活血续伤，又能补肾强骨，为伤科之要药，此处与续断合用可使血瘀得祛，痹痛得减，肾气充盛而筋骨强健。红花功能活血通经祛瘀止痛，为"破血、行血、和血、调血之要药"。芍药功能养血敛阴、柔肝止痛，既能与当归相伍而养血柔肝，又能配伍续断、杜仲等药而补益肝肾。以上俱为佐药。诸药合用，共奏补益肝肾，益气养血，化瘀通络。

【注意事项】孕妇禁用。

【现代研究】方中牛膝抗炎镇痛消肿，抗衰老、抗肿瘤并提高机体免疫力等。黄芪能改善肾功能、调节血糖、保护肝脏、促进肠道消化功能、镇静、镇痛、抗肿瘤、抗衰老、抗病原微生物及免疫调节等。淫羊藿具有扩张脑血管、增加脑血流量、降低脑血管阻力、抗衰老、抗肿瘤、增强机体细胞免疫、促进

骨钙化、防治骨质疏松等作用。杜仲具有抗疲劳、双向调节血压、增强机体免疫、利胆、利尿、防癌和抗癌等功能。骨碎补能促进钙吸收、提高血钙和血磷水平、促进骨钙化和骨盐形成、改善软骨红细胞功能、推迟骨细胞退行性变、降血脂、抗血栓、强心作用。续断具有增强免疫、促进组织新生和止痛作用。当归具有抗血小板聚集、抑制抗体产生、镇静、抗炎、抗菌、抗肿瘤、抗氧化等作用。白芍具有解痉、抗溃疡、保肝、抑制大鼠胰淀粉酶活力、镇静、镇痛、降温、扩张血管改善心肌缺氧、抑制血小板形成及聚集、抗炎、抗应激、抗病原微生物和增强免疫等作用。川芎具有抑制血小板活化、改善血液流变性、强心、抗过敏、抗血管炎症、抗肿瘤、防治药物肾毒性等作用。红花具有抗凝血、扩张冠脉、增加心肌营养性血流量、轻度兴奋心脏、对抗心律失常、收缩子宫、增强免疫、抗炎等作用。威灵仙具有镇痛、松弛食管平滑肌而使鲠骨松脱、兴奋肠管、利胆、降压、抗利尿、降血糖、保护心肌、引产、抑制真菌等作用。鸡血藤具有增强子宫收缩、抗乳腺增生、降血脂、抗炎、镇静催眠等作用。

【用方经验】冯兴华认为，肾主骨生精，肝主筋藏血，且肝肾同源，精血同源，故认为肝肾不足、筋骨失养与痹病关系密切。邪气与久病均可致瘀，冯兴华教授遵从清代王清任《医林改错》提出"痹病有瘀血"的理论，认为"痹有瘀血作祟"。故而其临证之时常用补肾活血法治疗痹病，主张辨病辨证的基础上灵活加减，牛膝健步汤正是由此而来，方中诸药配伍，以达培补肝肾、强筋健骨、益气养血、活血通络之功。

## 第八节　皮肌炎

皮肌炎是一种主要累及横纹肌，以淋巴细胞浸润为主的非化脓性炎症病变，可伴有或不伴有多种皮肤损害。主要表现为对称性四肢近端肌无力和皮肤损害，并可累及多个

系统。皮肌炎属中医学"痹证"和"痿证"范畴。突出特点表现为"肌痹"和"肌肤痹"，早期邪实偏重多"痹证"，后期虚实错杂也可表现为"痿证"。其主要病因病机是素

体禀赋不足，阴阳气血与五行生克制化失常，以致邪毒内蕴或内外合邪，邪毒瘀痹肌肤与内脏脉络而致病。其中邪毒痹阻是致病的关键因素。西医常用激素治疗，而中医治疗往往能减轻患者对于激素的依赖性，有其优势和特点。本节介绍了名医名家在治疗皮肌炎上的经验方。

## 穿藤通痹汤合木防己汤（王庆国经验方）

【组成】穿山龙 30 g，青风藤 20 g，海风藤 20 g，生石膏 50 g，木防己 15 g，知母 15 g，桂枝 15 g，制附片 10 g，生黄芪 30 g，党参 10 g，太子参 10 g，北沙参 10 g，玄参 15 g，麦冬 30 g，当归 15 g，赤芍 10 g。

【功效】清热化湿，益气活血。

【主治】正气内虚，风湿热之邪侵淫经脉，筋脉失养之痿证。症见肌肉无力、萎缩为主要表现，伴或不伴有肌肉疼痛，舌黄腻，脉细。

【加减】疼痛明显可加全蝎、蜈蚣、延胡索、五灵脂以开瘀定痛。

【方解】穿山龙、青风藤、海风藤合用祛风通络、寒热并调，木防己汤（防己、石膏、桂枝、人参），防己与桂枝，一苦一辛，行水而散结，辅以制附子片大辛大燥祛风除湿；石膏清郁热，并防止桂枝、附子过燥伤阴；人参扶正补虚，党参、太子参、北沙参、玄参诸参合用气阴双补，并用生黄芪补气行气，当归、赤芍活血行气。全方合用祛邪扶正，筋脉得以充养。

【注意事项】阴盛虚寒者慎用。

【现代研究】方中穿山龙经实验证实有抗炎、调节免疫作用。青风藤、海风藤可以调节免疫，减轻疼痛。木防己汤（防己、石膏、桂枝、人参）可以有效地治疗关节疼痛热蕴结证患者，改善患者临床症状体征，并能降低血沉、C 反应蛋白、血尿酸的浓度。知母具有抗炎、解热并对交感神经功能产生影响。附片具有抗炎镇痛、提高免疫力、抗肿瘤等药理作用。黄芪、人参、党参、太子参、北沙参、玄参这些药物具有增强免疫功能和免疫调节作用。麦冬具有免疫活性、抗心肌缺血、降血糖、耐缺氧、抗过敏等方面的药理作用。当归能改善造血、免疫功能。赤芍具有抑制血小板和红细胞聚集、抗凝血和抗血栓、抗动脉粥样硬化、保护心脏和肝脏、抗肿瘤等作用。

【用方经验】王庆国认为本病以风夹湿、夹热之邪多见，困于肌腠之间则见肌肉酸痛、疼痛；脾失健运不能濡养四肢则发痿证，肌肉病变以痛为主者按肌痹论治，以无力萎缩为主者按痿证论治，皮肤病变方面则以温病发斑论治。王教授认为本病病机在内为脾胃失和，营卫失调，在外复加风湿热之邪乘之而发病。故治宜清热化湿，益气活血，标本兼治。

## 六味地黄丸加味（禤国维经验方）

【组成】熟地黄 10 g，山茱萸 10 g，山药 10 g，茯苓 10 g，泽泻 10 g，牡丹皮 10 g，鱼腥草 10 g，益母草 15 g，柴胡 6 g，青蒿 6 g，甘草 6 g。

【功效】补益肝肾，凉血活血。

【主治】阴虚内热型皮肌炎。症见面、颈、上胸、背部、上臂见对称性紫红色斑及丘疹、肿胀、压痛，上肢无力上举，行动困难，手指关节肿胀、屈伸无力，神疲乏力，口干唇燥，舌红、苔薄，脉细弦数。

【加减】若胃纳欠佳，可加浮小麦、山楂各 15 g。

【方解】方中熟地黄、山茱萸、山药益肝肾，滋阴凉血；泽泻、牡丹皮、茯苓清热养阴利湿；鱼腥草清解余毒除湿；益母草凉血活血，化瘀通络；青蒿清热解毒以退热；柴胡疏散风热，并引诸药上达头面；甘草解毒并调诸药。

【注意事项】肝肾阳虚慎用。

【现代研究】

1. 熟地黄具有免疫抑制作用，其免疫抑制作用可能与明显抑制阴虚型小鼠巨噬细胞抗原的异常表达有关，同时其还具有促进小鼠造血干细胞（cFu-S）增殖分化、促进骨髓红象造血细胞（cFu-E）的生成作用；山茱萸苷、茯苓、泽泻亦具有明显的免疫调节作用，

内科国医圣手时方

同时有利尿、降血糖等功效，山茱萸还具有抑制血小板凝集作用；小剂量甘草甜素有免疫抑制等糖皮质激素可的松样作用、能抑制雌激素作用，但相反大剂量时则表现为盐皮质激素样作用及增强雌激素作用，同时甘草甜素还有抗溃疡、制酸等作用；此外生地黄、茯苓、泽泻、甘草协同具有制酸、减少胃肠道痉挛、保护胃溃疡和胃黏膜受损的作用；青蒿、牡丹皮有体液免疫抑制作用，能抑制B淋巴细胞过度活化，从而抑制自身抗体的合成与分泌。这些药理特性均与本病的发病机制及对抗糖皮质激素副作用的机理相吻合。且鱼腥草有抗菌、抗病毒、增强机体免疫等功能，柴胡有解热、抗病毒、抗细菌内毒素、调节免疫、抗肿瘤等功能。

2. 实验研究：六味地黄丸对淋巴细胞有明显调节作用。淋巴细胞是身体的细胞免疫和体液免疫核心参与者，皮肌炎出现免疫系统紊乱，淋巴细胞的基因表达谱所传递信息与自身免疫疾病关系密切。六味地黄丸通过调节淋巴细胞免疫功能。且有实验研究表明六味地黄汤还能促进软骨细胞增殖、抑制软骨细胞凋亡，具有耐寒、耐缺氧、抗疲劳作用。

【用方经验】禤国维认为皮肌炎是一种以皮肤和肌内病变为主的结缔组织病，属中医皮痹范畴。痹病日久，肝肾不足. 气血运行不畅，可见肌肉关节疼痛；阴虚则阳亢，水不致火，用六味地黄汤加味，补益肝肾，凉血活血。

## 补阳还五汤合金匮肾气丸
### （陈湘君经验方）

【组成】黄芪30 g，鸡血藤30 g，党参15 g，伸筋草15 g，当归12 g，丹参30 g，仙茅15 g，淫羊藿15 g，肉苁蓉15 g，地龙30 g，桂枝9 g，赤芍15 g，莪术30 g，桃仁12 g，红花10 g，白术12 g，薏苡仁30 g，鸡内金15 g，路路通12 g，藤梨根30 g，全蝎3 g，炙甘草9 g。

【功效】补肾健脾，益气活血通络。

【主治】脾肾不足，气血瘀滞型皮肌炎。症见面部、双手关节周围及颈前部暗红色皮疹，四肢肌肉酸痛无力，伴有刺痛麻木感，

双上肢抬举困难，双手遇冷时发白、发紫，面色不华，时有短气乏力，纳食无味，舌质淡暗、边有齿印，舌苔薄白，脉弦细。

【加减】若肌肉疼痛伴气郁明显，可选用威灵仙10 g，郁金10 g。

【方解】黄芪味甘，性微温，归脾、肺经，具补气升阳、托毒生肌、消肿之功；鸡血藤味苦、微甘，性温，归肾经，具行血活血、舒筋活络之效，两者合奏益气活血、通络解毒之功，意在气旺则血行，能使瘀去、络通、毒解，故为君药。党参、白术、当归、丹参、地龙、桂枝、赤芍、莪术、桃仁、红花、路路通、全蝎、伸筋草、藤梨根归脾、胃、肺经，合用具有补中益气、活血通络止痛、祛风除湿之功，能够辅助君药以加强益气活血、通络解毒之力，故为臣药。薏苡仁、鸡内金、仙茅、淫羊藿、肉苁蓉俱归脾、胃、肾经，共具健脾温肾、除痹之功，能协助君臣药以加强通络、培补脾肾之效，故为佐药。甘草缓和药性，调和诸药，故为使药。全方共奏益气活血、通络止痛、健脾温肾之功。

【注意事项】孕妇禁用。

【现代研究】方中黄芪、党参、白术这些药物具有增强免疫功能和免疫调节作用，鸡血藤、当归、丹参、桃仁、红花、伸筋草、路路通、桂枝、赤芍可改善微循环，仙茅有增强免疫、抗骨质增生、延缓生殖系统的老化等作用，淫羊藿、肉苁蓉这些药物在调节免疫及抗衰老方面有明显作用，调节下丘脑-垂体-肾上腺皮质轴的功能水平，对性腺功能水平、细胞水平、受体水平均有明显的提高作用。现代药理学研究莪术及其提取物具有抗肿瘤、抗早孕、抗癫痫和保肝等作用，此外还具有抗凝血、抗血小板、抗氧化、调脂等广泛的心血管药理作用。薏苡仁有抗肿瘤、免疫调节、抗病毒等作用。鸡内金调节消化系统功能。藤梨根、全蝎有调节免疫功能、抗肿瘤、缓解疼痛等作用。

【用方经验】陈老在临床实践中认识到，皮肌炎是一本虚标实的疑难性疾病，它的病机关键在于脾虚、热毒和血瘀相合为病，特别是久病多瘀，缓解期，病之本多在脾虚，治宜培补脾肾、益气活血通络。

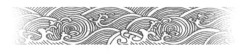

# 第六章 泌尿系统疾病

# 第一节 急性肾小球肾炎

急性肾小球肾炎，简称急性肾炎，常见于感染后，以链球菌感染最为常见，是临床上的常见病、多发病，在小儿和青少年中发病较多。急性肾炎起病急，其临床症状主要有血尿、尿蛋白、高血压、水肿、少尿及一过性的氮质血症等，中医学，急性肾炎属"水肿""尿血"范畴，病机基于脾肾气虚，卫气不固，腠理不密，风、寒、湿、热、毒得以内乘，正邪交争，肺、脾、肾三脏功能失调而发病。急性期以祛风解表、利水消肿、清热解毒为法，恢复期注重益气养阴。西医目前主要以控制感染、利尿、降压等对症支持治疗为主，而中医根据辨证论治的特点，从患者的具体临床表现出发，应用不同的药物配伍对患者进行治疗，相比西医疗法而言，中医学更具有针对性，治疗效果也更加确切。

## 五草汤（王琦经验方）

【组成】鹿衔草 20 g，益母草 30 g，鱼腥草 15 g，白花蛇舌草 15 g，车前子 15 g，车前草 15 g，苍术 12 g，麻黄 4 g。

【功效】清热解毒，宣肺健脾利湿。

【主治】湿热内蕴，水湿不化之急性肾小球肾炎。症见发热微恶风寒，伴头痛颜面部浮肿，血尿，蛋白尿，舌质淡红，苔薄白，脉浮数。

【加减】浮肿尿少，苍术加至 18 g，麻黄加至 6 g，汉防己 30 g，以加强宣肺健脾利水之力；血尿重，加大蓟、小蓟各 12 g，生地炭 15 g，白茅根 30 g，三七粉 3 g 以凉血止血；尿蛋白重，益母草加至 50 g，加僵蚕 10 g；肝阳上亢，加钩藤 24 g，豨莶草 15 g，菊花 10 g，生龙骨、生牡蛎各 24 g，减麻黄以平肝潜阳。

【方解】本方所治湿热内蕴，水湿不化之急性肾小球肾炎。风邪外袭，内舍于肺，肺失宣降，通调失司，以致风遏水阻，风水相搏，流溢肌肤，故见恶寒发热、水肿；湿热内蕴，侵袭下焦，灼伤肾络而为尿血。治宜清热解毒，宣肺健脾利湿。方中鱼腥草、白花蛇舌草、鹿衔草清热解毒利湿，车前子、车前草利尿清热，麻黄宣肺通利水道，苍术健脾利湿，益母草祛瘀生新。诸药相伍，具有清热解毒，宣肺健脾利水，通调三焦之功。

【注意事项】风寒证、阴虚内热证慎用。

【现代研究】

1. 方中鹿衔草有抗菌、抗炎、抗氧化等作用；苍术有降血糖、抗菌抗炎、心血管保护等作用；益母草有抑制血小板的凝聚、降低血液浓度及血浆黏度，利尿的作用；白花蛇舌草有免疫调节、抗氧化、抗炎抑菌等作用；鱼腥草具有抗菌、抗病毒、增强机体免疫、抗炎等作用；车前草、车前子有抑菌杀菌、利尿、抗氧化、免疫调节等作用；苍术有降血糖、抗菌抗炎、心血管保护等作用；麻黄有发汗、利尿、升高血压、兴奋中枢神经系统、解热、抗病毒、改善慢性肾功能衰竭、影响细胞免疫、清除氧自由基等作用。

2. 实验研究：司坚等将 100 例急性肾小球肾炎患者随机分为两组。对照组 50 例采用常规西药治疗，治疗组 50 例在对照组基础上加用中药五草汤加减。治疗 6 周后观察两组 24 小时尿蛋白定量、免疫功能、肾功能等数值变化及血尿、水肿、高血压等症状改善情况。治疗组总有效率高于对照组（$P<0.05$）；两组治疗后 24 小时尿蛋白定量下降，免疫功能、肾功能及临床症状均有所改善，但治疗组明显优于对照组（$P<0.05$）；治疗组不良反应发生率低于对照组，两组不良反应发生率差异具有统计学意义（$P<0.05$）。说明五草汤治疗急性肾小球肾炎，临床疗效较好，且不良反应较少，值得临床推广。

【用方经验】王琦认为急性肾炎属中医学"水肿"范畴，多由湿热内蕴，外感风寒之邪，或疮毒内侵所致。急性肾炎发病急，颜面水肿明显，尿短赤，脉浮滑数，多属"阳水"范畴。王琦认为治疗急性肾炎及时抓住湿热内蕴，外感风邪的主要矛盾辨证论治，以五草汤加减治疗。早期用五草汤清热解毒，宣肺健脾利湿；恢复期，清除余热，兼以补肾健脾利湿。

## 五草汤（刘弼臣经验方）

【组成】倒扣草 30 g，鱼腥草 15 g，半枝莲 15 g，益母草 15 g，车前草 15 g，白茅根 30 g，灯心草 1 g。

【功效】清热解毒，利尿渗湿，活血化瘀。

【主治】湿热瘀毒内阻之小儿急性肾小球肾炎。症见发热，咽部充血，血尿，蛋白尿，高血压，水肿，苔黄腻或白腻，脉浮数或滑数。

【加减】发热恶风者，加麻黄 3 g、生石膏 20 g；小便不利者，加猪苓 10 g；水肿甚者，加防己 10 g；血尿明显者，加小蓟 10 g、墨旱莲 10 g；血压高者，加夏枯草 6 g、决明子 6 g；咽喉疼痛红肿者，加玄参 10 g、板蓝根 15 g、牛蒡子 10 g、重楼 10 g、射干 10 g。

【方解】本方所治之证因湿热毒邪，客于经脉，伤及血络，瘀阻体内之急性肾小球肾炎。风邪寒热毒气内袭，故见发热、咽部充血；热毒内侵，下焦热盛，灼伤肾络而为尿血；水湿内蕴，溢于肌肤而为水肿。治宜清热解毒、利尿渗湿、活血化瘀。方中鱼腥草、半枝莲性味辛寒，功能清热解毒、活血渗湿；倒扣草、灯心草清心解毒、利水消肿；益母草可活血通络、去瘀生新；车前草甘寒滑利，可清热渗湿、利水消肿；白茅根清热凉血止血。诸药合用，全方共奏清热解毒、利尿渗湿、活血化瘀之功。

【注意事项】虚寒证慎用。

【现代研究】

1. 方中鱼腥草具有抗菌、抗病毒、增强机体免疫、抗炎等作用；半枝莲具有抗炎、抗氧化、增强免疫、抗动脉粥样硬化等作用；益母草有抑制血小板的凝聚、降低血液浓度及血浆黏度，利尿的作用；车前草有抑菌杀菌、利尿、抗氧化、免疫调节等作用；白茅根具有止血、利尿、镇痛、抗菌、抗炎、抗氧化、降血压、保肝、调节机体免疫功能等作用；灯心草有抗菌、抗氧化、镇静等作用。

2. 实验研究：张君等将 46 例小儿急性肾小球肾炎患者随机分为两组。治疗组予以中药五草汤治疗，对照组予以西医常规处理。治疗 1 个月后观察两组血尿、水肿、血压、血沉、血清补体等变化情况及副反应发生率。治疗组总有效率高于对照组（$P<0.05$）；两组治疗后均有血尿消失、水肿消退、血压恢复正常等表现，但治疗组所用时间明显短于对照组（$P<0.05$）；治疗组不良反应发生率低于对照组，两组不良反应发生率差异具有统计学意义（$P<0.05$）。说明五草汤治疗急性肾小球肾炎，临床疗效较好，且不良反应较少，值得临床推广。

【用方经验】刘弼臣认为，根据临床不同证型，分别配合"发汗、利尿、逐水、燥湿、理气、清解、健脾、温化"等诸法，灵活配伍，辨证论治。临床如血尿严重，可加用女贞子 10 g、墨旱莲 15 g，则止血效果更佳。

## 商陆麻黄汤（王玉玲教授）

【组成】麻黄，商陆，茯苓皮，泽泻，赤小豆。

【功效】疏风泄热，发汗利水。

【主治】风寒束肺，风水相搏证之急性肾小球肾炎。症见恶寒发热，且恶寒较重，咳嗽气短，面部水肿，或有全身水肿，皮色光亮，舌质淡，苔薄白，脉象浮紧或沉细。

【加减】血尿明显者，加三七、海螵蛸、仙鹤草、墨旱莲、茜草、蒲黄等凉血止血；发热加荆芥、连翘以疏风解表；扁桃体肿大加牛蒡子、板蓝根等以利咽消肿；皮肤疮毒加紫花地丁、蒲公英等清热解毒；咳嗽、咯痰者，加紫苏子、杏仁、贝母等止咳化痰；头晕目眩者，加天麻、钩藤、川芎等息风止眩。

【方解】本方所治之证因风寒束肺，风水相搏证之阳水，风邪外袭，内舍于肺，肺失宣降，故见咳嗽、气短、恶寒发热；肺主行水，肺为水之上源，肺失宣降，通调失司，以致风遏水阻，风水相搏，流溢肌肤，发为水肿。舌质淡，苔薄白，脉象浮紧或沉细，为风寒证之舌脉。治宜疏风泄热，发汗利水。方中麻黄为君，能宣发肺气，肺为水之上源，能通调水道，下输膀胱，麻黄能发汗、定喘、利水，麻黄为治水肿之主药；商陆入肾利水，与麻黄等配伍，一开一泄，共奏通利小便之功；茯苓、泽泻利水渗湿；赤小豆可以利小便治水肿，协同商陆、麻黄发挥其开泄利水作用。诸药合用，全方共奏疏风泄热，发汗利水之功。

【注意事项】疮疡毒热慎用。

【现代研究】

1. 方中麻黄有发汗、利尿、升高血压、兴奋中枢神经系统、解热、抗病毒、改善慢性肾功能衰竭、影响细胞免疫、清除氧自由基等作用；商陆有利尿、抗菌、抗病毒、抗炎、抗肿瘤等作用；赤小豆有抗氧化、抗菌、增强免疫等作用；灯心草有抗菌、抗氧化、镇静等作用；茯苓有降低血肌酐、提高肾小球滤过率、降压的作用；泽泻具有利尿、降血糖血脂及抗动脉粥样硬化、抗肾结石形成、抗肾炎活性、免疫调节等作用。

2. 实验研究：翟瑞柏等将 40 例急性肾小球肾炎患者随机分为两组。对照组 18 例采用一般治疗，治疗组 22 例在一般治疗基础上加用中药商陆麻黄汤加减。治疗 2 周后观察两组 24 小时尿蛋白定量、尿常规、肾功能等数值变化及血尿、水肿、高血压等症状改善情况。治疗组总有效率高于对照组（$P<0.05$）；两组治疗后 24 小时尿蛋白定量下降，尿常规、肾功能均有所改善，但治疗组明显优于对照组（$P<0.05$）；治疗组不良反应发生率低于对照组，两组不良反应发生率差异具有统计学意义（$P<0.05$）。说明商陆麻黄汤治疗急性肾小球肾炎临床疗效较好，且不良反应较少，值得临床推广。

【用方经验】王玉玲认为急性肾小球肾炎必须急消其水，所谓祛邪以安正。水气泛滥之证，脾胃往往先伤，横流溢出，犯胃射肺，必见腹满而喘，饮食减少，证势至此，若不积极采取攻势，排除障碍，而犹雍容揖让，养病贻患，危险可以立见。本方用麻黄利尿，商陆逐水，意在速消水肿，逆转病势。须用在起病不久、正气未虚之时，肿退即转而健脾，常收捷效。本方宜用于阳水。如系阴水，则又宜用麻黄附子汤或麻黄附子细辛汤。本方系疏凿饮子化裁，去燥烈之羌活，改用开泄肺气而利尿之麻黄，并重用商陆入肾以利水，又取赤小豆既能行水化湿而又是谷类助脾制水，亦取《千金翼方》麻豆汤中麻黄、乌豆并用，治水肿小便艰涩之意，略删芜杂，药简效宏。常规用量：生麻黄、商陆各 6 g，茯苓皮、泽泻各 15 g，赤小豆 12 g。

# 第二节　慢性肾小球肾炎

慢性肾小球肾炎，简称慢性肾炎，是一种属于免疫损伤的呈慢性进行性发展的变态反应性疾病，以血尿、蛋白尿、水肿、高血压为基本临床表现。本病表现呈多元化，病情迁延，病变缓慢进展，逐渐出现肾功能不全，最后导致终末期肾病的发生。西医以降压、减少尿蛋白、应用糖皮质激素及免疫抑制剂为主，虽有一定疗效，但激素及免疫抑制剂疗程长、副作用大，且停药后易复发而不被患者接受。本病在中医学属"水肿""尿血""腰痛"等范畴，正气亏虚为内因，常外感风、寒、湿、热邪发病，病位在肾，与肺、脾相关，病性属本虚标实，以健脾补肾、清热利湿、活血化瘀为治则。由于中医治疗本病取得较好疗效，故在中医药中寻找疗效可靠的方药有重要意义。

## 肾络通方（赵玉庸经验方）

【组成】黄芪 30 g，丹参 20 g，地龙

10 g，僵蚕 10 g，乌梢蛇 10 g，茯苓 20 g，大黄 6 g。

【功效】益气活血，化瘀通络。

【主治】气虚血瘀型的慢性肾炎。症见疲倦乏力，少气懒言，面色黧黑或晦暗，腰痛固定或呈刺痛。颜面水肿或肢体肿胀，肌肤甲错，肢体麻木；舌淡或舌色紫暗或有瘀点瘀斑，或有齿痕，脉细弱而涩。

【加减】脾虚纳差者，加党参 20 g、山药 20 g、谷芽 15 g、麦芽 15 g；气虚日久损阳者，加杜仲 15 g、淫羊藿 15 g、肉桂 6 g；蛋白尿者，加芡实、金樱子、山药各 15 g；水肿者，加泽泻、白术、猪苓各 15 g；湿热者，加薏苡仁 30 g、通草 15 g、金钱草 20 g。

【方解】本方所治之证因肺、脾、肾虚，风寒湿热浊毒侵袭、瘀血交阻所致。病程日久脏腑虚损，正气亏虚者脏腑功能低下，故见疲乏、少气懒言；久病入络、久病成瘀，终致痰湿、瘀血等阻滞肾络，肾络不通，故面色黧黑或晦暗，腰痛固定或呈刺痛，肌肤甲错，肢体麻木。气虚血瘀，血不利则化为水，故导致水肿。治宜益气活血、化瘀通络。方中黄芪益气补虚，丹参养血活血，地龙、僵蚕、乌梢蛇性喜走窜，善入络脉，搜风祛痰，化瘀通络，茯苓健脾化湿，大黄化湿泻浊。全方通补并用、标本兼顾，共奏益气活血、化瘀通络之功。

【注意事项】在临床辨证中还应辨明虚实，标本兼顾，处方遣药，贵乎权衡主次缓急，切忌猛剂躁进。

【现代研究】

1. 方中黄芪有抗炎、调节免疫、降低尿蛋白、减轻水肿、抗纤维化的作用；地龙、乌梢蛇有降低蛋白尿，升高血白蛋白的作用；地龙、丹参有改善肾脏血循环，调节血脂，延缓肾脏疾病进展的作用；大黄有抑制细胞增殖、抗炎、抗纤维化、抑制平滑肌细胞收缩等作用；僵蚕有改善脂质代谢，减少蛋白尿，抑制肾小球系膜细胞的增殖，减轻系膜基质积聚的作用；土茯苓有降低血肌酐、提高肾小球滤过率、降压的作用；大黄有抑制细胞增殖、抗炎、抗纤维化、抑制平滑肌细胞收缩等作用。

2. 实验研究：肾络通汤对慢性肾小球肾炎患者转化生长因子-β（TGF-β），基质金属蛋白酶-9（MMP-9）和金属蛋白酶组织抑制剂（TMP-1）影响的观察表明，与对照组相比，肾络通汤能调节脂质代谢，抑制氧化应激及细胞凋亡；抑制肾小球分泌肿瘤坏死因子-α（TNF-α）及下调 TNF-α mRNA 的表达，减轻炎症损伤及炎性介质的表达，能抑制血清糖皮质激素诱导蛋白激酶及其 mRNA 表达，降低 α-平滑肌肌动蛋白和 TGF-β 表达，增加肾上腺髓质素（ADM）表达，起到抑制肾间质纤维化进程的作用。

【用方经验】赵玉庸认为肾小球硬化是大多数免疫性和非免疫性肾脏疾病的共同病理特征，瘀是构成肾小球硬化的重要物质基础。治疗上应针对肾小球硬化这个基本病理因素进行考虑，各种疾病因素导致的肾小球硬化、肾间质纤维化与中医理论的络脉瘀阻症状极为类似。慢性肾炎发病不离痰瘀二字。由于各种病因导致痰湿、瘀血阻滞肾络，肾络不通，肾络瘀阻是慢性肾炎基本的病理改变，同时也是引发慢性肾炎发生发展，导致肾脏病变加重的根本病机。自拟肾络通方，用于治疗急慢性肾脏病，以通肾络为治疗大法，结合患者的具体情况临症施治，对于减轻患者痛苦，延缓肾功能持续进展，改善其长期预后都取得了满意的成果。

## 肾炎消白颗粒（张琪经验方）

【组成】土茯苓 50 g，黄芪 40 g，党参 20 g，山药 20 g，生薏苡仁 20 g，桑椹 20 g，金樱子 20 g，菟丝子 20 g，牛膝 20 g，沙参 15 g，玄参 15 g，白茅根 30 g，白花蛇舌草 30 g，甘草 10 g。

【功效】健脾补肾，清热利湿。

【主治】脾肾两虚、湿热内蕴型的慢性肾小球肾炎。症见腰脊酸痛，倦怠乏力，尿短刺痛，口苦、黏腻，食少纳呆，脘腹胀满，口干少饮，苔黄腻。

【加减】脾虚纳差者，加党参、山药以健脾胃；阳虚者，加杜仲、淫羊藿以补肝肾，壮阳气；血尿加小蓟、墨旱莲以通淋止血；

蛋白尿者，加芡实、山药以健脾祛湿；水肿者，加泽泻、白术、猪苓以利水消肿；湿热者，加薏苡仁、通草以清热祛湿；口干者，加生地黄、知母等滋阴润燥。

【方解】本方所治之证为脾肾两虚、湿热内蕴之证，患者素体虚弱或久病迁延不愈等耗气伤阴，故倦怠乏力，腰为肾之府，肾虚故见腰酸痛；气的运化作用失调，水湿内停，郁久而化为湿热之邪，湿热之邪困阻中焦，故腹胀纳呆、口苦口干、黏腻少饮；脾不升清而清浊皆下，扰乱下焦，使肾脏封藏失司，精微不固而见尿短、刺痛，湿热之邪又可相互搏于体内耗伤脾肾阴精。治宜健脾补肾、清热利湿。方中重用黄芪、熟地黄、土茯苓，以达到健脾补肾、清利湿热的功效，三药共为君药；党参、女贞子、枸杞子、薏苡仁四药共为臣药，与君药起协同作用，增强全方健脾补肾的功效；山药、菟丝子、芡实、白茅根、益母草五味药共为佐使，与君药一起提高全方清热利湿功效。

【注意事项】应用清热利湿药时，要注意防止苦寒伤脾。

【现代研究】

1. 方中黄芪有抗炎、调节免疫、降低尿蛋白、减轻水肿、抗纤维化的作用；山药有抗氧化、调节免疫、降血糖等作用；熟地黄有抗炎、降低尿蛋白、尿素氮，升高血清白蛋白的作用；薏苡仁有利尿、调节免疫的作用；菟丝子有补肾、调节免疫、抗菌等作用；牛膝有抗病毒、抗炎、抗氧化、镇痛等作用；沙参有免疫调节、清除自由基等多作用；玄参有抗动脉粥样硬化、抗血小板聚集、抗炎、调节免疫、抗细菌、抗高尿酸血症等作用；土茯苓有降低血肌酐、提高肾小球滤过率、降压的作用；白茅根具有缩短出血和凝血时间、抗纤维化的作用；益母草有抑制血小板的凝聚、降低血液浓度及血浆黏度、利尿的作用；党参有抗炎抑菌、抗细胞凋亡、抗氧化、抑制血小板聚集、调节血压的作用；白茅根具有缩短出血和凝血时间、抗纤维化的作用；白花蛇舌草有免疫调节、抗氧化、抗炎抑菌等作用。

2. 实验研究：王冬玲等将 90 例慢性肾小球肾炎患者随机分为两组，两组均接受一般治疗。对照组 45 例加用肾炎康复片治疗，治疗组 45 例加用肾炎消白颗粒治疗。治疗 12 周后观察两组 24 小时尿蛋白定量、中医证候积分、尿微量白蛋白/尿肌酐、尿足细胞含量等数值的变化及不良反应发生率。治疗组总有效率高于对照组（$P<0.05$）；两组治疗后 24 小时尿蛋白定量、尿微量白蛋白/尿肌酐、尿足细胞含量均有所下降，但治疗组明显优于对照组（$P<0.05$）；治疗组不良反应发生率低于对照组，两组不良反应发生率差异具有统计学意义（$P<0.05$）。说明肾炎消白颗粒治疗慢性肾小球肾炎临床疗效较好，且不良反应较少，值得临床推广。

【用方经验】张琪认为蛋白是人体的精微物质，由脾化生，由肾收藏，蛋白尿的生成，与脾肾两脏虚损密切相关。脾虚则不能升清，谷气下流；脾失固涩，精微下注；肾虚则封藏失司，肾气不固，精微下泄；另外湿毒内蕴，郁而生热，亦可使肾气不固而精气外泄，热为阳邪，性主下泄，肾受湿热熏灼而统摄功能失职，而致精关开多合少，蛋白等精微物质随尿而下。自拟肾炎消白颗粒，在减少尿蛋白、改善症状、延缓肾功能恶化方面均取得良好的疗效。

## 肾疏宁方（黄文政经验方）

【组成】生黄芪 30 g，丹参 30 g，柴胡 15 g，黄芩 10 g，山茱萸 15 g，鬼箭羽 15 g，益母草 15 g。

【功效】疏利少阳，益气养阴，清热利湿，活血化瘀。

【主治】少阳枢机不利，脾肾气阴两虚，湿热血瘀型的慢性肾小球肾炎。症见腰脊酸痛，疲倦乏力，或水肿，纳少或脘胀，小便黄赤、灼热或涩痛不利，口苦或口干，不欲饮，舌黄腻或紫暗，脉细濡数。

【加减】若兼见肺气亏虚，易感冒者，合玉屏风散去利湿解毒之品；风邪为患者，加荆芥、防风、蝉蜕、僵蚕等；水肿者，加茯苓、泽泻、汉防己、木通、葶苈子等；蛋白尿者，合水陆二仙丹等；血尿者，加地锦草、荠菜花等；肾虚腰痛者，加桑寄生、骨碎补、狗脊、细辛等。

【方解】本方所治之证因脾肾亏虚、湿热瘀血内蕴所致。机体正气亏虚，故见疲倦乏力，气虚易致血瘀，故见舌紫暗；脾肾阳虚，无以温运，肾为腰之府，故腰脊酸痛。瘀血形成之后，易阻滞气机的运行，气滞则水停，故浮肿、纳少或脘胀；水湿下聚，郁而化热，故小便黄赤、灼热或涩痛不利；瘀血日久化燥伤阴，故见口苦口干。治宜疏利少阳，益气养阴，清热利湿，活血化瘀。方中用柴胡疏肝利胆，和解少阳气郁；用黄芩苦寒清降，与柴胡配伍，一升一降，清解郁热，畅达三焦，使少阳之气得以条达疏畅；用生黄芪补肺脾之气；用鬼箭羽、益母草、丹参活血化瘀，以利湿泄浊；用山茱萸补益肝肾之精，扶正以祛邪。诸药合之，共奏疏利少阳，益气养阴，清热利湿，活血化瘀之功。

【注意事项】虚寒证慎用。

【现代研究】

1. 方中柴胡有抗炎、调脂、调节免疫的作用；黄芩有抗病毒、消炎、保护神经、抗氧化、抗高血糖等作用；益母草有抑制血小板的凝聚、降低血液浓度及血浆黏度，利尿的作用；丹参有改善肾脏血循环减轻肾小管间质损伤、减少蛋白尿、减轻肾小球硬化程度、利尿降脂、抗缺氧、清除氧自由基、抑菌等作用；黄芪有抗炎、调节免疫、降低尿蛋白、减轻水肿、抗纤维化的作用；山茱萸有免疫调节，抗氧化等作用；鬼箭羽有抗感染、抗过敏、抗炎抑菌、抗氧化等作用。

2. 实验研究：张件云等将 60 例慢性肾小球肾炎患者随机分为两组。对照组 30 例采用中药肾疏宁治疗，治疗组 30 例在对照组基础上配合虫类药加减。治疗 8 周后观察两组 24 小时尿蛋白定量、中医证候积分及血尿、水肿、高血压等症状改善情况。治疗组总有效率高于对照组（$P < 0.05$）；两组治疗后 24 小时尿蛋白定量、中医证候积分均有下降，血尿、水肿、高血压等症状均有改善，但治疗组明显优于对照组（$P < 0.05$）。说明肾疏宁配合虫类药辨证加减对慢性肾小球肾炎有较好的治疗疗效，且不良反应较少，值得临床推广。

【用方经验】黄文政认为上焦重视肺脏，中焦重脾脏，下焦注重肾脏。少阳枢机不利，气、火、水都为之郁，则可致脏腑功能失调，三焦水道不利。水肿、淋浊、尿血、癃闭、关格，变证丛生。因此少阳枢机不利是慢性肾脏病发生、发展的重要病理环节。黄教授在中医"少阳主枢""三焦者决渎之官"等理论的基础上提出疏利少阳，通畅三焦的思想，认为三焦是一个协调脏腑经络功能和信息传导的庞大而复杂的网络系统，将少阳三焦这种疏导调节作用称之为"三焦网络调节机能"。黄教授认为脾肾亏虚、湿热瘀血内蕴为慢性肾小球肾炎最为常见的发病因素，总以少阳三焦枢机不利为要，提出了"疏利少阳三焦"的大法，配合清热解毒、益气养阴、活血化瘀为一体的复方制剂，多年来在治疗慢性肾小球肾炎、慢性肾衰竭方面取得了良好的临床疗效。

## 蝉蚕肾风汤（石志超经验方）

【组成】蝉蜕，僵蚕，鸡血藤，茜草，益母草，土茯苓，党参，山药，白术，熟地黄，当归，覆盆子，炙甘草。

【功效】疏风解毒，化浊祛瘀，兼补脾益肾，滋阴补气。

【主治】慢性肾小球肾炎之肾风证。症见腰酸痛，双下肢水肿，尿中泡沫多，平素易感冒，神疲纳呆，小便量少，舌红苔薄黄，脉沉细。

【加减】风毒瘀浊较甚者，加海风藤 15 g、乌梢蛇 10 g、水蛭 10～15 g 增强通络祛瘀之功；如兼风热毒邪袭肺者，去温性药物，加牛蒡子 10 g、金银花 15 g，表证初起则化裁银翘散合用；风寒袭肺表证初起则可化用葱豉桔梗汤；如阳气衰弱虚寒之象明显者，加生黄芪 15～30 g、肉桂 6～10 g；如阴虚兼尿血为主症者，加仙鹤草 15 g、鹿衔草 15 g、墨旱莲 30 g；气虚反复感冒者合用玉屏风散；水肿明显加萆薢 15 g、茯苓 15～30 g、泽泻 15～30 g、石韦 15～30 g 利水消肿；以蛋白尿为主要临床表现的可加芡实 15 g、金櫻子 15 g。收涩固精血尿为主者，加马鞭草 15～30 g、苎麻根 15～30 g、白茅根 15～30 g 凉血止血，增强疗效；久病入络，有瘀血征象加丹参 30 g、鬼箭羽 15 g；风邪弥漫三焦者可将疏风解毒之法与疏利少阳之法同用，使风邪得疏，浊毒得散，正气得复。

【方解】本方所治肾元亏虚，风邪外袭的肾风病。病久正气亏损，脾肾先后天气阴两伤，故神疲纳呆，腰酸痛；风为百病之长，风邪乘虚而入，侵袭人体，循经入里，伤及肾脏发为肾风；肾主水，肾虚水湿内停故见水肿，小便量少。方中以蝉蜕、僵蚕疏风解毒，化瘀散浊为君药；再辅以鸡血藤、茜草化瘀生新，散邪，益母草、土茯苓化浊利湿解毒为臣药；配以党参、山药、白术、甘草益气温阳，熟地黄、当归、覆盆子滋肾固摄而为佐使。诸药合用，风毒瘀诸邪可祛，先后天阴阳正气得复，而收良效。

【注意事项】风寒证、疮疡火毒证慎用。

【现代研究】

1. 蝉蜕、僵蚕有改善脂质代谢，减少蛋白尿，抑制肾小球系膜细胞的增殖，减轻系膜基质积聚的作用；鸡血藤有抗病毒、调节免疫、抗炎、抗氧化的作用；茜草有止血化瘀、抗氧化、抗炎、抗肿瘤、免疫调节等作用；益母草有抑制血小板的凝聚、降低血液浓度及血浆黏度、利尿的作用；党参有抗炎抑菌、抗细胞凋亡、抗氧化、抑制血小板聚集、调节血压的作用；土茯苓有降低血肌酐、提高肾小球滤过率、降压的作用；白术有抗炎、利尿、改善环核苷酸水平、升高白蛋白、降低肌酐、尿素氮及尿蛋白的作用；山药有抗氧化、调节免疫、降血糖等作用；熟地黄有抗炎、降低尿蛋白、尿素氮，升高血清白蛋白的作用；当归有抗炎、拮抗内皮素、调节血管舒缩功能、保护血管内皮、降低毛细血管通透性、抑制血小板聚集、抗血栓、改善微循环、调节免疫平衡和纤溶系统的作用；覆盆子有抗氧化、降低血糖血脂、抗炎等作用；甘草有抗炎、调节免疫等作用。

2. 实验研究：曹魏等将 92 例糖尿病肾病患者随机分为两组。对照组 46 例给予常规西药治疗，治疗组 46 例口服芪明颗粒联合蝉蚕肾风汤。治疗 1 个月后观察两组糖化血红蛋白、尿白蛋白/肌酐比值（ACR）、血清胱抑素 C（CysC）等数值变化及血尿、水肿、高血压等症状改善情况。治疗组总有效率高于对照组（$P<0.05$）；两组治疗后糖化血红蛋白、尿白蛋白/肌酐比值、CysC 均有所下降，但治疗组明显优于对照组（$P<0.05$）；治疗组不良反应发生率低于对照组，两组不良反应发生率差异具有统计学意义（$P<0.05$）。说明芪明颗粒联合蝉蚕肾风汤治疗，既能改善肾脏微循环，又参与抗炎及免疫抑制作用，对于血 CysC 和尿 ACR 的改善作用远优于传统西药治疗，且不良反应较少，值得临床推广。

【用方经验】石志超认为此类疾病之病因病机关键为"风毒"瘀滞于肾，夹湿夹浊，久羁为患，病久正气亏损，脾肾先后天气阴两伤。故从"肾风"论治更能切中病机，论治之时，当时时抓住"风毒"伤肾之病机关键。黄教授在临床上常以此方与肾疏宁合方化裁，将从风论治肾小球肾炎与疏利少阳三焦法有机结合起来，往往收到满意疗效。常规用量：蝉蜕 15 g，僵蚕 15 g，水蛭粉（冲服）3 g，鸡血藤 20 g，茜草 10 g，土茯苓 20 g，黄芪 15 g，党参 30 g，山药 30 g，白术 15 g，熟地黄 15 g，当归 15 g，覆盆子 10 g，炙甘草 15 g。

## 益气化瘀补肾汤（朱良春经验方）

【组成】生黄芪 30 g，淫羊藿 15 g，石韦 20 g，熟附子 10 克，当归 10 g，川芎 10 g，红花 10 g，丹参 30 g，续断 10 g，牛膝 10 g，需以益母草 120 g 煎汤代水后煎药。

【功效】温阳益气，活血化瘀，通腑泄浊。

【主治】脾肾阳虚，湿瘀阻络之慢性肾小球肾炎。症见腰酸痛，双下肢水肿，尿中泡沫多或血尿，神疲纳呆，畏寒怕冷，小便清长，便溏，舌淡胖苔薄白或有齿痕，脉沉细。

【加减】患者继发感染，慢性肾炎急性发作而出现大量蛋白尿，则去生黄芪、红花，加金银花、连翘各 12 g，土鳖虫 10 g，漏芦、

内科国医圣手时方

蓣蕤各 15 g，鱼腥草、白花蛇舌草各 30 g，净蝉蜕 5 g；以肾功能损伤，肌酐升高为主症者，方中加炮穿山甲 8 g；若患者阳虚为甚，酌情增制附子、肉桂、巴戟天等温阳之品；如见肾阴虚则加生地黄、龟甲、女贞子、墨旱莲等滋而不腻之品；气虚明显的患者可重用黄芪，佐太子参 30 g 重补气；脾虚至甚，齿痕明显者加党参、炒白术、山药、薏苡仁补脾健脾；若肾虚不固，精微下泄则加金樱子、益智等补益肾精；高血压伴重度水肿者，配合"水蛭胶囊"（水蛭 2 g 研末制成胶囊）则可活血化瘀利水；尿血则加白茅根 30 g，配以琥珀（研末冲服）3 g 利尿通淋止血。

【方解】本方所治慢性肾炎日久，肾气亏虚，络脉瘀滞，气化不行，水湿潴留，肾功损害，缠绵不愈者。久病脾肾气虚而导致转输失司，水湿内停，而见水肿。脾脏将后天之精化生为蛋白，肾将其封藏。如若脾气亏虚，肾气不固，则可见脾不健运，无力升清，肾开阖失司，而导致精微下泄，则可见泡沫尿；脾气亏虚，肾失封藏，无力固摄导致血溢脉外，则可见血尿。脾肾阳虚，肾为腰之府，可见腰酸疼痛，阳虚则畏寒怕冷、小便清长，脾虚失于运化可见纳呆、便溏。治宜温阳益气，活血化瘀，通腑泄浊。方中黄芪甘温，为君药，既可补益一身之气，又可利尿消肿，可调节脏腑之气行，推动全身血液循环，又可扶正；淫羊藿辛甘性温，功补肾阳，祛风湿；附子辛热，补阳益火，温中焦，暖下元。石韦甘苦性平，功专利水通淋。且能消除肾小球之病变，有抑制过亢卫气之功；川芎辛温，为活血理气之要药；红花辛温，活血破瘀生新，且有降压之功；当归甘辛温，补血活血。且有利尿之效；续断苦温，牛膝苦酸性平，皆为补肝肾之品。益母草苦寒，功能活血、利水、消肿。诸药合用，全方共奏温阳益气，活血化瘀，通腑泄浊之功。

【注意事项】疮疡热毒慎用。

【现代研究】

1. 方中黄芪有抗炎、调节免疫、降低尿蛋白、减轻水肿、抗纤维化的作用；地龙、乌梢蛇有降低蛋白尿，升高血白蛋白的作用；淫羊藿有抗炎、抗氧化应激、抗肝纤维化、

抑制骨质疏松和神经保护等作用；石韦有抗感染、护肾、调节免疫功能、抑菌、降低血压等作用；附子有抗炎镇痛、强心、抗心律失常、扩张血管、增强肾上腺皮质系统、调节免疫等作用；川芎有改善血管内皮功能及冠脉血流量，降低血流阻力及血压，抗氧自由基、抗炎、抗血小板聚集、抗血栓形成，保护神经等作用；红花有抗血栓、抗氧化、抗细胞凋亡、抗炎等作用；续断有增强免疫、抗氧化、抗骨质疏松等作用；当归有抗炎、拮抗内皮素、调节血管舒缩功能、保护血管内皮、降低毛细血管通透性、抑制血小板聚集、抗血栓、改善微循环、调节免疫平衡和纤溶系统的作用；丹参有改善肾脏血循环减轻肾小管间质损伤、减少蛋白尿、减轻肾小球硬化程度、利尿降脂、抗缺氧、清除氧自由基、抑菌等作用；牛膝有抗病毒、抗炎、抗氧化、镇痛等作用；益母草有抑制血小板的凝聚、降低血液浓度及血浆黏度，利尿的作用。

2. 实验研究：魏春光等将 200 例慢性肾小球肾炎患者随机分为两组。对照组应用常规西药治疗，治疗组应用中药益气化瘀补肾汤加减。治疗 1 个月后观察两组免疫功能、肾功能等数值变化及血尿、水肿、高血压等症状改善情况。治疗组总有效率高于对照组（$P<0.05$）；两组治疗后免疫功能、肾功能及临床症状均有所改善，但治疗组明显优于对照组（$P<0.05$）。说明应用益气化瘀补肾汤加减辨证治疗慢性肾炎效果显著，明显改善了患者的各项指标水平，解除患者的肾炎症状表现，治疗效果优于单纯使用西药治疗且对患者未造成不良反应，值得临床推广。

【用方经验】朱良春认为慢性肾炎最常见证型为脾肾阳虚，故以温补脾肾为主要治法。其选药着重于平补，唯恐滋腻助邪。同时，朱老认为，患者虽以阳虚为主，但同时又多见邪实内蕴，虚实夹杂，一味温补恐其助邪。是以选方用药多为甘平之剂，补肾健脾而不滋腻，以达到清补之功效。最常用淫羊藿、金樱子、续断、桑寄生、杜仲、菟丝子、山药、山茱萸等。这类药物，补肾不黏滞，滋肾不黏腻，温肾不燥热，正体现了"治主当缓"。

## 益肾固本汤（王铁良经验方）

【组成】党参，黄芪，生地黄，山茱萸，山药，泽泻，茯苓，丹参，杜仲，枸杞子，女贞子，白花蛇舌草，鱼腥草，半枝莲，何首乌，焦三仙，鸡内金，石韦，淫羊藿，砂仁。

【功效】补脾益肾，益气养阴，清热利湿。

【主治】脾肾气阴两虚、湿热内蕴之慢性肾小球肾炎。症见腰酸、腰痛，神疲乏力，浮肿，尿少，血尿，舌红，苔薄少，脉细或细数。

【加减】血压高者，加天麻 15 g、钩藤 15 g、生牡蛎 30 g；水肿者，加猪苓 15 g、薏苡仁 30 g、冬瓜皮 20 g；血尿者，加白茅根 30 g、小蓟 15 g、仙鹤草 20 g；大便干甚者，加柏子仁 10 g、郁李仁 10 g。

【方解】本方所治脾肾气阴两虚、湿热内蕴之慢性肾小球肾炎。病久正气耗伤，脾肾气阴亏虚，故腰酸、腰痛，神疲乏力；气虚失摄，精微下泄，阴虚内热，灼伤络脉而少尿、尿血。治宜补脾益肾、益气养阴、清热利湿。方中生地黄、山茱萸、枸杞子、杜仲、何首乌、女贞子补肾滋阴，黄芪、党参、山药健脾益气共为君；茯苓、泽泻、石韦、白花蛇舌草、鱼腥草、半枝莲清热利湿解毒共为臣，丹参活血化瘀使诸药补而不滞，淫羊藿补肾阳取"阳中求阴""壮火之源，以消阴翳"之意，二药共为佐使，焦三仙、鸡内金、砂仁醒脾行气，助脾运化共为使，诸药合用共奏补脾益肾，清热利湿之效。

【注意事项】虚寒证慎用。

【现代研究】

1. 方中党参有抗炎抑菌、抗细胞凋亡、抗氧化、抑制血小板聚集、调节血压的作用；黄芪有抗炎、调节免疫、降低尿蛋白、减轻水肿、抗纤维化的作用；山茱萸有免疫调节、抗氧化等作用；山药有抗氧化、调节免疫、降血糖等作用；五味子具有抗氧化、抗衰老等作用；丹参有改善肾脏血循环减轻肾小管间质损伤、减少蛋白尿、减轻肾小球硬化程度、利尿降脂、抗缺氧、清除氧自由基、抑菌等作用；土茯苓有降低血肌酐、提高肾小球滤过率、降压的作用；枸杞子有增强免疫、调节免疫的作用；女贞子有抗炎抑菌、调节免疫的作用；白花蛇舌草有免疫调节、抗氧化、抗炎抑菌等作用；泽泻具有利尿、降血糖血脂及抗动脉粥样硬化、抗肾结石形成、抗肾炎活性、免疫调节等作用；地黄具有调节免疫、抗肿瘤、保护胃黏膜、止血等作用；鱼腥草具有抗菌、抗病毒、增强机体免疫、抗炎等作用；半枝莲具有抗炎、抗氧化、增强免疫、抗动脉粥样硬化等作用；制何首乌有具抗衰老、抗菌、抗炎、降血脂、降血糖、保肝、保护神经等作用；淫羊藿有抗炎、抗氧化应激、抗肝纤维化、抑制骨质疏松和神经保护等作用；砂仁具有镇痛、抗炎、抗血小板聚集和延长凝血时间等作用。

2. 实验研究：周萍等将 135 例慢性肾小球肾炎患者随机分为益肾固本汤组（中药组），针刺风池、肝俞、肾俞等穴位组（针灸组）和口服益肾固本汤同时给予针灸组（针药组）各 45 例。各组治疗时间均为 6 个月。观察 3 组的临床疗效，尿素氮（BUN）、血肌酐（Scr）、尿 α1-微球蛋白（α1-MG）、微量白蛋白（mAlb）及 24 小时尿蛋白定量等生化指标及血压变化。与治疗前比较，3 组收缩压及舒张压均有所下降（$P<0.05$），24 小时蛋白定量、BUN、α1-MG、mAlb 和 Scr 水平均明显下降（$P<0.05$）；治疗后，针药组较中药组、针灸组的生化指标改善有更明显的优势，差异均有统计学意义（$P<0.05$）；中药组与针灸组的生化指标比较，差异无统计学意义（$P>0.05$）。表明益肾固本汤联合针灸治疗慢性肾炎疗效显著，能显著降低蛋白尿，改善肾功能，优于单纯中药及单纯针灸治疗。

【用方经验】王铁良认为脾、肾对人体有较大的影响，在疾病发展过程中起到重要作用，若脾肾两虚，脾虚不能制水，水湿运化失职，肾虚气化乏力，开合失司，精微下泄，易致"水肿"，易发生"劳淋"之变，其反复发作，浊精并泄，日久肾阴不足，相火久遏不泄，湿热长期不清，以致精道气滞血瘀血，易致"癃闭"。故肾病根本病机是"脾肾两虚

内科国医圣手时方

为木，湿热瘀毒为标"。王铁良认为慢性肾脏病因为脏腑虚损，尤以脾肾亏损为主，倡导益气养阴清热利湿，只要是病机相同，都可用益肾固本汤治疗。王铁良深受李杲《脾胃论》及张景岳补肾学术思想的影响，考虑由于病程冗长，邪盛正衰，顾护脾胃的重要性，因此方中佐以焦三仙、鸡内金、砂仁既有利于顾护脾胃，防药伤脾，也有利于药物吸收。补肾必"阴中求阳、阳中求阴"，其中湿热证可贯穿于病情始终，因此方中常选用既能清湿热又能利水湿的鱼腥草、半枝莲、白花蛇舌草使得益肾固本汤疗效显著。常规用量：党参15 g，黄芪30 g，生地黄20 g，山茱萸15 g，山药30 g，泽泻10 g，茯苓15 g，丹参15 g，杜仲15 g，枸杞子15 g，女贞子15 g，白花蛇舌草15 g，鱼腥草10 g，半枝莲10 g，何首乌15 g，焦三仙10 g，鸡内金10 g，石韦10 g，淫羊藿15 g，砂仁10 g。

## 五草肾炎方（徐荣谦经验方）

【组成】黄芪30 g，山药30 g，党参10 g，熟地黄15 g，炒白术15 g，马鞭草15 g，辛夷10 g，玄参15 g，柴胡12 g，黄芩15 g，鱼腥草15 g，车前草15 g，红茜草15 g，灯心草3 g，半枝莲15 g，鹅不食草10 g，莪术15 g，川芎15 g。

【功效】补脾益肾，宣肺祛邪。

【主治】脾肾气虚型的慢性肾小球肾炎。症见腰脊酸痛，疲倦乏力，水肿，纳少，脘胀，大便溏泄，尿频或夜尿多。舌质淡红、有齿痕，苔薄白，脉细。兼有湿热：全身中度以上水肿或胸腔积液、腹水；皮肤疖肿、疮疡，咽红肿痛、扁桃体肿大；脘闷纳呆，口干不思饮；小便黄赤、灼热或涩痛不利；腰困痛，肉眼血尿或镜下血尿；舌苔黄腻，脉濡数或滑数。或兼有血瘀：面色黧黑或晦暗；腰痛固定或呈刺痛；肌肤甲错或肢体麻木；舌色紫暗或有瘀点、瘀斑，脉细涩；咽部暗红反复发作。或兼有湿浊：口干咽燥或肿痛；脘闷纳呆、恶心呕吐；面浮肢肿或身重困倦或精神萎靡；小便涩痛、尿浊、尿黄；舌淡或红，苔白腻或黄腻，脉沉滑数或脉濡数。

【加减】湿热盛者，加薏苡仁30 g、金钱草15 g以清热利湿；瘀血明显者，加三七6 g、丹参15 g以活血化瘀；咽喉肿痛症状明显者，加僵蚕15 g、蝉蜕15 g、桔梗6 g、蒲公英30 g以利咽消肿；肾阳不足明显者，加菟丝子10 g、枸杞子10 g以补肾壮阳。

【方解】本方所治肺肾气虚、风邪外袭、湿热湿浊瘀血内生之慢性肾小球肾炎。在内肺肾气虚，在外乃余邪未清，脏腑功能、气血运行失常，而致气、痰、瘀、湿、热、毒等病理产物积聚，形成水湿内停、热毒蕴结、瘀血内停。风邪侵袭是本病发病的主要诱因，余邪未清，肺气失宣，失于通调是本病迁延不愈、复发、加重的主要原因。治宜培元固本，补脾益肾。同时兼顾宣通肺窍给邪出路，清热祛湿、活血行气以祛外邪，共奏扶正祛邪、宣肺祛邪之目的。本方以黄芪为君药，黄芪大补元气，固于根本，山药、党参、熟地黄、炒白术为臣药，功在健脾肾而补虚。山药味甘，性平，无毒，归肺、脾、肾经，主健中补虚、除寒热邪气、补中益气力。党参味甘，性平，归脾、胃经，补中益气，和胃生津。熟地黄味甘，性温，归肝、肾经，补血滋润，益精填髓。炒白术味甘，性温，归脾、胃经，具有健脾益气，燥湿利水的功效。辛夷、鹅不食草宣肺利窍。玄参、柴胡、黄连清热利咽。马鞭草、鱼腥草、车前草、红茜草、灯心草、半枝莲、莪术、川芎清热祛湿、活血行气、消癥散结。诸药合用，共奏补脾固肾，宣肺祛邪、行气活血，清热祛湿之功效。

【注意事项】早期火热内盛慎用。

【现代研究】

1. 方中黄芪有可提高血浆白蛋白水平、降低尿蛋白，并通过调节免疫、促进水钠排泄、改善高凝状态、减轻肾损伤、保护肾功能等作用；山药有抗氧化、调节免疫、降血糖等作用；熟地黄有抗炎、降低尿蛋白、尿素氮，升高血清白蛋白的作用；党参有抗炎抑菌、抗细胞凋亡、抗氧化、抑制血小板聚集、调节血压的作用；白术有抗炎、利尿、改善环核苷酸水平、升高白蛋白、降低肌酐、尿素氮及尿蛋白的作用；川芎有改善血管内皮功能及冠脉血流量，降低血流阻力及血压、抗氧自由基、抗炎、抗血小板聚集、抗血栓形成、保护神经等作用；马鞭草具有增强淋巴细胞增殖、促进抗体分泌从而实现调节免疫、抗感染、抗肿瘤等作用；茜草有止血化瘀、抗氧化、抗炎、抗肿瘤、免疫调节等作用；黄芩有抗病毒、消炎、保护神经、抗氧化、抗高血糖等作用；鱼腥草具有抗菌、抗病毒、增强机体免疫、抗炎等作用；半枝莲具有抗炎、抗氧化、增强免疫、抗动脉粥样硬化等作用；车前草有抑菌杀菌、利尿、抗氧化、免疫调节等作用；玄参有抗抗动脉粥样硬化、抗血小板聚集、抗炎、调节免疫、抗细菌、抗高尿酸血症等作用；灯心草有抗菌、抗氧化、镇静等作用；辛夷有抗炎、抗变态反应、抗病原微生物、抗氧化以及舒张平滑肌等作用；莪术有抗肿瘤、抗病毒、抗炎镇痛，并同时能升高白细胞等作用；鹅不食草有抗变应性鼻炎、抗肿瘤、抗炎、护肝、抑菌等作用。

2. 实验研究：刘尚建等将 80 例脾肾气虚型慢性肾小球肾炎随机分为两组，对照组 40 例应用西医基础治疗，治疗组 40 例在西医治疗基础上加用中药五草肾炎汤加减。治疗 3 个月后观察两组 24 小时尿蛋白定量、尿常规、肾功能等数值变化及血尿、水肿、高血压等症状改善情况。治疗组总有效率高于对照组（$P<0.05$）；两组治疗后 24 小时尿蛋白定量下降，尿常规、肾功能及临床症状均有所改善，但治疗组明显优于对照组（$P<0.05$）；治疗组不良反应发生率低于对照组，两组不良反应发生率差异具有统计学意义（$P<0.05$）。说明五草肾炎方治疗慢性肾小球肾炎临床疗效较好，且不良反应较少，值得临床推广。也说明在 CKD 早期，中药早期介入，切断疾病下传通路，可以控制慢性肾小球肾炎发展，可以更好的发挥五草肾炎方扶正祛邪、助邪外出的作用。

【用方经验】徐荣谦认为脏腑虚损，脾肾亏虚是本病的发病基础，其中以脾肾气虚最为常见。风邪侵袭是本病发病的主要诱因，余邪未清，肺气失宣，失于通调是本病迁延不愈、复发、加重的主要原因。湿浊、湿热、

瘀血是本病的主要病理产物同时也是致病因素，慢性肾小球肾炎病程迁延日久，呈现表里寒热夹杂，虚实并见的病机特点。本病病性当为本虚兼有标实，病位在肺脾肾三脏。但脏腑虚损是本病病机之关键。因此在治疗上，强调培元固本，同时要兼顾宣肺祛邪。因此，在治疗上强调，在内需培本固元，宣肺祛邪。并挖掘痼疾，消灭疾病于萌芽，切断疾病下传之通路，减少免疫复合物产生，达到治疗慢性肾小球肾炎目的。

## 益气固肾汤（刘宝厚经验方）

【组成】黄芪 30 g，党参 15 g，菟丝子 15 g，芡实 20 g，益母草 30 g，石韦 30 g，女贞子 30 g，莪术 15 g。

【功效】益气固表，活血利水。

【主治】肺肾气虚型的慢性肾小球肾炎。症见面色无华，倦怠乏力，平时易感冒，尿频数或清长，夜尿多，舌淡苔白，脉弱。

【加减】湿热盛者，加白花蛇舌草 30 g、半枝莲 30 g 以清热利湿；瘀血明显者，加赤芍 15 g、红花 15 g 以活血化瘀；咽喉肿痛症状明显者，加山豆根、牛蒡子；皮肤疮疡肿胀者，加金银花、蒲公英类以清热解毒。

【方解】本方所治肺肾气虚、气血运行不畅之慢性肾小球肾炎。肺气亏虚，肺开窍于鼻，外邪易从口鼻而入，故见平素易感冒；久病，肺肾俱亏，肺为气之本，肾为气之根，肺肾不足，气虚则见倦怠乏力；肺为水之上源，肾主水，肺肾亏虚可见水液代谢紊乱，故见尿频数或清长，夜尿多。治宜补益肺肾之气，固表，活血利水。本方以黄芪为君药，黄芪大补元气，固于根本；党参为臣药，功在补脾益肺；菟丝子补益肝肾，固精缩尿，共为臣药；芡实增强菟丝子益肾涩精作用；女贞子滋补肝肾；益母草利尿消肿，活血调经；石韦利尿通淋、凉血止血；莪术破血行气。诸药合用，共奏益气固表，活血利水之功效。

【注意事项】火热内盛者慎用。

【现代研究】

1. 方中黄芪有可提高血浆白蛋白水平、

内科国医圣手时方

降低尿蛋白，并通过调节免疫、促进水钠排泄、改善高凝状态、减轻肾损伤、保护肾功能等作用；党参有抗炎抑菌、抗细胞凋亡、抗氧化、抑制血小板聚集、调节血压的作用；菟丝子有补肾、调节免疫、抗菌等作用；益母草有抑制血小板的凝聚、降低血液浓度及血浆黏度，利尿的作用；芡实有减少蛋白尿的作用；石韦有抗感染、护肾、调节免疫功能、抑菌、降低血压等作用；女贞子有抗炎抑菌、调节免疫的作用。

2. 实验研究：代东良等将 368 例慢性肾小球肾炎患者随机分为两组。对照组应用一般治疗，治疗组在一般治疗基础上加用中药益气固肾汤加减。治疗 2 周后观察两组 24 小时尿蛋白定量、尿常规、肾功能等数值变化及血尿、水肿、高血压等症状改善情况。治疗组总有效率高于对照组（$P<0.05$）；两组治疗后 24 小时尿蛋白定量下降，尿常规、肾功能及临床症状均有所改善，但治疗组明显优于对照组（$P<0.05$）；治疗组不良反应发生率低于对照组，两组不良反应发生率差异具有统计学意义（$P<0.05$）。说明益气固肾汤治疗慢性肾小球肾炎临床疗效较好，且不良反应较少，值得临床推广。

【用方经验】刘宝厚认为慢性肾炎病机特点是本虚标实，其中本虚以脾肾虚损为主，标实以湿、热、瘀为主。正虚导致病变的发生，邪实则为病变持续发展和肾功能进行性减退的原因。因此刘老强调慢性肾炎首辨虚实，再分寒热。刘老非常强调诊断和辨证的规范性。

## 补阳健肾汤（刘宝厚经验方）

【组成】红景天 15 g，淫羊藿 15 g，肉苁蓉 15 g，菟丝子 15 g，女贞子 15 g，山药 30 g，猪苓 15 g，益母草 30 g，当归 15 g，莪术 15 g。

【功效】温阳健脾，利水活血。

【主治】脾肾阳虚型的慢性肾小球肾炎。症见面色㿠白，形寒肢冷，腰膝酸软，尿少浮肿，神疲乏力，大便溏泄，舌质淡薄，有齿痕，苔白滑，脉沉无力。

【加减】全身水肿者，加大腹皮、花椒等以利水消肿；脘闷纳呆者，加薏苡仁、藿香、佩兰、厚朴类以健脾燥湿；瘀血内生者，加莪术、水蛭类以活血化瘀；神疲乏力者，加黄芪、党参益气扶正。

【方解】本方所治脾肾阳虚、气滞血瘀之慢性肾小球肾炎。素体阳虚或病久阴损及阳，脾肾阳亏，可见形寒肢冷，腰膝酸软，神疲乏力；脾阳亏虚，不能运化水湿，肾阳亏虚，命门不固，开阖失司，水液内停，泛溢肌肤，故见尿少浮肿。治宜温补脾肾阳气，利水消肿，益气活血。本方以红景天为君药，益气活血；淫羊藿、菟丝子、肉苁蓉、女贞子均有补益肝肾功效，为臣药；山药补脾养胃、补肾涩精；猪苓健脾利水渗湿；益母草利水消肿兼有活血功效；莪术破血行气；当归补血活血。诸药合用，共奏温补脾肾阳气，利水消肿，益气活血之功效。

【注意事项】阴虚内热者慎用。

【现代研究】

1. 方中红景天有抗疲劳、抗衰老、抗缺氧、抗肝纤维化、保护心血管等作用；淫羊藿有抗炎、抗氧化应激、抗肝纤维化、抑制骨质疏松和神经保护等作用；肉苁蓉有抗氧化和抗衰老、神经保护、缺血再灌注、提高免疫力、保肝护肝、治疗生精障碍等作用；女贞子有抗炎抑菌、调节免疫的作用；菟丝子有补肾、调节免疫、抗菌等作用；山药有抗氧化、调节免疫、降血糖等作用；益母草有抑制血小板的凝聚、降低血液浓度及血浆黏度，利尿的作用；茯苓有降低血肌酐、提高肾小球滤过率、降压的作用；当归有抗炎、拮抗内皮素、调节血管舒缩功能、保护血管内皮、降低毛细血管通透性、抑制血小板聚集、抗血栓作用、改善微循环、调节免疫平衡和纤溶系统的作用；莪术有抗肿瘤、抗病毒、抗炎镇痛，并同时能升高白细胞等作用。

2. 实验研究：代东良等将 368 例慢性肾小球肾炎患者随机分为两组。对照组应用一般治疗，治疗组在一般治疗基础上加用中药补阳健肾汤加减。治疗 2 周后观察两组 24 小时尿蛋白定量、尿常规、肾功能等数值变化及血尿、水肿、高血压等症状改善情况。治疗组总有效率高于对照组（$P<0.05$）；两组治疗后 24 小时尿蛋白定量下降，尿常规、肾功能及临床症状均有所改善，但治疗组明显优于对照组（$P<0.05$）；治疗组不良反应发生率低于对照组，两组不良反应发生率差异具有统计学意义（$P<0.05$）。说明补阳健肾汤治疗慢性肾小球肾炎临床疗效较好，且不良反应较少，值得临床推广。

【用方经验】刘宝厚认为在治疗及用药特点上，刘教授遵循中西医双重诊断，中西药有机结合的原则，辨病与辨证互参，微观与宏观结合，提出"本虚为刚，标实为目"的辨证指导思想，刘宝厚提出"湿热不除，蛋白难消，瘀血不去，肾气难复"的重要论点，用于指导临床。刘宝厚治疗湿热分三焦论治，刘老认为此类药物可以改善和调节免疫功能，治上焦湿热宜宣，常用白花蛇舌草、金银花、连翘等，治中焦湿热宜化，常用藿香、佩兰、黄连等，治下焦湿热宜渗，常用土茯苓、忍冬藤、石韦、车前草、白茅根等，使湿热分消。

## 养阴健肾汤（刘宝厚经验方）

【组成】生地黄 20 g，玄参 15 g，女贞子 15 g，墨旱莲 15 g，知母 15 g，黄柏 10 g，地龙 15 g，益母草 30 g。

【功效】滋补肝肾，养阴活血。

【主治】肝肾阴虚型的慢性肾小球肾炎。症见头晕耳鸣，咽干口燥，五心烦热，潮热盗汗，视物不清，舌红苔少，脉细数。

【加减】血尿者，加三七、琥珀类以止血；蛋白尿者，加水蛭、地龙类以利尿；湿浊内盛者，加藿香、佩兰、姜半夏、炒竹茹类以化湿泄浊；头晕目眩者，加用天麻、钩藤息风止眩；口舌干燥者，加用知母、麦冬、百合等滋阴润燥；视物不清者，加枸杞子、决明子补益肝肾明目。

【方解】本方所治肝肾阴虚之慢性肾小球肾炎。素体阴血亏虚或久病或年老，肝肾不足，头面、五窍皆失于濡养，可见头晕目眩，视物不清。肝肾亏虚，精血不足，阴虚则风阳上窍，阴虚内热，可见咽干口燥，五心烦

热，潮热盗汗。舌红苔少，脉细数，为阴虚内热之舌脉象表现。治宜补益肝肾，滋阴降火，活血化瘀。本方中生地与玄参共用，清热凉血，养阴生津，玄参同时还能滋阴降火、解毒散结；墨旱莲、女贞子补益肝肾，墨旱莲更兼凉血止血功效；知母清热泻火，滋阴润燥；黄柏清热燥湿、泻火解毒；益母草利水消肿，兼能活血；地龙通络，兼能清热、利尿。诸药合用，共奏补益肝肾，滋阴降火，活血化瘀之功效。

【注意事项】实热证慎用。

【现代研究】

1. 方中生地黄具有调节免疫、抗肿瘤、保护胃黏膜、止血等作用；玄参有抗动脉粥样硬化、抗血小板聚集、抗炎、调节免疫、抗细菌、抗高尿酸血症等作用；女贞子有抗炎抑菌、调节免疫的作用；黄柏有抗炎、降低尿酸、利尿、免疫抑制等作用；地龙有降低大鼠蛋白尿，升高血白蛋白的作用；益母草有抑制血小板的凝聚、降低血液浓度及血浆黏度，利尿的作用；知母具有抗血小板血栓、改善阿尔茨海默病、抗肿瘤、抗炎、解热等作用；墨旱莲具有止血、护肝、抗氧化、抗肿瘤、抗疲劳、调节免疫等作用。

2. 实验研究：代东良等将 368 例慢性肾小球肾炎患者随机分为两组。对照组应用一般治疗，治疗组在一般治疗基础上加用中药养阴健肾汤加减。治疗 2 周后观察两组 24 小时尿蛋白定量、尿常规、肾功能等数值变化及血尿、水肿、高血压等症状改善情况。治疗组总有效率高于对照组（$P<0.05$）；两组治疗后 24 小时尿蛋白定量下降，尿常规、肾功能及临床症状均有所改善，但治疗组明显优于对照组（$P<0.05$）；治疗组不良反应发生率低于对照组，两组不良反应发生率差异具有统计学意义（$P<0.05$）。说明养阴健肾汤治疗慢性肾小球肾炎，临床疗效较好，且不良反应较少，值得临床推广。

【用方经验】刘宝厚认为慢性肾炎的中医病机特点是，病本属虚，病标属实，是一种虚中夹实之证，本虚主要是肺、脾、肾、肝四脏的不同程度的虚损，其中以脾肾虚损尤为主要。因此，肺、脾、肾、肝四脏虚损是

内科国医圣手时方

构成慢性肾小球肾炎发病的内在因素。虚主要表现为肺脾肾肝四脏的不同程度的虚损，其中以肝肾虚尤为重要，脾肺肾三脏虚损是构成慢性肾小球肾炎的基础。

## 益气健肾汤（刘宝厚经验方）

【组成】黄芪 30 g，太子参 15 g，生地黄 25 g，女贞子 15 g，墨旱莲 15 g，石韦 30 g，当归 15 g，莪术 15 g，地龙 15 g。

【功效】益气养阴，利水活血。

【主治】气阴两虚型的慢性肾小球肾炎。症见面色无华，倦怠乏力，手足心热，午后潮热，舌红少苔，脉细数。

【加减】瘀血内停者，加川芎、赤芍、红花、水蛭类以活血化瘀；脘闷纳呆，或身体困倦者，加薏苡仁、藿香、佩兰、茯苓、白术类以燥湿；咽喉肿痛者，加黄芩、蝉蜕、马勃、牛蒡子以清热利咽消肿。

【方解】本方所治气阴两虚之慢性肾小球肾炎。久病气阴两伤，可见倦怠乏力，气虚则津液不布，清气不升，气化失司，水湿内停。阴虚则虚热内生，可见手足心热，午后潮热。舌红少苔，脉细数，为阴虚典型舌脉表现。治宜益气养阴，利水活血。本方以黄芪为君药，黄芪大补元气，固于根本；太子参益气健脾，为臣药；生地黄清热凉血，养阴生津；墨旱莲、女贞子补益肝肾，墨旱莲更兼凉血止血功效；石韦利尿通淋，凉血止血；当归补血活血，莪术更能破血行气；地龙通络兼能利尿。诸药合用，共奏益气养阴，利水消肿，活血通络之功效。

【注意事项】实证慎用。

【现代研究】

1. 方中黄芪有可提高血浆白蛋白水平、降低尿蛋白，并通过调节免疫、促进水钠排泄、改善高凝状态、减轻肾损伤、保护肾功能等作用；生地黄具有调节免疫、抗肿瘤、保护胃黏膜、止血等作用；太子参有保护心肌、增加免疫、抗氧化、降血糖、抗应激、抗疲劳等作用；女贞子有抗炎抑菌、调节免疫的作用；地龙有降低大鼠蛋白尿，升高血白蛋白的作用；墨旱莲具有止血、护肝、抗氧化、抗肿瘤、抗疲劳、调节免疫等作用；当归有抗炎、拮抗内皮素、调节血管舒缩功能、保护血管内皮、降低毛细血管通透性、抑制血小板聚集、抗血栓作用、改善微循环、调节免疫平衡和纤溶系统的作用；石韦有抗感染、护肾、调节免疫功能、抑菌、降低血压等作用；莪术有抗肿瘤、抗病毒、抗炎镇痛，并同时能升高白细胞等作用。

2. 实验研究：代东良等将 368 例慢性肾小球肾炎患者随机分为两组。对照组应用一般治疗，治疗组在一般治疗基础上加用中药益气健肾汤加减。治疗 2 周后观察两组 24 小时尿蛋白定量、尿常规、肾功能等数值变化及血尿、水肿、高血压等症状改善情况。治疗组总有效率高于对照组（$P < 0.05$）；两组治疗后 24 小时尿蛋白定量下降，尿常规、肾功能及临床症状均有所改善，但治疗组明显优于对照组（$P < 0.05$）；治疗组不良反应发生率低于对照组，两组不良反应发生率差异具有统计学意义（$P < 0.05$）。说明益气健肾汤治疗慢性肾小球肾炎临床疗效较好，且不良反应较少，值得临床推广。

【用方经验】刘宝厚认为在治疗的各个阶段均要加用活血化瘀药，常用药有赤芍、当归、川芎、红花、桃仁、丹参、益母草、泽兰、三七、莪术、水蛭等。刘老认为此类药物可以改善肾脏微循环，能够恢复肾脏生理功能。同时气虚用黄芪、党参；阳虚用锁阳、巴戟天；阴虚用生地黄、知母、女贞子、墨旱莲；血虚用当归、鸡血藤、鹿角胶。刘宝厚通过强调正虚是疾病发生的根本原因，邪实是疾病持续发展和加重的基本因素，遵循急则治标，缓则治本的原则。规范辨证，灵活用药，中医治本，西药对症，其中扶正固本是治疗的根本，清热祛湿是治疗的基本方法，活血祛瘀贯穿整个治疗的始末。

## 益气活血清利方（陈以平经验方）

【组成】党参，丹参，黄芪，川连，马鞭草，大蓟，蒲黄，当归。

【功效】益气活血，清利湿热。

【主治】肾络瘀阻、湿热留恋型慢性肾小

球肾炎。症见乏力，倦怠，腰酸痛，面色少华，轻度水肿，舌淡紫，苔薄白或厚腻，脉弦或弦滑。

【加减】若瘀血甚者，加红花、桃仁、三七、川芎等活血化瘀；湿热较甚者，加黄柏、黄芩、蒲公英等以清热利湿；脾肾亏虚者，加黄精、菟丝子、巴戟天等补脾肾。

【方解】本方所治肾络瘀阻、湿热留恋之慢性肾小球肾炎。久病必脾肾亏虚，故见乏力、倦怠、腰膝酸软、面色少华等症；久病入络，久病必瘀，肾络瘀血阻滞，故水湿停滞，可见水肿、小便不利；水湿不化，久郁必化火，湿热内蕴，治宜益气活血，清利湿热。方中黄芪为君药，大补元气；党参、丹参为臣药，党参健脾补肺兼养血，丹参活血化瘀；黄连清热燥湿；马鞭草凉血止血，配以大蓟、蒲黄增强其止血功效，蒲黄更能化瘀止血；当归补血活血，诸药合用，全方共奏益气活血，清利湿热之功效。

【注意事项】阴虚内热慎用。

【现代研究】

1. 方中黄芪有强心利尿降压扩血管作用，改善肾血流量，降低尿素氮，提高 PSP 及血浆蛋白，调整免疫平衡，稳定免疫功能，减轻免疫复合物对肾小球基底膜损伤；党参亦有提高机体非特异性免疫功能，调节代谢的作用；黄芪、党参能增强白细胞的吞噬功能；当归、丹参能改善微循环及高凝状态，减轻血小板聚集，有助于免疫复合物的清除及病变组织的修复；大蓟、蒲黄、马鞭草具有凉血止血，消除红细胞；黄连有增强白细胞吞噬功能，促进淋巴细胞转化的作用。益气药与活血药同用能增强纤溶活性。

2. 实验研究：查平等将 45 例慢性肾小球肾炎患者均应用中药益气活血清利方加减。治疗 1 个月后观察其 24 小时尿蛋白定量、尿常规、肾功能等数值变化及血尿、水肿、高血压等症状改善情况。总有效率为 75%，且无不良反应。说明益气活血清利方治疗慢性肾小球肾炎有一定临床疗效，且不良反应较少，值得临床推广。

【用方经验】陈以平认为慢肾普通型中蛋白尿、红细胞同时并见之类型，中医病机为肾络瘀阻、湿热留恋。据中医学病入络、久病必瘀之理论，认为活血化瘀药中配伍益气之品，以益气药来加强活血化瘀能力，达到去瘀生新，正气恢复。同时又认为湿热是贯穿肾小球疾病过程始终的病邪，亦是整个慢性肾炎过程中的一个最严重的干扰因素。因此组方中又配清热利湿之品，确立益气活血、清利湿热为其治法。益气活血清三种治则相结合，可作用于肾炎发病中的多个环节，起到调节机体免疫反应，改善微循环，起到抗凝及降解炎症介质作用，恢复肾脏功能，促进蛋白尿、血尿的清除。常规用量：党参 15 g，丹参 15 g，黄芪 20 g，川黄连 10 g，马鞭草 10 g，大蓟 10 g，蒲黄 10 g，当归 15 g。

# 第三节　肾病综合征

肾病综合征（nephrotic syndrome，NS）是概括多种肾脏病理损害所致的严重蛋白尿及其引起相应临床表现的一组症候群，以大量蛋白尿、低白蛋白血症、高脂血症、水肿为主要特点。肾病综合征依据病因分为原发性和继发性，原发性 NS 西医临床常用激素、细胞毒药物及抗凝血等联合治疗，尽管取得一定疗效，但存在着易复发、易产生激素依赖和毒副作用等问题，而在激素治疗的不同阶段结合中医辨证论治，可有效地减少服用激素引起的副作用。近年来中医治疗肾病综合征的临床研究有了较大的进展，总以辨证论治为指导原则，能提高机体对激素的敏感性及增强激素疗效，并可拮抗激素的副作用、并发症及撤减激素后的反跳现象，且临床疗效显著。

## 加味越婢汤（张琪经验方）

【组成】麻黄 15 g，生石膏 50 g，苍术 10 g，杏仁 10 g，甘草 7 g，生姜 15 g，大枣 3 枚，西瓜皮 50 g，赤小豆 50 g，车前子（布包）25 g。

【功效】宣肺解表，利水清热。

【主治】肾病综合征或慢性肾炎急性发作，属风寒犯肺，肺气不宣，水气不行而致水肿证。症见面目水肿或周身水肿，尿少黄赤，咽喉肿痛，恶寒发热，头痛，咳嗽气喘，苔薄白，舌尖赤，脉滑或滑数。

【加减】肿甚者，麻黄可重用至 15～20 g，并发咽喉肿痛者，加山豆根、白花蛇舌草、重楼、射干；兼发疖肿、脓疱疮者，加蒲公英、金银花、连翘、苦参、蝉蜕等；血尿重者，选加生侧柏叶、生贯众、生地榆、大蓟、小蓟、白茅根等。

【方解】肺为水之上源，肺气不宣则水道不利，故用麻黄宣肺气而解表，杏仁降肺气。苍术燥湿，生姜、大枣温脾除湿，湿气除则脾得健运。西瓜皮、车前子、赤小豆利水清热，尤以重用石膏以清肺热与麻黄合用一宣一清，奏宣发肃降之效。

【注意事项】患者不能过服滋腻之品，以防伤脾碍肾；避免过劳，适当休息；合理饮水，饮食清淡。

【现代研究】

1. 伪麻黄碱有明显著利尿作用，麻黄的混合鞣质组分能使血清中尿素氮、肌酐、甲胍和胍基琥珀酸的浓度明显降低，其有效成分可能是缩合鞣质，具有一定抗肾衰竭之功；苍术煎剂有降血糖作用，同时具排钠、排钾作用、抗菌抗炎、心血管保护等作用；赤小豆有抗氧化、抗菌、增强免疫等作用；甘草有抗利尿、降血脂、保肝和类似肾上腺皮质激素样作用；生姜能促进消化液分泌，保护胃黏膜，具有抗溃疡、保肝、利胆、抗炎、解热、抗菌、镇痛、镇吐作用；车前子有显著利尿作用，还能促进呼吸道黏液分泌，稀释痰液，故有祛痰作用。

2. 实验及临床研究：刘鹏等运用加味越婢汤配合激素治疗 28 例过敏性紫癜肾炎，单纯西药组的尿蛋白量较前明显下降，而采用中药组其蛋白定量明显下降，两组比较差异有统计学意义（$P<0.05$）；其他生化及 Ccr 检测结果比较，差异无统计学意义。肾病综合征与过敏性紫癜肾炎同属自身免疫性疾病，症状上均体现大量蛋白尿。此项研究仍对加味越婢汤治疗肾病综合征有一定指导意义。

【用方经验】此病病因病机与"风水"类似，为外感风热毒邪，首先犯肺，致肺失宣降，上不得宣发水津，且下不能通调水道而导致水肿。越婢汤是清热宣肺行水之方，在原方基础上加减，对于防治肾小球病变确有一定疗效。

## 加味牡蛎泽泻饮（张琪经验方）

【组成】牡蛎 20 g，泽泻 20 g，葶苈子 15 g，商陆 15 g，海藻 30 g，天花粉 15 g，常山 15 g，车前子（布包）15 g，五加皮 15 g。

【功效】清利湿热，散结逐饮。

【主治】肾病综合征，属湿热壅滞于下焦，气化失常，水湿泛滥之证。症见腰以下及膝胫足踝肿甚，阴囊肿大，小便不利，尿色黄赤，舌苔白腻或黄腻，脉沉滑有力。

【加减】大便不通，加大黄、芒硝；尿痛、尿血，可酌加凉血止血之品，如石韦、大蓟；口燥咽干，加白茅根、芦根；喘促不得卧，加葶苈子、桑白皮；脘腹胀满，加花椒、大腹皮等。

【方解】方中牡蛎、海藻软坚散结，清利湿热；常山、葶苈子、商陆逐水饮，化痰浊；尤以天花粉配牡蛎、泽泻，既可养阴清热散结，又能利水逐饮，更能益胃生津，能防止商陆、常山攻逐过甚而伤阴液，又能协助牡蛎软化水结，以奏利尿消肿之功。

【注意事项】注意避免外感，调畅情志，饮食清淡，不可过服伤津耗气之品。

【现代研究】牡蛎有镇静、抗惊厥、抗癫痫、镇痛、抗肝损伤、增强免疫、抗肿瘤、抗氧化、抗衰老、抗胃溃疡等作用；泽泻具有利尿、抗炎、降血压、降血糖、抗血小板聚集、抗血栓形成以及提高纤溶酶活性等药理作用；葶苈子主要通过降低血清 Na$^+$、心钠素（ANP）、脑钠素（BNP）、肺中 AQP3、肾脏 AQP1 与 AQP2 水平来发挥利尿作用，葶苈子中的芥于苷有止咳平喘的作用，苄基芥子油有广谱抗菌的作用；商陆具有抗炎、利尿、调节免疫等广泛的药理作用；天花粉中的天花粉蛋白，具有抗病毒、抗肿瘤、中期引产等多种药理活性；车前子有显著利尿作用，还能促进呼吸道黏液分泌，稀释痰液，故有祛痰作用。五加皮提取物可抑制肿瘤细胞增殖、抗衰老、修复肝损伤、减肥、抗炎镇痛、祛风湿等作用。

【用方经验】本方由《伤寒论》牡蛎泽泻散加味而成，《伤寒论·辨阴阳易差后劳复病》篇曰："大病瘥后，从腰以下有水气者，牡蛎泽泻散主之。"慢性肾病虽非大病差后，但其反复发作，湿热壅滞于下为应用本方的依据。

## 花粉瞿麦汤（张琪经验方）

【组成】天花粉 20 g，瞿麦 20 g，附子 10～15 g，山药 20 g，茯苓 20 g，麦冬 15 g，知母 15 g，泽泻 20 g，黄芪 30 g，桂枝 15 g，甘草 15 g。

【功效】温肾利水，清热生津。

【主治】肾病综合征、慢性肾炎久病不愈，或屡用肾上腺皮质激素而见寒热夹杂、上热下寒之水肿证。症见周身水肿，尿少，腰酸痛，口干渴，咽痛，畏寒肢冷，四肢困重，大便不实，舌质红，苔白干，脉沉或滑等。

【加减】若小便清长量多，去泽泻，加菟丝子、补骨脂以温固下元；气虚而气短声弱者，加人参益气；若水肿长期不愈，脾胃虚弱，精微不足，见水肿甚重，面色萎黄，晨起头面较甚，动则下肢肿胀，疲乏倦怠，大便溏，小便反多，苔薄腻，脉软弱，可加用参苓白术散。

【方解】天花粉、瞿麦、附子、山药、茯苓组成，有清上之燥热，温下之虚寒，助气化利小便之功效；后加麦冬、知母以助天花粉清热生津之力，加泽泻助茯苓利水祛湿，加桂枝助附子通阳化气以行水，加生黄芪、甘草补脾气助运化。

【注意事项】注意避免外感发热，饮食切忌过于滋腻，合理饮水，限制进水量。

【现代研究】天花粉中的天花粉蛋白，具有抗病毒、抗肿瘤、中期引产等多种药理活性；瞿麦对钾排泄的影响大于钠，其利尿排钾可能与此有关；附子能增强机体抗氧化能力，可提高体液免疫功能及血清补体含量，具有抗衰老作用；山药有抗氧化、调节免疫、降血糖等作用；茯苓煎剂、糖浆剂、醇提取物、乙醚提取物，分别具有利尿、镇静抗肿瘤、增加心肌收缩力的作用；麦冬能增强机体免疫功能，并有促进胃肠运动、抗病原体等药理作用；知母多糖对糖尿病有明显的降血糖，降血脂效果，该作用机制可能与改善胰岛素抵抗和修复受损胰岛细胞组织有关；泽泻具有利尿、抗炎、降血压、降血糖、抗血小板聚集、抗血栓形成以及提高纤溶酶活性等药理作用；黄芪对机体免疫功能有显著的促进作用，既能增强非特异性免疫功能，又能增强特异性免疫功能，能提高巨噬细胞活性，活化中性粒细胞，提高外周血中白细胞的数量，并有利尿、抗骨质疏松等药理作用；桂枝有镇痛、抗炎、抗过敏、增加冠脉血流量、改善心功能、镇静、抗惊厥、抗肿瘤等作用；甘草有抗利尿、降血脂、保肝和类似肾上腺皮质激素样作用。

【用方经验】针对肾阳衰微，水气不行，肺中燥热之上热下寒证而设。本方系由《金匮要略》瓜蒌瞿麦丸加味而成。《金匮要略·消渴小便不利淋病脉证并治第十三》曰："小便不利者，有水气，其人若渴，栝蒌瞿麦丸主之。"原方由瓜蒌根、瞿麦、附子、山药、茯苓组成，在原方基础上加麦冬、知母以助天花粉清热生津之力，加泽泻助茯苓利水祛湿，加桂枝助附子通阳化气以行水，加生黄芪、甘草补脾气助运化。诸药合用，寒温并施，熔清上温下补中于一炉，使肺脾肾功能协调，故能于错综复杂的病机中而取效。

## 茯苓利水汤（张琪经验方）

【组成】茯苓 30 g，猪苓 20 g，木瓜

10 g，槟榔 20 g，泽泻 20 g，白术 20 g，紫苏 15 g，陈皮 15 g，木香 10 g，党参 20 g，海藻 30 g，麦冬 15 g。

【功效】健脾行气利水。

【主治】肾病综合征，属脾虚不运，气滞水蓄之腹水证。症见腹胀腹满，周身水肿，小便不利，神疲面白，食少纳呆，腰痛乏力，大便溏泻，舌质淡，苔白滑或白腻，脉沉缓或沉弱。

【加减】如兼肾阳虚，畏寒肢冷便溏，可于方中加入附子、肉桂以扶助肾阳；若小便清长量多，加菟丝子、补骨脂稳固下元；气短声低，易疲倦乏力，加人参、黄芪健脾补气；若小便短少，加桂枝以助膀胱气化行水。

【方解】方中茯苓、猪苓、泽泻利水，槟榔、木香、海藻、紫苏理气，水与气同出一源，气顺则水行，气滞则水停，本方在用党参、白术、茯苓益气健脾扶助脾胃的基础上，用理气利水之剂，消补合用，故奏效甚佳。

【注意事项】患者不能过服滋腻之品，以防伤脾碍胃；避免外感及过劳，适当休息；合理饮水，饮食清淡。

【现代研究】茯苓煎剂、糖浆剂、醇提取物、乙醚提取物，分别具有利尿、镇静抗肿瘤、增加心肌收缩力的作用；猪苓利尿机制是抑制肾小管对水及电解质的重吸收；泽泻具有利尿、抗炎、降血压、降血糖、抗血小板聚集、抗血栓形成以及提高纤溶酶活性等药理作用；木瓜可抑制促炎因子的产生，进而恢复促炎和抗炎因子之间的平衡、增加肠黏膜屏障保护因子的表达；槟榔有兴奋胃肠道平滑肌、促胃肠动力作用；泽泻具有利尿、抗炎、降血压、降血糖、抗血小板聚集、抗血栓形成以及提高纤溶酶活性等药理作用；白术内酯Ⅰ具有增强唾液淀粉酶活性、促进营养物质吸收、调节胃肠道功能的作用，白术水煎液和流浸膏均有明显而持久的利尿作用；紫苏有促进消化液分泌，增进胃肠蠕动的作用；陈皮水煎液对唾液淀粉酶活性有明显的促进作用，能抑制家兔离体十二指肠梗阻的自发活动，使收缩降低，紧张性下降；木香调整肠胃运动、调整血压、抗菌、镇痛、抑制血小板聚集等药理作用；党参皂苷能兴

奋呼吸中枢；党参水、醇提液和党参多糖均能改善学习记忆能力具有益智抗痴呆作用；麦冬能增强机体免疫功能，并有促进胃肠运动、抗病原体等药理作用。此方暂无实验及临床研究。

【用方经验】治疗阴水时，在利水之外，因注重扶正，配以健脾温肾之法。

## 益肾化瘀利水汤（张学文经验方）

【组成】茯苓 15 g，猪苓 10 g，泽泻 10 g，白术 12 g，桂枝 10 g，丹参 15 g，川牛膝 12 g，桑寄生 15 g，山楂 12 g，益母草 30 g，白茅根 30 g，通草 10 g。

【功效】益肾化瘀，利水消肿。

【主治】肾小球肾炎、肾病综合征、慢性肾盂肾炎之水肿、小便不利，腰膝酸软，困倦乏力，脸色发暗，脘腹闷胀，舌瘀黯，脉沉涩等。

【加减】全身肿甚，气喘烦闷者，加葶苈子、花椒、泽兰逐瘀泻肺；气虚者，加黄芪等益气以助化瘀行水之功；气滞者，加大腹皮、槟榔；腰膝酸软，神疲乏力甚者，可合用济生肾气丸以温补脾肾，利水肿；阳虚者，可配附子温阳以助化瘀行水；久病可加用泽兰、桃仁、红花等加强化瘀之功。

【方解】方中茯苓、猪苓、泽泻利水，白术、茯苓益气健脾，山楂消食行滞，桂枝助附子通阳化气以行水，丹参活血化瘀，牛膝、寄生补益肝肾，白茅根、通草利尿通淋，全方重在利水化瘀，同时兼顾补益脾肾，消补兼收。

【注意事项】避免外感及过劳，适当休息；合理饮水，饮食清淡。

【现代研究】

1. 茯苓煎剂、糖浆剂、醇提取物、乙醚提取物，分别具有利尿、镇静抗肿瘤、增加心肌收缩力的作用；猪苓利尿机制是抑制肾小管对水及电解质的重吸收；泽泻具有利尿、抗炎、降血压、降血糖、抗血小板聚集、抗血栓形成以及提高纤溶酶活性等药理作用；白术内酯Ⅰ具有增强唾液淀粉酶活性、促进营养物质吸收、调节胃肠道功能的作用，白

术水煎液和流浸膏均有明显而持久的利尿作用；桂枝有镇痛、抗炎、抗过敏、增加冠脉血流量、改善心功能、镇静、抗惊厥、抗肿瘤等作用；丹参总提取物有一定的抗疲劳作用，脂溶性的丹参酮类物质有抗肿瘤作用，丹参还有一定的镇静、镇痛作用、抗炎、抗过敏作用；牛膝含有促脱皮甾酮、牛膝甾酮等成分，能使血液黏度下降，血流加速，也能使动物血凝加快，可避免或缓解因血管破损引起的内出血，并有抗病毒、抗炎、抗氧化、镇痛等作用；桑寄生的抗氧化活性、抑制变态反应等作用，其中提取物黄酮类物质可通过抑制破骨细胞分化，进而促进骨形成，起到抗骨质疏松的作用；山楂抗菌活性结果显示，化合物1对耐甲氧西林金黄色葡萄球菌有一定的抑制作用，可作为一种潜在的抗菌药物，值得进一步研究，山楂还具有抗氧化、保肝、抗肿瘤、抗病原体等药理作用；益母草碱有明显的利尿作用；白茅根具有止血、利尿、抗炎等作用；木通水提物有抗炎作用，对乙型链球菌、志贺菌属抑菌作用明显，对大肠埃希菌、金黄色葡萄球菌也有一定抑菌作用，并有利尿作用。

2. 实验研究：喻慧等将60例原发性肾病综合征患者随机均分为两组，两组均接受一般治疗。对照组30例加用百令胶囊治疗，治疗组30例加用益肾化瘀利水汤联合热敏灸治疗。治疗12周后观察两组24小时尿蛋白、血浆白蛋白、总胆固醇、甘油三酯、血肌酐等数值变化情况及副反应发生率。治疗组总有效率高于对照组（$P<0.05$）；两组治疗后24小时尿蛋白定量、血浆白蛋白、总胆固醇、甘油三酯均下降，但治疗组明显低于对照组（$P<0.05$）；治疗组不良反应发生率低于对照组，两组不良反应发生率差异具有统计学意义（$P<0.05$）。可见，益肾化瘀利水汤联合热敏灸治疗原发性肾病综合征临床疗效较好，且不良反应较少，值得临床推广。

【用方经验】肾虚血瘀是许多疾病过程中的一个共同病机，可以引发许多疾病。《血证论》曰："水与血相互倚伏……互相维系。"血不利则为水，水阻则血不行，故水肿病证中，许多与血瘀密切相关。且肾虚蒸化无力，水湿易于停蓄，所以肾虚、血瘀、水停三者同时存在，特别是在一些久治不愈的肾病患者中，尤为常见。所以此方据此病理而拟定，以补肾活血，利水消为法，用于肾虚血瘀水肿病人，经长期应用，疗效较为满意。

## 肾病综合征方（周仲瑛经验方）

【组成】南沙参、北沙参各 12 g，麦冬 10 g，玄参 10 g，地黄 12 g，大黄炭 6 g，大蓟 15 g，石韦 15 g，鹿衔草 15 g，六月雪 20 g，黄柏 10 g，白茅根 15 g，金樱子 15 g，雷公藤 5 g，黄芪 15 g。

【功效】凉血止血，清热利湿。

【主治】肾病综合征。症见面浮腿肿，舌苔薄黄，质红，脉小滑。

【加减】咽痛不尽，加一枝黄花 15 g；气血不和，加天仙藤 12 g，牛膝 10 g；浮肿甚，加茯苓 30 g，大腹皮 10 g；胸部胀满，加紫苏子 6 g，葶苈子 9 g。

【方解】沙参、麦冬养阴润肺，益胃生津；地黄滋阴补血；黄柏、大黄清热；六月雪健脾利湿，疏肝活血；白茅根利尿通淋；金樱子固精缩尿；黄芪益气固表、利水消肿；全方共奏清热利湿之功。

【注意事项】注意避免外感，调畅情志，饮食清淡，不可过服伤津耗气之品。

【现代研究】沙参有免疫调节、清除自由基等多作用；麦冬能增强机体免疫功能，并有促进胃肠运动、抗病原体等药理作用；玄参有抗动脉粥样硬化、抗血小板聚集、抗炎、调节免疫、抗细菌、抗高尿酸血症等作用；熟地黄剂具有对抗地塞米松对垂体-肾上腺皮质系统的抑制作用，并能促进肾上腺皮质激素的合成；大黄素、大黄酸、芦荟大黄素有明显的利尿作用；大黄利尿作用与其对肾髓质 $Na^+$-$K^+$-ATP 酶的抑制作用有关，可使 $Na^+$ 重吸收减少，排出增加；能明显降低血中非蛋白氮，延缓慢性肾衰竭的发展；可明显降低实验性慢性肾衰竭动物血清尿素氮和肌酐水平；大蓟有降压、抗菌、抗病毒、消炎、止血、利尿等作用；石韦煎剂对金黄色葡萄球菌、变形杆菌、大肠埃希菌等有不同

内科国医圣手时方

程度的抑制作用；鹿衔草有抗菌、抗炎、抗氧化等作用；六月雪具有解热、抗菌、抗病毒、抗肿瘤、抑制免疫反应等作用；黄柏具有抗菌、抗炎、解热的作用，黄柏成分黄柏碱可明显抑制原发性抗肾小球基底膜肾炎大鼠尿中蛋白的排泄，还可显著抑制伴随肾炎的血清胆固醇及肌酸酐含量的上升；白茅根具有止血、利尿、抗炎等作用；抗氧化、调节免疫为金樱子的主要作用，其他降糖降脂、保护肝肾及心血管等多种药理作用都与其有关，除此外还具有抑菌消炎、抗肿瘤等作用；雷公藤中的多种成分均有免疫抑制作用如雷公藤甲素、雷公藤红素、雷公藤生物碱等；同时具有抗炎、抗肿瘤的作用；黄芪对机体免疫功能有显著的促进作用，既能增强非特异性免疫功能，又能增强特异性免疫功能，能提高巨噬细胞活性，活化中性粒细胞，提高外周血中白细胞的数量，并有利尿、抗骨质疏松等药理作用。

【用方经验】肾病综合征使用肾上腺皮质激素量大，且时间长，其不良反应库欣综合征亦在所难免，应尽早地使用养阴清火的生地黄、知母、甘草等，不但可大大延迟库欣综合征的出现，且减少肾上腺皮质激素使用量及时间。补气养阴的地黄汤（黄芪、生地黄、黄精等）及活血化瘀的芎龙汤（川芎、地龙、牛膝等）均有调节免疫功能紊乱的良好功效；肾病综合征可见到血液高黏状态，益母草、泽兰等活血中药的作用虽不及肝素、血小板解聚剂、纤溶剂等作用明显，但无毒、安全，优点很多。总的治则是以补肾为基础。

## 水肿肾水方（李济仁经验方）

【组成】炮附子 15 g，茯苓 30 g，泽泻 30 g，山茱萸（取肉）30 g，炒山药 30 g，车前子（酒蒸）30 g，牡丹皮（去木）30 g，肉桂（不见火）15 g，牛膝（去芦、酒浸）15 g，熟地黄 15 g。

【功效】温补肾阳，利水消肿。

【主治】肾病综合征之肾阳不足，水湿内停证。以水肿，小便不利，腰膝酸软，水肿，畏寒肢冷为证治要点。

【加减】若伴心阳衰竭，可加人参。如后期现神昏、呕恶、口有尿味等浊阴上逆之症，宜用附子合半夏、大黄等口服以温阳泻浊或保留灌肠阳气虚弱，畏寒肢冷较甚者，宜去牡丹皮之寒，或再加胡芦巴、巴戟天以助温阳之力；水肿腹水，腹胀喘满者，加大腹皮、厚朴以行气除满，腹气行则湿有去路；肾不纳气，动则气喘，加五味子、沉香以助纳气归肾；精神萎靡，纳差便溏者，加党参、白术以脾肾双补。

【方解】方中重用大辛大热之附子，温肾助阳而消阴翳，用为君药。肉桂辛热纯阳，温肾补火，善“治沉寒痼冷”，并助膀胱之气化，与附子同用则温阳补肾之功相得益彰；泽泻、车前子功擅利水渗湿，为治水肿、小便不利之良药，合桂、附可温阳利水，标本兼治，共为臣药。茯苓、山药益气健脾，崇土制水；熟地黄为滋肾填精要药，既可协桂、附而奏“阴中求阳”之功，又能藉其柔润而制桂、附温燥之偏；山茱萸酸温质润，功擅补精助阳，为益肾之上品，合熟地黄可增其滋润之功，伍桂、附可助其温肾之力；牛膝益肝肾而滑利下行，配合泽、车、苓则利水消肿之效益佳；牡丹皮寒凉清泄，亦制桂、附之过于温燥，俱为佐药。诸药配伍，补而不滞，利而不峻，使肾阳复而水湿化，肿胀消则诸症差。

【注意事项】本方重在温肾利水，脾阳虚之水肿或肾阳虚衰而无水湿者不宜使用。方中牛膝滑利下行，故肾虚遗精者亦不宜使用。

【现代研究】附子能增强机体抗氧化能力，可提高体液免疫功能及血清补体含量，具有抗衰老作用；茯苓煎剂、糖浆剂、醇提取物、乙醚提取物，分别具有利尿、镇静抗肿瘤、增加心肌收缩力的作用；泽泻具有利尿、抗炎、降血压、降血糖、抗血小板聚集、抗血栓形成以及提高纤溶酶活性等药理作用；山茱萸有免疫调节、抗氧化等作用；山药有抗氧化、调节免疫、降血糖等作用；车前子有显著利尿作用，还能促进呼吸道黏液分泌，稀释痰液，故有祛痰作用；牡丹皮具有抗菌抗病毒、抗炎、镇痛、镇静、解热、抗动脉硬化、抗心律失常、降压、抗脑缺血、激活免疫系统等作用；肉桂酸钠具有镇静、镇痛、解热、抗惊厥等作用；牛膝含有促脱皮甾酮、牛膝甾酮等成分，能使血液黏度下降，血流加速，也能使动物血凝加快，可避免或缓解因血管破损引起的内出血；熟地黄剂具有对抗地塞米松对垂体-肾上腺皮质系统的抑制作用，并能促进肾上腺皮质激素的合成。

【用方经验】本方由《金匮要略》肾气丸加车前子、牛膝而成，本方与肾气丸均可用于治疗肾中阳气不足之水肿证。但本方较之肾气丸增加了牛膝和车前子两味药，并且在药量方面亦有较大的变动。而本方则重用附子为君，助阳破阴，又加车前子利水，牛膝导下，故专于温阳利水，适宜于水湿泛溢，阴盛阳微之证。现代常用于治疗慢性肾炎、肝硬化、醛固酮增多症等辨证属肾阳不足，水湿泛溢，水肿尿少者。

# 第四节　尿路感染

尿路感染根据感染部位分为上尿路感染和下尿路感染，是由细菌（极少数可由真菌、原虫、病毒）直接侵袭所引起。上尿路感染指的是肾盂肾炎，下尿路感染包括尿道炎和膀胱炎。肾盂肾炎又分为急性肾盂肾炎和慢性肾盂肾炎。尿路感染中医学属"淋证"，病位在膀胱和肾，并与肝脾关联。其基本病理变化为湿热蕴结下焦，肾与膀胱气化不利。当湿热导致病理变化的不同，及累及脏腑功能失调，均可引起肾与膀胱气化不利，而致淋证。由于尿路感染多由敏感菌或病原微生物引起，故西医多以广普抗生素抗菌消炎为主。中医学则以清热、利水、通淋、免疫为主要治则，弥补了西医西药对肝肾损害大、只注重治疗不注重修复和免疫的缺点。

## 柏凤汤（骆继杰经验方）

【组成】黄柏 10 g，凤尾草 30 g，滑石 15 g，车前子 15 g，白茅根 30 g，大黄 10 g，生地黄 10 g，黄芩 10 g，甘草 3 g。

【功效】清热利湿通淋。

【主治】膀胱湿热型的尿路感染。症见急性尿道不适、尿频、尿急、尿痛、尿道分泌大量黄色浓稠液体，尿道口红肿、有压痛，或伴寒战发热，尿道分泌物发现淋病奈瑟球菌。

【加减】尿混浊者，加萆薢；下焦热盛者，加蒲公英、紫花地丁，肉眼血尿者，加小蓟炭、紫花地丁；排尿不畅者，加炒王不留行、炮穿山甲；少腹连胁痛者，加金铃子散行气止痛；小便涩滞不畅者，加乌药或沉香行气通淋；病久夹血瘀者，加丹参、牛膝、炮穿山甲；腰膝酸软甚者，加续断、鸡血藤、桑寄生。

【方解】方中黄柏、凤尾草清热利湿为君药，滑石、车前子利尿通淋，兼清湿热，白茅根清热凉血止血，生地黄清热凉血养阴，黄芩清热解毒，甘草既可清热，又可调和诸药，诸药合用，共奏清热利湿，凉血解毒之功效。

【注意事项】孕妇慎用。服用期间禁烟酒，禁生冷酸辣食物，禁油腻性食物。

【现代研究】方中黄柏具有抗菌、抗炎、解热的作用，黄柏成分黄柏碱可明显抑制原发性抗肾小球基底膜肾炎大鼠尿中蛋白的排泄，还可显著抑制伴随肾炎的血清胆固醇及肌酐含量的上升；凤尾草的碱液提取物对金黄色葡萄球菌、枯草杆菌、黑曲霉均有很强的抑菌效果；滑石具有抗菌作用，用平板法使培养基含 10％的滑石粉，对伤寒沙门菌与副伤寒沙门菌有抑制作用；车前子具有止泻、护肝、降压、抑菌、降低血清胆固醇等作用；白茅根对于弗氏、宋氏志贺菌有明显的抑菌作用，对肺炎链球菌、卡他球菌、流感嗜血杆菌、金黄色葡萄球菌等也有抑制作用，临床用于治疗急性肾炎效果较好，对慢性肾炎亦有较好疗效，其作用主要在于缓解肾小球血管痉挛，从而使肾血流量及肾滤过率增加而产生利尿效果，同时改善肾缺血，减少肾素产生，使血压恢复正常；大黄具有泻下、利尿、抗菌、抗病毒、抗炎、解热、调节免疫功能、抗肿瘤、降血脂、利胆、保肝、促进胰腺分泌、抑制胰酶活性、抗胃及十二指肠溃疡、止血、改善肾功能；生地黄具有镇静、抗菌、抗炎、促进免疫功能、降血糖、抑制钠泵、利尿、降低耗氧量、抗凝血、止血、降血压、抑制心脏、抗皮肤真菌等作用；黄芩具有解热、抗菌、抗病毒、抗炎、促进细胞免疫、抗过敏、降血脂、护肝、利胆、利尿、镇静、降血压、抗凝血、抗血栓形成、抗氧化、抗肿瘤；甘草具有抗心律失常、抗消化性溃疡，解痉，镇咳祛痰，解毒，保肝，抗炎，抗菌，抗病毒，抗变态法反应，肾上腺皮质激素样作用。

【用方经验】骆继杰认为淋病病机多为膀胱湿热与肝胆湿热交错，故临床多以柏凤汤合用龙胆泻肝丸，柏凤汤加减清热利湿通淋，专攻膀胱湿热，合用中成药龙胆泻肝丸清利肝胆湿热，疗效高于单用柏凤汤。此外，柏凤汤较之左氧氟沙星等抗生素还有无药物不良反应、不会产生耐药性、疗效巩固等优点，具有较高的临床使用价值，值得推广应用。

## 芙蓉清解汤（王柏枝经验方）

【组成】芙蓉花15 g，忍冬藤20 g，连翘12 g，蒲公英30 g，紫花地丁15 g，板蓝根15 g，车前草15 g，泽泻15 g，萹蓄15 g，木通9 g，黄柏12 g。

【功效】清热利湿，利水通淋。

【主治】热淋下焦湿热证。症见尿频，尿急，尿道灼热刺痛，小便黄赤，少腹胀痛，舌质红，苔黄腻或白腻，脉弦数或滑数。

【加减】尿检脓细胞增多，伴小便涩痛，重用芙蓉花；红细胞增多者，加生地黄、生地榆凉血解毒；兼有少阳证候者，加柴胡、青蒿、黄芩；若膀胱湿热明显者，则重用忍冬藤、连翘、黄柏；如有心烦口渴，舌红少苔，脉细数者，可配用导赤散清心泄热；小便不利，大便秘结并见者，配伍芦荟；若女子外阴发痒者，加地肤子、蛇床子等。

【方解】方中芙蓉花为主药，盖芙蓉花功用凉血解毒，通涩消肿，与忍冬藤、蒲公英等联合使用，增强解毒祛邪的功效，再佐以车前、泽泻、木通、黄柏等大队清利湿热之品，合奏解毒祛邪、清利湿热之功。

【注意事项】急性泌尿系统感染过用苦寒泻火之品，或滥用抗生素等，易损脾肾，病机由湿变虚，或气阴两虚，或久病入络，气血瘀滞，膀胱气化失利，致虚实夹杂之候，治疗不可偏于攻邪，而应滋阴补肾，或温阳化气。孕妇慎用。

【现代研究】药理研究表明木芙蓉含黄酮苷、花色苷等成分，其花的水煎剂对溶血性链球菌有抑制作用，其叶的水煎剂则对金黄色葡萄球菌有抑制作用。肺为水之上源，源清流自清，开膀胱之门，排邪于外，清利湿热、利水通淋、生津利尿、苦寒泄降，导热下行，诸药合用，杀灭感染细菌，祛除病因，控制原发感染灶，对热淋下焦湿热证（急性泌尿生殖系感染）有独特疗效。

【用方经验】王柏枝运用"芙蓉清解汤"治疗泌尿系统感染，克服了中药起效慢疗效不稳定的传统缺陷，对尿路感染、尿道炎、慢性膀胱炎、前列腺炎疗效显著。临床起效迅速，能够治疗急症，而且保留了中药的安全性、无耐药性等优点。不仅能迅速改善尿频、尿急、尿痛、排尿不适等症状还能减轻联合使用西药的毒副作用，对反复发作、久治不愈的尿路感染有特效。能有效提高人体的免疫力及耐受性，尤其针对久治不愈的患者和反复发作的患者扶正祛邪，正邪兼顾，效果突出，治养结合，预后好，不易复发，对慢性尿路感染，慢性前列腺炎、慢性膀胱炎、慢性尿道炎有绝佳的效果。

## 柴苓汤（龚志贤经验方）

【组成】柴胡24 g，黄芩12 g，法半夏9 g，茯苓、猪苓各12 g，泽泻30 g，车前草30 g，忍冬藤30 g，白茅根30 g，滑石24 g，甘草3 g。

【功效】和解少阳，疏利三焦，清热除

湿，利尿止血。

【主治】血淋证属寒热往来。症见头昏目眩，口苦胸闷，干呕，不思食，腰部酸胀，小腹拘急，小便频数短涩，尿时尿道疼痛，甚则痛如刀割，尿血。舌红苔白滑，脉弦数。

【加减】在疏利少阳的基础上，还要根据病因随证加减，风热袭肺者，治疗上常用疏风清热的蝉蜕、僵蚕、荆芥、连翘等。其中蝉蜕、僵蚕为虫类药，可搜风剔毒，疗效显著。湿热蕴结者，可用小蓟、白茅根凉血止血，清利湿热，此二药可有清利而不留涩之效。配伍木通利水、栀子清三焦之热。脾阴亏虚者，可用党参、山药；心阴亏虚者，可用麦冬、石莲子；肾阴虚者，可用生地黄、墨旱莲。脾肾亏虚者临床可用归脾汤合无比山药丸。并可配伍血余炭、仙鹤草收敛止血，瘀血阻络时还可加三七、蒲黄炭以散瘀止血。威灵仙、青风藤等藤类药，既能通经络，又可祛风湿；还可用地龙、水蛭等虫类"籍虫蚁雪中搜逐，以攻通邪结"。

【方解】本方系从仲景之小柴胡汤（疏利气机，和解少阳）与五苓散（健脾除湿，化气行水）合方加减而成。方用柴胡苦平，疏理气机，解散入犯少阳与三焦之邪热，故方用黄芩以清泄郁热；法半夏降逆止呕（无呕吐者可去之），甘草清热和中，使邪从皮肤毛窍散之于外；用茯苓、猪苓、泽泻化气除湿利水；更用车前草，甘寒以助渗湿泻热、通利水湿之功；金银花清热泻火解毒；白根凉血利尿止血；入滑石、甘草即六一散之意，取滑石味淡性寒、质重而滑之功，缓解渗湿，寒能清热泻火，重能下降，滑能利下窍；甘草清热和中，调和诸药。全方合奏和解少阳，疏利三焦，除湿清热、利尿止血之功。

【注意事项】孕妇慎用。脾胃虚寒、尿多不渴者忌服。

【现代研究】现代药理研究，柴胡有较明显的解热、镇静、抗惊厥、镇痛、镇咳作用，柴胡皂苷有抗炎、降血脂、增强免疫功能、降胆固醇、抗肿瘤、抗辐射、保肝作用，柴胡水煎剂对溶血性链球菌、霍乱弧菌、结核分枝杆菌和钩端螺旋体有一定抑制作用，对流感病毒、流行性出血热病毒亦有抑制作用。

黄芩含黄芩苷元、黄芩苷、汉黄芩素、汉黄芩苷、黄芩新素、油酸、苯甲酸、黄芩酶等，有抗菌、抗病毒、抗炎、抗变态反应、抗血小板聚集及抗肿瘤作用，还有解热、降压、镇静、保肝、利胆、抑制肠管蠕动、降血脂、抗氧化等作用。半夏镇吐、镇咳、祛痰、抗菌、抗肿瘤、抗早孕，对实验性室性心律失常和室性早搏有明显的对抗作用，有显著的抑制胃液分泌作用，对胃溃疡有显著的预防和治疗作用；茯苓含有合茯苓多糖、茯苓酸、多聚糖类、麦角甾醇、胆碱、卵磷脂、蛋白质、脂肪等，猪苓含葡聚糖Ⅰ、甾类化合物、游离及结合型生物素、粗蛋白等，现代研究，有利尿、抗肿瘤、抗菌、保肝、促进免疫功能作用。

【用方经验】肾性血尿可见于实证，亦可见于虚证，但无论虚实，都存在气血循环不畅，上下气机流通受阻的情况，故医者在临床上常将疏利三焦作为首选之法，既可以通畅气机，有能给邪气以出路。疏利三焦之时，又以柴胡、黄芩组成的柴芩汤为首选，二药一升一降，一表一里，药味少而疗效甚佳。在疏利少阳的基础上，配以止血药。再根据不同的病因以及虚实辨证，配伍不同中药，往往能事半功倍，屡见疗效。

## 补肾利湿方（张琪经验方）

【组成】黄芪 40 g，太子参 20 g，升麻 15 g，柴胡 15 g，麦冬 15 g，蒲公英 30 g，金银花 30 g，紫花地丁 20 g，马齿苋 30 g，败酱草 20 g，白芍 15 g，生地黄 15 g，牛膝 15 g，杜仲 15 g，续断 15 g，巴戟天 15 g，菟丝子 15 g，肉桂 10 g，附子 10 g，甘草 15 g。

【功效】补肾滋阴助阳，清利湿热。

【主治】劳淋证属肾阴阳两虚，膀胱湿热下注，气化失常。症见反复尿路感染多年，每因感冒、劳累、情志不遂等因素而加重。尿频、尿急、尿痛、小腹坠痛、尿道不适、周身乏力，腿软，舌质淡，苔白，脉沉。

【加减】阳虚甚者，加肉桂、附子、肉苁蓉等，阴虚甚者，加麦冬、白芍、地骨皮等；夜寐不宁者，加大枣、远志、龙骨等。

【方解】本方以黄芪为君，以补气升阳；柴胡芳香疏泄，可升可散，能疏肝解郁，又可升举清阳；升麻长于升阳举陷。柴胡升肝胆之清阳，行气于左，升麻升阳明之清气，行气于右，二者合用，一左一右，直升胃之清阳。黄芪得升麻，则升举阳气之力增强；升麻得黄芪，则升阳之中又可补脾胃之气，二者配伍，既治气虚之本，又可提升下陷之清阳，标本兼顾；续断、杜仲、巴戟天、菟丝子、肉桂、附子等扶正固本。再此基础上加蒲公英、金银花、紫花地丁、马齿苋、败酱草，清热解毒通淋，清除余邪。

【注意事项】孕妇慎用。注意养阴益气不能太甘寒、不能用苦寒药，益气以黄芪为主，不用人参。

【现代研究】方中黄芪有调节机体免疫功能、改善物质代谢、抗应激、抗氧化损伤等药理作用，此外，黄芪可增加病毒性诱生干扰素的能力，促进白细胞的干扰素诱生能力，抑制细胞 RNA 代谢，影响特异性免疫功能；太子参有增强机体免疫功能、促进造血功能、改善物质代谢、增强内分泌功能、保护肝肾功能的作用；柴胡有抗病原微生物、抗炎、镇痛、保肝利胆等药理作用；金银花具有抗病原微生物、保肝利胆、抑制血小板聚集等药理作用；白芍能调节免疫功能，镇静，镇痛，解痉，抑制血小板聚集，扩张冠脉，降血压，抗炎，保肝。体内巨噬细胞的吞噬功能受 cAMP 及 cGMP 比例变化的影响，cAMP 降低，cGMP 升高则巨噬细胞功能降低。黄芪可使小鼠血浆内 cAMP 升高，cGMP 降低；甘草可使血浆内 cAMP 含量升高。说明黄芪、甘草的作用可能与影响体内环核苷酸代谢有关。菟丝子、肉桂、附子、巴戟天对细胞免疫和抗体形成功能均有促进作用。生地黄能提高机体的适应性，能增强机体对各种有害刺激的非特异性抵抗能力，使紊乱的机能恢复正常。有人称此作用为"适应原"样作用。杜仲、牛膝、川断有增强网状内皮系统的吞噬功能的作用。

【用方经验】张老指出劳淋的特点是本虚标实、虚实夹杂，病邪常易起伏而致病情反复发作，缠绵难愈。人体正气盛衰决定了疾病的发展转归，因此，缓解期绝对不可忽视治本。临床正气耗伤有气阴两虚、肾阴虚、肾阳虚、肾阴阳两虚及气滞血瘀等不同情况，均以其性质、程度决定攻补方法。

## 珍凤汤（邓铁涛经验方）

【组成】太子参 15 g，白术 12 g，云苓 12 g，小甘草 5 g，百部 9 g，桑寄生 18 g，珍珠草 15 g，小叶凤凰尾巴草 15 g。

【功效】健脾利湿，扶正祛邪。

【主治】膏淋，适以反复发作、为脾虚为重者。症见少气困倦，纳食减少，头晕乏力，尿频尿急，无明显尿痛，淋沥不已，舌淡脉细。

【加减】初发热淋见于单纯泌尿系统感染，症见尿频、尿急、尿痛，可单独使用珍珠草、小叶凤凰尾巴草二味；久淋难愈常用珍凤合四君子汤加桑寄生、百部，名珍凤汤；热淋见伤津者，用珍凤合导赤散治之；兼见湿浊膏淋、浊淋小便混浊者，加萆薢以分清别浊；若兼血淋、尿血者，加三叶人字草、茜草；对兼见泌尿系结石的石淋者，加金沙藤、砂牛末。

【方解】立方之意，乃根据脾胃学说，如张仲景有"四季脾旺不受邪"之说，李东垣有"内伤脾胃百病由生"之说。本病既是邪少虚多之证，要使正气充足以逐邪气，健脾就是重要的一着，故用四君子汤以健旺脾胃，调动人体之抗病能力；用"珍珠草、小叶凤凰尾巴草"以祛邪，形成内外夹击之势。珍珠草学名叶下珠，为大戟科叶下珠属植物叶下珠的干燥全草，味苦性凉，功能清热解毒、平肝明目、消积利水。小叶凤尾草，为凤尾蕨科植物凤尾草的干燥全草，味淡性寒，有清热利湿、凉血止血、消肿解毒之功。邓老常以珍珠草、小叶凤凰尾巴草相配治疗泌尿系统感染，认为"珍珠草、小叶凤凰尾巴草"合用清热利湿之效增倍，乃治淋之通药，适用于热淋、膏淋、血淋、石淋等各种淋证。白术、茯苓健脾利湿为臣药；百部佐"珍珠草、小叶凤凰尾巴草"以祛邪；桑寄生既能帮助扶正，又归肝、肾经，作为使药。

【注意事项】服用期间禁烟酒，禁生冷酸辣食物，禁辛辣食物，禁油腻性食物。

【现代研究】珍珠草为大戟科植物叶下珠（Phyllanthus Urfinaria L.）的全草，具有清热解毒、利水之功效。小叶凤凰尾巴草为蕨科植物双盖蕨［Diplazium Japonicum（Thunb）Bedd］的全草。百部有抗菌（包括大肠埃希菌）之作用。桑寄生，《神农本草经》"主腰痛"，《本草再新》"补气温中，治阴虚壮阳道"，现代之研究："治动脉硬化性高血压"及"治郁血性肾炎"。

太子参有益气健脾，生津润肺的作用。现代药理研究表明桑寄生有抑制血小板聚集作用，体内注射总苷 4 mg/kg 能显着抑制 AA-Na 转化代谢后产生的 MDA，MDA 含量减少时光密度值明显下降，作用强度与乙酰水杨酸相似。白术具有健脾益气，燥湿利水，止汗，安胎的功效，用于脾虚食少，腹胀泄泻，痰饮眩悸，水肿，自汗。茯苓能增强机体免疫功能，茯苓多糖有明显的抗肿瘤及保肝脏作用。甘草还有补脾益气，清热解毒，祛痰止咳，缓急止痛，调和诸药的功效。用于脾胃虚弱，倦怠乏力，心悸气短，咳嗽

痰多，脘腹、四肢挛急疼痛，痈肿疮毒，缓解药物毒性和烈性。百部具有润肺下气止咳，杀虫灭虱之功效，常用于新久咳嗽，肺痨咳嗽，顿咳；外用于头虱，体虱，蛲虫病，阴痒。蜜百部润肺止咳，用于阴虚劳嗽。补肝肾，强筋骨，除风湿，通经络，益血，安胎。

【用方经验】常见妇女患慢性肾盂肾炎，往往反复难愈。用抗生素疗效欠佳。西医认为长期使用抗生素，细菌产生耐药性，或进入细胞内成为细胞内细菌，使抗菌素失去杀菌能力，故慢性肾盂肾炎为比较难治而又有发展倾向的疾病。所谓发展倾向，不但难以治愈，还可引发高血压、肾功能不全、尿毒症等病变。本病应属中医学淋证中气淋、劳淋一类，乃邪少虚多之证。多因急性时期未彻底治愈，邪气深藏伏匿于内，正不胜邪，一遇劳累或伤精神或感外邪病即复发。发作之时可急可缓，急则邪热盛实，应以清热为主；缓则缠绵不已，应扶正祛邪，攻补兼施。治此病邓老喜用珍凤汤，此方即珍珠草、小叶凤凰尾巴草合四君子汤再加桑寄生、百部而成。

# 第五节　泌尿系结石

泌尿系结石是临床常见疾病，泌尿系的各个部位，如肾、肾盂、输尿管、膀胱及尿道等都有可能生成结石，临床多出现腰腹痛，急性发作时易出现血尿、肾绞痛、肾区叩痛，或输尿管行经区域压痛，属于中医学"石淋""腰痛""血淋"等范畴。目前西医对泌尿结石症的治疗尚无十分有效的办法，而中医治疗却取得了不错的疗效，中医学认为本病以肾虚为本，热、滞、瘀为标。急性发作期多为实证，其病机为湿热蕴结下焦，膀胱气化失司，日久使有形之物聚结而为砂石，阻于尿路，阻碍气血正常运行，气滞血瘀，不通则痛，临床以小便短涩、滴沥刺痛、欲出未尽，或小便突然中断、小腹拘急，或痛引腰腹为主症。治以益气活血，化瘀止痛，清热

利湿，调滞行瘀排石等。总之，中医中药治疗泌尿系结石能为患者带来裨益，对减轻症状、消除结石、改善肾功能均有积极的治疗作用。

## 消坚排石汤（张淇经验方）

【组成】金钱草50～75 g，三棱15 g，莪术15 g，鸡内金15 g，丹参20 g，赤芍15 g，红花15 g，牡丹皮15 g，瞿麦20 g，萹蓄20 g，滑石20 g，车前子15 g，桃仁15 g。

【功效】清利湿热，活血化瘀，行气软坚。

【主治】气滞血瘀型的泌尿系结石。症见尿频尿急，自觉双下肢酸软无力，尿色黄赤，

舌苔白稍腻，舌质紫，脉沉滑。

【加减】若结石体积过大，难以排出者，加甲珠、皂角刺以助其散结消坚之功；若病程日久正气亏虚，应扶正与祛邪兼顾，肾气虚者，加熟地黄、枸杞子、山药、菟丝子等；肾阳不足者，加肉桂、附子、茴香等；兼有气虚者，可以适当配合党参、黄芪。

【方解】方中金钱草清热解毒、利尿排石，同时兼能活血化瘀，为治疗尿路结石首选；三棱、莪术、鸡内金破积软坚行气；赤芍、牡丹皮、丹参、桃仁、红花活血化瘀、散瘀消肿；再配以萹蓄、瞿麦、滑石、车前子利湿清热；诸药相伍，共奏溶石排石之效。

【注意事项】化瘀破气之品有耗伤正气之弊，对于年老体弱者，应注意适当加入黄芪、党参、生晒参之类以鼓舞正气。孕妇忌用。结石处于输尿管上中下三个狭窄部位者必须同时大量服用解痉药，促使输尿管充分扩张，结石较易通过排出。巨型结石（结石直径为1.0~1.5 cm者），最好先碎石后再及时服用药物治疗，见效更快。

【现代研究】病理研究发现，长期结石刺激可以促进尿路鳞状上皮广泛变性，而发生癌变。药理证明，活血化瘀药能够改善微循环；抑制纤维母细胞合成胶原，对发生透明均质样变的胶原纤维可以使其疏松化或恢复正常；降低炎症反应减少渗出，促进炎症吸收，并使炎症的病灶局限化，抑制炎性肉芽肿形成，因而能充分降低感染过程的病理损害；还可以增强网状内皮系统的吸附功能以及白细胞的吞噬能力，使血肿以及其他坏死组织易被巨噬细胞吞噬吸收。同时，莪术、三棱等活血破瘀药具有明确的抗癌作用，能有效保护局部上皮，防止其发生癌变。另外，结石阻滞日久，往往与周围组织发生粘连，大量临床实践实明，化瘀、破气之药三棱、莪术、青皮、枳实之类，有利于黏连松解，砂石排出。

【用方经验】张淇经发现中医学辨证肾积水多为寒证。肾阳功能有三：一为助胃腐熟水谷；二为助脾化气行水；三为助膀胱蒸腾化气。结石阻滞于肾，日久使气血运行不畅，则必伤及肾中阳气，肾阳虚衰，气化功能不足，水湿停聚，则积水成矣，结石多由膀胱湿热久蕴，煎熬尿液，尿液浓缩，聚而成为砂石。肾阳虚衰，无力驱邪外出，则瘀热毒邪蕴蓄不除，故肾积水患者往往表现为泌尿系统感染反复不愈。故治疗肾积水须以温阳化气为首要治则，常用药物如附子、桂枝、乌药等；其次要注意清热解毒利湿，去其湿热毒邪，常用药物如败酱草、双花、连翘、桃仁等。另外还要注意酌加行气药，"肝经过腹环阴器"，尿道、外阴为足厥阴肝经所过之处，临证可酌加木香、青皮、橘核、川楝子归肝经之药，在引药至病所的同时行气消滞止痛。

## 四金排石汤（王玉林经验方）

【组成】海金沙60 g，金钱草30 g，郁金15 g，鸡内金15 g。

【功效】清热利湿，利水排石。

【主治】湿热蕴结型的泌尿系结石。症见肢体沉重，脘闷腹满，恶心厌食，小便涩少而痛，色黄浊；舌苔黄腻，脉数。

【加减】对于结石病久，或长期服用清湿热药物治疗的患者，久病正虚、肾虚者，食欲不振，健忘失眠，腰膝酸软，神疲乏力，腰膝酸软，小便清长而淋漓不尽，治疗则偏于补益，四金排石计量需减半，并加以黄芪、党参、生地黄、麦冬。对于腰痛剧烈，牵及下腹，小便赤，尿血或血块，面色青紫或惨白，脉细涩或代，认为血瘀形成，经脉闭塞，此急需通络以止痛，在四金汤基础上加以川楝子、延胡索、乳香、没药、地龙、当归。

【方解】海金沙味甘，性寒，能清热通淋，为治疗热淋、膏淋、血淋、石淋之要药，金钱草味甘、微苦，性凉，功能利水通淋、清热解毒，主治肝胆、及泌尿结石，金钱草配合海金沙，既能化石，又能排石；郁金味苦，性寒，能清湿热，改善膀胱湿热之根本。

【注意事项】本方大剂量使用海金沙、郁金、金钱草等苦之品，要注意到对于膀胱湿热之邪清理之时对于人体正气之攻伐。

【现代研究】海金沙孢子含脂肪油，还含

赤霉素的甲酯类成分。现代研究，海金沙在临床上用于治疗泌尿系结石、带状疱疹等。金钱草含酸性成分、甾醇、黄酮类、苷类、氨基酸、鞣质、挥发油、胆碱和钾盐等，金钱草有利胆排石及利尿排石作用，金钱草煎剂可引起输尿管上段腔内压力增高，使得尿量增加，促使输尿管结石排出，金钱草及其黄酮有抗炎作用，对细胞免疫和体液免疫均有抑制作用，对血管平滑肌有松弛作用；郁金有保护肝细胞、促进肝细胞再生、去脂和抑制肝细胞纤维化的作用，能抗肝中毒和抗突变；还有抗菌、抗炎、镇痛、利胆、终止妊娠等作用；鸡内金能增强胃蛋白酶、胰脂肪酶活性，提高胃消化功能；可加强膀胱括约肌收缩，减少尿量，提高醒觉。其提取物可加速放射性锶的排泄。

【用方经验】王老在临床治疗石淋的过程中多加用鸡内金，鸡内金味甘，性平，健胃消食、化坚积消结石，肾结石则需要较长时间的疗程，长期大量应用海金沙、金钱草、郁金苦寒通之品终伤津耗气，而鸡内金治疗石淋，不论新病久病、实证虚证，均可运用，并无伤阴耗阳之弊，并能纠正上述药物的偏性。

## 邓氏通淋汤（邓铁涛经验方）

【组成】金钱草 30 g，海金沙藤 18 g，白芍 10 g，生地黄 12 g，鸡内金 6 g，琥珀末（冲服）3 g，木香（后下）4.5 g，甘草 4.5 g

【功效】清热利湿，通淋逐石。

【主治】石淋。诊断标准：①腰腹绞痛突然发作，痛连少腹或向阴部放射；②尿急、尿频，尿痛，尿涩而余沥不尽或尿赤如洗肉水样；③腰腹痛而胀，小腹胀满隐痛；④小便可见结石；⑤发热恶寒；⑥神疲倦怠乏力，小腹坠胀；⑦除腹痛无矢气，无停经下血；⑧B超诊断。具备第 1 项加余项中的 1 项，或第 2 项加第 4 项，或第 4 项加第 6 项即可确诊。

【加减】如果大便干结，加大黄 10 g；若尿中带血，加茜草根 10 g；小腹胀的，加青皮 10 g、乌药 10 g；如果是尿有梗阻的，肾功能不良，加黄芪 15 g、黄精 12 g、王不留行 15 g、白茅根 15 g。

【方解】方中金钱草清热利湿，为排石化石之上品；海金沙藤、鸡内金、琥珀利尿排石、溶石；木香理气；甘草调和诸药；而白芍加量，配合甘草缓急止痛；小蓟清热凉血止血，滑石、白茅根清热通淋。再观邓氏通淋汤，以下焦湿热为机，选用甘寒之品清热化湿，化石、溶石、排石药组合一方。清热化湿不伤阴，化石排石不伤正，配伍灵活，疗效确切，值得进一步研究和探讨。

【注意事项】孕妇不可用。

【现代研究】

1. 金钱草含酸性成分、甾醇、黄酮类、苷类、氨基酸、鞣质、挥发油、胆碱和钾盐等，现代研究表明，金钱草有利胆排石及利尿排石作用；海金沙藤榨出液体外对金黄色葡萄球菌、铜绿假单胞菌、福氏志贺杆菌、伤寒沙门菌均有抑制作用。此外，还具有利胆、利尿排石作用，另能增加输尿管蠕动；白芍具有镇痛效果白芍药苷对豚鼠、大鼠的离体肠管和在胃运动，以及大鼠子宫平滑机均表现抑制，并能拮抗催产素所引起的收缩，用醋酸注射于小鼠腹腔，以扭体反应作为疼痛的指标，芍药苷有显著的镇痛效果；生地黄对内分泌的影响生地黄具有对抗地塞米松对垂体-肾上腺皮质系统的抑制作用，并能促进肾上腺皮质激素的合成。鸡内金能加强膀胱括约肌收缩，减少尿量，其提取物可加速放射性锶的排泄；海金沙孢子含脂肪油，还含赤霉素的甲酯类成分，在临床上用于治疗泌尿系结石、带状疱疹等；石韦含里白烯、β-谷甾醇、芒果苷、异芒果苷、延胡索酸等，有抗菌、抗病毒，镇咳，祛痰作用；琥珀末有抗菌作用，琥珀酸在 2 mg/ml 浓度时对金黄色葡萄球菌、卡他球菌以及伤寒沙门菌、铜绿假单胞菌、变形杆菌、志贺菌属有抑制作用。木香挥发油 1：3000 浓度能抑制链球菌、金色葡萄球菌和白色葡萄球菌的生长，对大肠埃希菌与白喉棒状杆菌作用微弱总生物碱无抗菌作用。甘草补脾益气功效相关的药理作用为肾上腺皮质激素样作用和调节机体免疫功能；与其清热解毒功效相关的药理

内科国医圣手时方

作用为抗菌、抗病毒、抗炎、抗变态反应等作用。

2. 运用邓铁涛的经验方邓氏通淋汤加味治疗泌尿系结石 36 例,疗效满意。36 例中,治愈 9 例,显效 14 例,有效 10 例,无效 3 例,总有效率 92%。

【用方经验】服药期间,须多饮水,或多吃梨,有助于排石,并要加强腹肌活动。

# 第六节　肾衰竭

肾脏功能部分或全部丧失的病理状态。按其发作之急缓分为急性和慢性两种。慢性肾衰竭的发展变化极为复杂,临床表现特点不尽相同,由于脾肾衰败,水毒潴留,气化严重障碍,浊阴不得下泄,或上犯脾胃,或扰动肝风,或蒙蔽清窍,或入营动血,或水毒凌心射肺,从而出现种危重病象。急性肾衰竭是指肾功能急剧衰退的肾脏病变。多由外感六淫疫毒、内伤饮食或中毒虫咬等,形成火热、湿毒、瘀浊之邪,壅塞三焦,热毒上壅于肺,肺失清肃,水道不利;湿热中遏于脾,正气不得升降,运化失调,水不能下渗于膀胱,而致无尿;浊邪下阻于肾,开阖失司而致癃闭。或因失血失津,阴液耗损,水无化源所致。

## 补脾肾泄浊方(张琪经验方)

【组成】人参 15 g,白术 15 g,茯苓 15 g,菟丝子 20 g,熟地黄 20 g,淫羊藿 15 g,黄连 10 g,大黄 7 g,草果 10 g,法半夏 15 g,桃仁 15 g,红花 15 g,丹参 20 g,赤芍 15 g,甘草 15 g。

【功效】健脾补肾,活血泄浊。

【主治】慢性肾衰竭,证属脾肾两虚,阴阳俱伤,湿毒贮留。症见面色晦暗,头眩,倦怠乏力,气短懒言,唇淡舌淡,腰膝酸软,腹胀呕恶,口中秽味,舌淡紫苔厚,脉沉滑或沉缓。

【加减】水饮内盛甚者(症见脚踝肿胀,小便不通,或饮溢肌肤,舌苔厚腻),加大戟 0.5 g、芫花 1 g 或甘遂 0.5 g 等;肺气不降者(症见喘息咳唾,痰涎较盛),加葶苈子 10 g、桑白皮 10 g、紫苏子 5 g;脾胃气滞者(症见厌食纳差,腹胀纳呆),加陈皮 12 g、莱菔子 8 g,去人参;气虚甚者,配伍黄芪 20 g。

【方解】本方以人参、白术为君药补脾肾之气,为君药;茯苓利水健脾,法半夏燥湿健脾下气,草果醒脾化浊除湿,共为臣药;大黄泻下攻逐,黄连清热燥湿,泻火解毒亦为臣药;菟丝子补肝肾,熟地黄配合淫羊藿补益肝肾,填精益髓为佐药;桃仁、红花活血化瘀,丹参、赤芍散瘀行血为佐药;甘草调合诸药为使药之用。

【注意事项】本方适用于慢性肾衰竭,症状较稳定的患者。患者不能过服滋腻之品,以防伤脾碍肾;亦不可过服温燥之品,伤伐津气。

【现代研究】人参皂苷能增强消化、吸收功能,提高胃蛋白酶活性,保护胃肠细胞,改善脾虚症状;白术内酯 I 具有增强唾液淀粉酶活性、促进营养物质吸收、调节胃肠道功能的作用;茯苓煎剂、糖浆剂、醇提取物、乙醚提取物,分别具有利尿、镇静抗肿瘤、增加心肌收缩力的作用;熟地黄剂具有对抗地塞米松对垂体-肾上腺皮质系统的抑制作用,并能促进肾上腺皮质激素的合成;淫羊藿还具有影响心血管系统、骨髓和造血系统功能,抗骨质疏松,改善学习记等作用;黄连及小檗碱均有抗实验性胃溃疡,抑制胃液分泌,保护胃黏膜的作用;半夏水煎醇沉液对多原因所致的胃溃疡有显著的预防和治疗作用;桃仁水煎剂及提取物有镇痛、抗炎、抗菌、抗过敏作用;红花醇提取物和水提取物有抗炎作用;丹参还有一定的镇静、镇痛作用、抗炎、抗过敏作用。脂溶性的丹参酮类物质有抗肿瘤作用。丹参总提取物有一定的抗疲劳作用;赤芍具有保肝护肝、抗胃溃疡、调节免疫、抗氧化、抗肿瘤、抗抑郁等作用；甘草有抗利尿、降血脂、保肝和类似肾上腺皮质激素样作用。

【用方经验】本方以益气健脾补肾之品与大黄、黄连、草果泄热化浊和桃仁、红花、丹参、赤芍活血之品共融一方，扶正祛邪，消补兼施。补得消则补而不滞，消得补则泄浊作用益彰，临床屡用此方取效明显。一则可以转危为安，二则可以明显延缓病势进展，氮质血症期大多可以缓解。

## 邓铁涛经验方

【组成】熟附子10 g，肉桂心（焗服）2 g（或桂枝10 g），白芍15 g，茯苓15 g，白术15 g，生姜10 g，猪苓30 g，茯苓皮30 g，益母草30 g。

【功效】温阳利水。

【主治】尿毒症，证属脾肾阳虚者。症见面色晦暗，肢冷畏寒，四肢肿胀，腹鼓肢肿，小便癃闭不通，满身腐臭者，舌暗淡或暗紫，苔白厚腻，脉沉迟。

【加减】湿郁化热者（症见舌红，苔黄腻，口苦而干者），加泽泻15 g、黄连10 g、黄柏10 g或大黄6 g、薏苡仁30 g，或金钱草30 g；水湿壅滞甚者（症见胸满喘息咳唾或腹胀如鼓，水湿内停，或肢踝肿胀者），加车前子6 g，或冬葵子15 g、石韦12 g，或葶苈子5 g、紫苏子12 g，莱菔子10 g；气滞甚者，加沉香3 g、檀香3 g或木香12 g、砂仁12 g。

【方解】本方以附子为君药，本品辛甘性热，用之温肾助阳，以化气行水，兼暖脾土，以温运水湿。臣以茯苓利水渗湿，使水邪小便去；白术健脾燥湿。佐以生姜之温散，既助附子温阳散寒又合茯苓、白术宣散水湿；白芍亦为佐药，其义有二：一者利小便以行水气，《神农本草经》曰其能"利小便"，《名医别录》亦谓曰"去水气，利膀胱"；二者可防止附子燥热伤阴，以利于久服缓治。肉桂心可温通经脉，散寒止痛；益母草取其活血利水消肿之义。

【注意事项】本方以阳虚患者为主，注意避免外感发热，饮食切忌过于滋腻，合理饮水，限制进水量。

【现代研究】附子能增强机体抗氧化能力，可提高小鼠体液免疫功能及豚鼠血清补体含量，具有抗衰老作用；肉桂酸钠具有镇静、镇痛、解热、抗惊厥等作用；白芍药苷具有较好的解痉作用。此外，本品有保肝、增强应激能力、抑菌、抑制胰淀粉酶活性等作用；茯苓煎剂、糖浆剂、醇提取物、乙醚提取物，分别具有利尿、镇静抗肿瘤、增加心肌收缩力的作用；白术水煎液和流浸膏均有明显而持久的利尿作用；生姜能促进消化液分泌，保护胃黏膜，具有抗溃疡、保肝、利胆、抗炎、解热、抗菌、镇痛、镇吐作用；猪苓利尿机制是抑制肾小管对水及电解质的重吸收；茯苓煎剂、糖浆剂、醇提取物、乙醚提取物，分别具有利尿、镇静抗肿瘤、增加心肌收缩力的作用；益母草碱有明显的利尿作用。

【用方经验】邓老按本方精髓在于配伍温阳药与利水药合用，巧用白芍来养阴柔肝使温阳利水而不伤阴。

## 平胃化湿汤（张琪经验方）

【组成】草果15 g，苍术15 g，半夏15 g，厚朴10 g，紫苏15 g，砂仁15 g，陈皮15 g，甘草5 g，芦根15 g，竹茹15 g，生姜15 g，茯苓15 g。

【功效】芳香醒脾，利湿化浊。

【主治】慢性肾衰竭，证属湿邪中阻，脾阳不振证。症见恶心呕吐，胃脘胀满，口气秽臭，头晕身重，倦怠乏力，烦闷，舌苔白腻，脉缓。

【加减】脾胃较弱者，加山楂10 g，或神曲10 g、麦芽15 g，健脾开胃；胃阴不足者（症见胃脘嘈杂，饥不欲食，口干舌燥），加洋参10 g，或天冬12 g、麦冬12 g，或用玉竹10 g、生地黄10 g；水湿甚者（症见脚踝肿胀，小便癃闭或不畅），加茯苓10 g、猪苓10 g，或苍术10 g、薏苡仁20 g。

【方解】方以法半夏、陈皮为君，醒脾燥湿；厚朴、草果燥湿降气，苍术燥湿健脾为臣药；紫苏宽胸降气，砂仁健脾开胃，茯苓

内科国医圣手时方

利水渗湿，芦根生津除烦，竹茹清热除烦，生姜降逆和胃以上均为佐药。

【注意事项】本品大量温燥药物，应配合养阴益气药物使用；合理饮水、补盐，以防伤阴耗气。

【现代研究】草果抑制胃肠运动，小量口服有轻度利水作用；苍术煎剂有降血糖作用，同时具有排钠、排钾作用；法半夏抑制呕吐中枢而发挥镇吐作用，能显著抑制胃液分泌，水煎醇沉液对多原因所致的胃溃疡有显著的预防和治疗作用；厚朴有降压作用，降压时反射性地引起呼吸兴奋，心率增加；紫苏有促进消化液分泌，增进胃肠蠕动的作用；砂仁可增强胃的功能，促进消化液的分泌，可增进肠道运动，排出消化管内的积气；陈皮水煎液对唾液淀粉酶活性有明显的促进作用，能抑制家兔离体十二指肠梗阻的自发活动，使收缩降低，紧张性下降；甘草有抗利尿、降血脂、保肝和类似肾上腺皮质激素样作用；竹茹对白色葡萄球菌、枯草杆菌、大肠埃希菌均有较强的抑制作用；生姜能促进消化液分泌，保护胃黏膜，具有抗溃疡、保肝、利胆、抗炎、解热、抗菌、镇痛、镇吐作用；茯苓煎剂、糖浆剂、醇提取物、乙醚提取物，分别具有利尿、镇静、抗肿瘤、增加心肌收缩力的作用。

【用方经验】平胃化湿汤适用于湿浊之邪，困遏中焦，以致气机不畅，即在温胆汤的基础上加草果、砂仁、生姜、苍术燥湿温脾，辛化痰浊，醒脾除湿；藿香、紫苏、厚朴芳化湿邪，消除痞满；复用竹茹以降逆止呕。共奏散湿除满，降气化浊之功。

## 石景亮经验方

【组成】伏龙肝（先煎）300 g，大腹皮30 g，蒲公英30 g，车前子（包煎）30 g，石韦20 g，生地榆20 g，地肤子20 g，五加皮20 g，生槐花15 g，紫苏叶12 g，荆芥10 g，防风10 g，生大黄（后下）10 g，海藻10 g，沉香10 g，螻蛄10 g，蝉蜕10 g，僵蚕10 g。

【功效】宣肺解毒，祛湿降浊，通阳利水。

【主治】出血热并急性肾衰竭，证属湿毒浸淫。症见神志不清，精神差，纳差，乏力，恶心呕吐，面唇苍白，爪甲不华，畏寒怯冷，尿量少，舌质淡，体胖大苔白腻，脉沉细。

【加减】水湿气滞者，加半夏、厚朴；湿毒壅盛者，加冬葵子、赤小豆；阴气不足者，加麦冬、天冬；肺气宣降不利者，加麻黄；风热不解者，加连翘、野菊花等。

【方解】方用伏龙肝暖肝温脾为君；石韦、大腹皮、生地榆、车前子利尿消肿，生大黄通腑降浊为臣药；蒲公英利水消肿解毒，五加皮利水消肿，亦为臣药；荆芥、防风、紫苏叶疏散在表之邪气，复肺之宣降，通水之上源为佐药；五加皮、螻蛄活血通络，配以蝉蜕、僵蚕等以条达气机。诸药相伍，则内外之邪齐消共散，逆乱之气机得以恢复正常。

【注意事项】本方运用大量苦寒药物，脾胃阳虚者慎用；注意避免外感，调畅情志，饮食清淡，不可过服伤津耗气之品。

【现代研究】伏龙肝有缩短凝血时间，抑制纤溶酶及增加血小板第三因子活性等作用，能减轻洋地黄酊引起的呕吐，有止呕作用；大腹皮有兴奋胃肠道平滑肌、促胃肠动力作用，并有促进纤维蛋白溶解、杀绦虫等作用；蒲公英有利胆、保肝、抗内毒素及利尿作用；车前子有显著利尿作用，还能促进呼吸道黏液分泌，稀释痰液，故有祛痰作用；石韦煎剂对金黄色葡萄球菌、变形杆菌、大肠埃希菌等有不同程度的抑制作用；地榆有止血、抗烫伤、抗菌、抗炎、促进造血等作用；槐花具有止血、抗炎、抗菌等作用；地肤子提物有抑制单核巨噬系统的吞噬功能及 Ⅳ 型变态反应（DTH）；紫苏叶有促进消化液分泌，增进胃肠蠕动的作用；能减少支气管分泌，缓解支气管痉挛；荆芥水煎剂可增强皮肤血液循环，增加汗腺分泌，有微弱解热作用；防风有解热、抗炎、镇静、镇痛、抗惊厥、抗过敏作用。

【用方经验】本病的治疗，当以"急则治其标，缓则治其本"的原则，有步骤、分层次地进行。疾病早期，外感引发伏邪，邪气充斥内外，当以祛邪为首之要务，以外散表邪，内祛浊毒，俾内外之邪，齐消自散，以复气机之升降，使清者自升，浊者自降。然脾胃为后天之本，气血生化之源，位居中州而统领四脏，湿邪壅盛，中焦被困，脾胃运化无力，后天乏源四脏失养，则衰败之象立至，故在疾病后期，调理脾胃，固护胃气尤其重要。在遣方用药时，针对早期邪毒内外交固之势，石氏以发泄郁结之气，祛浊排毒之法。

## 张琪经验方

【组成】炒白术 9 g，丹参 9 g，黑大豆 30 g，赤芍、白芍各 9 g，黄连 3 g，制半夏 5 g，炒陈皮 5 g，炒竹茹 5 g，炒枳壳 5 g，米仁根 30 g，晚蚕沙（包）9 g，六月雪 30 g，徐长卿 15 g，香谷芽 12 g，罗布麻叶（后下）15 g。

【功效】益气养营，祛湿化浊，清热开窍。

【主治】慢性肾衰竭，证属脾肾两亏，气血暗耗，湿浊内停，胃失和降。症见头晕，腰酸痛，心悸，气短乏力，昏沉，嗜睡，下肢轻度水肿，恶心呕吐，腰酸痛，舌苔薄黄少润，质偏淡，脉虚弦。

【加减】呕恶甚者，加生姜 5 g、赭石 15 g，或法半夏 12 g，或紫苏叶 10 g、黄连 3 g；气阴不足者，加洋参 12 g，太子参 15 g；水湿盛者，加甘遂 2 g，芫花 1 g，或车前子 6 g、牛膝 10 g。

【方解】黑大豆活血利水，祛风解毒为君药；白术燥湿健脾益气，徐长卿透湿解表共为臣药；赤芍、丹参活血化瘀，白芍养阴使湿去而阴不伤；黄连泻火燥湿；法半夏、陈皮、竹茹、枳壳宽胸行气，降气；六月雪健脾利湿，舒肝活血，蚕沙化湿和胃；谷芽健脾开胃；罗布麻药镇肝止晕，止呕；共凑佐药之功。

【注意事项】避免外感及过劳，适当休息；合理饮水，饮食清淡。

【现代研究】白术水煎液和流浸膏均有明显而持久的利尿作用；丹参还有一定的镇静、镇痛作用、抗炎、抗过敏作用；黑大豆含较丰富的蛋白质、脂肪和碳水化物，以及胡萝卜素、维生素 $B_1$、维生素 $B_2$、烟酸等；赤芍中丹皮酚等多元酚类具有抗血小板聚集、抗血栓形成、抗心肌缺血、改善微循环等作用；白芍有保肝、增强应激能力、抑菌、抑制胰淀粉酶活性等作用；黄连及小檗碱均有抗实验性胃溃疡，抑制胃液分泌，保护胃黏膜的作用；法半夏抑制呕吐中枢而发挥镇吐作用，能显著抑制胃液分泌，水煎醇沉液对多原因所致的胃溃疡有显著的预防和治疗作用；陈皮水煎液对唾液淀粉酶活性有明显的促进作用，能抑制离体十二指肠梗阻的自发活动，使收缩降低，紧张性下降；竹茹对白色葡萄球菌、枯草杆菌、大肠埃希菌均有较强的抑制作用；枳壳有调节子宫机能，升高血压、强心、抗氧化、抗菌、镇痛、护肝、降血糖、降血脂、抗血栓、抗休克、利尿、抗过敏等作用；徐长卿牡丹酚有镇静作用；罗布麻叶水煎剂有降压、减慢心律、减弱心肌收缩力的作用。

【用方经验】张老按本案病程迁移已久而成关格重症。此时脏腑亏损已极，气营不足，痰湿瘀浊互结阴阳乖乱。痰浊上蒙心神，已成险证，故急以化痰开窍，祛湿泄浊以达邪，兼以益气和营顾本。并配合中药灌肠使病情获得改善。实践体会，本病采用中药治疗为主的综合治疗，对延缓肾功能不全的恶化有一定疗效。

## 周仲英经验方

【组成】旋覆花 6 g，苍术 6 g，赭石 20 g，法半夏 15 g，猪苓 15 g，茯苓 15 g，党参 10 g，炒枳实 10 g，炙桂枝 10 g，焦白术 10 g，泽兰 10 g，泽泻 10 g，黄连 3 g，淡干姜 3 g，沉香 3 g，吴茱萸 2 g。

【功效】和胃降逆，通阳利水。

【主治】慢性肾衰，证属肾虚不复，脾胃虚弱，水饮内停，胃气上逆。症见头晕痛，晨起恶心欲吐，食不知味，腿软乏力，小便量少，尿意不畅，背有寒意，下肢清冷。舌质暗红，苔薄黄，脉细。

【加减】出现血尿者，加小蓟炭 12 g，生

内科国医圣手时方

地黄 10 g、牡丹皮 12 g、琥珀 2 g、白茅根 20 g；出现蛋白尿者，加黄芪 12 g，或知母 10 g、黄柏 8 g、生地黄 8 g；出现癃闭不通者，加滑石 12 g、车前子 6 g。

【方解】本方以赭石和胃降逆，法半夏燥湿降逆为君；茯苓、猪苓利水渗湿，为臣药；党参益气健脾，枳实宽中行气，桂枝温阳化饮，泽泻利湿泻热降浊亦为臣药；旋覆花和胃降逆，苍术燥湿健脾，为佐药；黄连燥湿泻热，干姜和胃降逆，沉香降气，吴茱萸降肝胃之气，亦为佐药。

【注意事项】避免过劳外感，合理休息；避免过服温燥之品易伤津耗气。

【现代研究】旋覆花能增加胃酸分泌，绿原酸能提高胃肠平滑肌张力，增进胆汁分泌；苍术煎剂有降血糖作用，同时具排钠、排钾作用；赭石对中枢神经系统有镇静作用；法半夏抑制呕吐中枢而发挥镇吐作用，能显著抑制胃液分泌；猪苓水及醇提取物有抗肾结石形成、提高免疫及抗菌作用；茯苓煎剂、糖浆剂、醇提取物、乙醚提取物，分别具有利尿、镇静抗肿瘤、增加心肌收缩力的作用；党参水煎醇沉液能调节胃肠运动、抗溃疡；枳实有调节子宫机能，升高血压、强心、抗氧化、抗菌、镇痛、护肝、降血糖、降血脂、抗血栓、抗休克、利尿、抗过敏等作用；桂枝有镇痛、抗炎、抗过敏、增加冠脉血流量、改善心功能、镇静、抗惊厥、抗肿瘤等作用；白术水煎液和流浸膏均有明显而持久的利尿作用；泽泻有利尿作用，能增加尿量，增加尿素与氯化物的排泄，对肾炎患者利尿作用更为明显；黄连及小檗碱均有抗实验性胃溃疡，抑制胃液分泌，保护胃黏膜的作用；干姜甲醇或醚提取物有镇静，镇痛，抗炎，止呕及短暂升高血压的作用；吴茱萸水煎剂有抗动物实验性胃溃疡的作用。

【用方经验】此病病情复杂，据症细辨，先从饮证论治，水饮上逆，则恶心欲吐，食不知味，头晕头痛，此时以标实为急，故投旋覆代赭汤以和胃降逆，复入五苓散通阳利水，先治其标。继则仿肾气丸合五苓散意出入治其本，故收效甚捷。

# 第七节　糖尿病肾病

糖尿病肾病（diabeticnephropathy，DN）作为糖尿病最典型的微血管并发症，以肾小球系膜基质增多、基膜增厚和肾小球硬化为基本病理特征。随着人们生活水平的提高，DN 发病率呈上升趋势，其引发的终末期肾衰竭（ESRD）已成为透析的主要原因之一；此外，DN 还是糖尿病患者死亡的主要原因之一。西医目前除控制血糖、降压、降血脂、抗凝血等对症支持治疗外，尚无其他特效方法。中医学虽无糖尿病肾病这一病名，但有消渴病日久并发水肿、尿浊、肾消等记载。通过中医证候学研究，糖尿病肾病患者从尿中出现微量蛋白发展到终末期肾衰竭的过程中，其病位始终不离肾脏，所以有研究者把消渴日久出现的水肿、尿浊等一系列临床表现的疾病命名为糖尿病肾病。黄宝英认为糖尿病肾病相当于中医消渴病中消瘅期之肾消病，中医学病名定为"消渴肾病"比较合理，这种命名得到许多学者的认同。中医药在改善 DN 患者临床症状、降低尿蛋白、延缓肾功能恶化等方面有很大的优势。

## 水陆二仙丹加减方
### （肖万泽教授经验方）

【组成】金樱子 10 g，芡实 15 g，山茱萸 10 g，丹参 20 g，黄芪 30 g，生地黄 15 g，山药 15 g，制苍术 10 g，玄参 10 g，当归 15 g，甘草 5 g。

【功效】益气养阴，活血通络。

【主治】气阴两虚、瘀血阻络型糖尿病肾病。症见口渴、喜饮、乏力倦怠、肢体麻木疼痛；或兼见气短少言、心烦失眠、五心烦热、肌肤甲错、便秘、小便频数。舌红或暗，苔薄白，舌下络脉青紫，脉象细数无力或弦涩。

【加减】恶心呕吐者，加用紫苏、法半夏降逆止呕；皮肤瘙痒者，用地肤子；水肿者，加汉防已、葫芦瓢等利水消肿，并配以温肾药淫羊藿、巴戟天达到温肾利水之功；夜尿频多者，加桑螵蛸、黄精；眠差者，加灵芝、首乌藤助眠；腰酸者，加狗脊；耳鸣者，加葛根、灵磁石；腹胀者，加木香、荔枝核。

【方解】本方是由水陆二仙丹和肾病名方六味地黄丸加减化裁而来，具有益气兼养阴活血通络的作用。方中金樱子味酸涩而专固精缩尿，芡实甘涩而专固肾收敛，二者相须为用，益肾固精功效独擅，又能减少尿蛋白下泄，从而能减轻其肾损害；黄芪补气、健脾，使气旺以助行血，祛瘀又不伤正；生地黄滋阴凉血、补益肾精；玄参清热又生津、养阴亦润燥；制苍术燥湿健脾，山茱萸滋养肝肾；丹参活血通络止痛；当归活血兼养血；甘草为使补气兼调药。诸药并用，共奏益气养阴，活血通络之功效。

【注意事项】脾肾阳虚者慎用。

【现代研究】

1. 黄芪具有改善微循环、降低蛋白尿的作用；丹参能降低血黏度，改善微循环。山茱萸提取物环烯醚总苷，能够有效抑制糖尿病肾病大鼠的非酶糖基化终产物（AGEs）及其受体 mRNA 转录，从而减少大鼠平滑肌中 AGEs 累积和 RAGE 的过度表达，达到降低其受体 mRNA 水平，进而缓解 DN 肾脏病变的作用。周钰娟等试验研究发现，使用金樱子干预治疗后大鼠血糖明显下降，肾脏功能显著改善，尿蛋白排泄明显减低。芡实有抗氧化、抗心肌缺血、延缓衰老、改善学习记忆、抗疲劳、抗肿瘤、降血糖作用；丹参有护心、护肝、调节组织的修复与再生的作用；生地黄有降低血糖、降血压、促进血液凝固、改善肾功能的作用；山药有降血糖、调节免疫、助消化、止泻、祛痰等作用；苍术有降血糖、调节血压、抗菌作用；玄参有抗抗动脉粥样硬化、抗血小板聚集、抗炎、调节免疫、抗细菌、抗高尿酸血症等作用；当归有抗炎、抗菌、护肾等作用；甘草有抗炎、调

节免疫等作用。

2. 实验研究：水陆二仙丹加减方治疗早期糖尿病肾病临床观察 62 例结果显示，两组治疗后的尿微量白蛋白定量分析较治疗前明显减低（$P<0.05$），且试验组与对照组相比差异有统计学意义（$P<0.05$）。观察组治疗后总有效率 90.32%，对照组治疗后总有效率 51.61%，两组比较差异有统计学意义（$P<0.01$）。

【用方经验】肖万泽认为，本病病变部位主要在肺脾肾，以肾为重。肾虚不足，阴液亏损，进而阴损及阳，是其发病之机制。脾失运化，肾失气化，水湿潴留泛溢肌肤而为水肿；肾不摄纳，水谷之精微从小便排出增加，所以小便混浊有泡沫，尿中可见有蛋白。

## 解毒通络保肾方（南征教授经验方）

【组成】西洋参 15 g，枸杞子 20 g，黄芪 30 g，生地黄 15 g，益母草 15 g，丹参 20 g，地龙 10 g，大黄 10 g，黄连 5 g，榛花 10 g。

【功效】益气养阴，解毒化瘀，滋补肝肾。

【主治】毒损肾络型糖尿病肾病。症见神疲乏力、口干口渴、五心烦热、腰膝酸软、尿浊、水肿；舌红暗，苔白，脉细弱弦等。

【加减】若口苦者，加柴胡；痰多者，加半夏、瓜蒌；小便灼热者，加滑石；皮肤瘙痒者，加当归、地肤子等。

【方解】方中黄芪、生地黄、西洋参、枸杞子益气健脾补肾，使阴津得补，正气得复，瘀毒湿浊无以化生，体现治病求本，益肾保肾之法；大黄、黄连、榛花具解毒保肾，祛瘀化湿通络之功；丹参、地龙、益母草活血通络解毒。

【注意事项】纯阳虚证慎用。

【现代研究】

1. 方中西洋参有降血糖、调节中枢神经、增强免疫力、保护心血管等作用；枸杞子有增强免疫、调节免疫的作用；黄芪有抗炎、调节免疫、降低尿蛋白、减轻水肿、抗纤维化的作用；生地黄具有调节免疫、抗肿瘤、保护胃黏膜、止血等作用；益母草有抑制血

小板的凝聚、降低血液浓度及血浆黏度，利尿的作用；丹参有改善肾脏血循环减轻肾小管间质损伤、减少蛋白尿、减轻肾小球硬化程度、利尿降脂、抗缺氧、清除氧自由基、抑菌等作用；地龙降低大鼠蛋白尿，升高血白蛋白的作用；大黄有抑制细胞增殖、抗炎、抗纤维化、抑制平滑肌细胞收缩等作用；黄连有增强白细胞吞噬功能，促进淋巴细胞转化的作用；榛花有抗菌、抗炎、降血糖作用。

2. 实验研究：解毒通络保肾方治疗糖尿病肾病 60 例的临床研究显示，与对照组相比，实验组能够明显改善临床症状，降低患者空腹血糖、餐后 2 小时血糖、糖化血红蛋白、调节血脂，对患者尿蛋白、血肌酐、尿素氮的异常亦有明显的改善作用。

【用方经验】南征指出，消渴病久者，必然本体大伤，久病致络病瘀血，血瘀痰生，热结毒生，毒伤肾络，肾络瘀塞，体用俱伤。五脏之伤，穷必及肾，消渴日久，肾气虚衰，不能蒸化水液，水液潴留，故演变成水肿。

## 肾炎消白方加减（张佩青教授经验方）

【组成】黄芪 40 g，党参 20 g，土茯苓 50 g，山药 20 g，女贞子 15 g，薏苡仁 20 g，菟丝子 15 g，熟地黄 20 g，枸杞子 15 g，白茅根 30 g，益母草 15 g，芡实 20 g。

【功效】补益脾肾，清热利水。

【主治】脾肾两虚，湿热内蕴型糖尿病肾病。症见糖尿病肾病有蛋白尿患者。

【加减】肾功能不全表现者合参芪地黄汤加活血药，水肿严重者合决水汤，食欲不振者合升阳益胃汤。

【方解】黄芪、熟地黄、土茯苓是为君药；黄芪味甘，性微温，归脾、肺经，益气固表、利水消肿；熟地黄味甘，性微温，归肝、肾经，补血滋阴、益精填髓；土茯苓味甘、淡，性平，归肝、胃经，具有解毒除湿的功效。三药为君，发挥健脾补肾、清热利湿之功效。党参、女贞子、枸杞子、薏苡仁

四味药共为臣药，以助君药健脾补肾、清热利湿之效。山药、菟丝子、芡实、白茅根、益母草是为佐使药。综观全方，以健脾补肾、清热利湿为主，黄芪、党参合用则健脾升清、固涩精微，熟地黄、女贞子、枸杞子滋阴补肾填精，土茯苓、薏苡仁配伍则清热、利湿浊而升清。本方适用于糖尿病肾病有蛋白尿患者，辨证属脾肾两虚，湿热内蕴。

【注意事项】用药期间发生外感者暂时停止服药，并及时咨询医生。

【现代研究】

1. 黄芪具有保护细胞免受生物氧化过程损害，抑制脂质过氧化物的产生，提高 SOD 及 GSH-PX 活性等抗氧化作用，改善机体的氧化应激状态，保护肾功能，减少尿蛋白漏出；土茯苓有降低血肌酐、提高肾小球滤过率、降压的作用；山药多糖对低下的免疫功能有显著的兴奋作用；其成分麦角甾苷显著降低尿蛋白、尿素氮、总胆固醇含量，显著升高白蛋白含量；女贞子有抗炎抑菌、调节免疫的作用；薏苡仁有利尿、调节免疫的作用；党参有抗氧化作用、增强免疫、调节体液免疫、促进淋巴细胞增殖等功效；熟地黄有抗炎、降低尿蛋白、尿素氮，升高血清白蛋白的作用；枸杞子有增强免疫、调节免疫的作用；菟丝子是以增强体液免疫及吞噬功能为主的免疫增强剂；白茅根水煎液能明显抑制角叉菜胶所致的大鼠足跖肿胀反应，加速炎症反应的消退；益母草具有抗凝血、降血脂、抑制血小板聚集等作用；芡实有减少蛋白尿的作用。

2. 实验研究：肾炎消白颗粒对阿霉素肾病大鼠肾足细胞 CD2AP、Nephrin 的影响结果表明，模型组大鼠肾足细胞 CD2AP、Nephrin 表达明显升高，肾炎消白颗粒两组肾足细胞 CD2AP、Nephrin 表达水平明显降低（$P <$ 0.01）。

【用方经验】张佩青认为本病以肾虚为本；兼夹湿热、瘀血。治疗以补肾为主；兼有化瘀、祛湿；且方药量大；治疗时间长。

# 第八节 肾囊肿性疾病

肾囊肿是在肾脏不同部位出现的单个或多个囊肿性疾病。起病缓慢，病程长久，发病早期症状不明显，容易被忽视，很多患者以腰痛、腰部酸软无力为首发症状就诊。当囊肿直径超过10cm，则可改变肾脏外形并压迫周围组织，严重者造成输尿管梗阻、积液、感染、原发性高血压等病证，严重者可导致肾衰竭。西医主要采用手术方法治疗，传统术式采用开放性肾囊肿去顶术，疗效虽可靠，但手术创伤较大，恢复时间长。经皮肾囊肿穿刺硬化剂治疗损伤小，但复发率较高，硬化剂常常腐蚀肾盂黏膜，易发生漏尿。本病中医学属"积症""腰痛""尿血"等范畴，主要为素体禀赋不足，加之七情郁结，劳累过度而致肝脾受损，气机痞塞，则脾失健运，肝失疏泄，胃失和降，致湿浊内停，凝结为痰，痰瘀交阻，脉络不畅，瘀血及痰浊搏结于肾，凝聚不散，不通则痛。治疗宜温肾利水，行气活血为主。中医药在治疗肾囊肿中取得较好疗效，故该病当前主要以中医药治疗为主。

## 加味六味地黄丸（郑邦本经验方）

【组成】生地黄 15 g，山药 15 g，山茱萸 30 g，牡丹皮 10 g，茯苓 10 g，泽泻 10 g，丹参 30 g，葛根 30 g，三棱 8 g，莪术 10 g，昆布 15 g，海藻 15 g。

【功效】补肾活血，软坚散结，行气止痛，利湿排浊。

【主治】肾阴不足、气滞血瘀型肾囊肿。症见腰部疼痛、耳鸣，伴轻微盗汗，舌淡，苔薄白，脉沉无力。

【加减】腰膝酸软、健忘、舌淡苔白、尺脉弱者，加补骨脂、覆盆子、菟丝子、益智以补肾益精填髓，尿血明显者，加小蓟、白茅根、茜草、三七细粉。腰痛明显者，加郁金、徐长卿、延胡索。

【方解】生地黄、山药、山茱萸补肾肝敛精，牡丹皮、茯苓、泽泻清利湿浊郁热，丹参活血，葛根清热，三棱、莪术活血行气止痛，昆布、海藻化痰散结。

【注意事项】肾阳不足、脾胃虚寒者慎用。

【现代研究】方中六味地黄丸具有提高细胞免疫功能与血清干扰素水平，改善神经系统，通过改善肾脏血流灌注增强肾脏功能，保肝护肝，改善糖代谢等作用。

【用方经验】郑邦本认为，囊肿为有形之物属实，囊内裹水，湿浊愈积则愈大，瘀浊下注，肾为排泄湿浊之脏，囊肿渐大，压迫妨碍湿浊外泄，聚而成毒，且阻滞气机，故标实之邪为瘀血、水湿、浊毒、滞气。

# 第七章 内分泌系统疾病

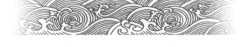

# 第一节　糖尿病

糖尿病是由遗传和环境因素共同作用引起的一组以血浆葡萄糖（简称血糖）水平升高为特征的代谢性疾病群。其基本的病理生理机制是胰岛素分泌缺陷和或胰岛素作用缺陷引起糖、蛋白、脂肪、水和电解质等代谢紊乱，临床以高血糖为主要特征。血糖明显升高时可出现多尿、多饮、体重减轻，有时尚可伴多食及视物模糊。根据国际糖尿病联盟报告，2013 年全球糖尿病人数达 3.82 亿。近 30 年来我国糖尿病患病率增长迅速。2008 年我国成人糖尿病患病率为 9.7%，2010 年达到 11.6%，约 1.139 亿人，现居全球首位。本病中医学属"消渴病"范畴，多由先天禀赋不足，素体阴虚，复因饮食失节、情志不遂或劳欲过度所致。病初以燥热津伤为主，渐致阴精不足，病久则阴损及阳，热灼津亏血瘀，而致气阴两伤，阴阳俱虚，络脉瘀阻，经脉失养。主要病变部位在肺、胃、肾。以多饮、多食、多尿及原因不明之消瘦等症状为主要临床表现。

## 邓铁涛经验方

【组成】熟地黄 12 g，生地黄 12 g，山药 60～90 g，黄芪 30～60 g，山茱萸 15 g，泽泻 10 g，云苓 15 g，牡丹皮 10 g，玉米须 30 g，仙鹤草 30 g。

【功效】滋阴益肾，健脾益气。

【主治】消渴病脾肾气阴亏虚证。症见多尿、多饮、多食易饥、形体消瘦，兼见精神倦怠，形体消瘦，腰膝酸软，大便溏薄，舌边有齿痕，苔薄白，脉细缓。

【加减】消谷善饥者，加生石膏、玉竹；口渴多饮明显者，加沙参、天花粉；气短自汗者，加太子参；小便清长者，加桑螵蛸、巴戟天、肉桂；尿混浊者，如脂膏，盗汗者，加知母、黄柏；头晕头胀者，加钩藤、白芍、牛膝；胸闷心悸者，加丹参、石菖蒲、郁金；

形体肥胖者，加佩兰、荷叶；视物模糊者，加谷精草、青葙子；瘀血重者，加桃仁、红花、水蛭。

【方解】肾为先天之本，主藏精而寓元阴元阳，肾阴亏虚则虚火内生，上燔心肺则多饮，中灼脾胃则消谷，阴虚阳亢固摄失司，故小便量多；为后天之本，主运化，为胃行其津液，脾阴不足，胃热亢盛，则多食多饮；脾气虚，不能摄水谷精微，则小便味甘；水谷精微不能濡养肌肉，故形体消瘦。可见，消渴病以肾气阴两虚为本，脾气阴亏虚与消渴病发病密切相关。

本方熟地黄、生地黄滋肾阴，益精髓；山茱萸酸温滋肾益肝；山药、黄芪健脾益气，用量要大，有气复津还之意，共成三阴并补以收补肾治本之功，亦即王冰所曰"壮水之主以制阳光"之义；茯苓、泽泻健脾利水，牡丹皮消虚热，虽然补泻并用，但以补为主。

【注意事项】保持心情舒畅，节制房事，注意饮食。

【现代研究】方中生地黄、熟地黄、山药配黄芪有明显降血糖作用，而仙鹤草、玉米须亦有降血糖作用。且山药含有丰富的铬元素，泽泻含有丰富的铜元素与锌元素，因此对于糖尿病与动脉硬化具有良好的治疗效果；地黄、茯苓等药物还具有抗疲劳、防止细胞缺氧、促进皮质激素分泌的功效，因此可以起到降血压的作用，对于保护肾功能具有明显的功效。

【用方经验】邓铁涛认为肾宜闭藏而不宜耗散。肾精不可泄，肾火不可伐，犹如木之根，水之源，木根不可断，水源不可竭，灌其根则枝叶茂，澄其源则流自清。因此，邓铁涛认为滋阴益肾，健脾益气乃治疗本病的关键所在，而六味地黄丸其立法以肾、肝、脾三阴并补，在此基础上加强益气之功，则能符合治疗要求。同时，对于消渴的治疗，除服用药物外，还应配合饮食疗法，以提高

第七章　内分泌系统疾病

内科国医圣手时方

289

疗效。可嘱患者用猪胰2条、山药30 g，加清水适量煎煮后饮汤食渣，或者用南瓜、洋葱头、山慈菇、黄豆、薏苡仁等适量作菜，多食代饭，对消除本病症状，降低血糖有一定帮助。

## 三甲肾消汤（栗德林经验方）

【组成】黄芪25 g，生地黄20 g，山药20 g，生牡蛎20 g，醋龟甲15 g，醋鳖甲15 g，党参15 g，麦冬15 g，牛蒡子15 g，玄参15 g，黄连15 g，五味子10 g，大黄10 g，草果10 g，小茴香10 g，川楝子10 g，水蛭7 g。

【功效】益气养阴，温阳益肾，祛癖化浊。

【主治】糖尿病肾病气阴两虚，瘀浊内阻证。症见倦怠乏力，胸肋疼痛，腰酸背痛，口干舌燥，少食纳呆，嘴中黏腻，肢体麻木，恶心呕吐；次症：喜饮易渴，多食易饥，健忘心烦，心悸失眠，精神倦怠，肌肤甲错，面色晦暗。

【加减】气阴两虚者，加熟地黄10 g；口干甚者，加天花粉、地骨皮各6 g；大便干结者，加桃仁6 g；汗多者，加浮小麦、五倍子各6 g；心悸甚者，加珍珠粉6 g。

【方解】方中党参有益气滋阴、和胃生津之效；黄芪有护肝通沥、杀虫降浊、除湿化瘀之效；生地黄归心、肝、肾经，有凉血清热、止痛抗菌、止血杀毒之效；玄参可降火滋阴，散结化瘀，在治疗身热心烦、渴饥不良等症状中效果良好；黄连泻火解毒，可治湿热痞满、心火亢摄；五味子固精敛汗、生津养肺；大黄有解毒凉血、祛湿除瘀之效；水蛭可活血化瘀、通脉顺血；草果有解郁去燥、润肺滋阴之效；牛蒡子有消毒消肿、清热化积之效；小茴香常用于理气和胃、驱寒散痛之效；川楝子有疏肝护胆、行气宣肺之效，可改善阴血受损、脘肋疼痛等病症；醋龟甲、醋鳖甲、生牡蛎均有平肝潜阳之效，三药配伍有滋阴潜阳、散结软坚、安神利气、强心补气之效。

【现代研究】黄芪具有促进RNA和蛋白质合成、抗疲劳、耐低温、抗流感病毒、保护和促进造血功能等作用；生地黄对免疫系统具有双向调节作用、增强造血功能、调节血压、保护心血管系统、镇静、抗衰老、抗肿瘤、降血糖、抗胃溃疡等作用；山药具有增强免疫、降血糖、抗氧化等作用；生牡蛎具有收敛、镇静、解毒、镇痛的作用；龟甲具有增强免疫、兴奋子宫、解热、补血、镇静、抗凝血、增加血流量、抗缺氧等作用；鳖甲具有增强免疫功能、保护肾上腺皮质功能、促进造血、抑制结缔组织增生、防止细胞突变、镇静等作用；党参具有调节胃肠运动、抗溃疡、增强免疫、调节血压、调节血糖、抗衰老、抗缺氧等作用；麦冬具有提高免疫、增强垂体肾上腺皮质系统、抗心律失常、改善心肌收缩力等作用；玄参具有扩张冠脉、降低血压、抗血小板聚集、促进纤溶、改善血液流变性、抗脑缺血损伤的作用；五味子具有保护肝脏、舒张血管、保护中枢神经系统、抗肿瘤、免疫、延缓皮肤衰老、减轻紫外线导致的皮肤损伤、抗疲劳、抑菌、降血糖、改善肾功能等作用；黄连具有抗微生物及抗原虫、松弛血管平滑肌、利胆、抗肿瘤、抗放射的作用；大黄具有致泻、免疫调控、抑菌、抗炎、抗病毒、止血、抗凝血、降血脂、降胆固醇、利尿、保肝利胆、治疗皮肤炎症的作用；水蛭具有抗凝血、降血压、降血脂、消退动脉粥样硬化斑块、增加心肌营养性血流量、促进脑血肿吸收等作用。

【用方经验】栗德林提出糖尿病肾病应以"标本兼治、以治本为主，兼顾其标"为治疗原则，依法立方，拟定了"益气养阴、温阳益肾、祛癖化浊"的具体治疗大法和益气养阴为基础的指导思想，独到地总结出：气阴两虚证得到有效纠正，疾病就会逐渐向好的方面转化，否则病情会进一步恶化，所以应努力纠正"气阴两虚"这一重要病理环节是抑制糖尿病肾病进一步发展的关键。栗德林在此论述基础上，融入自己多年的临床经验，把温阳益肾法与益气养阴法相结合，应用于糖尿病肾病发展的不同时期，而并非仅用于中、晚期糖尿病肾病已出现的阴阳两虚证，在养阴益气、温阳益肾的同时加上化浊祛瘀之法，这样既能使阴阳互根互用而助养阴之力，又可缓解瘀浊内阻之趋势，对糖尿病肾病的发生、发展起到有益的影响。

## 拂痛外洗方（邓铁涛经验方）

【组成】生川乌 12 g，吴茱萸 15 g，艾叶 15 g，海桐皮 15 g，细辛 5 g，红花 6 g，当归尾 6 g，荆芥 6 g，续断 10 g，独活 10 g，羌活 10 g，防风 10 g，生葱（连根须洗净、切碎）4 条，米酒 30 ml，米醋 30 ml。

【功效】温经散寒，活血通络止痛。

【主治】糖尿病足（wagner 0～2 级）。

【加减】便秘者，加郁李仁 15 g、火麻仁 15 g；阴虚内热较重者，加知母 15 g、黄柏 15 g。

【方解】方中以附子、吴茱萸温经通络；生葱、艾叶、细辛芳香走窜通络；当归尾、红花活血化瘀并以祛风药荆芥、独活、羌活、防风、海桐皮驱除血络之邪；生葱、米酒、米醋辛散酸收，走窜渗透，载诸药加强活血散结通经的功效，助药效直达病所。

【注意事项】不宜内服，以免伤阴耗血。严重心、肝、肾脏和血液疾病及孕妇禁用。

【现代研究】方中吴茱萸具有抗溃疡、镇痛、调节血压、抗血小板聚集、抗血栓、保护心肌缺血等作用；红花具有扩张血管、降低血压、对抗心律失常、能抑制血小板聚集、增强纤维蛋白溶解、降低全血黏度、镇痛、镇静和抗惊厥等作用；细辛具有解热、抗炎、镇静、抗惊厥、抗菌、强心、扩张血管、松弛平滑肌、增强脂代谢、调节血糖等作用；续断具有增强免疫功能、抗衰老、抗骨质疏松等作用；荆芥具有镇静、解热镇痛、抗炎、祛痰平喘、抗过敏、抗肿瘤等作用；当归具有抗血栓形成、改善血液循环、扩张冠脉、抑制平滑肌痉挛、抗炎、镇痛、降血糖、补血、抗心律失常、降血脂、抗动脉粥样硬化、抗菌、平喘、抗氧化和清除自由基的作用；防风具有解热镇痛、抗惊厥、抗菌、抗病毒、抗过敏、增强免疫力、抗凝血等作用。

【用方经验】邓铁涛认为糖尿病足病机是因机体内气血失和致生痈疽，病位在血脉。

因此，治疗关键在于改善下肢局部血液循环，既要重视内治，又要结合外治。故外洗方中以大量温经散寒，养血通经之品，配合少量祛风药，活血通络止痛。

用法：将药煎取 2000 ml，分为 2 次外洗，每次 1000 ml，药液不重复使用。用法：糖尿病足 0 级，无开放性创口者，可将患肢放入约 40 ℃药液中浸洗，据病情可浸洗至踝关节或膝关节以上。浸洗时如温度下降，可随时加温，使药液保持适宜温度。有开放性创口者，应避开创口，用 7～8 层消毒纱块或数层干净软布，蘸药液趁热摊放在患处湿敷，注意水温避免烫伤。同时，取一块消毒纱布不断地蘸药液淋渍患处，使湿敷纱块保持湿度及温度。每日 1 次，持续淋渍热敷 20 分钟。30 日为 1 个疗程。

## 四、斛乌合剂（朱良春经验方）

【组成】石斛 15 g，制何首乌 15 g，制黄精 15 g，生地黄 15 g，生黄芪 30 g，山药 30 g，乌梅 10 g，丹参 10 g，桃仁 10 g，淫羊藿 10 g，枸杞子 10 g，金樱子 10 g。

【功效】调理肝脾，益气养阴，和血通脉。

【主治】1 型糖尿病或糖尿病酮症气阴两虚、瘀阻脉络证。症见形体消瘦，神疲乏力，不耐劳累，心慌气短，懒言少动，头昏目眩，心烦少寐，多汗口干，肢体发麻或疼痛，腰膝酸软，舌多暗淡或暗紫，脉多细弦带涩。

【加减】渴饮甚，他症亦偏热象较重者，加生石膏 30 g、知母 10 g；多食易饥为主者，加酒黄连 5～7 g、焦栀 10 g；尿频量多者，加煅龙骨、煅牡蛎各 30 g，桑螵蛸 10 g；合并冠心病有轻度心绞痛，加入薤白瓜蒌半夏汤；血压高、眩晕者，加菊花、天麻、钩藤；手足麻木者，加鸡血藤、当归、僵蚕；视力减退者，加密蒙花、菊花、草决明；遇肾病水肿者，加茯苓、泽泻、益母草。

【方解】斛乌合剂中选用制何首乌、枸杞子养肝血补肝肾，平阴阳，用乌梅敛肝补肝平虚火，此乃配合治肝之明证。枸杞子甘平，补阴助阳。石斛入脾而除虚热，入肾而涩元气。朱良春调理肝脾喜用石斛强阴，甘淡健脾，其清养肺阴，理在能运清虚之气，而使肾阴上济，肺阴下输也。方中黄精、山药亦益气健脾，养阴润肺固肾；金樱子涩精缩尿，固摄下元；丹参、桃仁和血通脉，除烦安神，且能润燥；黄芪、淫羊藿甘温补气，助阳升清；生地黄滋肾填精。通观全方立意，乃集甘凉培土、甘淡健脾，甘寒养阴，甘温益气，和血通脉、助阳扶正于一炉，且特别注重配合调理肝脾，其用药性味喜以甘、淡、平为主，甘温为辅，以甘淡、甘温代替辛热扶阳，以求阳而不衰。

【注意事项】戒郁怒，慎饮食，远房欲，禁食多糖、多脂及水果、饮料、果奶、炙、炒、炸食物，但不提倡严格节食，可采用少量多餐法，食量以食后舒适为度，以不减轻体重为标准。

【现代研究】方中石斛具有助消化、解热镇痛、调节免疫等作用；制何首乌具有镇静催眠、促进免疫功能、防治动脉粥样硬化的作用；黄精能提高机体免疫功能和促进DNA、RNA及蛋白质的合成、促进淋巴细胞转化等作用；黄芪具有促进RNA和蛋白质合成、抗疲劳、耐低温、抗流感病毒、保护和促进造血功能等作用；山药具有增强免疫、

降血糖、抗氧化等作用；乌梅具有抑菌、镇咳、安蛔、抗肿瘤、抗过敏、抗氧化和抗生育等作用；丹参具有保护心肌、扩张血管、抗动脉粥样硬化、抗血栓、改善微循环、促进血管新生、抗肿瘤、抗肝纤维化、调节免疫、抗菌消炎等作用；桃仁具有增加脑血流量、改善血流动力学、改善微循环、促进胆汁分泌、延长凝血时间、抗血栓、镇痛、抗炎、抗菌、抗过敏等作用；淫羊藿具有增强下丘脑-垂体-性腺轴、增加冠脉血流量、降压等作用；枸杞子具有增强免疫、降血压、降血脂、降血糖、保护肝肾功能、抗应激等作用。

【用方经验】朱良春临床经验证明，治疗糖尿病除辨证用药和辨证配合食疗外，务必戒郁怒，慎饮食，远房欲，禁食多糖、多脂及水果、饮料、果奶、炙、炒、炸食物，但不提倡严格节食，可采用少量多餐法，食量以食后舒适为度，以不减轻体重为标准。此乃促进胰岛功能恢复的积极措施。治肝舒脾，恢复脾胃健运之功，则气机升降复常，即能消除三焦代谢障碍。中医学的祛邪、纠偏、疏利、安脏、调和等法，均属因势利导，这和刻板的控制饮食、死守成法不可同日而语，亦是中医治疗痼疾的优势。

# 第二节　甲状腺功能亢进症

甲状腺功能亢进症简称"甲亢"，是由于甲状腺合成释放过多的甲状腺激素，造成机体代谢亢进和交感神经兴奋，引起心悸、出汗、进食增多、便次增多、体重减少的病症。多数患者还常常同时有突眼、眼脸水肿、视力减退等症状。该病在我国的患病率为1.2%，女性显著高发，高发年龄段为20～50岁。本病的病理性质以实证居多，久病由实致虚，可见气虚、阴虚或虚实夹杂之候。在病的演变过程中，常发生病机转化。如气郁结日久可化火，形成肝火亢盛证；火热内盛，耗伤阴津，导致阴虚火旺之候，其中以心肝阴虚最为常见；气滞或痰气郁结日久，则深

入血分，血液运行不畅，形成痰结血瘀之候。重症患者则阴虚火旺的各种症状常随病程的延长而加重，当出现烦躁不安、瞻妄、神昏、高热、大汗、脉疾等症状时，为病情危重的表现。

## 柴夏煎（段富津经验方）

【组成】夏枯草25 g，郁金15 g，柴胡15 g，连翘15 g，生牡蛎40 g，浙贝母15 g，玄参20 g，法半夏15 g，陈皮15 g，赤芍15 g，姜黄15 g，牡丹皮15 g，炮甲珠15 g，甘草10 g。

【功效】理气化痰，软坚散结，兼以活血化瘀。

【主治】肝气郁结，痰凝血瘀之瘿病。症见：遇情绪不快则加重，时寒时热，心烦，舌暗，脉弦滑。

【加减】兼胸闷、胁痛者，加枳壳、香附、延胡索、川楝子；兼咽部不适，声音嘶哑者，加桔梗、牛蒡子、木蝴蝶、射干利咽消肿。

【方解】方中柴胡、郁金、陈皮、姜黄理气行滞；生牡蛎、浙贝母、法半夏化痰软坚散结；夏枯草、连翘清肝散结；炮甲珠、赤芍活血祛瘀、软坚消肿。全方理气、化痰、软坚、活血诸药相合，常可收到良好疗效。

【注意事项】服用本方时需注意情志调养。

【现代研究】夏枯草具有降压、降血糖、抗感染、抗炎、抗心肌梗死、抗凝血等作用；郁金具有保护肝细胞、促肝细胞再生、抑制肝细胞氧化、抑制血小板聚集、抗炎止痛等作用；柴胡具有镇静、安定、镇痛、解热、镇咳、抗炎、降血脂、抗脂肪肝、抗肝损伤、利胆、降低氨基转移酶、兴奋肠平滑肌、抗溃疡、抗菌、抗病毒、增强免疫等作用；连翘所含齐墩果酸有强心、利尿及降血压的作用，其煎剂具有镇吐和抗肝损伤的作用；生牡蛎具有收敛、镇静、解毒、镇痛的作用；浙贝母具有扩张支气管平滑肌、镇咳、镇静、镇痛等作用；玄参具有扩张冠脉、降低血压、抗血小板聚集、促进纤溶、改善血液流变性、抗脑缺血损伤的作用；法半夏具有镇咳、止呕、降低血液黏度、抑制红细胞聚集、抗心律失常、镇静催眠等作用；陈皮具有扩张血管、增加血流量、调节血压、清除氧自由基、抗脂质过氧化、祛痰、利胆、降血脂等作用；赤芍具有扩张血管、增加血流量、抗血小板聚集、抗血栓、镇静、抗炎止痛、抗惊厥、解痉、抗菌、保肝等作用；姜黄能抑制血小板聚集，降低血浆黏度和全血黏度，并具有抗肿瘤、降压、保护胃黏膜、保护肝细胞等作用；牡丹皮具有抗炎、抗血小板聚集、镇静、镇痛、解痉、抗动脉粥样硬化、增加血流量等作用；炮甲珠有降低血液黏度、抗炎、

抑制肝纤维化等作用；甘草具有镇咳、祛痰、平喘、抗利尿、降血脂、保肝和类似肾上腺皮质激素样等作用。

【用方经验】段富津认为甲状腺结节有单发及多发之分，也有囊性实性之分，初期多有热象，故以清肝解郁为主，中后期应着重活血化痰散结。若患者为气、痰、瘀三者合而为患，气机郁滞，津凝成痰，痰气交阻，日久则血行不畅。气、痰、郁壅结颈前，故瘿肿较硬或有结节，经久不消。遇情绪不快则加重，舌暗，脉弦滑亦为气滞痰凝血瘀之象。方以柴夏煎加减治疗。段富津认为甲状腺疾病与肝关系密切，其基本病理变化为"肝气郁结"。肝为风木之脏，内寄相火，以血为体，以气为用。若长期精神抑郁或猝暴悲怒，而使肝失调达之性，疏泄失职，影响津液的正常输布，导致津液不归正化而凝聚为痰，痰气互结与瘀血相搏则瘿肿而硬。肝气郁久化火，而见急躁、易怒、口苦等症。肝病及胃，胃热则消谷善饥；肝郁乘脾，脾失健运，出现倦怠乏力、消瘦、便溏、胫肿等症。肝火上灼心阴，母病及子，而致心阴亏虚，心神失养故见心悸怔忡、烦躁不寐、多汗、舌红、脉细数等。久病及肾，水不涵木，可致阳亢风动，则手足震颤。以上种种病变，纷繁复杂，临证治疗，应谨守病机，勿忘其本在肝。瘿肿是本病最主要的临床特征，皆由气、血、痰或单一或相兼结而成之。《素问·至真要大论》曰："结者散之。"临床治疗常用理气、化痰、活血、清热等散结法，应用时尚须根据辨证论治加以灵活运用，方能取良效。

## 疏肝消瘿方（许公平经验方）

【组成】柴胡 10 g，青皮 10 g，郁金 10 g，女贞子 10 g，墨旱莲 6 g，浙贝母 12 g，夏枯草 10 g，牡蛎 30 g，木蝴蝶 6 g，山慈菇 9 g，金银花 30 g，海藻 10 g，昆布 10 g，猫爪草 6 g。

【功效】滋阴疏肝，消瘿散结，清热解毒。

【主治】肝阴亏虚，热毒痰结证甲亢。症

见甲状腺肿大，心悸乏力，失眠多梦，舌苔薄，脉弦细。

【加减】急躁易怒者，加牡丹皮、栀子各10g，郁金加至15g；身体潮热者，改柴胡为银柴胡，加青蒿、地骨皮各10g；多汗者，加浮小麦、麻黄根各30g；憋气者，加紫苏子、瓜蒌各10g；咽干者，加玄参10g、淡竹叶6g、石斛10g；脾虚泄泻者，加炒山药、炒扁豆、炒白术各10g；心悸失眠者，轻症加酸枣仁、柏子仁各10g，重症者，加磁石30g、首乌藤10g、朱砂1g；食欲亢进者，加生地黄20g、玄参10g；突眼明显者，加青葙子10g、密蒙花20g、谷精草20g；合并消渴病者，加天花粉6g、知母10g、石膏30g、生地黄10g；颈部肿大者，加海浮石15g；肿块突然增大而疼痛者，加三七粉6g、乳香、没药各10g；肿块偏硬者，浙贝母改为土贝母10g，加三棱10g、莪术10g；手足震颤者，加龙骨30g、鳖甲10g；热毒较盛者，加蒲公英10g、穿心莲10g、紫花地丁6g、败酱草10g；体胖舌苔白腻者，上方去金银花，加胆南星10g、茯苓10g、薏苡仁30g；形瘦多火，伴舌红口干咽燥心烦者，加石斛、沙参、麦冬各10g；腹胀便秘者，加木香10g、槟榔10g、大黄6g；合并头晕耳鸣者，加水牛角10g、钩藤30g。

【方解】方中柴胡、青皮、郁金疏理郁结之肝气，以除其因；女贞子、墨旱莲二者组合出自"二至丸"，功在补肾养肝，可达精血互生之效果，主治肝肾阴虚，固本病之本；山慈菇、牡蛎是消瘿之要药，浙贝母化痰软坚散结，海藻、昆布软坚散结，能理瘿瘤结气、散颈下硬核；金银花、猫爪草清热解毒、化痰消瘿。木蝴蝶味苦、甘，性凉，归肺、肝、胃经，有清肺利咽、疏肝和胃以及生肌之功效。猫爪草味甘、辛，性平，归肝、肺经，具有清热解毒、软坚化痰、散结消肿、截疟的功能。夏枯草味辛、苦，性寒，归肝、胆经，具有清肝泻火，明目，消肿散结之功效。诸药合用，共奏滋阴疏肝、消瘿散结、清热解毒之效。

【注意事项】服用本方时需注意情志调养。

【现代研究】柴胡具有镇静、安定、镇痛、解热、镇咳、抗炎、降血脂、抗脂肪肝、抗肝损伤、利胆、降低氨基转移酶、兴奋肠平滑肌、抗溃疡、抗菌、抗病毒、增强免疫等作用；青皮具有解痉、健胃、利胆、舒张胆囊平滑肌、祛痰、松弛支气管平滑肌、升压、强心的作用；郁金具有促进胆汁分泌和排泄、保肝、抑制血小板聚集、抗心律失常抑菌、抗炎止痛、抗早孕等作用；女贞子具有增强免疫、降血脂、抗动脉粥样硬化、抗衰老、利尿、强心、降血糖、保肝、抗炎等作用；墨旱莲具有免疫抑制、肝保护、调节细胞凋亡、止血、抗自由基及体内抗氧化、抗炎等作用；浙贝母具有扩张支气管平滑肌、镇咳、镇静、镇痛等作用；牡蛎具有镇静、抗惊厥、镇痛、抗溃疡、降血脂、抗凝血、抗血栓等作用；木蝴蝶具有镇痛、抗炎、抗菌、抗氧化、抑制病毒及肿瘤生长等多种药理作用；山慈菇具有抗肿瘤、抑菌、降压、抗痛风作用；金银花具有抗微生物、抗炎、解热、抗过敏、抗内毒素、提高免疫力、降血脂、细胞毒作用；海藻具有抑制甲状腺功能、抗高脂血症、抗动脉粥样硬化、降压、抗凝血、抗血栓、降低血黏度、改善微循环、抗菌等作用；昆布具有抗肿瘤、抗凝血、降低血压、降血脂、降血糖、调节机体免疫力、防治碘缺乏、抗病毒、抗菌等作用；猫爪草具有抗结核、抗菌、抗肿瘤、免疫调节、抗炎等作用。

【用方经验】许公平在治疗甲亢时注重鉴别有无结节及合并症，结节性甲状腺肿合并甲亢者，以理气化痰、活血化瘀立法，治用基础方加三七粉、牛膝、王不留行等；桥本甲状腺炎合并甲亢者，常以疏风清热、化痰解毒立法，治用基础方加蒲公英、大青叶、穿心莲等；亚急性甲状腺炎合并甲亢者，以疏肝清热、解毒消肿立法，治用基础方加紫花地丁、鱼腥草、败酱草等；甲状腺囊肿合并甲亢者，以化痰软坚、理气解郁立法，治用基础方加香附、桔核、荔枝核等。治疗在疏肝理气、消瘿化痰的同时加用清热解毒类药物可谓相辅相成。许公平常用山慈菇、猫爪草、连翘、板蓝根、金银花、蒲公英、穿心莲、败酱草、大青叶、龙葵、山豆根、绵马贯众、紫花地丁、芦根等。在甲亢初期或病处恢复期，以甲状腺肿大为主，而无明显阳亢火热之象时，可短期配伍使用富碘中药以化痰软坚，但不能"效不更方"，长期久服或过量服用可有失效、复发现象。若阳亢火热征象显著时，一般取含碘量少的中药。并认为根据病情在中药复方中配合运用适碘中药，不仅可以克服含碘药的弊病，而且可以提高中药复方治疗甲亢的疗效，控制和缓解甲亢症状。

## 黄芪龟板汤（刘文峰经验方）

【组成】黄芪 60 g，黄精 15 g，生地黄 15 g，龟甲（先煎）15 g，知母 15 g，香附 20 g，夏枯草 30 g，黄连 10 g，浙贝母 20 g，生牡蛎 30 g，丹参 20 g，瓜蒌皮 15 g，白芥子 10 g。

【功效】益气养阴为主，兼以清热、理气、活血、化痰、散结。

【主治】甲亢伴甲状腺肿大。症见心悸，汗多，怕热，性急易怒，口干，易饥，消瘦，乏力，手颤，舌红，脉弦细数。

【加减】汗多者，加浮小麦、山茱萸、五味子；心悸者，加龙齿、茯神；心悸脉数者，加知母、僵蚕、蝉蜕、葛根；手颤甚者，加天麻、钩藤、珍珠母；阴虚甚者，加百合、玄参；消谷善饥者，加生石膏；便溏者，加扁豆、山药、薏苡仁、乌梅；甲状腺肿大坚硬者，加王不留、蜈蚣、制鳖甲、穿山甲；颈项咽堵胀闷者，加郁金、青皮、白蒺藜；外感热毒炽盛者，加虎杖、金银花、连翘、大青叶。

【方解】方中大剂量黄芪伍黄精，益脾肺之气，敛汗固卫；龟甲、生地黄、知母，滋补肝肾之阴液；香附、夏枯草、黄连疏肝解郁，清泻肝、心、胃之火热；丹参、瓜蒌皮、浙贝母、白芥子、生牡蛎，活血化痰、软坚散结。诸药合用，共奏益气养阴、清热泻火、化痰散结之功。

【注意事项】甲亢后期，随病程迁延，阴损及阳，或过用寒凉伤及阳气，其病机则转化为脾肾阳虚为本，气滞、血瘀、痰凝为标之证，治当温补肾阳、行气化瘀、软坚化痰、散结消瘿为法，本方不宜。

【现代研究】方中黄芪具有促进 RNA 和蛋白质合成、抗疲劳、耐低温、抗流感病毒、保护和促进造血功能等作用；黄精能提高机体免疫功能和促进 DNA、RNA 及蛋白质的合成、促进淋巴细胞转化等作用；生地黄对免疫系统具有双向调节作用、增强造血功能、调节血压、保护心血管系统、镇静、抗衰老、抗肿瘤、降血糖、抗胃溃疡等作用；龟甲具有增强免疫、兴奋子宫、解热、补血、镇静、抗凝血、增加血流量、抗缺氧等作用；知母具有不同作用的抑菌、降血糖、抗肿瘤作用；香附具有抑制子宫收缩、镇痛、抗菌等作用；夏枯草具有降压、降血糖、抗感染、抗炎、抗心肌梗死、抗凝血等作用；黄连具有抗微生物及抗原虫、松弛血管平滑肌、利胆、抗肿瘤、抗放射的作用；浙贝母具有扩张支气管平滑肌、镇咳、镇静、镇痛等作用；牡蛎具有镇静、抗惊厥、镇痛、抗溃疡、降血脂、抗凝血、抗血栓等作用；丹参具有保护心肌、扩张血管、抗动脉粥样硬化、抗血栓、改善微循环、促进血管新生、抗肿瘤、抗肝纤维化、调节免疫、抗菌消炎等作用；瓜蒌皮具有增加冠脉血流、减慢心率、保护缺血心肌、抗血小板聚集、降低胆固醇、抑制胃酸分泌、祛痰、抗肿瘤、抗菌、增强免疫力等作用；白芥子有抗菌、刺激的作用。

根据现代药理学研究，知母、生地黄、龟甲，可减少耗能，降低心率。其机制是抑制钠泵功能，而知母是典型的钠泵功能抑制剂，三味药能抑制 β 受体蛋白分子的过速合成。黄精具有抑制肾上腺皮质的作用，能改善肾上腺皮质功能亢进引起的糖、脂代谢紊乱，也宜用治甲亢。白芥子，有抑制甲状腺吸碘率及甲状腺功能的作用，宜用治甲亢及甲状腺结节。知母伍黄连，滋阴清热降心率，宜用治甲亢热盛伤阴心悸、脉数之症。黄芪、黄精伍生地黄、知母、龟甲，是治甲亢的关键药物，疗效可靠。

【用方经验】甲亢隶属瘿病范畴，刘文峰认为瘿病与经络、五脏有关。甲亢伴甲状腺

内科国医圣手时方

肿大者，同样累及五脏，以肝为起病之因，心肺脾为起病之脏，肾为久病之变。甲亢在早、中期病机，正虚邪实，热盛是其特点。虚则气阴两虚，实则热盛、痰瘀交结。热在肝心胃，气虚脾与肺，阴虚肾肝肺。肝主气机条达，调节情志，是血液和津液运行重要环节。若肝失疏泄，则一郁二逆。郁则气滞化火，气滞而血瘀，气滞津聚则为痰、土失木达而生痰、郁则肾阳蒸腾气化不利而津聚为痰。肝郁化火为甲亢热盛之源，肝火盛情志失调则性急易怒，肝火伤阴肝风内动而手颤，肝胆火旺而口苦目眩，夹痰上注而突眼；母病及子，肝火扰心而心悸、脉数、心烦少寐；木火乘阳土，致胃热而消谷善饥。若肝疏泄太过则逆，肝阳夹痰火上逆袭扰清窍而损动目风；肝气横逆挟痰循经上行，气、火、痰、瘀在颈前相互凝结成块则为瘿。热盛伤阴，壮火食气。故气阴两虚，气、火、痰、瘀交结壅滞，为甲亢早中期的基本病机。瘿病的病机累及五脏，始动在肝，肝失疏泄，一郁二逆。郁则气滞、郁则化火，气滞者血瘀、气滞者津聚为痰、肝郁乘阴土失运生痰；化火者不仅首伤肝阴，且肝肾同源而下灼肾水、木火刑金而上灼肺津、肝火肆虐乘阳土而中伤胃津、母病及子而扰伤心阴。肝逆者，上逆则阴虚动风，头晕目眩而手颤；肝气挟痰上逆，湿痰上注于目则突眼；痰的生成与肺、脾、肾、肝关系密切，脾为生痰之源、肺为贮痰之器、肾为痰之本、肝主气机条畅行津液，气滞津聚为痰，且多为无形之痰。肝经属肝络胆，途经喉咙，肝气横逆挟痰、瘀循经上行，气、火、痰、瘀交结于喉颈部，而成肿块为瘿。"壮火食气"，肝郁则脾虚，故本病病机是本虚标实，虚则气阴两虚，实则气、火、痰、瘀壅滞。瘿病临床多表现在甲亢、甲减、单纯甲状腺肿、甲状腺囊肿、甲状腺瘤、甲状腺癌等甲状腺疾病之中，其病机错综复杂，虽有气、痰、瘀交结壅滞之共性，但更有其热盛伤阴痰火交结、阳虚痰凝血瘀、气滞痰瘀凝结等明显之差异。具体而言之：瘿病伴甲亢者，其病机以气阴两虚、气火痰瘀壅滞为主；瘿病伴甲减者，其病机以脾肾阳虚、痰凝血瘀为主；不伴甲亢、甲减，单纯甲状腺肿块之瘿病，其病机以气滞、痰凝、血瘀，气、痰、血交结壅滞为主。瘿病病机不同，故治法方药各异。

## 疏肝化痰汤加减（高益民经验方）

【组成】柴胡 10 g，黄芩 10 g，香附 10 g，延胡索 10 g，郁金 10 g，炒栀子 10 g，白芍 10 g，浙贝母 10 g，珍珠母 15 g，生牡蛎 15 g。

【功效】理气化痰，软坚散结。

【主治】气郁痰阻证甲亢。症见颈前肿大，质软而胀，胸闷太息，两胁窜痛，舌苔白，脉弦滑。

【加减】血虚头晕心悸者，加当归、生地黄；苔黄急躁者，加龙胆；手颤重者，加钩藤、蒺藜；多食易饥者，加知母；失眠者，加酸枣仁；头晕甚者，加天麻、鳖甲；若气虚明显者，多选用益气之品如黄芪、白术、太子参等配伍；若女性月经量少或经闭者，加菟丝子、山茱萸、墨旱莲等滋养精血。

【方解】方中柴胡、香附、延胡索疏肝解郁；黄芩、炒栀子清肝热；白芍、郁金养血活血柔肝；浙贝母、珍珠母、生牡蛎化痰软坚散结；全方合用，共奏理气化痰，软坚散结之功。

【注意事项】服用本方时需注意情志调养。

【现代研究】柴胡具有镇静、安定、镇痛、解热、镇咳、抗炎、降血脂、抗脂肪肝、抗肝损伤、利胆、降低氨基转移酶、兴奋肠平滑肌、抗溃疡、抗菌、抗病毒、增强免疫等作用；黄芩具有抗炎抗变态反应、抗微生物、解热、降压、利尿、轻度升血糖、利胆、解痉及镇静的作用；香附具有抑制子宫收缩、镇痛、抗菌等作用；延胡索具有镇痛、催眠、镇静、安定、扩张血管、增加血流量、松弛肌肉等作用；郁金具有保护肝细胞、促肝细胞再生、抑制肝细胞氧化、抑制血小板聚集、抗炎止痛等作用；栀子具有抗感染、抗炎、镇静、镇痛、降温退热、保肝利胆等作用；白芍具有中枢抑制、解痉、抗炎、抗溃疡、调节免疫、抗菌、保肝、解毒和抗肿瘤等作用；浙贝母具有扩张支气管平滑肌、镇咳、镇静、镇痛等作用；珍珠母具有中枢抑制、护肝、抗过敏、促进溃疡愈合等作用；生牡蛎具有收敛、镇静、解毒、镇痛的作用。

【用方经验】高益民认为甲亢是一种多系统综合征，具体表现为心悸、心动过速、怕热、多汗、食欲亢进、消瘦、体重下降、疲乏无力、情绪易激动、性情急躁、失眠、思想不集中、眼球突出、手足颤抖、甲状腺肿大，女性可有月经失调甚至闭经，男性可有阳痿或乳房发育等。在现代生活和工作中，人们的生活压力较大精神过度紧张，造成情志不舒，日久致肝郁气滞，痰气交结为气郁痰阻型或肝气郁结，郁久化成湿热，为肝胆湿热型；或肝血耗伤日久，累及肾阴为肝肾阴虚型或阴血久虚不能化气致气阴两伤为气阴两虚型。辨证论治是治疗甲亢的关键，针对气滞痰阻型甲亢患者，可采用疏肝化痰汤加减，临证之时根据患者兼证情况，可予以适当加减药味及剂量。

## 参麦地黄汤（卜献春经验方）

【组成】西洋参 15 g，当归 15 g，麦冬 15 g，五味子 10 g，浙贝母 15 g，玄参 15 g，生地黄 15 g，牡丹皮 10 g，夏枯草 10 g，丹参 15 g，栀子 10 g，川芎 10 g，竹茹 10 g，陈皮 10 g，白芍 15 g，煅牡蛎 30 g，三七粉 6 g。

【功效】补肾养阴，化痰祛瘀。

【主治】甲亢后期肾阴亏虚、痰瘀内生证。症见颈前肿胀，心悸自汗，腰膝酸软，头晕耳鸣，咽干口燥，烦躁失眠，舌质暗红，苔少，舌下脉络曲张，脉细涩或细。

【加减】若寐差者，加酸枣仁、茯神、柏子仁、首乌藤、炙远志等养心安神；若自汗者，加桑叶、浮小麦、麻黄根、煅龙骨等收敛止汗。

【方解】方中西洋参、五味子、玄参、生地黄、麦冬、白芍等补肾养阴，对甲亢引起的心悸自汗，腰膝酸软，头晕耳鸣，咽干口燥，烦躁失眠有较好效果；夏枯草、川芎、浙贝母、牡蛎、陈皮、竹茹等疏肝行气，化痰散结；丹参、牡丹皮、三七等凉血活血，全方共奏补肾养阴、化痰祛瘀之效。

【注意事项】服用本方时需注意情志调养。

【现代研究】方中西洋参具有抗疲劳、抗利尿、耐缺氧、抗惊厥、促进凝血、增强心肌收缩力的作用，能有镇静及解酒、增强记忆能力，使暂时性或持久性血压下降，还能抑制癌细胞生长，增加免疫功能。当归具有抗血栓形成、改善血液循环、扩张冠脉、抑制平滑肌痉挛、抗炎、镇痛、降血糖、补血、抗心律失常、降血脂、抗动脉粥样硬化、抗菌、平喘、抗氧化和清除自由基的作用；五味子具有平衡中枢神经系统、兴奋呼吸、镇咳、祛痰、降低血压、利胆、保肝、增强免疫、抗氧化、抗衰老、抑菌等作用；浙贝母具有扩张支气管平滑肌、镇咳、镇静、镇痛等作用；玄参具有扩张冠脉、降低血压、抗血小板聚集、促进纤溶、改善血液流变性、抗脑缺血损伤的作用；生地黄对免疫系统具有双向调节作用、增强造血功能、调节血压、保护心血管系统、镇静、抗衰老、抗肿瘤、降血糖、抗胃溃疡等作用；牡丹皮具有抗炎、抗血小板聚集、镇静、镇痛、解痉、抗动脉粥样硬化、增加血流量等作用；夏枯草具有降压、降血糖、抗感染、抗炎、抗心肌梗死、抗凝血等作用；丹参具有保护心肌、扩张血管、抗动脉粥样硬化、抗血栓、改善微循环、促进血管新生、抗肿瘤、抗肝纤维化、调节免疫、抗菌消炎等作用；栀子具有抗感染、抗炎、镇静、镇痛、降温退热、保肝利胆等作用；川芎具有扩张血管、增加血流量、改善微循环、抗血小板聚集、预防血栓、镇静、降血压、抗炎、利胆等作用；竹茹对白色葡萄球菌、枯草杆菌、大肠埃希菌均有较强的抑制作用；陈皮具有扩张血管、增加血流量、调节血压、清除氧自由基、抗脂质过氧化、祛痰、利胆、降血脂等作用；白芍具有中枢抑制、解痉、抗炎、抗溃疡、调节免疫、抗菌、保肝、解毒和抗肿瘤等作用；煅牡蛎具有镇静、抗惊厥、镇痛、抗溃疡、降血脂、抗凝血、抗血栓等作用；三七具有负性肌力、抗休克、抗心律失常、降压、抑制中枢神经

内科国医圣手时方

系统、促凝血、抗凝血、止血、镇痛、改善记忆、抗炎、抗衰老的作用；

【用方经验】卜献春认为，脾肾为先后天之本，甲亢后期多为脾肾亏虚，"邪之所凑，其气必虚"。肝郁气滞，肝木克土，脾失健运，痰湿内生，故甲亢患者便次增多，或伴舌体胖大，舌边有齿痕，如张介宾所曰："凡遇怒气便作泄泻者，必先怒时挟食，致伤脾胃，故但有所犯，即随触而发，此肝脾二脏之病也，盖以肝木克土，脾气受伤而然。"若肝郁化火日久，火热劫阴，耗伤肾中阴精，表现为肾阴亏虚。甲亢后期虚实夹杂，气滞、火旺、痰凝、血瘀与阴液耗伤互为因果，肾阴不足，血液凝滞成瘀，又痰阻气机，致气滞痰凝，终致气痰瘀互结。因此，卜献春认为本病后期多为脾肾亏虚，气阴不足，治当健脾益气、滋肾养阴，兼顾痰瘀火毒。

## 史奎钧经验方

【组成】太子参 15 g，麦冬 15 g，生地黄 15 g，野百合 15 g，枸杞子 15 g，淮小麦 20 g，炙甘草 5 g，制远志 5 g，炒酸枣仁 12 g，炙龟甲（先煎）12 g，炒白芍 12 g，五味子 9 g，青皮 9 g，陈皮 9 g，大枣 10 g。

【功效】滋养心肾，清火安神。

【主治】气阴两虚，心神不宁证甲亢。症见精神体力较差，或形体消瘦，平日不耐多劳，较常人畏热多汗，夜寐欠安，或多梦扰，或心悸若惊，口干舌燥，尿赤便坚，舌质红，苔薄白，脉弦细。

【加减】乏力神疲、汗出心慌等虚象者，加红景天 15 g；若气虚明显者，多选用益气之品如黄芪 20 g、白术 10 g；若见面目潮红，手部颤抖者，加白芍 10 g、珍珠母 15 g、钩藤 15 g 等药以平肝息风。

【方解】方中以天王补心丹之主药太子参、生地黄、麦冬、五味子、酸枣仁、远志滋阴清热，养心安神；甘麦大枣汤中淮小麦甘平补养心气，大枣甘温质润，益气和中，润燥缓急，甘草补养心气，和中缓急；再加百合、龟甲、白芍、枸杞子滋补肝肾之阴，青皮、陈皮理气散结，以防诸药过于滋腻。

全方合用，共奏滋养心肾、清火安神之效。

【注意事项】服用本方时需注意情志调养。

【现代研究】方中太子参具有增强免疫、抗氧化、降血糖、抗应激、抗疲劳、心肌保护等作用；麦冬具有提高免疫、增强垂体肾上腺皮质系统、抗心律失常、改善心肌收缩力等作用；生地黄具有降压、镇静、抗炎等作用；百合水提液有镇静、抗缺氧和抗疲劳作用，百合多糖还能抗氧化，提高免疫功能；枸杞子具有增强免疫、降血压、降血脂、降血糖、保护肝肾功能、抗应激等作用；炙甘草具有镇痛、抗炎、类肾上腺皮质激素样作用、降血脂、保肝等作用；远志具有祛痰、兴奋子宫和溶血的作用；酸枣仁可提高下丘脑一氧化氮含量及一氧化氮合酶活力，达到镇静催眠及治疗失眠的目的；龟甲具有增强免疫、兴奋子宫、解热、补血、镇静、抗凝血、增加血流量、抗缺氧等作用；白芍具有中枢抑制、解痉、抗炎、抗溃疡、调节免疫、抗菌、保肝、解毒和抗肿瘤等作用；五味子具有平衡中枢神经系统、兴奋呼吸、镇咳、祛痰、降低血压、利胆、保肝、增强免疫、抗氧化、抗衰老、抑菌等作用；青皮具有解痉、健胃、利胆、舒张胆囊平滑肌、祛痰、松弛支气管平滑肌、升压、强心的作用；陈皮具有扩张血管、增加血流量、调节血压、清除氧自由基、抗脂质过氧化、祛痰、利胆、降血脂等作用；大枣具有增强肌力、增加体重、纠正胃肠病损、保护肝脏、抗变态反应、镇静催眠、镇痛等作用。

【用方经验】史奎钧认为，本方适用于经西药正规治疗后，甲状腺功能有不同程度的好转或基本达到正常的患者。此时患者烦躁烘热、多汗心悸等症状已有控制，但精神体力不敷仍较明显，或形体消瘦、平日不耐多劳，较常人畏热多汗，辨证属气阴两虚，心神不宁证，使用该方治疗效果显著。

## 刘尚义经验方

【组成】醋鳖甲（先煎）20 g，佛手 10 g，郁金 10 g，莪术 10 g，当归 10 g，川芎 10 g，

熟地黄 20 g，知母 10 g，黄柏 10 g，黄连 6 g，吴茱萸 2 g，女贞子 20 g。

【功效】理气活血，滋阴清热降火，软坚散结。

【主治】肝郁气结，痰瘀互结证甲亢。症见颈前肿大，质韧无疼痛，伴情志不畅，心烦，口干，纳可，眠差，大便干，小便黄，舌质暗红，苔薄黄，脉沉弦细。

【加减】手指震颤者，加白头翁、钩藤以凉肝息风；心悸失眠根据临床辨证，常随证加用酸枣仁、柏子仁养心血、清虚热、宁心安神，珍珠母平肝镇心安神；若多食易饥者，加黄连、知母清泻胃火。

【方解】方中佛手、郁金、莪术、当归、川芎理气活血，熟地黄、知母、黄柏、黄连、吴茱萸滋阴清热降火，加醋鳖甲以软坚散结，诸药合用，达到理气活血，滋阴清热降火，软坚散结之效。

【注意事项】阴虚火旺者不宜服用。服用本方时需注意情志调养。

【现代研究】方中鳖甲具有增强免疫功能、保护肾上腺皮质功能、促进造血、抑制结缔组织增生、防止细胞突变、镇静等作用；佛手中含挥发油，佛手挥发油在抗抑郁和抗肿瘤方面有较强的生物活性，可显著提高大鼠海马中具有抑制神经递质作用的 γ-氨基丁酸的含量，具有一定的抗焦虑、止咳、平喘、祛痰等作用；郁金具有保护肝细胞、促肝细胞再生、抑制肝细胞氧化、抑制血小板聚集、抗炎止痛等作用；莪术对小鼠肉瘤的细胞核代谢有抑制作用，莪术醇及莪术二酮对艾氏腹水癌细胞有明显破坏作用，能使其变性坏死，莪术挥发油试管内能抑制金黄色葡萄球菌、β-溶血性链球菌、大肠埃希菌、伤寒沙门菌、霍乱弧菌等的生长；当归具有抗血栓形成、改善血液循环、扩张冠脉、抑制平滑肌痉挛、抗炎、镇痛、降血糖、补血、抗心律失常、降血脂、抗动脉粥样硬化、抗菌、平喘、抗氧化和清除自由基的作用；川芎具有扩张血管、增加血流量、改善微循环、抗血小板聚集、预防血栓、镇静、降血压、抗炎、利胆等作用；熟地黄具有降低血压、改善肾功能、增强免疫、抗氧化等作用；知母

具有不同作用的抑菌、降血糖、抗肿瘤作用；黄柏具有抗菌、抗真菌、镇咳、降压、抗滴虫、抗肝炎及抗溃疡的作用；黄连具有抗微生物及抗原虫、松弛血管平滑肌、利胆、抗癌、抗放射的作用；吴茱萸具有抗溃疡、镇痛、调节血压、抗血小板聚集、抗血栓、保护心肌缺血等作用；女贞子具有增强免疫、降血脂、抗动脉粥样硬化、抗衰老、利尿、强心、降血糖、保肝、抗炎等作用。

【用方经验】刘尚义认为，瘿病多因郁怒伤肝、忧思伤脾、脾湿生痰、气滞血瘀、痰湿凝滞结于颈项，日久不消发而为病。其以气郁、痰结、血瘀为病理基础，初起以气滞痰凝为主，病发日久耗气伤津、气阴不足，则痰瘀互结。瘿病之变常有邪实之证，表现为邪毒热郁之候，热邪伤津，素体阴虚，失治误治皆可伤阴，并提出"阴虚为本，养阴为先"的思想，治法上以疏肝解郁、消痰化热、活血化瘀、软坚散结等法单用或复用。本病病程较长，病机复杂，本病的治疗要标本兼顾，在治本基础上，兼顾理气、祛湿、化痰、活血以治其标，灵活施治。正确科学合理的饮食与生活起居是防止甲亢病情加重的重要措施，只有药物治疗、饮食调整与身心调整等方面互相配合，瘿病治疗才会取得最佳疗效。

## 张曾譻经验方

【组成】黄芪 30 g，枸杞子 15 g，玄参 15 g，生地黄 15 g，桂枝 10 g，土贝母 10 g，牡蛎 20 g，谷精草 10 g。

【功效】健脑宁心，柔肝滋肾。

【主治】肝肾阴虚证甲亢。症见心悸，乏力，出燥汗，身体消瘦，手颤，眼颤，纳可，二便调，夜寐欠佳，舌红，苔白腻，脉滑数。

【加减】心悸者，加苦参 10 g，烦躁易怒者，加白芍 10 g，乏力者，加杜仲 10 g、牛膝 20 g，夜寐不安者，加龙齿 20 g、酸枣仁 20 g。

【方解】方中黄芪、玄参、生地黄、枸杞子益气养阴为君，土贝母、牡蛎软坚散结为臣，桂枝通阳养心为佐，谷精草柔肝为使，

全方可达健脑宁心、柔肝滋肾目的。

【注意事项】服用本方时需注意情志调养。

【现代研究】黄芪具有促进 RNA 和蛋白质合成、抗疲劳、耐低温、抗流感病毒、保护和促进造血功能等作用；枸杞子具有增强免疫、降血压、降血脂、降血糖、保护肝肾功能、抗应激等作用；玄参具有扩张冠脉、降低血压、抗血小板聚集、促进纤溶、改善血液流变性、抗脑缺血损伤的作用；生地黄对免疫系统具有双向调节作用、增强造血功能、调节血压、保护心血管系统、镇静、抗衰老、抗肿瘤、降血糖、抗胃溃疡等作用；桂枝有解热、降温、镇痛、抗炎、抗过敏、增加冠脉血流量、改善心功能、镇静、抗惊厥、抗肿瘤等作用；土贝母具有抗肿瘤、抗白血病、抗病毒、抗炎抗水肿、免疫抑制等作用；牡蛎具有镇静、抗惊厥、镇痛、抗溃疡、降血脂、抗凝血、抗血栓等作用；谷精草具有抗菌、抗氧化、抑制 α 糖苷酶、致突变、诱导神经损伤保护作用。

【用方经验】张曾譻认为，由于紧张、焦虑、忧思、恚怒（七情内伤）等因素导致精明（脑）失养，进而造成肝失条达，痰气郁结（甲状腺肿大）和心气不宁，水火不济（植物神经功能紊乱），久病最终肾阴亏耗不能滋养精明（脑），恶性循环。既往中医学多将本病辨证为肝木失养，痰气郁结，气阴两伤，阴阳两虚，但大都存在治疗周期长，剂量难控制，毒副作用大，复发率高等缺陷。张曾譻突破了传统中医学"软坚散结""益气养阴""涤痰化瘀"治疗本病的法则，提出"甲亢之本在于脑"，指出了甲亢的发病与"脑"有密切关系。因此，本着"治病必求于本"的原则，创立了以健脑宁心、柔肝滋肾为治疗大法，以改善脑疲劳为本，调节大脑功能，恢复丘脑-垂体-甲状腺轴功能，从而达到调节甲状腺功能的目的。

## 李发枝经验方

【组成】夏枯草 30 g，清半夏 30 g，胆南星 12 g，云苓 15 g，柴胡 15 g，黄芩 12 g，生牡蛎 30 g，射干 15 g，浙贝母 12 g，僵蚕 12 g，白头翁 30 g，白芍 12 g，青皮 10 g。

【功效】疏肝理气，化痰消瘿。

【主治】痰气郁结证甲亢。症见心慌，汗出，怕热，乏力，胸骨后疼痛，喉中偶有痰，咳吐不爽，纳少，眠差，小便少，大便尚调，舌暗，苔腻，脉弦。

【加减】不易入睡，睡时易醒者，加栀子、淮小麦；心烦易燥者，加木香、陈皮、香附、枳壳等疏肝理气药物；瘿肿难消者，加川芎、红花、桃仁之品以消结散瘀；腹泻、肝脾失调者，加白术、薏苡仁、防风等补脾柔肝之品。

【方解】方中重用夏枯草，《神农本草经》中夏枯草条曰："主寒热、瘰疬、鼠瘘、头疮，破癥。散瘿结气，脚肿湿痹。"配伍清半夏共为君药，散结消肿，调和阴阳，又夏枯草性寒，治疗肝气郁结所致的瘰疬痰核，半夏性燥开破，善于治疗湿痰，对证施治，以奏其效；佐以胆南星、生牡蛎、射干、浙贝母、僵蚕、青皮清热化痰、消瘿散结，治疗发热、多汗、咳痰、甲状腺肿大；柴胡、黄芩、白头翁、浙贝母增强清热之效；云苓、白芍健脾养血、柔肝止痛，共同顾护胃气，全方合用，共奏疏肝理气、化痰消瘿之功。

【注意事项】阴虚火旺者不宜服用。服用本方时需注意情志调养。

【现代研究】夏枯草具有降压、降血糖、抗感染、抗炎、抗心肌梗死、抗凝等作用；法半夏具有镇咳、止呕、降低血液黏度、抑制红细胞聚集、抗心律失常、镇静催眠等作用；胆南星具有抑制神经系统、催眠的作用；生地黄对免疫系统具有双向调节作用、增强造血功能、调节血压、保护心血管系统、镇静、抗衰老、抗肿瘤、降血糖、抗胃溃疡等作用；柴胡具有镇静、安定、镇痛、解热、镇咳、抗炎、降血脂、抗脂肪肝、抗肝损伤、利胆、降低氨基转移酶、兴奋肠平滑肌、抗溃疡、抗菌、抗病毒、增强免疫等作用；黄芩具有抗炎抗变态反应、抗微生物、解热、降压、利尿、轻度升血糖、利胆、解痉及镇静的作用；生牡蛎具有收敛、镇静、解毒、镇痛的作用；射干能抗菌、抗肿瘤、抗炎、抗溃疡，有持久的利胆作用，能够抗氧化、清除氧自由基；浙贝母具有扩张支气管平滑肌、镇咳、镇静、镇痛等作用；僵蚕具有抗凝血、抗血栓、抗惊厥、镇静催眠、抗肿瘤、降糖降脂、抗菌、神经营养和保护等作用；白头翁具有抗肿瘤、抗阴道毛滴虫、增强免疫功能、抗氧化、抗炎、杀虫、抑菌、杀精等作用；白芍具有中枢抑制、解痉、抗炎、抗溃疡、调节免疫、抗菌、保肝、解毒和抗肿瘤等作用；青皮具有解痉、健胃、利胆、舒张胆囊平滑肌、祛痰、松弛支气管平滑肌、升压、强心的作用。

【用方经验】李发枝认为，痰气郁结证是甲状腺功能亢进的常见证型，临床上要善用经方，结合临床经验，病证结合，以奏其效。

# 第三节　骨质疏松症

骨质疏松症是一种以骨量降低和骨组织微结构破坏为特征，导致骨脆性增加和易于骨折的代谢性骨病。按病因可分为原发性和继发性两类。继发性骨质疏松的发病原因明确，常由内分泌代谢疾病（如性腺功能减退、内分泌性皮质醇增多症、甲状腺功能亢进症、原发性甲状旁腺功能亢进症、库欣综合征等）或者药物以及其全身性疾病引起。原发性骨质疏松症分为绝经后骨质疏松症和老年性骨质疏松症，分别发生于绝经后女性和老年人，一般认为蛋白质摄入不足、营养不良和肌肉功能减退是老年性骨质疏松的重要原因。临床表现一般以弥漫性、无固定部位骨痛和肌无力、骨骼畸形、骨折等为主要表现。早期发现骨质疏松症的易感人群，给予综合、早期、个体化治疗有利于减轻症状、改善预后、降低骨折发生率。骨质疏松症，中医学属于"骨痿"的范畴，其病机主要是肾亏、脾虚、肝血不足、痰瘀阻脉。肾虚是骨质疏松症的发病关键，脾虚是其重要病机，血瘀是其病理产物和加重因素，并强调了肝失条达是女性发病的重要病机。中医病因与外感、劳倦、先天禀赋、饮食起居、生活环境、情志等因素有关。

## 补肾健脾活血方（刘庆思经验方）

【组成】补骨脂 12 g，淫羊藿 10 g，熟地黄 15 g，白芍 15 g，黄芪 15 g，丹参 15 g，当归 15 g，肉苁蓉 15 g，菟丝子 15 g，大枣 10 g。

【功效】补肾壮骨，健脾益气，活血通络。

【主治】脾肾亏虚血瘀型骨质疏松症。症见腰背部酸痛，腰膝酸软，畏寒肢冷，纳差，面色白，夜尿较多，大便五更泄泻，四肢关节变形，刺痛拒按等。

【加减】肾阳虚型可加狗脊、熟附子、肉桂以加强温补肾阳之力；肾阴虚型，以上方减淫羊藿、肉苁蓉，酌加山萸肉、女贞子、知母、黄柏益肾填精，滋阴降火；脾肾阳虚型可加山药、白术、茯苓、熟附子、肉桂温补脾肾、助阳祛寒；气滞血瘀型可加鸡血藤、柴胡、枳壳、郁金、制川乌、延胡索等活血行气，通络止痛。

【方解】本方由右归饮（《景岳全书》）合苁蓉汤（《圣济总录》）加减化裁而来。方中以补骨脂补肾温阳壮骨为君药；辅之肉苁蓉、淫羊藿益肾助阳，菟丝子、熟地黄、白芍补肾滋阴益精，此乃"善补阳者，必于阴中求阳，则阳得阴助而生化无穷"之意，白芍亦可柔肝，以上共为臣药，同时配以黄芪补中益气，丹参、当归活血通络，共为佐药，此既培补后天生化之源以充肾精，肾精足则髓充而骨壮，同时又达到补中寓通，补而不滞的目的，再以大枣调中和胃为使药。另外，方中黄芪、当归合用补气生血，可助菟丝子、熟地黄、白芍补精血之力，大枣可助黄芪健脾益气之功。丹参重在活血主动，动则为阳；白芍重在益阴主静，静则属阴，两药相伍，叮谓阴阳相配，动静结合。诸药合用，共奏补肾壮骨、健脾益气、活血通络之效。

【注意事项】汤剂服用的同时，药渣热敷疼痛局部，疗效更佳。

【现代研究】

1. 方中补骨脂具有促进骨髓造血、增强免疫和内分泌功能，发挥抗衰老的作用；淫羊藿具有增强下丘脑-垂体-性腺轴、增加冠脉血流量、降压等作用；熟地黄具有降低血压、改善肾功能、增强免疫、抗氧化等作用；白芍具有中枢抑制、解痉、抗炎、抗溃疡、调节免疫、抗菌、保肝、解毒和抗肿瘤等作用；黄芪具有促进 RNA 和蛋白质合成、抗疲劳、耐低温、抗流感病毒、保护和促进造血功能等作用；丹参具有保护心肌、扩张血管、抗动脉粥样硬化、抗血栓、改善微循环、促进血管新生、抗肿瘤、抗肝纤维化、调节免疫、抗菌消炎等作用；当归具有抗血栓形成、改善血液循环、扩张冠脉、抑制平滑肌痉挛、抗炎、镇痛、降血糖、补血、抗心律失常、降血脂、抗动脉粥样硬化、抗菌、平喘、抗氧化和清除自由基的作用；肉苁蓉具有增强免疫、激活肾上腺与释放皮质激素、润肠通便、保肝、抗骨质疏松、抗氧化、抗衰老、抗疲劳等作用；菟丝子具有性激素样作用、抗肝损伤、调节免疫、清除氧自由基、抗衰老、抗脑缺血、降血糖、降血脂等作用；大枣具有增强肌力、增加体重、纠正胃肠病损、保护肝脏、抗变态反应、镇静催眠、镇痛等作用。

2. 实验研究：临床观察及动物试验表明，该方可以提高骨矿含量，改善骨生物力学，降低骨转化率，对骨骼有双向调节作用。其治疗机制是调节机体内在平衡，调动机体功能，促进全面的多系统机能的恢复，从而达到阴阳平衡。该方对骨代谢有双向作用，既可抑制骨吸收，又可促进骨形成，缩短再造周期，提高骨生物力学性能，改善骨的质量，对与骨质疏松症有关的细胞因子及微量元素均有调节作用。该方的动物含药血清富含有类性激素样作用的物质，能促进下丘脑-垂体-性腺轴功能，提高体内性激素水平，促进成骨细胞增殖称矿化及成骨细胞分泌胶原，提

高成骨细胞碱性磷酸酶的活性，提高体内雌激素的水平，从而使破骨细胞活性下降并且诱导了破骨细胞的凋亡，抑制体外培养破骨细胞功能，使骨磨片上的骨吸收数量明显减少。

【用方经验】刘庆思认为中医药防治骨质疏松症机制，既不同于当前临床上常用的抑制骨吸收的药物，也不同于促进骨形成类药物，而是标本同治，通过对机体全身性的调节作用，达到纠正机体激素失衡和负钙平衡作用的功效，从而影响骨吸收和骨形成间偶联。同时刘庆思也认为，随着病程的迁延，体质渐虚，肾愈虚，宜逐步加重补肾药物的用量，但要注意滋阴降火，防止补阳太过。补肾时不但要注意运用骨碎补、淫羊藿、肉苁蓉、杜仲等药物温补肾阳，还要运用熟地黄、菟丝子、白芍滋补肾阴，阴阳平补，注意阴中求阳，方可共获奇功。治疗注意加入活血通络的药物，以达活血通络，通则不痛，效果方佳。同时加强功能锻炼，功能活动有利于缓解骨质疏松的症状。

## 补肾益脾壮骨汤（刘柏龄经验方）

【组成】淫羊藿 25 g，肉苁蓉 20 g，鹿角霜 20 g，熟地黄 20 g，鹿衔草 15 g，骨碎补 15 g，当归 15 g，生黄芪 20 g，生牡蛎（先煎）20 g，杜仲 15 g，鸡血藤 15 g，广陈皮 15 g，制黄精 15 g，炒白术 15 g。

【功效】补命门，壮肾阳，滋阴血，填精髓，坚筋骨，健脾胃，通经络。

【主治】脾肾两虚的骨质疏松症。症见腰背酸痛、四肢乏力、畏寒、纳差，面色少华，脉沉弦，舌质淡，苔薄白等。

【加减】睡眠欠佳，多梦易醒，加首乌藤、生龙齿安神助眠。

【方解】本方所治脾肾两虚的骨质疏松症，肾气不足，肾精亏虚而导致骨髓失充，骨骼失养，肢体无力；肾虚腰腑不养，则腰背酸痛；阳气虚则畏寒，脾主四肢，为后天之本，气血生化之源，可化生气、血、精、津，以濡养骨骼。脾虚则面色不容，面色少华；脾胃虚弱则化源不足，精微不能四布，

则四肢不养：气不行血，则血行缓慢瘀滞，筋脉不通而痛，故治以补命门、壮肾阳、滋阴血、填精髓、坚筋骨、健脾胃、通经络。方中淫羊藿补肾阳、强筋骨、祛风湿，为君药；肉苁蓉、鹿角霜，为臣药，以补肾壮阳、填精益髓，与君药相伍可增加强筋健骨之力。熟地黄滋阴养血、补精益髓；骨碎补补肾强骨、续伤止痛；鹿衔草祛风湿、强筋骨；当归补血和血；黄芪、牡蛎、杜仲益气敛精，取其有形之血生于无形之气之意；鸡血藤可补血活血，舒筋活络止痛，以取"通则不痛"之功；黄精、白术、陈皮益气补精，健脾和胃，且可防止因滋补太过、碍胃腻膈之弊，以上皆为佐使药。补肾益脾壮骨汤中的诸药相伍，有补命门、壮肾阳、滋阴血、填精髓、坚筋骨、健脾胃、通经络之功效。

【注意事项】阳亢者慎用。

【现代研究】现代研究显示淫羊藿明显改善骨的新陈代谢，抑制骨吸收，促进骨形成，进而可提高骨密度，具有增强下丘脑-垂体-性腺轴、增加冠脉血流量、降压等作用；肉苁蓉具有促进骨髓间充质干细胞增殖和诱导骨髓间充质干细胞向成骨分化、增强免疫、激活肾上腺与释放皮质激素、润肠通便、保肝、抗骨质疏松、抗氧化、抗衰老、抗疲劳等作用；鹿角胶具有抗氧化、抗应激、增加心输出量的作用；熟地黄可抑制骨吸收，延缓去卵巢大鼠骨量的丢失，对骨质疏松症有一定的防治作用，同时具有降低血压、改善肾功能、增强免疫、抗氧化等作用；鹿衔草具有抗氧化、抗炎、增强免疫等作用；骨碎补能增强免疫、改善肾功能、促进细胞代谢、抗衰老等作用；当归具有抗血栓形成、改善血液循环、扩张冠脉、抑制平滑肌痉挛、抗炎、镇痛、降血糖、补血、抗心律失常、降血脂、抗动脉粥样硬化、抗菌、平喘、抗氧化和清除自由基的作用；黄芪具有促进 RNA 和蛋白质合成、抗疲劳、耐低温、抗流感病毒、保护和促进造血功能等作用；杜仲具有降压、调节血脂、保护心脏、预防肥胖、改善糖代谢、抗炎、抗病毒、抗菌、抗肿瘤、补肝肾、强筋健骨、安胎、抗氧化和镇痛的作用；陈皮具有扩张血管、增加血流量、调

节血压、清除氧自由基、抗脂质过氧化、祛痰、利胆、降血脂等作用；黄精能提高机体免疫功能和促进 DNA、RNA 及蛋白质的合成、促进淋巴细胞转化等作用；白术有保肝、利胆、降血糖、抗菌、抗肿瘤、镇静、镇咳、祛痰等作用；实验研究显示补肾益脾壮骨汤能显著减轻肾虚模型动物性器官和肾上腺的重量，并有增加动物的自主活动性、抑制其体重下降的作用。

【用方经验】刘柏龄认为，骨痿症的病因以肾虚为本，以风寒湿邪侵犯及外伤、劳损等为标。同时此病虽先天之肾虚，其本在肾，但日久必会影响后天之脾胃，导致脾胃运化功能失职。根据"善补肾者，当于脾胃求之"。补虚之时，需兼顾脾肾两脏，故在补肾之法的同时亦当为其调补脾胃，扶助正气。同时此类病患亦有风寒湿邪、劳损之标，同时祛除风寒湿等邪气，以获得"标本兼治"的效果。有形之精血生于无形之气，故加入黄芪、杜仲等益气敛精之品，久病或年老体衰，气血不足，精少、力疲、骨痿筋弱者，可大获神益；血行瘀滞、经络受阻、气血不畅而致疼痛，加入鸡血藤等活血通经之药，有通而不痛之效。同时也应该嘱咐此类患者进行适当的锻炼，经常晒太阳，多摄入富含钙质及蛋白质的饮食。

## 海龟壮骨散（朱良春教授经验方）

【组成】海马 2.0 g，炙龟甲 1.5 g，桑螵蛸 1.5 g。

【功效】温肾助阳壮骨。

【主治】阳虚型骨痿（骨质疏松）。症见腰脊、髋膝等处酸软而痛，屈伸不利，四肢乏力，精神萎靡，面色少华，形寒肢冷，喜温喜按，纳谷不馨，小便不利或清长，舌淡胖，苔白滑，脉沉细无力等。

【方解】本方适用于阳虚型骨痿，肾阳衰惫，温煦失职，则可见形寒肢冷、喜温喜按、脉沉细无力、精神萎靡；阴寒凝滞，血行不畅成瘀，不通则痛，则可见腰脊、髋膝等处酸软而痛，屈伸不利；阳气不运，四肢不养，可见四肢乏力。方中海马、炙龟甲、桑螵蛸

均为填补肾精骨髓的血肉有情之精品，其中以海马为君药，用以温肾助阳壮骨；辅以炙龟甲、桑螵蛸滋髓填精、补骨温阳，阴阳双补，温经通络，共为臣药，方中诸药合用，共奏补肾滋阴温阳、强筋壮骨增髓之效。其中，炙龟甲一药又取其"善补阳者，必阴中求阳"之意。

【注意事项】阳亢者禁用。

【现代研究】

1. 方中桑螵蛸具有常压耐缺氧、抗利尿、抗过氧化脂质、促进食物消化、治疗神经衰弱、促进代谢和红细胞发育的作用；海马的乙醇提取物既能诱发和延长雌性小鼠的动情期、增加子宫和卵巢的重量等雄激素样作用，能增强小鼠耐缺氧性、减少单胺氧化酶的活性、降低过氧化脂体在体内的含量，各种海马提取物均有钙通道阻断剂的作用，达到保护神经元的功效，具有抗癌活性；龟甲胶具有增强免疫功能、双向调节 DNA 合成效应、解热、补血、镇静等作用。

2. 实验研究："海龟壮骨散"结合西药，对阳虚型骨痿症状的改善、骨密度的增加具有明显作用，且较密盖息等西药在改善患者症状方面，疗效更具优势，增加骨密度作用更明显。骨痿是一种慢性疑难病症，"海龟壮骨散"系治疗阳虚型骨痿的安全的中药良方，具有携带方便、服用方便、成本较低等优点，和中药汤剂相比，具有长期服用的优势。

【用方经验】朱良春认为，骨的生长、发育、成熟、衰老过程受到肾精的制约，《黄帝内经》有曰"肾气平均，筋骨劲强""肾脏衰，形体皆极"。唐容川《血证论》所曰："骨内有髓，骨者髓所生，肾藏精，精生髓，髓生骨，故骨者，肾之所合也。"中老年人的肾精逐渐衰微，精血枯竭，骨髓之化源不足，骨骼失养，则发为"骨痿"。肾阳衰惫，温煦失职，阴寒凝滞，血行不畅，留而成瘀，不通则痛。补肾药能调节骨代谢，促进骨形成，抑制骨吸收，使骨钙沉积，提高骨矿含量。在骨痿的治疗过程中，朱老始终强调，骨痿为慢性疑难病症，一般草木滋补通调之品则难以撼动，非血肉有情之品不可，因此，在骨痿的治疗中必须使用必要的虫（动物）类

药。同时在使用虫类药时，辨证明确，既注意患者体质、性别、病情轻重缓急、正气盛衰、脾胃功能的正常与否来选择用药，还注意配伍、剂量、疗程。故在使用海龟壮骨散要注意适应症和疗程。

## 益骨汤（姚新苗经验方）

【组成】山药 20 g，生地黄 15 g，骨碎补 15 g，补骨脂 15 g，丹参 15 g。

【功效】补肝肾健脾，益气活血。

【主治】肾亏脾虚、精虚血少证型的绝经后骨质疏松症。

【加减】脾肾阳虚型加仙茅 10 g、淫羊藿 10 g、肉桂 3 g、枸杞子 15 g；肝肾阴虚型加枸杞子 15 g、熟地黄 15 g、山茱萸 12 g、白芍 12 g；气血两虚型加黄芪 20 g、白术 10 g、党参 20 g；气滞血瘀型加川芎 10 g、鸡血藤 30 g、当归 12 g、醋香附 12 g。

【方解】益骨汤是国家级名老中医姚新苗教授依据绝经后骨质疏松证病因病机及病理生理特点配伍而成的经验方，本方重用生地黄滋阴养血、补益肝肾，内寓滋水涵木之意为君药；山药既补脾胃以促进运化，又益肾固精，培后天之本以资先天；补骨脂、骨碎补等补肾，强筋健骨，肝肾同源，调和阴阳，共为臣药；丹参活血化瘀，调经除烦；适时加入当归、枸杞子养血滋阴肝，陈皮、白芍、香附、木香等健脾理气，条达气机为佐药，针对不同证候随证加减，从而达到补肝肾健脾、益气活血、疏肝调达之功。

【注意事项】临床辨证需仔细，切记此方不是绝经后骨质疏松症的万用方。

【现代研究】

1. 方中补骨脂具有促进骨髓造血、增强免疫和内分泌功能，发挥抗衰老的作用；丹参具有保护心肌、扩张血管、抗动脉粥样硬化、抗血栓、改善微循环、促进血管新生、抗肿瘤、抗肝纤维化、调节免疫、抗菌消炎等作用；丹参酮、补骨脂、骨碎补能降低绝经后骨质疏松后增高的骨转换，抑制骨吸收，阻止骨丢失；生地黄对免疫系统具有双向调节作用、增强造血功能、调节血压、保护心

血管系统、镇静、抗衰老、抗肿瘤、降血糖、抗胃溃疡等作用。山药具有增强免疫、降血糖、抗氧化等作用。

2. 实验研究：益骨汤能明显改善绝经后妇女骨质疏松症患者骨密度，抑制骨吸收、促进骨形成，可能通过提高体内雌激素水平达到改善绝经后骨质疏松妇女的情志状态的目的。

【用方经验】姚新苗认为绝经后骨质疏松症属中医学"骨痿""骨痹"的范畴，与中医学理论中气虚失于固摄的理论相符合，主要属"虚"属"瘀"。肾为"先天之本""肾生骨髓"，"脾为后天之本"，认为肾亏脾虚、精虚血少是本病发生的病机关键，补肾以滋先天之源，调脾胃而培后天之本，肾精亏虚则骨髓生化无源，骨骼失养。绝经后骨质疏松是老年女性独有疾病，绝经后妇女易处于"阴常不足，阳常有余"的状态，易出现肝阴血亏，肝体失养，则疏泄失常，同时骨矿含量迅速下降，骨密度比正常同龄妇女骨密度低，表明肝阴亏虚、疏泄失常与骨质疏松症存在着密切的关系；治疗上以补肾活血、滋阴疏肝为主。

# 第四节　干燥综合征

干燥综合征是一种以侵犯泪腺、唾液腺等外分泌腺体，具有淋巴细胞浸润和特异性自身抗体为特征的弥漫性结缔组织病，临床上以口眼干、猖獗性龋齿为突出表现，有时可伴肺、肝、肾、皮肤、关节及血液系统、神经系统损害。本病多发于女性，成年女性患病率为 0.5%～1.56%，任何年龄均可发病，包括儿童和青少年，好发年龄为 30～60 岁。本病发病确切病因和发病机制不明，大多数学者认为感染、遗传、内分泌等因素参加了本病的发生和延续。属于中医学"燥痹"范畴，中医学认为燥痹病因包括邪燥侵袭、阴津亏虚、内燥致痹、失治误治、痰瘀气滞等，燥痹的病因不外"虚、邪、瘀"三类。其基本病机为津液之化生、运行、敷布失常，五脏六腑及四肢百骸失于濡润滋养。燥邪是发病的关键，津亏是病理的基础。本病多为虚证，或虚实夹杂之证，属本虚标实之候，以阴虚津亏为本，以燥、热、毒、瘀为标。津伤成燥，燥盛伤津，互为因果，致使多系统、多脏器损害，并多为器质性病变，故本病病程长久，缠绵难愈。

## 复方百合汤（艾儒棣经验方）

【组成】百合 20～30 g，知母 10～15 g，女贞子 30 g，墨旱莲 15 g，太子参（代人参）30～40 g，麦冬 15 g，五味子 10 g。

【功效】滋阴益气，清热润燥。

【主治】本方适合于肝肾阴虚，伴有肺脾气虚而导致阴阳失调，燥毒内侵之本虚标实证的干燥综合征。

【加减】本方中太子参、麦冬、五味子、女贞子、墨旱莲等均是益气滋阴上品，临证加减常用黄芪、生白术、玉竹、石斛、芦根、天花粉、白芍、酸枣仁等，不仅甘寒生津，还寓有酸甘化阴之意，并配以淫羊藿等温肾壮阳之品，使阳长阴生，生生不息。对于眼部干涩不适者常用青葙子、白菊花、密蒙花等疏风明目，清肝养肝之品；对于关节疼痛，屈伸不利者，常选用清痹除燥，祛风通络之品，注意药物应辛而不烈，温而不热，苦而不燥者，如秦艽、防风、木瓜、忍冬藤、桑枝、豨莶草、路路通等；对于病久痰瘀互结者，在滋阴润燥基础上还应注意养血活血，祛痰化瘀，常选用丹参、桃仁、红花、牛膝等，若瘀阻甚者，也可酌情使用水蛭、蜈蚣、土鳖虫，但必定加强扶正药物，以制约药性，且用不宜长，中病即止。

【方解】"复方百合汤"由百合知母汤合二至丸合生脉散组成，百合、知母伍用，源于《金匮要略》的百合知母汤；百合宁心安

内科国医圣手时方

神，润肺止咳；知母清热泻火，滋阴润燥。百合甘寒清润而不腻，知母甘寒降火而不燥。百合偏于补，知母偏于泻。二药伍用，一润一清，一补一泻，共奏润肺清热、宁心安神之效。人参、麦冬、五味子，出自《医学启源》生脉散，方中人参甘温，益元气，补肺气，生津液；麦冬甘寒养阴清热，润肺生津。人参、麦冬合用，则益气养阴之功益彰。五味子酸温，敛肺止汗，生津止渴，为佐药。三药合用，一补一润一敛，益气养阴，生津止渴，敛阴止汗，使气复津生，汗止阴存，气充脉复。二至丸出自《普济方》，女贞子、墨旱莲均为补肝益肾要药，药性平和，既不燥热，又不滋腻，为其配伍特点，药效缓缓而发，正针对本病之病程长久，邪毒渐渐深入的特点。三方合用，更奏益气养阴之功，同时清热润燥，缓缓发挥药效而充养四肢百骸，兼顾了本病阴虚和燥毒两个方面。

【注意事项】寒湿体质慎用。

【现代研究】百合水提液有镇静、抗缺氧和抗疲劳作用，百合多糖还能抗氧化，提高免疫功能；知母具有不同作用的抑菌、降血糖、抗肿瘤作用；女贞子具有增强免疫、降血脂、抗动脉粥样硬化、抗衰老、利尿、强心、降血糖、保肝、抗炎等作用；墨旱莲具有免疫抑制、肝保护、调节细胞凋亡、止血、抗自由基及体内抗氧化、抗炎等作用；太子参具有增强免疫、抗氧化、降血糖、抗应激、抗疲劳、心肌保护等作用；麦冬具有提高免疫、增强垂体肾上腺皮质系统、抗心律失常、改善心肌收缩力等作用；五味子具有平衡中枢神经系统、兴奋呼吸、镇咳、祛痰、降低血压、利胆、保肝、增强免疫、抗氧化、抗衰老、抑菌等作用。

【用方经验】艾儒棣认为本病病机关键为阴虚燥毒，所以在临床治疗上需注意阴虚和燥毒这两方面。"治火可用苦寒，治燥必用甘寒"，故甘寒凉润之品。叶天士有曰："上燥治气，下燥治血，慎勿用苦燥之品，以免劫烁胃津"。故临床选药多以甘寒凉润解毒药为主，既解燥毒之害，又无伤阴之弊，如金银花、蒲公英、白花蛇舌草、生甘草、重楼、贯众、夏枯草、紫花地丁、连翘等，同时辅

以益气滋阴以治本。同时艾儒棣也指出，本病随着疾病进展，会出现早、中、晚期不同的病理变化，早期邪气侵犯之初，临床表现症状轻微，病尚轻浅，由于燥易伤津耗气，故初治宜早，重在治标，固肾为要。中期以阴虚内热为多，治宜滋阴清热，益气润燥，正邪兼顾，扶正为主，由以本方为宜。后期病久则导致气血两虚，阴阳两竭，燥毒可侵犯五脏六腑，但以脾肾两伤为主，此时应温肾壮阳，健脾利水。用肾气丸、真武汤加减。

## 补肾清热育阴汤（阎小萍经验方）

【组成】生地黄 10 g，山茱萸 12 g，生山药 15 g，茯苓 20 g，牡丹皮 10 g，泽兰 15 g，泽泻 15 g，生甘草梢 10 g，淡竹叶 10 g，玄参 10 g，天冬 12 g，麦冬 12 g，天花粉 15 g，青风藤 20 g，砂仁 10 g。

【功效】补肾清热，育阴润燥，活血通络。

【主治】燥痹（原发性干燥综合征）肾虚阴亏证。证见口干，眼干，皮肤干燥，纳呆，发热，干咳，胸闷憋气，手足发热，乏力，关节疼痛肿胀，夜尿频繁，肢体瘀斑，腰酸，脉细，少苔。

【加减】伴见低热、五心烦热、口眼干燥甚等，偏于虚热者，加知母、黄柏、连翘，生石膏；伴见腰膝酸软、关节疼痛、汗出恶风等，偏于虚寒者，加骨碎补、补骨脂、续断、桑寄生、桂枝、白芍；口干、眼干、咽干、皮肤干燥甚，偏于阴虚液少者，加百合、芦根、石斛。

【方解】方中以六味地黄丸为君，以达滋补肝肾之功，其中生地黄味甘、苦，性寒，归心、肝、肾经，滋补肾阴；山茱萸因其性温而不燥，补而不峻，既能益精，又可助阳，为平补阴阳之要药，具有补肝养肾而涩精之功；山药补益脾阴，亦能固肾，泽泻利水渗湿，牡丹皮泄虚热，凉肝且能泻阴中伏火，并制山茱萸之温涩，茯苓渗湿脾湿，既助山药补脾，又与泽泻共泻肾浊，助真阴得复其位。辅以麦冬润肺清热，金水相生，天冬养阴润燥，玄参滋肾降火为臣，佐用天花粉清

热泻火，生津止渴，泽兰利水消肿，且能活血化瘀，青风藤通经络，祛风湿，以砂仁为使，防滋腻碍脾，并引药入肾。诸药合用，滋而不寒，温而不燥，滋补而不留邪，降泄而不伤正，共奏补肾清热，育阴润燥，活血通络之效，使燥去津存，燥痹得缓。

【注意事项】滋腻之品较多，实多虚少者，注意临证加减。

【现代研究】

1. 方中地黄具有促进 T 淋巴细胞数量增长的作用，并能增强网状内皮细胞吞噬功能，对免疫功能低下者作用明显。山茱萸对非特异性免疫功能有增强作用，且有抗实验性肝损害作用。山药对小鼠细胞免疫功能和体液免疫有较强的促进作用。茯苓有护肝作用，茯苓多糖有增强免疫功能的作用。牡丹皮所含的牡丹酚及其以外的糖苷类成分均有抗炎作用，具有降温、解热、镇痛、解痉等作用。六味地黄丸具有调节免疫、抗肿瘤及抗突变、抗衰老、降血脂、抗缺氧、抗疲劳、保肝及改善肾功能、调节内分泌、调整性激素水平等药理作用，且有研究表明六味地黄丸可以增加干燥综合征模型小鼠的唾液流量及颌下腺指数，并显著降低干燥综合征模型小鼠血清的 IFN 及 IL-6 水平，从而提示六味地黄丸可能间接地抑制了 Th 细胞的分化增殖，减轻炎症反应，从而改善 T 细胞亚群水平，即通过免疫调节来达到治疗燥痹（原发性干燥综合征）的目的。

2. 实验研究：该方能明显改善燥痹肾虚阴亏证口干、眼干、乏力、腰酸、乏力等临床症状，以缓解患者不适，提高生活质量。该方能降低 ESR、CRP、IgG、IgA、IgM 等实验室检查指标，说明补肾清热育阴汤可改善燥痹（原发性干燥综合征）患者炎性指标，控制疾病活动。

【用方经验】阎小萍认为燥性干涩，易伤津液，血液化生无源，致血脉不利，且精气不足，运血无力，以致血行缓慢而化瘀；此病病程较长，病久入络，而致血瘀；血行瘀滞，气血不能濡养肌肤，故临床可见皮肤干涩、肌肤甲错、肢节青紫或有瘀斑、唇舌紫暗、脉涩等症。瘀血作为本病一种病理产物

和继发性致病因素，在本病的发生和发展过程中具有重要的作用，故临床实践中要佐以活血通络之药。

## 燥痹清方（周翠英经验方）

【组成】金银花24 g，白花蛇舌草21 g，石斛15 g，玉竹15 g，乌梅30 g，制五味子9 g，当归15 g，川芎12 g，丹参12 g，北刘寄奴9 g，赤白芍18 g，炒芥子9 g，生炙甘草12 g

【功效】清燥解毒，滋阴润燥，活血化瘀。

【主治】燥毒内蕴、阴虚津亏、瘀血阻络证型的干燥综合征。症见口鼻干燥，咽干痛，干咳无痰或痰少质稠，难以咯出，喜凉饮，双目干涩，肢体刺痛，肌肤甲错，舌质暗或瘀斑，苔少或无苔，脉细涩。

【加减】如口干明显者，可酌加天花粉、葛根以清热生津止渴；眼干甚者，酌加夏枯草、野菊花、谷精草以清肝明目泻火；咽喉肿痛者，加桔梗、罗汉果以清火利咽消肿；淋巴结或腮腺肿大者，加重楼、马勃以消肿止痛；关节肿痛甚者，加大血藤、猫爪草、土茯苓以活血止痛、清热除湿；久病体弱，少气懒言者，加党参、黄芪、炒白术以益气健脾、固本扶正。

【方解】本方主治燥毒内蕴、阴虚津亏、瘀血阻络证型的干燥综合征，燥毒内蕴，侵犯咽喉，咽干痛，侵犯腮络，可见腮腺肿大；毒热煎熬阴津，阴液耗损，不能滋润，故可见鼻干燥，干咳，双目干涩；阴津耗损，血液瘀滞，肌肤不养，筋脉阻滞，可见肢体疼痛，肌肤甲错。

本方重用金银花、白花蛇舌草为君药。金银花，味甘，性寒；清热解毒，疏风散热。《本草纲目》记载"治一切风湿气，散热解毒"。白花蛇舌草，味微苦、甘，性寒；清热解毒，利湿通淋。《泉州本草》记载其有"清热散瘀，消痈解毒"之效。金银花、白花蛇舌草相须为用，共奏清热解毒之效，且能升浮透散，清解上焦之燥热毒邪，燥毒得除，则疾病向愈。石斛，味甘淡，性寒；生津益

胃，清热养阴。玉竹，味甘，性微寒；养阴润肺，生津止渴。二者相须为用，共为臣药，既甘寒生津、滋阴润燥，又除烦清热以助君药清解燥毒。赤芍，味苦，性微寒；清热凉血，散瘀止痛。白芍，味苦、酸，性微寒；柔肝止痛，养血敛阴，平抑肝阳。当归，味甘，性温；补血养血，调经止痛，润肠通便。川芎，味辛，性温；活血行气兼祛风止痛。丹参，味苦，性微温；活血调经，凉血清心除烦。北刘寄奴，味苦，性温；活血化瘀，解毒止痛。炒芥子味辛，性温；善于温肺理气化痰，散结止痛。乌梅，味酸，性温；善生津止渴、止痛。制五味子，味酸，性温；敛阴止汗，生津止渴，宁心安神。生甘草味甘，性平；生用清热解毒，祛痰止咳，缓急止痛，调和药性；炙品，增强补脾益气之效。以上诸药合用，意义有四：一则活血化瘀，使得瘀去络通，津液布散畅通；二则清热养血，益气健脾，使邪去而正不伤，有利于机体康复；三则酸甘化阴，津液生化有源，燥象自消；四则寒温并调，气血共养，散敛结合，共奏佐使之效。因此，燥痹清方在临床应用过程中以清热解毒药为主，同时，兼顾久病入络化瘀、正虚邪恋之病机，活血化瘀药与滋阴养血药并用，祛邪扶正，使顽疾向愈。

【注意事项】寒性体质禁用。

【现代研究】

1. 方中金银花具有解毒抗炎、调节免疫、保肝降脂、止血等药理活性。白花蛇舌草具有抗肿瘤、抗氧化、抗炎、抗菌及免疫调节的功能。石斛具有提高免疫力、抗衰老、抗肿瘤、抗凝血及抗病毒等药理活性。玉竹具有抗肿瘤、调节血糖、抗氧化及调节免疫功能等药理活性。乌梅具有抗菌、抗炎、护肝、免疫调节等作用。乌梅可以增强唾液腺及胃腺的分泌功能，并能刺激胆囊收缩以增加胆汁分泌。赤芍苷可以通过降低滑骨细胞的异常增殖和抑制滑膜内血糖生成指数和环氧化酶-2的表达，从而减少关节病的发生。白芍总苷能够有效改善自身免疫及炎症反应的多个方面，从而显著改善疾病的炎症反应，而且具有解痉、镇痛以及保护肝脏的功能。当

归多糖对多种免疫细胞均有不同程度的激活效应，同时也可激活具有促进细胞因子生成作用的补体系统，因而有增强免疫调节的作用。川芎嗪具有抗脑缺血、保护心肌、保护视神经、镇静镇痛、改善肝肾功能、增强记忆力及抗肿瘤等作用。丹参在改善脑缺血再灌注、调节血液流变及抗血小板聚集等方面有显著的药理活性。北刘寄奴具有抗炎、抗菌及抗血小板聚集等药理作用。白芥子具有止咳、平喘、化痰等药理活性。五味子提取液具有保护心脏、镇静催眠、抗菌抗炎、护肝、抗血小板聚集及抗氧化等药理作用。甘草具有抗炎及调节免疫等药理活性。

2. 实验研究：燥痹清方对干燥综合征患者的整体治疗效果确定，能显著改善口眼干燥、便秘情况及肌肤干燥等征状。燥痹清方能够改善实验组的 ESR、CRP、RF 及免疫球蛋白 lgG、lgM 和 lgA 数值。

【用方经验】周翠英从中医学角度出发，认为干燥综合征之燥甚非普通燥邪所能达到，其为病之害、伤人之深、变化之广，实乃燥毒。燥毒是本病的核心病理环节，而阴虚、血瘀均可为病之变，三者相互胶着，内伏脏腑，百象由生。因此，干燥综合征的病因病机可概括为燥毒、阴虚、血瘀相兼致病，治疗以清燥解毒为第一要义，辅以滋阴润燥、活血化瘀为本病的基本治疗方法。周翠英认为在应用清燥解毒药物时特别指出当选用甘寒之品，如金银花、连翘、蒲公英、白花蛇舌草、生地黄、玄参等，而慎用苦寒药物，如黄芩、黄连、黄柏等。此外，因干燥综合征患者以其干燥症状为主要临床表现，故常辅以养阴生津药物以除燥象。津液充足，五脏六腑得其濡润，脏腑功能正常，亦有利于疾病向愈。对于病情迁延、病损较深者又佐以活血化瘀之品，使瘀去络通，津液运行通畅。同时，周翠英注重辨证论治、病证结合，遵循个体化治疗，并充分发挥中医药治病防病、增效减毒的优势，临证施治，取得了良好疗效。

## 增液布津汤（金实经验方）

【组成】紫菀 10 g，北沙参 15 g，南沙参

15 g，天冬 15 g，麦冬 15 g，石斛 15 g，赤芍 12 g，生甘草 5 g。

【功效】宣肺通络布津，生津养阴润燥。

【主治】阴虚络滞型干燥综合征。症见目涩刺痛，口干欲饮，干食难下，腮腺肿痛，皮肤干燥脱屑，或见瘀斑、出血，关节疼痛、肿胀，舌紫点紫斑或舌暗红，脉细涩。

【加减】阴虚津亏甚者，酌加生地黄、天花粉等；内热明显者，酌加生石膏、连翘等；眼红涩痛者，酌加密蒙花、谷精草等；关节肿痛者，酌加威灵仙、蜈蚣等；气虚或阳虚者，酌加黄芪、党参或淫羊藿、制附片等。

【方解】该方主要药物包含南沙参、北沙参、天冬、麦冬、石斛等归肺胃经为主的生津药和紫菀、甘草等宣肺药物，同时加入赤芍等化瘀凉血之品以活血通络，蕴含了宣肺通络布津、生津养阴润燥的治疗思想。方中紫菀性微温，味苦、辛，性甘，功效润肺化痰，开肺布津，无其他宣肺之品多苦燥性温、易伤津液的特点，既能宣畅肺气，又无伤阴之虞。《本草正义》曰："紫菀柔润有余，虽曰苦辛而温，非燥烈可比。专能开泄肺郁，定喘降逆，宣通壅滞，兼疏肺家气血。"其甘润苦泄，性温而不热，质润而不燥，长于润肺开郁，为遵循"宣肺护阴"思想的理想用药。北沙参、南沙参均味甘，性微寒，归肺、胃经，功能养阴清肺，益胃生津。《本草从新》曰北沙参能"专补肺阴，清肺火，治久咳肺痿"，《饮片新参》曰南沙参可"清肺养阴，治虚劳咳呛痰血"。北沙参，长于养阴润肺，南沙参，有清肺化痰的作用。麦冬与天冬味甘，两者既可养胃阴、生津止渴、清胃热，又可滋肺阴、清肺热。石斛长于养胃阴，作为养胃阴的代表药，亦是治疗本病的常用基础药。其味甘，性微寒，归胃、肾经。功效益胃生津，滋阴清热。《神农本草经》曰其："补五脏虚劳羸瘦，强阴，久服厚肠胃。"《本草纲目拾遗》曰其："清胃，除虚热，生津，已劳损。"以上五味养阴生津。赤芍味苦，性微寒，归肝经，功效清热凉血、散瘀止痛；本病以络脉滞涩为基本病变，且易伤阴化火生热，故取赤芍之清热散瘀之效用，既能活血通络，亦可清热凉血，为金实教授

治疗本病的常用良药。甘草味甘，归肺、心、脾、胃经，在此方中补气健脾，化痰止咳，清热解毒，调和诸药。全方共奏宣肺通络布津、生津养阴润燥之功。

【注意事项】泻火解毒，切勿过用苦寒。

【现代研究】

1. 方中紫菀能显著增加呼吸道腺体的分泌，既使痰液稀释，易于咳出，且分泌液的增多亦能增强湿润之力。北沙参多糖对机体免疫功能有抑制作用，可用于免疫功能异常亢进的疾病，南沙参可抑制体液免疫，提高细胞免疫和非特异性免疫，具有调节免疫平衡的作用。麦冬、天冬均能增强网状内皮系统吞噬能力，升高外周白细胞，提高免疫功能，天冬尚能增强体液免疫功能。石斛能促进胃液的分泌而助消化，也可促进唾液的分泌，尚可提高巨噬细胞细胞吞噬作用，石斛能恢复使用氢化可的松或环磷酰胺后受到抑制的小鼠免疫功能，是一种很有价值的中药类免疫增强剂。赤芍成分有降低血液黏度、纤维蛋白原含量、红细胞聚集指数以及明显降低血小板聚集等作用，其水煎剂能延长体外血栓形成时间。甘草多糖在体内和体外可增强 T 细胞、B 细胞、NK 细胞及单核巨唾细胞对干扰素的合成和分泌，进而通过 γ-干扰素发挥广泛的免疫增强作用，促进特异性免疫功能，且能提高小鼠网状内皮系统功能，对非特异性免疫功能亦有增强作用。

2. 实验研究：增液布津汤能够明显改善患者两目干湿、口燥咽干、皮肤干燥、鼻腔干燥、便秘、关节痛、乏力的症状，减轻腮腺肿胀；血沉、反应蛋白显著降低，唾液流率、泪流率显著增加，且安全有效。

【用方经验】《素问·至真要大论》中有曰："燥者濡之。"然纯用养阴之法有时难以凑效。金实认为本病之燥虽因阴虚为本，但病初非无水之源，无流之径，实乃肺失宣降，通调水道不利，导致津液代谢输布失常，五脏六腑、形体关窍、肌肉筋骨失其灌溉濡润而呈现一派干燥之象，即"阴虚络滞"。因此金实在治疗上，认为不仅要滋养既耗之阴液，更需致力于津液的运行输布，通过宣肺布津、通络行滞，以畅通津液通道、鼓舞津液布散，

内科国医圣手时方

同时以养阴润燥来增加津液生成。故金实提出了宣肺布津、生津润燥的治疗大法。另外，根据本虚标实的主次不同，急则治标，缓则治本，或标本兼治，并可根据痰、湿、燥、火、瘀、毒病理因素的不同分别采用清热利湿化痰、泻火解毒润燥、活血祛瘀通络的不同治法。金实教授在滋阴方面，用一般养阴生津之品：天冬、麦冬、南沙参、北沙参、石斛、天花粉等以补亏损之阴液，当阴血亏竭之时，尚需加用滋阴养血甚则血肉有情之品，如生地黄、熟地黄、当归、阿胶等；肺失通调乃本病的关键发病因素，故还需用一些宣通肺络之品以恢复肺的布津功能，常用紫菀、桔梗等；治疗上生津、宣肺需两方面兼顾。金实教授认为络道涩滞是本病的基本病理变化，津液濡润四肢关窍作用的发挥有赖于体表络脉的运行通畅，且津血同源，津液又是血液的重要组成部分，津道不通亦会影响血液的流动，故存在一定血络痹阻之象，单纯用养阴生津之法常疗效不佳；因此治疗上常用一些活血祛瘀之品，以使络道通畅，津液输布有条，如延胡索、丹参、桃仁、赤芍、牡丹皮、路路通、鸡血藤、牛膝、丝瓜络等。另外金实还认为泻火解毒，切勿过用苦寒，过于寒凉易伤脾胃，并可以加入健运脾胃之品。本病活动期总属本虚标实，缓解期以本虚为主，且病程较久者，常引起下焦肝肾虚损，金实认为可加入党参、黄芪、山茱萸、生地黄、南北沙参、女贞子、百合、山药、枸杞子等以补益肝肾，调节先天以治本，增强机体非特异性免疫功能的作用，可提高机体的抗病力。

## 路氏润燥汤（路志正经验方）

【组成】太子参 10 g，麦冬 15 g，石斛 10 g，葛根 30 g，炒山药 15 g，丹参 10 g，赤白芍 10 g，乌梢蛇 10 g。

【功效】益气养阴，润燥通络。

【主治】气阴两虚证干燥综合征。症见两目干涩，口燥咽干，少气懒言，乏力无汗，皮肤干燥，大便秘结，舌红而瘦干，脉细数。

【加减】阴虚内热者，加炙龟甲、知母、青蒿；热毒内蕴者，加金银花、白花蛇舌草、山慈菇；阳气亏虚者，加桑寄生、补骨脂、莲子；痰瘀阻络者，加土贝母、土茯苓、莪术、当归。

【方解】方中太子参、炒山药、麦冬、石斛四药为君，调脾胃之升降；太子参，归肺脾二经，健脾补肺，益气生津；功效似人参但力缓，较党参能增液，性平缓，无峻补助邪和壅滞气机之虞。《陕西中草药》：补气益血，健脾生津。脾健则能升，肺利则能降，太子参入脾肺调升降，津液则可得以生化布散。山药味甘，性平，归脾、肺、肾经，《本草纲目》：益肾气，健脾胃，止泄痢，化痰涎，润皮毛。《本草求真》：然气虽温而却平，为补脾肺之阴，是以能润皮毛、长肌肉，不似黄芪性温能补肺阳，白术苦燥能补脾阳也。《本经疏证》：胃司降而喜凉，脾司升而喜温，薯蓣温平之物，不寒不热，不润不燥，为脾胃之所均喜。麦冬味甘，平，微苦，性微寒，归心、肺、胃经，《本草崇原》曰其禀少阴癸水之气，上合阳明胃土，能通胃气于四旁。麦冬能滋肺胃之阴，复阳明之降，中焦气机条畅则后天精微可得布散。《本经疏证》曰其味甘中带苦，又合从胃至心之妙，是以胃得之而能输精上行，自不与他脏腑绝。肺得之而能敷布四脏，洒陈五腑，结气自尔消镕，脉络自尔联续，饮食得为肌肤，谷神旺而气随之充也。石斛味甘淡、微咸，性寒，归胃、肺、肾经，《本草崇原》曰其禀水石之专精而补肾。味甘色黄，不假土力，是夺中土之气而补脾。石斛能养阴清热，助肺胃之降，又咸寒入肾，除肾经之虚损。《本经续疏》：助肺降而泄阳使下，引肾升而交阴于天。

【注意事项】临证之时，切勿滋腻太过，清热勿过于寒凉。

【现代研究】太子参具有增强免疫、抗氧化、降血糖、抗应激、抗疲劳、心肌保护等作用；麦冬具有提高免疫、增强垂体肾上腺皮质系统、抗心律失常、改善心肌收缩力等作用；石斛具有助消化、解热镇痛、调节免疫等作用；葛根具有增加脑及冠脉血管血流量、兴奋和抑制心脏、解痉、降血糖、解热及雌激素样作用；山药具有增强免疫、降血糖、抗氧化等作用；丹参具有保护心肌、扩张血管、抗动脉粥样硬化、抗血栓、改善微循环、促进血管新生、抗肿瘤、抗肝纤维化、调节免疫、抗菌消炎等作用；赤芍具有扩张血管、增加血流量、抗血小板聚集、抗血栓、镇静、抗炎止痛、抗惊厥、解痉、抗菌、保肝等作用；白芍具有中枢抑制、解痉、抗炎、抗溃疡、调节免疫、抗菌、保肝、解毒和抗肿瘤等作用。

【用方经验】路志正认为燥痹的发生，是由于外邪、饮食、内伤、情志等综合作用下，人体气机升降失调，气血阴阳亏损，内生瘀血痰浊，阻滞经络血脉，津液生成布散异常，脏腑孔窍失养所致。病机的关键为升降失常，阴津亏损，津少则无以载气，日久阴病及阳，形成气阴两虚的主要证候。而禀赋的差异、感邪不同，会导致病机转化各异而出现兼夹热毒、瘀血、痰浊、阴虚内热、阳气亏虚的复杂证候，最终导致经脉不通，关节、筋骨、络脉失养，形成关节痹证。路志正总结多年临证经验总结出了"持中央，运四旁，怡情志，调升降，顾润燥，纳化常"的治燥思想，认为益气养阴，润燥通络为燥痹（干燥综合征）的重要治法，并强调益气养阴为该病的基本大法，贯穿疾病治疗的全程。《临证指南医案》：太阴湿土，得阳始运；阳明燥土，得阴自安。脾胃乃一身气机之枢纽，路氏润燥汤以运中央土而兼顾四旁，方中太子参、炒山药、麦冬、石斛四药直入脾胃以畅气机，助升清，又能调动其余脏腑以辅脾胃之升降。葛根入肺胃而助肝升，丹参能引君火入中央土，运血内入脏腑而外润皮毛，芍药调肝脾而去结滞，乌梢蛇入肝而养阴通络，无一不是为燥痹病机而立。干燥综合征病情缠绵，患者大多气血阴阳亏损，虚实夹杂。《灵枢·邪气脏腑病形篇》：气血阴阳俱不足，勿取以针，而调以甘药者也，方中除赤白芍与丹参外皆为甘药，足见路志正教授对燥痹虚实夹杂病机的认识和重视顾护脾胃后天的学术思想。太子参原为人参之小者，与炒山药、麦冬、石斛、丹参皆列本经上品之中，芍药、葛根为本经中品。以上用药皆为干燥综合征气阴两虚基本病机而设，益气健脾、甘凉濡

润，恢复中焦脾胃气机升降秩序，以此调理其余脏腑功能，实现益气养阴，润燥除痹。

## 生津润燥方（金实经验处方）

【组成】北沙参 15 g，乌梅 10 g，桃仁 10 g，紫菀 10 g，麦冬 15 g，牡丹皮 10 g，甘草 6 g。

【功效】滋阴通络，宣肺布津。

【主治】阴虚络滞证的干燥综合征和干眼症。症见目涩刺痛，口干欲饮，腮腺肿痛，皮肤干燥脱屑，或见瘀斑，关节疼痛、肿胀，舌紫点紫斑或舌暗红，脉细涩。

【加减】阴虚津亏甚者，酌加生地黄、天花粉、麦冬等；内热明显者，酌加生石膏、连翘、青蒿等；眼红涩痛者，酌加密蒙花、谷精草等；关节肿痛者，酌加威灵仙、延胡索、蜈蚣等；气虚或阳虚者，酌加黄芪、西洋参、党参或淫羊藿、肉桂、附子等。

【方解】方中用北沙参、乌梅共为君药。北沙参味甘，性凉，具有清热养阴，润肺化痰，益胃生津之功，达肺胃，发挥生津润燥之效；乌梅味酸，性平，具有敛肺止咳、涩肠止泻、止血、生津、安蛔之功，与沙参共奏酸甘化阴之效；紫菀味苦、辛，味温，具有润肺下气之功，归肺经，发挥开泄肺郁、宣通肺气，疏畅滞塞之肺血之功，以达输布津液、宣开肺气之效，同时可引诸药直达病所，与甘草同用，起到开肺功效；麦冬味甘、微苦，性寒，甘寒清润，具有养阴生津、润肺清也之功，增强生津润燥之力，紫菀、麦冬、甘草三者共用起到润肺作用；桃仁味甘、苦，性平，具有破血行瘀、润燥滑肠之功；牡丹皮味辛苦，性凉，具有清热凉血，和血消瘀之功，二者共同起到清肺作用。故生津润燥方宣肺布津、生津润燥为主，辅以活血行气之法，畅通脉道，达到扶正祛邪，标本兼顾作用。

【注意事项】泻火解毒，切勿过用苦寒。

【现代研究】

1. 方中紫菀能通过促进呼吸道腺体分泌，使痰液被稀释后易咳出；北沙参中的成分之一北沙参多糖，具有增强体液免疫和细胞免

内科国医圣手时方

疫功能，对阴虚小鼠免疫有免疫调节作用；麦冬的主要成分麦冬多糖具有免疫活性，可提富血清溶血素抗体水平，增强小鼠 RES 吞噬功能，对免疫低下鼠具有保护作用；桃仁可调节免疫功能，促进免疫复合物的清除；牡丹皮的活性成分丹皮总苷具有抗炎和剂量依赖性免疫调节作用，可双向调节免疫细胞功能；乌梅具有抑菌、镇咳、安蛔、抗肿瘤、抗过敏、抗氧化和抗生育等作用。

2. 实验研究：生津润燥方可以改善口眼干燥、便秘、皮肤瘙痒疼痛等局限性及全身性症状，促进外分泌腺体的分泌，降低血细胞沉降率、C 反应蛋白、免疫球蛋白等反应病情活动的指标，还能够调节细胞因子的网络连接、抑制干燥综合征患者血清中黏附分子 sICAM-1、P-选择素的高表达。故本方可以改善干燥综合征患者的临床干燥症状、促进腺体分泌、调节免疫功能，降低疾病活动性，安全、经济、有效，提高患者生活质量，已广泛应用于临床。实验研究结果已表明，生津润燥方对干燥综合征模型鼠的免疫调节有干预作用；生津润燥颗粒能降低干燥综合征模型鼠血清中 T 淋巴细胞阳性率和脾脏中 T、B 淋巴细胞的增殖转化能力；对干燥综合征大鼠实验研究发现免疫诱导的干燥综合征模型大鼠血清中免疫球蛋白、白介素受体等免疫应答因子的变化与临床人的血清变化基本一致，各给药组均可减少免疫应答因子的变化，说明生津润燥颗粒通过干预免疫炎症损伤及细胞调亡途径发挥治疗作用；生津润燥通过抑制 T、B 淋巴细胞增殖及炎性细胞因子产生，减少腺体淋巴细胞的浸润、改善唾液腺分泌功能。

【用方经验】金实认为干燥综合征患者大多是阴虚体质，或久病体弱、年老体衰等复感燥热邪气，则机体津液亏虚，虚热内生，日久煎熬津液，耗气伤阴，导致口眼清窍失养，经脉气血痹阻，发为本病。阴虚津亏为发病基础，以肺、脾、肝、肾阴虚为本，瘀、痹、燥、毒为其标象，病理性质总属本虚标实。该病反复发作，病程冗长，脏腑组织失濡、失润、失养，气血运行受阻，瘀血则生，瘀阻气机，津液输布失调，燥象愈烈。人体之气赖于肺气的通畅，外邪致燥，内达于肺，则肺气失宣，由生涩滞，正如"燥必入血"一说，病久伤及气血，损伤络脉运行，故治疗时不仅仅需要生津润燥，同时需通络布津。

## 活血化瘀方（左振素经验方）

【组成】桑白皮 12 g，金银花 15 g，连翘 15 g，玄参 15 g，蒲公英 15 g，红景天 15 g，虎杖 15 g，五味子 12 g，当归 12 g，王不留行 12 g，炙枇杷叶 10 g，白芥子 10 g，拳参 10 g，桃仁 10 g。

【功效】清热解毒，滋阴润燥，活血化瘀。

【主治】干燥综合征致肺间质纤维化。症见气短，动则喘甚，咳嗽，咳吐涎沫，清稀量多，口不渴，形寒肢冷，小便数或遗尿，舌质暗红或紫暗，舌下脉络丛曲张，苔少或剥脱，脉虚或细涩。

【加减】阴虚较甚者，加麦冬、天冬；气血者，加人参、西洋参等；虚热者，加青蒿、茵陈等；血瘀较甚者，加红花、三七，必要时增加行气之药。

【方解】方中金银花、玄参清热解毒，生地黄、玄参养阴生津，润肠通便；五味子、白芍酸敛，合甘草酸甘化阴，其中白芍滋阴养血柔肝。当归、桃仁活血通便，针对该病多有便秘，丹参性凉，活血而不燥。王不留行穿透力强，使整体药力直达病所，通畅血脉，逆转病机。红景天不燥，健脾益肺，且能治关节痛。炙杷叶润肺止咳，桑白皮清肺热、治喘咳。白芥子为治痰要药，其性热，无痰不消，内外有形、无形之痰皆可搜剔之。虽性燥热，位于大队凉性药中燥血之性受挫，专其化痰散结之功，并可取反佐作用。

【注意事项】有明显出血倾向者，慎用。

【现代研究】方中金银花具有抗微生物、抗炎、解热、抗过敏、抗内毒素、提高免疫力、降血脂、细胞毒作用；连翘所含齐墩果酸有强心、利尿及降血压的作用，其煎剂具有镇吐和抗肝损伤的作用；玄参具有扩张冠脉、降低血压、抗血小板聚集、促进纤溶、改善血液流变性、抗脑缺血损伤的作用；五味子具有平衡中枢神经系统、兴奋呼吸、镇咳、祛痰、降低血压、利胆、保肝、增强免疫、抗氧化、抗衰老、抑菌等作用；当归具有抗血栓形成、改善血液循环、扩张冠脉、抑制平滑肌痉挛、抗炎、镇痛、降血糖、补血、抗心律失常、降血脂、抗动脉粥样硬化、抗菌、平喘、抗氧化和清除自由基的作用；白芥子有抗菌、刺激的作用；桃仁具有增加脑血流量、改善血流动力学、改善微循环、促进胆汁分泌、延长凝血时间、抗血栓、镇痛、抗炎、抗菌、抗过敏等作用。

【用方经验】左振素本病名为"燥痹"，燥邪损伤气血津液而致孔穴干燥，肌肤苦涩，

肢体疼痛，甚则脏腑经络损害。这种燥毒之邪的形成分为外来、内生两个方面。外来包括六淫邪气之燥和气候变化、空气干燥、病毒肆虐等形成之燥毒。内在包括津液亏损、内生虚热或者内有蕴热，均可损及肺脏；内外合蒸致津液干涸，外不能润养肌肤皮毛，内不能滋灌肺脏，发为燥痹。燥毒为害，伤津耗阴，之初以清窍受累为主，出现口干咽燥，咽干泪少；燥毒盘踞体内日久，更加煎熬津液，筋脉失充，阻滞不行而成瘀；津伤阴耗，血少滞涩而成瘀；燥毒伤络，血溢脉外也成瘀。故左振素认为在滋阴润燥的同时，特别是疾病后期，需要活血化瘀。

# 第五节　肥胖病

肥胖病是指人体摄食过多，而消耗能量的体力活动减少，使摄入的热量超过消耗的热量，过多的热量在体内转变为脂肪大量蓄积起来，使脂肪组织的量异常地增加，按照诊断肥胖的标准，我们常把超过标准体重20%以上的人称为肥胖。把超过标准体重20%～30%者称为轻度肥胖；超过30%～50%为中度肥胖；超过50%以上为重度肥胖。中医学对肥胖早有认识。中医学称肥胖为"肥人""形盛"。古人很早就认识到肥胖有害于健康，如有"膏粱之疾""肥人多痰湿""形盛气虚"等记载。中医学认为，肥胖多与禀赋有关，与饮食失调、脏腑功能失常及不良生活习惯有关。以脾虚、肾虚、肝郁为本，痰、热、湿、血瘀、膏脂为标。临床辨证有虚实之分，但多虚实相兼，本虚标实为主。标实以湿、水、痰、脂、食、血瘀为主；本虚则以脾肾虚弱、肝失疏泄为主。

## 健脾豁痰汤（李振华经验方）

【组成】白术 10 g，茯苓 20 g，泽泻 18 g，玉米须 30 g，桂枝 6 g，旱半夏 10 g，厚朴 10 g，砂仁 8 g，广木香 6 g，山楂 15 g，鸡内金 10 g，橘红 10 g，郁金 10 g，菖蒲

10 g，甘草 3 g。

【功效】温中健脾，祛痰利湿。

【主治】肥胖病，水肿病等，证属脾胃气虚、痰湿阻滞证者。水谷精微输布排泄失常，精微留着而成痰湿，发为肥胖、水肿。痰湿阻滞，清窍被蒙，则头晕头沉，梦多健忘；脾胃气虚，湿邪下趋，则大便溏薄；脾运无力，则食后腹胀。此证主要症有形体肥胖，头晕头沉，胸闷恶心，四肢困重，倦怠乏力，梦多，记忆力减退，多食则胃脘痞满，下肢水肿，舌淡胖，边有齿痕，脉濡缓等。

【加减】兼血瘀者，加桃仁、丹参、莪术；腹胀者，加焦三仙以消胀；失眠者，加首乌藤 20 g、炒酸枣仁 20 g；体虚、头重疼者，加细辛 5 g 以扶阳通窍；脾虚肝热者，加栀子 10 g、荷叶 30 g、莲子心 5 g。若肥胖减轻，水肿、腹胀基本消失，可加入党参 12 g，健脾益气。

【方解】本方系香砂六君汤去人参、五苓散中猪苓易为玉米须，加厚朴、山楂、郁金、节菖蒲而成，主要用于脾虚致胖，有健脾益气、祛湿化痰、消瘀祛浊、增强机体代谢之功能。方中白术、茯苓、泽泻、玉米须健脾利湿；桂枝一则振奋脾阳，二则助膀胱之气化通阳利湿；半夏、橘红、厚朴、砂仁、广

木香理气燥湿、祛痰导滞；山楂、鸡内金消肉积、化瘀滞，与节菖蒲、郁金伍用，豁痰行气，相得益彰。

【注意事项】服药期间忌食肥甘厚味、辛香燥烈等高热量饮食，宜清淡、低盐、低脂饮食。

【现代研究】从肥胖的角度来看，肥胖人大多具有糖、脂类代谢紊乱的病理表现，肥胖人又是高脂血症和糖尿病等代谢性疾病的高发人群。从体质角度来看，肥胖痰湿型体质是肥胖人群中的主要体质类型。本方系香砂六君汤合五苓散化裁而来，去掉了滋补之人参、淡渗之猪苓，补益及利水功效减弱，而又加入了消食化积、理气化痰之品。有学者使用五苓散加味治疗高脂血症，结果提示五苓散等可通过抑制外源性甘油三脂、总胆固醇的吸收与内源性甘油三脂、总胆固醇的合成而影响血脂的分布、运转和清除，并改善脂肪代谢的作用。药理研究发现，本方还具有调节血糖、胰岛素分泌，调节水盐代谢，改变血管通透性等作用，几乎涉及水液代谢的全过程。对于消化系统，本方能抑制胃黏膜瘀血、水肿等病理变化，减轻炎细胞浸润，减少上皮化生；能较好地拮抗胃黏膜的慢性损伤；促进胃液分泌，显著提高胃液游离酸度的排出量；增加已减少的胃窦 C 细胞，改善胃肠道的内分泌功能，促进胃肠动力，还能调节细胞免疫及体液免疫功能。总体而言，此方系通过调节消化、内分泌、代谢等多系统功能，来干预参与人体能量、水液代谢环节的理化指标，从而达到减轻病理性增加的体重，而不影响正常人的体重的作用。

【用方经验】中医学认为，"肥人多痰而经阻气不通也"。肥人多痰多湿，多气虚。李振华认为，造成肥胖症的主要原因是饮食不节，嗜食肥甘，损伤脾胃，导致脂肪存积体内，日久形成脂浊痰湿，壅滞中焦，肚腹先胖，继而出现全身肥胖。《黄帝内经》曰"脾为胃行其津液"，"脾主运化水谷之精微"，"诸湿肿满，皆属于脾"。可见水谷饮食经过胃之受纳、腐熟，其精微营养物质在人体的运化、吸收、排泄，均依靠脾的健运功能方可完成。如过食脂膏厚味，尤其是年高之人，机体功能逐渐下降，活动消耗量少，体内脂肪沉积超过了脾的运化功能，以致膏脂充斥肌腹，气机郁滞，经络血脉不畅，转化为痰湿脂浊。本方证脾虚之肥胖症，似属《黄帝内经》"血清气滑少"之"脂"型。病机系脾失健运，水谷精微排泄失常，水湿不化而致肥胖。故治以温中健脾，祛痰利湿，以增强机体运化排泄能力。李振华还认为，治疗肥胖症以降低体质量、提高健康为原则，尤其不能影响健康，甚至出现其他病症，因而在治疗上不能盲目用泻法，虽可使体质量短时间内下降，但泻下药可损伤脾胃，停药后不仅脾之运化功能更弱，反使体重增加，亦可能出现其他疾患。故运用泻法治疗肥胖症需审慎，只有在痰湿化热、腑实便秘情况下应用。同时用药亦不可伤胃，造成食欲下降，此时虽可使纳食减少而体重下降，但损伤胃气又可变生他病。故李振华在治疗肥胖症时强调处方用药需既顾护脾胃，又能达到减轻体重的目的。

# 第六节 围绝经期综合征

围绝经期综合征又称更年期综合征 (MPS)，指妇女绝经前后出现性激素波动或减少所致的一系列以自主神经系统功能紊乱为主，伴有神经心理症状的一组症候群。绝经可分为自然绝经和人工绝经两种。据世界卫生组织统计，女性自然绝经的年龄通常发生 45～55 岁，目前我约有 1.3 亿围绝经期妇女，到 2030 年数值预计将达到 2.8 亿。初期可表现为潮热、出汗等血管舒缩症状、情绪障碍、睡眠障碍、感觉异常等围绝经综合征症状，后期表现为骨质疏松症、代谢综合征、心血管疾病等。

围绝经期综合征中医属经断前后诸证。主要发病机制是肾气亏虚，冲任失调。其病机是天癸将竭，肾气渐衰，肾阴阳失调。"肾为先天之本"，又"五脏相移，穷必及肾"，故肾之阴阳失调，每易波及其他脏腑，而其他脏腑病变，久则必累及于肾，故本病之本在肾，常累及心、肝等多脏、多经，致使本病证候复杂。

## 滋肾调肝健脾方（丁象宸经验方）

【组成】熟地黄 12 g，枸杞子 10 g，菟丝子 10 g，巴戟天 10 g，龟甲 12 g，墨旱莲 10 g，女贞子 10 g，柴胡 10 g，牡丹皮 12 g，当归 15 g，炒白芍 10 g，炒山药 15 g，党参 15 g，炒白术 10 g，茯苓 12 g。

【功效】滋补脾肾，养血调肝。

【主治】围绝经期综合征肾虚肝郁脾虚证。症见阵发性潮热，头面部烘热汗出，眩晕耳鸣，心烦易怒，胸胁胀满，纳少嗳气，腰膝酸痛，神疲乏力，大便薄或不调，舌质红，苔薄白，或有齿痕，脉细数。

【加减】无。

【方解】该方采取肾阴阳双补法，依据阴中求阳、阳中求阴的原则，以熟地黄、龟甲补益肾阴，治疗肝肾阴虚；枸杞子为平补肾精肝血之品；菟丝子阴阳双补；巴戟天可补肾助阳，甘润不燥，助阳无伤阴之弊；女贞子、墨旱莲补益肝肾；当归、白芍二者均入肝经，二药合用可补血养阴、互纠其偏、互助其用、共同起到补血养肝的功效；柴胡疏肝解郁，使肝气条达。而肾精为先天之本，脾胃为后天之本，故于方中加入党参、白术、茯苓以健脾益气。山药滋养脾阴，还能补肾气，兼能滋养肾阴，对肾脾俱虚者，其补后天亦有助于充养先天，为平补脾肾之品。

【注意事项】肝火旺盛之实证者禁用。

【现代研究】熟地黄具有降低血压、改善肾功能、增强免疫、抗氧化等作用；枸杞子具有增强免疫、降血压、降血脂、降血糖、保护肝肾功能、抗应激等作用；菟丝子具有性激素样作用、抗肝损伤、调节免疫、清除氧自由基、抗衰老、抗脑缺血、降血糖、降血脂等作用；巴戟天具有促肾上腺皮质激素样作用；龟甲具有增强免疫、兴奋子宫、解热、补血、镇静、抗凝血、增加血流量、抗缺氧等作用；墨旱莲具有免疫抑制、肝保护、调节细胞凋亡、止血、抗自由基及体内抗氧化、抗炎等作用；女贞子具有增强免疫、降血脂、抗动脉粥样硬化、抗衰老、利尿、强心、降血糖、保肝、抗炎等作用；柴胡具有镇静、安定、镇痛、解热、镇咳、抗炎、降血脂、抗脂肪肝、抗肝损伤、利胆、降低氨基转移酶、兴奋肠平滑肌、抗溃疡、抗菌、抗病毒、增强免疫等作用；牡丹皮具有抗炎、抗血小板聚集、镇静、镇痛、解痉、抗动脉粥样硬化、增加血流量等作用；当归具有抗血栓形成、改善血液循环、扩张冠脉、抑制平滑肌痉挛、抗炎、镇痛、降血糖、补血、抗心律失常、降血脂、抗动脉粥样硬化、抗菌、平喘、抗氧化和清除自由基的作用；白芍具有中枢抑制、解痉、抗炎、抗溃疡、调节免疫、抗菌、保肝、解毒和抗肿瘤等作用；山药具有增强免疫、降血糖、抗氧化等作用；党参具有调节胃肠运动、抗溃疡、增强免疫、调节血压、调节血糖、抗衰老、抗缺氧等作用；白术有保肝、利胆、降血糖、抗菌、抗肿瘤、镇静、镇咳、祛痰等作用；茯苓具有利尿、镇静、抗肿瘤、增加心肌收缩力等作用；泽泻有利尿、降压、降血糖作用，还有抗脂肪肝作用，对金黄色葡萄球菌、肺炎链球菌、结核分枝杆菌有抑制等作用。

【用方经验】丁象宸根据妇女的生理和病理特点，认为本虚标实是围绝经期综合征的基本病机，肾虚是致病之始，肝郁脾虚是气血失调之源。妇女七七前后，肾气由盛渐衰，天癸不能得到肾气的滋养而渐衰竭，冲任二脉也随之而衰少，精血日趋不足，肾精渐亏，阴阳失调，脏腑失于濡养。肝肾同源，肝失濡养，易导致肝之藏血、疏泄功能失常；肾阳不足无以温煦脾阳，脾气虚弱进而使运化乏力、气血亏虚，故最易影响肝、脾功能，从而出现诸多证候，使本病出现复杂多样的临床表现。因此，丁象宸以补肾、调肝、健脾之法相结合，自拟滋肾调肝健脾方治疗本病。

内科国医圣手时方

# 第七节 男性生殖功能减退症

男性生殖功能减退症是由于雄性激素缺乏、减少或其作用不能发挥所导致的性腺功能减退性疾病，结果导致性活动发动延迟和生育功能低下。生殖功能减退的病因繁多，可因个体差异、年龄因素、营养因素、环境因素、体力因素、心理因素、女方配合、药物使用及其他疾病的影响导致生殖功能减退。

中医学认为本病的发生与先天不足、情志刺激、房事太过、饮食不节、久病体虚有关。病变脏器以肝、脾、肾关系最为密切，一般分肾虚、脾虚、肝郁、气滞血瘀、痰湿凝滞以及湿热下注等。

## 化瘀赞育汤（颜德馨经验方）

【组成】柴胡9g，红花9g，桃仁9g，赤芍9g，川芎9g，当归9g，熟地黄30g，紫石英20g，枳壳5g，桔梗5g，牛膝5g。

【功效】疏肝益肾，活血化瘀。

【主治】男性性功能低下，阳痿、早泄、不排精等症，证属肝郁化火，气滞血瘀，肝脉气血失和，肾精开阖失司者。症见阴茎举而不坚，或早泄、或不排精，梦遗频发，头晕神疲，口苦，胸闷，心烦易怒，入夜多梦，舌红或紫暗，苔薄黄腻，脉沉弦。

【加减】阳萎者，加蛇床子、韭菜子各9g；早泄梦遗者，去紫石英、牛膝，加黄柏、知母各9g，不射精者，加炮穿山甲、王不留行各9g；睾丸肿痛者，加橘核、小茴香各6g，川楝子9g；睾丸肿块者，加三棱、莪术、海藻、昆布各9g。

【方解】性功能低下多从肾精不足或肾阳不振论治，实不尽然，《灵枢·经脉篇》曰："肝足厥阴之脉……循阴股，入毛中，过阴器，抵少腹，夹胃属肝……"说明肝经在生殖方面疾病的重要性，况本病多缘气滞血瘀，瘀结伤肾，肾之封蛰必赖肝之疏泄。本方以柴胡、枳壳疏理肝气。桃红四物汤活血化瘀，

改生地黄为熟地黄以滋补肾精，寓固本清源之义，加桔梗、牛膝提上利下，贯通血脉，疏肝气之有余，化血府之瘀结，而使肾气得以振奋，符合"疏其血气，令其调达而致和平"之旨，对久服补肾药，实其所实者尤宜。

【注意事项】本病多见于年轻者及新婚者。需重视心理调理，辅以药物治疗，方能取得良好效果。

【现代研究】现代药理学研究，柴胡具有镇静、安定、镇痛、解热、镇咳、抗炎、降血脂、抗脂肪肝、抗肝损伤、利胆、降低氨基转移酶、兴奋肠平滑肌、抗溃疡、抗菌、抗病毒、增强免疫等作用；红花具有扩张血管、降低血压、对抗心律失常、能抑制血小板聚集、增强纤维蛋白溶解、降低全血黏度、镇痛、镇静和抗惊厥等作用；桃仁具有增加脑血流量、改善血流动力学、改善微循环、促进胆汁分泌、延长凝血时间、抗血栓、镇痛、抗炎、抗菌、抗过敏等作用；赤芍具有扩张血管、增加血流量、抗血小板聚集、抗血栓、镇静、抗炎止痛、抗惊厥、解痉、抗菌、保肝等作用；川芎具有扩张血管、增加血流量、改善微循环、抗血小板聚集、预防血栓、镇静、降血压、抗炎、利胆等作用；当归具有抗血栓形成、改善血液循环、扩张冠脉、抑制平滑肌痉挛、抗炎、镇痛、降血糖、补血、抗心律失常、降血脂、抗动脉粥样硬化、抗菌、平喘、抗氧化和清除自由基的作用；熟地黄具有降低血压、改善肾功能、增强免疫、抗氧化等作用；枳壳具有抗炎、抗氧化、抗癌、保肝和促进免疫反应等作用；桔梗具有镇咳、抗炎（其抗炎强度与阿司匹林相似）、增强免疫、镇痛、镇静、解热等作用；牛膝有改善血液流切变动力学的作用，还可调节免疫；紫石英有抑制神经应激反应、调节生殖相关激素的作用。

【用方经验】男科疾病，医家多责之于肾，从温补肾阳或填养肾精治疗，而获效者

固然不少，但也有久服补肾之药而无功者。颜德馨在实践中认识到不少男科疾病与肝也有密切关系，温习文献，历代医家对此作了很多精辟论述，如《灵枢·经脉篇》曰"肝足厥阴之脉，……循阴股，入毛中，过阴器"；《灵枢·经筋篇》曰"足厥阴之筋，其病……阴器不用"；朱丹溪《格致余论》曰"主闭藏者，肾也，司疏泄者，肝也，二脏皆有相火，而其系上属于心，心，君火也，为物所感则易动，心动则相火亦动，动则精自走"；陈士铎《辨证录》也曰："血藏肝中，精涵肾内，若肝气不开，则精不能泄。"均说明肝与其经脉在男科疾病辨证中占有一定地位。颜德馨教授认为，男科疾病，不仅与肾有关，与肝关系更为密切。肝体阴而用阳，职司隐泄，性喜条达而恶抑郁，若情志不遂，抑郁不舒，必然导致肝气郁结。气滞日久，血流不畅，足厥阴经脉为之失养，则"阴器不用"之男科疾病迭起。况且肝藏血，肾藏精，由于精血同源，故肾与肝在生理病理上常相互影响，肾之封藏溢泻必赖肝之疏泄，而肾精亏损又可致肝血不足或肝气失畅，温经补肾、活血疏肝是治疗男科疾病行之有效的途径。

## 益气生精汤（贺菊乔经验方）

【组成】黄芪 15 g，党参 15 g，白术 15 g，茯苓 15 g，山药 15 g，黄精 15 g，熟地黄 10 g，当归 15 g，枸杞子 15 g，五味子 10 g，败酱草 10 g，淫羊藿 10 g。

【功效】健脾益气，补肾生精，调养天癸。

【主治】不育症，证属脾虚精少者。症见未采用避孕措施而不育，神疲乏力，性欲不强，纳差，头晕，腰膝酸软，夜寐欠安，舌淡红，苔薄白，脉细缓。

【加减】本方加减灵活，可随证化裁为不同方剂。若性功能减退、腰膝酸软等肾虚见症明显者，可加强补肾功效，化裁为益肾生精汤、益肾生精，调补天癸，药如熟地黄、山茱萸、黄精、淫羊藿、巴戟天、枸杞子、菟丝子、五味子、女贞子、车前子等。若伴有情志抑郁、心烦少寐等肝郁见症者，则可加入疏肝理气之药，变为柴芍衍宗汤，疏肝行气、调达天癸，药如柴胡、白芍、川芎、香附、覆盆子、菟丝子、五味子、枸杞子、车前子、黄芪、巴戟天、黄精、生地黄、甘草等。

【方解】方中重用黄芪"补益中土，温养脾胃"（《本草正义》），可益气健脾，补益后天；熟地黄滋阴养血，以助先天，两药共为君药。党参、白术、茯苓、山药、黄精以助黄芪健脾助运，益后天化生之源。当归、枸杞子、五味子以助熟地滋阴养血，补先天之不足。淫羊藿温阳助气，使气有生化之源，《黄帝内经》有曰："壮火食气，少火生气。"败酱草清热解毒，活血行瘀，以调畅生成之气血。诸药合用，共收益气健脾、补肾生精、调和气血之功。

【注意事项】本证多见于年高体弱者，用药应注意阴阳相济，所谓"阳得阴而源泉不竭"，尤其实肾精不足者，更应以填精为主，佐温阳之品，若滥用躁烈之品则更耗真精。

【现代研究】药理研究表明，熟地黄含有多种多糖、5-羟甲基糠醛、氨基酸、维生素等，能提高红细胞膜、肝细胞膜、睾丸线粒体 $Na^+$-$K^+$-ATP 酶活性。淫羊藿中淫羊藿苷是其主要活性成分之一，体外实验表明淫羊藿能够显著促进猪精子体外获能效果，并能够增加小鼠的血清 T 值，对睾丸增重有直接作用。枸杞子能影响下丘脑-垂体-性腺轴功能，可增强生殖系统功能，提高造血功能，使细胞的生理代谢作用得到增强，延长细胞寿命，提高精子 ATP 含量，改善精子的活动力。五味子可直接捕获氧自由基，增强抗氧化酶活性，减少自由基对精子的损伤。黄芪能增加精子线粒体活性，提高精子含量，改善精子活动率及活力。黄精具有平补阴阳的作用，当归具有补血活血的作用，两者除此之外，还具有抗辐射、增强免疫力、耐缺氧等作用，这些都有利于提高精子质量。临床研究也证实了，男性不育患者经益气生精汤后，精子的密度和活动度均有增加，疗效明确。

【用方经验】中医学认为，肾为先天之

本，主藏精，主生精；脾为后天之本，气血生化之源。《素问》：肾是"受五脏六腑之精而藏之"。然而，肾中之精属先天之精，有赖于后天之精的充养，脾胃功能健运对肾精的盛衰与否起着直接和间接双重作用。只有脾胃健运，肾精才能得到补养、充盈，而后"精气溢泻"，可繁衍后代。脾胃失健，水谷精微不能运化，精室失去充养，从而导致精液不足，精子活力下降；肾精不藏，精气外泄，导致生殖之精无法生成，精室空虚；气血失调，阴阳失和，则人体生殖规律混乱。

另外，"肾-天癸-肾子轴"在男性生殖生理中的作用至关重要，其任何环节出现问题都可能导致男性不育。在肾有阴阳亏虚之分，在天癸有至竭之别，在肾子则有各类睾丸病变。因天癸是"肾-天癸-肾子轴"的中心环节，故调治"肾-天癸-肾子轴"的关键就在于调治天癸。而"肾-天癸-肾子轴"的调控与肝、脾、肾三脏息息相关，疏肝、健脾、补肾便成为调治天癸的重要治法。因天癸发源于肾，其至竭取决于肾气的盛衰，故补肾治法可以间接地起发天癸。贺老认为调补天癸不能简单等同于补肾治法，传统补肾喜用血肉有情之品，如鹿茸、鹿胶、海马、海龙、黑蚂蚁、雄蚕蛾、龟甲胶、龟甲、紫河车等，药性较峻烈，药量偏重。而调补天癸类中药有其自身的特点：多归肝、脾、肾经；味甘而药性较平和；多为植物药，药用部位一般是果实种子。临床常用的有熟地黄、山茱萸、山药、制何首乌、淫羊藿、巴戟天、肉苁蓉、菟丝子、补骨脂、韭菜子、沙苑子、杜仲、锁阳、益智、黄芪、黄精、枸杞子、墨旱莲、女贞子、桑椹等。

贺菊乔认为肾子作为肾之外候，具备生精、藏精、排精三大生理功能。在"肾-天癸-肾子轴"中，肾子为天癸的直接作用靶点，在调补天癸生精养精的同时，应注意辅之以固精、通精治法。天癸的至、竭有赖于肾的分泌、脾的长养、肝的疏泄，故补肾、健脾、疏肝分别可以调补、调固、调达天癸。所以，调治"肾-天癸-肾子轴"组方的特点亦有三：阴阳并补，肝脾肾同求；药量不宜过大；生发、固秘、通利三法齐用。生发之法即补肾

以调补天癸，固秘之法临床常用金樱子、莲子、五味子、覆盆子、芡实等药，通利之法临床常用茯苓、车前子、牡丹皮、泽泻、牛膝等物。

## 疏肝振痿汤（王琦经验方）

【组成】柴胡 12 g，枳壳 10 g，杭白芍 15～30 g，白蒺藜 9 g，合欢皮 20 g，丁香 6 g（后下），蜈蚣 2 条，乳香 6 g，九香虫 10 g，炙甘草 6～10 g。

【功效】疏肝通络，调达宗筋。

【主治】适用于勃起功能障碍、男性不育和慢性前列腺炎，证属肝失疏泄、血脉瘀滞，宗筋失充者。症见阳痿不举，或举而不坚，性欲冷淡，情绪抑郁或烦躁易怒，胸胁不舒，脉弦。

【加减】临证可结合辨病、辨证、辨体加减化裁。辨病加减：动脉性阳痿，多由血瘀所致，可加桃仁、红花、牛膝等活血化瘀；静脉性阳痿，多由气不摄血所致，可合生黄芪、当归补气生血；高泌乳素血症阳痿者，应重用白芍、甘草；酒精性阳痿及抗高血压药物所致阳痿者，可加葛花或葛根、羚羊角粉解肝筋热毒；高胆固醇血症性阳痿者，酌加桃仁、红花、生山楂、生蒲黄等；抗精神病药所致阳痿者，改用柴胡加龙骨牡蛎汤加减。辨证加减：肾虚肝郁者，可合用王琦教授研制的国家级新药"疏肝益阳胶囊"（主要由柴胡、地龙、水蛭、蛇床子、远志、肉苁蓉等药物组成）；瘀血阻络者，加丹参、蜈蚣、水蛭、赤芍；痰瘀阻络者，加地龙、僵蚕；肝经湿热者，加龙胆、泽泻、车前子、蛇床子；更年期阳痿属于肝气郁结者，改用柴胡加龙骨牡蛎汤加减。辨体加减：对于气郁体质者，可合柴胡疏肝散加减；血瘀体质者，常合血府逐瘀汤加减。

【方解】此方由四逆散加味而成，用柴胡疏肝解郁，枳实行气开郁，芍药柔肝缓急，甘草和中。加入蜈蚣、九香虫、乳香通络走窜兴阳之道，白蒺藜、合欢皮、丁香加强疏肝开郁之力，肝气得以疏泄则血滞可行，宗筋得充，全方有疏肝解郁、通达郁阳、调畅

气血之功。

【注意事项】男子之阳，以通为用。平素应少坐多动，少食多劳，情怀畅达，娱心以通阳。

【现代研究】柴胡具有镇静、安定、镇痛、解热、镇咳、抗炎、降血脂、抗脂肪肝、抗肝损伤、利胆、降低氨基转移酶、兴奋肠平滑肌、抗溃疡、抗菌、抗病毒、增强免疫等作用；枳壳具有抗炎、抗氧化、抗肿瘤、保肝和促进免疫反应等作用；白芍具有中枢抑制、解痉、抗炎、抗溃疡、调节免疫、抗菌、保肝、解毒和抗肿瘤等作用；蜈蚣具有抗惊厥、抗菌、改善微循环、延长凝血时间、降低血粘度、镇痛、抗炎等作用；炙甘草具有镇痛、抗炎、类肾上腺皮质激素样作用、降血脂、保肝等作用。

【用方经验】王琦提出宗筋在生理上与足厥阴肝经、足少阴肾经、足阳明胃经及奇经八脉有着密切的关系，体现了宗筋对生殖系统尤其对阴茎勃起功能的影响。在病理上，抑郁伤肝，宗筋无能致痿；肾气不足，宗筋失养致痿；湿热下注，宗筋弛纵致痿；阳明受损，宗筋失润致痿；血脉瘀滞，宗筋失充致痿。临床所见，以抑郁伤肝、血脉瘀滞，宗筋失充致痿者居多。情志因素影响肝主疏泄和主宗筋的功能，以致气血不畅、肝筋不利成为阳痿的病机要点。西医学认为，血管性阳痿是器质性阳痿最常见的病症之一，占器质性阳痿的30％～40％，临床分动脉性阳痿和静脉性阳痿。王琦认为，动脉性阳痿是阴茎动脉供血不足，由血脉瘀滞所致，活血化瘀，可以改善阴茎的供血；静脉性阳痿是阴茎静脉关闭不全，由气失固摄或气血失调所致，治疗宜气血双顾。《灵枢·经脉》云："肝者，筋之合也；筋者聚于阴器。"《广嗣纪要·协期》曰："阳道昂奋而振者，肝气至也。"是以肝气行于宗筋，气行则血至，阴茎则勃起刚劲。王琦指出，治疗上要把握两点：一则疏肝气，二则行肝血。创制阳痿主方"疏肝振痿汤"，临床用之，每用每效。

## 生精赞育汤（王国三经验方）

【组成】太子参15 g，枸杞子30 g，菟丝子30 g，女贞子15 g，五味子15 g，车前子15 g，山药15 g，大芸15 g，山茱萸12 g，制何首乌15 g，黄精30 g，当归15 g，丹参20 g，麦冬15 g，生地黄15 g，熟地黄15 g，淫羊藿10 g，巴戟天12 g，甘草4 g。

【功效】补肾益气填精。

【主治】男性生殖功能减退症，证属肾气亏虚，肾精不足者。症见婚久不育，精清精冷，精子稀少或死精子过多，伴性欲淡漠或阳痿、早泄，射精无力，腰膝酸软，精神萎靡，面色苍白，小便清长，夜尿量多，畏寒喜温；舌质淡体胖，苔白，脉沉细弱。

【加减】湿热者，加知母、黄柏、蒲公英；阳虚者，加仙茅、覆盆子、人参；阴虚内热者，加西洋参、牡丹皮、墨旱莲；遗精者，加桑螵蛸、龙骨、牡蛎；阳痿者，加锁阳、阳起石等。

【方解】方中枸杞子、熟地黄、女贞子、桑椹、何首乌滋补肝肾，填精益髓，促进精子质量提高。太子参、云苓、山药、当归、丹参健脾益气，养气活血使生精有源。黄精补脾润肺益气生津，巴戟天、淫羊藿、菟丝子、大芸补肾温阳促进精子活力。熟地黄滋阴养血；山茱萸、五味子收敛精气；麦冬、生地黄养阴生津；全方阴阳双补，温而不熟共奏滋补肝肾。精性属水、属阴，喜温而恶寒，难成易亏，易泻难秘，所以其治宜温不宜寒，宜补不宜伐，宜固不宜泻，然精虽喜温而又不宜过热，虽宜固摄而又不宜闭阻，因此又当补而不涩，温而不热，以平和为贵，生精赞育汤正是以此为法则，对治疗男性精液异常引起的不育取得满意效果。

【注意事项】此方20日为1个疗程，每个疗程后化验精液1次。临床不可随意调改方药，服药期间忌服棉籽油，忌饮酒，应节制房事。

【现代研究】方中太子参具有增强免疫、抗氧化、降血糖、抗应激、抗疲劳、心肌保护等作用；枸杞子具有增强免疫、降血压、降血脂、降血糖、保护肝肾功能、抗应激等作用；菟丝子具有性激素样作用、抗肝损伤、调节免疫、清除氧自由基、抗衰老、抗脑缺血、降血糖、降血脂等作用；女贞子具有增

内科国医圣手时方

强免疫、降血脂、抗动脉粥样硬化、抗衰老、利尿、强心、降血糖、保肝、抗炎等作用；五味子、车前子、山药具有增强免疫、降血糖、抗氧化等作用；山茱萸具有抑制血小板聚集、抗血栓形成、降血糖、护肝、抗氧化、增强免疫等作用；制何首乌具有镇静催眠、促进免疫功能、防治动脉粥样硬化；黄精、当归具有扩张血管、增加血流量、抗血栓等作用；麦冬具有调节血糖、提高免疫力、提高耐缺氧能力、改善心肌缺血、抗心律失常、改善心肌收缩、改善左心功能、抗休克、镇静、抗菌的作用；生地黄具有降压、镇静、抗过敏、抗炎、强心、利尿等作用；熟地黄具有降低血压、改善肾功能、增强免疫、抗氧化等作用；淫羊藿、巴戟天具有促肾上腺皮质激素样作用；甘草具有镇痛、抗炎、类肾上腺皮质激素样作用、降血脂、保肝等作用。总体而言，这些药物能在生殖激素水平、精液各项指标（精子结构、活性、抗精子抗体等）、睾丸变化及性活动能力等方面产生有利影响。

【用方经验】肾藏精，主生殖。肾气的盛衰，肾精的盈亏，决定着人的生育能力。精液异常是导致男性不育的主要原因，本病多由先天肾精亏损，后天脾气不健所致。王国三通过多年临床观察。自拟生精赞育汤治疗男性不育，收到了满意的疗效。本方既可促进睾丸生精功能之恢复，又可提高精子的活力，还可使不液化的精液得到改善。方中枸杞子、菟丝子、覆盆子、肉苁蓉、淫羊藿温肾阳助精子活力；桑椹、熟地黄滋肾阴以充生精物质基础；当归、白芍、白术养肝健脾，养血和血，活血化瘀，以防滋补药壅滞气血；车前子、茯苓泄肾中浮火，以防助阳生燥。全方阴阳并补，生化无穷。在主方治疗基础上根据阴阳偏虚的轻重，选用相应药物治疗，灵活运用，常可获得满意的疗效。

# 第八章 血液系统疾病

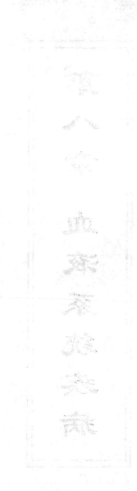

# 第一节　急性白血病

急性白血病（acute leukemia，AL）是造血干细胞的恶性克隆性疾病，发病时骨髓中异常的原始细胞及幼稚细胞大量增殖，蓄积于骨髓并抑制正常造血，广泛浸润肝、脾、淋巴结等髓外脏器。表现为贫血、出血、感染和浸润等征象。根据受累的细胞类型，AL通常可以分为急性淋巴细胞白血病（acute lymphoblastic leukemia，ALL）和急性髓细胞白血病（acute myeloid leukemia，AML）两大类。我国 AML 的发病率约为 1.62/10 万，而 ALL 则约为 0.69/10 万。成人以 AML 多见，儿童以 ALL 多见。急性白血病若不经特殊治疗，平均生存期仅 3 个月左右，短者甚至在诊断数天后即死亡。中医学古籍中没有白血病这一病名，依据类似的临床表现，如感染、发热、出血、肝脾淋巴结肿大以及骨痛等，中医学者多将其归属于"血证""热劳""急劳""虚劳""温病"等。中国中西医结合学会中医血液病命名规范把急性白血病命名为"血癌"。本病的发病不外乎外邪入侵和内伤两个方面。外邪主要为温热毒邪，内伤主要为气虚及阴血不足。由于先天禀赋不足，后天失养，致使脏腑功能失调，正气虚弱，邪毒内侵入髓，耗伤真气精血，阴阳失调，正气衰败，则易受外邪侵袭出现发热、热迫血行或气虚统摄无权出血。

---

## 张学文教授经验方

【组成】西洋参 5 g，白花蛇舌草 15 g，生石膏（先煎）60 g，生地黄 12 g，石斛 12 g，菊花 12 g，柴胡 10 g，黄芩 10 g，胡黄连 10 g，炒酸枣仁 10 g，首乌藤 30 g，合欢花 15 g，鸡血藤 30 g，鹿角胶（烊）10 g，连翘 15 g，地骨皮 12 g，天花粉 12 g，甘草 5 g。

【功效】养血滋阴，清热解毒，透气除蒸。

【主治】气血阴亏、热毒内伏之血癌。症见面色无华，精神疲倦，头晕乏力，反复高热，可见全身瘀点、瘀斑，或鼻衄、齿衄，眼底出血、血尿等；骨骼、关节疼痛；或见面色苍白，周身疼痛，口干口苦，纳眠欠佳，舌红，苔少，脉虚数。

【加减】发热缓解，上方去石膏、生地黄、柴胡、地骨皮等清热凉血除蒸之品，加沙参 12 g、浙贝母 10 g、焦山楂 12 g 以加强养阴健胃消食。

【方解】方中西洋参、石斛、天花粉、生地黄养阴清热生津，白花蛇舌草、生石膏、菊花、连翘、黄芩清热解毒，炒酸枣仁、首乌藤养血滋阴，柴胡疏散退热，胡黄连、地骨皮退虚热，合欢花解郁安神，鸡血藤补血活血，鹿角胶（烊）益精养血，甘草调和诸药，全方共奏养血滋阴、清热解毒、透气除蒸之功。

【注意事项】出血患者慎用。

【现代研究】方中西洋参的活性成分主要为皂苷（苷）类、多糖类和黄酮类。曲绍春等观察了西洋参根多糖（CPPQ）对 S180 荷瘤鼠的抑瘤作用及其脾淋巴细胞合成细胞因子作用影响，结果表明，西洋参根多糖可抑制 5180 荷瘤鼠的肿瘤生长，并能明显诱导脾淋巴细胞合成 IL-3 样活性物质。白花蛇舌草醇提取物有抑制白血病的作用。白花蛇舌草在体外对急性淋巴细胞型、粒细胞型的白血病有较强的抑制作用。石膏可能通过其主要成分钙或其他微量元素，一方面起降热作用，另一方面可能作为某些细胞内的信息物质，直接或间接地对抗烧伤后血清抑制因子的释放和活性，从而增强细胞的免疫功能。石斛的醋酸乙酯提取物对肿瘤细胞株 A549（人体肺癌细胞）、SK-OV-3（人体卵巢腺癌细胞）和 HL-60（人体早幼粒细胞白血病）具有显著的细胞毒性作用。赵素容等发现地黄多糖能增强小鼠的巨噬细胞活性，提高 CD8＋细胞比例。甘草多糖具有提高胸腺、脾脏指数，增强巨噬细胞活性，抑制肿瘤细胞 S180 生长的功能。菊花具有解热、抗炎、抗诱变、抗肿瘤等作用。柴胡多糖能提高小鼠体液和细胞免疫功能，并使免疫抑制状态有一定程度的恢复。胡黄连具有保肝利胆、抗炎的作用。酸枣仁多糖能增强小鼠细胞免疫功能，明显促进抗体生成。对放射性引起的白细胞降低有一定的保护作用，能增加单核巨噬细胞的吞噬功能，也能延长被 $^{60}$Co 照射小鼠的存活时间。首乌藤具有镇静催眠、抗焦虑、抗炎

抗菌作用。天花粉抗肿瘤机制可能与其能提高 NK 细胞的杀伤活性、诱导细胞凋亡、抑制蛋白质合成和免疫调节作用有关。

【用方经验】张学文认为抗白血病药物较好的有千金子、川芎、狗舌草、羊蹄根、蛇六谷、山豆根、喜树根、猪殃殃、蟾蜍、山慈菇、猫爪草、野百合、斑蝥、土大黄、金刚刺、棕树子、石粟子、鸭跖草、乌骨屯、水杨梅根、断肠草、农吉利、半边莲、半枝莲、半边旗、白花蛇舌草等。

# 第二节　慢性粒细胞白血病

慢性粒细胞白血病（慢性髓系白血病，CML）是一种影响血液及骨髓的恶性肿瘤，它的特点是产生大量不成熟的白细胞，这些白细胞在骨髓内聚集，抑制骨髓的正常造血；并且能够通过血液在全身扩散，导致患者出现贫血、容易出血、感染及器官浸润等。CML 约占慢性白血病的 70%，而西方国家则仅占慢性白血病的 30% 左右。本病主要见于成人，随年龄增大而发病增多，也是老年人白血病的主要病种。男性多于女性，二者的比例为 1.4：1。慢性粒细胞白血病发展缓慢，病程长达数年，未经治疗的自然病程为 3 年左右。大多数病例经慢性期、加速期，最后进入急变期转化为急性白血病而死亡。本病中医学属"瘤瘕""痰核""积聚"等范畴。其实质应为毒邪侵入人体，留居血脉之中，耗伤正气阻滞血行，久则可见乏力气短，无华甚或黯黑，毒邪久居，聚于脾则成瘤积，故腹满食少而痛处拒按。临床体征繁多，但无一不由虚、毒、瘀而致。

## 兰州方（裴正学教授经验方）

【组成】北沙参 15 g，太子参 15 g，潞党参 15 g，人参须 15 g，生地黄 12 g，山药 10 g，山茱萸 30 g，桂枝 10 g，白芍 10 g，甘草 6 g，生姜 6 g，大枣 4 枚，浮小麦 30 g，

麦冬 10 g，五味子 3 g。

【功效】扶正固本，补肾健脾。

【主治】慢性血癌脾肾亏虚、气血不足证。咳嗽，咽痛，发热，伴疲乏无力，食欲不振，头昏头晕，心悸气短，盗汗口干，腰膝酸软，舌质红，苔薄黄，脉浮数。

【加减】标实者，加马前子、土大黄、水蛭、白花蛇舌草、半枝莲、三棱、莪术等清热解毒，软坚散结；发热者，加金银花、连翘、蒲公英、败酱草、清骨散、青蒿鳖甲汤等；出血者，加牡丹皮、赤芍、三七、阿胶。

【方解】此方以六味地黄汤、生脉散、甘麦大枣汤、桂枝汤四方合方化裁而成。方中潞党参、太子参、人参须、北沙参，大补中气，堪称扶正固本之主药；党参、麦冬、五味子乃生脉散，益气养阴；生地黄、山茱萸、山药为六味地黄汤之三补，取补肾养血之寓意；且大剂量山茱萸有改善骨髓造血功能的作用，此"肾主骨，骨藏髓，髓血同源"之明证；甘草、大枣、浮小麦即甘麦大枣汤，养心安神，心神安则血安。桂枝、白芍调和营卫。诸药并用补肾填精，健脾益气。

【注意事项】慢粒的中医治疗首辨虚实和邪正盛衰。邪实主要是六淫邪毒、痰凝血瘀；正虚主要是脏腑气血亏虚。正盛邪衰则病情好转，正衰邪盛则病情加重。慢粒的发展分初、中、后三阶段。初、中期正气已虚，而

邪气渐盛，治疗宜益气养阴，清热解毒。后期正气虚惫，而邪毒实盛，正邪相争，两败俱伤，此时当扶正固本为主，酌加活血化瘀、消积攻坚之品。

【现代研究】北沙参具有降低体温和镇痛作用；太子参具有增强免疫、抗氧化、降血糖、抗应激、抗疲劳、心肌保护等作用；党参具有调节胃肠运动、抗溃疡、增强免疫、调节血压、调节血糖、抗衰老、抗缺氧等作用；人参具有增强消化、增强学习记忆力、抗疲劳、抗衰老、抗心肌缺血、抗脑缺血、抗心律失常等作用；人参皂苷和人参多糖可使网状内皮系统吞噬功能增强，提高免疫功能、诱生干扰素，清除内源性毒物"自由基"；鹿茸具有抗氧化、抗应激、增加心输出量的作用；生地黄对免疫系统具有双向调节作用、增强造血功能、调节血压、保护心血管系统、镇静、抗衰老、抗肿瘤、降血糖、抗胃溃疡等作用；山药具有提高非特异性免疫、特异性细胞免疫和体液免疫功能，能抗氧化、抗衰老、抗刺激、麻醉镇痛和消炎抑菌等作用；山茱萸可增强免疫、抗肝损害、抗氧化、兴奋副交感神经、强心、升压、抗血小板聚集、抗血栓形成、抗病毒、降血糖、利尿等作用；桂枝有解热、降温、镇痛、抗炎、抗过敏、增加冠脉血流量、改善心功能、镇静、抗惊厥、抗肿瘤等作用；白芍具有中枢抑制、解痉、抗炎、抗溃疡、调节免疫、抗菌、保肝、解毒、抗诱变和抗肿瘤等作用；甘草具有镇咳、祛痰、平喘、抗利尿、降血脂、保肝和类似肾上腺皮质激素样等作用；生姜具有抗溃疡、保肝、利胆、抗炎、解热、镇痛、抗菌、镇吐、兴奋中枢、调节血压、抑菌等作用；大枣具有增强肌力、增加体重、纠正胃肠病损、保护肝脏、抗变态反应、镇静催眠、镇痛等作用；麦冬具有提高免疫、增强垂体肾上腺皮质系统、抗心律失常、改善心肌收缩力等作用；五味子具有平衡中枢神经系统、兴奋呼吸、镇咳、祛痰、降低血压、利胆、保肝、增强免疫、抗氧化、抗衰老、抑菌等作用。

【用方经验】裴正学认为血细胞下降为气血有形成分不足，属脾肾亏虚，气血不足，

以补肾健脾、益气养血方可建功。在治疗中，白细胞下降常用黄芪、丹参、苦参各30 g，补骨脂10 g，鸡血藤15 g等益气健脾补肾，同时将鹿茸、水蛭等份入胶囊，升白细胞效果明显。红细胞低加当归10 g，黄芪、女贞子、墨旱莲、何首乌各15 g以补血滋阴；血小板减少用玉竹、土大黄、生地黄、墓头回各10 g，连翘、黄芪、龟甲各15 g等益气滋阴升血小板；红细胞减少可加当归、西洋参、何首乌各10 g，水蛭6 g，黄芪、女贞子、墨旱莲各15 g；出血加牡丹皮6 g，赤芍10 g，三七3 g，墨旱莲15 g；白细胞、血小板增多加紫草、寒水石各30 g，龙胆10 g，贯众、鸡血藤各15 g，马钱子（油炸）1个等清热解毒；白血病肝脾肿大加马钱子1个，土大黄、水蛭各10 g活血散瘀。马钱子苦寒有毒，油炸后毒性降低，通络止痛，散结消肿；土大黄，清热解毒，止血祛瘀；水蛭咸寒，破瘀消积。裴正学谓其能壮阳升白，养阴生板，补气养血尽在生红之妙。近年来，裴教授治疗白血病白细胞增多还用蟾酥、雄黄、青黛、豆蔻等按比例研磨少量服用，以毒攻毒，重在祛邪，兰州方随证加减，纵观全方，扶正攻伐兼顾，标本兼治。

## 清热化痰饮（颜德馨教授经验方）

【组成】当归，大贝母，藏青果，赤芍，板蓝根，竹沥半夏，海藻，丹参，生地黄，牡蛎，蛤壳，太子参，僵蚕，昆布。

【功效】平肝软坚，清热化痰。

【主治】适应于痰热交阻、淋巴结或扁桃体肿大、血分已虚、身热多痰之症。症见发热，头痛，乏力，淋巴结、扁桃体、腮腺均肿大，喉痛，鼻血，齿衄，皮下出血，肝脾轻度肿大，大便不爽，舌苔厚腻，脉滑数有力，白细胞大致偏高。

【加减】发热者，加黄芩、金银花；扁桃体肿大者，加六神丸、甘桔汤、马勃、藏青果、荸荠、海蜇；腮腺肿大者，加六神丸、蒲公英、野菊花；鼻衄、齿衄者，加鲜白茅根；便艰者，加瓜蒌。

【方解】方中当归补血活血，调经止痛，

丹参活血通经，祛瘀止痛，凉血消痈，清心除烦，赤芍清热凉血，散瘀止痛，牡蛎软坚散结，蛤壳清肺化痰，软坚散结，海藻、昆布消痰软坚散结，利水消肿，生地黄清热凉血，养阴生津，太子参益气健脾，生津润肺，板蓝根、青果清热解毒，凉血利咽，贝母清热润肺，化痰止咳，散结消痈，诸药并用平肝软坚、清热化痰。

【注意事项】虚症无痰热患者慎用。

【现代研究】当归具有抗血栓形成、改善血液循环、对心肌缺血再灌注的心律失常具有保护作用、改善冠脉循环、扩张血管、抑制平滑肌痉挛、抗炎和镇痛、降血糖、保护肺、肝、胆、肾脏、补血、抗心律失常、降血脂及抗实验性动脉粥样硬化、抑制血小板聚集、抗血栓、抗炎、抑制中枢神经系统、抗菌、平喘、抗氧化和清除自由基的作用；浙贝母具有扩张支气管平滑肌、镇咳、镇静、镇痛等作用；赤芍具有扩张血管、增加血流量、抗血小板聚集、抗血栓、镇静、抗炎止痛、抗惊厥、解痉、抗菌、保肝等作用；板蓝根对金黄色葡萄球菌、炭疽杆菌、志贺菌属、霍乱弧菌均有抗菌作用；半夏具有镇咳、止呕、降低血液黏度、抑制红细胞聚集、抗心律失常、镇静催眠等作用；海藻具有抑制甲状腺功能、抗高脂血症、抗动脉粥样硬化、降压、抗凝血、抗血栓、降低血黏度、改善微循环、抗菌等作用；丹参具有保护心肌、扩展血管、抗动脉粥样硬化、抗血栓、改善微循环、促进血管新生、抗肿瘤、抗肝纤维化、调节免疫、抗菌消炎等作用；生地黄对免疫系统具有双向调节作用、增强造血功能、调节血压、保护心血管系统、镇静、抗衰老、抗肿瘤、降血糖、抗胃溃疡等作用；生牡蛎具有收敛、镇静、解毒、镇痛的作用；太子参具有增强免疫、抗氧化、降血糖、抗应激、

抗疲劳、心肌保护等作用；僵蚕具有抗凝血、抗血栓、抗惊厥、镇静催眠、抗肿瘤、降糖降脂、抗菌、神经营养和保护等作用；昆布具有抗肿瘤、抗凝血、降低血压、降血脂、降血糖、调节机体免疫力、防治碘缺乏、抗病毒、抗菌等作用。

【用方经验】颜老认为，白血病的发病机制内因是虚，又因患者正邪消长互见，影响藏象传变不一，所以证型各异。应随其证型的转换而更换，此外，对患者正气的估计，应保持高度警惕。即使急则治标，亦以减少正气致消耗为戒。但不论何型患者，皆较其他病种易于接受补剂，故常于各型患者常服药中加入牛骨髓、胎盘、鹿参制品等等。颜德馨治疗白血病的用药参考：①抑制白细胞上升。复方常用药物：三棱、莪术，马鞭草、寒水石、龙胆、忍冬藤、牡丹皮、丹参、紫草、贯众、藏红花、西黄。②提升白细胞。地骨皮、紫河车、黄芪、附片、肉桂。③提升红血球、血色素。牛骨髓粉、肉桂粉、何首乌、黄精、玉竹、阿胶、熟地黄、人参叶、仙茅、山茱萸、鲜胎盘。④提升血小板。归脾汤、玉竹、黄精、龟鹿二仙胶、生地黄、熟地、连翘、升麻。⑤发热。紫雪丹、神犀丹、羚羊饮子、鳖血拌银柴胡、青蒿珠、马鞭草、生石青、白薇、栀子、黄芩、大青叶、紫草、天生白虎汤。⑥出血。连翘、神通汤；黑山栀粉搐鼻；附子生姜捣敷两足心底；大蒜泥敷足心底；大黄末敷两太阳穴。常规用药剂量。方药常规剂量：当归 6～12 g、大贝母 5～10 g、藏青果 4～9 g、赤芍 6～12 g、板蓝根 9～12 g、竹沥半夏 3～9 g、海藻 6～12 g、丹参 10～15 g、生地黄 10～15 g、牡蛎 9～30 g、蛤壳 6～15 g、太子参 9～30 g、僵蚕 5～10 g、昆布 6～12 g。

# 第三节　淋巴瘤

淋巴瘤起源于淋巴结和淋巴组织，以无痛性进行性淋巴结肿大或局部肿块为主要临床表现，或伴有盗汗、体重下降、发热、脾肿大等症状。其发生大多与免疫应答过程中

淋巴细胞增殖分化产生的某种免疫细胞恶变有关，是免疫系统的恶性肿瘤。按照组织病理学改变，淋巴瘤可分为霍奇金淋巴瘤和非霍奇金淋巴瘤两大类。淋巴瘤是最早发现的血液系统恶性肿瘤之一。其病因和发病机制一般认为感染及免疫因素起重要作用，理化因素及遗传因素等也有不可忽视的作用。本病与中医"石疽"相类似，可归属于中医学"阴疽""瘰疬""失荣""恶核"等范畴。主要病因是先天禀赋不足、七情内伤、饮食失调，脏腑亏损、气血两虚、阳气不足及气机郁滞、痰毒凝结是最基本的发病机制。总属本虚标实证，病情变化多端，涉及脏腑主要为肺、肝、脾、肾。

## 扶正消瘰方（朱良春教授经验方）

【组成】壁虎、僵蚕、龙葵、白花蛇舌草、黄芪、莪术、白毛藤、半枝莲、甘草。

【功效】攻坚散结，扶正荡邪。

【主治】恶核痰毒瘀虚诸证。

【加减】发热者，青蒿、柴胡、羚羊角、牛黄。伴有皮肤瘙痒症者，加徐长卿、白鲜皮祛风消疹止痒。对于部分皮疹严重，或者有斑块、丘疹者，加全蝎、穿山甲解毒通络、散血消肿。伴有盗汗者，加山茱萸、浮小麦、煅龙骨、煅牡蛎四药滋阴补肾、固涩敛汗。白细胞减少者，加鸡血藤、油松节、水牛角三药补虚生血。

【方解】方中壁虎功能祛风定惊、散结解毒；僵蚕味咸、平，祛风解痉、化痰散结；龙葵清热解毒、活血消肿；白花蛇舌草味苦、甘，性寒，清热散瘀，消痈解毒；黄芪味甘，性微温，益气固表，托毒生肌；莪术行气破血、消积止痛；白毛藤清热利湿、祛风、解毒；半枝莲功清热解毒；甘草调和诸药。全方攻补兼施，草木药和虫类药融为一炉，攻坚散结，扶正荡邪，作为恶性淋巴结基础方，随症加减。

【注意事项】无特殊。

【现代研究】僵蚕具有抗凝、抗血栓、抗惊厥、镇静催眠、抗肿瘤、降糖降脂、抗菌、神经营养和保护等作用；黄芪具有促进RNA和蛋白质合成、抗疲劳、耐低温、抗流感病毒、对造血功能有保护和促进等作用；莪术对小鼠肉瘤的细胞核代谢有抑制作用，莪术醇及莪术二酮对艾氏腹水癌细胞有明显破坏作用，能使其变性坏死，莪术挥发油试管内能抑制金黄色葡萄球菌、乙型溶血性链球菌、大肠埃希菌、伤寒沙门菌、霍乱弧菌等的生长；半枝莲具有利尿、扩张支气管、催吐、抗蛇毒、轻泻、利胆、抑制金黄色葡萄球菌、大肠埃希菌、志贺菌属及常见致病真菌作用；赤芍具有抗血栓形成、抗血小板聚集、降血脂和抗动脉硬化、抗肿瘤和保肝等作用。

【用方经验】朱老认为，治疗肿瘤主要在于扶正、祛邪两个方面，早期祛邪为主，佐以扶正；中期攻补兼施；晚期则以扶正为主，佐以祛邪。所谓攻不伤正，补不留寇，养正积自消。扶正固本注重肝、脾、肾，常用药物有仙鹤草、黄芪、党参、白术、茯苓、生地黄、熟地黄、太子参、石斛、麦冬、沙参、薏苡仁等。朱老认为虫类药为血肉有情之品，其功效非草木药、矿物药所能及。常用扶助正气的虫类药有冬虫夏草、蜂房、蛤蚧等，消瘤散结的虫类药有壁虎、穿山甲、蜈蚣等。其中蜂房益肾温阳，蛤蚧补肺益肾，壁虎善于攻散气血之凝结，蜈蚣开瘀解毒，有消坚化毒之效，穿山甲性善走窜，能宣通脏腑，贯彻经络，凡血凝血聚均能开之。

# 第四节　再生障碍性贫血

再生障碍性贫血简称再障，是一种可能由造血干细胞缺陷、造血微环境异常或者免疫系统异常等引起的骨髓造血功能衰竭症。主要表现为骨髓造血功能低下、全血细胞减少和贫血、出血、感染综合征。再障有先天性和获得性两种。先天性再障是常染色体遗

内科国医圣手时方

传性疾病，最常见的是范科尼贫血，伴有先天性畸形。获得性再障约半数以上原因不明，称为原发性再障，能查明原因者称为继发性再障。通过积极正确的治疗后，非重型再障患者大多数可以缓解甚至治愈，仅有少数患者进展为重型再障，但是重型再障患者发病急骤、病情急切，通过以往的数据分析，病死率极高，随着中西医水平的不断发展，治疗方法的改进，重型再障的预后明显改善。再障可归属于"虚劳""血虚""血证"等范畴。目前统称为"髓劳"；病性多为虚证，也可见虚中夹实。阴阳虚损为本病的基本病机，病变部位在骨髓，发病脏腑为心、肝、脾、肾，肾为根本。其病因病机主要因先天不足、七情妄动、外感六淫、饮食不节、邪毒外侵，或大病久病之后，伤及脏腑气血、元气亏损，精血虚少，气血生化不足而致。

# 梁氏凉血解毒汤（梁冰教授经验方）

【组成】羚羊角粉、牡丹皮、生地黄、赤芍、麦冬、板蓝根、黄芩、贯众、三七粉、琥珀、地肤子等

【功效】清热凉血解毒。

【主治】急劳髓枯温热型为主的再生障碍性贫血。以进行性贫血、感染、高热，各部位明显出血倾向为主症状，起病急，进展快，面色萎黄/苍白，高热不退，壮热口渴，口腔舌面血泡，齿鼻衄血，皮下紫癜，尿血、便血，妇女经血淋漓不断，重则血崩不止，心悸气短，倦怠乏力，常需频繁输血，出血严重则致颅内出血而易致死。舌质淡红，干而无津，苔黄或黑腻，脉浮大数疾。

【加减】兼有阴虚证候者，以滋阴凉血法，药用熟地黄、枸杞子、何首乌、山茱萸、玄参、牡丹皮等。而对于久用补益法无效且无出血倾向者，亦尝试用活血化瘀法，药用丹参、鸡血藤、川芎、当归、赤芍之类，不乏取得疗效者。

【方解】本方所治之证因造血之源肾精枯竭，短期内贫血呈进行性加剧，诊为"急劳髓枯"，髓枯精竭血少加之外感温热，内陷营血，耗血动血。方中运用羚羊角清热凉血解毒，牡丹皮助凉血解毒之力，生地黄清热凉血，养阴生津，麦冬养阴润肺，益胃生津，外感温热之邪，板蓝根、黄芩、贯众、地肤子清热凉血解毒，并有止血之功，三七粉、琥珀止血不留瘀。诸药配伍，共奏清热凉血解毒之效。

【注意事项】因虚证出血、脾虚不能统血所致的贫血者不宜使用本方。

【现代研究】

1. 方中羚羊角煎剂对伤寒、副伤寒甲乙三联菌苗引起发热的家兔有解热作用，灌胃后2小时体温开始下降，6小时后逐渐恢复。牡丹皮有解热作用，且体外对人血小板试验，发现牡丹皮水提物及芍药酚均能抑制血小板花生四烯酸产生血栓素A2，进而抑制血小板聚集，这是由于抑制从花生烯酸至前列腺H2的环氧化酶反应的结果。牡丹皮甲醇提取物有抑制内毒素所致实验性血栓的作用。芍药苷对正常体温有降温作用，并能抑制血小板聚集作用。当归对血液系统有改善贫血的作用，早期研究报道给小鼠口服当归水浸液，能显著促进血红蛋白及红细胞的生成。现代实验研究证明，当归多糖能增加外周血红细胞、白细胞、血红蛋白及骨髓有核细胞数，这种作用特别是在外周血细胞减少和骨髓受到抑制时尤为明显。生地黄有增强心脏收缩力的作用，还可以抗凝血。麦冬能增强网状内皮系统吞噬能力，升高外周白细胞，提高免疫功能，能增强垂体肾上腺皮质系统作用，提高机体适应性。板蓝根能降低伤寒、副伤寒等所致的体温升高，有良好的解热作用，研究表明，板蓝根对二磷腺苷诱导的家兔血小聚集有显著抑制作用，有效成分为尿苷、次黄嘌呤、尿嘧啶、水杨酸等。贯众有止血药理。黄芩抗血小板聚集及抗凝血：黄芩素、汉黄芩素，均可抑制胶原诱导的大鼠血小板聚集，黄芩素及汉黄芩素对花生四烯酸诱导的血小板聚集也有抑制作用，黄芩素及黄芩苷对凝血酶诱导的纤维蛋白原转化为纤维蛋白也抑制；黄芩素及黄芩苷灌胃，对内毒素诱导的大鼠弥散性血管内凝血，可以防止血小板及纤维蛋白原含量的降低。

实验研究：临床观察梁冰治疗72位急性

再生障碍性贫血患者，经过系统治疗加上凉血解毒汤治疗后，疗效可靠，治愈率达65.28%，达到国际药物治疗AAA（急性再障）最佳水平，长期应用无不良反应。

【用方经验】

1. 梁冰通过多年临床经验，发现传统的治疗方法，运用于AAA的临床，则补阳热更炽，滋阴血不生，患者多半在短期内死于出血和/或严重感染败血症，受中医学辨证施治思路启发，认识到AAA在中医辨治上，是造血之源肾精枯竭，短期内贫血呈进行性加剧，诊为"急劳髓枯"，髓枯精竭血少加之外感温热，内陷营血，耗血动血。把AAA概括为"急劳髓枯温热"，在治疗上拟滋阴补肾，凉血解毒之凉血解毒汤加味施治，此扶正祛邪、标本兼治之新补肾途径，不同于传统的补肾之法，用于AAA之初级阶段治疗，对稳定症状极为有效，待其病情趋于稳定，热退血止后，此时证属急劳髓枯虚寒型，适宜施加温补肾阳，填精益髓之参芪仙补汤加味，与凉血解毒方交替治疗。

# 第五节　缺铁性贫血

缺铁性贫血是由于需铁量增加而摄入不足或铁吸收障碍或铁丢失过多，出现机体对铁的需求与供给失衡，导致体内贮存铁耗尽，继之红细胞内铁缺乏，最终引起缺铁性贫血。主要表现为缺铁引起的小细胞低色素性贫血及其他异常，其特点是骨髓、肝、脾等器官组织中缺乏可染性铁，血清铁浓度、铁转运蛋白饱和度和血清铁蛋白降低。主要症状包括原发病表现，贫血表现：常见有乏力、头晕、易倦、眼花、心悸气短等；组织缺铁表现：常见有烦躁、易怒、注意力不集中、体力耐力减低等。其预后取决于原发病因，病因消除后服用铁剂，预后一般良好。若继发于其他疾病者，取决于原发病能否根治。本病与中医学"血劳"相似，可归属于"萎黄""黄胖""虚劳"等范畴。其病位在脾胃，与肝、肾相关。其形成多由饮食不节、长期失血、劳倦过度、妊娠失养、病久失养、虫积引起脾胃虚弱，运化失常，气血生化不足，病性多属虚证，但也有虚实夹杂者。

## 补血汤（孙伟正教授经验方）

【组成】黄芪50 g、当归20 g、川芎15 g、白芍15 g、熟地黄15 g、红参10 g、茯苓15 g、白术15 g、甘草10 g、枸杞子15 g、何首乌20 g、山药15 g、山茱萸15 g、大枣10枚。

【功效】健脾补肾，补血调血。

【主治】营血虚滞证为主的缺铁性贫血。症见：面色萎黄或淡白，头晕耳鸣，神疲肢软，乏力，心悸气短，纳少便溏，腰膝疲软，舌质淡，苔薄白，脉沉细弱。

【加减】若血虚有寒者，加肉桂、吴茱萸、炮姜等温通经脉；若血虚有热者，加牡丹皮、黄芩，也可将熟地黄改用生地黄以清热凉血；若血虚兼有血瘀者，加桃仁、红花等活血祛瘀。

【方解】本方所治之证因血液耗损过多，新血未及补充或脾胃运化机能减退，血液生化不足所致的血虚之证。血液亏虚，脉络空虚，形体组织缺乏濡养荣润，则见面色淡白或萎黄，脉细无力；血虚而脏器、组织得不到足够的营养，则见头晕、眼花、心悸、月经延期，量少色淡或闭经；血虚失养而心神不宁，故见失眠。治宜健脾补肾，补血调血。

方中红参、白术、黄芪、当归、茯苓健脾、益气补血，枸杞子、熟地黄、何首乌、山药、山茱萸补肾、益髓生血，大枣补太阴之精，长于补血，甘草能调和中焦脾胃，诸药配伍，共奏健脾补肾、益气生血之功。

【注意事项】若阴虚发热不宜使用本方，若血崩气脱，当固本止脱，非其所宜。

【现代研究】

1. 红参提取物对骨髓造血功能有保护和刺激作用，能使正常和贫血动物红细胞数、白细胞数和血红蛋白量增加。对贫血病人能使红细胞、血红蛋白和血小板增加，对外周血细胞影响更加明显。红参是通过增加骨髓DNA、RNA、蛋白质、脂质合成，促进骨髓细胞有丝分裂，刺激骨髓造血功能来达到治疗贫血。白术具有促进造血、促进蛋白质合成的功能。茯苓能使离体健康人红细胞水平上升。附子具有强心、抗炎增强机体抗氧化能力、抗衰老等作用。当归水浸液给小鼠口服能显著促进血红蛋白及红细胞生成，当归多糖能增加外周血红细胞、网织红细胞、白细胞、血红蛋白及骨髓有核细胞数，这种作用特别在外周血红细胞减少和骨髓抑制是尤为明显，并能刺激正常小鼠和贫血小鼠的早、晚红系祖细胞，说明当归有极显著的生血作用。何首乌提取物能使骨髓红系祖细胞数量明显增多。

2. 实验研究：进行补血汤临床观察实验研究发现，临床总结服用补血汤后贫血症状、血红蛋白、红细胞、血清铁蛋白等贫血指标改善，实验结果提示补血汤与西药相比中医药具有疗效确切，毒副作用少等优点。

【用方经验】

1. 缺铁性贫血临床主要表现为面色萎黄、头晕耳鸣、神疲、肢软乏力、心悸气短、纳少便溏、腰膝酸软，舌质淡，苔薄白，脉沉细弱，属中医学"虚劳"之范畴。其病因常有铁摄入不足及需铁量增加、铁的吸收不良、铁损失过多、游离铁丢失增加及原因不明的缺铁等，中医学认为此病的形成多由饮食失调脾胃虚弱、长期失血劳累过度妊娠失养等原因导致血的生成不足或丢失过多，病情迁延终致气衰血少，出现气血亏虚之象，脾胃为后天之本，气血生化之源，中焦受气取汁，变化而赤，是谓血，饮食不节损伤脾胃，情志不畅，肝郁乘脾，素体禀赋不足，均可导致脾胃虚弱，运化失职，气血生化乏源而致贫血，肾主髓，藏精，血为精所化，肾虚则精不化血，而致血虚，《张氏医通》曰气不耗归气于肾而为精，精不泄，归精于肝而化清血，若先天禀赋不足，后天失养或房劳过度等导致肾脏虚衰，则肾精不足，精不化血，血液生成不足而见贫血，因此健脾补肾是治疗此病的基本原则。

2. 在疾病的各个时期应注意脾胃功能，若脾胃虚弱，则气血生化无源，同时脾胃的健运更有益于人体对药物的吸收，使药物能够最大限度发挥其疗效。

3. 本病的治疗应该在辨证和辨病的基础上，根据每个患者的体质及具体情况进行加减化裁。

# 第六节　溶血性贫血

溶血性贫血是指因红细胞自身异常或红细胞外部异常所致红细胞遭到破坏，寿命缩短，溶血超过骨髓的代偿能力，引起的贫血即为溶血性贫血。溶血性贫血有多重临床分类方法，按发病和病情可分为急性溶血和慢性溶血；按溶血的部位可分为血管内溶血和血管外溶血。急性溶血多为血管内溶血，起病急骤，临床表现为严重的腰背及四肢酸痛，伴头痛、呕吐、寒战，随后出现高热、面色苍白和血红蛋白尿、黄疸。严重者出现周围循环衰竭和急性肾衰竭。慢性溶血多为血管外溶血，临床表现为贫血、黄疸、脾大。长期高胆红素血症可并发胆结症和肝功能损害。慢性溶血过程中，感染等诱因可使溶血加重，发生溶血危象及再障危象。通过积极正确的治疗后，一半可以缓解甚至治愈，少数患者预后不佳。本病与"血劳"相似，可归属于"黄疸""急黄""血疸"等范畴。饮食失常是常见致病因素，禀赋不足、湿热毒邪是主要的病因。其病性多为本虚标实证，以虚为本，气血亏虚，甚则脾肾两虚；标实多因湿热瘀滞，与脾、肾关系最密切。

内科国医圣手时方

# 加味参芪仙补汤（梁冰教授经验方）

【组成】黄芪 30 g，党参 30 g，当归 10 g，川芎 10 g，大黄 10 g，绵茵陈 10 g，炒白术 10 g，甘草 10 g，益母草 20 g，木香 15 g，车前子 20 g，杜仲 20 g，巴戟天 20 g，黄精 20 g，枸杞子 20 g，川断 20 g。

【功效】补肾益脾，活血祛瘀，利湿退黄。

【主治】脾肾两虚，湿瘀内蕴证为主的阵发性睡眠性血红蛋白尿。症见面色萎黄，倦怠乏力，腰酸，小便呈酱油样，无发热恶寒，伴有头晕，纳眠可，大便干结，舌淡红苔微黄，脉弦细略滑。

【加减】若出现热毒动血、尿血、便血、肌肤瘀斑者，则加赤芍、紫草、侧柏炭等凉血止血之药。若病至尿闭、甚或神昏谵语，热陷心包，或热毒扰动肝风见抽搐者，应采用中西医结合的方法治疗。

【方解】本方所致之证因脾肾两虚，兼有湿热内蕴所致的本虚标实贫血与出血兼杂证。

肾为先天之本，脾为后天之本，两者互资互助，脾脏运化水谷，有赖于肾脏资助，但两者功能失调，肾虚脾弱，水谷精微乏源，气血虚弱，不能上乘濡养面部，故见面色萎黄，倦怠乏力，伴有头晕；因脾气亏虚，统血无力，血不归经，且肾气不足，封藏不固，血随尿出，导致小便出血。现湿热之邪内蕴，下注膀胱，热伤血络，迫血妄行，故见小便呈酱油样。治宜标本兼顾：补肾益脾，活血祛瘀，利湿退黄。

方中黄芪、党参、当归、川芎健脾益气养血，杜仲、巴戟天、黄精、枸杞子等补肾填精，配合益母草、木香、炒白术等有控制溶血之效；大黄、车前子分利二便，使湿热之邪从二便而去；茵陈为祛湿退黄要药，配合使用使湿邪尽去；加用丹参、赤芍活血利胆，有效预防胆石症等并发症。诸药配伍，

公奏补肾益脾，活血祛瘀，利湿退黄之效。

【注意事项】因纯湿热实证所致的尿血不宜使用本方；阴虚火旺者不宜使用本方。

【现代研究】方中黄芪具有促进机体代谢、抗疲劳、促进血清和肝脏蛋白的更新；可以改善贫血，增强和调节机体免疫功能，能够降低血小板黏附力，减少血栓形成。党参可增强免疫功能，可以升高动物的红细胞、血红蛋白、网织红细胞，还有延缓衰老、抗缺氧等。当归可促进血红蛋白及红细胞生成，当归多糖能增加外周血红细胞、网织红细胞、白细胞、血红蛋白及骨髓有核细胞数。川芎嗪能扩张冠脉，增加冠脉的血流量，改善心肌的血氧供应，也可以增加脑及肢体血流量，改善微循环。白术具有促进造血、促进蛋白质合成的功能。枸杞子对免疫有促进作用，同时具有免疫调节作用，对造血功能有促进作用。黄精能提高机体免疫功能和促进 DNA、RNA 及蛋白质的合成。川断有止血、镇痛、促进组织再生作用。杜仲具有细胞调节免疫平衡功能。巴戟天中的乙醇提取物及水煎剂有明显的促肾上腺皮质激素样作用。益母草有强心、增加冠脉血流量和心肌营养作用，对血小板聚集、血栓形成以及红细胞的聚集性有抑制作用。大黄抑菌、止血、降压、保肝等作用。绵茵陈有解热、保肝、抗肿瘤、抗压、抑菌作用。车前子有抑菌作用。木香有促进消化液分泌、促进胃排空、利胆、抑菌等作用。

【用方经验】

1. 梁老认为，阵发性睡眠性血红蛋白尿多与虚劳血虚（与脾肾相关）及湿热黄疸（夹瘀）相关，辨证多为脾肾亏虚，湿瘀内蕴，治疗以扶正祛邪为则，扶正以健脾补肾，益气养血。

2. 梁老认为阵发性睡眠性血红蛋白尿的治疗应根据病情轻重缓急，分别给予扶正祛邪或以祛邪为主的治疗。

# 第七节　多发性骨髓瘤

多发性骨髓瘤（multiplemyeloma，MM），是常见的造血系统恶性肿瘤，因浆细胞恶性增生，浸润骨髓和髓外组织，产生大量异常单株免疫球蛋白（Ig）和轻链；临床表现为骨痛、骨质破坏、病理性骨折、贫血、高血钙症、高黏滞综合征及肾功能不全等。MM属于中医学"骨痹""骨蚀""虚劳""血证""癥瘕"等范畴。多因脏腑经络失调，阴阳气血亏损，气机阻滞，痰瘀互结，热毒内蕴所致。其病位在骨，病本在肾，为本虚标实之证；以五脏亏虚为本，气滞、痰阻、血瘀、毒结为标；早期以邪实为主，后期以本虚为主。

## 益肾活血饮（梁冰经验方）

【组成】淫羊藿15 g，补骨脂30 g，骨碎补30 g，三七5 g，丹参15 g，山慈菇15 g，全蝎10 g。

【功效】温补脾肾，活血解毒。

【主治】肾虚血瘀型多发性骨髓瘤。症见腰背疼痛，头晕乏力，心悸失眠，舌暗有瘀点，苔白，脉细涩者。

【加减】辨证治疗：①脾肾阳虚型。上方加熟附子（先煎）15 g，鹿角胶（烊化）10 g，巴戟天20 g，以温补脾肾。②肝肾阴虚型。上方加熟地黄15 g，山茱萸15 g，枸杞子30 g，龟甲（先煎）30 g，以滋养肝肾；③阴阳俱虚型。可酌情合用上药。随证加减：贫血严重者，加当归10 g、川芎15 g、何首乌15 g；肾功能不全者，加大黄5 g、山药30 g、车前子（包煎）15 g；骨折疼痛者，加自然铜15 g、桃仁15 g、赤芍20 g；高钙血症者，加石菖蒲、代赭石、猪苓各15 g；高黏滞血症或血栓形成者，加水蛭、地龙、三棱各15 g；高尿酸血症或痛风者，加土茯苓20 g、萆薢15 g、牛膝15 g；骨骼膨出或肝脾肿大者，加莪术30 g、黄药子10 g、土鳖虫

30 g；齿鼻或皮肤出血者，加水牛角（先煎）15 g、牡丹皮10 g、仙鹤草30 g；服用沙利度胺便秘者，加大黄（后下）5 g、肉苁蓉30 g、何首乌各30 g。每日1剂，水煎服，4周为1个疗程，至少连续治疗2个疗程。

【方解】本病主要病机系肾虚血瘀。因本病多发生于老年人，从生理角度看，老年人存在肾虚，正如经曰："女子……七七，任脉虚，……天癸竭；男子……八八，天癸竭，精少，肾藏衰，……"因"肾主骨，生髓"，"骨为髓之府"，肾虚受邪，极易侵骨伤髓而邪毒内蕴，气血不畅，则为瘀血，肾虚毒瘀，内伏骨髓则发病。补肾活血法干预治疗：补肾以扶正驱邪、强骨生髓，活血以通络生新、通脉化淤，使"肾主骨生髓，藏精"，"通则不痛"与"祛瘀生新"中医理论充分体现。

方中淫羊藿、补骨脂益肾扶正为君药，骨碎补、三七、丹参益气活血，山慈菇解毒散结，而收肾充髓养、毒解血通之效，依据临证肾之阴阳的偏颇，予以随症加减。

【注意事项】出血者慎用。

【现代研究】

1. 方中淫羊藿、补骨脂能增加心脑血管血流量，促进造血功能、免疫功能及骨代谢，具有抗衰老、抗肿瘤等功效；骨碎补具有抗骨质疏松，抗炎作用，有强心作用，镇痛、镇静，提高血钙血磷水平和股骨头骨密度，激活成骨细胞，抑制糖皮质激素致骨丢失；三七止血，抗血栓，补血，造血，抗心肌缺血，扩血管，具有脑保护作用，抗衰老，免疫调节作用；丹参可改善微循环，改善血流动力学，抗心肌缺血，抗脑缺血损伤，抗肝损伤，改善肾功能，促进组织修复与再生；山慈菇具有抗肿瘤、抑菌、降压、抗痛风作用；全蝎具有抗癫痫、抗惊厥、抑制血栓形成、抗凝血、镇痛等作用。

2. 实验研究：益肾活血饮为主方，联合VADT方案治疗初治MM，总有效率73.1%。

该方案显著降低血清球蛋白、血钙、β-微球蛋白水平，且未见明显副作用。

【用方经验】梁老临证多年，依据上述对多发性骨髓瘤病机旨要的认识，认为本病的基本治法乃温补脾肾，活血解毒，具体应有强调，其一，肾虚为主，辨之阴阳：病情处于非进展期，或进入平台期患者，临床以肾虚为主，邪毒不甚，若表现为腰背冷痛，四肢不温，面色萎黄，头晕乏力，下肢浮肿，心悸失眠，舌质淡，苔白，脉细滑者，偏于肾阳不足者施以温补肾阳，多选用熟附子、肉桂、巴戟天、杜仲、细辛等药物；下肢水肿者加用山药、法夏、五味子温肾利水；若虚烦不眠，舌红少苔，脉细数者，偏于肾阴亏虚施以益肾活血饮加天冬、首乌藤、太子参、生地黄等合交泰丸（肉桂、黄连）交通心肾，安心助眠；根据患者耐受程度，可在上方的基础上酌情配合使用含有雄黄的中成药以毒攻毒。其二邪实为主，解毒活血：病情处于进展阶段期，以正虚邪侵，毒蕴血瘀为甚，常现骨痛、骨蚀、甚而骨折等骨病证候，治疗上多侧重解毒活血，自创四味止痛散：大黄、桃仁、栀子、赤芍等组成，上药研末，以醋调成糊状，外敷骨痛之处，每日1次，一般敷贴3～5日，显示效果明显；在汤药中加用活血通络之品，如通络止痛之全蝎、蜈蚣等虫类中药，对瘀血阻络引起的骨痛疗效良好；此阶段梁老尤其注意加用驱风除湿、散寒解毒之藤类药物如清风藤、雷公藤等，此类药物具有较好的免疫调节作用，对于减少免疫球蛋白异常克隆功不可没。对于骨蚀骨折者，多用骨碎补、续断之品以求益骨之效。其三：大补元阳，对症施治：病情进展，渐至晚期阶段。此期正气衰败，邪毒塞盛，癌毒蔓延，毒瘀蕴髓，预后不良。往往出现面色无华，极度困倦，动辄心悸，纳呆食少，大便不实，腰膝酸痛等一派脾肾衰败之征，兼见腰背剧痛、积聚痞块、衄血发斑等毒瘀内盛之象。梁老对于此时体质衰败的患者，在益肾基础上，大补元阳之气，应用人参、黄芪、熟附子等施治；此时注意调理后天之本脾胃，常伍白术、山药、木香、砂仁、苍术、谷芽、麦芽等，以求"留一分胃气，则留一分生机"之效；若毒热炽盛而衄血发斑者，常合犀角地黄汤加减施治；对于反复发热者，加用柴胡、黄芩、法夏等和解之剂。

# 第八节 骨髓增生异常综合征

骨髓增生异常综合征（myelodysplastic syndrome，MDS）是一种造血干细胞克隆性疾病。骨髓出现病态性造血，外周血血细胞减少，患者主要表现为贫血，常伴有感染和/或出血，部分患者最后发展成为急性白血病。现代医学认为，本病的发病机制与造血干细胞异常克隆，造血干细胞凋亡异常，骨髓微环境改变，细胞遗传学和分子生物学异常等有关。中医药治疗 MDS 起步于 20 世纪 80 年代，近年来在临床及实验研究领域均取得了一定的成绩，正逐渐成为血液病研究的新热点。MDS 临床表现以倦怠、嗜睡、头晕、心悸、纳差、面色苍白等虚证为主，兼有出血、瘀血、发热、胁下积块等，故临床上多归属于"虚劳""血证""癥积""髓毒劳"等范畴。

## 解毒逐瘀汤（刘大同经验方）

【组成】白花蛇舌草20 g，重楼20 g，蚯虫20 g，土茯苓20 g，女贞子15 g，黄芪15 g，川牛膝15 g，当归15 g，升麻15 g，黄药子15 g，两头尖10 g，墨旱莲10 g，赤芍10 g，土鳖虫5 g，甘草5 g。

【功效】解毒逐瘀，益气养阴。

【主治】毒瘀互结，气阴两虚证。症见口干，倦怠，嗜睡，头晕，舌淡紫，苔薄白，脉细。

【加减】阴虚重者，加何首乌、生地黄、阿胶；阳虚重者，加附子、肉桂、菟丝子；

气虚重者，加红参、党参、太子参；血瘀重者，加红花、莪术、桃仁；高热者，加石膏、知母、大青叶；低热者，加白薇、银柴胡、地骨皮。用法及用量：每日1剂，150 ml，每日2次口服。

【方解】白花蛇舌草苦甘寒，清热、解毒、抗肿瘤；重楼，味苦，性微寒，清热解毒，消肿止痛；黄药子苦寒，散结消瘿，清热解毒，散血中之邪结。三药为君药，共奏清热解毒，消散肿瘤之功效。以清解深陷骨髓之毒邪，寒热并用以防苦寒之伤正。水蛭咸苦平，破瘀血而小伤新血。虻虫苦微寒，破血逐瘀，散积消癥。两者合用为抵当汤意，功在破血解瘀，以虫蚁搜剔之特性直捣毒瘀盘结之骨髓，攻坚破垒，疏通血络，促进新血之生成、释放、转输与散布。二药助君解毒逐瘀为本方之臣药。黄芪甘温，补气圣药，具有补而不腻的特点；当归甘辛，具有补血活血，调经止痛之功效，为血中之气药，补而不滞，黄芪当归合用，乃为当归补血汤之意，其补气生血之力尤强；女贞子甘苦平，补益肝肾、清虚热；墨旱莲甘酸，滋补肝肾、凉血止血，二药组合为二至丸之意，其补肾养肝之力颇优，上述四药共为佐药，用以补充毒邪肆虐对气血阴液之损耗，升麻辛甘寒，升阳举陷，交通三焦，托举毒邪出髓是为使药。诸药和合，共奏解毒逐瘀，益气养阴之功，方证契合，故每获良效。

【注意事项】出血者慎用。

【现代研究】方中白花蛇舌草抗肿瘤作用：对急性淋巴细胞型、粒细胞型、单核细胞型以及慢性粒细胞型的肿瘤细胞有较强抑制作用，也有抗菌消炎作用；重楼能有效抑制肿瘤生长和细胞突变，具有抗肿瘤的作用；土茯苓具有利尿、镇痛、抗菌、抗炎、调节免疫等作用；女贞子具有增强免疫、降血脂、抗动脉粥样硬化、抗衰老、利尿、强心、降血糖、保肝、抗炎等作用；黄芪具有促进RNA和蛋白质合成、抗疲劳、耐低温、抗流感病毒、对造血功能有保护和促进等作用；牛膝具有调节免疫、抗衰老、抗肿瘤、镇痛、抗炎、降压、利尿、收缩肠管、刺激子宫、降低血黏度、抗凝血等作用；当归具有抗血栓形成、改善血液循环、对心肌缺血再灌注的心律失常具有保护作用、改善冠脉循环、扩张血管、抑制平滑肌痉挛、抗炎和镇痛、降血糖、保护肺、肝、胆、肾脏、补血、抗心律失常、降血脂及抗实验性动脉粥样硬化、抑制血小板聚集、抗血栓、抗炎、抑制中枢神经系统、抗菌、平喘、抗氧化和清除自由基的作用；升麻具有一定的抑菌、解热、抗炎、镇痛、抗惊厥、抑制心脏、降低血压、减慢心率等作用；黄药子也有抗肿瘤的功效，抗肿瘤作用；墨旱莲具有免疫抑制、肝保护、调节细胞凋亡、止血、抗自由基及体内抗氧化、抗炎等作用；赤芍具有扩张血管、增加血流量、抗血小板聚集、抗血栓、镇静、抗炎止痛、抗惊厥、解痉、抗菌、保肝等作用；土鳖虫具有抗血栓形成、溶解血栓、提高心肌和脑对缺血的耐受力等作用；甘草具有镇咳、祛痰、平喘、抗利尿、降血脂、保肝和类似肾上腺皮质激素样等作用。

【用方经验】刘大同认为MDS的病机系因毒致虚，虽外现气阴两虚，或气血两虚，或肝肾虚损之象，但治疗则应以解毒逐瘀为其第一要务。热毒侵入营血，尚可清解、化解、散解，"透热转气"，然热毒深伏骨髓，非托则毒邪难出，非补则驱邪无力，非破瘀则毒瘀胶结难化，难摧。唯解毒、托邪、补虚、破瘀通络并用，方可尽除深陷骨髓之毒邪，修复损毁之血源，攘外以安内，解毒逐瘀汤既以此学术思想思辨组方。

# 第九节 骨髓增殖性疾病

骨髓增殖性疾病是指分化相对成熟的一系或多系骨髓细胞不断地克隆性增殖所致的一组肿瘤性疾病，故又称"骨髓增殖性肿瘤"，临床上有一种或多种血细胞质和量的异常，伴肝、脾或淋巴结肿大、出血倾向以及血栓形成。典型 MPN 可分为慢性粒细胞白血病、真性红细胞增多症、原发性血小板增多症、原发性骨髓纤维化。确定诊断后中位生存期为 5 年。近 20% 的患者最后演变为急性白血病，死因多为严重贫血、心力衰竭、出血或反复感染。中医学讲本病归属于"血瘀证""血实""血证""积聚""虚劳"等范畴。多因邪毒入侵、七情内伤、饮食内伤、劳倦过度导致脏腑功能失调，正气虚衰，邪毒乘虚侵袭，扰乱气血，邪蕴血瘀，或气滞血行不畅而致血瘀，脾肾受损则水湿内停，湿聚为痰，痰瘀互结，邪毒痰瘀阻于经络脏腑之间，留而不去。

## 降红汤（刘大同经验方）

【组成】白花蛇舌草 30 g，知母 30 g，半枝莲 25 g，赤芍 25 g，川芎 20 g，虎杖 20 g，漏芦 50 g，丹参 50 g，黄柏 15 g，三棱 15 g，莪术 15 g，黄药子 15 g，青黛 15 g，雄黄（冲服）1 g。

【功效】活血化瘀，清热解毒。

【主治】血证之热毒内蕴，瘀血阻络证。症见颜面手掌紫红，鼻衄，齿衄，皮下出血，烦躁易怒，舌质暗红，边有瘀点，少苔，脉弦数或滑数。

【加减】若胸胁、少腹胀痛、抑郁或易怒，善太息者，加柴胡、枳壳、白芍、香附，疏肝行气。胁下积块明显者，加醋鳖甲软坚散结。若潮热盗汗、腰膝酸软、眩晕耳鸣、五心烦热、骨蒸发热、舌红少津者，加枸杞子、沙参、石斛、生地黄、熟地黄，滋阴清热；头晕、耳鸣明显者，加葛根、牛膝，活血通络；口渴明显者，加玄参、天冬，生津利咽；乏力、头晕明显者，加黄芪、太子参；食欲不振者，可加焦三仙、鸡内金，健脾和胃；若有皮肤瘀斑、瘀点者，可加牡丹皮、芦荟、鸡血藤。

【方解】方中三棱、莪术、赤芍、川芎、丹参通络行瘀，消积散结；半枝、虎杖化瘀清热，白花蛇舌草、知母、黄柏、青黛、虎杖、黄药子、漏芦清热解毒，以防血瘀气滞化热更重，知母尚能滋阴，青黛尚能清肝热，黄药子尚能凉血散结；雄黄解毒。全方共奏活血化瘀，清热解毒之功。

【现代研究】白花蛇舌草具有抗肿瘤、微弱抑制金黄色葡萄球菌和志贺菌属、增强白细胞的吞噬能力、抗炎、抑制生精能力和保肝利胆的作用；知母具有解热、抑制血小板聚集、降血糖、抗炎、利尿、祛痰、抗菌、抗肿瘤及抗溃疡等作用；半枝莲具有利尿、扩张支气管、催吐、抗蛇毒、轻泻、利胆、抑制金黄色葡萄球菌、大肠埃希菌、志贺菌属及常见致病真菌作用；赤芍具有抗血栓形成、抗血小板聚集、降血脂和抗动脉硬化、抗肿瘤和保肝等作用；川芎具有抗血小板和血栓形成、扩血管、清除氧自由基、保护脏器的缺血损伤、抗肿瘤和调节免疫系统等作用；虎杖具有泻下、祛痰止咳、降压、止血、镇痛、抑制多种细菌及抑制部分病毒等作用；漏芦具有增强巨噬细胞的吞噬作用、提高细胞免疫功能、抗氧化、抗动脉粥样硬化、抗炎、镇痛、保肝及抗疲劳等作用；丹参能抗心律失常，扩张冠脉，增加冠脉血流量，调节血脂，抗动脉粥样硬化；能改善微循环，提高耐缺氧能力，保护心肌；可扩张血管，降低血压；能降低血液黏度，抑制血小板聚集，对抗血栓形成；能保护肝细胞损伤，促进肝细胞再生，有抗肝纤维化作用；能改善肾功能、保护缺血性肾损伤；此外，丹参还具有一定的镇静、镇痛作用、抗炎、抗过敏作用、抗肿瘤、抗疲劳作用；黄柏具有抑菌、抑制真菌、抑制部分病毒、抗炎、抗溃疡、利胆、抗心律失常、降压、镇痛及降血糖等作用；三棱具有抗血小板聚集、抗血栓、降低全血浓度、镇痛及抑制肺癌、胃癌细胞等作用；莪术具有抗癌、抑制多种致病菌生长、抗炎、抗胃溃疡、保肝、抗早孕、抑制血小板聚集、促进微动脉血流恢复、促进局部微循环恢复、抑制血栓形成及直接灭活呼吸道合胞病毒等作用；黄药子具有抗炎、抗肿瘤、止血及降血糖等作用；青黛具有抗菌、抗肿瘤及保肝等作用；雄黄能杀灭金黄色葡萄球菌，高浓度能杀灭大肠杆菌，抗血吸虫及疟原虫，还可通过诱导肿瘤细胞凋亡、抑制细胞 DNA 合成、增强机体的免疫功能等多种因素发挥其抗肿瘤的作用。

【用方经验】刘老认为，真性红细胞增多症的病机为热毒内侵，肝火血瘀，属于中医学"血证"的范畴，乃热毒内蕴，日久灼伤营血，脉络受伤，血瘀阻络所致，治疗以活血化瘀、清热解毒，标本同治。方中白花蛇舌草、雄黄、三棱、莪术、黄药子、半枝莲等现代医学研究证明有抗肿瘤作用，辨病与辨证相结合取得了疗效。

## 大黄蟅虫丸加减（孙伟正经验方）

【组成】生地黄 15 g，山茱萸 15 g，山药 15 g，茯苓 15 g，砂仁 10 g，黄芪 35 g，鳖甲 15 g，当归 15 g，川芎 15 g，红花 15 g，桃仁 15 g，牛膝 15 g，桔梗 15 g，全蝎 5 g，蜂房 15 g，地龙 15 g，土鳖虫 15 g，甘草 15 g，猪苓 15 g，白花蛇舌草 15 g。

【功效】健脾益气，活血化瘀。

【主治】癥积之正虚瘀积证。症见面色苍白、乏力，口唇、眼睑、爪甲颜色淡白，心悸气短，自汗，发热，腹部包块，纳可，寐差，二便正常。舌淡红，少苔，脉弱。

【加减】若伴有红色皮疹、皮肤瘙痒者，加地肤子、蛇床子；若少气懒言、神疲乏力者，加黄芪、党参。

【方解】黄芪、茯苓、砂仁健脾益气，桔梗行气；土鳖虫破血逐瘀，当归、川芎、红花、桃仁、牛膝活血祛瘀；山茱萸补益肝肾、山药补益脾肾；全蝎、地龙通络止痛散结，蜂房攻毒止痛；猪苓利水渗湿；生地黄滋阴养血，使破血而不伤血；鳖甲滋阴清热；甘草、白花蛇舌草清热解毒，甘草调和诸药。全方共奏健脾益气、活血化瘀之功。

【现代研究】方中生地黄对免疫系统具有双向调节作用、增强造血功能、调节血压、保护心血管系统、镇静、抗衰老、抗肿瘤、降血糖、抗胃溃疡等作用；山茱萸具有增强非特异性免疫功能、抗肝损害、抗氧化、强心、升压、抑制血小板聚集、抗血栓形成、抑菌、抗流感病毒、降血糖及利尿等作用；山药能抑制胃排空运动及肠管推动作用，帮

助消化，保护胃黏膜损伤，能降血糖、提高非特异性免疫功能、抗氧化、抗衰老、抗刺激、麻醉镇痛、消炎抑菌、降血脂及抗肿瘤等作用；茯苓具有利尿、镇静、抗肿瘤、增强心肌收缩力、增强免疫功能、护肝、降血糖、延缓衰老及抑制胃溃疡等作用；砂仁具有增强胃功能、促进消化液的分泌、助消化、消除肠胀气及抑制血小板聚集等作用；黄芪具有加强正常心脏收缩、强心、降压、利尿作用、阻抑实验性肾炎、镇静、降血糖、兴奋收缩子宫及抑菌的作用；鳖甲具有增强免疫功能、抗肿瘤、促进造血功能、保护肝功能、降血脂、抗肝纤维化、增强骨密度和股骨钙含量、抗疲劳及补血等作用；当归具有抗血栓形成、改善血液循环、对心肌缺血再灌注的心律失常具有保护作用、改善冠脉循环、扩张血管、抑制平滑肌痉挛、抗炎和镇痛、降血糖、保护肺、肝、胆、肾脏、补血、抗心律失常、降血脂及抗实验性动脉粥样硬化、抑制血小板聚集、抗血栓、抗炎、抑制中枢神经系统、抗菌、平喘、抗氧化和清除自由基的作用；川芎具有抗血小板和血栓形成、扩血管、清除氧自由基、保护脏器的缺血损伤、抗肿瘤和调节免疫系统等作用；桃仁醇提取物具有抗血凝作用及较弱的溶血作用；红花具有扩张冠脉、改善心肌缺血、扩张血管、降低血压、对抗心律失常、抑制血小板聚集的作用，对中枢神经系统具有镇痛、镇静和抗惊厥作用；牛膝具有兴奋子宫平滑肌、抗生育、抗着床、抗早孕、保肝、护肝、强心、增强免疫、抑制肿瘤转移、升高白细胞、保护肝脏、提高记忆力和耐力、降脂和降血糖的作用；三棱具有抗血小板聚集、抗血栓、降低全血浓度、镇痛及抑制肺癌、胃癌细胞等作用；桔梗具有祛痰、止咳、抗菌、抗炎、增强免疫、抑制胃液分泌、抗溃疡、降低血压和胆固醇、镇静、镇痛、解热、抗过敏、保肝、降血糖、抗肿瘤及抗氧化等作用全蝎具有抗惊厥、抗癫痫、镇痛、抗血栓形成、抗凝血、抑制癌细胞、降压、抑菌等作用；蜂房具有抑制炎症、镇痛、降压、扩血管、强心、抗肿瘤、抗菌及驱蛔虫、绦虫等作用；地龙有降压、舒张平滑肌、解热、

镇静、抗惊厥的作用；土鳖虫具有调节脂质代谢、抗氧化自由基、保护血管内皮细胞、抗凝血、溶栓、抑制肿瘤细胞生长、促进骨损伤愈合；甘草具有镇咳平喘、抗心律失常、抗炎、镇痛、调节免疫等作用；猪苓具有抑制肾小管对水及电解质的重吸收、抗肿瘤、防治肝炎、抗肾结石、提高免疫及抗菌等作用；白花蛇舌草具有抗肿瘤、微弱抑制金黄色葡萄球菌和志贺菌属、增强白细胞的吞噬能力、抗炎、抑制生精能力和保肝利胆的作用。

【用方经验】本病临床证候以虚实夹杂居多，早期表现为实证为主，晚期以虚证为主，往往是实中夹虚、虚中夹实。本案属于初期发病，邪实较重兼有正虚。素体不足若逢劳倦过度，或七情内伤，则致脏腑功能失调，正气虚衰，邪毒乘机侵袭，扰乱气血，邪蕴血瘀，或气滞血行不畅而致血瘀，留而不去，日久发为。气虚血液运行无力，滞而成瘀，可见胁下积块。孙老在治疗上取大黄䗪虫丸、鳖甲煎丸之意，以全蝎、蜂房、地龙、土鳖虫活血化瘀，以鳖甲等软坚散结，兼以党参、黄芪、甘草、山药等扶助正气。在治疗逐渐进展过程中，正气渐虚，而逐步根据情况调整扶正与化瘀药物比例，运用灵活。《血证论》："经隧之中，既有瘀血踞住，则新血不能安行无恙，终必妄走而吐溢矣。"

## 活血和脉饮加减（孙伟正经验方）

【组成】生地黄 20 g，当归 15 g，赤芍 15 g，桃仁 15 g，红花 15 g，川芎 15 g，柴胡 10 g，香附 15 g，郁金 15 g，枳壳 15 g，黄芪 15 g，甘草 15 g，鸡血藤 15 g，猪苓 15 g，陈皮 15 g，三七粉 10 g，丹参 30 g，地龙 15 g，蜂房 15 g，水蛭 5 g，木香 5 g，砂仁 10 g，鳖甲 50 g，牡蛎 50 g。

【功效】行气活血，化癥消瘀。

【主治】癥积之气滞血瘀证。症见面色淡白无华，乏力，气短。情绪不佳，胸胁胀痛，支满疼痛，善太息，口苦。纳差，寐差多梦。小便色黄，大便干。舌紫有瘀斑，脉弦细。

【加减】若伴有便秘者，加延胡索；若便

秘者，加制何首乌、厚朴等；腹满疼痛重症者，加三棱、莪术等。

【方解】方中柴胡、香附、郁金疏肝解郁，行气；黄芪、木香健脾益气；陈皮、砂仁、木香、枳壳行气；水蛭破血消癥逐瘀；郁金、当归、川芎、红花、桃仁、赤芍、丹参、三七、鸡血藤活血祛瘀；牡蛎软坚散结，地龙通络止痛散结，蜂房攻毒止痛；生地黄滋阴养血，使破血而不伤血，鳖甲滋阴清热，猪苓利水渗湿；甘草调和诸药。全方共奏行气活血、化癥消瘀之功。

【现代研究】方中生地黄对免疫系统具有双向调节作用、增强造血功能、调节血压、保护心血管系统、镇静、抗衰老、抗肿瘤、降血糖、抗胃溃疡等作用；当归具有抗血栓形成、改善血液循环、对心肌缺血再灌注的心律失常具有保护作用、改善冠脉循环、扩张血管、抑制平滑肌痉挛、抗炎和镇痛、降血糖、保护肺、肝、胆、肾脏、补血、抗心律失常、降血脂及抗实验性动脉粥样硬化、抑制血小板聚集、抗血栓、抗炎、抑制中枢神经系统、抗菌、平喘、抗氧化和清除自由基的作用；赤芍具有解热止痛、镇静、抗血小板聚集、抗血栓形成、抗心肌缺血、改善微循环、保肝护肝、抗胃溃疡、调节免疫、抗氧化、抗肿瘤、抗抑郁及改善过敏炎症反应等作用；川芎具有抗血小板和血栓形成、扩血管、清除氧自由基、保护脏器的缺血损伤、抗肿瘤和调节免疫系统等作用；桃仁醇提取物具有抗血凝作用及较弱的溶血作用；红花具有扩张冠脉、改善心肌缺血、扩张血管、降低血压、对抗心律失常、抑制血小板聚集的作用，对中枢神经系统具有镇痛、镇静和抗惊厥作用；柴胡具有抗炎、镇静、安定、镇痛、镇咳、降血脂、保肝、利胆、兴奋平滑肌、抑制胃酸分泌、抗溃疡、抑制胰蛋白酶、抗病原微生物、兴奋子宫、影响物质代谢、抗肿瘤、抗癫痫、抗辐射及促进免疫功能等作用；香附具有促进胆汁分泌、保护肝细胞、抑制肠管收缩、强心、减慢心律、降低血压、解热、镇痛、安定、抗菌、抗炎及抗肿瘤等作用；郁金具有促进胆汁分泌和排泄、保肝、刺激胃酸及十二指肠分泌、降

内科国医圣手时方

低全血黏度、抑制血小板聚集、抗心律失常、抑制多种皮肤真菌、抑制多种细菌、抗炎止痛及抗早孕等作用；枳壳具有抗炎、抗氧化、抗肿瘤、保肝和促进免疫反应等作用；黄芪具有加强正常心脏收缩、强心、降压、利尿作用、阻抑实验性肾炎、镇静、降血糖、兴奋收缩子宫及抑菌的作用；甘草具有镇咳平喘、抗心律失常、抗炎、镇痛、调节免疫等作用；鸡血藤具有抗炎、抗病毒、双向调节免疫功能、镇静催眠及抗肿瘤等作用；猪苓具有抑制肾小管对水及电解质的重吸收、抗肿瘤、防治肝炎、抗肾结石、提高免疫及抗菌等作用；陈皮具有促进唾液淀粉酶活性、抑制胃肠运动、平喘、镇咳、祛痰、升高血压、抗血小板聚集、抗氧化、抗衰老、强心、抗休克、抗过敏、抗肿瘤、抑菌、避孕、抗紫外线辐射及杀虫等作用；三七具有抗血小板聚集、溶栓、造血、降血压、减慢心率、扩张脑血管、提高体液免疫功能、镇痛、抗炎、改善学习记忆、抗疲劳、抗衰老及抗肿瘤等作用；丹参具有保护心肌、扩展血管、抗动脉粥样硬化、抗血栓、改善微循环、促进血管新生、抗肿瘤、抗肝纤维化、调节免疫、抗菌消炎等作用；地龙有降压、舒张平滑肌、解热、镇静、抗惊厥的作用；蜂房具有抑制炎症、镇痛、降压、扩血管、强心、抗肿瘤、抗菌及驱蛔虫、绦虫等作用；水蛭具有强抗凝血、保护肾缺血、抑制血小板聚集、降血脂、改善局部血循环、抑制肿瘤细胞等作用；木香具有抑制胃溃疡、促进胃肠运动、抗腹泻、抑菌、抗炎、抗肿瘤、扩张血管、及抑制血小板聚集等作用；砂仁具有增强胃功能、促进消化液的分泌、助消化、消除肠胀气及抑制血小板聚集等作用；鳖甲具有增强免疫功能、抗肿瘤、促进造血功能、保护肝功能、降血脂、抗肝纤维化、增强骨密度和股骨钙含量、抗疲劳及补血等作用；牡蛎具有收敛、镇静、解毒、镇痛的作用。

【用方经验】《金匮要略》曰："男子脉虚沉弦，无寒热，短气里急，小便不利，面色白，时目瞑，兼衄，少腹满，此为劳使之然。"《诸病源候论》曰："诊得肝积，脉弦而细，两胁下痛……胁下引小腹男子积疝。"均分别形象地描述了本病的贫血和巨脾等特征。唐容川《盘证论》指出"瘀血不去，新血且无生机，故此时虽诸虚必见"，表现为虚实夹杂之表现。在治疗上以活血化瘀药为主，佐以疏肝行气止痛药。全方祛血瘀、新血生、气机畅、化瘀生新是此方的显著特点。

# 第九章 精神病

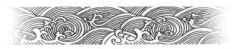

# 第一节　神经症

神经症，又称神经官能症或精神神经症，是一组精神障碍的总称，包括神经衰弱、强迫症、焦虑症、恐怖症、躯体形式障碍等疾病。临床表现复杂多样，典型体验是患者感到不能控制的自认为应该加以控制的心理活动，如焦虑、持续的紧张心情、恐惧、缠人的烦恼、自认为毫无意义的胡思乱想、强迫观念等。其发病通常与不良的社会心理因素有关，不健康的素质和人格特性常构成发病的基础。中医学对此类疾病的认识首先重视人的意志，称其为"狂证""癫证""郁证""脏躁""百合病""梅核气"等。中医学认为该病的发生多因七情内伤、劳倦过度、久病体虚、饮食不节，导致脏腑功能失调，阴阳失交，阳不入阴，则神明逆乱。本病一般是可逆的，其转归预后关键在于早期诊断，及时治疗，重视精神调护，避免精神刺激。若失治、误治，或多次复发，则病情往往加重，形神俱坏，难以逆转。中医在该病的诊治上有一定的疗效。故本节介绍了名医名家在治疗神经症方面的经验方。

## 肝郁癫狂方（张学文经验方）

【组成】丹参 30 g，郁金 12 g，桃仁 10 g，赤芍 12 g，黄芩 10 g，礞石 15 g，川贝母（冲服）10 g，青皮 10 g，沉香 10 g，芒硝（冲服）10 g，大黄 15 g。

【功效】疏肝清火，涤痰活血。

【主治】肝郁气滞、痰瘀交夹之狂症、精神分裂症。症见素性急躁易怒、刚直，胡言乱语，坐卧不安，语无伦次，狂乱不安，大便干结，小便黄赤。脉弦数，舌红赤，舌下散见瘀点。

【加减】若见瘀热上冲所致头痛头胀，面红目赤，吐衄者，可加牛膝、生地黄、牡丹皮、白茅根等以清热凉血、引血导热下行；热扰心神，夜寐不安者，加首乌藤、酸枣仁

以宁心安神。

【方解】本方所治之狂症、精神分裂症，乃肝郁气滞，痰浊夹瘀血，犯扰神明所致。该方是张学文在礞石滚痰汤的基础上进行加减所得的治疗发狂病的经验方。

方中丹参苦泄，归心、肝经，主入血分，功善活血化瘀，能"破宿血，补新血"而去瘀生新，其性通行，能通经活络，为治疗血瘀证之要药。郁金辛散温通，既能活血以通络，又能行气以疏肝，"能行血中之气滞，气中之血滞"。桃仁味苦通泄，入心肝血分，善泄血滞，祛瘀力强。郁金、桃仁为佐，可加强丹参活血通络之功。赤芍苦寒，入肝经血分，善清泻肝火，泄血分郁热，又有活血化瘀之功。黄芩其性苦寒，可清肝胆、肺胃之热，尤善清心肺之热，并有泻火解毒之功。赤芍、黄芩为伍，协助丹参清泻心肝之热。礞石质重，功专坠降，味咸软坚，善于下气消痰，又能平肝镇惊，为治惊痫之良药。川贝母能清热化痰，合礞石、大黄共奏涤痰之功。青皮性猛入肝，善于梳理肝胆之气，尤宜于肝郁气滞诸症，沉香善于行气止痛，青皮、沉香共奏行气疏肝解郁之功。芒硝味咸，可软坚泻下，大黄味苦泻下力强，两者相须为用，下瘀泄热，瘀热并治。诸药相合，共奏疏肝解郁，涤痰活血之功。

【注意事项】阴虚血瘀、孕妇忌用，体虚者慎用。

【现代研究】

1. 丹参能抗心律失常，能改善微循环，提高耐缺氧能力，保护心肌，可扩张血管，降低血压，并可降低血液黏度，抑制血小板聚集，对抗血栓形成；郁金主要成分姜黄素和挥发油能促进胆汁分泌和排泄，并有护肝、抑制血小板聚集、抗心律失常及抗炎作用；桃仁提取液能明显增加脑血流量，降低血管阻力，能抑制血小板聚集；黄芩具有抗菌、抗病毒、抗炎作用，并有镇静、保肝、利胆、

降压、抗氧化等作用；赤芍主要成分芍药苷有解热镇痛、镇静作用，其成分丹皮酚可抗血小板聚集、抗血栓形成、改善微循环等；礞石能促进阳离子交换，产生吸附作用，故可化痰利水，因含镁离子，故有泻下作用；浙贝有效成分贝母甲、乙素能镇静、镇痛，并有对心脏的抑制作用及降压、松弛平滑肌之功；青皮对胆囊平滑肌有舒张作用，有利胆作用，对心肌的兴奋性、收缩性、传导性、自律性均有明显的正性作用；沉香对肠平滑肌具有解痉作用，并有镇静、安定、麻醉、镇痛等作用；大黄能增加肠蠕动，促进排便，对多种革兰氏阳性和阴性细菌具有抑制作用，此外，还具有利胆、保肝、健胃、降压、降低胆固醇等作用；芒硝能抑制肠内水分的吸收，使肠内容积增大，引起机械刺激，促进肠蠕动而致泻。

2. 实验研究：肝郁癫狂方的基础方即礞石滚痰汤具有涤痰解毒、逐痰通络、醒神开窍、改善脑循环之功，具有促进肠蠕动、调节内分泌、抗炎、抗菌、降血压、降血脂、镇静等作用，与抗精神类药物相配合用，可明显提高疗效、减少副作用，且症状改善持久，远期效应优势明显。

【用方经验】该方为张老由礞石滚痰汤化裁而来。根据"暴病多瘀""怪病多瘀"的中医学原理，张老认为焦虑症、狂症等情志病多为肝胆气机郁滞化火，夹痰夹瘀上攻清窍所致，究其病机，多由痰瘀或情志过极，肝郁气滞、痰气内阻所致，久病失治，加之气郁化火，痰火扰心，痰浊蒙蔽神窍，而见神志不清。故治疗当以疏利肝胆、理气化痰、化瘀解郁、醒脑开窍为主，慢性缓解期和久治不愈者佐以滋补肝肾、健脾养血等法。

---

## 癫狂梦醒汤加味（何任经验方）

【组成】桃仁 24 g，柴胡 10 g，香附 10 g，木通 6 g，赤芍 15 g，法半夏 10 g，大腹皮 10 g，小青皮 6 g，陈皮 6 g，桑白皮 10 g，紫苏子 10 g，生甘草 6 g，生大黄 4 g。

【功效】活血化瘀，疏肝解郁，理气化痰。

【主治】气血凝滞、扰乱神明之癫狂症，可用于精神分裂症。症见喜怒无常，多语或不语，状如痴呆，面色晦暗，舌质紫暗，舌下脉络瘀阻，脉沉涩者；或痰气郁结，表情淡漠，神志呆痴，不思饮食，脉弦滑者。

【加减】烦躁、哭笑无常者，加浮小麦、大枣等；饮食无味、纳差者，加焦鸡内金、焦神曲等；尿少、便艰者，加滑石、麦冬等。

【方解】本方所治之癫狂症，由气血凝滞，扰乱神明所致。气郁化火，炼液为痰，气滞血瘀，凝滞脑气，则神明被扰，故治宜活血化瘀，疏肝解郁，理气化痰。

方中桃仁为主药，味苦、甘，性平，入心肝血分，破血祛瘀，又能润肠通便以泻瘀，为治疗多种瘀血阻滞病症的要药。赤芍入肝经血分，善泻肝火，泻血分郁热，配伍桃仁以增强活血祛瘀之效。柴胡、香附辛香行散，归肝经，善理肝气之郁结。木通可利尿通淋，大腹皮能行气利水，配合木通利水渗湿。陈皮、青皮开胸行气。半夏、紫苏子、桑白皮燥湿化痰，降逆下气。大黄味苦泻下力强，并能导瘀热下行，与桃仁合用，瘀热并治。甘草缓急建中，并调和诸药，以防逐瘀伤正。诸药配合，可使湿去痰化，清阳上升，腑气通畅，气行则血行，瘀去则气滞行，神志自清。

【现代研究】

1. 桃仁能明显增加脑血流量，降低血管阻力，能抑制血小板聚集，此外还可镇痛、抗炎、抗菌、抗过敏作用。赤芍所含的芍药苷能改善 IgE 复合体诱导的过敏炎症，还具有解热镇痛、镇静、抗血小板聚集、抗血栓形成、抗心肌缺血、改善循环等作用。柴胡具有抗炎、镇静、安定、镇痛、保肝、利胆等作用。香附水煎剂可促进胆汁分泌，并对肝细胞有保护作用，可抑制肠管收缩作用，此外还具有强心、减慢心律、降低血压、抗菌、抗炎、抗肿瘤等作用。木通具有抗炎、抗菌、利尿、抗血栓等作用。半夏可抗心律失常、镇静催眠、降血脂等。黄连具有抗炎、解热、降血糖功效，此外还具有强心、抗心肌缺血、抗心律失常、降压、抗血小板聚集等作用。陈皮有效成分柠檬烯有平喘、止咳之功，还可抗血小板聚集、抗氧化、抗衰老、抗休克等作用。青皮能抑制肠管平滑肌而解痉，并有利胆、对心肌的正性作用、扩张支气管、平喘等作用。大黄具有抗感染作用，还有止血、降压、降低血清胆固醇等作用；大腹皮可兴奋胃肠道平滑肌、促进胃肠蠕动等作用。甘草有抗心律失常、解痉之功，此外有抗利尿、降血脂、保肝等作用。桑白皮有抗炎、镇痛、镇咳、祛痰、平喘及降压、免疫调节、抗病毒、抗肿瘤、抗氧化等作用。紫苏子有镇咳、平喘、祛痰作用，还有抗炎、抗过敏、增强免疫、抗氧化、改善记忆力、抗肝损伤等作用。

2. 实验研究：癫狂梦醒汤联合利培酮组治疗精神分裂症后的肿瘤坏死因子-α、白细胞介素-6、SAPS 评分、SANS 评分以及嗜睡、口干、便秘发生率均低于西药组，提示癫狂梦醒汤联合利培酮治疗精神分裂症较单纯利培酮治疗更加安全有效。韩凤丽等建立了兔的动脉粥样硬化模型，采用癫狂梦醒汤干预治疗，观察其对血管平滑肌细胞增殖的影响，结果表明，癫狂梦醒汤可抑制血管平滑肌细胞增殖，可以延缓动脉粥样硬化的发生与发展，认为这一作用可能是通过抑制增殖细胞核抗原、血小板源生长因子蛋白表达来实现的。林虹等发现加味癫狂梦醒汤可以增加 Th1 细胞分泌的白细胞介素-2 的水平，并且可以抑制 Th2 细胞分泌的白细胞介素-6 的分泌水平，这样就可以调节 Th1/Th2 平衡，从而逆转了 Th1/Th2 漂移，缓解精神分裂症状，达到治疗精神分裂症的目的。

【用方经验】何任认为，癫狂之主要病因总离不开气、郁、痰、火、瘀。病机为邪侵机体，阴阳失调，神明受扰，初起属实，日久可转化为虚证或虚实夹杂。故早期宜活血、化瘀、行气、解郁、化痰等，时日久长，形体受损，即《黄帝内经》所曰"主不明则十二官危"，宜予以补气健脾、养血滋阴调治。

## 铁石汤（李聪甫经验方）

【组成】生铁落（先煎）30 g，生石膏（先煎）10 g，生龙齿（先煎）10 g，朱茯苓 10 g，玄参 10 g，瓜蒌子 10 g，胆南星 7 g，秦艽 7 g，清远志 5 g，九节菖蒲 3 g，鲜竹沥（分冲）1 盅。

【功效】泻肝镇心，清热化痰。

【主治】心肝火旺、痰蒙神窍之癫狂。症见平素性情急躁，头痛，心悸失眠，面红目赤，突发狂乱无知，骂詈号叫，不避亲疏，逾垣上屋，或毁物伤人，气力愈常，不食不眠，渴喜热饮，便秘溲赤。舌质红绛，苔多黄腻或黄燥而垢，脉弦滑数。

【加减】若见面赤、烦热、口渴较甚者，可予以犀牛角、地黄等清火凉血；若头部刺痛较甚，部位固定者，加丹参、牡丹皮、泽兰等活血化瘀；阳明腑实，大便燥结者，可暂用小承气汤荡涤秽浊；若神志渐清，痰热未尽，心烦不寐者，用温胆汤合朱砂安神丸化痰安神。

【方解】本方证所治由心肝火旺，炼液为痰，痰随气升，蒙蔽神窍所致。心主神明，心火亢则神明被扰，五志过极，化火灼津，凝液成痰，痰火又可扰乱心神，故治宜泻肝镇心、清热化痰。

方中生铁落归心、肝经，能镇潜浮躁之神气，使心有所主，其性气寒而重，善于平肝开结镇惊。石膏辛甘大寒，可清热泻火，除烦止渴。龙齿归心、肝经，功善镇静安神，与生铁合用，以增强平肝镇惊之功。茯苓能补益心脾而安心神，外朱砂为衣，以增强清心安神之功。苦参能泻火解毒治肝经热盛，又可清热凉血治热陷心包。瓜蒌子、胆南星、竹沥相合，可涤痰泄热，开窍定惊。远志既能开心气而宁心安神，又能通肾气而强志不忘，以交通心肾。石菖蒲芳香走窜，能开窍醒神、化湿豁痰避秽。秦艽为"风中之润剂"，能祛风邪、舒经络，又善活血荣筋。全方共奏泻肝镇心、清热化痰之效。

【注意事项】脾胃虚寒者、孕妇慎用。

【现代研究】

1. 生铁落能促进红细胞的新生和增加血红素的数值，有补血作用，并有一定的镇静作用。石膏有明显的解热作用，并可促进血液凝固、抑制神经应激能力、抗炎、抗病毒、利尿、降血糖等作用。龙齿有中枢抑制和骨骼肌松弛作用，能调节机体免疫、镇静、催眠、抗惊厥促进血液凝固、降低血管通透性等作用。茯苓具有利尿、镇静、抗肿瘤、增加心肌收缩力、增强免疫、护肝、降血糖等作用。玄参有明显的抗炎作用，还具有扩张冠脉、降压、护肝、增强免疫、抗氧化等作用。瓜蒌具有扩张冠脉、保护心肌、降血糖、降血脂、提高机体免疫、致泻等作用。胆南星具有镇痛、镇静、抗惊厥、抗心律失常、抗肿瘤等作用。竹沥具有明显的镇咳、祛痰、抗菌、抗炎等作用。远志具有镇静、催眠、抗惊厥、抗氧化、抗衰老、减慢心率等作用。石菖蒲具有镇静、抗惊厥、抗抑郁、抗脑损伤、祛痰、平喘、镇咳等作用。秦艽具有镇静、镇痛、解热、抗炎、抗组胺等作用，对病毒、真菌、细菌皆有一定的抑制作用。

【用方经验】李老认为，心为君主之官，主神明。肝藏魂，主疏泄，肝气条达则神志正常。若心火亢则神明被扰，肝气不疏，五志过极，化火灼津，凝液成痰，痰火又可扰乱心神，故治宜泻肝镇心、清热化痰。此外，李老注重理血，强调"血以和为贵"，未成之瘀，当采取调气和血；已成之瘀，宜理气活血化瘀；化之不除的瘀血，才需攻逐。

## 加味礞石滚痰汤（董建华经验方）

【组成】礞石 15 g，琥珀粉（分冲）1.5 g，朱砂粉（分冲）1 g，黄芩 10 g，熟大黄 3 g，沉香 3 g。

【功效】清热豁痰，安神定志。

【主治】痰火扰心之精神分裂症等。症见初起有虚烦不眠、惊悸不安、心烦眩晕，终日郁闷无言，若有所思；或喃喃自语，无故窃笑；或力气倍增，逾垣上屋，登高而歌，弃衣而走，毁物伤人，骂詈不避亲疏等。

【加减】若肝阳上亢而头痛头晕者，加生石决明、珍珠母；口苦心烦者，加龙胆、栀子、牡丹皮；胸闷憋气者，加旋覆花、郁金；失眠多梦者，加丹参、炒酸枣仁；脘痞苔腻者，加藿香、佩兰、砂仁；情志失调者，加柴胡、香附。

【方解】本病属中医学"癫狂"范畴，其主要病机为七情内伤、气机不畅、痰火扰心、蒙蔽心包。五志之火不得宣泄，炼液成痰，痰结日久，清窍闭塞，神明逆乱而发癫狂。

方中以礞石质重，既能攻消痰积，又能平肝镇惊，功以清热豁痰开窍。大黄通腑泄热，并可导痰热下行。黄芩苦寒直折火势。琥珀粉、朱砂粉归心、肝经，可重镇安神定志，兼以清心。沉香辛香走窜，可降气调中。诸药配合，泻火豁痰，镇心安神，是治疗痰火扰心型精神分裂症之良方。

【注意事项】朱砂有毒，礞石重坠性猛，脾虚胃弱、小儿慢惊者忌用，孕妇慎用。

【现代研究】

1. 礞石能促进阳离子交换，产生吸附作用，是化痰利水作用机制之一，此外因其含有镁离子，故有泻下作用。琥珀具有中枢抑制作用，有抗惊厥、抗休克作用。朱砂能降低中枢神经兴奋性，有镇静、催眠、抗惊厥作用，并有抗心率失常、抑菌等作用。黄芩具有抗菌、抗病毒、抗炎、抗过敏、解热、抗氧化等作用。沉香对回肠的自主收缩有抑制作用，并能对抗组胺、乙酰胆碱引起的痉挛性收缩，此外，还有镇静、安定、麻醉、镇痛、平喘、抗菌等作用。

2. 实验研究：潘振山研究表明，礞石滚痰丸联合利培酮片治疗精神分裂症临床疗效明显优于单纯利培酮片治疗，可明显改善患者临床症状，降低 BPRS 及 PANSS 评分，对患者阴性症状及一般精神病症状降低更明显。

【用方经验】董老认为，治病先调气机，调气机时，则一要谙熟脏腑气机特点，二要注重调肝，三要调气不忘和血，并注重清通之法以复脉络的畅行。气机不畅，郁而化火，火盛则炼津为痰，痰结日久，清窍闭塞，则神明逆乱，治宜清热豁痰、安神定志，并予以沉香降气调中、大黄通腑泄热并导痰热下行。

# 第二节 抑郁症

抑郁症,又称抑郁发作,以显著而持久的心境低落为主要临床特征,其特点为:情绪低落、思维缓慢、语言动作减少和迟缓。临床可见心境低落与其处境不相称,情绪的消沉可以从闷闷不乐到悲痛欲绝,自卑抑郁,甚至悲观厌世,可有自杀企图或行为;甚至发生木僵;部分病例有明显的焦虑和运动性激越;严重者可出现幻觉、妄想等精神病性症状。每次发作持续至少2周以上、长者甚或数年,多数病例有反复发作的倾向。

中医学认为,情志内伤是郁病的致病原因。郁病病机主要为肝失疏泄,脾失健运,心失所养及脏腑阴阳气血失调。本病初起病变以气滞为主,可兼有血瘀、化火、痰结、食滞等,多属实证;病久则易由实转虚,随其影响的脏腑及耗损气血阴阳的不同,而形成肝、脾、心、肾亏虚之不同病变。其治当以理气开郁、调畅气机、移情易性为法。抑郁症使用中医证候进行辨治,既能体现病的特征,又能体现证的本质,临床疗效较好,又避免了抗抑郁西药的副作用。

## 和肝汤 (方和谦经验方)

【组成】党参9g,茯苓9g,炒白术9g,炒白芍9g,当归9g,薄荷(后下)5g,柴胡9g,香附9g,紫苏梗9g,炙甘草6g,大枣4枚。

【功效】疏肝解郁,健脾和营,养心安神。

【主治】郁证,证属肝郁血虚者。临床多见于更年期抑郁症,肝郁血虚,脾胃失和。症见精神抑郁,情绪不宁,胸部满闷,胁肋胀痛,头晕目眩,神疲乏力,腹胀食少,心烦失眠,月经不调,乳房胀痛,健忘,大便不调,舌苔薄腻,脉弦细。

【加减】临床根据病情不同,以肝郁脾虚、气血失调为主证,根据兼证的寒热虚实加减用药,若因心气虚而见心悸者,加远志、浮小麦;心火上炎而见心烦者,加莲子心;阴虚烦热失眠者,加白薇、竹茹。对于情绪郁闷的患者,常加入合欢花或郁金。方老认为,合欢花药性平和,不伤气血,能解郁安神,还能调和脾胃,他在临床还特别注意对脾胃之气的调护,用药量轻,药性柔和。

【方解】"和肝汤"的组成有三个特点:其一,本方以当归、白芍为君药,养血柔肝。肝为刚脏,体阴而用阳,当归、白芍以阴柔之性涵其本。其二,以柴胡、薄荷、紫苏梗、香附为臣药;柴胡、薄荷疏肝解郁,加入紫苏梗、香附不仅降肝之逆,且能调达上、中、下三焦之气。四药合用有疏肝解郁、行气宽中之功,此所曰:"肝欲散,急食辛以散之。"以辛散之剂遂其性。其三,又以党参、茯苓、白术、甘草四君汤为佐药,甘温益气、健脾和胃。既遵仲景"见肝之病,知肝传脾,当先实脾"之旨,又收"肝苦急,急食甘以缓之"之用,达到以甘温缓急杜其变的目的。上述特点使"和肝汤"成为一个调和气血、疏理肝脾、体用结合、补泻适宜的方剂,在临床上广泛应用于肝脾失和的多种病证。

【注意事项】按肝气郁结,升发不及而影响脾胃功能者,不可过用苦寒沉降之品,恐伐其生生之气,而应使当升者升,复归如常。

【现代研究】

1. 方中党参具有调节胃肠运动、抗溃疡、增强免疫、调节血压、调节血糖、抗衰老、抗缺氧等作用;茯苓具有利尿、镇静、抗肿瘤、增加心肌收缩力等作用;白术有保肝、利胆、降血糖、抗菌、抗肿瘤、镇静、镇咳、祛痰等作用;白芍具有中枢抑制、解痉、抗炎、抗溃疡、调节免疫、抗菌、保肝、解毒、抗诱变和抗肿瘤等作用;当归具有抗血栓形成、改善血液循环、对心肌缺血再灌注的心律失常具有保护作用、改善冠脉循环、扩张血管、抑制平滑肌痉挛、抗炎和镇痛、降血糖、保护肺、肝、胆、肾脏、补血、抗心律失常、降血脂及抗实验性动脉粥样硬化、抑制血小板聚集、抗血栓、抗炎、抑制中枢神经系统、抗菌、平喘、抗氧化和清除自由基的作用；柴胡具有镇静、安定、镇痛、解热、镇咳、抗炎、降血脂、抗脂肪肝、抗肝损伤、利胆、降低氨基转移酶、兴奋肠平滑肌、抗溃疡、抗菌、抗病毒、增强免疫等作用；香附具有抑制子宫收缩、镇痛、抗菌等作用；炙甘草具有镇痛、抗炎、类肾上腺皮质激素样作用、降血脂、保肝等作用。

2. 实验研究：目前针对和肝汤的现代药理研究尚不完善，但考虑到其由逍遥化裁而来，可互相参考。逍遥散是调和肝脾的名方，临床应用广泛。"肝郁"是高级神经系统活动紊乱而表现出的一组症候群。现在人们认为，中枢神经系统在应激作用下，通过神经内分泌、神经递质、神经肽等组成下丘脑-垂体-靶腺轴与外周交感神经系统、副交感神经系统共同影响循环、内分泌、免疫、消化等系统的功能。逍遥散可以调节中枢单胺类神经递质，调整体内激素水平，从而改善临床肝郁脾虚的症状。此外，其还还具有保肝、抗自由基作用和改善微循环等作用。现代研究证明，当归、茯苓提取的多糖可增强细胞免疫功能；白术、茯苓、当归、白芍可作用于淋巴细胞，促进淋巴细胞的转化。总体上全方可调节胃肠功能，调节中枢神经系统，镇静镇痛、抗惊厥、抗焦虑抑郁，调节内分泌、平衡激素水平及调节免疫功能紊乱。这些作用既与方中诸药所含成分有关，更与诸药配伍，从中枢、神经内分泌、免疫等多途径调节有关。

【用方经验】和肝汤是方和谦长期临床实践中归纳创拟而成。他在著名方剂逍遥散的基础上加入党参、香附、紫苏梗、大枣四味中药，既保留了逍遥散疏肝解郁、健脾和营之性，又加重了益气健脾、疏达理气之功，使其和中有补、补而不滞，从而拓宽了逍遥散的适应证，取得了更加显著的临床疗效。方老认为早期更年期抑郁症的病位在心、肝、肾，肝郁血虚或肝郁阴虚所致，但由于肝与脾胃的特殊关系，本病也经常涉及脾胃。因

此，在治疗本病时常以养血疏肝为基本大法。和肝汤是柔补通调之剂，既养血又解郁，故可达和调气血、养心安神之目的。除用于治疗失眠症外，还用于以情绪或意识障碍为主要表现的神经精神疾病。

## 清心豁痰汤（李振华经验方）

【组成】白术 10 g，茯苓 15 g，橘红 10 g，清半夏 10 g，香附 10 g，枳壳 10 g，小茴香 10 g，乌药 10 g，郁金 10 g，石菖蒲 10 g，栀子 10 g，莲子心 5 g，胆南星 10 g，甘草 3 g，琥珀（冲服）3 g。

【功效】疏肝健脾，豁痰清心。

【主治】脏躁。临床多见于抑郁症。主要病机为肝脾失调，肝郁脾虚，气滞湿阻，化火成痰，痰火内盛，上扰心神；或痰浊随肝气上逆，干扰清窍，以致心神不宁，魂魄不安，发为脏躁。脾虚失运，痰湿中阻，升降失常，则纳差、胸闷气短，苔腻，舌体胖大；脾胃虚弱，气血生化乏源，机体失于濡养，则体倦乏力；肝郁化火，痰火扰心则烦躁易怒，坐卧不宁，急躁时易哭，甚则哭笑无常，或无故悲伤哭泣，多疑善虑，失眠恶梦，心惊恐惧；痰浊或湿浊随肝气上扰清窍，则头晕头沉；脾虚意不守舍则记忆力减退；伴有舌质红，脉弦，即符合本证表现。

【加减】若失眠严重者，加首乌藤 30 g、龙骨 15 g、合欢皮 15 g；口干口苦者，加知母 12 g、竹茹 10 g；大便溏薄者，去胆南星，加薏苡仁 30 g、泽泻 12 g；腹胀纳差者，加砂仁 8 g、厚朴 10 g、焦三仙各 12 g。胁肋窜痛者，加延胡索 10 g、川楝子 12 g；头晕者加天麻、钩藤；时自汗出者，酌加麻黄根、浮小麦、牡蛎；咽干口苦者，重用知母，心烦急躁甚者，加淡竹叶、黄连等。

【方解】方中白术、茯苓、橘红、清半夏、甘草健脾和胃，行气化痰为本，为六君子汤去人参易陈皮为橘红，取其下气之力更强，以清半夏易法半夏亦取其化痰作用更胜；而其中的半夏、橘红、茯苓、甘草又有导痰汤之意，而导痰汤中的化风痰之南星、破气之枳壳，宜通而不宜破气太过，用量不大；

郁金、石菖蒲以理气解郁、清心凉血；知母、炒栀子、莲子心清心之火；香附、小茴香、乌药理气和胃、行气解郁；又用重镇之琥珀镇静安神；甘草又具有调和诸药之功。全方配伍使肝气舒畅、脾得健运、肝木无以相乘、痰火清、心神明而得痊愈。

【注意事项】理气药的选用，注意忌刚用柔，防香燥伤阴，尤其对久病阴血不足之体，更当谨慎。

【现代研究】

1. 方中白术有保肝、利胆、降血糖、抗菌、抗肿瘤、镇静、镇咳、祛痰等作用；茯苓具有利尿、镇静、抗肿瘤、增加心肌收缩力等作用；橘红有平喘、镇咳、升高血压、抗血小板聚集、抗氧化、抗衰老、强心、抗休克、抗过敏、抗肿瘤、抑菌等作用；半夏具有镇咳、止呕、降低血液黏度、抑制红细胞聚集、抗心律失常、镇静催眠等作用；香附具有抑制子宫收缩、镇痛、抗菌等作用；枳壳具有抗炎、抗氧化、抗肿瘤、保肝和促进免疫反应等作用；郁金具有保护肝细胞、促肝细胞再生、抑制肝细胞氧化、抑制血小板聚集、抗炎止痛等作用；石菖蒲有抗惊厥、抗电惊厥，对抗戊四氮阵挛性惊厥，安神镇静、降温、解痉和抗肿瘤等作用；栀子具有抗感染、抗炎、镇静、镇痛、降温退热、保肝利胆等作用；胆南星具有抑制神经系统、催眠的作用；甘草具有镇咳、祛痰、平喘、抗利尿、降血脂、保肝和类似肾上腺皮质激素样等作用。

2. 实验研究：本方系包含了温胆汤及导痰汤的方义，目前针对此两方的现代药理学研究十分丰富。综合而言，本方可降低皮层多巴胺（DA）的含量、升高皮层及海马组织4-二羟基苯乙酸（DOA-PAC）的含量，可以解释本方临床对抑郁症、癫狂小儿抽动秽语综合征等精神类疾病的治疗机理。其还能降低炎性细胞因子 IFN-γ 的浓度，增加免疫抑制细胞因子 IL-10 的浓度，调节免疫应答，抑制炎症的进展，改善临床症状，并减少复发。在一项加味温胆汤抗大鼠营养性肥胖的实验研究中发现：加味温胆汤口服给药可明显减轻营养性肥胖大鼠的体重，降低血清 TC、TG、LDL 的含量，血清 HDL 含量明显升高，显著降低大鼠脂肪指数，表明温胆汤对血脂及肥胖尚有一定的作用；同时间接阐明中医"痰"与西医"脂肪"之间的相关性，为该方的临床应用提供可靠的实验依据。动物实验表明，本方干预抑郁模型动物后，其血浆中生长抑素含量降低，提示其抗抑郁作用可能与升高脑内生长抑素含量有关。中药药理学提示，石菖蒲通过阻断中枢 5-羟色胺的重摄取，从而使神经细胞突触间隙中可供生物利用的 5-羟色胺增多，从而发挥抗抑郁作用；郁金对低张性缺氧小鼠脑组织有一定的保护作用；白术、茯苓调节神经内分泌的作用是多靶点、多方向的。这些研究从现代药理学原理方面支持了方剂的有效性。

【用方经验】李振华按肝脾失调，痰火内扰，干扰清窍这一病机，以疏肝健脾，清心豁痰为法，自拟清心豁痰汤，临床收到满意效果。李老认为，抑郁症乃长期精神抑郁，怒气伤肝，肝气郁滞，郁而化火，以致肝火引动心火，肝火不仅耗伤肾阴，肝气又横逆脾胃，导致脾不能正常运化。水湿内停，气郁日久化热而为痰，痰湿随肝气上逆，蒙蔽清窍，导致思维混乱，此复杂之病理涉及心肝脾肾四脏。本病宜通不宜补，气郁是发病之本，通即是疏通肝气，恢复肝气疏泄条达之功，气行则湿行，痰湿去，则热成无根之火，易于消散。李老强调恢复期治疗要掌握好分寸，若过早使用逍遥散，反可使病情加重，可能与早用归芍等阴分药滋阴而敛痰湿有关。在药物治疗的同时，还应注重调畅情志，增强患者战胜疾病的信心，才能收到更好疗效。概括而言，不外三条：发病之本是肝郁脾虚、心肝脾肾四脏功能失调；治疗宜通不宜补：疏肝健脾，豁痰清心；调畅情志是关键。

## 疏肝解郁汤（王琦经验方）

【组成】柴胡 15 g，法半夏 10 g，黄芩 10 g，党参 10 g，生龙骨（先煎）30 g，生牡蛎（先煎）30 g，茯苓 15 g，桂枝 10 g，熟大黄 10 g，磁石（先煎）20 g，石菖蒲 15 g，郁

内科国医圣手时方

金 15 g，神曲 10 g。

【功效】疏肝解郁，化痰理气，安神开窍。

【主治】抑郁证，辨证属肝气郁结，痰气交阻。症见抑郁寡欢，健忘多疑，失眠多梦，懒言少动，肢冷畏寒，心悸气短，或者悲伤哭泣，哭笑无常，甚至悲观厌世等。

【加减】兼有顽固性失眠者，加夏枯草 20 g、百合 15 g、紫苏叶 15 g、合欢花 15 g、首乌藤 15 g；自言自语、嬉笑无常、甚至打人毁物者，加通窍活血汤、黑白丑各 10 g；兼有食欲不振者，加枳壳 15 g、莱菔子 15 g；兼有心律失常者，加甘松 10 g、苦参 10 g。

【方解】本方由柴胡加龙骨牡蛎汤加减化裁而来。方中柴胡疏肝解郁以治气郁；黄芩、熟大黄清热泻火以治火郁；法半夏、茯苓、石菖蒲燥湿化痰、渗湿以治痰郁、湿郁；郁金活血行气以治血郁，合石菖蒲取菖蒲郁金汤之意化痰解郁开窍；党参益气、桂枝温阳利水以助半夏、茯苓燥湿化痰，桂枝温运血行，以助郁金活血散瘀；龙骨、牡蛎、磁石重镇安神，以治烦躁惊狂；神曲健脾和胃，消食调中。全方共奏疏肝解郁、和解少阳、化痰理气、清热镇惊之效。

【注意事项】治疗中应注意理气而不耗气，活血而不破血，清热而不败胃，祛痰而不伤正。

【现代研究】

1. 方中柴胡具有镇静、安定、镇痛、解热、镇咳、抗炎、降血脂、抗脂肪肝、抗肝损伤、利胆、降低氨基转移酶、兴奋肠平滑肌、抗溃疡、抗菌、抗病毒、增强免疫等作用；半夏具有镇咳、止呕、降低血液黏度、抑制红细胞聚集、抗心律失常、镇静催眠等作用；黄芩具有抗炎抗变态反应、抗微生物、解热、降压、利尿、轻度升血糖、和胆，解痉及镇静的作用；党参具有调节胃肠运动、抗溃疡、增强免疫、调节血压、调节血糖、抗衰老、抗缺氧等作用；龙骨具有助眠、抗惊厥、促凝、降低血管通透性、减轻骨骼肌兴奋性等作用；牡蛎具有镇静、抗惊厥、镇痛、抗溃疡、降血脂、抗凝血、抗血栓等作用；茯苓具有利尿、镇静、抗肿瘤、增加心肌收缩力等作用；桂枝具有抗病毒、抗菌、降血糖、解热、抗炎、抗过敏、抗凝血、抗肿瘤、镇静、抗焦虑、扩血管和神经保护等作用；大黄具有增加肠蠕动、抑制肠内水分吸收、促进排便等作用；磁石具有抑制中枢神经系统、镇静、抗惊厥等作用；石菖蒲有抗惊厥、抗电惊厥，对抗戊四氮阵挛性惊厥，安神镇静、降温、解痉和抗肿瘤等作用；郁金具有保护肝细胞、促肝细胞再生、抑制肝细胞氧化、抑制血小板聚集、抗炎止痛等作用。

2. 本方中所含的柴胡加龙骨牡蛎汤具有明显的抗抑郁作用；能够保护海马神经元，调节下丘脑-垂体-肾上腺轴功能及增加脑内单胺类递质。单胺类递质包括多巴胺（DA）、去甲肾上腺素（NA）和 5-羟色胺（5-HT）。单胺假说认为，持续的压力或者大脑功能紊乱，使单胺类神经递质浓度和活性下降，从而导致抑郁，而研究证实本方可使抑郁大鼠下丘脑、纹状体、边缘区和大脑皮层 NA、DA、DOPAC、5-羟色胺含量普遍增加，纹状体和边缘区 5-羟色胺水平显著升高，其抗抑郁作用可能与增加脑内单胺类神经递质的含量有关。抑郁症患者的下丘脑-垂体-肾上腺轴功能亢进，如血浆的 ACTH 和 CORT 浓度增加，失去了夜间自发性分泌抑制的节律，促肾上腺皮质激素释放因子（CRF）浓度均升高等，应用本方口服能够使慢性应激抑郁模型大鼠血浆 CORT 和 ACTH 含量恢复正常，提示本方可通过逆转 HPA 轴功能亢进来发挥抗抑郁作用。另外，抑郁症可引起海马神经元萎缩、变性、死亡。研究表明通过不可预见性慢性的应激，可以造出海马体积显著减小的模型，而经口给予柴胡加龙骨牡蛎汤后，能够抑制海马体积的减小，从而起到抗抑郁作用；其中药物成分能够明显对抗慢性应激大鼠海马萎缩，显著抑制皮质酮（Cort）诱导的 PC12 细胞损伤，拮抗应激因素对小鼠海马造成的海马 CA3 区神经元凋亡，显著提高慢性应激大鼠脑源性神经营养因子（BDNF）的含量，提示本方可能通过增加神经营养因子、保护神经元及诱导神经元再生而发挥抗抑郁作用。

【用方经验】《古今医统大全·郁证门》曰："郁为七情不舒，遂成郁结，既郁之久，变病多端。"因此，气郁日久必有气、血、食、湿、痰、火郁之复杂变化，六郁之间又常常相互夹杂，最后致气郁化火、痰热内扰复杂之证，并且抑郁症类疾病病程一般较长，"痰湿食血火气"六郁日久致脏腑气血损伤、阴阳亏虚。因此，抑郁症其病机关键在"郁"，主要表现为痰郁、气郁、血郁、火郁，而以痰郁、血郁为先导，复加以气郁。所以治疗不同于一般的疏肝理气法，而应重视开痰、化瘀，辅以疏肝。本方正是基于此制定，从少阳郁热入手，开郁、化痰、镇惊安神多管齐下，故可取得良效。"汤者荡也，丸者缓也"，因抑郁症病程较长，难以速愈，治疗该疾病可采用汤剂和丸剂一起运用，后期完全可以辨证准确后用丸剂、膏方巩固疗效，既可方便患者，经济实惠，临床效果更佳。同时在对待患者要同情、关心、耐性，帮助患者重拾信心和乐观态度，积极面对生活，树立正确的人生和社会价值观。

## 抑肝散（岳美中经验方）

【组成】柴胡 10 g，钩藤 12 g，当归 12 g，川芎 12 g，清半夏 20 g，陈皮 12 g，云苓 12 g，白术 10 g，甘草 6 g。

【功效】疏肝养血，和中化痰。

【主治】抑郁证及抑郁焦虑状态，辨证属肝郁脾虚型。症见精神抑郁、善太息，或心烦易怒、胸闷胁胀、失眠、舌苔薄腻、脉弦细。

【加减】兼有潮热盗汗者，加地骨皮 12 g、熟地黄 15 g；心烦、急躁易怒者，加栀子 9 g、淡竹叶 12 g；眩晕头痛者，加桑叶 12 g、白菊花 9 g；情绪改变明显，喜怒无常者，加百合 15 g、浮小麦 15 g；心悸、心慌者，加阿胶 9 g、丹参 15 g。服药期间忌饮浓茶、咖啡，可饮热牛奶。

【方解】方中以钩藤为君药，具有清热平肝，息风止痉的功效。"肝为刚脏，体阴而用阳"，若情志不舒，则肝脏易化热化火。而钩藤为君药，味甘，性凉，归肝、心包经，有

很好的清心火、平肝热的功效。柴胡归肝、胆经，味辛、苦，既能疏肝解郁，又能透邪升阳，使肝气条达，为臣药。甘草补中益气，清心泻火，与柴胡，钩藤配伍能缓解肝阳上亢，起到疏肝理气之功。麸炒白术、茯苓，健脾益气，使脾胃运化有权，营血生化有源。当归甘温质润，养血柔肝，川芎活血化瘀，行气止痛，为血中之气药，二药相合，既能柔肝补血又能行气止痛。

【注意事项】本证与西医癔症密切相关。发作时，可根据具体病情选用适当的穴位进行针刺治疗，并结合语言暗示、诱导、对控制发作，解除症状，常能收到良好的疗效。

【现代研究】

1. 方中柴胡具有镇静、安定、镇痛、解热、镇咳、抗炎、降血脂、抗脂肪肝、抗肝损伤、利胆、降低氨基转移酶、兴奋肠平滑肌、抗溃疡、抗菌、抗病毒、增强免疫等作用；钩藤具有降低血压、镇静、抗癫痫、抗惊厥、抗心律失常、抗血小板聚集、抗血栓、降血脂等作用；当归具有抗血栓形成、改善血液循环、对心肌缺血再灌注的心律失常具有保护作用、改善冠脉循环、扩张血管、抑制平滑肌痉挛、抗炎和镇痛、降血糖、补血、抗心律失常、降血脂及抗实验性动脉粥样硬化、抑制血小板聚集、抗血栓、抗炎、抑制中枢神经系统、抗菌、平喘、抗氧化和清除自由基的作用；川芎具有扩张血管、增加血流量、改善微循环、抗血小板聚集、预防血栓、镇静、降血压、抗炎、利胆等作用；半夏具有镇咳、止呕、降低血液黏度、抑制红细胞聚集、抗心律失常、镇静催眠等作用；陈皮具有扩张血管、增加血流量、调节血压、清除氧自由基、抗脂质过氧化、祛痰、利胆、降血脂等作用；云苓具有利尿、镇静、抗肿瘤、增加心肌收缩力等作用；白术有保肝、利胆、降血糖、抗菌、抗肿瘤、镇静、镇咳、祛痰等作用；甘草具有镇咳、祛痰、平喘、抗利尿、降血脂、保肝和类似肾上腺皮质激素样等作用。

2. 研究发现，孤养加慢性不可预知应激造成了动物抑郁样行为，并可模拟人类抑郁症的核心症状，即快感缺乏。而抑肝散可改

内科国医圣手时方

善这些抑郁样行为变化，具有显著的抗抑郁作用。此模型大鼠海马区 $Na^+/K^+$-ATPase 活力与正常组相比明显下降，而抑肝散能够逆转这一变化。GFAP 作为星形胶质细胞特异性骨架蛋白，可反映星形胶质细胞的成熟度和活化状态。而星形胶质细胞的变化可能是抑郁症发生发展过程中功能上的一个重要的变化指标，抑郁模型大鼠海马区 GFAP 含量与正常组相比明显下降，而抑肝散能够逆转这一变化。上述实验研究表明，抑肝散抗抑郁的机制可能与增加脑组织 GFAP 表达量，增强海马脑组织 $Na^+/K^+$-ATPase 活力有关。在一项本方对于年龄相关的焦虑症状的治疗效果和机制的研究中发现，抑肝散提高了老年大鼠额前皮质中的 5-羟色胺和多巴胺的水平，抑制了与年龄相关的 $NH_3$ 的浓度的增长，且不影响肝肾功能。Kamei 等采用洞板实验及高架迷宫实验分别考察了抑肝散及其中的一味药材钩藤的抗焦虑作用；发现抑肝散和钩藤的原药材及水提物均有较好的提高小鼠对陌生环境的探索行为的作用；而抑肝散的甲醇提取物无此作用；提示产生抗焦虑作用的有效成分应位于抑肝散的水提物中。当小鼠先服用苯二氮䓬类受体拮抗剂氟马西尼再给予抑肝散或钩藤水提物时，发现其对探索行为的提高受到抑制。因此，抑肝散的抗焦虑作用是受苯二氮䓬系统介导产生的，而钩藤是其中的一味有抗焦虑作用的主药。对抑肝散中单一化学成分分析显示，分离得到的化合物以黄酮类为主，其中甘草苷在活性部位中的含量最高，而黄酮类化合物可通过抗氧化和清除自由基作用抑制脑部神经细胞的老化。另据文献报道，钩藤碱、甘草苷和阿魏酸在体内外模型中均表现出显著的中枢神经系统保护作用。

【用方经验】中医学认为"肝者，将军之官，谋虑出焉"，"肝喜条达而恶抑郁"，"怒伤肝"，故在情志病变中，尤其以肝气的失调为主。肝气疏泄，则全身气机调畅。肝气的疏泄功能异常，则气机不畅，或肝气郁结，或肝阳上亢。病因病机互为因果，可以使病情加重，患者出现情志不畅时，又会反过来导致郁怒伤肝、肝失疏泄的情况出现，由于

五行相生相克的原理，木克土，肝克脾，因此肝气过于强盛时会导致肝脾失调，引起气机郁滞，心神失养，患者就会出现焦虑抑郁、精神不佳的症状。抑肝散具有疏肝解郁，行气健脾的作用；能够很好克服患者心理疾病。本方本是为治小儿肝经虚热抽搐等疾病而制定，但近年来的研究及应用发现，抑肝散还对神经过敏、焦躁症、抑郁症等多种精神障碍有关疾病具有很好的临床疗效。现代医学抗抑郁药普遍有较强的毒副作用；且起病缓慢，多数在服药后还出现一段时间的症状加重期，部分患者难以耐受，而抑肝散及其加味方治疗抑郁症、抑郁焦虑状态无成瘾性，无毒副反应，采用汤药，保留了药汤剂组方灵活的特点，服用方便，疗效可靠，值得临床应用。

## 百麦安神饮（路志正经验方）

【组成】百合 30 g，淮小麦 30 g，莲子 15 g，首乌藤 15 g，大枣 10 g，甘草 6 g。

【功效】益气养阴和血，清热安神定志。

【主治】抑郁证，神经症及神经衰弱等，中医辨证为心阴不足、虚热内扰，或气阴两虚、心神失养者，皆可用之。症见神志不宁，心烦急躁，精神恍惚，悲伤欲哭，不能自主，时时欠伸，失眠多梦，善惊易恐，心悸气短，多汗，时欲太息，默默寡言，欲行不能行、欲食不能食，口干苦，舌淡红或嫩红，脉细弱或细数无力。

【加减】兼有气郁者，加合欢花 30 g；兼痰浊者，加竹茹 9 g、生姜 6 g；兼湿邪阻滞者，加藿香、荷梗各 10 g；兼肝血虚者，加酸枣仁、当归各 15 g。

【方解】本方病证虚多邪少、功能失常，不可过于疏肝、不可过于滋补，以清淡、轻灵、活泼、流动之品，故取《金匮要略》甘麦大枣汤与百合汤之义，再加莲子、首乌藤。方中以淮小麦、甘草、大枣益心脾之气；莲子、百合、大枣养血和营；以百合微寒之性，清内蕴之虚热；且淮小麦、百合、莲子、首乌藤、大枣诸药均有安神定志作用。诸药合用，共奏养心阴、益心气、清虚热、缓诸急，

有安神定志之功。

【注意事项】心失所养，心神惑乱可出现多种多样临床表现，应详细辨证，在治疗中，应注意补益心脾而不过燥，滋养肝肾而不过腻。

【现代研究】本方虽由两个经方合并而来，但用药仍求精简，现代研究多从经方出发。临床观察发现，甘麦大枣治疗单纯抑郁症、中风后抑郁症、肿瘤合并抑郁症、更年期抑郁症、产后抑郁均有良好疗效，可以显著降低患者汉密尔顿抑郁量表（HAMD）及抑郁自评量表（SDS）评分，且疗效与SSRI、SNRI及黛力新等复方制剂相仿，但副作用明显减轻，持续给药似乎作用更优。在合并其他疾病的抑郁症中，本方还可以缓解合并症、原发病的症状，体现了中医整体观念的优势。药理研究显示，甘麦大枣对多种抑郁症动物模型均有明显的抗抑郁作用；临床剂量给药与西药的作用相当，并有催眠、提高中枢神经兴奋性双向调节的作用；提示其可能在治疗双相情感障碍方面有独到的疗效；初步的机制探查提示该方或其加味方的抗抑郁作用可能与其抑制HPA轴的亢奋和增加单胺类递质及上调BDNF表达等环节有关。除甘麦大枣汤外，百合汤中主药百合是中医治疗精神类疾病之要药，对于百合的药理研究发现，百合皂苷为抗抑郁的主要有效成分，其能显著降低小鼠悬尾不动时间和强迫游泳不动时间，还能够降低抑郁大鼠血清中皮质醇（COR），促肾上腺皮质激素（ACTH）的含量，抑制抑郁大鼠下丘脑中CRF mRNA的表达，促进海马中GR、MR mRNA的表达，对大脑海马区有一定的保护作用。百合还可缓解抑郁大鼠单胺类神经递质的功能减退，提高大脑皮质中多巴胺（DA），5-羟色胺（5-HT）的含量，提示百合甾体皂苷抗抑郁的机制，可能是提高大脑皮质单胺类神经递质的含量，抑制亢进的下丘脑-垂体-肾上腺轴。

【用方经验】抑郁症，属中医学中的郁症、虚劳、脏躁、厥症、梅核气、百合病等范畴，系情志不畅、气机郁滞所引起的一类病证，日久可耗伤阴血，致心神不安，脏腑阴阳失调。其病机多由七情所伤，如思虑过度、心阴暗耗，或久病不愈、阴血耗散、心神失养，或劳心伤脾、气血亏虚、心失所养、心神不安，或湿热内蕴导致肝失疏泄、脾失运化等原因，伤及心、肝、脾、肺、肾等脏腑阴阳气血失调所致。本病虚多邪少，多见女性，因忧思过度，心阴受损，肝气失和所致。本方取自《金匮要略》甘麦大枣汤与百合汤合方，路老再加首乌藤、莲子以加强养心安神、清心除烦热之功。心阴不足、心神失养，则精神恍惚、睡眠不安；肝失疏泄，则时叹息、悲伤欲哭、不能自主。《素问·藏气法时论》："肝苦急，急食甘以缓之。"《灵枢·五味》："心病者宜食麦。"方药以养阴为主，旨在治本；辅以安神之品，以助神明之官。若辨证属心阴不足、虚热内扰，或气阴两虚、心神失养者，临床用之每获良效。

351

# 参考文献

[1] 阿娜尔汗，居来提，王晓峰. 沈宝藩心衰证治经验 [J]. 中国中医基础医学杂志，2011，17 (04)：399-400.

[2] 蔡辉，姚茹冰，郭郡浩. 新编风湿病学 [M]. 北京：人民军医出版社，2007.

[3] 蔡文，黄志华. 四金排石汤治疗泌尿系结石 80 例 [J]. 中国中医药现代远程教育，2011，9 (11)：39-39.

[4] 蔡余力，陈德强，张兴彩. 曹贻训教授治疗强直性脊柱炎经验 [J]. 中国误诊学杂志，2011，11 (6)：1381.

[5] 曹尚美，黄雯静，王立范. 肾炎消白颗粒对肾炎模型大鼠 Nephrin 蛋白表达的影响 [J]. 新中医，2018，50 (3)：9-13.

[6] 曹魏. 芪明颗粒联合蝉蚕肾风汤治疗早期糖尿病肾病临床研究 [J]. 河南中医，2017，37 (3)：493-495.

[7] 曹玉璋，杨怡坤. 房定亚教授治疗痛风性关节炎经验 [J]. 北京中医药大学学报（中医临床版），2009，16 (6)：34-35.

[8] 曾逸笛，葛资宇，童骄，等. 从肝论治咳嗽变异性哮喘 [J]. 中华中医药学刊，2012，30 (11)：2532-2534

[9] 查平，陈以平. 益气活血清利方治疗慢性肾炎普通型 45 例 [J]. 辽宁中医杂志，1992，(12)：18-19.

[10] 查旭山，范瑞强. 禤国维教授中西医结合治疗系统性红斑狼疮 32 例 [J]. 新中医，2001，33 (8)：31-32.

[11] 柴瑞霭. 中国现代百名老中医临床家丛书 [M]. 北京：中国中医药出版社，2014.

[12] 畅洪升. 心血管疾病经方治验 [M]. 北京：中国医药科技出版社. 2016.

[13] 陈海燕，严夏. 邓铁涛教授调脾护心法治疗心肌梗死经验 [J]. 现代中西医结合杂志，2003 (14)：1473-1474.

[14] 陈红林，蔡荣华，陈礼锦. 消坚排石汤治疗肾结石的临床观察 [J]. 中国当代医药，2012，19 (4)：103-104.

[15] 陈纪藩，邱联群. 通痹灵治疗强直性脊椎炎 32 例疗效观察 [J]. 新中医，1994，(7)：22-24.

[16] 陈建明，周玲凤. 朱良春冠心病证治经验 [J]. 中医研究，2007 (11)：44-47.

[17] 陈金鹏. 四金排石汤治疗泌尿系结石 36 例 [J]. 河北中医，2006，28 (2)：133-133.

[18] 陈可翼. 岳美中医学文集 [M]. 北京：中国中医药出版社，2000.

[19] 陈立庆. 百麦安神饮治疗神经官能症 [J]. 大家健康（学术版），2014，(20)：41-41.

[20] 陈龙. 水陆二仙丹加减方治疗早期糖尿病肾病临床观察 [J]. 中国医学创新，2017，(34)：111-114.

[21] 陈珑，朱泓，孙伟. 朱良春教授治疗慢性肾小球肾炎经验撷菁 [J]. 中西医结合心血管病电子杂志，2017，5 (25)：34-35.

[22] 陈明. 刘渡舟治疗肝硬化腹水的经验 [J]. 中医杂志，1997，38 (7)：408-410.

[23] 陈四清. 周仲瑛临证医案精选 [M]. 北京：人民军医出版社，2011.

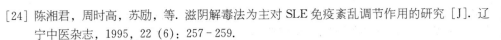

[24] 陈湘君，周时高，苏励，等. 滋阴解毒法为主对 SLE 免疫紊乱调节作用的研究 [J]. 辽宁中医杂志，1995，22（6）：257－259.

[25] 陈修漾，陈达灿. 禤国维教授运用六味地黄汤治疗皮肤病经验介绍 [J]. 新中医，2002，（9）：9－10.

[26] 陈艳林. 吴生元教授辨治痛风的学术思想及加味竹叶石膏汤抗炎作用及机制研究 [D]. 昆明：云南中医学院，2015.

[27] 陈芝喜，徐志伟，刘小斌，等. 强肌健力饮对脾虚大鼠性激素水平的影响 [J]. 放射免疫学杂志，2008，21（1）：37－41.

[28] 陈志斌. 晁恩祥教授辨治风咳学术经验及临证特色 [J]. 福建中医药，2017（4）：53－54.

[29] 程宝书. 梁华新编汤头歌诀四百首 [M]. 北京：中国医药科技出版社，2002.

[30] 程爵堂，王季儒. 名老中医秘方验方精选 [M]. 北京：人民军医出版社，1995.

[31] 程小琳. 黄文政教授临证治疗肾病特色方剂及经验浅析 [J]. 河北中医，2017，39（2）：173－176.

[32] 崔应珉，王淼，沈芳芳中华名医名方薪传儿科病 [M]. 郑州：郑州大学出版社，2009.

[33] 代东良，刘宝厚，水永珍. 辨证分型治疗慢性肾小球肾炎 368 例疗效观察 [J]. 甘肃医药，2014，33（8）：594－596.

[34] 代芳，汤代美，唐东昕. 刘尚义教授治疗瘿病的临床经验介绍 [J]. 贵阳中医学院学报，2016，38（04）：71－72＋76.

[35] 代喜平，陈瑶，李峥，等. 益肾活血饮联合减量硼替佐米为主方案治疗多发性骨髓瘤 38 例 [J]. 时珍国医国药，2017，28（3）：2175－2177.

[36] 代喜平，高红霞，李达，等. 益肾活血饮联合 VADT 方案治疗多发性骨髓瘤疗效观察 [J]. 浙江中西医结合杂志，2010，20（11）：680－681.

[37] 代喜平，李达，梁冰. 多发性骨髓瘤病因病机探微 [J]. 浙江中西医结合杂志，2008，18（5）：290－291，299.

[38] 邓铁涛. 邓铁涛临床经验辑要 [M]. 北京：中国医药科技出版社，1998.

[39] 邓铁涛. 跟名师学临床系列丛书 [M]. 北京：中国中医药出版社，2010.

[40] 邓铁涛. 中国百年百名中医临床家丛书·国医大师卷：邓铁涛 [M]. 北京：中国中医药出版，2011.

[41] 邓小英，罗雅平. 心律失常 [M]. 中国医药科技出版社，2013.

[42] 邓跃毅，杨洪涛，王怡，等. 国医大师张琪教授诊治尿路感染的经验 [J]. 中国中西医结合肾病杂志，2012，13（4）：286－287.

[43] 狄朋桃，李兆福，刘维超，等. 吴生元教授杂合以治用于急性痛风性关节炎经验 [J]. 四川中医，2016，34（6）：12－13.

[44] 迪亚拉，伍参荣，杨建宇. 治未病思想指导下孙光荣九味益气清瘟饮和超微双黄花预防和治疗急性呼吸道感染的研究 [J]. 中国中医药现代远程教育，2016，14（14）：71－74.

[45] 丁彩霞，盛蕾，张兰坤，等. 国医大师周仲瑛治疗中风后遗症验案赏析 [J]. 中华中医药杂志，2016，31（4）：1267－1269.

[46] 董斌，刘绪银，张宏伟，等. 国医大师张学文辨治脑萎缩经验 [J]. 湖南中医药大学学报，2017，37（07）：697－699.

[47] 董斌，马洋，张天垚，等. 国医大师张学文治疗脑病经验情志病篇之焦虑症 [J]. 世界中西医结合杂志，2015，10（12）：1663－1666.

[48] 董宏生，陈誩，王玉明，等. 清热养阴除湿汤治疗痛风急性期 [J]. 中国实验方剂学杂志，2011，17（16）：271－273.

内科国医圣手时方

[49] 董梦久，刘志勇，牟艳杰，等. 涂晋文教授谈流行性乙型脑炎病机传变特点 [J]. 中华中医药杂志，2012，27 (09)：2280－2283.

[50] 董少宁，王耀光，黄文政. 黄文政运用蝉蚕肾风汤经验初探 [J]. 辽宁中医杂志，2011，38 (9)：1735－1736.

[51] 杜怀棠. 中国当代名医验方大全 [M]. 石家庄：河北科学技术出版社，1990.

[52] 杜少辉. 邓铁涛教授运用温胆汤治疗冠心病 58 例分析 [J]. 中医药学刊，2003，21 (06)：842－857.

[53] 杜月光，高宗磊，柴可夫. 早期糖尿病肾病"气阴两虚，络脉瘀阻"病机与 AGE-RAGE 轴相关性研究 [J]. 浙江中医药大学学报，2016，40 (2)：75－80.

[54] 段凤丽，段富津. 段富津教授治疗瘿病效案探析 [J]. 中国中医药现代远程教育，2011，113 (9)：10－11.

[55] 樊相军，高永富. 房定亚教授应用四神煎治疗多种膝关节炎 [J]. 中医药研究，2001，17 (4)：1.

[56] 樊鎏. 周仲瑛治疗系统性红斑狼疮的经验 [J]. 中医杂志，1997，38 (11)：658－659.

[57] 范金茹. 湖湘当代名医医案精华·王行宽医案精华 [M]. 北京：人民卫生出版社，2014.

[58] 范金茹. 王行宽医案精华 [M]. 北京：人民卫生出版社，2014.

[59] 范敬. 李济仁主任治疗冠心病临证经验 [J]. 云南中医中药杂志，2010，31 (04)：5－6.

[60] 范瑞强，程喜平，赖梅生，等. 滋阴清热方对系统性红斑狼疮阴虚内热证患者 PBMC 基因表达谱的影响 [J]. 中国皮肤性病学杂志，2011，25 (3)：225－227.

[61] 方邦江. 治疗疑难危急重症经验集. 国医大师裘沛然 [M]. 北京：中国中医药出版社，2017.

[62] 方和谦. 中国现代百名中医临床家丛书. 方和谦 [M]. 北京：中国中医药出版社，2008.

[63] 费菲. 一位圣诞老人般的老专家——首都医科大学附属北京中医医院心血管内科名老中医黄丽娟 [J]. 首都医药，2010，17 (19)：42－44.

[64] 冯维斌，刘伟胜. 呼吸科专病中医临床诊治 [M]. 北京：人民卫生出版社，2000.

[65] 冯小智，车晓宁. 病毒性心肌炎诊疗与护理 [M]. 北京：人民军医出版社，2015.

[66] 符文彬，孙景波. 张学文教授从肝论治脑病经验介绍 [J]. 新中医，2004，36 (5)：14－15.

[67] 傅贵平，邓跃毅，崔莉. 陈以平治肾八法及用药经验拾萃 [J]. 辽宁中医杂志，2007，(8)：1039－1040.

[68] 甘洪桥. 从湿瘀论治糖尿病肾病浅析 [J]. 四川中医，2015，33 (1)：42－43.

[69] 高剑虹. 方和谦治疗早期更年期抑郁症经验 [J]. 中医杂志，2012，53 (15)：1277－1278.

[70] 高尚社. 国医大师李辅仁教授治疗风湿性关节炎验案赏析 [J]. 中国中医药现代远程教育，2012，10 (15)：9－12.

[71] 高尚社. 国医大师路志正教授辨治心力衰竭验案赏析 [J]. 中国中医药现代远程教育，2012，10 (10)：4－6.

[72] 高尚社. 国医大师路志正教授治疗失眠验案赏析 [J]. 中国中医药现代远程教，2011，9 (11)：166.

[73] 高尚社. 国医大师路志正教授治疗头痛验案赏析 [J]. 中国中医药现代远程教育，2013，11 (18)：10－13.

[74] 高尚社. 国医大师任继学教授治疗脑梗死验案赏析 [J]. 中国中医药现代远程教育，2013，11 (10)：8－10.

[75] 高尚社. 国医大师颜德馨教授治疗肝硬化腹水验案赏析 [J]. 中国中医现代远程教育，

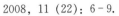

2008, 11 (22): 6-9.

[76] 高新颜, 张冰, 杨红莲. 颜正华教授应用通腑三法经验介绍新中医 [J], 2008, 40 (5): 19-20.

[77] 高学敏. 中药学 [M]. 北京: 中国中医药出版社, 2007.

[78] 高志蓉. 周翠英教授治疗干燥综合征的经验 [D]. 济南: 山东中医药大学, 2016.

[79] 耿嘉, 栗德林. 糖尿病肾病病因病机的辨治 [J]. 首都医药, 2005, 12 (8): 46.

[80] 耿嘉. 栗德林教授辨治糖尿病肾病的学术思想简介 [J]. 中国中西医结合肾病杂志, 2005, 6 (5): 253-254.

[81] 耿玉青, 左振素. 左振素活血化瘀法治疗干燥综合征致肺间质纤维化的临床研究 [J]. 山东医学高等专科学校学报, 2018, 40 (1): 49-52.

[82] 龚志贤. 名老中医龚志贤临床经验荟萃 [J]. 中国乡村医药杂志, 2003 (9): 60-61.

[83] 顾江萍. 中药药理学 [M]. 武汉: 华东理工大学出版社, 2015.

[84] 郭冬梅, 何强. 沈宝藩教授治疗冠心病心衰方药经验总结 [J]. 新疆中医药, 2014, 32 (06): 41-42.

[85] 郭丽媛, 徐明中, 刘伟, 等. 沈舒文教授治疗肝硬化腹水经验 [J]. 现代中医药, 2012, 32 (1): 1-3.

[86] 徐江雁, 王亮. 国家级名老中医冠心病验案良方 [M]. 郑州: 中原农民出版社, 2010.

[87] 过伟峰, 周仲瑛. 外感热病重症气热传营的辨识及其意义 [J]. 中医杂志, 1999, 40 (08): 457-459.

[88] 海英, 孙明月, 李德新. 李德新教授辨治肝硬化学术经验与学术思想研究 [J]. 中华中医药学刊, 2016, 34 (3): 525-528.

[89] 韩凤丽, 于铭权. 动脉粥样硬化模型兔血管平滑肌细胞增值与癫狂梦醒汤的干预 [J]. 中国组织工程研究, 2012, 36 (24): 4509-4513.

[90] 韩立杰. 榛花粉成分及生理活性的研究 [D]. 延边: 延边大学, 2014.

[91] 韩淑花, 杜丽妍, 周彩云, 等. 房定亚分期论治痛风性关节炎浅谈 [J]. 中国中医基础医学杂志, 2018, 24 (3): 320-321.

[92] 郝建梅, 陈香妮. 甲苓饮治疗阴虚型肝硬化腹水的临床研究 [J]. 中西医结合肝病杂志, 2008, 18 (2): 68-70.

[93] 何若苹. 何任临证经验研究——杂病诊治医案举隅 [J]. 上海中医药杂志, 2006, 40 (6): 1-2.

[94] 贺兴东. 当代名老中医典型医案集·内科分册 (下册) [M]. 北京: 人民卫生出版社, 2009.

[95] 洪武汉, 寇少杰, 苏海燕, 等. 滋胃饮配合穴位注射治疗慢性萎缩性胃炎伴肠上皮化生56例 [J]. 山西中医, 2013, 29 (01): 14-15+19.

[96] 侯慧珍. 黄芪注射液对早期糖尿病肾病尿微量清蛋白及内皮素的影响 [J]. 山东中医药大学学报, 2007, 31 (1): 36-37.

[97] 侯杰. 生精赞育汤治疗精液异常不育症188例疗效观察 [J]. 新中医, 1995 (10): 41.

[98] 侯丽娟, 张静, 姚艳丽. 滋肾调肝健脾方治疗围绝经期综合征的临床观察 [J]. 宁夏医学杂志, 2018, 40 (4): 371-373.

[99] 胡建国, 陈湘君. 陈湘君治疗皮肌炎经验 [J]. 中医杂志, 2010, (8): 684-686.

[100] 胡建华. 内科名家黄文东学术经验集 [M]. 上海: 上海中医药大学社, 1994.

[101] 胡江华, 余宗洋. 郑邦本治疗单纯性肾囊肿经验 [J]. 实用中医药杂志, 2019, 35 (10): 98-99.

[102] 胡晶，冯敏，杨慧，等. 当归多糖动员的造血干细胞/祖细胞移植重建小鼠造血功能的研究 [J]. 第三军医大大学报，2007，23：2236-2239.

[103] 胡晓龙，李翼. 段富津教授治疗便秘验案举隅 [J]. 中医药信息，2010，27（4）：18-20.

[104] 胡毓恒. 胡毓恒临床验案精选 [M]. 长沙：湖南科学技术出版社，2007.

[105] 胡云. 浅谈益气化瘀补肾汤加减辨证治疗慢性肾炎临床效果 [J]. 世界最新医学信息文摘，2018，18（41）：8-9.

[106] 华荣，李郑生，张彦红，等. 李振华教授辨治瘀血头痛经验 [J]. 中医药学刊，2006，24（07）：1212-1213.

[107] 华荣，孙景波，李郑生，等. 李振华疏肝健脾、豁痰清心辨治脏躁病经验 [J]. 中国中医基础医学杂志，2018，24（2）：258-259.

[108] 黄东华，何红涛，檀银川. 肾络通汤对慢性肾小球肾炎患者 TGF-β1，MMP-9 和 TMP-1 因子的影响 [J]. 中国实验方剂学杂志，2017，23（15）：196-201.

[109] 黄海平，王叶，李正胜，等. 王玉林名老中医运用四金排石汤治疗肾结石经验总结 [J]. 中西医结合心血管病电子杂志，2018，6（10）：156-157.

[110] 黄梦媛，陈祎，杜辉，等. 国医大师路志正"持中央""顾后天"以疗血痹学术思想浅析 [J]. 风湿病与关节炎，2012，1（1）：76-78.

[111] 黄士杰，刘汉胜，何斌，等. 肾舒宁口服液治疗慢性肾功能不全早期尿毒症 84 例临床观察 [J]. 中国中医急症，2008（9）：1219-1220+1236.

[112] 黄咏菁，范瑞强，禤国维. 狼疮Ⅱ号胶囊辅助治疗中度活动性系统性红斑狼疮 36 例疗效观察 [J]. 国际医药卫生导报，2004，10（12）：101-105.

[113] 黄臻. 李可老中医"破格救心汤"治疗充血性心力衰竭的临床研究 [D]. 广州：广州中医药大学，2012.

[114] 回雪颖，刘玉岩，姜北，等. 国医大师段富津教授运用逍遥散加减验案 5 则 [J]. 中华中医药杂志，2018，33（04）：1380-1382.

[115] 嵇冰，凌春华，艾宗耀，等. 平喘固本汤对慢性阻塞性肺病患者肺功能的影响 [J]. 中华中医药学刊，2011（10）：2323-2325.

[116] 季占发. 肝胃不和与慢性胃炎、溃疡病的发病关系 [J]. 中国中西医结合脾胃杂志，1997（03）：180-181.

[117] 贾晓林，刘晨峰，蔡文就. 拂痛外洗方治疗糖尿病足 56 例疗效观察 [J]. 新中医，2004，11（36）：44-45.

[118] 贾晓玮，闫良，郭立中. 滋胃饮联合西药治疗慢性萎缩性胃炎胃阴亏虚证的临床疗效观察 [J]. 实用临床医药杂志，2018，22（07）：48-52.

[119] 姜楠，王玉明，刘密凤，等. 清热养阴除湿丸对Ⅱ型胶原诱导性关节炎大鼠治疗作用及机制的研究 [J]. 北京中医药，2010，39（3）：228-230.

[120] 姜楠，王玉明，刘密凤. 清热养阴除湿丸抗炎镇痛作用及其毒性研究 [J]. 辽宁中医药大学学报，2011，13（2）：53-55.

[121] 姜润林. 商陆麻黄汤治疗小儿急性肾炎 68 例 [J]. 辽宁中医杂志，1989（12）：42.

[122] 解平. 张学文教授疑难验案 4 则 [J]. 成都中医学院学报，1991，14（2）：11-12.

[123] 解双陆，柳文媛. 抑肝散对神经系统疾病作用的研究进展 [J]. 今日药学，2013（3）：181-185.

[124] 金国梁，何若苹. 何任教授学术经验及临证特色撷英（续）[J]. 浙江中医学院学报，1997，21（4）：1-2.

[125] 景洪贵，张耀. 李孔定治疗白塞病经验 [J]. 实用中医药杂志，1993 (1)：5.

[126] 鞠静，杜武勋. 真武汤药效物质基础及温阳利水机制研究 [J]. 吉林中医药，2016，36 (7)：719 - 721.

[127] 孔繁琪，马胜超，张辉，等. MMP-9/TIMP-1 在 HHcy 致 ApoE 小鼠肾脏损伤中的作用机制 [J]. 中国动脉硬化杂志，2015，23 (6)：541 - 548.

[128] 旷惠桃，周珂，高晓峰. 痛风克颗粒剂对痛风大鼠关节形态学的影响 [J]. 湖南中医学院学报，2004，24 (5)：7 - 9.

[129] 雷瑷琳，吉海旺. 吉海旺治疗痛风经验 [J]. 中医杂志，2011，52 (12)：1061 - 1063.

[130] 雷瑷琳. 吉海旺教授学术思想总结及治疗痛风性关节炎临床研究 [D]. 北京：中国中医科学院，2012.

[131] 雷鹏，李娟娥，李静，等. 息痛散对大鼠急性痛风性关节炎的作用 [J]. 陕西中医，2016，37 (4)：501 - 503.

[132] 李彬，冯毅，周德安. 真武汤加减治疗帕金森病 32 例临床观察 [J]. 中国中医药信息杂志，2006，13 (11)：73 - 74.

[133] 李玚，李达. 秉承梁冰名老中医治疗多发性骨髓瘤经验进而探讨"肾虚血瘀"中医本质 [J]. 中华中医药杂志，2013，7：2023 - 2025.

[134] 李春生. 略谈岳美中学术思想和学术成就 [J]. 中医杂志，2012，10，53 (19)：1632 - 1633.

[135] 李春岩. 史载祥学术思想及升陷祛瘀法治疗心血管疾病的理论及临床研究 [D]. 北京：中国中医科学院，2013.

[136] 李聪甫. 李聪甫医案 [M]. 长沙：湖南科学技术出版社，1979.

[137] 李达，陈瑶. 梁冰教授运用中成药巧治疑难血液病经验简介 [J]. 新中医，2012，44 (6)：198 - 199.

[138] 李达，梁冰. 梁氏凉血解毒汤为主辩治急性再生障碍性贫血 72 例分析 [J]. 医学理论与实践，1999 (12)：710 - 711.

[139] 李大奇，张晨，赵冰，等. 基于信息挖掘技术总结谢海洲治疗血管性痴呆的遣方用药经验 [J]. 中国中医基础医学杂志，2015，21 (11)：1444 - 1446.

[140] 李德锋，陈军，梁军，等. 益气养阴活血方治疗糖尿病肾病气阴两虚夹瘀证临床研究 [J]. 辽宁中医药大学学报，2015，17 (4)：107 - 109.

[141] 李点，周兴，姚欣艳，等. 熊继柏教授辨治血证经验 [J]. 中华中医药杂志，2014，29 (11)：3472 - 3475.

[142] 李点. 熊继柏医案精华 [M]. 北京：人民卫生出版社，2014.

[143] 李帆. 五草汤治急性肾炎确有疗效 [J]. 四川中医，1993 (9)：59.

[144] 李广文. 重症肌无力中医实践录 [M]. 北京：人民卫生出版社，2010.

[145] 李济仁，仝小林. 李济仁痹证通论 [M]. 北京：人民军医出版社，2011.

[146] 李建洪. 基于 TLRs/IL-1β 通路探讨清热通络方对急性痛风性关节炎的作用 [D]. 昆明：云南中医学院，2018.

[147] 李建松，张静，林昌松，等. 通痹灵治疗强直性脊柱炎临床疗效评价 [J]. 临床医药实践杂志，2007 (06)：453 - 455.

[148] 李剑颖，赵丹丹，杨建宇. 国医大师验案良方 [M]. 北京：学苑出版社，2010.

[149] 李金洋，范金茹，王行宽. 名老中医王行宽肝心同治胸痹心痛处方特色 [J]. 中医药学报，2015，43 (1)：93 - 95.

[150] 李金洋，范金茹，王行宽. 名老中医王行宽心痛治肝学术思想探微 [C] //世界中医药学会联合会中医诊断学专业委员会成立大会暨学术年会. 2014.

内科国医圣手时方

[151] 李晋宏, 王德惠. 刘文峰教授治疗瘿病的经验 [J]. 内蒙古中医药, 2016, 35 (1): 41-42.

[152] 李柳骥, 李志明, 林毅. 心律失常 [M]. 北京: 人民军医出版社, 2012.

[153] 李柳骥. 冠心病心绞痛古今中医文献整理与研究 [D]. 北京: 北京中医药大学, 2007.

[154] 李蔓, 王耀光, 黄文政, 等. 黄文政教授疏利少阳、通畅三焦学术思想总结探讨 [J]. 光明中医, 2018, 33 (9): 1241-1243.

[155] 李南夷, 李艺. 邓铁涛教授诊治高血压病的经验 [J]. 中华中医药学刊, 2014, 32 (05): 974-977.

[156] 李鹏, 沈宝藩, 何立人. 心痛宁加味方治疗冠心病痰瘀互结型心绞痛临床研究 [J]. 实用中医内科杂志, 2004 (04): 330-332.

[157] 李七一, 唐蜀华. 周仲瑛治疗冠心病经验简介 [J]. 南京中医学院学报, 1994 (03): 22-23.

[158] 李庆峰. 柏凤汤合龙胆泻肝丸治疗急性淋病 60 例 [J]. 国医论坛, 1997 (6): 34.

[159] 李琼, 李永勤, 殷世鹏. 周信有论治肝炎后肝硬化 [N]. 中国中医药报, 2018. 04. 02 (4).

[160] 李瑞敏. 周仲瑛教授辨治冠心病临床经验及学术思想研究 [D]. 南京: 南京中医药大学, 2017.

[161] 李淑菊, 张佩青. 张琪临证抓主证的经验分析 [J]. 辽宁中医杂志, 2007, 34 (9): 1199-1200.

[162] 李婷, 王磊, 郭力恒, 史载祥. 史载祥应用升陷活血汤治疗心肌梗死经验介绍 [J]. 新中医, 2017, 49 (10): 178-179.

[163] 李文泉, 权红, 高剑虹, 等. 方和谦创 "和肝汤" 的组方原则和临床应用 [J]. 上海中医药杂志, 2008, 42 (2): 1-3.

[164] 李小军, 王玉光. 王玉光应用芪银三两三经验 [J]. 世界中西医结合杂志, 2016, 11 (8): 1080-1082.

[165] 李艳. 国医大师李济仁 [M]. 北京: 中国医药科技出版社, 2011.

[166] 李尧学. 越婢汤加减治疗急性肾小球肾炎 42 例 [J]. 湖南中医杂志, 1992, 8 (1): 43.

[167] 李友芳. 国医大师李玉奇的养生妙法 [J]. 求医问药, 2011 (5): 51-52.

[168] 李雨庭, 范琳琳, 袁茵, 等. 黄连温胆汤药理作用及临床应用研究进展 [J]. 中医药学报, 2018, 46 (2): 115-119.

[169] 李玉清, 杨春霞. 自拟益肾固本汤加减治疗血尿为主 IgA 肾病 50 例的临床观察 [J]. 北京中医, 2006 (8): 451-453.

[170] 李兆星, 申洁, 毕武, 等. 中国栀子属植物资源及利用研究进展 [J]. 中药材, 2017, 40 (02): 498-503.

[171] 李振华, 麻仲学, 李郑生. 肥胖病治疗点滴 [J]. 山东中医杂志, 1983 (1): 33-34.

[172] 李振华口述. 走近国医大师李振华 [M]. 北京: 中国中医药出版社, 2011.

[173] 李郑生, 郭淑云. 国医大师李振华 [M]. 北京: 中国医药科技出版社, 2011.

[174] 李郑生. 李振华教授治疗脏躁病经验 [J]. 中华中医药学刊, 2006, 24 (10): 1804-1805.

[175] 李治平. 非酶糖基化终产物与糖尿病视网膜病变 [J]. 国外医学 (眼科学分册), 2011, 25 (3): 173-176.

[176] 连楣山. 五草汤治愈急性肾炎 32 例 [J]. 四川中医, 1987 (8): 15.

[177] 梁冰, 高国和, 田洪波, 等. 中药为主治疗急性再生障碍性贫血的临床分析 [J]. 中医杂志, 1986 (05): 28-30.

内
科
国
医
圣
手
时
方

[178] 梁冰. 中医治疗急性再生障碍性贫血的思路与方法 [J]. 中医杂志，1986 (07)：62-63.

[179] 梁宏才，麦国颖，吴晓菊，等. 池晓玲治疗鼓胀及其兼证经验介绍 [J]. 新中医，2018，50 (8)：236-238.

[180] 林海飞，黄丽娜. 圣愈汤治疗气血两虚型缓慢性心律失常临床观察 [J]. 中华中医药学刊，2015，33 (05)：1244-1246.

[181] 林红. 史奎钧治疗甲状腺功能亢进症经验 [J]. 浙江中医杂志，2010，45 (02)：91.

[182] 林虹，于志峰，王志凌，等. 加味癫狂梦醒汤对精神分裂症脑源性神经营养因子调节的研究 [J]. 中医药学报，2014，42 (4)：153-155.

[183] 林启展，董金莉，潘碧琦，等. 张琪教授治疗肾性水肿的经验 [J]. 四川中医，2006，(7)：1-2.

[184] 林晓忠，吴焕林，严夏. 邓铁涛冠心方治疗冠心病心绞痛 80 例 [J]. 中医药学刊，2003 (08)：1249-1250.

[185] 林一峰，魏合伟，蔡桦，等. 骨康及其含药血清中类性激素样物质含量的测定 [J]. 中医药学刊，2003，21 (5)：663-664.

[186] 林一峰，魏合伟，黄宏兴，等. 骨康含药血清对新生大鼠成骨细胞增殖影响的研究 [J]. 中医药学刊，2003，21 (7)：1116-1117.

[187] 林依璇，王雪茜，程发峰，等. 王庆国治疗皮肌炎经验 [J]. 天津中医药大学学报，2017 (6)：406-408.

[188] 林毅. 心力衰竭 [M]. 北京：人民军医出版社，2008.

[189] 林永耀，徐祉君. 李发枝运用经验方治疗痰气郁结型甲状腺能 1 则 [J]. 中国民间疗法，2017，25 (09)：11.

[190] 刘弼臣. 五草汤 [J]. 甘肃中医，1990 (4)：15.

[191] 刘秉昭，张琦. 路志正教授运用经方治疗红斑狼疮的经验 [J]. 中国中医药信息杂志，2011，8 (11)：72-74.

[192] 刘炳凡.《李聪甫医案》评选 [J]. 湖南医药杂志，1980，1：30-33.

[193] 刘传玲. 艾儒棣教授治疗干燥综合征的经验总结及中医治疗研究进展 [D]. 成都：成都中医药大学，2009.

[194] 刘春莹. 风湿免疫病 [M]. 北京：中国医药科技出版社，2016.

[195] 刘红淼，李艳玲. 癫狂梦醒汤药理作用及临床应用研究 [J]. 中国实验方剂学杂志，2015，21 (19)：230-234.

[196] 刘洪德，魏华娟，李青. 郭纪生教授治疗乙型脑炎后遗症的经验 [J]. 中国中医药现代远程教育，2015，13 (13)：28-29.

[197] 刘嘉芬. 邓铁涛诊治冠心病学术思想及临床经验整理研究 [D]. 广州：广州中医药大学，2012.

[198] 刘建，张程，唐长华. 独活寄生汤加味对膝骨关节炎功能恢复效果观察 [J]. 中国临床康复，2002，6 (16)：2457.

[199] 刘建和，王建国，胡志希. 国医大师验方集第 1 辑 [M]. 北京：人民军医出版社，2014.

[200] 刘剑勇，王行宽. 王行宽教授运用柴百连苏饮治疗胃脘痛经验 [J]. 湖南中医药大学学报，2015，35 (09)：37-38.

[201] 刘景田，党小军. 中药多糖增强淋巴细胞免疫效应与机制研究 [J]. 中国药学杂志，1999，34 (12)：807.

[202] 刘丽，方敬，丁奇峰，等. 肾络通对系膜增生性肾小球肾炎大鼠血脂代谢及肿瘤坏死因子表达的影响 [J]. 天然产物研究与开发，2015，27 (3)：512-516.

内科国医圣手时方

[203] 刘梦玉. 冯兴华教授应用补肾活血法治疗风湿病经验探析 [D]. 北京：北京中医药大学，2013.

[204] 刘鹏. 加味越婢汤配合激素治疗过敏性紫癜肾炎 28 例疗效观察 [J]. 中国中西医结合肾病杂志，2009，10 (6)：543.

[205] 刘奇峰，滕瑛钰，徐亚文. 刘大同解毒生血法治疗骨髓增生异常综合征的经验 [J]. 中西医结合心血管病电子杂志，2014，2 (18)：49＋52.

[206] 刘庆思，李奋儒，魏合伟，等. 中医治疗骨质疏松症的原则及骨康方的应用 [J]. 新中医，2002，34 (8)：3-4.

[207] 刘庆思，庄洪，黄宏兴. 骨质疏松症中西医结合治疗 [M]. 北京：人民卫生出版社，2006.

[208] 刘如秀. 刘志明医案精粹 [M]. 北京：人民卫生出版社，2010.

[209] 刘瑞琪. 浅析疏利少阳法治疗肾性血尿 [J]. 内蒙古中医药，2018，37 (6)：41-42.

[210] 刘尚建，周远航，徐荣谦，等. 徐荣谦教授治疗慢性肾小球肾炎经验 [J]. 中国中西医结合肾病杂志，2015，16 (7)：570-571.

[211] 刘尚建. 徐荣谦：肾炎从肺胆肾论治 [N]. 健康报，2015-06-10 (006).

[212] 刘尚建. 徐荣谦教授学术思想与临床经验总结及五草肾炎方治疗脾肾气虚型慢性肾小球肾炎的临床研究 [D]. 北京：北京中医药大学，2017.

[213] 刘蔚，何清湖. 李聪甫医学伦理思想研究 [J]. 湖南中医药大学学报，2017，37 (6)：621-624.

[214] 刘小斌，郑洪. 国医大师邓铁涛 [M]. 北京：中国医药科技出版社，2011.

[215] 刘新，李朝平. 刘宝厚教授慢性肾炎诊治经验 [J]. 甘肃中医学院学报，1997 (4)：7-8.

[216] 刘绪银，毛以林，张学文. 国医大师张学文瘀血证治思想 [J]. 湖南中医药大学学报，2015，35 (3)：37-40.

[217] 刘绪银. 化痰熄风？化瘀通窍治疗癫痫—国医大师张学文治疗脑病经验之五 [J]. 中医临床研究，2011，3 (19)：23.

[218] 刘艳华，任宝崴，初洪波，等. 国医大师任继学运用组方辨治头痛经验 [J]. 中国中医药现代远程教育，2016，14 (15)：69-71.

[219] 刘义，李树珍，陈少峰. 癫狂梦醒汤合用利培酮治疗精神分裂症 [J]. 心理医生，2017，23 (29)：140-141.

[220] 刘莹莹，胡国恒. 胡国恒教授辨治慢性头痛临床经验 [J]. 中医药通报，2014，13 (1)：33-34

[221] 刘政，刘明，张莉. 名老中医侯玉芬临证辑要 [M]. 济南：山东科学技术出版社，2014.

[222] 刘志勇，周小莉，牟艳杰，等. 涂晋文教授关于流行性乙型脑炎治疗"五忌"的观点 [J]. 中国中医急症，2012，21 (03)：371＋385.

[223] 卢虹，迟源，李岩. 李玉奇教授治疗哮喘经验 [J]. 辽宁中医药大学学报，2014 (8)：23-24.

[224] 卢祥之，董瑞. 国医大师经方之运用 [M]. 沈阳：辽宁科学技术出版社，2016.

[225] 卢祥之. 国医大师邓铁涛经验良方赏析 [M]. 北京：人民军医出版社，2012.

[226] 卢祥之. 国医大师李济仁经验良方赏析 [M]. 北京：人民军医出版社，2012.

[227] 卢祥之. 国医大师李振华经验良方赏析 [M]. 北京：人民军医出版社，2012.

[228] 卢祥之. 国医大师徐景藩经验良方赏析 [M]. 北京：人民军医出版社，2013.

[229] 卢祥之. 国医大师颜正华经验良方赏析 [M]. 北京：人民军医出版社，2013.

[230] 卢祥之. 国医大师张镜人经验良方赏析 [M]. 北京：人民军医出版社，2012.

[231] 卢祥之. 国医大师张琪经验良方赏析 [M]. 北京：人民军医出版社，2012.

[232] 卢祥之. 国医大师张学文经验良方赏析 [M]. 北京：人民军医出版社，2013.

[233] 卢祥之. 国医大师周仲瑛经验良方赏析 [M]. 北京：人民军医出版社，2012.

[234] 鲁构峰. 路氏润燥汤治疗原发性干燥综合征 66 例临床疗效观察 [D]. 安徽中医药大学，2015.

[235] 陆为民. 徐景藩脾胃病临证经验集萃 [M]. 北京：科学出版社出版社，2010.

[236] 路志正. 路志正医林集腋 [M]. 北京：人民卫生出版社，1990.

[237] 罗旭峰. 邓氏通淋汤治疗泌尿系结石 36 例 [J]. 山东中医杂志，2005 (06)：345.

[238] 吕泽康，李翊森. "培补肾阳汤"方义与应用体会 [J]. 环球中医药，2015, 8 (12)：1509－1510.

[239] 马伯艳. 温胆汤促眠作用及其治疗失眠症机制的实验研究 [D]. 2005, 5 (1)：65－66.

[240] 马继松，吴华强. 《董建华医案选》清法应用举隅 [J]. 黑龙江中医药杂志，1986, 5：53－55.

[241] 马荣，严芳. 李可破格救心汤经验传薪 [J]. 山西中医，2013, 29 (12)：7－8.

[242] 马世伟，张佩青. 张佩青教授治疗糖尿病肾病经验 [J]. 世界中西医结合杂志，2011, 6 (5)：377－378.

[243] 马晓昌. 陈可冀教授治疗冠心病临床经验介绍——祛浊利湿与活血化瘀并重 [J]. 中西医结合心脑血管病杂志，2005, 3 (05)：441－442.

[244] 马晓昌. 祛浊利湿与活血化瘀并重——陈可冀教授治疗冠心病临床经验举要 [C] //中国中西医结合学会. 第四次全国中西医结合中青年学术研讨会论文集. 2002.

[245] 马勋令. 补中桂枝汤治疗增生性关节炎 86 例 [J]. 甘肃中医，2007, 20 (3)：23.

[246] 马永，许凤全，冯兴华. 滋补肝肾、活血通络法治疗膝关节骨性关节炎 118 例临床观察 [J]. 中医药临床杂志，2009, 12 (5)：439－440.

[247] 玛依努尔·斯买拉洪. 沈宝藩教授学术思想与临证经验总结及痰瘀同治法对冠心病心绞痛的疗效观察 [D]. 北京：北京中医药大学，2012.

[248] 毛以林，旷惠桃，黄安华. 痛风克汤治疗痛风性关节炎 44 例临床观察 [J]. 湖南中医杂志，1999, 15 (4)：16－45.

[249] 毛玉安. 朱良春经验方胃安散化裁治疗慢性萎缩性胃炎 42 例 [J]. 江西中医药，2016, 47 (07)：44－46.

[250] 苗青，崔云，宋雪平，等. 王书臣从"肺痹"论治肺间质疾病经验 [J]. 中医杂志，2015, 56 (4)：286－288.

[251] 牟艳杰，周小莉，董梦久，等. 涂晋文教授辨治流行性乙型脑炎的学术经验 [J]. 中华中医药杂志，2012, 27 (03)：639－641.

[252] 南征，孙新宇，赵贤俊，等. 益肾解毒汤治疗糖尿病肾病的临床研究 [J]. 北京中医药，2002, 21 (6)：326－328.

[253] 南征. 国医大师临床经验实录：国医大师任继学 [M]. 北京：中国医药科技出版社，2011.

[254] 倪诚，王琦. 男科新学说及临床应用 [J]. 现代中医临床，2017, 24 (3)：1－4.

[255] 宁泽璞，蔡铁如，李霞. 国医大师专科专病用方经验 [M]. 北京：中国中医药出版社，2015.

[256] 潘峰，朱剑萍，郭建文，等. 朱良春应用痹通汤治疗疑难杂症经验 [J]. 中医杂志，2013, 54 (16)：1360－1362.

内科国医圣手时方

内科国医圣手时方

[257] 潘富珍，王铁良，张春戬，等. 益肾固本汤治疗慢性肾脏病 2－3 期的临床观察 [J]. 名医，2018 (6)：19－20.

[258] 潘振山，杜景霞. 礞石滚痰丸联合利培酮片治疗精神分裂症 40 例临床研究 [J]. 河北中医杂志，2015，37 (7)：1068－1069.

[259] 潘峰. 房定亚以四神煎治疗急性膝关节炎经验 [J]. 世界中医药，2007，2 (3)：149－150.

[260] 潘峰. 四神煎加味治疗鹤膝风热毒蕴结型临床研究 [D]. 北京：中国中医科学院，2014.

[261] 潘峰. 四神煎治疗膝骨关节炎急性期 30 例临床观察 [J]. 中医杂志，2007，48 (12)：1087－1088.

[262] 彭松林，康国喜. 高辉远教授运用养心定志汤临证治疗冠心病心得 [J]. 中医学报，2010，25 (04)：659－660.

[263] 钱丹琪，姜泉，等. 路志正教授燥痹理论形成之古籍溯源 [J]. 风湿病与关节炎，2012，1 (5)：48－52.

[264] 钱小雷，瞿曙琨. 海龟壮骨散结合西药治疗阳虚型骨痿临床观察 [J]. 四川中医，2012，30 (12)：80－81.

[265] 钱小雷. 朱良春 "抗感 1 号" 方治疗甲型流行性感冒 130 例临床观察 [J]. 江苏中医药，2011，43 (02)：43.

[266] 丘婷，李天河，吴思，六味地黄汤生物制剂对小鼠耐寒？耐缺氧及抗疲劳作用的实验研究 [J]. 广东药学院学报，2011，(6)：621－623.

[267] 邱志济，邱江东，邱江峰. 朱良春治疗癫痫效方的临床应用和发挥 [J]. 新中医，2004，31 (4)：278.

[268] 邱志济，朱建平，马璇卿. 朱良春治疗肺结核及后遗症特色选析 [J]. 辽宁中医杂志，2002：254－255.

[269] 邱志济，朱建平，马璇卿. 朱良春治疗糖尿病用药经验和特色选析——著名老中医学家朱良春教授临床经验 (39) [J]. 辽宁中医杂志，2003，30 (3)：163－164.

[270] 邱志济，朱建平，马璇卿. 朱良春治疗顽固头痛的简便廉验特色选析—著名老中医学家朱良春教授临床经验 (38) [J]. 辽宁中医杂志，2003，30 (02)：100－101.

[271] 邱志济，朱建平，马璇卿. 朱良春治疗心病巧用对药的经验与特色 [J]. 辽宁中医杂志，2000 (07)：295－296.

[272] 邱志济，朱建平. 朱良春治疗老年痴呆症临床经验 (著名老中医学家系列临床经验之 12) [J]. 实用中医药杂志，2001 (01)：27－28.

[273] 邱志济，朱建平. 朱良春治疗顽固失眠的用药经验和特色 [J]. 辽宁中医杂志，2001，28 (4)：205－206.

[274] 邱志济. 朱良春治疗顽固便秘的廉验特色选——著名老中医学家朱良春教授临床经验 (47) [J]. 辽宁中医杂志，2009，30 (11)：867－868.

[275] 权红，解晓静. 和肝汤治疗胃食管反流病 40 例 [J]. 中国中西医结合消化杂志，2009，17 (04)：266－267.

[276] 任奉文. 五草汤治疗儿童急性肾小球肾炎 40 例 [J]. 中医杂志，1991 (3)：20.

[277] 任继学. 任继学经验集 [M]. 北京：人民卫生出版社，2009.

[278] 任继学. 时行感冒 [J]. 中国中医药现代远程教育，2004，2 (5)：26－28.

[279] 上海中医学院. 程门雪医案 [M]. 北京：上海科学技术出版社，1982.

[280] 尚菊菊，刘红旭，郭玉红，等. 黄丽娟教授益气温阳、泻肺利水治疗心力衰竭经验 [J]. 现代中医临床，2015，22 (04)：17－19.

[281] 邵攀辉，于永军，陈宝忠，等. 国医大师段富津教授从肝肾论治颤证的临床经验 [J]. 四川中医，2017，35 (11)：6-8.

[282] 邵长荣，陈凤名. 川芎平喘合剂防治支气管哮喘的临床及实验研究 [J]. 上海中医药杂志，2010 (6)：10-12.

[283] 邵长荣，戚志成，马济人，等. 中药"芩部丹"治疗肺结核空洞 [J]. 辽宁中医杂志，1982 (10)：38.

[284] 邵长荣，屠光英，林钟香. 肺结核 23 例近期疗效观察 [J]. 上海中医药杂志，1964 (4)：1-5.

[285] 邵长荣，屠光英，屠伯言，等. 中医药治疗对抗痨药物产生耐药性后的空洞型肺结核的疗效观察 [J]. 上海中医药杂志，1965 (9)：4-8.

[286] 邵长荣. 1000 例肺结核的中西医辨证 [G] //上海中医学院，科研论文汇编. 1960 (3)：3-11.

[287] 邵长荣. 肺结核用百部合剂与异烟肼分组初治的疗效观察 [J]. 浙江中医杂志，1982 (11)：497.

[288] 邵长荣. 支气管哮喘辨证用药心法 [J]. 中医文献杂志，1995 (2)：33-35.

[289] 沈杰. 陈湘君. 辨治难治性狼疮性肾炎 [J]. 上海中医药杂志，2009，43 (10)：11-12.

[290] 沈娟. 国医大师验案良方·脾胃卷 [M]. 北京：学苑出版社，2010.

[291] 沈晓笑. 金实教授原发性干燥综合征证治经验探讨 [D]. 南京中医药大学，2013.

[292] 沈元良. 名老中医话肾脏疾病 [M]. 北京：金盾出版社，2011.

[293] 沈月红，汪娅蓓，汪永胜. 符为民教授开窍化痰通瘀法治疗病毒性脑炎后遗症经验 [J]. 浙江中医药大学学报，2017，41 (08)：682-684.

[294] 施阳，温博，马丛，等. 清热养阴除湿汤治疗慢性期痛风湿热蕴结兼脾肾亏虚证临床研究 [J]. 河北中医，2018，40 (9)：1311-1315.

[295] 石贵军，周高峯. 任继学教授治疗冠心病的经验 [C] //中华中医药学会心病分会. 中华中医药学会心病分会全国第十二次学术年会暨中华中医药学会心病分会换届选举工作会议论文精选. 2010：3.

[296] 石红卫，杨丽丽. 潜阳宁神汤治疗不寐 56 例疗效观察 [J]. 北京中医，2007，26 (02)：106-107.

[297] 石瑞如，何路明，巧雅儿，等. 黄芪对老年大鼠脑 M 胆碱受体的调节作用 [J]. 中医杂志，1998，11：685-686.

[298] 舒谦，卿茂盛，曹亚飞，等. 六味地黄汤含药血清对软骨细胞增殖？凋亡影响的体外实验研究 [J]. 中国中医药科技，2006 (4)：217-219.

[299] 宋帮丽，傅春华，方芸芸，黄金珠. 郭子光治疗顽固性心力衰竭经验 [J]. 山东中医杂志，2008 (09)：630-631.

[300] 宋晶，吴启南. 浅析中药芡实对蛋白尿的治疗作用 [J]. 中国现代药物应用，2009，3 (15)：133-134.

[301] 宋跃飞. 化瘀赞育汤临床运用举隅 [J]. 山西中医，2005，21 (4)：40-40.

[302] 宋志超. 燥痹清治疗原发性干燥综合征的临床疗效观察 [D]. 济南：山东中医药大学，2014.

[303] 隋殿军. 国家级名医秘验方 [M]. 长春：吉林科学技术出版社，2008.

[304] 孙超，谢晴宇，孟庆刚. 糖尿病肾病中医证素分布规律研究 [J]. 北京中医药大学学报，2015，38 (4)：266-270.

[305] 孙凤、孙劲晖. 孙伟正治疗血液病医案按 [M]. 北京：人民卫生出版社，2015.

[306] 孙建新，欧阳东先，范伟，等. 礞石滚痰丸合用中小剂量抗精神病药与足量单用抗精神病药物治疗首发精神分裂症对照研究 [J]. 现代养生，2009，25（7）：68.

[307] 孙景波. 张学文教授从肝论治头痛经验 [C] //中华中医药学会内科分会. 2005 全国中医脑病学术研讨会论文汇编，2005：410-416.

[308] 孙奇，邵亦莲，裘昌林. 裘昌林治疗帕金森病经验 [J]. 浙江中医杂志，2010，45（08）：552-553.

[309] 孙铁锋，李振华. 对国医大师刘柏龄治疗骨痿症的验案探析 [J]. 当代医药论丛，2015，13（21）：250-251.

[310] 孙伟正，孙凤. 血液疾病临床诊治 [M]. 北京：科学技术文献出版社，2006.

[311] 孙伟正，张福侠，张亚峰. 补血汤治疗缺铁性贫血 42 例临床观察 [J]. 中医药信息，2007，24（05）：41-42.

[312] 孙彦波，黄政德，彭瑾珂，等. 黄政德教授临床运用加味三拗汤治疗咳嗽验案三则 [J]. 湖南中医药大学学报，2017，37（6）：1258-1259

[313] 孙雨薇，朱丽，李宇佳. 六味地黄丸在肝肾阴虚证治疗中的药理作用及应用效果 [J]. 中国现代药物应用，2019，13（19）：111-112.

[314] 孙玉桃，梁冰. 严重性再生障碍性贫血发热的辨证施治——附 52 例临床分析 [J]. 河北中医，1990（06）：1-2.

[315] 孙元莹，王暴魁，姜德友. 张琪教授专方治肝炎后肝硬化经验 [N]. 中国中医药报，2006-02-23（6）.

[316] 孙兆祥，季风刚，李振山. 咳喘固本丸治疗慢性阻塞性肺病稳定期临床观察 [J]. 山东中医杂志，2011（10）：705-707.

[317] 谭元生. 原发性高血压 [M]. 长沙：湖南科学技术出版社，2011.

[318] 谭志新. 解毒逐瘀汤治疗骨髓增生异常综合征的临床效果分析 [J]. 中医中药，2017，15（21）：184-185.

[319] 唐军，刘华宝. 冠心病芪葛基本方临床应用体会 [J]. 中国中医急症，2013，22（08）：1352-1353.

[320] 滕瑛钰，徐亚文，刘奇峰. 刘大同解毒逐瘀汤治疗骨髓增生异常综合征临床及机制研究 [J]. 中国现代药物应用，2014，8（21）：215-216.

[321] 田丰铭，胡国恒. 胡国恒教授治疗中青年原发性高血压晕痛 [J]. 吉林中医药，2020，40（11）：1445-1448.

[322] 田华. 国医大师朱良春教授培补肾阳法治疗中风后遗症之理论探析 [J]. 新中医，2015（12）：3-4.

[323] 万文蓉. 李振华治内伤头痛经验 [J]. 江西中医药，1995（S2）：48-49.

[324] 汪静，米绍平，张光海. 孙同郊治疗肝硬化经验 [J]. 中医杂志，2011，52（3）：189-191.

[325] 王柏枝，李良泉. 芙蓉清解汤治疗尿路感染 [J]. 湖北中医杂志，1990（5）：8-9.

[326] 王兵，黄吉赓. 全国名老中医黄吉赓教授治疗"肺痹"经验 [C] //第十次全国中西医结合防治呼吸系统疾病学术研讨会论文集. 2009：370-372.

[327] 王成磊. 肾炎消白颗粒对阿霉素肾病大鼠肾小球足细胞 NEPHRIN 表达的影响 [D]. 哈尔滨：黑龙江省中医研究院，2010.

[328] 王垂杰. 李玉奇学术思想及临床医案 [M]. 北京：科学出版社，2014.

[329] 王冬玲. 肾炎消白颗粒治疗慢性肾小球肾炎蛋白尿的临床观察 [D]. 哈尔滨：黑龙江省中医药科学院，2016.

[330] 王风雷，张炜宁，张崇泉. 张崇泉教授论治老年高血压病的经验撷拾 [J]. 中医药学刊，

内科国医圣手时方

2005（05）：793-796.

[331] 王广尧，尚晓玲. 心病诊治/国家级名老中医用药特辑 [M]. 长春：吉林科学技术出版社，2015.

[332] 王国三，郑东利，崔雅庭. 生精赞育汤治疗精液异常所致男性不育症的临床研究 [J]. 河北中医，1992（06）：38-39.

[333] 王行宽，汪艳娟，王小娟，等. 止血愈疡汤治疗消化性溃疡并出血 68 例报告 [J]. 湖南中医学院学报，1993，13（2）：19-21.

[334] 王金环，李卫忠，孙伟正，孙岸弢. 孙伟正教授论治缺铁性贫血经验 [J]. 现代养生，2018（04）：140-141.

[335] 王金环，张丽琴，雍彦礼，等. 孙伟正教授应用"补脾益肾，酸甘化血"法治疗缺铁性贫血经验 [J]. 中医药学报，2020，48（10）：56-59.

[336] 王力，吴春萍. 郭老治白塞氏病一得 [J]. 黑龙江中医药，1998（4）：26.

[337] 王立范，曲占利，金春花，等. 肾炎消白颗粒对阿霉素肾病大鼠足细胞 CD2AP、Nephrin 的影响 [J]. 中国中医药科技，2011，18（3）：192-193.

[338] 王立娟，贾新华，张心月，等. 活血化瘀药在肺间质纤维化治疗中的应用 [J]. 沈阳药科大学学报，2006，23（1）：48-51.

[339] 王绵之. 加味香苏散治感冒 [J]. 家庭医药：快乐养生，2017（3）：47-47.

[340] 王庆其. 国医大师裘沛然学术经验研究 [M]. 北京：中国中医药出版社，2014.

[341] 王庆其. 裘沛然医论医案集 [M]. 北京：人民卫生出版社，2011.

[342] 王权，张曾譻. 张曾譻治疗甲状腺功能亢进经验 [J]. 中医杂志，2011，52（19）：1638-1639.

[343] 王蓉辉，张诗军. 柴百连苏饮治疗伴有抑郁和焦虑的 Hp 阳性慢性胃炎肝胃不和证的临床研究 [J]. 中医药导报，2015，21（14）：33-34+41.

[344] 王少华，张琪. 补脾肾泻浊汤治疗慢性肾衰远期疗效评价 [J]. 贵阳中医学院学报，2004（1）：30-32.

[345] 王少华，张琪. 自拟补脾肾泻浊汤治疗慢性肾衰竭远期临床观察 [J]. 安徽中医学院学报，2004（2）：17-18.

[346] 王松坡. 国医大师临床经验实录丛书——国医大师张镜人 [M]. 北京：中国医药科技出版社，2011.

[347] 王松坡. 国医大师张镜人 [M]. 北京：中国医药科技出版社，2011.

[348] 王琬茹. 补肾育阴清热法治疗燥痹（原发性干燥综合征）的临床研究 [D]. 北京：北京中医药大学，2015.

[349] 王巍，席梅，黄文政，等. 肾疏宁防治系膜增殖性肾炎大鼠的肾小球病理形态研究 [J]. 中国中医急症，2012，21（4）：574-575.

[350] 王为兰. 中医治疗强直性脊柱炎 [M]. 北京：人民卫生出版社，1999.

[351] 王晓戎，马继松. 国医大师李玉奇治疗脾胃病临证用药经验探析 [J]. 辽宁中医杂志，2011，38（07）：1281-1282.

[352] 王晓旭，冯兴华. 冯兴华治疗风湿类疾病用药经验介绍 [J]. 中国中医药信息杂志，2013，20（10）：85-86.

[353] 王友岩，林桂燕. 应用四金排石汤治疗泌尿系结石的这妆探 [J]. 中国民间疗法，1995（1）：40-42.

[354] 王玉玲. 商陆麻黄湯治疗急性肾臟炎的經驗体会 [J]. 江苏中医，1963（4）：16-18.

[355] 王长洪，陈光新. 董建华治疗痹证的临床经验 [J]. 中医杂志，1982，2：15-18.

内科国医圣手时方

[356] 王长洪. 董建华的学术思想 [J]. 辽宁中医杂志, 1998, 25 (1): 3 - 5.

[357] 王筝, 梁丽娟, 王聪慧, 等. 肾络通对梗阻性肾病大鼠炎性介质及血清糖皮质激素诱导蛋白激酶1表达的影响 [J]. 中医杂志, 2014, 55 (1): 53 - 56.

[358] 王芝兰, 王红. 岳美中扶正固本法治疗慢性咳嗽举隅 [J]. 中医药学报, 2001, 29 (2): 10.

[359] 王志英, 周学平. 周仲瑛教授从风痰论治支气管哮喘的经验介绍 [J]. 南京中医药大学学报, 2010, 26 (1): 67 - 69.

[360] 王志英, 周仲瑛, 金妙文. 清气凉营法治疗流行性乙型脑炎临床观察 [J]. 四川中医, 1993 (03): 24 - 25.

[361] 魏春光, 王宝虎, 张安华, 等. 探究益气化瘀补肾汤加减辨治慢性肾炎的临床疗效及特点 [J]. 世界最新医学信息文摘, 2017, 17 (59): 144 - 145.

[362] 魏合伟. 中药骨康防治去势大鼠骨丢失的实验研究 [J]. 中国中医骨伤科杂志, 2000, 8 (1): 19.

[363] 魏华娟, 潘莉. 赵玉庸教授治疗慢性肾小球肾炎的经验 [J]. 中国中医药现代远程教育, 2015, 13 (16): 48 - 51.

[364] 魏辉, 邓铁涛. 邓铁涛运用温胆汤治疗心脏病的经验探析 [J]. 上海中医药杂志, 2005 (02): 6 - 7.

[365] 温子龙. 邓铁涛治疗中老年消渴病经验拾零 [J]. 山西中医, 2001, 17 (5): 4.

[366] 毋中明. 脉苏散对糖尿病肢体动脉闭塞症兔血管内皮功能保护作用机制研究 [D]. 济南: 山东中医药大学, 2006.

[367] 吴大真, 李剑颖. 国医大师验案精粹 (内科篇) [M]. 北京: 化学工业出版社, 2011.

[368] 吴大真, 等. 国医大师临证用药精华 [M]. 北京: 中国古籍出版社, 2010.

[369] 吴焕林, 刘泽银. 邓铁涛教授治疗风湿性心脏病验案 [J]. 陕西中医学院学报, 2005 (04): 10.

[370] 吴嘉瑞, 张冰. 国医大师颜正华感冒治验举隅 [J]. 中华中医药杂志, 2010, 25 (5): 700 - 701.

[371] 吴嘉瑞, 张冰. 国医大师颜正华教授益气活血法诊疗中风经验 [J]. 2012, 27 (3): 634 - 636.

[372] 吴嘉瑞. 国医大师颜正华 [M]. 北京: 中国医药科技出版社, 2011.

[373] 吴建伟, 梁冰. 梁冰教授治疗阵发性睡眠性血红蛋白尿 (PNH) 经验介绍 [C] //中华中医药学会岐黄论坛——血液病中医药防治分论坛. 2014.

[374] 吴生元, 彭江云, 吴洋, 等. 中药"痛风消"组合剂的主要药效学试验 [J]. 云南中医中药杂志, 2001, 22 (2): 27 - 28.

[375] 吴文, 吴银根. 吴银根运用化痰止咳汤治疗肺系疾病经验 [J]. 上海: 上海中医药杂志, 2011, 45 (2): 6 - 7.

[376] 吴晓丹, 杨勇, 等. 王绵之教授治疗便秘经验总结 [J]. 中医药信息, 2010, 27 (5): 37 - 39.

[377] 吴泳昕, 肖泓, 吴生元. 补中桂枝汤治疗退行性骨关节病 83 例 [J]. 四川中医, 2002, 20 (2): 63 - 64.

[378] 武妤霞. 痛风方治疗痛风性关节炎急性期湿热蕴结证模型大鼠疗效研究 [D]. 北京: 中国中医科学院, 2017.

[379] 肖会泉. 邓铁涛治疗慢性乙型肝炎经验 [J]. 实用中医药杂志, 2000, 12 (16): 35.

[380] 肖玉帛. 四金排石汤治疗泌尿系结石 100 例 [J]. 世界最新医学信息文摘: 连续型电子

期刊，2014（32）：288-288.

[381] 谢丽丽，姚新苗. 益骨汤对绝经后骨质疏松患者雌激素水平及情志的影响 [J]. 中国中
医药科技，2017，24（06）：690-693.

[382] 谢炜. 心脑病证妙谛 [M]. 北京：人民军医出版社，2008.

[383] 谢晓枫. 谢昌仁血证治疗撷英 [J]. 时珍国医国药，2007，18（1）：250.

[384] 谢英彪. 国医名家校验方精选 [M]. 北京：金盾出版社，2014.

[385] 邢磊，浦佳希，章若画，等. 浅谈抑肝散加味的临床应用 [J]. 光明中医，2016，31
（9）：1243-1244.

[386] 宿成君. 抗痨保肺丸治疗肺结核临床观察 [J]. 吉林中医药，2007，27（7）：23-23.

[387] 徐俊峰，杨远滨，许世闻，等. 周德安教授针药并用治疗颤证的临床经验 [J]. 天津中
医药，2018，35（04）：244-247.

[388] 徐曼，王逸平，孙伟康，等. 丹参多酚酸盐对大鼠慢性肾衰时肾功能及内源性内皮素释
放的影响 [J]. 中国药理学与毒理学杂志，2001，15（1）：39-42.

[389] 徐彦飞，刘津，李振华. 李振华教授治疗单纯性肥胖病经验 [J]. 中华中医药杂志，
2011（7）：1542-1543.

[390] 徐云生. 邓铁涛教授治疗失眠经验 [J]. 新中医，2000，32（6）：5-6.

[391] 徐子亮，刘华珍. 蠲胃汤治疗胆汁反流性胃炎综合征 [J]. 时珍国药研究，1996，7
（04）：14-15.

[392] 许惠琴，郝海平，皮文霞. 山茱萸环烯醚总苷对糖尿病大鼠肾皮质糖化终产物及其受
体 mNRA 表达的影响 [J]. 中药药理与临床，2013，19（4）：9-10.

[393] 许骏尧，朱洁，程杨. 升陷汤治疗实验性自身免疫性重症肌无力大鼠免疫机制研究 [J].
中国免疫学杂志，2016，32（10）：1462-1466.

[394] 许馨予，徐坦，许公平. 许公平老中医治疗甲状腺功能亢进症经验 [J]. 四川中医，
2016，34（09）：12-14.

[395] 薛鸿浩，张惠勇，鹿振辉，等. 邵长荣运用芩部丹治疗肺结核的经验 [J]. 山东中医药
大学学报，2010（6）：520-521.

[396] 薛长连. 高辉远用养心定志汤治疗冠心病经验 [J]. 中医杂志，1993（10）：598-599.

[397] 严夏，李俊，王大伟，等. 益心汤调气和血治疗冠心病探析 [J]. 上海中医药杂志，
2006（10）：6-7.

[398] 严夏，李俊，王大伟，等. 运用益心汤调气和血治疗冠心病的体会 [C]. //中国中西医
结合学会内分泌专业委员会. 2006 年全国危重病急救医学学术会议论文集. 中国中西医
结合学会内分泌专业委员会，2006：1.

[399] 阎艳丽，王鑫国，宋晓宇，等. 和肝汤对免疫性肝损伤小鼠的影响 [J]. 中国中医基础
医学杂志，2003，09（09）：22-24.

[400] 颜德馨，颜乾麟. 化瘀赞育汤治男科疾病 [J]. 新中医，1991（6）：14-14.

[401] 颜德馨. 中医对白血病的辩证论治 [J]. 上海中医药杂志，1963，11：28-31.

[402] 颜乾麟. 国医大师颜德馨 [M]. 北京：中国医药科技出版社，2011.

[403] 颜乾麟. 颜德馨临床经验辑要 [M]. 北京：中国医药科技出版社，2000.

[404] 颜乾珍. 颜德馨教授治疗胸痹验方 "益心汤" [J]. 江苏中医，1992（04）：25.

[405] 杨博. 基于 TLRs 通路探讨清热通络方干预急性痛风的作用及机制 [D]. 昆明：云南中
医学院，2018.

[406] 杨栋，易无庸，郑义侯. 柏凤汤治疗泌尿系感染 47 例 [J]. 中国中医药现代远程教育，
2014，12（11）：36-37.

内科国医圣手时方

[407] 杨建宇，李杨，周英武，等. 国医大师治疗中风经典医案 [M]. 郑州：中原农民出版社，2013.

[408] 杨俐，李翔. 国医大师郭子光 [M]. 北京：中国医药科技出版社. 2011.

[409] 杨梦，黄淼鑫，卜献春. 卜献春治疗甲状腺功能亢进症经验 [J]. 湖南中医杂志，2017，33 (01)：30-32.

[410] 杨世勤. 刘宝厚教授中西医结合治疗慢性肾炎经验 [J]. 中国中西医结合肾病杂志，2012，13 (5)：379-380.

[411] 杨晓军，刘凤斌. 国医大师邓铁涛教授医案及验方 [M]. 广州：中山大学出版社，2013.

[412] 杨效华，张春艳，孙海燕，等. 周平安教授治疗特发性肺间质纤维化经验 [J]. 中国临床医生，2012，40 (4)：60-62.

[413] 杨晔颖，苏励志. 中医药治疗皮肌炎近况概述 [J]. 世界中医药，2015，10 (8)：1284-1291.

[414] 姚乃礼，王思成，徐春波. 当代名老中医经验方汇粹下 [M]. 北京：人民卫生出版社，2014.

[415] 叶进，朱雪萍，王莉珍. 叶景华医技精选 [M]. 上海：上海中医药大学出版社，1997.

[416] 阴健，郭力弓. 中药现代研究与临床应用 [M]. 北京：学苑出版社，1995.

[417] 应娜，李莹，李姗姗，等. 抑肝散发挥抗抑郁作用的机制研究 [J]. 中国卫生检验杂志，2016 (1)：46-49.

[418] 于春泉. 肾络通治疗系膜增生性肾小球肾炎的临床及实验研究 [D]. 石家庄：河北医科大学，2002.

[419] 于俊丽. 国医大师李振华教授运用桂枝经验 [J]. 中医研究，2011，24 (9)：67-70.

[420] 于敏，史耀勋，田谧，等. 南征教授从毒损肾络立论治疗糖尿病肾病经验 [J]. 中国中医急症，2009，18 (1)：74-75.

[421] 于俏，吴焕林. 邓铁涛调脾养心法治疗冠心病 [J]. 四川中医，2011，29 (10)：12-13.

[422] 于卓，李莲花，张佩青. 张琪教授治疗尿路感染经验 [J]. 现代中西医结合杂志，2011，20 (9)：1124-1124.

[423] 余大鹏，贾晓俊，黄学兵. 王柏枝主任医师经验方"芙蓉清解汤"解析 [J]. 中医临床研究，2013，5 (2)：78-79.

[424] 喻慧，徐斌权，宋卫国，等. 益肾化瘀利水汤合热敏灸治疗原发性肾病综合征 30 例 [J]. 中国民族民间医药，2017，26 (7)：135-138.

[425] 袁轶峰，文云波，陈石敏. 益气生精汤治疗脾肾两虚型少弱精子症的临床观察 [J]. 深圳中西医结合杂志，2014，24 (4)：103-105.

[426] 原双兴，王永霞. 交泰丸治疗心律失常现状 [C] //第二届全国中西医结合心血管病中青年论坛暨第二届黄河心血管病防治论坛. 2011：3.

[427] 岳胜利，陆为民. 徐景藩运用泄肝和胃方治疗反流性食管炎经验 [J]. 辽宁中医杂志，2016，43 (03)：476-478.

[428] 岳树香. 路志正教授从湿论治白塞病经验 [J]. 中国中医急症，2009，18 (7)：1114-1115.

[429] 臧志萍，徐锡兰. 慢性肾炎的中医治疗研究近况 [J]. 山东中医杂志，2003 (12)：758-760.

[430] 翟瑞柏，王素芹. 商陆麻黄汤治疗急性肾小球肾炎 40 例临床观察 [J]. 吉林中医药，2009，29 (12)：1042-1043.

内科国医圣手时方

[431] 展文国. 裴正学教授用补肾健脾扶正固本发治疗慢性粒细胞性白血病经验特色 [J]. 新中医, 2013. 45 (3): 206-208

[432] 张保国, 程铁峰, 刘庆芳. 犀角地黄汤药效研究及临床新用 [J]. 中成药, 2009, 31 (12): 1919-1921.

[433] 张保亭. 颜德馨教授治疗冠心病经验介绍 [J]. 新中医, 2002 (07): 8-9.

[434] 张冰, 孟庆雷, 高承奇, 等. 颜正华教授治疗反流性胃炎-食道炎经验介绍 [J]. 新中医, 2004, 36 (12): 7-8.

[435] 张冰, 吴嘉瑞. 国医大师颜正华临床经验与用药思想探赜 [J]. 中华中医药杂志, 2009, 24 (6): 742-745.

[436] 张伯科, 鹿玲, 戴宏. 济生肾气丸预防原发性肾病综合征复发的临床研究 [J]. 上海中医药杂志, 2002, 26 (3): 20-22.

[437] 张伯礼, 王志勇. 中国中医科学院名医名家学术传薪集·验方集粹 [M]. 北京: 人民卫生出版社, 2015.

[438] 张伯臾. 张伯臾医案 [M]. 上海: 上海科学技术出版社, 1979.

[439] 张崇泉, 刘柏炎, 张炜宁. 钩芍降压颗粒治疗高血压病 30 例临床观察 [J]. 中国中西医结合杂志, 1997, 17 (11): 682-683.

[440] 张崇泉, 张炜宁, 李苇, 等. 冠心通络胶囊对冠心病心绞痛患者生活质量影响及疗效观察 [J]. 中医药学刊, 2006, 24 (11): 2029-2030.

[441] 张崇泉, 张炜宁. 张崇泉临床经验集 [M]. 长沙: 湖南科学技术出版社, 2012.

[442] 张崇泉. 张崇泉医案精华 [M]. 北京: 人民卫生出版社, 2014.

[443] 张春, 唐怡, 刘军, 等. 痛风灵方对急性痛风性关节炎大鼠步态和关节周径变化的影响 [J]. 中医康复研究, 2004, 8 (23): 4802-4804.

[444] 张春玲, 段印会, 战菊, 等. 曲生教授舒胃散治疗慢性胃炎肝胃气滞证的临床研究 [J]. 世界最新医学信息文摘, 2018, 18 (83): 165-166.

[445] 张丰强, 郑英. 首批国家级名老中医效验秘方 [M]. 北京: 中国医药科技出版社, 2017.

[446] 张丰强, 郑英. 首批国家级名老中医效验秘方精选 [M]. 北京: 国际文化出版公司, 1996.

[447] 张国华, 高日阳. 心系病名方 [M]. 北京: 中国医药科技出版社, 2013.

[448] 张国梁, 丰广宁, 陶永, 等. 消化复宁汤对肝郁脾虚大鼠胃泌素、胃动素和胃肠运动功能的影响 [J]. 安徽中医学院学报, 2009, 28 (03): 35-38.

[449] 张国梁, 丰广宁, 陶永, 等. 消化复宁汤对肝郁脾虚型慢性萎缩性胃炎大鼠 ERK1/2 和 p-ERK1/2 的影响 [J]. 安徽中医学院学报, 2015, 34 (02): 64-67.

[450] 张会永. 从《脾胃论》发挥到萎缩性胃炎以痈论治学说——解读李玉奇教授脾胃病临床经验 [J]. 中华中医药学刊, 2007, 25 (2): 208-212.

[451] 张继江. 读张琪之《消坚排石汤》临床运用体会 [J]. 中国社区医师 (综合版), 2004, (18): 88.

[452] 张件云, 李甜甜. 肾疏宁加减配合虫类药治疗慢性肾小球肾炎 30 例临床观察 [J]. 湖南中医杂志, 2016, 32 (6): 57-59.

[453] 张亚声. 张镜人治疗冠心病的经验 [J]. 上海中医药杂志, 1997 (12): 27-28.

[454] 张君. 五草汤加味治疗小儿急性肾小球肾炎 46 例疗效观察 [J]. 中国中医急症, 2009, 18 (7): 1062+1069.

[455] 张丽萍, 裘辉, 胡珊珊, 等. 裘昌林治疗帕金森病经验 [J]. 中医杂志, 2014, 55

内科国医圣手时方

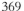

(04)：286-288.

[456] 张莉. 疏肝解郁汤治疗广泛性焦虑症 72 例 [J]. 精神医学杂志，2006，19（4）：298-298.

[457] 张玲军. 升陷活血汤治疗老年冠心病 140 例疗效观察 [J]. 湖南中医药导报，2002（12）：749-753.

[458] 张曼. 益肾固本汤联合针灸治疗慢性肾炎临床研究 [J]. 亚太传统医药，2017，13（13）：120-121.

[459] 张明雪，曹洪欣. 病毒性心肌炎中医研究 [M]. 北京：中国中医药出版社，2011.

[460] 张佩青. 国医大师张琪 [M]. 北京：中国医药科技出版社，2011.

[461] 张佩青. 张琪教授治疗慢性肾小球肾炎蛋白尿的经验介绍 [C] //中国中西医结合学会肾脏疾病专业委员会. 2016.

[462] 张奇男，王春平. 运用晁恩祥教授验方治疗风咳 80 例 [J]. 中国中医急症，2008（5）：687-688.

[463] 张琪. 跟名师学临床系列丛书 [M]. 北京：中国医药科技出版社，2010.

[464] 张群，邹爱东，阚玉梅. 青黛的临床应用与不良反应 [J]. 实用药物与临床，2004（03）：45-47.

[465] 张荣华，张春，唐怡，等. 补中桂枝汤治疗膝骨性关节炎并发滑膜炎疾病的 20 例疗效观察 [J]. 云南中医中药杂志，2016，37（3）：38-39.

[466] 张荣华，张春，唐怡，等. 痛风灵方对急性痛风时 VCAM-1 表达影响的实验研究 [J]. 中国中医急症，2006，15（9）：1011-1012.

[467] 张淑梅，黄凌. 益气化瘀补肾汤治疗老年慢性肾炎 154 例 [J]. 陕西中医，2001（10）：591-592.

[468] 张维骏. 补中桂枝汤治疗退行性骨关节病 60 例临床观察 [J]. 山西中医，2007，23（1）：18-19.

[469] 张小燕，颜乾麟. 颜德馨治疗颤证经验 [J]. 中医杂志，2006，47（7）：494-494.

[470] 张新丽. 四金排石汤治疗泌尿系结石 58 例 [J]. 中医学报，2010，25（3）：529-530.

[471] 张旭. 名老中医治疗肾病综合征的临证经验总结 [J]. 河北联合大学学报（医学版），2012，14（3）：326-327.

[472] 张学林，王素平. 郭纪生教授治疗病毒性脑炎经验 [J]. 中国中医药现代远程教育，2011，9（15）：13-14.

[473] 张学林. 郭纪生应用白虎汤临床经验 [J]. 河北中医，2010，32（12）：1768-1770.

[474] 张学文，乔富渠. 张学文谈中医内科急症 [M]. 北京：中国医药科技出版社. 2014.

[475] 张亚声. 张镜人治疗冠心病的经验 [J]. 上海中医药杂志，1997（12）：27-28.

[476] 张焱，王文娟，高琦，等. 高益民辨治甲状腺功能亢进症经验 [J]. 河北中医，2013，35（10）：1445-1446.

[477] 张毅，李金田，等. 周信有教授辨治乙型肝炎的临证思路与经验 [J]. 云南中医中药杂志，2006，27（6）：4.

[478] 张营，张振忠. 肾病综合征临床治疗探讨 [J]. 辽宁中医药大学学报，2007，9（1）：42.

[479] 张玉波. 心悸治疗偶得 [J]. 河南中医，2009，29（11）：1084-1085.

[480] 张元兵，胡春媚. 国医大师洪广祥教授辨治慢性咳嗽经验探要 [J]. 中华中医药杂志，2014，11（29）：11.

[481] 赵翠霞，阿衣努尔·木合买提巴克，万智. 益智治呆方通过干预神经胶质细胞治疗老年痴呆症的大鼠实验研究 [J]. 临床和实验医学杂志，2017，16（21）：2098-2102.

[482] 赵翠霞，阿衣努尔·木合买提巴克. 沈宝藩名老中医治疗阿尔茨海默病的经验 [C] // 国际数字医学会数字中医药分会成立大会暨数字中医药学术交流会. 2016, 2.

[483] 赵惠，王志英. 国医大师周仲瑛治疗. 急性气管-支气管炎经验 [J]. 四川中医, 2014, 5：1-2.

[484] 赵雷，娄静，张社峰，等. 健脾消积解毒方治疗慢性萎缩性胃炎癌前病变 30 例 [J]. 河南中医, 2018, 38 (10)：1539-1542.

[485] 赵利涛，郭明柯，周卫敏. 独活寄生汤加味外敷治疗膝关节滑膜炎临床疗效观察 [J]. 中医临床研究, 2012, 4 (16)：63-64.

[486] 赵曼，肖晶，张蓓，黄柳向. 柴百连苏饮加减治疗慢性胃炎 30 例疗效观察 [J]. 湖南中医杂志, 2018, 34 (05)：66-67＋78.

[487] 赵珊. 活血化纤汤治疗类风湿性关节炎合并间质性肺炎的临床研究 [D]. 南宁：广西中医药大学, 2017.

[488] 赵铁良. 方和谦运用"滋补汤"临床经验介绍 [J]. 编辑之友, 1996 (01)：3-4.

[489] 赵阳. 任继学教授对中风病的认识和临床经验总结 [D]. 长春：长春中医药大学, 2013.

[490] 赵益业，任宝琦. 任继学教授诊治真心痛（心肌梗塞）经验 [J]. 湖北民族学院学报（医学版）, 2010, 27 (04)：49-50.

[491] 赵智强，周仲瑛. 从阳毒辨治红斑狼疮 [J]. 中医药学报, 1998, 4：18-19.

[492] 郑东，周道友. 疏肝解郁汤治疗中风后抑郁的临床研究 [J]. 新中医, 2010 (3)：18-20.

[493] 郑勇飞，张莉，李永攀，等. 徐经世"肝胆郁热，脾胃虚寒"学术经验举要 [J]. 中医药临床杂志, 2012, 24 (08)：699-701.

[494] 钟朋光，肖智谦. 中医药治疗肾病综合征近况 [J]. 广西中医药, 2008, 31 (4)：5.

[495] 衷敬柏，王阶，赵宜军，等. 病证结合与方证相应研究 [J]. 辽宁中医药杂志, 2006, 33 (2)：137-139.

[496] 种军，袁秀荣. 怀牛膝药理作用研究进展 [J]. 中医研究, 2009, 12 (1)：56-58.

[497] 周彩云. 房定亚治疗风湿病传真 [M]. 北京：北京科学技术出版社, 2012.

[498] 周芳，王菲，李智杰. 万远铁论治颤证经验浅析 [J]. 时珍国医国药, 2016, 27 (09)：2268-2269.

[499] 周红，刘琨. 梁冰治疗血液病经验 [J]. 中医杂志, 2006, 47 (5)：339-340.

[500] 周奎龙，史锁芳. 周仲瑛教授自拟平喘固本汤治哮经验 [J]. 中国中医急症, 2012, 21 (11)：1755-1755.

[501] 周奎龙，史锁芳. 周仲瑛治疗哮喘经验 [J]. 中医杂志, 2013, 54 (1)：17-18.

[502] 周茂福. 房定亚验案二则 [J]. 江西中医药, 2001, 32 (6)：10.

[503] 周学平，吴勉华，潘裕辉，等. 周仲瑛从瘀热辨治系统性红斑狼疮的临证思路与经验 [J]. 中国中医基础医学杂志, 2010, 16 (3)：232-234.

[504] 周雅杰，陈颜. 柴夏芩姜汤治疗肝胃气滞兼脾胃湿热型慢性浅表性胃炎临床观察 [J]. 四川中医, 2016, 34 (09)：155-157.

[505] 周钰娟，廖前进，张秋菊，等. 金樱子对大鼠糖尿病肾脏的实验研究 [J]. 中南医学科学杂志, 2007, 35 (3)：332-335.

[506] 周仲瑛著. 国医大师周仲英 [M]. 北京：中国医药科技出版社, 2011.

[507] 朱良春. 朱良春用药经验集 [M]. 长沙：湖南科学技术出版社, 2007.

[508] 朱浩涵. 生津润燥方治疗干燥综合征及调控 CD-4～＋CD-（25）～＋Foxp3T 细胞、Th17 细胞机制研究 [D]. 南京：南京中医药大学, 2016.

［509］朱建华，马继松，李聪甫老中医理血五法——读《李聪甫医案》［J］. 湖南中医学院学报，1986，4：5－6.

［510］朱建华. 朱良春疑难医案选析［J］. 江苏中医，1994，15（6）：3－4.

［511］朱金凤. 朱良春治疗肺系难治病的理论与经验述要［J］. 中国中医基础医学杂志，2015（1）：59－60.

［512］朱良春，陈继鸣. "复肝丸"治疗早期肝硬化的临床体会［N］. 南通市中医院学报，1980：10－14.

［513］朱良春. 虫类药在顽痹治疗上的卓越作用［J］. 江苏中医，1965，12：9－12.

［514］朱良春. 风心病证治初探［J］. 湖南中医学院学报，1985（01）：18－20.

［515］朱良春. 国医大师朱良春［M］. 北京：中国医药科技出版社，2011.

［516］朱良春. 健脑散［J］. 中医杂志，1989（01）：44.

［517］朱世增. 丁光迪论内科［M］. 上海：上海中医药大学出版社，2009.

［518］朱文雄，杨晶，袁轶峰. 贺菊乔教授辨治特发性少弱畸形精子症经验［J］. 南京中医药大学学报，2017，33（2）：177－179.

［519］庄洪，魏合伟，林一峰，等. 中药骨康含药血清中类雌二醇样物质含量的测定［J］. 中医正骨，2003，15（11）：14－15.

［520］卓志明，邹锦山，陈丽娟. 百麦安神饮对广泛性焦虑障碍的辅助治疗作用［J］. 临床精神医学杂志，2010，20（5）：331－332.

内科国医圣手时方

## 图书在版编目（CIP）数据

内科国医圣手时方 / 胡国恒主编. -- 长沙 ：湖南科学技术出版社，2025.1

（国家级名老中医临证必选方剂系列丛书 / 彭清华总主编）

ISBN 978-7-5710-2164-1

Ⅰ．①内… Ⅱ．①胡… Ⅲ．①中医内科－时方－汇编 Ⅳ．①R289.51

中国国家版本馆 CIP 数据核字 (2023) 第 072766 号

NEIKE GUOYI SHENGSHOU SHIFANG

### 内科国医圣手时方

总 主 编：彭清华

主　　编：胡国恒

出 版 人：潘晓山

责任编辑：李　忠

出版发行：湖南科学技术出版社

社　　址：长沙市芙蓉中路一段 416 号泊富国际金融中心

网　　址：http://www.hnstp.com

湖南科学技术出版社天猫旗舰店网址：

　　　　http://hnkjcbs.tmall.com

邮购联系：0731-84375808

印　　刷：湖南省汇昌印务有限公司

　　　　（印装质量问题请直接与本厂联系）

厂　　址：长沙市望城区丁字镇街道兴城社区

邮　　编：410299

版　　次：2025 年 1 月第 1 版

印　　次：2025 年 1 月第 1 次印刷

开　　本：710 mm×1000 mm　1/16

印　　张：24

字　　数：618 字

书　　号：ISBN 978-7-5710-2164-1

定　　价：98.00 元